Inhalt

1. Der typische Bereitschaftsdienst
2. Tipps für den Bereitschaftsdienst
3. Untersuchungs- und Arbeitstechniken 63
4. Notfallmanagement 101
5. Leitsymptome 133
6. Blutungen 233
7. Verletzungen und Unfälle 251
8. Vergiftungen und Ingestionen 279
9. Beschwerden des Bewegungsapparats 291
10. Hautprobleme 317
11. HNO-Notfälle 333
12. Zahnärztliche und gesichtschirurgische Notfälle 353
13. Ophthalmologische Notfälle 365
14. Urologische Notfälle 385
15. Gynäkologische Notfälle 393
16. Psychiatrische Probleme und neurologische Notfälle 423
17. Pädiatrische Notfälle 459
18. Geriatrische Notfälle 513
19. Palliativmedizin 531
20. Schmerztherapie 539
21. Abrechnung und Dokumentation 557
22. Wichtige medizinische Scores 567

Register 577

G. Fobbe, M. Heßbrügge, H.C. Römer

Praxisleitfaden Ärztlicher Bereitschaftsdienst

Praxisleitfaden Ärztlicher Bereitschaftsdienst

5. Auflage

Herausgeber:
Gabriele Fobbe, Essen
Martina Heßbrügge, Essen
Dr. med. Hermann C. Römer, Essen

Weitere Autoren: Dr. med. Wolfgang Beyer, Essen; Dr. med. Dorothea Dehnen, Essen; Dr. med. Sabine Di Maio, Duisburg; Dr. med. Stefan Esser, Essen; Andreas Fidrich, Essen; Dr. med. Christoph Gerhard, Oberhausen; Dr. med. Anne Gesenhues, Ochtrup; Dr. med. Michael Masrour, Mülheim an der Ruhr; Sandra Niggemeier, Essen; Dr. med. Denise Rosenberger, Bochum-Wiemelhausen; Ursula Schürks, Essen; Dr. med. Edgar Strauch, Leipzig; Dr. med Eva Strüwer, Dorsten

Herausgeber der 2. und 3. Auflage:
Prof. Dr. med. Martin Herrmann †, Sprockhövel
Prof. Dr. Thomas Quellmann, Hagen

Elsevier GmbH, Hackerbrücke 6, 80335 München, Deutschland
Wir freuen uns über Ihr Feedback und Ihre Anregungen an: books.cs.muc@elsevier.com

ISBN 978-3-437-22423-2
eISBN 978-3-437-09726-3

Alle Rechte vorbehalten
5. Auflage 2020
© Elsevier GmbH, Deutschland

Wichtiger Hinweis für den Benutzer

Ärzte/Praktiker und Forscher müssen sich bei der Bewertung und Anwendung aller hier beschriebenen Informationen, Methoden, Wirkstoffe oder Experimente stets auf ihre eigenen Erfahrungen und Kenntnisse verlassen. Bedingt durch den schnellen Wissenszuwachs insbesondere in den medizinischen Wissenschaften sollte eine unabhängige Überprüfung von Diagnosen und Arzneimitteldosierungen erfolgen. Im größtmöglichen Umfang des Gesetzes wird von Elsevier, den Autoren, Redakteuren oder Beitragenden keinerlei Haftung in Bezug auf jegliche Verletzung und/oder Schäden an Personen oder Eigentum, im Rahmen von Produkthaftung, Fahrlässigkeit oder anderweitig, übernommen. Dies gilt gleichermaßen für jegliche Anwendung oder Bedienung der in diesem Werk aufgeführten Methoden, Produkte, Anweisungen oder Konzepte.

Für die Vollständigkeit und Auswahl der aufgeführten Medikamente übernimmt der Verlag keine Gewähr.

Geschützte Warennamen (Warenzeichen) werden in der Regel besonders kenntlich gemacht (®). Aus dem Fehlen eines solchen Hinweises kann jedoch nicht automatisch geschlossen werden, dass es sich um einen freien Warennamen handelt.

Bibliografische Information der Deutschen Nationalbibliothek

Die Deutsche Nationalbibliothek verzeichnet diese Publikation in der Deutschen Nationalbibliografie; detaillierte bibliografische Daten sind im Internet über https://www.dnb.de abrufbar.

22 23 24 25   5 4 3 2

Für Copyright in Bezug auf das verwendete Bildmaterial siehe Abbildungsnachweis.

Das Werk einschließlich aller seiner Teile ist urheberrechtlich geschützt. Jede Verwertung außerhalb der engen Grenzen des Urheberrechtsgesetzes ist ohne Zustimmung des Verlages unzulässig und strafbar. Das gilt insbesondere für Vervielfältigungen, Übersetzungen, Mikroverfilmungen und die Einspeicherung und Verarbeitung in elektronischen Systemen.

Um den Textfluss nicht zu stören, wurde bei Patienten und Berufsbezeichnungen die grammatikalisch maskuline Form gewählt. Selbstverständlich sind in diesen Fällen immer alle Geschlechter gemeint.

Begründer der Reihe: Dr. Arne Schäffler, Ulrich Renz
Planung: Uta Lux
Projektmanagement: Sibylle Hartl, München
Redaktion: Janin Schroth, München
Bildredaktion und Rechteklärung: Juliana Samoilowa, München
Herstellung: Dietmar Radünz, Leipzig; Sibylle Hartl, München
Satz: Thomson Digital, Noida, Indien
Druck und Bindung: CPI books GmbH, Ulm
Umschlaggestaltung: SpieszDesign, Neu-Ulm
Titelfotografie: ribah - stock.adobe.com

Aktuelle Informationen finden Sie im Internet unter **www.elsevier.de.**

Vorwort

„You'll be different, sometimes you'll feel like an outcast, but you'll never be alone!"

Ab 2020 soll das System der Zuweisung der Patienten durch zentrale Disponenten an den regionalen Bereitschaftsdienst flächendeckend eingerichtet sein. Dann gilt 116117, die Nummer für alle Fälle! Die ärztliche Entscheidungskompetenz bleibt jedoch weiterhin wichtigste Grundlage der Behandlung der Patienten. Gilt die Einschätzung des Symptoms als banal oder abwendbar gefährlich, lautet die Diagnose akut oder chronisch, wird der Fall als dringender Hausbesuch, telefonisch oder mit persönlicher Vorstellung in der Praxis bearbeitet? Darüber hinaus ist das medizinische Spektrum der fachärztlichen Primärversorgung im Bereitschaftsdienst außerordentlich umfangreich.

Erweitert um die „Big 12" im Kapitel „Der typische Bereitschaftsdienst" und den Anhang mit den wichtigsten medizinischen Scores ist der aktualisierte Praxisleitfaden mehr als ein Nachschlagewerk für alle Fälle.

In Erwartung auf den ersten Ansturm am Praxistresen stimmt das erste Kapitel ein auf die häufigsten Behandlungsanlässe im Dienst. Die von erfahrenen Fachärzten bearbeiteten folgenden Kapitel geben in bewährter Form einen Überblick über weitere typische und seltene Behandlungsanlässe. Dabei sprechen Tabellen, Checklisten und knappe kollegiale Kommentare die medizinische Sprache aus der Praxis für die Praxis. Feste Formulierungen und konkrete Hinweise unterstützen das fallbezogene Schnittstellenmanagement ebenso wie die justiziable Dokumentation durch die Anwendung der ausgewählten leitliniengerechten Scores.

Sehr herzlich danken wir dem Elsevier-Verlag, insbesondere Frau Sibylle Hartl, für die Organisation und Gestaltung der Neuauflage unseres Buches. Unser ganz besonderer Dank gilt Frau Janin Schroth für die unermüdliche und fachkompetente Unterstützung als Redakteurin.

Allzeit bereit für Kritik und Anregungen wünschen wir Ihnen nun viel Freude beim Lesen und einen Super-Atem im Dienst!

Essen, im Frühjahr 2020

Die Herausgeber
Gabriele Fobbe
Martina Heßbrügge
Hermann C. Römer

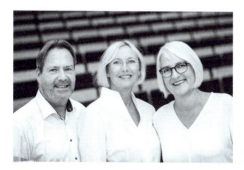

Dr. Hermann C. Römer,
Martina Heßbrügge,
Gabriele Fobbe

Autorenverzeichnis

Herausgeber
Gabriele **Fobbe**, Institut für Allgemeinmedizin der Universität Duisburg-Essen, Pelmanstr. 81, 45131 Essen;
Gemeinschaftspraxis, Heinrich-Wilhelm-Str. 16, 59494 Soest
Martina **Heßbrügge**, Institut für Allgemeinmedizin der Universität Duisburg-Essen, Pelmanstr. 81, 45131 Essen;
Anästhesie-Centrum, Steeler Str. 402, 45138 Essen
Dr. med. Hermann C. **Römer**, Institut für Allgemeinmedizin der Universität Duisburg-Essen, Pelmanstr. 81, 45131 Essen;
Gemeinschaftspraxis am Karlsplatz, Altenessener Str. 442, 45329 Essen

Autoren
Dr. med. Wolfgang **Beyer**, Hautarztpraxis am Stadtwaldplatz, Frankenstr. 270, 45134 Essen
Dr. med. Dorothea **Dehnen**, Waldsaum 17, 45134 Essen
Dr. med. Sabine **Di Maio**, Hubert-Underberg-Allee 8, 47495 Rheinberg
Dr. med. Stefan **Esser**, Klinik für Dermatologie und Venerologie, Universitätsklinikum Essen, Hufelandstr. 55, 45122 Essen
Andreas **Fidrich**, Gemeinschaftspraxis am Karlsplatz, Altenessener Str. 442, 45329 Essen
Dr. med. Christoph **Gerhard**, Chefarzt der Abteilung für Palliativmedizin, KKO, Mülheimer Str. 83, 46045 Oberhausen
Dr. med. Anne **Gesenhues**, Marktplatz 1, 48607 Ochtrup
Dr. med. Michael **Masrour**, Chirurgische Gemeinschaftspraxis, Bocholder Str. 183, 45355 Essen
Sandra **Niggemeier**, Altenessener Str. 446, 45329 Essen
Dr. med. Denise **Rosenberger**, HNO am Bergmannsheil, Bürkle-de-la-Camp-Platz 2, 44789 Bochum
Ursula **Schürks**, GSE Arztmobil, Grabenstr. 101, 45141 Essen
Prof. Dr. med. Edgar **Strauch**, Arlandbogen 21, 04289 Leipzig
Dr. med. Eva **Strüwer**, Am Deich 43, 46282 Dorsten

Nach der 3. und 4. Auflage ausgeschiedene Autoren
Prof. Dr. med. Thomas **Dirschka**, Wuppertal (▶Kapitel Hautprobleme im Bereitschaftsdienst)
Prof. Dr. med. Stefan **Gesenhues**, Ochtrup (▶Kapitel Schmerztherapie)
Prof. Dr. med. Martin **Hermann**†, Sprockhövel (▶Kapitel Organisation des Bereitschaftsdienstes / Geriatrische Patienten im Bereitschaftsdienst / Illegale / Untersuchungstechniken / Pleurapunktion bei Spannungspneumothorax / Notfallmanagement / Missbrauch und Misshandlung / Schlafstörungen / Diabetes mellitus / Patienten mit Antikoagulanzien / Multiple Sklerose / Palliativmedizin im Bereitschaftsdienst / Grundsätze der Schmerztherapie / Abrechnung und Dokumentation)
Dr. med. Stefanie **Merse**, Essen (▶Kapitel Kindesmissbrauch / Sexueller Missbrauch / Seniorenmisshandlung)
Dr. med. Harald **Messner**, Wuppertal
Prof. Dr. Thomas **Quellmann**, Hagen (▶Kapitel Blasenkatheter / Pleurapunktion bei Erguss / Leitsymptome / Blutungen / HNO-Notfälle / Ophthalmologische

Notfälle / Urologische Notfälle / Gynäkologische Notfälle / Vergiftungen und Ingestionen)

Dr. med. Christian **Schleuss,** Hagen (▶Kapitel Pädiatrische Notfälle)

Christine **Wienstroth,** Wuppertal (▶Kapitel Obdachlose und wohnungslose Patienten)

Dr. med. Heinz-Christian **Wilkens,** Sittensen (▶Kapitel Gesprächsführung)

Dr. med. Klaus-Peter **Wilkens,** Dollern (▶Kapitel Zahnärztliche und gesichtschirurgische Notfälle)

Bedienungsanleitung

Der Klinikleitfaden ist ein Kitteltaschenbuch. Das Motto lautet: Kurz, präzise und praxisnah. Medizinisches Wissen wird komprimiert dargestellt. Im Zentrum stehen die Probleme des klinischen Alltags. Auf theoretische Grundlagen wie Pathophysiologie oder allgemeine Pharmakologie wird daher weitgehend verzichtet.
- Vorangestellt: Tipps für die tägliche Arbeit und Arbeitstechniken.
- Im Zentrum: Fachwissen nach Krankheitsbildern bzw. Organsystemen geordnet – wie es dem klinischen Alltag entspricht.
- Zum Schluss: praktische Zusatzinformationen.

Wie in einem medizinischen Lexikon werden gebräuchliche Abkürzungen verwendet, die im Abkürzungsverzeichnis erklärt werden.

Um Wiederholungen zu vermeiden, wurden viele Querverweise eingefügt. Sie sind mit einem Pfeil gekennzeichnet.

❗ Warnhinweise

⚡ Notfälle und Notfallmaßnahmen

● Wichtige Zusatzinformationen sowie Tipps

➕ Klinikeinweisung

⚡ Abwendbar gefährlicher Verlauf

Internetadressen: Alle Websites wurden vor Redaktionsschluss im Oktober 2019 geprüft. Das Internet unterliegt einem stetigen Wandel – sollte eine Adresse nicht mehr aktuell sein, empfiehlt sich der Versuch über eine übergeordnete Adresse (Anhänge nach dem „/" weglassen) oder eine Suchmaschine. Der Verlag übernimmt für Aktualität und Inhalt der angegebenen Websites keine Gewähr.

Die angegebenen Arbeitsanweisungen ersetzen weder Anleitung noch Supervision durch erfahrene Kollegen. Insbesondere sollten Arzneimitteldosierungen und andere Therapierichtlinien überprüft werden – klinische Erfahrung kann durch keine noch so sorgfältig verfasste Publikation ersetzt werden.

Abbildungsnachweis

Der Verweis auf die jeweilige Abbildungsquelle befindet sich bei allen Abbildungen im Werk am Ende des Legendentextes in eckigen Klammern.

A300	Reihe Klinik- und Praxisleitfaden, Elsevier / Urban & Fischer
E963	Mandell GL, Bennett JE, Dolin R. Mandell, Douglas, and Bennett's Principles and Practice of Infectious Diseases. Elsevier / Churchill Livingstone, 7. Aufl. 2010. Fig. 139-1
F781-005	Maconochie IK. Lebensrettende Maßnahmen bei Kindern („paediatric life support"). Notfall & Rettungsmedizin 2015;18(8): 932–963. © German Resuscitation Council (GRC) und Austrian Resuscitation Council (ARC) 2015
F781-006	Soar J et al. Erweiterte Reanimationsmaßnahmen für Erwachsene („adult advanced life support"). Notfall und Rettungsmedizin 2015; 18(8): 770–832. © German Resuscitation Council (GRC) und Austrian Resuscitation Council (ARC) 2015
F781-007	Truhlář A et al. Kreislaufstillstand in besonderen Situationen; Kapitel 4 der Leitlinien zur Reanimation 2015 des European Resuscitation Council. Notfall und Rettungsmedizin 2015; 18(8): 833–903; © German Resuscitation Council (GRC) und Austrian Resuscitation Council (ARC) 2015
H106-001	Centor, R. M./et al.: The Diagnosis of strep throat in adults in the emergency room. In: Medical Decision Making. Volume 1, Issue 3, Pages 239-246. SAGE Journals, August 1981.
L106	Henriette Rintelen, Velbert
L139	Dieter Brokate, Hamburg
L157	Susanne Adler, Lübeck
L183	Eckhard Weimer, Aachen
L190	Gerda Raichle, Ulm
M392	Dr. med. Klaus Wild, Reutlingen
M512	Dr. Peter Banholzer, München
P234	Andreas Fidrich, Essen
P456	Andreas Fidrich, Gabriele Fobbe, Martina Heßbrügge, Hermann Caspar Römer, Allgemeinmedizin: Sicher durch Famulatur, Praktikum, PJ und Staatsexamen, Abb.7.8
P509	Martina Heßbrügge, Essen
T849	Universitätsklinikum Essen
T850	Institut für Rechtsmedizin, Prof. Bajanowski, Dr. Trübner, Universitätsklinikum Essen
T954	Asklepios Klinik Hamburg
T1053	Netzwerk Palliativmedizin Essen, Henricistraße 40–42 45136 Essen, info@netzwerk-palliativmedizin-essen.de
W181	Kassenärztliche Bundesvereinigung, Köln
W188	Bundesdruckerei, Berlin
W203	World Health Organzation Genf (WHO)
W257	Gemeinsamer Bundesausschuss (G-BA), juristische Person des öffentlichen Rechts, Wegelystr. 8, 10623 Berlin
W329	Bundesinstitut für Arzneimittel und Medizinprodukte, Köln
W876	Deutsche Gesetzliche Unfallversicherung (DGUV), Berlin

Abkürzungsverzeichnis

Symbole

®	Handelsname
↔	normal (im Normbereich)
↑	hoch, erhöht
↑↑	stark erhöht
↓	tief, erniedrigt
↓↓	stark erniedrigt
(▶)	siehe (Verweis)
→	vgl. mit, daraus folgt

A

A.(a.)	Arterie(n)
Abb.	Abbildung
ACE	Angiotensin Converting Enzyme
ACTH	adrenokortikotropes Hormon
ADH	antidiuretisches Hormon
AED	automatisierte externe Defibrillation
AH	Arzthelferin
AIDS	Acquired Immune Deficiency Syndrome
AK	Antikörper
amb.	ambulant
Amp.	Ampulle
ant.	anterior
ANV	akutes Nierenversagen
AOK	Allgemeine Ortskrankenkasse
a. p.	anterior-posterior
ART	antiretrovirale Therapie
art.	arteriell
ASR	Achillessehnenreflex
ASS	Acetylsalicylsäure
AsylbLG	Asylbewerberleistungsgesetz
AsylVfG	Asylverfahrensgesetz
Ätiol.	Ätiologie
AU	Arbeitsunfähigkeit
AVK	arterielle Verschlusskrankheit
AZ	Allgemeinzustand

B

bakt.	bakteriell
BB	Blutbild
bds.	beidseits, bilateral
BE	Base Excess
bes.	besonders
BG	Berufsgenossenschaft
BGA	Blutgasanalyse
BLS	Basic Life Support (Basismaßnahmen der Reanimation)
BSR	Bizepssehnenreflex
BtM	Betäubungsmittel
BtMVV	Betäubungsmittelverschreibungsverordnung
BWK	Brustwirbelkörper
BWS	Brustwirbelsäule
BZ	Blutzucker
bzw.	beziehungsweise

C

Ca	Karzinom
ca.	circa
CCT	kraniale Computertomografie
Ch.	Charrière
CHE	Cholinesterase
chron.	chronisch
Cl	Chlorid
CMV	Zytomegalievirus
COLD	Chronic Obstructive Lung Disease
CO	Kohlenmonoxid
CO_2	Kohlendioxid
CPR	kardiopulmonale Reanimation
CT	Computertomogramm
CVI	chronisch venöse Insuffizienz
°C	Grad Celsius

D

d	dies (Tag)
DD	Differenzialdiagnose
D-Arzt	Durchgangsarzt
desc.	descendens
d. h.	das heißt
Diab. mell.	Diabetes mellitus

Diagn.	Diagnostik		**H**	
diast.	diastolisch		**h**	Stunde
DIC	disseminierte intravasale Koagulopathie		**HA**	Hausarzt
			HBV	Hepatitis-B-Virus
DK	Dauerkatheter		**HF**	Herzfrequenz
DLRG	Deutsche Lebens-Rettungs-Gesellschaft e. V.		**HG**	Handgelenk / -e
			HHV	humanes Herpesvirus
DOAK	direkte orale Antikoagulanzien		**HIT**	Heparin-induzierte Thrombozytopenie
Dos.	Dosierung		**HNO**	Hals-Nasen-Ohren
DPT	Diphtherie / Pertussis / Tetanus		**HOPS**	hirnorganisches Psychosyndrom
Drg.	Dragee / -s		**HRST**	Herzrhythmusstörungen
DS	Druckschmerz		**HT**	Herzton
			HWI	Harnwegsinfektion
E			**HWK**	Halswirbelkörper
EBM	einheitlicher Bewertungsmaßstab		**HWS**	Halswirbelsäule
EBV	Epstein-Barr-Virus		**I**	
E. coli	Escherichia coli		**i. c.**	intrakutan
EHEC	enterohämorraghische Escherichia coli		**ID**	Innendurchmesser
			i. d. R.	in der Regel
EKG	Elektrokardiogramm / Elektrokardiografie		**ICR**	Interkostalraum
			IE	Internationale Einheit
EL	Esslöffel		**IfSG**	Infektionsschutzgesetz
ERCP	endoskopisch retrograde Cholangiopankreatikografie		**IgE**	Immunglobulin E
			i. m.	intramuskulär
			Ind.	Indikation
Erkr.	Erkrankung		**inf.**	inferior
Erw.	Erwachsener		**inkl.**	inklusive
etc.	et cetera		**insbes.**	insbesondere
EU	Extrauteringravidität		**Insuff.**	Insuffizienz
evtl.	eventuell		**ITP**	idiopathische thrombozytopenische Purpura
F			**IUP**	Intrauterinpessar
FA	Facharzt		**i. v.**	intravenös
FGM	Female Genital Mutilation			
FSME	Frühsommermeningoenzephalitis		**J**	
			J	Joule
			J.	Jahr(e)
G				
G	Gauge		**K**	
ggf.	ggf.		**K**	Kalium
GIT	Gastrointestinaltrakt		**Kap.**	Kapitel
GOÄ	Gebührenordnung für Ärzte		**KBV**	Kassenärztliche Bundesvereinigung
gyn.	gynäkologisch		**KG**	Körpergewicht

XII Abkürzungsverzeichnis

/ kg KG	pro Kilogramm Körpergewicht	ml	Milliliter
KHK	koronare Herzkrankheit	Mon.	Monat(e)
KI	Kontraindikation(en)	MRT	Magnetresonanztomografie
KK	Krankenkasse	MS	multiple Sklerose
KO	Komplikation		
kons.	konservativ		
Konz.	Konzentration		
Kps.	Kapsel		
KRINKO	Kommission für Krankenhaushygiene und Infektionsprophylaxe des Robert Koch-Instituts		
KTW	Krankentransportwagen		
KV	Kassenärztliche Vereinigung		
KW	Kohlenwasserstoff / e		

N

N., Nn.	Nervus, Nervi
NaCl	Natriumchlorid
NAP	Nervenaustrittspunkte
NAW	Notarztwagen
neg.	negativ
NEF	Notarzteinsatzfahrzeug
Neugeb.	Neugeborenes
NHL	Non-Hodgkin-Lymphom
NLG	Nervenleitgeschwindigkeit
NMH	niedermolekulares Heparin
NNH	Nasennebenhöhlen
NNR	Nebennierenrinde
NRTI	Nukleosid-Reverse-Transkriptase-Inhibitor
NSAID	nichtsteroidale Antirheumatika / Antiphlogistika
NW	Nebenwirkung

L

l	Liter
L1–L5	Lumbalsegment 1–5
LA	Lokalanästhesie
li	links
Lj. / LJ.	Lebensjahr
Lk / LK	Lymphknoten
LMon.	Lebensmonat
LP	Liquorpunktion
Lsg.	Lösung
LWK	Lendenwirbelkörper
LWo.	Lebenswoche
LWS	Lendenwirbelsäule

O

o. Ä.	oder Ähnliches
OAD	orale / s Antidiabetikum / a
o. B.	ohne Besonderheit
ÖGD	Ösophagogastroduodenoskopie
OP	Operation
OS	Oberschenkel
OSG	oberes Sprunggelenk

M

M., Mm.	Musculus, Musculi
MAO	Monoaminooxidase
max.	maximal
MCL	Medioklavikularlinie
MCP	Metoclopramid
Med.	Medikamente
MER	Muskeleigenreflexe
mg	Milligramm
min.	minimal
Min.	Minute
mind.	mindestens
Mio.	Millionen
mittl.	mittlere
ML	Messlöffel

P

p. a.	posterior-anterior
Päd.	Pädiatrie
Pat.	Patient / Patientin / Patienten / Patientinnen
pAVK	periphere arterielle Verschlusskrankheit
PEG	perkutane endoskopische Gastrostomie
p. i.	post ingestionem

PID	Präimplantationsdiagnostik	**Supp.**	Suppositorium / en
P. m.	Punctum maximum	**Sy.**	Symptom
PNP	Polyneuropathie	**Syn.**	Synonym
p. o.	per os	**Syndr.**	Syndrom
Polio	Poliomyelitis	**syst.**	systolisch
PRIND	Prolonged Reversible Ischaemic Neurologic Deficit	**T**	
		T_3	Trijodthyronin
PSR	Patellarsehnenreflex	T_4	Thyroxin (vierfach jodiert)
R		**Tab.**	Tabelle
RA	rheumatoide Arthritis	**tgl.**	täglich
re.	rechts	**Tbc**	Tuberkulose
Re-	Wiederholung	**Tbl.**	Tablette / -n
red.	reduziert / e / er / es	**Temp.**	Temperatur
respir.	respiratorisch	**TEN**	toxisch epidermale Nekrolyse
rez.	rezidivierend		
RG	Rasselgeräusch	**TF**	Trommelfell / -e
Rö	Röntgen	**Ther.**	Therapie
Rp.	Rezept	**THW**	Technisches Hilfswerk
RPR	Radiusperiostreflex	**TIA**	transitorische ischämische Attacke
RR	Blutdruck nach Riva-Rocci	**TL**	Teelöffel
RSV	Respiratory-Syncytial-Virus	**TMD**	Tagesmaximaldosis
RTH	Rettungshubschrauber	**Tr.**	Tropfen
RTW	Rettungswagen	**TTS**	transdermales therapeutisches System (transdermales [Wirkstoff-] Pflaster)
S			
Staph.	Staphylococcus	**TU**	Tumor
S.	Seite	**TVT**	tiefe Venenthrombose
s. c.	subkutan		
s	Sekunde(n)	**U**	
S1–S5	Sakralsegment 1–5	**u. a.**	und andere
SAB	Subarachnoidalblutung	**US**	Unterschenkel
SAPV	spezialisierte Palliativversorgung	**V**	
Säugl.	Säugling / -e	**V. a.**	Verdacht auf
SHT	Schädel-Hirn-Trauma	**v. a.**	vor allem
SIDS	Sudden Infant Death Syndrome	**VES**	ventrikuläre Extrasystole
		VF	Kammerflimmern
SI-Gelenk	Sakroiliakalgelenk	**vgl.**	vergleiche
s. o.	siehe oben	**VP**	Vitalitätsprobe
SSW	Schwangerschaftswoche	**Vit.**	Vitamin
stgl.	seitengleich	**VSM**	Vena saphena magna
s. u.	siehe unten	**VSP**	Vena saphena parva
sup.	superior	**VT**	Kammertachykardie

W

Wo.	Woche(n)
WPW	Wolff-Parkinson-White-Syndrom

Z

z. A.	zum Ausschluss
z. B.	zum Beispiel
Ziff.	Ziffer
Z. n.	Zustand nach
ZNA	Zentrale Notaufnahme
ZNS	zentrales Nervensystem
z. T.	zum Teil
zusätzl.	zusätzlich
ZVD	zentraler Venendruck
ZVK	zentraler Venenkatheter

Inhaltsverzeichnis

1 Der typische Bereitschaftsdienst 1
1.1 Häufige Beratungsanlässe 2
1.2 Antibiotikatherapie 2
1.3 Die typischen 12 2

2 Tipps für den Bereitschaftsdienst 15
2.1 Organisation des Bereitschaftsdienstes 16
2.2 Zusammenarbeit mit anderen Organisationen 21
2.3 Besondere Patientengruppen 26
2.4 Besondere Situationen im Bereitschaftsdienst 41
2.5 Juristische Aspekte 46
2.6 Formulare 55

3 Untersuchungs- und Arbeitstechniken 63
3.1 Untersuchungstechniken 64
3.2 Injektionen 74
3.3 Venöse Zugänge 77
3.4 Parenterale Zugangswege bei Kindern 78
3.5 Blasenkatheter 81
3.6 Ernährungssonden 83
3.7 Pleurapunktion 85
3.8 Aszitespunktion 87
3.9 Wundversorgung 88
3.10 Kleine chirurgische Eingriffe 93
3.11 Verbandtechniken 96
3.12 Reposition von Hernien 98
3.13 Reposition eines Rektumprolapses 98
3.14 Digitale Mastdarmausräumung 99

4 Notfallmanagement 101
4.1 Verhalten am Notfallort 102
4.2 Retten und Lagern 102
4.3 Notfalluntersuchung 105
4.4 Kardiopulmonale Reanimation (CPR) 106
4.5 Kreislaufstillstand mit Besonderheiten 123
4.6 Schock 124
4.7 Polytrauma: Patientenbeurteilung und Sofortmaßnahmen 128
4.8 Der Notfall im Flugzeug 130

5 Leitsymptome 133
5.1 Fieber 135
5.2 Bauchschmerzen und der „akute Bauch" 144
5.3 Erbrechen 161
5.4 Diarrhö 164
5.5 Kopfschmerzen 167
5.6 Dyspnoe, Husten, Auswurf 174
5.7 Thoraxschmerz 189

- 5.8 Schwindel 201
- 5.9 Kurze Bewusstseinsverluste 207
- 5.10 Bewusstlosigkeit 212
- 5.11 Lähmungen und Dyskinesien 224

6 Blutungen 233
- 6.1 Spontane Blutungsneigung 234
- 6.2 Blutung unter Antikoagulation 235
- 6.3 Thrombose oder Embolie trotz Antikoagulation 238
- 6.4 Haut- und Schleimhautblutungen 239
- 6.5 Nasenbluten 240
- 6.6 Blutungen nasopharyngeal 241
- 6.7 Blutungen oberer Gastrointestinaltrakt 242
- 6.8 Blutungen unterer Gastrointestinaltrakt 243
- 6.9 Blutungen urogenital 245

7 Verletzungen und Unfälle 251
- 7.1 Traumata 252
- 7.2 Thermische Notfälle 272

8 Vergiftungen und Ingestionen 279
- 8.1 Allgemeines Vorgehen 280
- 8.2 Spezielle Vergiftungen und Ingestionsunfälle 281
- 8.3 Giftinformationszentren 289

9 Beschwerden des Bewegungsapparats 291
- 9.1 Schmerzen in Nacken, Brustkorb, Schulter und Arm 292
- 9.2 Rücken- und Beinschmerzen 303
- 9.3 Arthritiden 310
- 9.4 Aktivierte sekundäre Arthrose 311
- 9.5 Extraartikuläre Beinschmerzen 312

10 Hautprobleme 317
- 10.1 Juckreiz 318
- 10.2 Allergien, Ekzeme, Unverträglichkeitsreaktionen 320
- 10.3 Infektiöse Hautkrankheiten 325
- 10.4 Parasiten 329

11 HNO-Notfälle 333
- 11.1 Untersuchungsmethoden 334
- 11.2 Ohrenschmerzen 335
- 11.3 Hörminderung und Hörverlust 338
- 11.4 Rhinitis und Sinusitis 341
- 11.5 Schluckbeschwerden 342
- 11.6 Otorrhö und Blutungen aus dem Ohr 344
- 11.7 Periaurikuläre und nuchale Schwellung 345
- 11.8 Fremdkörper im HNO-Bereich 347
- 11.9 Komplikationen bei Patienten mit Tracheostoma 349

12 Zahnärztliche und gesichtschirurgische Notfälle 353
12.1 Kiefer- und Mittelgesichtsfrakturen und Kiefergelenkluxationen 354
12.2 Zahnschmerzen 356
12.3 Zahntrauma 359
12.4 Komplikationen nach zahnärztlicher Behandlung 360
12.5 Schleimhautläsionen 361
12.6 Abszesse und Phlegmonen 362

13 Ophthalmologische Notfälle 365
13.1 Besonderheiten ophthalmologischer Notfälle 366
13.2 Untersuchungstechniken 366
13.3 Das rote Auge 369
13.4 Augenschmerzen 372
13.5 Bindehaut- und Hornhautfremdkörper 375
13.6 Veränderungen der Hornhaut 375
13.7 Sehstörungen und Doppelbilder 376
13.8 Visusverlust 376
13.9 Schwellung im Bereich des Auges und der Anhangsgebilde 378
13.10 Verätzungen und Verbrennungen des Auges 380
13.11 Stumpfe Bulbusverletzung 382
13.12 Perforierende Bulbusverletzung 382

14 Urologische Notfälle 385
14.1 Dysurie und Pollakisurie 386
14.2 Schmerzen in Hoden und Penis 387

15 Gynäkologische Notfälle 393
15.1 Gynäkologische Anamnese 394
15.2 Unterbauchschmerzen 394
15.3 Vaginale Blutungen 395
15.4 Pille danach 395
15.5 Mutterpass 396
15.6 Notfälle in der Schwangerschaft 398
15.7 Die Spontangeburt 406
15.8 Komplikationen unter der Geburt 412
15.9 Notfälle nach der Entbindung 414
15.10 Mastitis 416
15.11 Medikamente in Schwangerschaft und Stillzeit 417
15.12 Sexueller Missbrauch an Frauen 419

16 Psychiatrische Probleme und neurologische Notfälle 423
16.1 Psychiatrische Probleme 424
16.2 Neurologische Notfälle 448

17 Pädiatrische Notfälle 459
17.1 Besonderheiten bei Kindern 460

XVIII Inhaltsverzeichnis

- 17.2 Kindliche Entwicklung 461
- 17.3 Pädiatrische Untersuchung 461
- 17.4 Infektionskrankheiten 471
- 17.5 Verdauungstrakt 482
- 17.6 Husten und Atemnot 491
- 17.7 Haut/allergische Reaktionen 497
- 17.8 Neurologie 503
- 17.9 Kindesmisshandlung 510

18 Geriatrische Notfälle 513
- 18.1 Besonderheiten 514
- 18.2 Chronische Schmerzen 515
- 18.3 Schwindel 516
- 18.4 Stürze 517
- 18.5 Obstipation 518
- 18.6 Diarrhö 519
- 18.7 Exsikkose 520
- 18.8 Malnutrition 520
- 18.9 Schlafstörungen 522
- 18.10 Unruhe 523
- 18.11 Infektionen 523
- 18.12 Diabetes mellitus 526
- 18.13 Gewalt gegen alte Menschen 529

19 Palliativmedizin 531
- 19.1 Notfallsituationen in der Palliativmedizin 532
- 19.2 Schmerznotfall 532
- 19.3 Dyspnoeattacken 533
- 19.4 Übelkeit 533
- 19.5 Appetitlosigkeit, Fatigue 534
- 19.6 Rückenmarkkompression 535
- 19.7 Epileptischer Anfall 535
- 19.8 Obere Einflussstauung 536
- 19.9 Sterbephase 536

20 Schmerztherapie 539
- 20.1 Grundsätze der Schmerztherapie 540
- 20.2 Medikamentöse Schmerztherapie 541
- 20.3 BtM-pflichtige Analgetika 545
- 20.4 Therapie bei besonderen Schmerzen 553
- 20.5 Leitsätze der Schmerztherapie 555

21 Abrechnung und Dokumentation 557
- 21.1 Gebührenordnungen 558
- 21.2 Arbeitsunfälle und Berufskrankheiten 558
- 21.3 Standardabrechnungsziffern 559
- 21.4 Abrechnungsprobleme bei Reisenden 565
- 21.5 Abrechnungsbeispiel Totenschein 565
- 21.6 Tipps zur Dokumentation 566

22 Wichtige medizinische Scores 567

Register 577

1 Der typische Bereitschaftsdienst

Gabriele Fobbe und Martina Heßbrügge

1.1	**Häufige Beratungsanlässe** 2	1.3.6	Hypertensive Entgleisung 7
1.2	**Antibiotikatherapie** 2	1.3.7	Insektenstiche 8
1.3	**Die typischen 12** 2	1.3.8	Konjunktivitis 9
1.3.1	Gastroenteritis 2	1.3.9	Lumbago 9
1.3.2	Grippaler Infekt 4	1.3.10	Pneumonie 11
1.3.3	Harnwegsinfekt 5	1.3.11	Sturzereignis 11
1.3.4	Hautausschläge 5	1.3.12	Tonsillitis 12
1.3.5	HWS-Syndrom 6		

1.1 Häufige Beratungsanlässe

Gibt es die „Big 5" im ärztlichen Bereitschaftsdienst? Und wie kann man sich auf den Dienst vorbereiten? Tatsächlich treten bestimmte Behandlungsanlässe und Therapiefragen in fast jedem Dienst auf. Das folgende Kapitel zeigt die aktuellen Empfehlungen zur regelmäßig gefragten Antibiotikatherapie und „Die typischen 12".

1.2 Antibiotikatherapie

▶ Tab. 1.1.

- Indikation kritisch prüfen: nicht bei viralen Infektionen, nicht bei leichten Infektionen immunkompetenter Patienten
- Abwartende Verordnung, zunächst symptomatische Therapie
- Dosis und Therapiedauer festlegen: so kurz wie möglich, so lang wie nötig
- Reservesubstanzen restriktiv einsetzen

Fluorchinolone **nicht** anwenden:
- Bei älteren Menschen, bei eingeschränkter Nierenfunktion, bei Einnahme von Kortikoiden, nach Organtransplantation
- Bei leichten bis mittelschweren Infektionen wie unkomplizierte Zystitis, Sinusitis, Otitis media, akuter Exazerbation einer COPD, bei selbstlimitierenden Infektionen, präventiv

Kein orales Cefuroxim einsetzen: schlechte Bioverfügbarkeit, Clostridium-difficile-Infektionen werden begünstigt, Zunahme der ESBL-bildenden Erreger.

1.3 Die typischen 12

1.3.1 Gastroenteritis

Bei mehr als 90 % der akuten Durchfallerkrankungen handelt es sich um milde und selbstlimitierende Krankheitsverläufe. Eine mikrobiologische Diagnostik sollte bei diesen unkomplizierten Verläufen nicht durchgeführt werden.

Symptome
- Übelkeit, Erbrechen
- ≥ 3 ungeformte Stühle / 24 h
- Flüssige Konsistenz des Stuhls, Wassergehalt > 75 %
- Erhöhtes Stuhlgewicht

Anamnese
- Hämatemesis, peranaler Abgang von Blut oder Schleim
- Fieber
- Essen in Gemeinschaftseinrichtung

1.3 Die typischen 12

Tab. 1.1 Empfohlene Antibiotika im ärztlichen Bereitschaftsdienst

Infektion	Mittel der 1. Wahl	Alternativen
Bakterielle Konjunktivitis	Gentamycin, z. B. Gent Ophtal® Tropfen 4–6 × tgl. 1 Tr.	Neomycin, Polymyxin, z. B. Polyspectran® AT 3–5 × tgl. 1 Tr.
Sinusitis	Amoxicillin, z. B. Amoxi-Saar® 3 × 500 mg p.o./d für 7 d	Doxycyclin, z. B. Doxy M ratiopharm®, 200 mg am 1. Tag, dann 100 mg/d p.o. für 7 d
Otitis media	Amoxicillin, z. B. Amoxicillin AL® 3 × 750–1000 mg p.o./d für 5–7 d	Cefaclor, z. B. Cefaclor 500 1A Pharma® 3 × 500 mg/d p.o. für 5–7 d
Tonsillitis	Penicillin V 1 Mega, z. B. Penicillin V AL® 3 × tgl. für 7 d	Erythromycin, z. B. Erythromycin Rat® 3 × 500 mg/d für 7 d
Bakt. Bronchitis	Amoxicillin, z. B. Amoxicillin AL® 3 × 1000 mg/d p.o.	Doxycyclin, z. B. Doxy M ratiopharm® 200 mg am 1. Tag, dann 100 mg/d p.o. für 7 d
Leichtgradige Pneumonie	Amoxicillin, z. B. Amoxi-CT® Filmtbl. 3 × 750–1000 mg/d	Doxycyclin, z. B. Doxy M ratiopharm® 200 mg am 1. Tag, dann 100 mg/d, bei KG > 70 kg: 200 mg/d
Pneumonie bei Komorbidität	Amoxicillin/Clavulansäure, z. B. Amoxiclav Sandoz® 875/125 mg Tbl. 2 × tgl. p.o.	Moxifloxacin, z. B. Moxifloxacin TAD® 400 mg, 1 Tbl./d p.o.
Pneumonie mit schwerem Verlauf	Amoxicillin/Clavulansäure, z. B. Amoxiclav Sandoz® 875/125 mg Tbl. 2 × tgl. p.o. plus Clarithromycin, z. B. Clarilind® 500 mg Tbl. 2 × tgl. p.o. (Makrolid für zunächst 3 d, dann in Abhängigkeit vom Erregernachweis)	
Harnwegsinfektion, unkompliziert	Fosfomycin 3 g, z. B. Fosfomycin AL® 1 Btl als Einzeldosis p.o.	Pivmecillinam, z. B. X Systo® 400 mg Tbl., 3 × 1 Tbl. p.o. für 3 d
Harnwegsinfektion, kompliziert	Nitrofurantoin, z. B. Furadantin Retard® 2 × 100 mg/d p.o. für 7 d	Cefpodoxim, z. B. Cefpo Basics® 2 × 200 mg/d für 10 d
Harnwegsinfektion in der Schwangerschaft	Amoxicillin, z. B. Amoxi-CT® Filmtbl. 3 × 750–1000 mg/d p.o. für 7 d	Cefaclor, z. B. Cefaclor Heumann® 3 × 500 mg/d p.o. für 7 d
Erysipel	Penicilin V, z. B. Penicillin V-CT® 3 × 1,5 Mega/d p.o. für 10 d	Erythromycin, z. B. Erythromycin ratiopharm® 4 × 500–1000 mg/d p.o. für 10 d
Tier- und Menschenbisse	Amoxicillin/Clavulansäure, z. B. Amoxiclav Sandoz® 875/125 mg Tbl. 2 × tgl. p.o. für 5 d	Erythromycin, z. B. Erythromycin Rat® 3 × 500 mg/d plus Metronidazol, z. B. Metronidazol Aristo® 400 mg 2 × tgl. für 5–7 d
Wurmerkrankung	Mebendazol Tbl., z. B. Vermox® 2 × 100 mg/d p.o. für 3 d	Pyrantel Kautbl., z. B. Helmex® einmalig 10 mg/kg KG (1 Tbl. à 250 mg)

4 1 Der typische Bereitschaftsdienst

> **Red Flags**
> - Anhaltende Symptomatik
> - Schwerer Krankheitsverlauf: Fieber, Exsikkose
> - Hinweise auf maligne Grunderkrankungen
> - Immunsuppression
> - Auslandsaufenthalte
> - Antibiotikatherapie in den Vorwochen (< 2 Mon.)

Diagnostik
- Kreislaufkontrolle
- Untersuchung des Abdomens: Peristaltik, DS, Abwehrspannung, digital-rektale Untersuchung bei Blutabgang

Maßnahmen
- Symptomatisch: Ausgleich des Flüssigkeits- und Elektrolytverlusts

> **Fanconi-Lösung** zum Ausgleich des Flüssigkeitsverlusts:
> - 1 Essl. Zucker und etwas Salz
> - 500 ml Orangensaft
> - 500 ml schwarzer Tee
> - 500 ml Wasser

- Diät:
  – ✓ Reis, Zwieback, Banane, Haferflocken, Tee
  – ✗ Fettiges, Kaffee, Alkohol
- Motilitätshemmer wie Loperamid, z. B. Lopacut® nur kurzfristig bei unkompliziertem Verlauf: 1 Tbl. nach jedem losen Stuhl, max. 6 Tbl. / d
- Bei Übelkeit und Erbrechen: Metoclopramid, z. B. MCP ratio® 10 mg / max. 3 × tgl. als Tbl. oder Supp. **Cave:** Dosisreduktion bei Niereninsuffizienz, bei älteren Patienten
- Bei Diabetes mellitus: BZ-Kontrolle, Metformin absetzen
- Bei geriatrischen Patienten: ▶ 18.6, ▶ 18.7

1.3.2 Grippaler Infekt

Virusinfektion.

Symptome
- Kopf- und Gliederschmerzen
- Mäßige Halsschmerzen
- Abgeschlagenheit
- Schnupfen, „verstopfte" Nase
- Husten

Anamnese
- Begleiterkrankungen
- Immundefizienz
- Auslandsaufenthalte

Diagnostik
- Inspektion von Mund und Rachen, Hals-LK, Otoskopie
- Auskultation: RG, AF, HF

- Körpertemperatur
- Meningismus-Prüfung bei Kopfschmerzen

Maßnahmen
- Aufklärung über Spontanverlauf des Infekts
- Rauchstopp
- Ausreichende Flüssigkeitszufuhr
- Körperliche Schonung
- Analgetika bei Bedarf: Ibuprofen, z. B. Ibubeta® 400 mg Tbl. 3 × tgl. p. o.
- Abschwellendes Nasenspray: Xylometazolin, z. B. Nasenspray Sine AL® 1 mg/ml 1 Sprühstoß 2–3 × tgl. für max. 7 d
- Phytotherapie: sekretolytisch, z. B. Bronchipret® Tropfen 3 × 2,6 ml/d (Thymian, Efeu), antitussiv, z. B. Isla® Moos (Islandmoos), mehrmals tgl. 1 Pastille lutschen

1.3.3 Harnwegsinfekt

Symptome
- Pollakisurie, Dysurie, evtl. Hämaturie
- Evtl. Fieber, Abgeschlagenheit
- Evtl. Übelkeit, Erbrechen, Durchfall, Obstipation
- Unterbauchschmerzen, Rückenschmerzen, Nierenlager-Klopfschmerz

Anamnese
- Vorerkrankungen, Diabetes mellitus, Rheuma, Inkontinenz
- Analgetikaabusus, Antibiotikatherapie, Allergie
- Sexuelle Aktivität, Schwangerschaft, Menstruation, Ausfluss, blutiges Sperma

Diagnostik
- Urin-Stix
- Auskultation und Palpation des Abdomens
- Palpation der Nierenlager
- Abdomen-Sonografie fakultativ
- Acute Cystitis Symptom Score (ACSS) (▶ Abb. 22.2)

Maßnahmen
- Trinkmenge erhöhen
- Analgetika bei Bedarf: Ibuprofen, z. B. Ibubeta® 400 mg Tbl. 3 × tgl. p. o.
- Antibiose (▶ 1.2)

Klinikeinweisung bei V. a. Pyelonephritis, Kinder in red. AZ mit Fieber, Pat. mit Exsikkose und Gefahr des ANV, Immunsuppression, vorangegangener KH-Aufenthalt.

1.3.4 Hautausschläge

Allergische Dermatitis
Ausgelöst durch Kontakt mit Allergenen bei persönlicher Disposition.
DD: toxische Kontaktdermatitis durch Kontakt mit hautschädigenden Substanzen oder durch häufiges Händewaschen.

Symptome
- Rötung, unscharf begrenzt
- Ödematöse Schwellung
- Blasenbildung möglich

Anamnese Atopie, bekannte Allergien.

Maßnahmen Kurzfristig Mometason lokal, z. B Monovo®-Emulsion 1 × tgl. auf die betroffenen Hautstellen auftragen.

Arzneimittelexanthem
Symptome
- Makulo-papulöses Exanthem, urtikariell
- Juckreiz

Anamnese
- Auslösende Medikamente: Antibiotika, Metamizol, Antiepileptika
- Atopie, bekannte Allergien

Maßnahmen
- Absetzen des auslösenden Medikaments
- Kurzfristig Mometason, z. B Monovo®-Emulsion 1 × tgl., bei starker Ausprägung Prednisolon 100 mg (z. B. Solu-Decortin H® i. v.)

> Bei Blasenbildung und Schleimhautbeteiligung Stevens-Johnson-Syndrom oder toxische epidermale Nekrolyse möglich.

Urtikaria
Symptome
- Rötung, Quaddeln
- Juckreiz, Brennen
- Angioödem

Anamnese
- Kälte, Wärme, UV-Licht
- Kontakt mit urtikariogenen Substanzen
- Nicht allergische Hypersensitivitätsreaktion auf Lebensmittel oder Medikamente (ASS, ACE-Hemmer)

> ACE-Hemmer-induzierte Angioödeme können bis zu 10 Jahre nach Ersteinnahme auftreten.

Maßnahmen
- Absetzen des auslösenden Medikaments
- Desloratadin, z. B. Dasselta® 5 mg Tbl. 1 × tgl. p. o., Ebastin, z. B. Ebastel-Beragena® 10 mg Tbl. 1–2 × tgl. p. o.
- Bei medikamenten induziertem Angioödem Therapie wie bei allergischer Anaphylaxie (▶ 4.6.3)

1.3.5 HWS-Syndrom
Symptome
- Zwangshaltung
- Muskelhartspann
- Schmerzhaft eingeschränkte aktive und passive Beweglichkeit

Anamnese
- Schmerzbeginn, Lokalisation, Ausstrahlung, Parästhesien, Lähmungen
- Ungewohnte Bewegung, Überkopfarbeit, Schlafhaltung
- Trauma, Sturz
- Osteoporose, Steroidtherapie, Tumoren, Infekte, Zahnbehandlung

Diagnostik
- Inspektion der Haut und Körperhaltung im Seitenvergleich
- Palpation der Muskulatur, Prüfen auf Klopfschmerz der WS
- Prüfen der aktiven und passiven Beweglichkeit der HWS
- Schmerz oder Linderung provozieren
- Motorik, Sensibilität, Durchblutung und Reflexe der oberen Extremitäten im Seitenvergleich

Maßnahmen
- NSAID p. o.: Diclofenac 3 × 50 mg / d p. o. oder Ibuprofen 3 × 400 mg / d p. o.
- Ggf. Paracetamol 2–3 × 500–1 000 mg / d p. o.
- Ggf. Tramadol retard bis 2 × 200 mg / d p. o.
- Wärme

Klinikeinweisung bei therapieresistenten Schmerzen oder progredienten motorischen Ausfällen zur Überprüfung der OP-Indikation.

1.3.6 Hypertensive Entgleisung

▶ 5.7.4.
Kritischer und rascher Blutdruckanstieg mit Blutdruckwerten > 180 / 120 mmHg.

Symptome
- Kopfschmerzen, Sehstörungen, Übelkeit, Nasenbluten
- Thoraxschmerzen, Dyspnoe, Palpitationen
- Verwirrtheit, Schwindel, Bewusstseinsstörungen, Krampfanfälle

Anamnese
- Vorerkrankungen, kardiovaskuläre Risikofaktoren
- Blutdrucksenkende Medikation
- Blutdrucksteigernde Medikamente (Ovulationshemmer, NSAID, Kortison)
- Drogen (Kokain), Lakritzabusus

Diagnostik
- Inspektion: Halsvenenstauung, Beinödeme, Zyanose, Blässe, Angst
- Auskultation der Lunge: feuchte, aber nicht klingende RG
- RR-Messung an beiden Armen, Pulskontrolle, Rhythmusstörungen beachten
- Neurologische Untersuchung, Parästhesien, Paresen, Minderung der groben Kraft, Pupillendifferenz

Maßnahmen
Antihypertensives Stufenschema
- Nitrendipin 5 mg p. o. (z. B. Bayotensin Akut Phiole®), alternativ, v. a. bei kardialer Symptomatik, 2–4 Hub Nitro-Spray oder 1–2 Kapseln Nitrolingual® als Zerbeißkapsel, bei Bedarf nach 30 Min. wiederholen
- Urapidil 5–20 mg i. v. (z. B. Ebrantil®), ggf. Clonidin 0,15 mg in 100 ml NaCl 0,9 % i. v. / s. c. (z. B. Clonidin ratio® Amp.), bei Stauungszeichen Furosemid 20–40 mg i. v. (z. B. Lasix®)
- Symptomatische Therapie der Begleitsymptome, Beruhigen

- RR nie zu rasch senken; nicht mehr als 30 % des Ausgangswertes in der 1. Stunde
- Nifedipin-Kapseln wegen schlechter Steuerbarkeit vermeiden, KI bei KHK!
- Bei Schwangeren ab dem 2. Trimenon Blutdrucksenkung mit Dihydralazin i. v.

Klinikeinweisung bei Vigilanzstörungen, neurologischer Symptomatik, kardialer Ursache mit Insuffuzienz, unzureichender Senkung oder schnellem Wiederanstieg des Blutdrucks, V. a. Eklampsie.

1.3.7 Insektenstiche

Symptome
- Juckreiz, Schwellung, Rötung, Papel, zentrale Einstichstelle

- Bei Wespenstich: Stachel bleibt nicht in der Haut zurück.
- Bei Bienenstich: Stachel verbleibt häufig in der Haut.

- Gesteigerte örtliche Reaktion mit großer erythematöser Schwellung
- Bei Anaphylaxie:
  - Hautreaktion: Juckreiz, Flush, generalisierte Urtikaria
  - Atemnot, RR-Abfall, Tachykardie, Übelkeit

Anamnese
- Bekannte Insektengiftallergie
- Frühere „ungewöhnliche" Insektenstichreaktion(en)
- Asthma bronchiale
- Kardiovaskuläre Erkrankung
- Medikation: ACE-Hemmer, β-Blocker, NSAID

Diagnostik
- Bei Anaphylaxie: Notfallcheck, Obstruktion der Atemwege, RR, HF
- Inspektion der Haut und der Lymphabflusswege

Maßnahmen
- Bei hyperergen Stichen: fett-feuchte Umschläge, Mometason (z. B. Ecural®-Fettcreme), kurzfristig Prednisolon, z. B. PredniHexal® 0,5–1 mg/kg KG p. o.
- Bei infizierten Stichen: desinfizierend, Triclosan / Flumetason (z. B. DuoGALEN®-Creme)
- Bei Lymphadenitis und Krankheitsgefühl: Amoxicillin 3 × 500–1000 mg/d p. o. für 3–5 d (z. B. Amoxicillin AL®)
- Bei Zeckenstich mit Erythema migrans: Doxycyclin 200 mg/d für 10–14 d (z. B. Doxy M ratiopharm®), Amoxicillin 3 × 500–1000 mg/d für 14 d (z. B. Amoxicillin AL®), in Schwangerschaft und Stillzeit 1. Wahl

Anaphylaxie
- Schnell wirkendes Antihistaminikum: Cetirizin 2–4 Tbl. zerkauen, **Cave:** Off-label Use, Clemastin, z. B. Tavegil® 1 Amp. à 2 mg langsam i. v.
- Prednisolon 100 mg i. v. (z. B. Solu-Decortin H®) oder PredniHexal p. o. oder Betamethason, z. B. Celestamine N Lsg® 15 mg p. o. ≙ 1 Flasche à 30 ml

- Epinephrin 0,3 mg i. m. (z. B. Fastjekt Autoinjektor®) oder Adrenalin Infectopharm® 0,1 mg = 1 ml (bei Verdünnung auf 10 ml!) langsam i. v. unter Kontrolle von HF, RR
- β-Mimetikum zur Inhalation, z. B. Salbutamol-CT® DA 1–2 Hub, kann wiederholt werden

1.3.8 Konjunktivitis

Symptome
- Jucken, Brennen, (Kopf-)Schmerzen, Fremdkörpergefühl, Lichtscheuheit
- Rötung, Lidkrampf, vermehrte Tränenbildung, eitrige Beläge

- **Bakterielle Infektion:** eitrige Sekretion, Lidschwellung, Auge(n) morgens verklebt
- **Virale Infektion:** meist einseitiger Beginn, nicht-eitrige Sekretion
- **Nicht infektiös:** Fremdkörper, Lausbefall, Raupenhaare, Allergie

Anamnese
- Fremdkörper, Sonneneinstrahlung, Raupenhaare
- Berufsanamnese, Verbrennung, Verätzung, Staub
- Allergien
- Kontaminationen in der Umgebung

Diagnostik Inspektion: konjunktivale Injektion, Bindehautchemosis, Fremdkörper.

Maßnahmen
- **Bakterielle Konjunktivitis:** Gentamicin (z. B. Gentamicin POS® Augensalbe oder Augentropfen)
- **Virale Konjunktivitis:** Tränenersatzmittel, z. B. Visc-Ophtal® sine Augengel 3–5 × tgl.
- **Nicht infektiöse Konjunktivitis:** Fremdkörper entfernen (▶ 13.4), Augenreinigung mit lauwarmem Wasser, lokal Tränenersatzmittel, z. B. Vidisept® EDO® AT 3–5 × tgl., Hylo-Parin® AT 3 × tgl.
- **Allergische Konjunktivitis:** Levocabastin AT (Livocab®), evtl. Cromoglicinsäure 3–4 × 1 Tr./d (z. B. Cromohexal®). Evtl. Dexamethason AT (z. B. Isopto-Dex)
- **Konjunktivitis durch Lausbefall:** Pilomann® 2 % AT
- AU, Freistellung von Gemeinschaftseinrichtungen

Klinikeinweisung bei Verbrennung, Verätzung, V. a. Glaukomanfall, Hornhautläsion, V. a. Morbus Horton.

1.3.9 Lumbago

Anamnese
- Schmerzlokalisation, Ausstrahlung, Schmerzqualität
- Auslöser, Dauer, Bewegungsabhängigkeit, bisherige Maßnahmen

- OP, Trauma, Osteoporose, Steroidtherapie, invasive Therapie, Infektzeichen, Drogenabusus, Immunsuppression, Tumorleiden, starker nächtlicher Schmerz, Exanthem
- Kauda-Syndrom, Urinverhalt, Inkontinenz, zunehmende Sensibilitätsstörungen

Diagnose	Symptome
Lumbalgie, (bewegungsabh.) Schmerz ohne Ausstrahlung	Lumbal-muskulärer Hartspann, evtl. KS im Segment
Pseudoradikuläres Lumbalsyndrom, (bewegungsabh.) Ausstrahlung in die untere Extr.	Schonhaltung, diffuse Parästhesien ohne Zuordnung zu einem Dermatom, keine Reflexausfälle, keine Paresen (evtl. schmerzbedingte Schwäche), Lasègue negativ
Radikuläres Lumbalsyndrom, (dermatombezogene) Schmerzen	Ischias-Skoliose, Parästhesien im Dermatom, Parese des Kennmuskels (▶ Tab. 1.2)
Spinalkanalstenose, Spondylarthrose	Claudicatio spinalis, gehstreckenabhängige Schwäche im Kennmuskel (▶ Tab. 1.2), im Sitzen oft beschwerdefrei
Spondylodiszitis, bakteriell oder mechanisch	Anamnestisch Interventionen oder Infekte, WS-KS, Fieber, Schmerzen bei axialer Belastung, Abgeschlagenheit

Tab. 1.2 Kennmuskeln

Wurzel	Kennmuskeln	Reflex	Sensibilität
C5	M. deltoideus, M. supraspinatus, M. infraspinatus, M. biceps	Scapulohumeralreflex (BSR)	Lateraler Schulterbereich, lateraler Oberarm
C6	M. biceps, M. brachioradialis	BSR, RPR	Radiale Seite des Armes, Daumen, 2. Finger
C7	M. triceps, M. pectoralis major, M. pronator teres	TSR	Dorsale Unterarmseite, Handrücken, 2. bis 4. Finger
C8	Hypothenar, kleine Handmuskeln	Trömner, (TSR)	Unterarm ulnarseitig, Hand, 4. und 5. Finger
L3	M. quadriceps, M. iliopsoas, Mm. adductores	ADR, (PSR)	Oberschenkelvorderseite, mediales Kniegelenk
L4	M. quadriceps, M. iliopsoas, (M. tibialis anterior)	PSR	Lateralseite des Oberschenkels, Patella, Unterschenkel, medialer Knöchel
L5	Mm. tibiales anterior und posterior, M. gluteus medius, M. extensor hallucis longus (Dorsalextension)	TPR	Laterales Knie, Unterschenkel Außenseite, Fußrücken, dorsale Großzehe
S1	M. gastrocnemius/triceps surae, M. gluteus maximus, Mm. peronei (Plantarflexion)	ASR	Bein dorsal, Ferse, lateraler Fußrand

ADR = Adduktorenreflex, ASR = Achillessehnenreflex, BSR = Bizepssehnenreflex, PSR = Patellarsehnenreflex, RPR = Radiusperiostreflex, TPR = Tibialis-posterior-Reflex, TSR = Trizepssehnenreflex

Maßnahmen
- NSAID, z. B. Ibuprofen 2 × 600 mg / d p. o.
- Wärmeapplikation, Stufenbett

 Klinikeinweisung bei neu aufgetretenen Paresen, zunehmenden Parästhesien, Cauda-Syndrom, Blasen-Mastdarm-Schwäche, V. a. Spondylodiszitis, V. a. Tbc, Fieber, V. a. Fraktur.

1.3.10 Pneumonie

Erreger meist Streptococcus pneumoniae, H. influenzae, bei jungen Patienten Mycoplasma pneumoniae, Chlamydophila pneumoniae.

Symptome
- Fieber
- Husten, Auswurf
- Dyspnoe, Tachypnoe, Tachykardie
- Atemabhängige Schmerzen
- Krankheitsgefühl

Anamnese
- Begleiterkrankungen
- Auslandsaufenthalt
- Vorausgegangene Krankenhausbehandlungen
- Tierkontakt: Q-Fieber

Diagnostik
- Auskultation der Lunge: inspiratorische RG
- RR, HF, AF, Körpertemperatur, Sauerstoffsättigung
- Rö-Thorax zur Diagnosesicherung, zur Erfassung der Befundausdehnung und von Komplikationen (Pleuraerguss, Abszedierung)

Maßnahmen
- Antibiose ▶ 1.2
- Fiebersenkende Maßnahmen, z. B. Ibuprofen, max. 2400 mg / d
- Körperliche Schonung

 Klinikeinweisung bei Hypoxämie, instabilem AZ, Verwirrtheit, Komplikationen und fehlender häuslicher Versorgung.

1.3.11 Sturzereignis

Ein Sturz ist ein Ereignis, bei dem der Betroffene unbeabsichtigt auf dem Boden oder auf einer anderen tieferen Ebene aufkommt. Auch wenn die Personen auf dem Boden sitzend oder hockend vorgefunden werden, spricht man von einem Sturzereignis. Pflegedienste und Pflegeeinrichtungen sind verpflichtet, jedes Sturzereignis zu melden. Ob eine telefonische Fremdanamnese ausreicht, oder ein Hausbesuch mit weiteren diagnostischen Maßnahmen notwendig ist, muss in jedem Fall ärztlich beurteilt werden.

Symptome
- Schmerzen, Unruhe
- Bewusstseinsstörungen, Lähmungen, Sprachstörungen, Gangunsicherheit

- Kreislaufinstabilität, arterielle Hypotonie, HRS, BZ-Entgleisung
- Äußere Verletzungszeichen, Fehlstellungen, Prellungen, Blutungen
- Infekte, Fieber, Harn-/Stuhlverhalt, Exsikkose, dementielle Veränderungen

Anamnese
- Personalien, Ansprechpartner
- Ort, Zeitpunkt des Sturzes, Sturzhergang
- Aktueller Zustand, Vitalzeichen, äußere Verletzungszeichen, Bewusstseinszustand, Gang/Mobilität nach dem Sturz, Schmerzen
- Vorerkrankungen, Mobilität, Medikation
- Stürze in der Vergangenheit, Ursachen, Sturzrisiko, Hilfsmittel

Diagnostik
- Fremd- und/oder Eigenanamnese
- Inspektion der Haut, des Bewegungsapparats, Funktionsprüfung
- Vitalzeichenkontrolle, BZ-Messung

Maßnahmen
- Dokumentation
- Anordnen von Bedarfsmedikation bei Schmerzen
- Behandeln akuter Begleiterkrankungen
- Kontrolle des Medikamentenplans
- Kontrolle der Vitalzeichen, Wiedervorstellung bei Verschlechterung

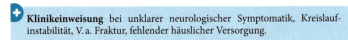

Klinikeinweisung bei unklarer neurologischer Symptomatik, Kreislaufinstabilität, V. a. Fraktur, fehlender häuslicher Versorgung.

1.3.12 Tonsillitis

Virale oder bakterielle Entzündung der Rachenmandeln.

Symptome
- Fieber, Schluckbeschwerden
- Tiefroter Rachen, bei bakterieller Ursache eitrige Gaumenmandeln
- Schwellung und/oder Druckschmerz der HLK bds.
- Stridor
- Einseitige Schmerzen, Kieferklemme bei Peritonsillarabszess!
- Pseudomembranöse Beläge, Schluckbeschwerden bei Mononukleose!

Anamnese
- Halsschmerzen bds., Schluckbeschwerden, starker Speichelfluss, erschwerte Mundöffnung
- Heiserkeit, Luftnot, Husten, Auswurf
- Exanthem, Schwellungen, Fieber, Abgeschlagenheit
- Allergie, Medikation, Immunsuppression, HIV

Diagnostik
- Racheninspektion, **cave:** keine Racheninspektion bei Kieferklemme!
- Palpation der HLK
- Messen der Körpertemperatur

Maßnahmen
- Antipyrese, Analgesie
- Antibiose bei eitriger Tonsillitis. **Cave:** keine Antibiose bei Mononukleose!

Centor-Score (▶ Tab. 22.5) zur Ermittlung der Wahrscheinlichkeit einer GAS-Pharyngitis: Fieber in der Anamnese (> 38 °C), Fehlen von Husten, geschwollene und druckschmerzhafte, vordere Halslymphknoten, vergrößerte oder belegte Tonsillen.

Klinikeinweisung bei Kieferklemme, Stridor, V. a. Peritonsillarabszess, V. a. Tumor.

2 Tipps für den Bereitschaftsdienst

Stefan Esser, Andreas Fidrich, Gabriele Fobbe, Martina Heßbrügge, Hermann C. Römer und Ursula Schürks

2.1	**Organisation des Bereitschaftsdienstes** *Andreas Fidrich und Hermann C. Römer* 16		2.4.1	Multiresistente Keime *Hermann C. Römer* 41
2.1.1	Grundsätzliches *Andreas Fidrich und Hermann C. Römer* 16		2.4.2	Postexpositionsprophylaxe bzw. Vorgehen bei Nadelstichverletzung *Hermann C. Römer* 42
2.1.2	Dienst in der eigenen Praxis *Hermann C. Römer* 17		2.4.3	Gewalt und Eigenschutz *Gabriele Fobbe* 44
2.1.3	Die Bereitschaftstasche *Andreas Fidrich und Hermann C. Römer* 19		2.4.4	Sterben und Tod *Andreas Fidrich und Hermann C. Römer* 44
2.2	**Zusammenarbeit mit anderen Organisationen** *Andreas Fidrich und Hermann C. Römer* 21		**2.5**	**Juristische Aspekte** *Andreas Fidrich und Hermann C. Römer* 46
2.2.1	Rettungsdienst 21		2.5.1	Rechtliche Grundlagen des Bereitschaftsdienstes 46
2.2.2	Krankenhäuser 25		2.5.2	Unterbringung gegen Patientenwillen 47
2.2.3	Fachärzte 25		2.5.3	Palliativmedizinische Aspekte 48
2.2.4	Pflegedienste 25			
2.2.5	Alten- und Pflegeheime 26		2.5.4	Leichenschau 51
2.2.6	Apotheken 26		**2.6**	**Formulare** *Andreas Fidrich und Hermann C. Römer* 55
2.3	**Besondere Patientengruppen** *Andreas Fidrich, Hermann C. Römer und Ursula Schürks* 26		2.6.1	Die Chipkarte 55
2.3.1	Patienten fremder Kulturkreise *Andreas Fidrich und Hermann C. Römer* 26		2.6.2	Notfallschein (Muster 19 a–c) 56
			2.6.3	Rezepte 57
2.3.2	Asylbewerber und Flüchtlinge *Andreas Fidrich und Hermann C. Römer* 29		2.6.4	Krankenhauseinweisung (Muster 2) 59
			2.6.5	Transportschein (Muster 4) 59
2.3.3	Wohnungslose Personen *Ursula Schürks und Martina Heßbrügge* 31		2.6.6	Arbeitsunfähigkeitsbescheinigung (Muster 1) 59
2.3.4	HIV-positive Patienten *Stefan Esser* 34		2.6.7	Ärztliche Unfallmeldung F1050 an die Berufsgenossenschaften 59
2.4	**Besondere Situationen im Bereitschaftsdienst** *Andreas Fidrich, Gabriele Fobbe und Hermann C. Römer* 41		2.6.8	Bescheinigung der Haftfähigkeit 60
			2.6.9	Totenschein 62

2.1 Organisation des Bereitschaftsdienstes

Andreas Fidrich und Hermann C. Römer

2.1.1 Grundsätzliches

Andreas Fidrich und Hermann C. Römer

Ob an Werktagen, außerhalb der täglichen Praxissprechzeiten oder an Sonn- und Feiertagen, Patienten suchen zu jeder Tages- und Nachtzeit ärztlichen Rat und Behandlung. Die kassenärztliche Bundesvereinigung (KBV) als Dachorganisation und ihre kassenärztlichen Vereinigungen (KVen) müssen diesen Bedarf, dem Sozialgesetzbuch (SGB V, § 75, Abs. 1) entsprechend, decken und die vertragsärztliche Versorgung auch zu sprechstundenfreien Zeiten sicherstellen (Notdienst / ärztlicher Bereitschaftsdienst). Bei der örtlichen Umsetzung der Organisation ergeben sich aufgrund unterschiedlicher Infrastrukturen individuelle Unterschiede. Grundsätzlich kann der Bereitschaftsdienst in Fahr- und Sitzdienst unterteilt werden. Die Zuweisung erfolgt über die Telefonzentrale regionaler Leitstellen.

Der ärztliche Bereitschaftsdienst wird in der Bevölkerung häufig mit dem Notarztdienst gleichgesetzt. Die notärztliche Versorgung im Rahmen des Rettungsdienstes obliegt jedoch nicht der KBV (▶ 2.2.1).

Organisation des Bereitschaftsdienstes durch die Kassenärztliche Vereinigung oder die Ärztekammer Eher in Städten:
- **Dienstplanschema:** Es wird für die beteiligten niedergelassenen Ärzte bzw. deren Vertreter von der KV ein Dienstplan erstellt. Festlegung i. d. R. quartalsweise, z. T. auch jährlich.
- **Beförderungsmittel:** Taxi oder eigener Pkw, z. T. besondere Notdienstfahrzeuge.

Organisation des Bereitschaftsdienstes durch die beteiligten Ärzte Eher in ländlichen Regionen; i. d. R. Zusammenschluss der Ärzte zu Notdienstringen, um die zeitliche Belastung zu minimieren.
- Zumeist ebenfalls Dienstplanschema: Erstellung durch Notdienstring; Veröffentlichung in der örtlichen Presse.
- Alarmierung: Der Bereitschaftsdienst muss jederzeit erreichbar sein; wie er dies organisiert, bleibt ihm selbst überlassen (▶ 2.1.2).

Fahrdienst Hausbesuchstätigkeit mit ständigem Kontakt zur Telefonzentrale. Einige ländliche Modelle decken hierbei auch Aufgaben des Rettungsdienstes mit ab. Mit dem Taxi / Fahrdienst, dem eigenen PKW oder einem Dienstfahrzeug.

Sitzdienst Notfallsprechstunde in einer Praxis bzw. in Notfallpraxen im Stadtzentrum oder in räumlicher Anbindung an ein Krankenhaus. Es stehen evtl. diagnostische Geräte (vom EKG bis zur Röntgeneinrichtung) zur Verfügung, auf die der Fahrdienst i. d. R. nicht zurückgreifen kann. In den Städten existieren meist auch spezielle gebietsärztliche Bereitschaftsdienste, z. B. Augen-, HNO-, Kinderärzte.

Kontakt des ärztlichen Bereitschaftsdienstes
- **Erreichbarkeit:**
  - Montag, Dienstag, Donnerstag: 18:00 Uhr bis 8:00 Uhr am Folgetag
  - Mittwoch und Freitag: 12:00 Uhr bis 8:00 Uhr am Folgetag

- Wochenende und Feiertage: rund um die Uhr
- In Berlin, Bayern und Frankfurt am Main steht der Bereitschaftsdienst derzeit durchgehend zur Verfügung.
- **Telefonnummer:** kostenlose und bundeseinheitliche Rufnummer **116 117**
- **Webseite:** www.116117info.de
- **Weitere Informationsquellen:** In einigen Regionen bietet die KV eine „Notfalldienst-App" für Mobilgeräte an (z. B. KV Westfalen-Lippe).
- **Kontaktmöglichkeiten für Hör- und Sprachgeschädigte**
  - Ein Kontakt des ärztlichen Bereitschaftsdienstes kann in diesen Fällen per Fax (PDF-Vorlage) oder per E-Mail erfolgen.
  - z. B. KV Nordrhein: 0800 58 95 210 (kostenlos); gehoerlos@arztrufzentrale-nrw.de

2.1.2 Dienst in der eigenen Praxis

Hermann C. Römer

Qualifikation von Arzt und Hilfskraft für den Bereitschaftsdienst

- **Arzt:** Generell erfüllt jeder niedergelassene Arzt die Voraussetzungen für die Teilnahme am Bereitschaftsdienst. **Möglichkeiten, sich auf den ärztlichen Bereitschaftsdienst vorzubereiten:**
  - Zusatzbezeichnung „Arzt im Rettungsdienst"
  - Teilnahme am Bereitschaftsdienst bei erfahrenem Kollegen (Ausbildung in der KV-Vorbereitungszeit intensiv nutzen!)
  - Hospitation auf NEF oder Intensivstation (nur bedingt geeignet!)
  - Studium entsprechender Literatur (Praxisleitfaden Ärztlicher Bereitschaftsdienst)
- **Hilfskraft:** Sie muss nicht unbedingt die Qualifikation eines medizinischen Assistenzberufs (Arzthelferin, MTA, Krankenschwester) besitzen, sollte jedoch:
  - Über medizinisches Basiswissen verfügen
  - In medizinischen Notfallsituationen ruhig und überlegt handeln können
  - Die Grundregeln des Notfallmanagements beherrschen (Wer? Wo? Was? Wie viel?)
  - Die Dringlichkeit der Hilfsanforderung richtig einschätzen
  - Kenntnisse über die Struktur des örtlichen Rettungssystems besitzen
  - Die Therapiemöglichkeiten von Arzt und Praxis kennen
  - Über Ortskenntnisse verfügen
  - Einfühlungsvermögen im kommunikativen Umgang zeigen (z. B. Patientenberuhigung)

Erreichbarkeit Es besteht die Verpflichtung der Durchführung des ärztlichen Bereitschaftsdienstes vom Praxisort aus. Eine durchgehende telefonische Erreichbarkeit muss sichergestellt werden. Der Hinweis auf die notärztliche Hilfsmöglichkeit durch einen Ansagetext auf dem Anrufbeantworter allein ist nicht ausreichend!

> Die Erreichbarkeit über das Mobiltelefon ist nicht überall störungsfrei gewährleistet! Im Zweifelsfall wird das dem Arzt angelastet.

Möglichkeiten, die Erreichbarkeit während des Bereitschaftsdienstes zu sichern:
- Besetzung des Praxistelefons durch eine Arzthelferin oder eine andere kompetente Hilfskraft, welche wiederum mit dem Bereitschaftsarzt in direkter Verbindung steht
- Anrufweiterschaltung auf ein Mobiltelefon (in Arzthand)

Im Gegensatz zum Notarzt gibt es für den ärztlichen Bereitschaftsdienst keine gesetzlich festgelegte „Hilfsfrist". Die Alarmierungszeiten hängen von Entfernungen, Straßenzustand und Witterung ab. Der Arzt im Bereitschaftsdienst ist ganz normaler Verkehrsteilnehmer, er darf keine Sonder- und Wegerechte in Anspruch nehmen.

Sprechzeiten Neben der Versorgung von Notfallpatienten zu Hause, soll der Bereitschaftsdienst für Pat. (in weniger dringenden Fällen) auch in seiner Praxis erreichbar sein. Hier haben sich sogenannte „Kernsprechzeiten" zwei- oder dreimal täglich bewährt, die in der örtlichen Presse bekannt gemacht werden. Dies ermöglicht ein effektives und sinnvolles Zeitmanagement.

Ergänzung der Praxisausstattung Im ländlichen Bereich mit einiger Entfernung zum nächsten Krankenhaus wären folgende Diagnose- und Therapiemöglichkeiten ideal:
- Otoskop, „kleines Labor" (Blut und Urin), EKG (12-Kanal-Ableitung), Ultraschallgerät (zur Untersuchung des Abdomens und des Urogenitaltrakts)
- Materialien zur Versorgung geringfügiger Verletzungen (inkl. Möglichkeit zur Wundnaht in Lokalanästhesie; aktive und passive Tetanusimpfung), Anlage von Druckverbänden
- Set zur Katheterisierung der Harnblase
- Instrumente zur Entfernung von Fremdkörpern (z. B. Pinzette)
- Subkutane, intramuskuläre und intravenöse Injektionen, Infusionen
- Möglichkeit der Erstversorgung lebensbedrohlicher Zustände (Notfallkoffer, ▶ 2.1.3)
- Ein AED (automatisierter externer Defibrillator, ▶ 4.4.4)

Labor und apparative Diagnostik im Bereitschaftsdienst Jeder Bereitschaftsarzt wird die Möglichkeiten nutzen, die ihm im Augenblick der Inanspruchnahme zur Verfügung stehen. Je mehr das sind, desto größer ist die Bandbreite der laborchemischen Diagnostik und Ausschlussdiagnostik. Grenzen nach oben gibt es nicht. Der Arzt „im Fahrdienst" kann meist schon aus Platz- und Gewichtsgründen keine größeren Geräte mit sich herumtragen.

> Mindestanforderung für den ärztlichen Bereitschaftsdienst ist die Möglichkeit der Blutzuckeranalyse. Als Ergänzung zur Blutzuckerbestimmung sind sinnvoll:
> - Urinstix: weitere Differenzierung von Erkr. des Urogenitaltrakts
> - EKG: Objektivierung von Herzrhythmusstörungen und zur Überwachung
> - „Trockenchemie"-Labor (z. B. Reflotron®): gezielte Bestimmung weiterer Blutparameter wie „Herz- / Leberenzyme", Retentionswerte der Niere, Harnsäure, Amylase, Hb
> - Sonografiegerät: Abklärung abdomineller oder urogenitaler Beschwerden

> Alle apparativen und labortechnischen Möglichkeiten ersetzen keinesfalls eine gründliche Anamnese und körperliche Untersuchung! Im Zweifelsfall sollte immer der klinische Verdacht das weitere Handeln des Arztes bestimmen!

2.1.3 Die Bereitschaftstasche

Andreas Fidrich und Hermann C. Römer

Eine gut organisierte Notfalltasche ist Grundvoraussetzung für den Bereitschaftsdienst (▶ Tab. 2.1). Für Ausrüstung und mitgeführte Medikamente gibt es derzeit keine verbindlichen Vorgaben. Ob Koffer (z. B. Soehngen EUROMED), Rucksack (Pax® Notfall-Rucksack P5/11 L) oder Tasche (z. B. Pax® Arzt-Tasche L), die Wahl kann nach persönlichen Vorlieben getroffen werden.

Tab. 2.1 Grundausstattung Bereitschaftstasche

Diagnostik	Atemwege	• Mundspatel (einzeln verpackt!) • Stethoskop • Pulsoxymeter
	Kreislauf	Blutdruckmessgerät (normal, groß)
	Neurologie	• Diagnostikleuchte • Reflexhammer • Blutzuckermessgerät
	Sonstiges	• Otoskop, Einwegtrichter • Fieberthermometer • Stimmgabel (Rydel-Seiffer)
		Maßband 1,5 m
Therapie	Paket „Atemwege" (blau)	• Oropharyngealtubus (Guedel, Gr. 2, 3, 4) • Nasopharyngealtubus (Wendl, Ch. 18, 20, 24) • Beatmungsbeutel, Reservoirbeutel • Beatmungsmaske (Gr. 3, 4, 5) • Larynxtubus-Set (Gr. 3, 4, 5)
	Paket „i. v. Zugang / Blutentnahme" (rot)	• Stauschlauch • Hautdesinfektion • Einwegtupfer (unsteril) • Zugang i.v. (je 5 Stk.: 22 G, 20 G, 18 G) • Mandrin (je 5 Stk.: 22 G, 20 G, 18 G) • Pflaster • Butterfly-Kanülen (5 Stk.) • Spritzen (2 × 20 ml, 5 × 10 ml, 10 × 5 ml, 5 × 2 ml) • Kanülen • Monovetten (3 × Serum, 3 × Citrat, 3 × EDTA)
	Paket „Trauma / Wunden" (grün)	• Schleimhaut-/Wunddesinfektion • Wundschnellverband (1 Rolle) • Sterile Kompressen (5 Stk.) • Mullbinden (5 Stk.) • Dreiecktuch (1 Stk.) • Sam-Splint®-Schiene • Pflasterstreifen (z. B. Leukosilk®) • Steristripes (5 Pack.) • Transparentverband Rolle 10 × 10 cm • Cool-Pack (2 Stk.) • Verband- und Kleiderschere • Fadenzichset (1 Stk.) • Einwegpinzette (2 Stk.) • Einwegskalpell (2 Stk.) • Sterile Einweghandschuhe • Hydrogel-/Schaumstoff-Wundauflage (4 Stk.).

Tab. 2.1 Grundausstattung Bereitschaftstasche (Forts.)

	Sonstiges	• Einmalhandschuhe • Rettungsdecke • Infusionsbesteck (5 Stk.) • NaCl 250 ml (2 Stk.) • Glukose 20 % 250 ml (1 Stk.) • Müllbeutel für Abfälle • Spitzabwurf • Einwegmundstücke für Dosieraerosole
Dokumentation	Allgemein	• Transportscheine • Einweisungsscheine • Kassenrezepte • Privatrezepte • Notfallbehandlungsscheine • Kartenlesegerät • Notizblock, Kugelschreiber • Diktiergerät
	Todesfall	• Totenscheine • Kontaktnummern Notfallseelsorge

Diagnostik und Therapie Für die Basisdiagnostik und -therapie sollte eine einheitliche Grundausstattung vorgehalten werden. Thematisch separierte Taschen (z. B. Infusions- / Blutentnahmepaket) erlauben im Notfall eine bessere Übersicht und schnellere Auffindung aller Materialien. Innerhalb der Praxis müssen regelmäßige Kontrollintervalle und deren Umfänge festgelegt werden. Diese müssen die Überprüfung auf Funktionstüchtigkeit, Vollständigkeit und Verfallsdaten beinhalten. Kontrollen sollten anhand einer Checkliste dokumentiert werden. Zur Aufbewahrung von Dokumenten eignen sich separate Dokumentenfächer oder -mappen.
Im Folgenden ist exemplarisch eine Ausstattung nach o. g. Gesichtspunkten aufgeführt. Der dargestellte Inhalt ist lediglich eine Empfehlung und erhebt keinen Anspruch auf Vollständigkeit. Individuelle Vorlieben finden keine Berücksichtigung.

> Die Reanimationspflichtigkeit eines Patienten stellt im Bereitschaftsdienst eine absolute Ausnahmesituation dar. Bei der Durchführung der kardiopulmonalen Reanimation in der Anfangsphase ist es von besonderer Bedeutung, einen suffizienten Kreislauf durch effiziente Thoraxkompressionen aufzubauen; diese können durch Beatmungen ergänzt werden. Das Legen eines intravenösen Zugangs, eine Medikamentengabe und die definitive Atemwegssicherung haben i. d. R. eine geringe Bedeutung. Der Bereitschaftsdienst sollte sich deshalb bis zum Eintreffen des Rettungsdienstpersonals auf ein effektiven Basic-Life-Support (BLS) gemäß Empfehlungen des European Resuscitation Council (ERC, Leitlinien 2015, ▶ 4.4.1) beschränken!

> Die endotracheale Intubation gilt als Goldstandard einer definitiven Atemwegssicherung. In den meisten Fällen des Bereitschaftsdienstes ist sie jedoch nicht zwingend notwendig, so ist z. B. bei der Reanimation eine suffiziente Beutel-Masken-Beatmung ausreichend. Die Intubation sollte deshalb Ärzten mit Erfahrung und regelmäßiger Durchführung vorbehalten bleiben (Anästhesisten und erfahrene Notärzte).

Medikamente Es ist sinnvoll, die Auswahl und die Anzahl der Medikamente anhand der am häufigsten auftretenden, regionalen Leitsymptome und Erkrankungen im Bereitschaftsdienst zu bemessen. Unökonomischer Medikamentenverfall kann so verhindert werden. Um eine unbeabsichtigte Beschädigung zu vermeiden, können Medikamente in einem bruchfesten Ampullarium mitgeführt werden.
Im Folgenden ist eine Auswahl von Notfallmedikamenten aufgeführt. Spezielle Medikamente können entsprechend persönlicher Erfahrungen angepasst werden (▶ Tab. 2.2).

2.2 Zusammenarbeit mit anderen Organisationen

Andreas Fidrich und Hermann C. Römer

2.2.1 Rettungsdienst

Träger des Rettungsdienstes in Deutschland sind **Kreise und kreisfreie Städte** (z. B. NRW), in ländlichen Bereichen auch Hilfsorganisationen (z. B. BaWü). Regelungen zu Organisation und Durchführung sind in regionalen Rettungsgesetzen geregelt (z. B. RettG NRW). Der Rettungsdienst umfasst grundsätzlich die Durchführung des **Krankentransports und der Notfallrettung.** Die Koordination erfolgt über eine zentrale Rettungsleitstelle. Zusätzlich zu medizinischen Rettungsmitteln kann über die Leitstelle auch technische Hilfe angefordert werden (Feuerwehr, Technisches Hilfswerk).
Folgende Rettungsmittel lassen sich unterscheiden:

- **Krankentransportwagen (KTW):** Krankentransport **ohne** vitale Gefährdung (z. B. Dialysefahrten, Entlassungstransporte aus dem KH, elektive Klinikeinweisungen). Unterschieden werden qualifizierte und unqualifizierte Krankentransporte. Erstere erfolgen mit qualifiziertem Personal (Rettungshelfer / -sanitäter) und medizinischer Ausstattung (z. B. Sauerstoff).
- **Rettungswagen (RTW):** dringender Notfalltransport, Überwachungsbedarf ohne die Notwendigkeit einer ärztlichen Begleitung. I.d.R. mit einem Transportführer (Rettungsassistent / Notfallsanitäter; Patientenverantwortlichkeit) und Fahrer (Qualifikation regional unterschiedlich, in NRW Rettungssanitäter) besetzt.
- **Notarzteinsatzfahrzeug (NEF):** Notarztzubringer im „**Rendezvous-System**" bei Notwendigkeit einer ärztlichen Begleitung, **mit** vitaler Gefährdung. Fahrer i.d.R. Rettungsassistent / Notfallsanitäter. **Keine** Transportkapazität.
- **Rettungshubschrauber (RTH):** Notfalltransport mit Arztbegleitung über weite Strecken (z. B. in Verbrennungszentren). Träger sind u. a. DRF, ADAC, Johanniter-Unfall-Hilfe und vereinzelt die Bundeswehr.
- **Intensivtransportwagen (ITW):** Sekundärtransport von intensivpflichtigen Patienten zwischen Kliniken. Meist mit Arztbesetzung durch verlegende Klinik (wenn nicht entbehrlich auch kommunaler NA). Spezielle Ausstattung mit Geräten äquivalent zur Intensivstation (z. B. Perfusoren, Beatmungsgerät, art. RR-Messung u.v.m).
- **Weitere Rettungsmittel:** Für Notfall-Infektionstransporte (z. B. Meningitis) halten viele Rettungsdienste separate **Infektions-RTWs** vor. Auch für besonders schwergewichtige Patienten gibt es sog. **Schwerlast-RTWs.**

Tab. 2.2 Medikamente Bereitschaftstasche

Einsatzgebiet	Wirkstoff	Handelsname (Bsp.)	Darreichung	Applikation	Einsatzgebiet
Atemwege	Salbutamol	SalbuHexal®	0,1 mg/Hub	inhal.	Bronchiale Obstruktion
	Reproterol	Bronchospasmin®	0,09 mg/Amp. à 1 ml	i.v.	Bronchiale Obstruktion
	Dexamethason	Fortecortin®	8 mg/Amp.	i.v.	Bronchiale Entzündungsreaktion
Herz-Kreislauf	Amiodaron	Cordarex®	150 mg/Amp. à 3 ml	i.v.	Herz-Kreislauf-Stillstand, Rhythmusstörungen
	Urapidil	Ebrantil®	100 mg/Amp. à 10 ml	i.v.	Hypertensive Krise/Notfall
	Methyldopa	Presinol®	250 mg/Tbl.	p.o.	Schwangerschaftshypertonie
	Atropin	Atropinsulfat®	0,5 mg/Amp. à 1 ml	i.v.	Bradykardie, AV-Block
	Cafedrin + Theodrenalin	Akrinor®	200/10 mg/Amp.	i.m., i.v.	Hypotonie (nicht bei absol. Vol.-Mangel)
	Furosemid	Lasix®	20 mg/Amp. à 2 ml	i.v.	Ödeme
	Glyceroltrinitrat	Nitrolingual®	0,4 mg/Hub	s.l.	Angina pectoris, Hypertonie (off-label use)
	NaCl 0,9 %	–	250/500 ml/Infusion	i.v.	Infusionstherapie
	Glucose 20 %	–	500 ml/Infusion	i.v.	Infusionstherapie, Hypoglykämie
Psychiatrie/Neurologie	Haloperidol	Haldol®	5 mg/Amp. à 1 ml	i.v.	Akute Psychose
	Promethazin	Atosil®	50 mg/Amp. à 2 ml	i.v.	Unruhezustände, Angst, Aggressivität (Allergie, Übelkeit)
	Acetylsalicylsäure	Aspirin®	500 mg Trockensubst. + 5 ml Aqua dest.	i.v.	Schmerzen, Migräne
Analgesie	Paracetamol	Perfalgan®	10 mg/ml Inf.-Lsg.		Schmerzen, Fieber
	Diclofenac	Diclac®	75 mg/Amp. à 2 ml	i.v.	Akuter Gichtanfall, rheumatische Beschwerden, Neuralgien
	Metamizol	Novalgin®	1000 mg/Amp.	i.v.	Schmerzen, Koliken, therapieresist. Migräneanfall, Fieber
	Morphin	Morphin HEXAL®	10 mg/Amp. à 1 ml	i.v.	Schwere Schmerzzustände

Tab. 2.2 Medikamente Bereitschaftstasche (Forts.)

Einsatzgebiet	Wirkstoff	Handelsname (Bsp.)	Darreichung	Applikation	Einsatzgebiet
Sedierung	Midazolam	Dormicum®	5 ml/Amp. à 5 ml	i.v.	Sedierung, Krampfanfall
	Lorazepam	Tavor Expidet®	2,5 mg/Tbl.	p.o., bukk.	Angstzustände, Status epilepticus, Schlafstörungen (kurzfristig!)
	Diazepam	Diazepam ratio®	5/10 mg/Rektaltube	rektal	Krampfanfälle, Fieberkrampf, Status epilepticus
Antikoagulation	Acetylsalicylsäure	Aspirin®	500 mg Trockensubst. + 5 ml Aqua dest.	i.v.	Myokardinfarkt
	Heparin	Heparin-Calcium-ratioph.®	5000 IE/Amp. à 0,2 ml	i.v.	Lungenembolie, Myokardinfarkt, Thrombose
Anaphylaxie	Adrenalin	Suprarenin®	1 mg/Amp. à 1 ml o. 25 mg/25 ml	i.v., i.m., inhal.	Herz-Kreislauf-Stillstand, Anaphylaxie
	Dimetinden	Histakut®	4 mg/Amp. à 4 ml	i.v.	Allergische Reaktion
	Prednisolon	Solu-Decortin®	250 mg/Amp.	i.v.	Allergische Reaktion
	Prednisolon	Rectodelt®	100 mg/Supp.	rektal	Allergische Reaktion
GI-Trakt	Butylscopolamin	Buscopan®	20 mg/Amp. à 1 ml	i.v.	Spasmen der glatten Muskulatur (Magen, Darm, Gallen- und Harnwege, weibl. Genitalorgane)
	Pantoprazol	Pantozol®	40 mg/Amp.	i.v.	Ulcus duodeni/ventriculi, Refluxösophagitis
	Dimenhydrinat	Vomex A®	62 mg/Amp. à 10 ml	i.v.	Schwindel, Übelkeit/Erbrechen, Reisekrankheit
Pädiatrie	Ibuprofen	Nurofen®	Saft 100/200/5 ml	p.o.	Fieber, Schmerzen
Antidote	Flumazenil	Anexate®	1 mg/Amp. à 10 ml	i.v.	Benzodiazepinintoxikation
	Naloxon	Naloxon®	0,4 mg/Amp. à 4 ml	i.v.	Opiatintoxikation
	Phytomedanion (Vit. K1)	Konakion®	10 mg/Amp. à 1 ml	i.v.	Unstillbare Blutungen durch Vit.-K-Antagonisten

Tab. 2.3 Indikationskatalog Notarzteinsatz (BÄK, Stand: 22.2.2013)

Funktion	Zustand	Beispiel
Bewusstsein	Reagiert nicht oder nicht adäquat auf Ansprechen und Rütteln	Schädel-Hirn-Trauma (SHT), Schlaganfall, Vergiftungen, Krampfanfall, Koma
Atmung	Keine normale Atmung, ausgeprägte oder zunehmende Atemnot, Atemstillstand	Asthmaanfall, Lungenödem, Aspiration
Herz/Kreislauf	Akuter Brustschmerz, ausgeprägte oder zunehmende Kreislaufinsuffizienz, Kreislaufstillstand	Herzinfarkt, Angina pectoris, akutes Koronarsyndrom (ACS), Herzrhythmusstörungen, hypertone Krise, Schock
Sonstige Schädigungen mit Wirkung auf die Vitalfunktionen	Schwere Verletzung, schwere Blutung, starke akute Schmerzen, akute Lähmungen	Thorax-/Bauchtrauma, SHT, größere Amputationen, Ösophagusvarizenblutung, Verbrennungen, Frakturen mit deutlicher Fehlstellung, Pfählungsverletzungen, Vergiftungen, Schlaganfall
Schmerz	Akute starke und/oder zunehmende Schmerzen	Trauma, Herzinfarkt, Kolik

Die Auswahl des Rettungsmittels erfolgt i.d.R. durch die Leitstelle entsprechend der Notfallsituation. Deshalb ist es wichtig, möglichst genaue Angaben zum Zustand des Patienten zu machen (**Bitte auch Gewicht und mögliche Infektionserkrankungen beachten!**). Sie können der Leitstelle eine Empfehlung des Rettungsmittels aufgrund der Einschätzung vor Ort mitteilen, letztlich wird diese aber nach dem örtlichen Indikationskatalog für den Notarzteinsatz entschieden. Einen Überblick gibt ▶ Tab. 2.3.

Transportorganisation Ehe man einen Transport anfordert, muss klar sein, in welche Fachabteilung der Pat. gebracht werden soll und ob eine ärztliche Begleitung erforderlich ist. Letztendlich entscheidet die Leitstelle oder die Besatzung des Rettungsmittels über das Zielkrankenhaus. Entweder aufgrund der benötigten Fachabteilung oder regionaler Zuständigkeitsbereiche der Kliniken.

> Grundsätzlich obliegt die Verantwortung für den Patienten dem einweisenden Arzt bis zur definitiven Übergabe an die Besatzung des Rettungsmittels! Eine Notfalleinweisung und einen Transportschein auszustellen und den Patienten in der Akutsituation allein zu lassen, ist keine Option!

Transport agitierter/aggressiver Patienten Die Frage, ob ein agitierter und/oder aggressiver Pat. vor Transportbeginn sediert werden sollte, kann nur im Einzelfall entschieden werden.
- **Vorteil:** Transport ist für den Pat. u. das Begleitpersonal angenehmer, weil stressärmer.
- **Nachteil:** Symptomatik wird durch Medikation so verändert, dass das ärztliche Personal in der Klinik kein realistisches Bild mehr vom „Ausgangszustand" des Pat. erhält u. so zu anderen Schlussfolgerungen kommen kann als der Bereitschaftsdienst.

- Eine Sedierung gegen den Willen des Pat. sollte nicht ohne entsprechende richterliche Beschlüsse vorgenommen werden!
- Wird im Rahmen einer Zwangseinweisung (▶ 2.5.2) der Transport vom Pat. verweigert, ist es ratsam, dass der Bereitschaftsdienst über die Rettungsleitstelle (Einsatzzentrale des RTW / NAW) „Amtshilfe" durch die Polizei anfordert.
- In diesem Fall erfolgt eine Unterbringung gegen den Willen des Patienten. Diesbezüglich müssen die entsprechenden Gesetze der Länder beachtet werden (z. B. NRW: Unterbringung gem. SGV NRW §11 PsychKG).

2.2.2 Krankenhäuser

Entscheidend für die Zuweisung sind Entfernung und Ausstattung der umliegenden Krankenhäuser. Insbesondere:
- Vorhandene Fachabteilungen
- Blut-, Serum- und Medikamentendepots
- Behandlungs- und Operationsmöglichkeiten
- Intensivbehandlungsplätze

Idealerweise den Pat. telefonisch beim zuständigen Klinikarzt anmelden, um Verlust von Informationen im Sinne der Patientensicherheit zu vermeiden / minimieren. Informationen über vorgefundene Situation, Krankengeschichte, Medikation, eingeleitete Erstmaßnahmen sollten mündlich und/oder schriftlich übermittelt werden.

2.2.3 Fachärzte

In einigen Bezirken gibt es spezielle Bereitschaftsdienste für einzelne Fachrichtungen z. B.:
- Augenärztlicher Bereitschaftsdienst
- Kinderärztlicher Bereitschaftsdienst
- Zahnärztlicher Bereitschaftsdienst
- HNO-ärztlicher Bereitschaftsdienst

Die Rufnummern der speziellen ärztlichen Bereitschaftsdienste sollten Sie vor Dienstbeginn in Erfahrung bringen (z. B. Telefonbuch) und notieren. Sie können i. d. R. über die bundeseinheitliche Nummer des ärztlichen Bereitschaftsdienstes (116 117) erfragt werden. Auch die Internetpräsenzen der einzelnen KVen bieten Informationen

2.2.4 Pflegedienste

Die meisten örtlichen Pflegedienste unterhalten an Sonn- und Feiertagen „Notbesetzungen". Bei entsprechender Qualifikation können diese übernehmen (genaue Anweisung auf Kassenformular notieren):
- Dringende Pflegeleistungen
- Überwachung von Kreislauffunktion und Blutzucker
- Injektionen (z. B. Heparin, Insulin, aber keine i. v. Injektionen)

- Verbandwechsel
- Überwachung der Medikamenteneinnahme
- Einläufe
- Harnblasenkatheterisierung

> Die Rufnummern der Pflegedienste stehen im örtlichen Telefonbuch. Telefonnummer des Bereitschaftspersonals dort erfragen.

2.2.5 Alten- und Pflegeheime

Häufiges Ziel im Bereitschaftsdienst.
- **Vorteile:** Meist sind ausgebildete Altenpfleger als Ansprechpartner vorhanden, die angeordnete Medikation verabreichen oder Temperatur, Blutdruck und Blutzucker überwachen können. Auch Pflegehilfsmittel sind vorhanden.
- **Probleme:**
  - Personalüberlastung durch Kostendruck, pflegeintensive Pat. werden gern ins Krankenhaus geschickt.
  - Verordnete Medikamente können wegen Personalmangel nicht aus der Notapotheke geholt werden (evtl. durch Taxi besorgen lassen).
  - Oft schwerstkranke multimorbide oder demente Pat.

> Medikamente im Notfall von anderen Bewohnern „ausleihen", Vorräte auf geeignete Präparate durchsehen, Antibiotika allerdings meist nicht vorhanden.

2.2.6 Apotheken

Auch die Apotheken eines Bezirks haben für die Nacht sowie für Sonn- und Feiertage einen Bereitschaftsdienst. Aktuelle Informationen und Dienstpläne können der lokalen Presse, speziellen Applikationen für Mobiltelefone oder den folgenden Internetseiten entnommen werden:
- www.aponet.de
- www.dasoertliche.de/notapotheken

Bei älteren Patienten, die keinen Zugang zu den neuen Medien haben, sollte Hilfe bei der Suche nach und beim Kontakt zu den regionalen Notapotheken angeboten werden.

2.3 Besondere Patientengruppen

Andreas Fidrich, Hermann C. Römer und Ursula Schürks

2.3.1 Patienten fremder Kulturkreise

Andreas Fidrich und Hermann C. Römer

Allgemeine Hinweise
- Gegenseitige Achtung und Akzeptanz sind die wichtigsten Grundlagen einer therapeutischen Beziehung.
- Feste soziale Ordnung gibt Halt in der Fremde. Das führt manchmal zur Idealisierung traditioneller Werte bis hin zum Antimodernismus. Integration erscheint manchem als Identitätsverlust.

- Zum kulturellen kommt oft der soziale Unterschied. Zugewanderte der ersten Generation sind häufig ungelernte Landflüchtige, die auch in der Heimat sozial entwurzelt waren und gehören heute als ältere, multimorbide Patienten zu unseren Problemfällen.
- Kein „Pidgin-Deutsch", kein Du, sondern langsames akzentfreies Hochdeutsch.

Achtung bei der Nutzung von Handgesten
Vorsicht bei der nonverbalen Verständigung mit Patienten fremder Kulturen. Um Pat. oder Angehörigen z. B. zu signalisieren „alles o. k." oder „prima/gut", wird in westlichen Ländern häufig der gehobene Daumen oder der „Daumen-Zeigefinger-Ring" (vgl. Tauchen) angewandt. Vor allem letztere Geste kann in anderen Kulturen allerdings eine obszöne und beleidigende Geste darstellen. „Daumen hoch" gilt u. a. in Syrien, dem Libanon und in Saudi-Arabien als Aufforderung zum Geschlechtsakt, in Afghanistan, Irak, Iran wird er als Beleidigung empfunden.

Wichtige Hintergrundinformationen

Übersetzung In der Regel kann eine Person aus der Familie oder der Nachbarschaft übersetzen. Bei psychischen oder gynäkologischen Erkrankungen bestehen evtl. ein ausgeprägtes Schamgefühl und ein fehlendes Vertrauen in den Übersetzer. Häufig wird erwartet, dass der Arzt die Diagnose ohne Unterstützung der Kranken stellen kann. Deutsche Ärzte erwarten eine exakte und differenzierte, lokalisierbare Beschreibung der Beschwerden, einige ausländischen Pat. dagegen erwarten häufig eine aktive und intensive Beschwerdeerfragung. In vielen Kulturen wird Krankheit als Schicksalsschlag, als verdiente oder unverdiente Strafe angesehen.

Symbolik einzelner Symptome Kopfschmerz bei Türkinnen, Kältegefühl bei Süditalienerinnen können landestypischer Ausdruck der Depression sein. Magenschmerzen drücken oft Überforderung aus oder sie werden fälschlicherweise als Herzschmerzen gedeutet. Unsere anatomischen Organe werden in den Landessprachen oft nicht begrifflich unterschieden (Leber/Lunge auf Türkisch oder Persisch), das führt zu Verwechslungen. Nicht zu unterschätzen ist ein möglicher **„sekundärer Krankheitsgewinn"** (Zuwendung).

Umgang mit Trauer **Trauerrituale** sind häufig anders. Lautes und heftiges Klagen, „sich gehen lassen" und dieses Gehenlassen kann eine Erleichterung bedeuten.

Aufklärung Tumorpatienten werden oft bis zum Schluss nicht aufgeklärt, Informationen sind häufig nur von Angehörigen zu erhalten.

Übertragung In einigen Ländern kommt es häufig vor, dass aus Gründen familiärer Verehrung, familiäre Frustrationen auf Personen außerhalb der eigenen Gruppe übertragen werden (z. B. Vietnam, Südkorea). Dies kann ggf. Probleme bereiten, da sich aufgebrachte Aggressionen auch gegen herbeigerufenes ärztliches oder pflegerisches Personal richten können.

Medikamenteneinnahme Die Medikamentenanamnese sollte auch gezielt auf frei verkäufliche, von der Nachbarschaft „geliehene" oder preisgünstig im Heimatland beschaffte Medikamente ausgedehnt werden. Bei unbekannten ausländischen Medikamenten kann die nächste Notapotheke kontaktiert werden. Vorsicht bei Medikamenten aus der Dritten Welt: häufige Fehldeklarationen oder Fälschungen! In vielen ausländischen Familien gehören Medikamente zur täglichen Alltagsbewältigung.

Ramadan Muslimischer Fastenmonat. Kann ein medizinischer Problemfall werden. Gläubige Muslime verzichten in dieser Zeit während der Tageslichtstunden auf Essen, Trinken und Sex, holen das Versäumte aber während der Nachtstunden ausgiebig nach. Im Bereitschaftsdienst können nachts diabetische Komata, tagsüber schwere Hypoglykämien, hypertensive Krisen, Exsikkosen, Infarkte, Apoplexe oder Magenulzera auftreten. Hier müssen alle Medikamente (z. B. Antidiabetika) angepasst werden. Obwohl der Koran den Kranken eindeutig von der Fastenpflicht ausnimmt, fasten dennoch viele chronisch kranke Patienten und lassen z. T. unkontrolliert die Medikamente weg.

Volksmedizin Gern wird die westliche ärztliche Versorgung mit volksmedizinischen Heilverfahren der Heimat kombiniert. Verschiedene Zeichen können darauf hinweisen: z. B. das Muska, ein mit Koranversen beschriebenes, in Stoff eingewickeltes Papierstück, das um den Hals, am Rücken oder unter dem Arm getragen wird. Häufig sind auch Aderlässe, Blutegel, Fontanellen (künstlich gesetzte und offen gehaltene Wunden), z. B. unter der Zunge, die von traditionellen Heilern gesetzt werden.

Drogenprobleme Neben den körperlichen, psychischen und sozialen Folgen müssen ausländische Jugendliche, auch wenn sie in Deutschland geboren und aufgewachsen sind, mit der Ausweisung rechnen, wenn sie wegen eines Drogendelikts auffällig werden. In der Bundesrepublik gibt es mehr als 1 800 ambulante Suchtberatungsstellen und ca. 800 stationäre Suchthilfeeinrichtungen. Ein Verzeichnis und alle notwendigen Informationen können unter den folgenden Internetadressen abgerufen werden:
- **Bundeszentrale für gesundheitliche Aufklärung:** www.bzga.de/service/beratungsstellen
- **Deutsche Hauptstelle für Suchtfragen:** www.dhs.de/einrichtungssuche

Beschneidung Beschneidungen können auch in Deutschland zu einem akuten Notfall werden. Genitale Verstümmelungen werden häufig durch nicht ärztliche Personen oder Verwandte unter schlechten hygienischen Bedingungen durchgeführt. Akute Komplikationen sind v. a. starke nicht stillbare Blutungen oder Bewusstseinsstörungen durch unsachgemäßen Gebrauch von Narkotika. Längerfristig kann es zu Impotenz, Gefühlsstörungen, Störungen in der Ausführung des Geschlechtsakts und zu psychischen Folgeschäden kommen.
- **Mädchen: Female Genital Mutilation (FGM/C)**
  In Deutschland leben ca. 64800 betroffene Frauen und geschätzt ca. 15500 gefährdete Mädchen und ca. 5 956 Bedrohte, die Dunkelziffer liegt wahrscheinlich deutlich höher (Quellen: TERRE DES FEMMES, 2018, https://www.frauenrechte.de/unsere-arbeit/themen/weibliche-genitalverstuemmelung/aktuelles). Besonders die Ferienzeit im Sommer ist ein Hochrisikozeitraum für Mädchen. Viele Familien fahren im Rahmen eines Urlaubs in ihr Herkunftsland, dort finden die sog. „Ferienbeschneidungen" statt. Die Beschneidungen reichen von der reinen Entfernung der Klitoris bis hin zur vollständigen Entfernung der äußeren Geschlechtsteile inkl. Schamlippen. In einigen Fällen werden äußere Öffnungen vernäht oder verätzt. In Deutschland ist FGM, als eine Form der Menschenrechtsverletzung, seit 2013 ein Straftatbestand gem. § 226a StGB.

- **Jungen: nicht medizinisch indizierte Zirkumzision**
  Die medizinisch nicht indizierte Zirkumzision von Jungen jüdischen oder muslimischen Glaubens erfolgt nicht selten in häuslicher Umgebung durch nicht ärztliche Personen. Hierbei wird v. a. die Vorhaut entweder Freihand oder mit einer Hilfsapparatur entfernt. Die männliche **„nicht medizinisch indizierte"** Beschneidung ist gem. § 1631d BGB (Beschneidungserlaubnisgesetz vom 12.12.2012) derzeit erlaubt, solange sie „nach den Regeln der ärztlichen Kunst", „möglichst schonend und mit einer angemessenen und effektiven Schmerzbehandlung" durchgeführt wird.

2.3.2 Asylbewerber und Flüchtlinge

Andreas Fidrich und Hermann C. Römer

Mit zunehmender Migration nach Deutschland nimmt zwangsläufig auch die Zahl behandlungsbedürftiger Erkrankungen zu. Laut Bundesamt für Migration und Flüchtlinge (BaMF) sind die 10 zugangsstärksten Staatsangehörigkeiten (Stand 09/2019):
1. Syrien, Arab. Rep.
2. Irak
3. Türkei
4. Nigeria
5. Afghanistan
6. Iran, Islam. Rep.
7. Ungeklärt
8. Somalia
9. Eritrea
10. Georgien

Hinzu kommt ein enormer Bedarf psychologischer und psychotherapeutischer Betreuung aufgrund von Traumatisierungen durch Krieg, Folter und Flucht aus dem Heimatland.

Rechtliche Grundlagen

Asylverfahrensgesetz (AsylVfG) § 62 AsylVfG besagt: Für den Zeitraum der Unterbringung in einer Erstaufnahmeeinrichtung oder Gemeinschaftseinrichtung müssen Asylbewerber eine ärztliche Untersuchung entsprechend den Vorgaben der Landesbehörde dulden. Diese beinhaltet auch eine Röntgenaufnahme des Thorax zum Tuberkulose-Screening. Die Ergebnisse der Untersuchung müssen der für die Unterbringung zuständigen Behörde mitgeteilt werden.

Asylbewerberleistungsgesetz (AsylbLG) § 4 AsylbLG besagt: Leistungsberechtigte gem. AsylbLG sind nicht über die GKV versichert und haben, begrenzt auf 15 Monate, lediglich Anspruch auf beschränkte medizinische Versorgung. Diese beinhaltet:
1. Amtlich empfohlene Schutzimpfungen
2. Akute Erkrankungen und Schmerzzustände, inkl. Arznei- und Verbandmittel
3. Ärztliche und pflegerische Hilfe und Betreuung, Hebammenhilfe sowie Arznei-, Verbandmittel für Schwangere und Wöchnerinnen

Nach Ablauf der 15 Monate besteht Anspruch auf medizinische Leistungen auf GKV-Niveau.

Gemäß § 6 AsylbLG können auch weitere (ärztlichc) Leistungen erbracht werden. Diese können im Einzelfall gewährt werden, wenn sie zur Sicherung der Gesundheit unerlässlich sind. Sie bedürfen einer Genehmigung der Sozialbehörde (z. B. Brillen und andere Hilfsmittel).

Infektionsschutzgesetz (IfSG) Liegt nach den o. g. Untersuchungen eine Meldepflicht gem. §§ 6,7 IfSG vor, so muss zusätzlich das Bundesamt informiert werden (§ 62 AsylVfG Abs. 2).

Leistungsberechtigte gem. AsylbLG sind per Gesetz von Zuzahlungen befreit. Ein gesonderter Vermerk ist nicht notwendig. Um Missverständnisse zu vermeiden, empfiehlt es sich allerdings, grundsätzlich „**Gebühr frei**" anzukreuzen.

Impfungen

Impfstatuskontrollen dienen der Aufdeckung von Impflücken und somit der effektiven Prävention von eingeführten Infektionskrankheiten (Masern, Varizellen etc.). Unvollständige Impfungen müssen unverzüglich komplettiert und fehlende Impfungen gem. § 4 AsylbLgG nachgeholt werden.

Bei unklarer Immunität keine Titer-Bestimmung, sondern direkte Impfung. Bei Bedarf dürfen auch hier Kombinationsimpfstoffe eingesetzt werden.

Die Kosten für behördlich empfohlene Impfungen werden durch den Sozialversicherungsträger gedeckt. Der Impfstoff wird auf Muster 16 (Kassenrezept) verordnet. Eine Entnahme aus dem Praxisbestand ist nicht erlaubt.

Infektionskrankheiten

Aufgrund der physischen Belastungen durch Flucht und Verfolgung haben Flüchtlinge häufig einen reduzierten Allgemein- und Ernährungszustand. Die daraus resultierende Immunschwäche in Verbindung mit der Unterbringung in Flüchtlingslagern und Gemeinschaftseinrichtungen führt zwangsläufig zu Infektionskrankheiten. Hinzu kommt ein fehlender Impfschutz impfpräventabler Erkrankungen. Die auftretenden Erkrankungen lassen sich grob wie folgt einteilen:

1. **Regionale / saisonale Erkrankungen**
   - Grippale Infekte
   - Akute Gastroenteritiden (Noro-/Rotavirus)
   - „Kinderkrankheiten"
   - Hauterkrankungen (z. B. kutane Leishmaniose – gesamter Naher Osten, Ostafrika, Zentralasien)
2. **Erkrankungen bedingt durch Reise und Flucht**
   - Schlechte Lebensmittel- / Wasserhygiene: Gastroenteritiden
   - Unterkühlung / gedrängte Bedingungen: Atemwegsinfekte (Pneumonien)
   - Transiterkrankungen: gehäuftes Auftreten von Malaria
   - Schlechte hygienische Verhältnisse: parasitäre Erkr. (v. a. Skabies)
3. **Herkunftsland-assoziierte Erkrankungen** („umgekehrte Reisekrankheiten"): gehäuftes Auftreten von Tuberkulose und Malaria

Nach Aussagen des Robert Koch-Instituts (RKI) handelt es sich bei den häufigsten Erkrankungen um die unter Punkt 1 genannten Infektionen, wie sie auch in der ortsansässigen Bevölkerung vorkommen. Spezielle Erkrankungen der Herkunftsländer stellen eine Ausnahme dar. Von einer Ausbreitung in der Allgemeinbevölkerung geht das RKI vorerst nicht aus (RKI, Epidemiologisches Bulletin 38/2015).

Beim Umgang mit Flüchtlingen sind grundlegende Kenntnisse in Impf- und Reisemedizin von großem Vorteil. Ein besonderes Augenmerk sollte bei der Anamnese auf Herkunfts- und Transitländer gelegt werden. Entsprechende Informationen zu speziellen Krankheitsbildern und aktuellen Statistiken erhalten Sie unter:
www.rki.de (Robert Koch-Institut)
www.bmg.bund.de (Bundesministerium für Gesundheit)
www.reisemed-experten.de (Referenzhandbuch Impf-und Reisemedizin 2016)

Abrechnung
Die Honorierung der ärztlichen Leistung erfolgt bundesweit uneinheitlich. Hierzu müssen notwendige Information bei den zuständigen KVen erfragt werden. Einige grundsätzliche Regelungen sind allgemeingültig.
Als Grundlage zur Abrechnung dient entweder der mitgeführte Behandlungsschein (sog. „grüner Schein") oder eine Gesundheitskarte. Die Bescheinigung wird durch das Sozialamt ausgegeben und muss dem behandelnden Arzt vorliegen.

Asylbewerber oder Flüchtlinge, die bereits über eine elektronische Gesundheitskarte (eGK) verfügen, haben das Recht auf den gleichen Leistungsumfang wie GKV-Versicherte. Abrechnung und Verordnungen können analog erfolgen. Krankenbehandlungsscheine haben entweder quartals- oder termingebunden Gültigkeit! Achten Sie unbedingt auf die Gültigkeit! Außerdem können Leistungseinschränkungen vermerkt sein!

2.3.3 Wohnungslose Personen

Ursula Schürks und Martina Heßbrügge

Das Zwölfte Sozialgesetzbuch (SGB XII) regelt die Sozialhilfe. Im 8. Kapitel – Hilfe zur Überwindung besonderer sozialer Schwierigkeiten – definiert der § 67 die Leistungen für Berechtigte in „besonderen Lebensverhältnissen" wie Wohnungslosigkeit. Das Fehlen der „eigenen vier Wände" führt häufig zu sozialen Schwierigkeiten oder vice versa.

Schwierige Lebenssituation und mögliche Reaktionen
Wohnungslosigkeit hebt die Individualität des Menschen nicht auf, die Betroffenen bilden eine inhomogene Gruppe. Die Ursachen sind multipel, durch in- und externe Faktoren bedingt: Arbeitslosigkeit, Scheidung, Trennung, Überschuldung, Langzeit-, Suchterkrankung, JVA-Aufenthalt, psychische, psychiatrische Probleme, Mieterhöhung usw.
Vielfältig sind auch die Bewältigungsstrategien: aktive Suche zur Verbesserung der Situation, aggressives schuldzuweisendes Verhalten, Resignation.
Wohnungslose verfügen häufig über eingeschränkte finanzielle Mittel, mangelnde soziale Kontakte, bemühen sich täglich um Nahrung, um einen sicheren Schlafplatz, bei Suchterkrankungen um die Beschaffung der Drogen. Auf der Straße und in den Unterkünften kommt es häufig zu Übergriffen oder Diebstählen mit wechselnder

Täter-/Opferrolle. Wiederholte kränkende oder Abhängigkeitserfahrungen in der Biografie und in der Gegenwart führen zu einer erhöhten Sensibilität und Vulnerabilität.

Erkrankungen bei Wohnungslosen

Das Leben auf der Straße bzw. in den Notschlafstellen bedeutet, 24 bzw. 12 h täglich unterwegs zu sein ohne Schutz vor Kälte, Nässe, Frost, Hitze. Die körperliche Hygiene ist eingeschränkt, ebenso das Wechseln der Kleidung. Die persönlichen Gegenstände müssen häufig mitgeführt werden. Die Entstehung von Erkrankungen wird begünstigt.

Behandlung und Ausheilung jedoch sind erschwert: Mangelnde Kenntnisse und/oder eine veränderte Selbstwahrnehmung und -fürsorge beeinflussen das Gesundheitsbewusstsein → Veränderungen und Störungen werden als solche nicht wahr- oder wichtig genommen und daher medizinische Hilfe oft nicht gesucht. Zudem fällt das Aufsuchen des hochschwelligen Regelversorgungssystems aus vielen Gründen schwer.

Häufige Probleme und Erkrankungen:
- Akute Bronchitis (▶ 5.6.4), Pneumonie (▶ 5.6.5)
- Asthma bronchiale, COPD, Emphysem (▶ 5.6.6)
- I. v. Drogenabusus, Spritzenkomplikationen (Parainjektion, verunreinigte Drogen), Abszess (▶ 10.3.5), hämatogene Streuung, Sepsis
- Alkoholabusus (▶ 16.1.13), akuter Kontrollverlust, chron. hepatische und zerebrale Komplikationen (Zirrhose, hepatische Enzephalopathie, Krampfanfall (▶ 16.2.2), Morbus Korsakow)
- Chron. Infektionen: HIV, Hepatitis B und C/reduzierter Immunstatus, Leberaffektionen
- pAVK, Ulkus, Gangrän, Amputation; Blut (▶ 6)
- Varikosis, Thrombose (▶ 9.5.3), Embolie (▶ 6.3)
- Hautverletzungen, Exanthem (▶ 10.2.1), Sekundärinfektion, Parasitenbefall (▶ 10.4)
- Schmerzen im muskuloskelettalen System (▶ 9.1, ▶ 9.2), Myalgien, Arthritiden, Arthrosen
- Depressionen, Neurosen, Psychosen (▶ 16.1.7)
- Verweigerung der Langzeitmedikation, Fremd-, Eigengefährdung
- Desolater Zahnstatus, Infektionen, Zahnextraktion (▶ 12.3)

Erkrankungen des Stoffwechsels wie Diabetes mellitus (▶ 18.12), der Schilddrüse (▶ 5.10.9), des Herz-Kreislauf-Systems wie arterielle Hypertonie, KHK, HRST, Herzinsuffizienz (▶ 5.6.8) und des Urogenital-Systems (▶ 14), Karzinome usw. führen bei Wohnungslosen zu gravierenderen Ausprägungen und Komplikationen, als in der Allgemeinbevölkerung.

Warum wird das medizinische Regelversorgungssystem häufig nicht genutzt?

Wohnungslosigkeit ist nicht nur der Verlust eines „Daches über dem Kopf". Sie führt meist auch zum Verlust familiärer und sozialer Kontakte, der Tagesstruktur und des Selbstwertgefühls.

Das Betreten einer ZNA oder der Aufenthalt im Wartezimmer ist für viele Wohnungslose eine hohe Schwelle. Erlebte negative oder entwürdigende Erfahrungen werden erinnert und können den Wunsch nach ärztlicher Hilfe überdecken. Unsicherheit und ängstliche Erwartungen lassen die Patienten sich als schutz- und hilflos empfinden.

Bestehen eine Intoxikation mit Alkohol oder Opiaten, ein ungepflegtes Erscheinungsbild, ggf. mit Geruchsbelästigung, oder ein aggressives oder distanzloses Verhalten, werden bei den Behandlern oft Vorurteile gegenüber Wohnungslosen bestätigt und eine objektive Versorgung wird erschwert.

> Manchmal zeigen Wohnungslose Verhaltensweisen, die für ärztliches und pflegerisches Personal unverständlich sein mögen. Kenntnisse der o. a. spezifischen Lebenssituationen der Patienten wirken konfliktvermeidend und können Vorurteile abbauen.

Eine stationäre Aufnahme kann
- den Verlust des Schlafplatzes in der Notschlafstelle oder des zurückgelassenen Besitzes bedeuten,
- Angst vor Entzugssymptomatik hervorrufen, weil illegale Drogen in der Klinik nicht konsumiert oder beschafft werden können oder weil die Opiatsubstitution ggf. nicht ausreichend ist,
- Erinnerungen an vergangene negative oder entwürdigende Erfahrungen in Behandlungssituationen hervorrufen.

Krankenversicherungsschutz
- Personen im Leistungsbezug (ALG I, ALG II, Rente) sind krankenversichert, es fallen aber ggf. Kosten für Arznei- oder Hilfsmittel an. Die Zuzahlungsbefreiung kann nach Erreichen der Bemessungsgrenze unter Vorlage der Belege bei der Krankenkasse beantragt werden.
- Besteht jedoch kein Recht auf Leistungsbezug, z. B. bei EU-Ausländern ohne (vorhergehende) sozialversicherungspflichtige Tätigkeit, werden die Kosten für eine medizinische Versorgung nicht übernommen. Es wird meist nur eine Notfallversorgung durchgeführt.

Zusammenfassend wichtige Hinweise zur Behandlung Wohnungsloser
- Eine respektvolle Ansprache der Pat. ohne Berührungsängste nimmt Ängste und schafft Vertrauen.
- „Wohnungslosigkeit" ist ein Teilaspekt der persönlichen Situation, keine Diagnose. Scheinbare Defizite in der psychosozialen Kompetenz der Pat. können durch negative Erfahrungen bedingt sein.
- Die Priorität liegt bei den Grundbedürfnissen, Krankheitsbehandlung ist sekundär.
- Möglichst umfassende Behandlung, Folgetermine werden oft nicht wahrgenommen.
- Die Pat. haben keinen Ort zum Ausruhen, ggf. stationäre Aufnahme anbieten.
- Ein Anruf bei der Krankenkasse kann bei fehlender Versicherungskarte den Status klären.

> Niedrigschwellige Angebote werden von Städten, Verbänden der freien Wohlfahrtspflege oder NGOs (Non-governmental Organizations mit sozialem Engagement) organisiert. Weitere Informationen auch unter www.bagw.de, www.gesundheit-ein-menschenrecht.de.

2.3.4 HIV-positive Patienten

Stefan Esser

Seit Einführung der antiretroviralen Kombinationstherapien Mitte der 1990er-Jahre haben sich Mortalität und Morbidität von HIV-infizierten Patienten dramatisch reduziert. Trotzdem werden AIDS-bedingte lebensbedrohliche Erkrankungen v.a. bei Patienten mit fortgeschrittenem Immundefekt (< 200/μl $CD4^+$-Zellen) weiterhin beobachtet. Auch in Deutschland wird die HIV-Diagnose noch immer häufig erst bei ausgeprägter Immunschwäche oder AIDS-Erkrankung gestellt. Da der klinische Verlauf der HIV-Infektion nach der sofortigen Einleitung einer antiretroviralen Therapie (ART) unabhängig von Immunstatus und Viruslast günstiger ist als bei einem verzögerten Therapiestart, wird inzwischen allen HIV-Positiven sofort bei Diagnosestellung eine ART angeboten. Besonders bei HIV-Infizierten mit fortgeschrittener Immundefizienz können sich im Rahmen eines Immunrekonstitutions-Inflammations-Syndroms (IRIS) gerade in den ersten Wochen nach Einleitung einer erfolgreichen ART opportunistische Erkrankungen, aber auch Autoimmunerkrankungen demaskieren und sich der klinische Zustand des Patienten vorübergehend verschlechtern. Die ART sollte in diesen Fällen fortgeführt und die opportunistische Erkrankung konsequent behandelt werden.

Aufgrund der verbesserten Lebenserwartung ist inzwischen auch bei HIV-Infizierten vermehrt mit den Erkrankungsbildern wie in der Allgemeinbevölkerung zu rechnen. So beträgt z.B. der Anteil kardiovaskulärer Todesfälle > 10% der Gesamtsterblichkeit für HIV-Patienten. Koinfektionen mit Hepatitis-B- oder -C-Viren und anderen sexuell übertragbaren Infektionen (Humane Papillom Viren (HPV), Syphilis, Gonorrhoe, Chlamydien, Mycoplasmen) sind aufgrund der gemeinsamen Übertragungswege nicht selten. Eine chronische Hepatitis kann durch die bei koinfizierten Patienten häufigere Leberzirrhose zu den klinischen Zeichen der Leberdekompensation (z.B. Ödeme, Aszites, Ösophagusvarizenblutung, hepatische Enzephalopathie) führen.

> HIV-assoziierte Symptome und Erkrankungen werden häufig nicht erkannt, weshalb die HIV-Infektion erst spät, nicht selten erst bei Ausbruch von AIDS-Erkrankungen, diagnostiziert wird, was durch eine rechtzeitige wirksame antiretrovirale Therapie vermeidbar wäre.

Für den ärztlichen Bereitschaftsdienst relevante HIV-assoziierte Erkrankungen
▶ Tab. 2.4.

Häufige Symptome und deren Differenzialdiagnostik

In Deutschland wissen laut Schätzungen des Robert-Koch-Instituts für das Jahr 2017 etwa 87% aller HIV-positiven Menschen von ihrer Infektion, von denen 92% zuverlässig medizinisch angebunden sind und antiretroviral behandelt werden, wobei 95% das Therapieziel einer dauerhaft nicht mehr nachweisbaren HI-Viruslast im Blut erreichen. Bei erfolgreich antiretroviral behandelten HIV-positiven Personen unterscheiden sich die Differenzialdiagnosen bei entsprechenden Leitsymptomen kaum mehr von der Allgemeinbevölkerung (▶ 5). Oft hilft der Immunstatus bei der Differenzialdiagnose. Es gilt: Je niedriger die $CD4^+$-Zellen und je höher die HI-Viruslast, desto breiter das Spektrum HIV-assoziierter opportunistischer Infektionen und Erkrankungen und desto wahrscheinlicher die Notwendigkeit einer stationären Abklärung und Therapie.

Tab. 2.4 CDC-Klassifikation der HIV-Infektion (CDC, Atlanta, USA)

Immunologische Kategorie	Klinische Kategorie		
	A	B	C
	Asymptomatisch, akute HIV-Infektion, persistierende Lymphadenopathie	HIV-assoziierte Erkrankungen (weder A noch C)	AIDS-definierende Erkrankung (s.u.)
1 (CD4+ -Zellen > 500/µl)	A1	B1	C1
2 (CD4+ -Zellen 200–500/µl)	A2	B2	C2
3 (CD4+ -Zellen < 200 µl)	A3	B3	C3
Kategorie C AIDS-definierende Erkrankungen	Opportunistische Infektionen **Bakteriell:** • Tuberkulose, alle Formen (pulmonal, extrapulmonal, disseminiert) • Atypische Mykobakteriosen, disseminierte Formen • Rezidivierende bakterielle Pneumonien • Rezidivierende Salmonella-Bakteriämien **Viral:** • CMV-Krankheit, disseminiert, Retinitis, ZNS, GI-Trakt • Ulzerierende Herpes-simplex-Infektionen (> 1 Mon.) • Progressive multifokale Leukenzephalopathie (PML) **Protozoal:** • Pneumocystis-carinii-Pneumonie • Toxoplasmose-Enzephalitis • Chron. (> Monate) gastrointestinale Kryptosporidiose • Strongyloidiasis • Isosporidiose **Mykotisch:** • Candidiasis (ösophageal, tracheobronchial) • Kryptokokkose (disseminiert, extrapulmonal, Meningoenzephalitis) • Histoplasmose (disseminiert, extrapulmonal, Meningoenzephalitis) • Kokzidioidomykose (disseminiert, extrapulmonal)		

	• Wasting-Syndrom
	• Opportunistische Tumoren
	• **Sarkome:** Kaposi-Sarkom, alle Formen
	• **Lymphome**
	  – Non-Hodgkin-Lymphome
	  – Hochmaligne (B-Zell-Typ), EBV-assoziiert, primär zerebrale NHL
	  – Karzinome
	  – Zervixkarzinom		

Durch die Gabe neuer Medikamente werden bei HIV-Infizierten inzwischen häufiger Arzneimittelreaktionen gegen Begleitmedikamente wie z.B. die Cotrimoxazol-Prophylaxe gegen Pneumocystis-jiroveci-Pneumonie (PcP) und die Toxoplasmose-Enzephalitis bei fortgeschrittener Immunschwäche (CD4+-Zellen < 200 Zellen/µl) als gegen die antiretroviralen Substanzen beobachtet.

> Die antiretrovirale Therapie sollte möglichst nicht unterbrochen werden. Nebenwirkungen und Wechselwirkungen mit der antiretroviralen Therapie sind auch bei der Notfallbehandlung von HIV-Infizierten zu berücksichtigen.

Bei unklarem HIV-Status im Rahmen der notfallmedizinischen Betreuung weisen in Deutschland vor allem folgende Markerkrankungen, Laborbefunde und Symptome auf eine HIV-Infektion bzw. eine schwere Immundefizienz hin:
- Orale Candidose, orale Haarleukoplakie, Herpes zoster
- Soorösophagitis
- Tuberkulose, Pneumocystis-jiroveci-Pneumonie (Belastungsdyspnoe, trockener Husten), rezidivierende Pneumonien
- Toxoplasmose-Enzephalitis (zerebrale Herdsymptome), Kryptokokkenmeningitis (massive Kopfschmerzen, rasch progrediente zerebrale Symptome, Verwirrung, Hirndruckzeichen), Zytomegalie-Virus (CMV), Retinitis (Gesichtsfeldausfälle, Erblindung)
- Kaposi-Sarkome (livide Flecken, Plaques und Knoten an Haut und/oder Schleimhäuten), Ödeme (skrotal, untere Extremitäten)
- Andere sexuell übertragbare Krankheiten einschließlich Hepatitis B und C, seborrhoisches Ekzem, Mollusca contagiosa bei Erwachsenen, Exantheme, rezidivierende Aphten
- Blutbildveränderungen: Leukopenie, Lymphopenie, Anämie, Thrombopenie; CD4/CD8-Ratio < 1
- Wasting-Syndrom (ungewollte Gewichtsabnahme von mind. 10 % des ursprünglichen KG mit persistierenden Diarrhoen mit oder ohne Fieber unklarer Genese innerhalb weniger Mon.); Nachtschweiß; periphere Polyneuropathie

Nebenwirkungen der antiretroviralen Therapie (▶ Tab. 2.5)
Die meisten HIV-Positiven erhalten heute als initiale Behandlung bei HIV-Erstdiagnose eine antiretrovirale Kombinationstherapie (cART) bestehend aus ein bis zwei Nukleos(t)id-Reverse-Transkriptase-Inhibitoren (NRTI) und einer weiteren Substanz aus einer anderen Substanzklasse (Integrase-Inhibitoren [INI], Nicht-Nukleos(t)id-Reverse-Transkriptase-Inhibitoren [NNRTI] oder Protease-Inhibitoren [PI]). Protease-Inhibitoren und der Integrase-Inhibitor Elvitegravir werden zur Verbesserung der Medikamentenspiegel im Blut durch die Hemmung des Zytochrom P450 der Leber mit Ritonavir (Norvir®) oder Cobicistat (Tybost®) geboostert eingesetzt. Arzneimittelinteraktionen sind beim Einsatz von Medikamenten in antiretroviral behandelten HIV-positiven Patienten zu berücksichtigen (www.hiv-druginteractions.org). Überwiegend werden heute Single-Tablet-Regime (STR) eingesetzt. Während antiretrovirale Monotherapien wegen der schlechteren Effektivität nicht empfohlen werden, laufen zurzeit weitere Studien zu dualen antiretroviralen Therapieregimen. Erste Long-acting-Substanzen und weitere Darreichungsformen (z. B. Injectables) werden derzeit in Studien untersucht.

Komplikationen, die ein sofortiges Absetzen der antiretroviralen Therapie erfordern
- Abacavir-enthaltende Medikamente (Ziagen®; Kivexa®, Trizivir®, Triumeq®): Hypersensitivitätssyndrom in den ersten 6 Wo. der Behandlung mit Fieber, gastrointestinale Beschwerden, Exanthemen und Myalgien. Ein Fortführen der Medikation kann zu lebensbedrohlichen Schockreaktionen führen.
- Nevirapin (Viramune®): Arzneimittelexantheme, die bei systemischer Begleitreaktion (Fieber, Myalgien, Konjunktivitis, Eosinophilie, Leberwerterhöhungen) ein sofortiges Beenden der Therapie und den hoch dosierten Einsatz von Glukokortikoiden (z. B. Prednisolon) oder bei Blasenbildung bis hin zum Lyell-Syndrom den hoch dosierten Einsatz von Immunglobulinen erfordern.

2.3 Besondere Patientengruppen

Tab. 2.5 Dosierung und häufige Nebenwirkungen der antiretroviralen Therapie

Antiretrovirales Medikament	Dosierung (täglich p. o.)	Häufige Nebenwirkungen
Nukleos(t)id-Reverse-Transkriptase-Inhibitoren (NRTI)		
Zidovudin (AZT) (Retrovir®)	2 × 250–300 mg	Kopfschmerzen, Übelkeit, Anämie, Lipoatrophie, Myopathie
Lamivudin (3TC) (Epivir®)	1 × 300 mg oder 2 × 150 mg	Keine spezifischen Nebenwirkungen
Tenofovir-Disoproxil-Fumarat (TDF) (Viread®)	1 × 245 mg	Tubuläre Nephrotoxizität, Osteomalazie, Hypophosphatämie, selten Fanconi-Syndrom
Abacavir (ABC) (Ziagen®)	2 × 300 mg 1 × 600 mg (2 à 300 mg)	Hypersensitivitätsreaktion (Fieber, Schwäche, abdominale Beschwerden, Exanthem) während der ersten Therapiewochen auftretend, Gefahr schwerer Schockreaktionen, keine Reexposition! Einsatz nur bei neg. HLA-B*57:01-Test, erhöhte Myokardinfarktrate bei Einleitung von Abacavir in Patienten mit hohem kardiovaskulärem Risiko
Emtricitabin (FTC) (Emtriva®)	1 × 200 mg	Palmare Hyperpigmentierungen? Keine spezifischen Nebenwirkungen
Kombinationspräparate aus 2–3 NRTI		
Zidovudin/Lamiduvin (Combivir®)	2 × 300/150 mg	s. o.
Zidovudin/Lamiduvin/Abacavir (Trizivir®)	2 × 300/150/300 mg	s. o.
Tenofovir (TDF)/Emtricitabin (Truvada®)	1 × 245/200 mg	s. o.; wird auch als Präexpositionsprophylaxe (PrEP) eingesetzt.
Tenofovir-Alafenamid (TAF)/Emtricitabin (Descovy®)	1 × 25 oder 10/200 mg	Im Vergleich zum TDF treten beim TAF weniger renale und ossäre Nebenwirkungen auf; auch bei niedriger GFR geeignet; Kopfschmerzen, Dosisanpassungen in Abhängigkeit vom Kombinationspartner erforderlich.
Abacavir/Lamivudin (Kivexa®)	1 × 600/300 mg	s. o.
Integrase-Inhibitoren (INI)		
Raltegravir (Isentress®)	2 × 400 mg oder 1 × 2 à 600 mg	Transaminasen-Anstieg, CK-Erhöhungen
Dolutegravir (Tivicay®)	1 × 50 mg, bei bekannten INI-Resistenzen 2 × 50 mg	Transaminasen-Anstieg, CK-Erhöhungen, psychotrope NW, **cave:** bei gebärfähigen Frauen und Schwangeren →Teratogenität (Neuralrohrdefekte bei Neugeborenen)

Tab. 2.5 Dosierung und häufige Nebenwirkungen der antiretroviralen Therapie (Forts.)

Antiretrovirales Medikament	Dosierung (täglich p.o.)	Häufige Nebenwirkungen
Kombinationspräparate 2 NRTI / INI ± Booster		
Tenofovir (TDF)/Emtricitabin/Cobicistat/Elvitegravir (Stribild®)	1 × 245/200/150/150 mg	Nephrotoxizität, Boosterung mit Cobicistat zur Spiegelanhebung (**cave:** Interaktionen mit Zytochrom P450)
Tenofovir (TAF)/Emtricitabin/Cobicistat/Elvitegravir (Genvoya®)	1 × 10/200/150/150 mg	s.o.
Tenofovir (TAF)/Emtricitabin/Bictegravir (Biktarvy®)	1 × 25/200/50 mg	s.o.
Abacavir/Lamivudin/Dolutegravir (Triumeq®)	1 × 600/300/50 mg	s.o.
Nicht-Nukleosid-Reverse-Transkriptase-Inhibitoren (NNRTI)		
Efavirenz (Sustiva®)	1 × 400–600 mg	Schwindel, Durchschlafstörungen, depressive Verstimmung, Benommenheit, Exanthem (während der ersten Wochen der Therapie)
Nevirapin (Viramune®) retard	• Tag 1–14: 1 × 200 mg • Ab Tag 14: 1 × 400 mg	Exanthem (während der ersten Wochen der Therapie), toxische Hepatitis
Etravirin (Intelence®)	2 × 200 mg	Exanthem
Riplivirin	1 × 25 mg mit fettreicher Mahlzeit	Exanthem, bei Überdosierung QT-Zeit-Verlängerung
Delavirdin (Rescriptor®)	2 × 600 mg	Exanthem, Durchschlafstörungen
Doarvirin (Pifeltro®)	1 × 100 mg	Übelkeit
Kombinationspräparate 2 NRTI / NNRTI		
Tenofovir (TDF)/Lamivudin/Efavirenz (Delstrigo®) 1 × 245/300/100 mg s.o.		
Tenofovir (TDF)/Emtricitabin/Efavirenz (Atripla®) 1 × 245/200/600 mg s.o.		
Tenofovir (TDF)/Emtricitabin/Riplivirin (Eviplera®) 1 × 245/200/25 mg s.o.		
Tenofovir (TAF)/Emtricitabin/Riplivirin (Odefsey®) 1 × 25/200/25 mg s.o.		
Kombinationspräparate NNRTI / INI		
Riplivirin/Dolutegravir (Juluca®) 1 × 25/50 mg s.o.		
HIV-Proteaseinhibitoren (PI) ± Booster Abgesehen von Atazanavir, Indinavir und Ritonavir als antiretrovirale Substanz muss zu allen PI, die nicht als Kombinationspräparat verabreicht werden, zusätzlich entweder Ritonavir (rtv) (Norvir®) oder Cobicistat (cobi) (Tybost®) eingenommen werden.		

2.3 Besondere Patientengruppen

Tab. 2.5 Dosierung und häufige Nebenwirkungen der antiretroviralen Therapie *(Forts.)*

Antiretrovirales Medikament	Dosierung (täglich p.o.)	Häufige Nebenwirkungen
Ritonavir (Norvir®)	• 2 × 400–600 mg (antiretrovirale Dosierung) RTV • 1–2 × 100–200 mg (als Booster zur Spiegelanhebung anderer HIV-Medikamente) rtv	Übelkeit, Durchfall Geschmacksveränderungen, trockene Haut, metabolische Nebenwirkungen, Lipohypertrophie, **cave:** Interaktionen!
Saquinavir (SQV) (Invirase®)	2 × 2 à 500 mg SQV + 2 × 100 mg rtv	Gastrointestinale Nebenwirkungen
Lopinavir/Ritonavir (LPV/rtv) (Kaletra®) Kombinationspräparat (PI + Booster)	1 × 4 oder 2 × 2 à 200/50 mg	Gastrointestinale Nebenwirkungen, Geschmacksveränderungen, metabolische Nebenwirkungen, Lipohypertrophie, Boosterung mit Ritonavir zur Spiegelanhebung (Interaktionen mit dem Zytochrom P450)
Fosamprenavir (FPV) (Telzir®, Lexiva®)	2 × 700 mg FPV + 2 × 100 mg rtv	Durchfall, metabolische Nebenwirkungen, Lipohypertrophie, Exanthem
Atazanavir (ATV) (Reyataz®)	1 × 400 mg ATV (ungeboostert) oder 1 × 300 mg ATV + 1 × 100 mg rtv	Hyperbilirubinämie, Übelkeit
Darunavir (DRV) (Prezista®)	2 × 600 mg DRV + 2 × 100 mg rtv oder 1 × 800 mg DRV + 1 × 100 mg rtv	Gastrointestinale Nebenwirkungen, metabolische Nebenwirkungen, **cave:** bei Sulfonamidallergie
Tipranavir (TPV) (Aptivus®)	2 × 2 à 250 mg TPV + 2 × 2 à 100 mg rt	Durchfall, metabolische Nebenwirkungen, Lipohypertrophie, Transaminasenerhöhung
Indinavir (IDV) (Crixivan®)	3 × 2 à 400 mg oder 2 × 2 à 400 mg + 2 × 100 mg rtv	Nephrolithiasis, Hyperbilirubinämie, metabolische Nebenwirkungen, Lipohypertrophie, Haarausfall, trockene Haut
Kombinationspräparate mit Proteaseinhibitoren (PI): 2 NRTI / PI / c		
Tenofovir (TAF)/Emtricitabin/Cobicistat/Darunavir (Symtuza®) 1 × 10/200/150/800 mg s.o.		
Entryinhibitoren: Fusionsinhibitoren (FI), CCR5-Chemokinrezeptorantagonisten		
Enfurtivitide (Fuzeon®)	2 × 90 mg s.c.	Entzündliche Reaktionen an der Einstichstelle
Maraviroc (Celsentri®)	Standarddosis 2 × 1-2 à 150–300 mg, Dosismodifikationen in Abhängigkeit von der Komedikation	Transaminasenanstieg, nur geeignet bei CCR5-tropem HIV

2 Tipps für den Bereitschaftsdienst

> Eine Umstellung der antiretroviralen Therapie, die sich in ständigem Wandel befindet, sollte durch einen erfahrenen Spezialisten erfolgen und ist nicht Gegenstand des ärztlichen Bereitschaftsdienstes.

Wechselwirkungen der antiretroviralen Therapie ▶ Tab. 2.5.
- Ritonavir (Norvir®; Kaletra®), Cobicistat (Tybost®, Stribild®, Genvoya®, Symtuza®): durch Inhibition des Zytochromstoffwechsels erhebliche Verlängerung der Halbwertszeiten hepatisch eliminierter Medikamente möglich, v. a. von Sedativa, Antikonvulsiva, Antihistaminika und Antiarrhythmika.
- Nevirapin (Viramune®) und Efavirenz (Sustiva®): beschleunigter Abbau hepatisch eliminierter Substanzen durch Induktion des Zytochromsystems.
- Atazanavir (Reyataz®), Indinavir (Crixivan®) und Raltegravir (Isentress®): Inhibition der Uridine 5'-diphospho-glucuronosyltransferase (UGT-1A1).
- Atazanavir (Reyataz®) und Riplivirin (Edurant®, Juluca®, Odefsey® sowie Eviplera®, eine Substanz in der Fixed-dose Combination im Single Tablet Regimen) werden bei gleichzeitiger Einnahme von Protonenpumpenhemmern (PPI) nicht ausreichend resorbiert, wobei der Wirkungsverlust mit einem erhöhten Risiko für eine Resistenzentwicklung einhergeht.

Postexpositionsprophylaxe

Bezüglich der Postexpositionsprophylaxe werden vom Robert Koch-Institut und der deutschen AIDS-Gesellschaft regelmäßig aktualisierte Leitlinien herausgegeben (www.rki.de, www.daignet.de) auch die Federal Drug Administration (FDA) der USA veröffentlicht spezifische Richtlinien (www.fda.gov).

- Allgemein gilt, dass eine Postexpositionsprophylaxe nur bei sicherem relevantem Kontakt mit potenziell oder gesichert infektiösem Material von einer HIV-positiven Indexperson mit nachweisbarer HIViruslast in Betracht gezogen werden sollte. Im medizinischen Zusammenhang ist dies Blut und Liquor.
- Das Risiko einer HIV-Infektion bei einer einfachen Stichverletzung mit einer blutigen Kanüle von einem unbehandelten HIV-positiven Patienten liegt bei etwa 0,5 %.
- Je höher die HI-Viruslast im Blut der Indexperson ist und je länger das Fremdmaterial verweilt, desto höher liegt das Ansteckungsrisiko bei Risikokontakten.

Durchführung Die Postexpositionsprophylaxe sollte zeitnah in den ersten Stunden erfolgen. Eine Behandlung > 72 h nach der Exposition ist nicht mehr sinnvoll. Generell wird eine Behandlungsdauer von 4 Wo. empfohlen.
Derzeit Dreifachkombinationsbehandlung: Die Wahl der Medikamente sollte, wenn möglich unter Berücksichtigung des Status der möglichen Übertragungsperson erfolgen (aktuelle antiretrovirale Therapie, Resistenzprofil). Dies erschwert ein schematisches Vorgehen. Wenn möglich ist es deshalb ratsam einen erfahrenen HIV-Behandler einzubeziehen, der meist auch Zugriff auf die erforderliche Medikation hat. Falls dies nicht möglich ist, sollten die genannten Websites bezüglich des aktuellen Standes der Medikamentenwahl kontaktiert werden.

Derzeit (2018) empfohlene Kombinationen bestehen aus:
- Truvada® (oder diverse Generika TDF/FTC (245/200 mg) 1 × 1 Tbl./d plus
- Isentress® 1 × 400 mg Tbl. 2 × tgl. oder 2 × 600 mg Tbl. 1 × tgl.
- oder plus Tivicay® 1 × 50 mg* 1 × tgl.
- oder alternativ plus Kaletra® 2 × 200/50 mg Tbl. 2 × tgl.
- oder Prezista® 800 mg 1 × 1 Tbl./d mit Norvir 100 mg 1 × 1 Tbl./d für 4 Wo.

* Dolutegravir (Tivicay®) ist wegen V. a. Teratogenität kontraindiziert für Frauen im gebärfähigen Alter, bei denen eine Schwangerschaft nicht ausgeschlossen werden kann.

Nebenwirkungen (s. o.) werden bei der Postexpositionsprophylaxe deutlich häufiger beschrieben als bei HIV-infizierten Patienten. Bei mit Ritonavir oder Cobocistat geboosterten Medikamenten sind Interaktionen zu beachten.

- Wegen der gemeinsamen Übertragungswege sollte auch an eine gleichzeitige Exposition gegenüber dem Hepatitis-B- oder -C-Virus und entsprechende Maßnahmen (passive und aktive Vakzination gegen Hepatitis B) gedacht werden.
- Andere Proteaseinhibitoren als Kaletra® sowie andere Integraseinhibitoren als Isentress® sind alternativ auch für die Postexpositionsprophylaxe geeignet. Bei gebärfähigen Frauen sollte vor der Gabe einer Postexpositionsprophylaxe eine Schwangerschaft ausgeschlossen oder bei der Auswahl eines geeigneten Regimes berücksichtigt werden.

Präexpositionsprophylaxe
Derzeit nehmen immer mehr HIV-negative Personen mit hohem HIV-Ansteckungsrisiko eine Präexpositionsprophylaxe (PrEP), bestehend aus den antiretroviralen Substanzen TDF/FTC (245mg/200mg) 1 × tlg. oder anlassbezogen ein, um das Risiko einer HIV-Infektion zu senken. In Deutschland werden seit Ende 2019 die Kosten für die PrEP und deren medizinische Begleitung bei Personen, für die eine entsprechende Indikation besteht, von den Kostenträgern übernommen. Somit nehmen auch einige HIV-negative Personen dauerhaft antiretrovirale Substanzen.

2.4 Besondere Situationen im Bereitschaftsdienst
Andreas Fidrich, Gabriele Fobbe und Hermann C. Römer

2.4.1 Multiresistente Keime
Hermann C. Römer

MRSA = Methicillin-resistenter Staph. aureus ≙ ORSA = Oxacillin-resistenter Staph. aureus.

Bei multiresistenten Keimen (MRSA) unterscheidet man zwischen Kolonisation (d. h. Wachstum und Persistieren auf Haut und Schleimhaut) und Infektion mit weiteren Symptomen.

MRSA-Keime können
- im Krankenhaus (Pflegeeinrichtung, hospital-acquired, ha-MRSA) oder
- ambulant erworben (community-acquired, ca-MRSA) oder
- durch Lebensmittel (lifestock-associated, la-MRSA)

aufgenommen werden.
Die Indikation zum Screening und dann möglichen Sanierung wird je nach Patient und Risiko unterschiedlich empfohlen.

Risikogruppen   Die Unterteilung erfolgt in 4 Risikogruppen:
- **Risikogruppe 1:** nachgewiesener MRSA.
- **Risikogruppe 2:** erhöhtes Risiko einer Besiedlung mit MRSA → stat. Behandlung in den letzten 6 Mon., mind. 4 d Aufenthalt, sanierte MRSA-Besiedlung in der Vorgeschichte oder chron. Pflegebedürfigkeit und Antibiotikather. in letzten 6 Mon., Katheter, Hauterkr., tiefe Weichteilinfektion, Dialysepflicht.
- **Risikogruppe 3:** geringes Risiko einer Besiedlung mit MRSA → stat. Krankenhausaufenthalt ohne Kontakt zu MRSA-Träger oder weitere Risikofaktoren.
- **Risikogruppe 4:** kein Risiko einer Besiedlung mit MRSA.

Sanierung   Bei Nachweis von MRSA (Risikogruppe 1 und 2 nach pos. Screening) sollte eine Sanierung durchgeführt werden:
- 3 × tgl. Applikation von antibakterieller Nasensalbe (z. B. Mupirocin®)
- 3 × tgl. Mundpflege
- 1 × tgl. Desinfektion von Haut und Haaren mit desinfizierender Waschlotion (z. B. Octenisan®)
- Desinfizierende Maßnahmen im Umfeld und von Gebrauchsgegenständen wie Kamm, Brille, Hörgerät, Zahnprothese, Zahnbürste etc. nach jedem Gebrauch
- Regelmäßige Händedesinfektion (ggf. auf Einmalprodukte zurückgreifen)

Diese Therapieempfehlung gilt sowohl für Pat. mit Nachweis von MRSA, die ambulant betreut werden, als auch für die Weiterbehandlung von Pat., die mit pos. MRSA in der Klinik anbehandelt und darunter entlassen werden.

Diagnostik
- Abstrich in beiden Nasenvorhöfen, Rachen und ggf. Wunden oder Kathetereintrittsstellen. Bei trockenen Einnahmestellen ist Tupfer vorher steril anzufeuchten.
- Kontrollabstrich frühestens 48 h nach Sanierung, dann erneut nach 3–6 Mon. und nach 12 Mon. Erst danach gilt der Pat. als endgültig saniert.
- Für die Arztpraxis werden eine regelmäßige hygienische Händedesinfektion und eine Wischinfektion aller Flächen, die mit den Händen berührt werden, empfohlen. Eine Isolierung des MRSA-pos. Pat. oder eine Schutzkleidung mit Mundschutz ist nicht erforderlich (Ausnahme bei Manipulationen der besiedelten Regionen mit Spritzgefahr).
- Bei Mitarbeitern im Gesundheitswesen, bei denen eine Kolonisation durch MRSA-Keime nachgewiesen wird, ist während der empfohlenen Sanierung ein Einsatz außerhalb der Patientenversorgung sinnvoll (KRINKO).

2.4.2 Postexpositionsprophylaxe bzw. Vorgehen bei Nadelstichverletzung

Hermann C. Römer

Bei der täglichen Routine können Nadelstichverletzungen (NSV) und Verletzungen durch Instrumente, Skalpelle und Kanülen auftreten. D. h., es hat eine

Kratz- Schnitt- oder Stichverletzung stattgefunden. Es besteht die Gefahr, dass mit dieser NSV Patientenblut und / oder -material auf den Mitarbeiter übertragen wird. Weitere Expositionen können durch Kontakt mit Speichel und Urin stattfinden. Auch die Kontamination von Schleimhaut und defekter Haut bietet ein Infektionsrisiko. Die Gefahr einer Infektion besteht im Besonderen bei Patienten mit HIV, Hepatitis-B- und -C-Infektion.

> Serokonversionsraten sind bei HBV-positivem Indexpatient am höchsten (bis zu 30 %).

> - Die Nadelstichverletzung ist ein Notfall und muss als solcher so schnell wie möglich behandelt werden. Jegliche Arbeiten und Tätigkeiten sind einzustellen.
> - Die Vorstellung des betroffenen Mitarbeiters beim Durchgangsarzt, Betriebsarzt bzw. die Meldung an die Berufsgenossenschaft ist zweitrangig.

Zur Vermeidung einer Infektion nach NSV sollten die folgenden Maßnahmen durchgeführt werden.

Maßnahmen
- Evaluierung des Transmissionsrisikos (Art und Umfang der Exposition, Viruslast)
- Laboruntersuchung (Empfänger, ggf. Indexpatient [mit Einverständniserklärung])
  (Anti-HBs, Anti-HBc, Anti-HCV, Anti-HIV, bei Indexpatient ggf. Viruslast mittels PCR)
- Ggf. Postexpositionsprophylaxe (PEP) (beachte Zeitfenster):
  - Bei HIV-Exposition sollte eine PEP innerhalb von 2 h, max. innerhalb von 6 h begonnen werden.
  - Bei Hepatitis-B-Exposition sollten, wenn kein Impfstatus besteht, Immunglobuline innerhalb von 24 h (max. 48 h) verabreicht werden.

> Bei einer Exposition mit HIV-haltigem Material sollte unverzüglich gehandelt werden. Eine Postexpositionsprophylaxe muss innerhalb von 2 h (max. 6 h) verabreicht werden.

- Meldung der Berufsgenossenschaft.

> Für die Blutentnahme und Laborbestimmung beim Indexpatienten muss immer eine Einverständniserklärung vorliegen.

Informationsmaterial Die Informationen für das Vorgehen bei NSV sollten in Ihrer Praxis, Ambulanz, Klinik aushängen und regelmäßig aktualisiert werden. Hierzu gehören auch Ansprechpartner bzw. Kliniken, die die erforderlichen Medikamente für eine PEP vorrätig haben. Alle Mitarbeiter sollten über das Prozedere aufgeklärt und geschult sein bzw. einen informierten Ansprechpartner kennen.

2.4.3 Gewalt und Eigenschutz

Gabriele Fobbe

Bei Hausbesuchen während des Bereitschaftsdienstes oder in der Bereitschaftspraxis besteht die Gefahr, mit aggressivem Verhalten von Patienten und Angehörigen konfrontiert zu werden.

Aggressive Vorfälle treten in Form von Beschimpfungen, Bedrohungen, Rufschädigung, Sachbeschädigung, körperlicher und sexualisierter Gewalt auf. Wartezeiten oder das Verwehren von Patientenwünschen können zur Eskalation führen.

> **Risikofaktoren für gewalttätiges Verhalten**
> - Alkohol, Drogen
> - Psychische Erkrankungen
> - Emotionale Ausnahmesituation: Angst, Trauer, Verzweiflung

Eigenschutz im Bereitschaftsdienst

Maßnahmen zum Eigenschutz
- Position einnehmen, die Flucht ermöglicht
- Ggf. zweite Person als Begleitung
- Taschenlampe, Handy griffbereit
- Professionelles Auftreten
- Dem eigenen Gefühl vertrauen, die Situation verlassen bei Gefühl von Unsicherheit und Angst
- Hunde einsperren lassen

> **Hinweise auf Eskalation**
> - Drohungen, Beschimpfungen
> - Lautes Sprechen
> - Mit dem Finger zeigen, Anstarren
> - Psychomotorische Unruhe
> - Gewalt gegen Objekte (z. B. Schlagen von Türen)

Deeskalierende Maßnahmen
- Freundliches, korrektes und bestimmtes Auftreten
- Pat. mit Namen ansprechen, ernst nehmen, Wertschätzung entgegenbringen
- Keine Grundsatzdiskussionen führen
- Erlaubnis zum Betreten der Wohnung und zu den einzelnen Untersuchungsschritten erfragen
- Abstand zu aggressiven Patienten oder Angehörigen halten (zwei Armlängen)
- Kein Körperkontakt

2.4.4 Sterben und Tod

Andreas Fidrich und Hermann C. Römer

90 % aller Menschen wollen zu Hause in der eigenen Wohnung sterben, nur 10 % wird es ermöglicht. Voraussetzung ist die uneingeschränkte Unterstützung des Hausarztes und – in dessen Abwesenheit – des ärztlichen Bereitschaftsdienstes.

2.4 Besondere Situationen im Bereitschaftsdienst

Das ist nur möglich, wenn der Arzt neben der „Heilung" auch die Begleitung des Menschen durch Krankheit und Sterben als seine Aufgabe ansieht.

Probleme und Konflikte seitens der Angehörigen

Es gibt keine Angehörigen, die die Versorgung übernehmen könnten. Hilfestellung: akut keine Lösungsmöglichkeit; gemeinsam mit dem Pat. überlegen, wer z. B. auch gegen Bezahlung bei der Versorgung helfen könnte (z. B. Freunde, Nachbarn).

Angst, etwas falsch zu machen, Komplikationen zu verursachen. Hilfestellung: erklären, dass ja immer der Hausarzt im Hintergrund erreichbar ist (nur wenn dessen Einverständnis klar ist); auf Pflegekurse der Pflegeversicherung hinweisen.

Angst, bei Komplikationen allein gelassen zu werden. Hilfestellung: Über mögliche Unterstützung aufklären; Organisation muss allerdings Hausarzt oder Angehörigen überlassen werden, z. B. Pflegedienst, Haushaltshilfe, regelmäßige Besuche z. B. von Freunden, Seelsorger.

Angst vor dem „Tabuthema" Sterben und Tod. Hilfestellung: Angst besteht meist auf beiden Seiten; gemeinsames Gespräch mit allen Beteiligten herbeiführen; z. B. beginnen mit „Wie stellen Sie sich den Ablauf der nächsten Tage / Woche vor? Wie wird die Krankheit weitergehen? Gibt es etwas, das Sie dringend regeln müssen?", evtl. auch ganz direkt „Macht Ihnen der Gedanke zu sterben Angst?". Zur intensiven Trauer ermutigen, nicht davor zurückschrecken, sie ist eine „ritualisierte Verarbeitung" des Abschieds. Unterstützungsmöglichkeiten für Angehörige, z. B. Griffin GD, Umann P, Der letzte Wintertag, Oldib Verlag, Köln.

Psychische und körperliche Überlastung. Hilfestellung: Gespräch anbieten; Leistung würdigen; nach Entlastungsmöglichkeiten suchen (Freunde, weitere Angehörige, Sitzwache); Verteilung der Arbeitsbelastung.

Kritik durch Angehörige, die sich nicht an Pflege beteiligen. Hilfestellung: Maßnahmen erklären; die Pflegenden „in Schutz" nehmen; „Kritiker" auffordern, einen Teil der Pflege zu übernehmen.

Probleme und Konflikte seitens des Pflegepersonals

Drängen auf intensivere Versorgung und Diagnostik (die nur in der Klinik möglich ist). Hilfestellung: noch einmal allen Beteiligten erklären, dass es Ziel aller Bemühungen ist, dem Pat. ein „menschenwürdiges" Sterben zu Hause zu ermöglichen und, dass weitere Untersuchungen / Maßnahmen nicht zwangsläufig hilfreich sind. Pflegekraft darauf aufmerksam machen, dass Angehörige durch ihr Verhalten das Gefühl bekommen, den Pat. unzureichend / schlecht zu versorgen.

Indikationen zur Krankenhauseinweisung Sterbender

- Der Sterbende wird objektiv schlecht versorgt, ein Hospiz steht nicht zur Verfügung und in der Klinik könnte er seine letzten Tage menschenwürdiger verbringen als zu Hause. **Cave:** dabei die Situation in der Klinik immer auch mit den Augen des Pat. sehen: Mehrbettzimmer; fremde, unpersönliche Umgebung; Abhängigkeit von fremden, meist überlasteten Pflegepersonen, andere Ärzte etc.
- Der Sterbende möchte in die Klinik. **Cave:** Dieser Wunsch wird oft nur geäußert, um die Angehörigen zu entlasten → zunächst alle Möglichkeiten zur Verbesserung der häuslichen Pflegesituation ausschöpfen (▶ 19).
- Der Sterbende wird misshandelt. Wenn Pflegepersonen ihre Machtstellung missbrauchen und ihre eigenen Vorstellungen rücksichtslos gegen die Wünsche des Pat. durchsetzen (▶ 18.13), sollte auch an eine Einweisung in eine Klinik oder ein Hospiz gedacht werden.

- Komplikationen, die in der Klinik rasch überwunden werden können, sofern für den Pat. danach eine rasche Entlassung möglich ist. **Cave:** Oft finden Ärzte in Kliniken immer noch etwas Behandelbares, was die Entlassung immer wieder hinauszögert, bis der Pat. doch in der Klinik verstirbt; evtl. Wunsch des Pat. bereits auf der Einweisung vermerken.

2.5 Juristische Aspekte

Andreas Fidrich und Hermann C. Römer

2.5.1 Rechtliche Grundlagen des Bereitschaftsdienstes

Sicherstellungsauftrag Entsprechend des Sicherstellungsauftrags der KVen verpflichten sich ausnahmslos alle Vertragsärzte, unabhängig von ihrer Fachrichtung, zur Teilnahme am Bereitschaftsdienst (§ 26 MBO-Ä 1997, Fassung 2015). Die Teilnahme am Bereitschaftsdienst ist Bestandteil der Verträge mit der KV. Eine Verpflichtung besteht auch für Partner einer Berufsausübungsgemeinschaft und für Angestellte einer Arztpraxis oder eines medizinischen Versorgungszentrums. Familiäre und gesundheitliche Hindernisse oder ein Mangel an Kenntnissen/Fortbildungen befreien nicht von der grundsätzlichen Teilhabe am ärztlichen Bereitschaftsdienst.

Fortbildungspflicht Die Fortbildungspflicht besteht sowohl für jeden niedergelassenen Arzt als auch für nicht vertragsärztlich Tätige (§ 4 MBO-Ä 1997, Fassung 2015). Sie setzt sich wie folgt zusammen:
- **Allgemeine Fortbildung:** Fortbildung innerhalb des eigenen Fachbereichs.
- **Spezielle Fortbildung:** Erlangung, Aktualisierung und Erhalt spezieller Kenntnisse des allgemeinen Bereitschaftsdienstes.

Laut KV und Gesetzgeber ist grundsätzlich **jeder Facharzt** befähigt im Bereitschaftsdienst tätig zu sein. Es befähigt aber nicht zwangsläufig jede Facharztausbildung zur Ausübung des Bereitschaftsdienstes. Man muss davon ausgehen, dass lediglich Fachärzte für Innere und Allgemeinmedizin fachlich adäquat auf das Portfolio der Krankheitsbilder im Bereitschaftsdienst vorbereitet sind. Mitunter führt diese Haltung zu Angst vor Bereitschaftsdiensten.

Besuchen Sie regelmäßig spezielle Fortbildungsveranstaltungen der KV oder von Fremdanbietern, um für den Bereitschaftsdienst gewappnet zu sein. Eine gute Vorbereitung baut Ängste ab und macht Sie in der Ausübung Ihrer Tätigkeit sicherer!

Vertretung im Allgemeinen Grundsätzlich darf sich jeder Arzt durch einen Kollegen vertreten lassen. Die Vertretung muss **rechtzeitig selbstständig** organisiert und dem Bereitschaftsdienstbeauftragten **frühzeitig mitgeteilt** werden. Im Fall einer Vertretung haftet der verpflichtete Arzt für die gewissenhafte und ordnungsgemäße Durchführung des Bereitschaftsdienstes (berufs- und vertragsrechtlich). Deshalb sollte man folgende Dinge unbedingt berücksichtigen. Die Vertretung muss u. a.:
- Zuverlässig sein
- Frei von gravierenden gesundheitlichen Probleme und/oder Abhängigkeiten sein

- Die erforderlichen Kenntnisse und Fähigkeiten für den Bereitschaftsdienst besitzen
- Eine abgeschlossene Weiterbildung besitzen oder sich im letzten Weiterbildungsjahr befinden

Im Zweifel muss der zum Bereitschaftsdienst verpflichtete Arzt für die Fehler seiner Vertretung haften (z. B. BGH Urteil vom 10.3.2009, Az.: VI ZR 39 / 08).

Verpflichtung zur Bestellung eines geeigneten Vertreters Jeder Vertragsarzt ist verpflichtet einen geeigneten Vertreter zu bestellen, wenn er persönlich nicht in der Lage ist, im Bereitschaftsdienst tätig zu sein. Mögliche Gründe können sein:
- *Darf* nicht teilnehmen: fehlender Fortbildungsnachweis oder Bedenken an fachlicher Kompetenz (z. B. Ausschluss durch KV).
- *Kann* nicht teilnehmen: gesundheitliche oder familiäre Probleme, die eine Ausübung verhindern.

Ist der Betroffene nicht in der Lage einen Vertreter zu bestellen, so besteht mindestens die Verpflichtung zur Bezahlung eines für ihn bestellten Vertreters. Eine grundsätzliche, ersatzlose Befreiung unterliegt strengen Maßstäben und ist eine Einzelfallentscheidung.

Befreiung vom Bereitschaftsdienst Eine uneingeschränkte Verpflichtung zur Teilnahme am Bereitschaftsdienst besteht nicht. In einigen Ausnahmefällen sind sowohl eine teilweise, eine zeitweilige als auch eine vollständige Befreiung möglich. Gründe können z. B. sein:
- Körperliche Behinderung
- Besonders belastende familiäre Verpflichtungen (z. B. Pflege Angehöriger)
- Schwangerschaft (vom Zeitpunkt der Bekanntgabe, bis 8 Wo. nach der Entbindung)
- Elternzeit (Befreiung eines Elternteils bis zu 1 J. nach der Entbindung, sofern anderer Elternteil keine Elternzeit in Anspruch nimmt)
- Hohes Alter (wenn der Arzt seine Praxis nicht weiter ausübt)

Die Kriterien werden regional unterschiedlich gehandhabt und müssen bei der jeweiligen Regional-KV / Ärztekammer erfragt werden.

> Eine belegärztliche oder berufspolitische Tätigkeit rechtfertigt für sich allein genommen keine grundsätzliche, ersatzlose Befreiung vom Bereitschaftsdienst.

> **Entscheidung des Bundessozialgerichts**
> Mangelnde Kenntnisse in anderen Fachgebieten befreien nicht von der speziellen Fortbildungspflicht oder der Teilnahme am Bereitschaftsdienst. Bei wiederholter Verfehlung der Fortbildungspflicht, ist die KV berechtigt die Fortbildung im Rahmen von Disziplinarmaßnahmen zu erwirken (Bundessozialgericht, Urteil vom 19.8.2015 – B 6 KA 41 / 14).

2.5.2 Unterbringung gegen Patientenwillen

Die Einweisung eines Pat. in eine Klinik gegen seinen erklärten Willen erfordert die Anordnung eines Richters nach Gutachten des Arztes (ärztliche Zwangsmaßnahme). Sie setzt eine akute Eigen- (zivilrechtlich) und / oder Fremdgefährdung (öffentlich-rechtlich) voraus.

Voraussetzungen
- Pat. lehnt eine notwendige Behandlungsmaßnahme oder die Klinikeinweisung ab oder kann die Zustimmung aus Gründen eingeschränkter Einsicht in die Notwendigkeit nicht erteilen; Schwerverletzter, der ohne Einsichtsfähigkeit im Schock seine Zustimmung zur Behandlung verweigert oder
- Pat. ist mit der Behandlungsmaßnahme einverstanden, Einverständnis ist aber nicht mit einer erkennbaren Einsicht verbunden (z. B. Pat. mit bekannter, akut exazerbierter Psychose „bittet" um Einweisung in eine geschlossene psychiatrische Abteilung).

Vorgehen In den meisten Bundesländern erfolgt die Anordnung einer sog. „Zwangseinweisung" durch einen Mitarbeiter des Ordnungsamts. Diese Anordnung ist innerhalb einer bestimmten Frist durch einen Amtsrichter zu überprüfen.

Dem Arzt obliegt die Aufgabe, durch ein Gutachten die Notwendigkeit einer solchen Maßnahme zu bescheinigen. Aus diesem Gutachten muss hervorgehen:
- An welcher Erkrankung oder Störung der Pat. leidet.
- Dass akute Selbst- oder Fremdgefährdung vorliegt.
- Kurzer Befund bzw. Schilderung des Sachverhalts.
- Ob eine Verständigung mit dem Pat. möglich ist.
- Ob eine Anhörung der kranken Person möglich ist.
- Ob und ggf. wie und von wem der Pat. vorbehandelt wurde.

Der dieses Attest ausstellende (Not-)Arzt muss **„in der Psychiatrie erfahren"** sein. Was hierunter im Einzelfall verstanden wird, ist regional unterschiedlich und sollte vor Ort geklärt werden.

> Die Verabschiedung und Durchführung der Unterbringungsgesetze ist Ländersache und deshalb auch nicht bundeseinheitlich geregelt. Es kann jedem Arzt nur empfohlen werden, sich über das jeweilige Landesrecht vor dem Antritt eines Bereitschaftsdienstes Kenntnis zu verschaffen und die vorgeschriebenen Formulare bereitzuhalten. I.d.R. erfolgt der Transport durch den regionalen Rettungsdienst, welcher häufig alle nötigen Formulare vorhält.

2.5.3 Palliativmedizinische Aspekte

Im Rahmen des Bereitschaftsdienstes kommt man zwangsläufig mit schwer kranken Patienten in der letzten Phase ihres Lebens in Kontakt. Der Bereitschaftsdienst wird vor allem aufgrund fehlender Symptomkontrolle alarmiert (▶ 19).

Vollmacht- und Verfügungsdokumente werden in erster Linie mit Palliativpatienten in Verbindung gebracht, es hat jedoch jeder Bürger die Möglichkeit, sich für den Fall der plötzlichen Geschäftsunfähigkeit oder Hilfsbedürftigkeit abzusichern. Ein solches „Patiententestament" ist für den Bereitschaftsdienst gültig und bindet ihn in seinen Entscheidungen. Wurde die Verfügung allerdings lange vor Eintritt der aktuellen Komplikation niedergeschrieben, muss der Arzt prüfen, ob die Verfügung weiterhin dem aktuellen Willen des Pat. entspricht. Des Weiteren muss er mit den ihm zur Verfügung stehenden Mitteln feststellen, ob die in der Verfügung aufgeführten Voraussetzungen (z. B. irreversible Erkrankung, minimale Chance auf Wiederherstellung der Selbstbestimmungsfähigkeit etc.) vorliegen.

> Über allen Dokumenten steht stets der aktuelle ausgesprochene Wille des geschäftsfähigen Patienten! Auch direkte Angehörige haben nicht automatisch eine gesetzliche Vertretungsvollmacht. Hierfür müssen sie rechtsgeschäftlich bevollmächtigt (Vorsorgevollmacht) oder vom Gericht bestellt sein.

Vorsorgevollmacht
- Privatrechtlich → schriftlich (zivilrechtlicher Vertrag), eigenhändig unterzeichnet.
- Geschäftsfähigkeit des Vollmachtgebers vorausgesetzt (Erklärung **und** Widerruf!).
- Juristische Prüfung und Legitimierung nicht erforderlich.
- Regelungen zu bestimmten Bereichen des Lebens (z. B. Gesundheitsangelegenheiten, Behördenkontakt, Vermögensverwaltung etc.).
- Bevollmächtigung eines nahe stehenden Dritten.

> Eine Vorsorgevollmacht erlaubt dem Bevollmächtigten nicht, freiheitsentziehende Maßnahmen zu ergreifen! Ein Freiheitsentzug darf nur richterlich veranlasst werden, z. B. durch einen gerichtlich bestellten Betreuer.

Betreuungsverfügung
- Formfreie Erteilung der Verfügung, schriftlich. Kann beim Betreuungsgericht hinterlegt werden.
- Gerichtliches Verfahren. Tritt ein, wenn Betreuungsgericht (ehem. Vormundschaftsgericht) aufgrund gesundheitlicher Situation eine Betreuung anordnet.
- Das Gericht ist verpflichtet, die in der Verfügung vorgeschlagene Person zu berücksichtigen, es darf die Eignung zum Wohle des Pat. prüfen.
- Der rechtliche Betreuer muss den Willen des Pat. vertreten und dessen Wünsche einer Patientenverfügung erfüllen.

Patientenverfügung
- Verfügung über Durchführung medizinischer Maßnahmen im Falle des Verlusts der Entscheidungsfähigkeit.
- Keine Vollmacht einer bestimmten Person, sondern Einschränkung des Spektrums med. Maßnahmen.
- Schriftform, eigenhändige Unterschrift.
- Kann mit Vorsorgevollmacht kombiniert werden.

> Eine notarielle Beurkundung ist fakultativ und wird in einigen Fällen zur Vermeidung von Unstimmigkeiten empfohlen.

Entscheidungen des Bundesgerichtshofs
Entscheidend ist der mutmaßliche Wille des Pat. zum Tatzeitpunkt, wie er sich nach sorgfältiger Abwägung aller Umstände darstellt. Hierbei sind frühere mündliche oder schriftliche Äußerungen des Pat. ebenso zu berücksichtigen wie seine religiöse Überzeugung, Wertvorstellungen, altersbedingte Lebenserwartung oder das Erleiden von Schmerzen. Objektive Kriterien

haben keine eigenständige Bedeutung, sie können lediglich Anhaltspunkte für die Ermittlung des individuellen hypothetischen Willens sein (BGHSt, Bd. 40 (1995) S. 257, 260 ff.).
Die Ausschöpfung intensivmedizinischer Technologie ist, wenn sie dem wirklichen oder anzunehmenden Patientenwillen widerspricht, rechtswidrig (BGHSt, Bd. 37 (1991), S. 376 ff.).

Palliativausweis Beispielhaft sei der „**Essener Palliativausweis**" genannt (▶ Abb. 2.1), der in Zusammenarbeit mit der Essener Gesundheitskonferenz, der Berufsfeuerwehr Essen, dem Netzwerk Palliativmedizin Essen, dem Verein Hospizarbeit Essen e. V., den Notfall- und Intensivmedizinern und niedergelassen Ärzten entwickelt und vom Rechtsamt der Stadt Essen geprüft und frei gegeben wurde. Er ist für Pat. mit rasch fortschreitender und unheilbarer Erkrankung gedacht, damit sie auch im Notfall die gewünschte Behandlung erhalten.

Exkurs Sterbehilfe Bei fortgeschrittener chronischer Erkrankung und zunehmender Verschlechterung des Allgemeinzustands stellt sich für Arzt und Pat. immer häufiger die Frage, ob die zunehmenden Belastungen therapeutischer Eingriffe noch in vernünftigem Verhältnis zur Chance auf Besserung stehen. Letztlich ist dies eine Entscheidung des Pat., der als Betroffener über das Recht auf Selbstbestimmung verfügt. Andererseits ist die Entscheidungsfreiheit des Pat. oft durch Schmerz, Depression, Medikamentennebenwirkungen und Sedierung eingeschränkt.

- **Passive Sterbehilfe**
  - Begrenzen, Beenden („Behandlungsabbruch") oder Unterlassen einer lebensverlängernden Maßnahme.

Nächster Ansprechpartner ____________
____
Telefon/Mobil ____________
Krankenhaus/Abteilung ____________
____
Palliative Care Team ____________
____
Hausarzt ____________
____
Pflegedienst ____________
____
Ambulantes Hospiz ____________
____
Seelsorger ____________
____

Essener Palliativausweis

Herausgeber
Gesundheitskonferenz Essen,
Hospizarbeit Essen e.V., Netzwerk Palliativmedizin Essen

Name ____________
Vorname ____________
Geburtsdatum ____________
Adresse ____________
____

Betreut durch
☐ Gesetzlicher Betreuer
☐ Vorsorgebevollmächtigter
Name ____________
Vorname ____________
Telefon ____________
Mobil ____________
4. Auflage Mai 2018

Abb. 2.1 Essener Palliativausweis (http://www.netzwerk-palliativmedizin-essen.de/media/EPA_Palliativausweis_A6_WEB.pdf) [T1053]

Palliativmedizinische Hauptdiagnose (fortschreitende Erkrankung, die zum Tode führt)	Eine Herz-Lungen-Wiederbelebung lehne ich ab. ☐ ja ☐ nein
	Eine Intubation/künstliche Beatmung lehne ich ab. ☐ ja ☐ nein
	Eine Krankenhauseinweisung lehne ich ab. ☐ ja ☐ nein
Besonderheiten, Bemerkungen, Bedarfsmedikation	**Ich wünsche trotzdem eine bestmögliche Linderung meiner Beschwerden!** Konsequenzen aus den oben festgelegten Regelungen habe ich mit meinem Arzt besprochen.
	Datum, Unterschrift Patient
	Therapieentscheidung für den nicht einwilligungsfähigen Patienten aufgrund: ☐ bestehender Patientenverfügung ☐ mündlich geäußertem Behandlungswunsch ☐ mutmaßlichem Willen des Patienten
Datum, Unterschrift des behandelnden Arztes - Stempel -	Datum, Unterschrift ☐ Gesetzl. Betreuer ☐ Bevollmächtigter ☐ Angehöriger

Abb. 2.1 *(Forts.)*

- Nicht strafbar, solange mutmaßlicher oder bekannter Patientenwille berücksichtigt wird (▶ Abb. 2.2), z. B. Unterlassen einer Reanimation, Beenden einer Sondenernährung.

> Missachtet der Arzt den Willen des Patienten, so macht er sich gem. § 223 StGB (Straftatbestand der Körperverletzung) und § 323c StGB (unterlassene Hilfeleistung) strafbar!

- **Aktive Sterbehilfe**
  - **Direkt:** direkte Tötung durch ärztliches Handeln, z. B. vorsätzliches Spritzen eines Medikaments (z. B. Insulin, Kalium)
  - **Indirekt:** Inkaufnahme von med. Nebenwirkungen, die Lebensverkürzung herbeiführen, z. B. Analgesie im Finalstadium einer Erkrankung durch Opiate

> Das aktive Töten eines Menschen auf Verlangen ist in Deutschland verboten und eine Straftat (§ 216 StGB)!

2.5.4 Leichenschau

Die Leichenschau unterliegt in Deutschland speziellen Verordnungen und Gesetzen (Gesetze des Leichen-/Friedhofs- und Bestattungswesens). Die Leichenschau ist eine **ausnahmslos ärztliche Aufgabe** (▶ Abb. 2.3). Sie dient folgenden Zwecken:
- Todesfeststellung (Vermeidung von Scheintodesfall, z. B. bei Vergiftungen)
- Meldung entdeckter Infektionskrankheiten gem. Infektionsschutzgesetz (InfSG)
- Wahrnehmung des mutmaßlichen Patientenwillens
- Erkennen von Fremdverschuldung (z. B. Mord/Todschlag)

2 Tipps für den Bereitschaftsdienst

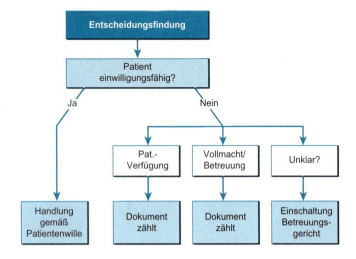

Abb. 2.2 Entscheidungsfindung Patientenwille [P234]

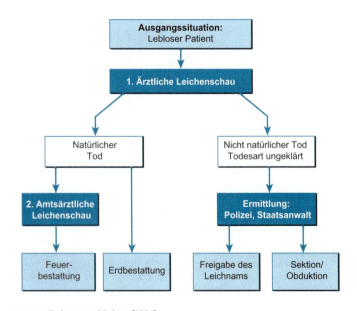

Abb. 2.3 Todesart und Folgen [P234]

> Erst nach mehreren Stunden treten sichere Todeszeichen auf. Dadurch kann die Todesfeststellung erschwert werden.

Problematik
- Der Bereitschaftsdienst kennt oft weder den Pat. noch seine Vorgeschichte → möglichst mit dem Hausarzt Kontakt aufnehmen (**Cave:** Auch hier gilt nach dem Ableben weiterhin die ärztliche Schweigepflicht!).
- Die äußere Leichenschau gibt allenfalls Hinweise auf die Todesursache.
- **Scheintod / Vita minima:** Unterkühlung, Zyanose, scheinbarer Atemstillstand, kein tastbarer Puls, Reflexlosigkeit können offenbar unter bestimmten Bedingungen über längere Zeit einen stabilen Zustand darstellen (Barbituratvergiftungen, Erfrieren) und bei der Untersuchung für Todeszeichen gehalten werden. Deshalb nur auf die sicheren Todeszeichen zur Todesfeststellung setzen! **Cave:** Insbesondere bei Ertrinkenden im kaltem Wasser können noch nach Stunden Reanimationsmaßnahmen indiziert sein.
- Die Angehörigen rufen meist nach Stillstand der Atmung an → bis zum Auftreten der sicheren Todeszeichen vergehen noch einige Stunden. So lange müsste theoretisch reanimiert werden, was aber das Auftreten von Leichenflecken weiter verhindern würde.
- Angaben von Angehörigen oder Nachbarn können irreführend sein, wenn Unfälle, Vernachlässigung oder Mutwillen eine Rolle spielen.

Im ärztlichen Dienst stellen sich dem Unerfahrenen die Fragen: **Wer** sollte die Leichenschau durchführen, **wann und wie?**
- **Wer?** Jeder approbierte Arzt auf Verlangen. **Ausnahme:** Notärzte (Sicherstellung Einsatzbereitschaft / Pflichtenkollision) können grundsätzlich von vollständiger Leichenschau befreit sein (regional). In diesen Fällen genügt eine „vorläufige Todesbescheinigung", diese enthält nur Pflichtangaben (Personalien, Todesfeststellung, Todeszeit, Sterbeort).

> Im Falle eines direkten Anschlusseinsatzes des Notarztes (Pflichtenkollision) kann die Leichenschau in Ausnahmefällen auch gänzlich entfallen. Es muss allerdings die Leichenschau durch einen Kollegen sichergestellt werden.

- **Wann?** Unverzüglich, ohne schuldhaftes Verzögern. Bei Nachricht auf direktem Weg zum Ort der Todesfeststellung begeben. Nur so kann zwischen sicherem Tod und reanimationspflichtiger Situation unterschieden werden!

> Besteht kein sicherer Tod und der Pat. könnte durch ärztliche Maßnahmen gerettet werden, so macht sich der Arzt der unterlassenen Hilfeleistung strafbar (§ 323c StGB). Deshalb ist das direkte Aufsuchen des Pat. von großer Bedeutung!

- **Wie?** Bei ausreichender Beleuchtung und vollständig entkleidetem Patienten. Untersuchung gründlich von Kopf bis Fuß. Auch Körperöffnungen und behaarten Kopf auf Verletzungen untersuchen, Pflaster und Verbände entfernen. Genaue Dokumentation (▶ 2.6.9).
    1. **Personalien:** Bei Problemen in der Ermittlung Polizei hinzuziehen.
    2. **Todesfeststellung (mind. 1 sicheres Todeszeichen):**

- **Totenflecke:** Beginn 15–30 Min. p. m.; wegdrückbar bis 20 h p. m.; kirschrot-homogen: DD CO-Intox. / Kälte; grau-braun: Met-Hb-Bildung; Musterabdrücke: Textil, Tascheninhalt, Auflagefläche; Totenflecke in untypischer Lage zur Auffindesituation: postmortale Lageveränderung.
- **Totenstarre:** Beginn 2–4 h p. m. (Kiefer); nach 6–8 h vollständig; Lösung von Umgebungstemperatur abhängig.
- **Fäulnis:** Farbe, Gasdunsung, Blasenbildung, Ablösung von Haut, Haaren und Nägeln.
- **Nicht mit dem Leben vereinbare Verletzungen,** z. B. Enthauptung.
3. **Todeszeitpunkt:** Anhaltspunkte sind Ausprägungen sicherer Todeszeichen und Fremdanamnese.
4. **Todesursache:** Zu berücksichtigen sind Leichenfundort, Umfeld, Zustand der Bekleidung und fremdanamnestische Angaben. Für eine natürliche Todesursache muss eine Kausalkette vorliegen.

> Behandelnde Hausärzte sind gegenüber dem Leichenschauarzt auskunftsverpflichtet bezüglich vorbestehender Erkrankungen.

5. **Todesart:**
   - **Natürlich:** Ein kausaler Zusammenhang zwischen Erkrankung und Tod muss bestehen! Das alleinige Fehlen von Anzeichen äußerer Gewalteinwirkung erlaubt nicht die Bescheinigung „natürlicher Tod". Annahme / Verdacht reicht nicht aus!
   - **Nicht natürlich:** Hierbei reicht der Verdacht aus. Kausalketten müssen beachtet werden!
   - **Unklar:** Hinweis auf eindeutige Todesursache fehlt. Ein Tod unter Infusionstherapie sollte als „unklar" eingestuft werden!

Mögliche Hinweise auf nicht natürlichen Tod
- **Ersticken:** z. B. Strangulationsfurchen am Hals, Würgemale, petechiale Blutungen der Lider und Binde- und Schleimhäute?
- **Schädel-Hirn-Trauma:** z. B. Hämatome am Schädel?
- **Stichverletzungen:** z. B. Nadelenden unter der Haut?
- **Vergiftungen:** z. B. Tablettenreste / Erbrochenes im Mund, leere Blisterstreifen oder Tablettenpackungen, Mundverätzungen?
- **Stromtod:** Strommarken an den Eintrittsstellen ähneln kleinen Verbrennungen?
- **Postmortale Veränderungen an der Leiche:** Totenflecken an den „falschen" Stellen?
- **Ertrinken:** Schaumpilz vor dem Mund (DD Lungenödem: Schaumpilz fester Konsistenz bei Ertrinken, Protein-Wasser-Luft-Gemisch)?

Häufige Fragen
- **Wann sollte der Patient nicht entkleidet werden?**
  - V. a. Tötungsdelikt oder nicht natürlichen Tod (Befunde an bekleideter Leiche oder Auffindesituation / äußere Umstände).
  - Bedingt durch äußere Umstände (Fäulnis, Öffentlichkeit).

> Lassen die äußeren Umstände oder die Auffindesituation auf einen Tatort schließen, so ist möglichst wenig an der Situation und der Lage des Toten zu verändern!

- **Wann ist der Arzt verpflichtet die Polizei zu informieren?**
  - Nicht natürlicher Tod
  - Unklare Todesursache
  - Identität des Toten unbekannt
- **Wann muss das Gesundheitsamt informiert werden?**
  - Die Todesursache war eine übertragbare Krankheit oder der Tote hat an einer übertragbaren Krankheit gem. IfSG gelitten.
  - Der Verdacht genügt.
  - Meldung muss an regionales Amt entsprechend Sterbeort erfolgen (§ 9, Abs. 3 IfSG).
  - Mitteilung muss spätestens innerhalb von 24 h erfolgt sein!

Wann muss die Berufsgenossenschaft informiert werden? Der Tod ist gänzlich oder teilweise durch eine Berufskrankheit bedingt.

Die Leichenschau stellt eine wichtige Pflicht eines jeden Arztes dar. Das dokumentierte Ergebnis entscheidet über den weiteren Umgang mit dem Leichnam.

Nicht natürlicher Tod: Patient stürzt → Oberschenkelhalsbruch → Bettlägerigkeit → Pneumonie → Tod (ursächlich ist in der Kausalkette der Unfall).

2.6 Formulare
Andreas Fidrich und Hermann C. Römer

2.6.1 Die Chipkarte

Sie weist den Pat. als Mitglied einer Krankenkasse aus und kann bei Hausbesuchen mittels eines Chipkartenlesegeräts für die Tasche eingelesen werden. Ohne ihre Vorlage dürfen keine Rezepte, Einweisungen, Transportscheine zulasten der Kasse ausgestellt werden. Für Beamte, auch bei Post, Bahn, Polizei und Bundeswehr, sowie für Zivildienstleistende, durch das Sozialamt Versicherte, Kriegsopfer und einige Privatversicherte gibt es noch keine Chipkarten.

Die Chipkarte kann nicht eingelesen werden Unbedingt vollständige Angaben im Adressfeld auf dem Notfallschein (Muster 19, ▶ 2.5.2) einschl. Versicherungsnummer, Kassennummer eintragen. Pat. durch Unterschrift die Angaben zu Personalien und Kasse bestätigen lassen. **Cave:** Bei ungenauen Angaben kommt das Formular nach der Abrechnung von der KV zurück. Der Arzt muss dann Nachforschungen anstellen, welche Krankenkasse gemeint ist (Großfirmen haben z. T. mehrere BKKen an diversen Standorten).

Fehlen der Chipkarte Privatrezepte mit dem Vermerk „mangels Versicherungsnachweis" ausstellen. Solche Rezepte müssen dann, in angemessener Frist, bei Vorlage der Karte oder eines sonstigen Versicherungsnachweises gegen Kassenrezepte ausgetauscht werden. In Notfällen: Als Kostenträger „unbekannt" eintragen.

1–5 % der Privatpat. sind wegen unterbliebener Beitragszahlung nicht mehr versichert. Es kommt auch vor, dass sie Erstattungsleistungen nicht dazu verwenden, ihre Arztrechnung zu bezahlen. Zum Teil (z. B. bei Konkurs, Ehescheidung, Sucht) ist dann auch von Inkassobüros oder ärztlichen Verrechnungsstellen nichts mehr zu holen. Im Zweifelsfall lieber sofort kassieren!

2.6.2 Notfallschein (Muster 19 a–c)

Immer ausfüllen! Wegen der regional unterschiedlichen Regelungen für das Wegegeld auch zur Abrechnung von Behandlungen eigener Pat. im Bereitschaftsdienst (▶ Abb. 2.4).

- Bei ortsfremden Besuchern sowohl Heimatanschrift als auch Einsatzort (derzeit bei …) eintragen.
- **Angabe von Personalien und Krankenkasse:** Erfolgt durch Einlesen der Chipkarte. Ist das nicht möglich bzw. fehlt die Karte, handschriftlich Daten eintragen (▶ 2.5.1). **Cave:** Wird vom Arzt irrtümlich oder fahrlässig eine nicht (mehr) zuständige Krankenkasse eingetragen, muss er selbst für die veranlassten Kosten (z. B. Krankenhausbehandlung) zahlen, sofern keine andere Kasse zur Zahlung verpflichtet ist.
- In der **Datumspalte** auch die Uhrzeit des Eintreffens (zur Begründung der Unzeitzuschläge) und ggf. der Abfahrt (zur Begründung für Verweilgebühren etc.) eintragen.
- Die **Angabe des Hausarztes** ist wichtig, z. B. bei Komplikationen bzw. für spätere Nachfragen der Klinikärzte.
- Das Feld **„Befunde / Therapie"** ist oft viel zu kurz für die erforderliche Dokumentation. Auf dem 2. und 3. Blatt einen Teil des dreispaltigen Raums für die Abrechnungsziffern nutzen oder Extrablatt verwenden.

Sonderfälle

Bundeswehrangehörige Bundeswehrangehörige müssen erst die nächst erreichbare Sanitätseinrichtung der Bundeswehr anrufen (auch auf Heimaturlaub). Der Truppenarzt entscheidet dann, ob er selbst behandeln will oder einen speziellen Überweisungsschein ausstellt. Trotzdem vorläufig Muster 19 ausstellen und dem Behandlungsschein beifügen; keine Überweisung möglich, eingeschränkter Anspruch auf Heil- / Hilfsmittel. Truppenarzt sendet auf Antrag einen Bundeswehr-Abrechnungsschein zu. „Ärztliche Bescheinigung zur Vorlage beim Truppenarzt" ausstellen.

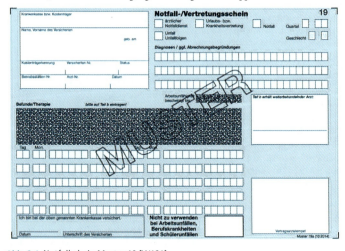

Abb. 2.4 Notfallschein Muster 19 [W181]

Ausländische Besucher Bei Behandlung nach dem Auslandsabkommen Muster 80 zusätzlich zu Muster 19 ausstellen und dem Behandlungsschein beifügen; keine Überweisung möglich, eingeschränkter Anspruch auf Heil- / Hilfsmittel.

Sozialamtversicherte Bei Behandlungen außerhalb des Wohnorts muss vorher eine Genehmigung eingeholt werden, da sie i. d. R. nur an ihrem Wohnort versichert sind.

Arbeitsunfälle, Schul- / Kindergartenunfälle, Studentenunfälle, Unfälle bei Pflegepersonen nach der Pflegeversicherung, Wegeunfälle Kostenträger ist die zuständige Berufsgenossenschaft. Den meisten Pat. ist nicht bekannt, welcher Berufsgenossenschaft ihr Betrieb angehört → am nächsten Werktag beim Personalbüro des Arbeitgebers / Schulsekretariat nachfragen. **Cave:** eigene Gebührenordnung BGNT mit den Ziffern der alten GOÄ für Berufsgenossenschaften und Eigenunfallversicherungen der Gebietskörperschaften (▶ 21).

2.6.3 Rezepte

BtM-Rezept ▶ 20.3.1.

Kassenrezept Für das handschriftlich ausgefüllte Rezept im Notfalldienst genügt Name, Vorname, Versicherungsnummer und genaue Kassenangabe sowie Datum im Adressfeld (▶ Abb. 2.5). Ist die Versicherungsnummer nicht bekannt, müssen Geburtsdatum und Adresse angegeben werden. Wenn eine falsche Kasse angegeben ist, werden die Kosten für die verordneten Medikamente als Regress vom ausstellenden Arzt zurückverlangt.

Bei Bundeswehrangehörigen: Dienstgrad, Name, Vorname, Personenkennziffer, Truppenteil, Standort.

Die Kästchen links vom Adressfeld dienen der Angabe der Medikamentenzuzahlungsbefreiung, der Befreiung vom Nacht- und Wochenendzuschlag der Apotheken (noctu) und der Bezeichnung von Unfallfolgen (bei Privatunfällen und Tätlichkeiten wird von der Kasse der Verursacher ermittelt und die Behandlungskosten von ihm zurückverlangt).

Bei Verordnungen wegen Arbeits-, Schul-, Kindergarten-, Studenten- oder Pflegeunfällen ist als Kostenträger die Landesunfallkasse bzw. BG einzutragen und auf dem unteren Rand Unfalltag und Unfallbetrieb / Schule / gepflegte Person anzugeben (▶ 21).

Seit 1.1.2004 sind alle Medikamente, die nicht verschreibungspflichtig sind, nur noch für Kinder und Jugendliche bis zum 12. Geburtstag zulasten der GKV verordnungsfähig. Einzelne Ausnahmen wurden von den zuständigen Gremien festgelegt.

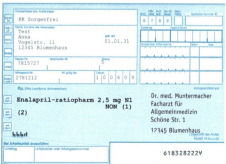

Abb. 2.5 Kassenrezept: Ausschluss von „aut idem" durch Vermerk „NGN" (1) oder Durchstreichen von „aut idem" (2) [W188]

2 Tipps für den Bereitschaftsdienst

Alle anderen Medikamente (apothekenpflichtige und frei verkäufliche) nur noch auf Privatrezept!

Gebührenbefreit sind:
- Pat. unter 18 J.
- Pat. mit Befreiungsausweis ihrer Krankenkasse
- Kriegsopfer (BEG-, LEG-, KOV-Behandlungsschein), Postbeamten A, Arbeits-, Schul- und Wegeunfälle, Berufskrankheiten
- Zivildienstleistende, Polizisten, Bundesgrenzschutzbeamte, Bundeswehrangehörige
- Sozialamtpatienten

Privatrezept Für Privatversicherte, Nichtversicherte, Beamte. Privatrezeptformulare sind derzeit sehr unterschiedlich, Musterbeispiel ▶ Abb. 2.6. Das blaue Rezeptformular des Verbands der Privatversicherer ist dem roten Kassenrezept stark nachempfunden und vom Verband empfohlen, aber nicht Pflicht.

Privatrezept für Kassenpatienten
- Bei Kostenerstattungsregelung: Pat. lassen sich beim Arzt nach GOÄ wie Privatpat. behandeln.
- Bei fehlendem Kassennachweis (z. B. Chipkarte vergessen): Rezepte mit Hinweis „mangels Versicherungsnachweis" versehen.
- Für alle nicht verschreibungspflichtigen Medikamente bei Pat. ≥ 12 J.
- Bei Wunschrezepten ohne medizinische Notwendigkeit (z. B. Schlafmittel, Mittel für Reiseapotheke etc.).

Polizeirezept Wichtig ist die Angabe der Personalnummer und der Dienststelle, im Notfall kann auch ein Kassenrezept mit diesen Angaben versehen werden.

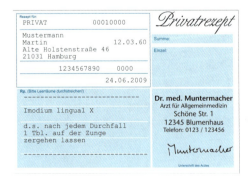
Abb. 2.6 Privatrezept [W188]

2.6.4 Krankenhauseinweisung (Muster 2)

Auf der Krankenhauseinweisung die Untersuchungsergebnisse und therapeutische Maßnahmen vermerken, da der Klinikarzt den Notfallschein (Muster 19) nicht erhält. Zusätzlich zu den auf dem Formular geforderten Angaben den behandelnden Hausarzt angeben, damit der Klinikkollege evtl. dort Informationen einholen kann.

Ist auf der Einweisung das Kästchen „Notfall" ankreuzt, hat der Krankenhausarzt weniger Möglichkeiten, die Aufnahme des Pat. abzulehnen.

Auch bei den Krankenhäusern gibt es Regelungen im Bereitschaftsdienst mit „Aufnahmetagen" oder für Stadtbezirke mit begrenzter Versorgungspflicht → vor Dienstbeginn den Plan notieren. Außerdem weiß auch die Rettungsleitstelle, welche Klinik „aufnimmt". Die Dienstregelungen gelten meist nur für die internistische und chirurgische Abteilung, bei Einweisung in andere Abteilungen (z. B. Neurologie, Psychiatrie) ist vorherige telefonische Rücksprache mit dem Arzt vom Dienst anzuraten.

2.6.5 Transportschein (Muster 4)

Hier muss das Transportmittel, Start und Ziel angegeben werden.
Die Transportbegleitung durch den Arzt des ärztlichen Bereitschaftsdienstes kann im Einzelfall notwendig sein, ist aber immer problematisch:
- Der Arzt steht während des Transports für weitere Notfalleinsätze nicht zur Verfügung. Er darf beim Transport auch sein Einsatzgebiet nicht verlassen, wenn kein Vertreter greifbar ist.
- Der Arzt im Rettungsdienst ist meist mit den Möglichkeiten des RTW vertrauter.

2.6.6 Arbeitsunfähigkeitsbescheinigung (Muster 1)

„Arbeitsunfähigkeit liegt vor, wenn der Versicherte aufgrund von Krankheit seine ausgeübte Tätigkeit nicht mehr oder nur unter der Gefahr der Verschlimmerung seiner Erkr. ausführen kann."

Besteht bei dem Pat. Arbeitsunfähigkeit, muss der Bereitschaftsdienst diese bis zum nächsten Werktag, an dem die hausärztliche Weiterbehandlung einsetzen soll, bescheinigen. Allerdings nur, wenn der Versicherte in dieser Zeit arbeiten müsste. Bei Privatversicherten erfolgt dies als Dienstunfähigkeitsbescheinigung auf Privatrezeptformular.
- Das Diagnosefeld mit ICD-10-Kürzel ausfüllen, durch Ankreuzen Berufs- oder Privatunfälle für die Kasse kenntlich machen.
- Blatt 1 geht an die Krankenkasse, Blatt 2 gibt der Pat. unverzüglich bei seinem Arbeitgeber ab.
- Blatt 3 ist für die Unterlagen des Versicherten, Blatt 4 für die des Arztes.

Bei Erkr. eines Kindes sehen viele Tarifverträge die Möglichkeit eines 1- bis 2-wöchigen Sonderurlaubs pro Jahr vor; nicht jedoch bei Erkr. des Partners (hier jedoch Haushaltshilfe möglich; Formular Muster ▶ Abb. 2.7).

2.6.7 Ärztliche Unfallmeldung F1050 an die Berufsgenossenschaften

Der Formularsatz F1050 besteht aus der Unfallmeldung, die nur gebraucht wird, wenn der Pat. nicht dem D-Arzt vorgestellt wird (▶ 21), sowie einem weiteren Bogen mit Abrechnungsformalitäten (▶ Abb. 2.8). Das Formular kann nach dem

2 Tipps für den Bereitschaftsdienst

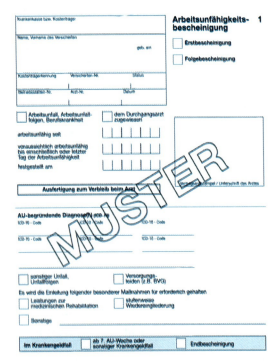

Abb. 2.7 Arbeitsunfähigkeitsbescheinigung Muster 1 [W181]

Dienst in der Praxis ausgefüllt werden, wenn im Dienst zusätzlich auf dem Notfallschein Folgendes notiert wurde:
- Zuständiger Unfallversicherungsträger.
- Bei Pflegeunfällen: Name des Pflegebedürftigen.
- Sonst: Unfallbetrieb (Firma mit Anschrift) oder Schule, Kindergarten etc.
- Unfallort.
- Beschäftigt als (z. B. Monteur, Schüler).
- Unfalltag und Uhrzeit.
- Beginn der Arbeitszeit.
- Zeitpunkt der Behandlung (auch Uhrzeit).
- Wenn nicht zum D-Arzt oder Krankenhaus überwiesen wird, außerdem noch Unfallhergang, Befund und Diagnose.

2.6.8 Bescheinigung der Haftfähigkeit

Für Pat. (häufig alkoholintoxikierte Personen), die in Polizeigewahrsam genommen werden sollen, muss von einem Arzt deren Haftfähigkeit bescheinigt werden.

Zweck
- Die Polizei muss sichergehen, dass während des Polizeigewahrsams durch unerkannte Verletzungen keine gefährlichen Komplikationen auftreten.

- Nicht selten sollen alkoholisierte und enthemmte aggressive Personen auch davon abgehalten werden, ihre Familie oder Hausgemeinschaft zu bedrohen und werden deshalb in die „Ausnüchterungszelle" gebracht.

Ärztliche Unfallmeldung Lfd. Nr.

Unfallversicherungsträger			Eingetroffen am Uhrzeit	
Name, Vorname des Versicherten		Geburtsdatum	Krankenkasse	
Beschäftigt als	Seit		Bei Pflegeunfall Pflegekasse des Pflegebedürftigen	
Unfallbetrieb, ggf. mit Telefon-Nr. (Bezeichnung bzw. Name und Anschrift des Arbeitgebers, der Kindertageseinrichtung, der Schule oder Hochschule, des Pflegebedürftigen)				
Vollständige Anschrift des Versicherten			Telefon-Nr. des Versicherten	Staatsangehörigkeit / Geschlecht
Unfalltag Uhrzeit		Beginn der Arbeitszeit Uhr	Ende der Arbeitszeit Uhr	

Vorstellungspflicht beim Durchgangsarzt

☐ Der Verletzte wird am ____________ bei dem D-Arzt (bitte genaue Anschrift angeben)

____________________________________ vorgestellt, weil

- ☐ die Unfallverletzung über den Unfalltag hinaus zur Arbeitsunfähigkeit führt,
- ☐ die Behandlungsbedürftigkeit voraussichtlich mehr als eine Woche beträgt,
- ☐ die Verordnung von Heilmitteln (z. B. Physiotherapie) oder Hilfsmitteln (z. B. Gehstützen) erforderlich ist,
- ☐ eine Wiedererkrankung an Unfallfolgen vorliegt.

☐ Eine Vorstellungspflicht beim D-Arzt besteht nicht, weil keine der oben aufgeführten Voraussetzungen erfüllt ist (nur in diesem Fall bitte weiter mit Pkt. 1).

1. Angaben des Versicherten zum Unfallort, Unfallhergang und zur Tätigkeit, bei der der Unfall eingetreten ist

2. Kurze Angabe des Befundes (ggf. mit Röntgenergebnis)

MUSTER

3. Diagnose

4. Ist weitere **allgemeine Heilbehandlung** erforderlich?

☐ nein

☐ ja

- ☐ durch mich
- ☐ durch anderen Arzt (bitte genaue Anschrift angeben)

Ort, Datum Unterschrift Anschrift/Stempel

Datenschutz:
Ich habe die Hinweise nach § 201 SGB VII gegeben.

F 1050 1113 Ärztliche Unfallmeldung ...

Abb. 2.8 Formular F1050 „Ärztliche Unfallmeldung" http://www.dguv.de/formtexte/index.jsp (Stand August 2016) [W876]

Risiken
- Die Polizisten sind zwar in Erster Hilfe ausgebildet, können aber eine ärztliche oder krankenpflegerische Beobachtung nicht ersetzen.
- Meist wehrt sich der Pat. gegen eine gründliche Untersuchung, die er als Teil der Verhaftung ansieht.
- Intrakranielle Blutungen als Folge z. B. von Kopfprellungen sind nie sicher auszuschließen. Sie werden z. T. erst nach Stunden symptomatisch und dann lebensbedrohlich. In solchen Fällen eine regelmäßige Beobachtung (alle ½ – 1 h) anordnen.
- Milzrupturen mit inneren Blutungen.
- Auch auf dem Weg in die Zelle könnten noch Verletzungen entstehen, die bei der Untersuchung noch nicht vorlagen (schwierige Beweislast!).
- Sonderfall alkoholintoxikierte Pat.:
  - Ein Alkoholrausch kann sich noch vertiefen, wenn der Pat. kurz zuvor noch Hochprozentiges getrunken hat.
  - Gleichzeitige Einnahme von Medikamenten.
  - Ersticken an Erbrochenem.
  - Alkoholentzugskrämpfe (z. B. bei langjähriger Alkoholabhängigkeit).

> Im Zweifelsfall auch an die Möglichkeit der Überstellung in ein Haftkrankenhaus denken!

2.6.9 Totenschein

Siehe auch ▶ 2.5.4.
- Formular ist bei der zuständigen KV zu beziehen; in einigen Bundesländern gibt es für Notärzte „vorläufige Todesbescheinigungen".
- Durchschläge mit Arztstempel versehen oder Taschenstempel mitführen.
- Formulare in der Bereitschaftstasche deponieren.
- **Abrechnung:** Todesbescheinigung und Leichenschau sind keine Kassenleistung → Rechnungsformular bereithalten; Hausbesuch kann über Kasse abgerechnet werden, wenn Pat. bei Anruf noch nicht sicher verstorben war (▶ 21); evtl. ist es taktvoller, die Rechnung an den beauftragten Bestatter zu schicken.
- **Nicht natürlicher / ungeklärter Tod:** unverzüglich Polizei benachrichtigen.
  - Natürlicher Tod: nur Krankheit, Altersschwäche, angeborene Fehlbildung.
  - Nicht natürlicher Tod: Tötung, Selbstmord, Verletzungsfolgen, auch mittelbare oder Spätfolgen von Unfällen, Behandlungen oder anderen äußeren Einwirkungen.
- **Übertragbare Krankheiten:** Es müssen alle ansteckenden Erkr. angegeben werden, nicht nur die meldepflichtigen!

> Die Anleitung zur Ausstellung der Todesbescheinigung findet sich i.d.R. in aller Ausführlichkeit auf dem Umschlag. Sollten Sie einen Praxis- oder Klinikstempel nutzen, empfiehlt es sich den eigenen Namen leserlich zu ergänzen, um jederzeit für mögliche Nachfragen problemlos kontaktiert werden zu können. Denken Sie auch daran, dass Stempel nicht durchschlagen!

3 Untersuchungs- und Arbeitstechniken

Gabriele Fobbe, Martina Heßbrügge, Michael Masrour und Hermann C. Römer

3.1	**Untersuchungstechniken** *Gabriele Fobbe* 64	**3.7**	**Pleurapunktion** *Martina Heßbrügge* 85
3.1.1	Allgemeinmedizinische Basisuntersuchung 64	3.7.1	Pleurapunktion bei Erguss 85
3.1.2	Neurologische Zusatzuntersuchung 66	3.7.2	Pleurapunktion bei Spannungspneumothorax 86
3.1.3	Sonografie 69	**3.8**	**Aszitespunktion** *Gabriele Fobbe* 87
3.2	**Injektionen** *Martina Heßbrügge* 74	**3.9**	**Wundversorgung** *Michael Masrour* 88
3.2.1	Vorbereitungen 74	3.9.1	Vorbereitung 88
3.2.2	Intrakutane Injektion 74	3.9.2	Lokalanästhesie 88
3.2.3	Subkutane Injektion 74	3.9.3	Primärversorgung 89
3.2.4	Intramuskuläre Injektion 75	3.9.4	Die chirurgische Naht 90
3.2.5	Intravenöse Injektion 76	3.9.5	Tetanusimpfung 92
3.3	**Venöse Zugänge** *Martina Heßbrügge* 77	**3.10**	**Kleine chirurgische Eingriffe** *Michael Masrour* 93
3.3.1	Venenverweilkanüle/Anlegen einer Infusion 77	3.10.1	Abszesseröffnung 93
3.3.2	Implantierbare Port-Systeme 78	3.10.2	Panaritium und Paronychie 94
3.4	**Parenterale Zugangswege bei Kindern** *Martina Heßbrügge* 78	3.10.3	Analvenenthrombose 94
3.4.1	Mögliche Zugangswege 78	3.10.4	Fissura ani 95
3.4.2	Venöser Zugang 79	3.10.5	Entfernung kleiner kutaner Fremdkörper 95
3.4.3	Intraossärer Zugang 80	**3.11**	**Verbandtechniken** *Hermann C. Römer* 96
3.5	**Blasenkatheter** *Gabriele Fobbe* 81	3.11.1	Wundverbände 96
3.5.1	Transurethraler Blasenkatheter 81	3.11.2	Druckverbände 97
3.5.2	Suprapubische Blasenkatheter 83	3.11.3	Wund- und Verbandkontrolle, Gipskontrolle 97
3.6	**Ernährungssonden** *Gabriele Fobbe* 83	**3.12**	**Reposition von Hernien** *Hermann C. Römer* 98
3.6.1	Arten von Ernährungssonden 83	**3.13**	**Reposition eines Rektumprolapses** *Hermann C. Römer* 98
3.6.2	Magensonde 84	**3.14**	**Digitale Mastdarmausräumung** *Hermann C. Römer* 99
3.6.3	Perkutane endoskopische Gastrostomie (PEG) 84		

3.1 Untersuchungstechniken

Gabriele Fobbe

3.1.1 Allgemeinmedizinische Basisuntersuchung

Geht über die symptomorientierte Untersuchung und den Notfallcheck (▶ 4.3.1) bei einem hochakuten Notfall hinaus. Schafft einen Überblick über die Funktion aller wichtigen Organsysteme. Es hängt vom jeweiligen Notfall ab und liegt letztlich im Ermessen des Arztes, in welchem Umfang er die Untersuchung durchführt.

Indikation
- Fehlen eines eindeutigen Leitsymptoms.
- Zusätzlicher Informationsbedarf: Vorhandene Symptome sind für Verdachtsdiagnose und Erstellung eines Behandlungskonzepts nicht ausreichend.
- Um mögliche Zweiterkr. nicht zu übersehen (Pat. kann „Läuse **und** Flöhe" haben).
- Erkennen und Vermeiden abwendbar gefährlicher Verläufe.
- Eigene Absicherung: Je lückenloser Untersuchung und Dokumentation, desto besser ist der Schutz vor gerechtfertigter und ungerechtfertigter Beschuldigung.

Erster Überblick
- Ggf. Gefahrenquellen ausschalten, Pat. retten.
- Aktuelle Anamnese: Was ist passiert? Art, Intensität und Lokalisation der Beschwerden? Grad der Beeinträchtigung?
- Bewusstseinslage/Orientierung (▶ 4.3.2), neurologische Zusatzuntersuchung (▶ 3.1.2).
- Bedrohliche Verletzungen: bei V. a. Wirbelsäulenverletzung Pat. nicht bewegen! Bei Perforationsverletzung Fremdkörper belassen!
- Ggf. Blutverlust abschätzen.
- Schockgefahr: Blutdruckabfall, Kollaps, kalter Schweiß, Blässe, Akrozyanose, schwacher, nicht tastbarer Puls, meist Tachypnoe, Bewusstseinstrübung. **Cave:** Schockindex ist unzuverlässiger Parameter.
- Erweiterte Anamnese: Grund- und Begleiterkr.? Medikamenteneinnahme, Drogenkonsum? Fremdanamnese?

Untersuchung
Kopf und Hals:
- Schädel: Kalottenklopfschmerz? NNH klopfschmerzhaft? Verletzungen? Stufenbildung der Kalotte? Meningismus?
- Pupillen: Isokorie; Konvergenz; direkte und konsensuelle Lichtreaktion.
- Mundhöhle: Rötung/Entzündung, z. B. Zahnfleisch, Tonsillen? Zahnstatus (orientierend); Gaumensegeldeviation? Soor? Foetor?
- Hals: Struma? Gestaute Halsvenen? LK-Schwellung?
- Ohren: Cerumen? Entzündung? Trommelfellperforation, Erguss?
- Nase: Rhinophym? Sekretion?

Haut und Schleimhäute:
- Exsikkosezeichen: „Stehende" Hautfalten? Trockene, borkige Zunge? Weiche Bulbi?
- Zyanose: peripher, zentral?

- Ikterus? Gelbfärbung der Skleren ab einem Serum-Bili > 2 mg/dl.
- Juckreiz, z. B. bei Cholestase, Ekzem, Parasiten?
- Anämie? Konjunktiven erscheinen ab einem Hb von etwa 8 g/dl blass.
- Temperatur? Im Nacken fühlen; Temperatur messen.
- Verletzungen / Wunden?
- Hauteffloreszenzen?
- Leberhautzeichen: Spider naevi, Bauchglatze?

Herz / Kreislauf:
- **Puls:** Seitengleich? Frequenz, Rhythmus (regelmäßig/unregelmäßig)? Bei fehlendem Radialispuls Femoralis-/Karotispuls palpieren.
- **Blutdruck:** Seitendifferenz (> 20 mmHg pathol.)? **Cave:** Nicht am gelähmten Arm messen; bei Dialysepat. nie am Shuntarm messen, bei mastektomierten Pat. nicht auf der operierten Seite.

Auskultation des Herzens:
- Rhythmus: Frequenz; Regelmäßigkeit; peripheres Pulsdefizit (Hinweis auf Vorhofflimmern).
- Herztöne:
    - 1. Herzton laut bei Fieber, Anämie, Gravidität; paukend bei Mitralstenose; gedämpft bei Kontraktilitätsverminderung, z. B. Myokarditis, Infarkt, Insuff., Perikarderguss; hörbar gespalten bei Schenkelblöcken und Extrasystolen.
    - 2. Herzton: Laut bei Aortensklerose, Hypertonus; gedämpft oder fehlend bei Aortenstenose.
- Herzgeräusche? Systolikum, Diastolikum? Fortleitung?

Thorax:
- Inspektion: Deformation? Fassthorax? Einziehung/Vorwölbung? Atemexkursion symmetrisch? Offene Verletzung, Prellmarken? Hautemphysem („Schneeballknistern")?
- Palpation: Stufenbildung? Druck-/Kompressionsschmerz? Krepitation?
- Perkussion: hypersonorer Klopfschall (z. B. Pneumothorax, Emphysem, Kavernen), Dämpfung (z. B. Hämatothorax, Pleuraerguss, Pneumonie). Atemverschieblichkeit?
- Auskultation der Lunge: abgeschwächtes Atemgeräusch, z. B. Hämatothorax, Pleuraerguss, Atelektase, Pneumothorax? Pleuritische Reibegeräusche? Feuchte Rasselgeräusche, z. B. Lungenödem? Pneumonie? Trockene Rasselgeräusche bei Obstruktion, z. B. Asthma bronchiale, chronisch obstruktive Bronchitis?

Abdomen:
- Inspektion: Prellmarken? Schürfungen? Hämatome? Narben? Verletzungen? Zeichen einer Lebererkrankung, z. B. Abdominalglatze, Caput medusae? Aufgetriebener Bauch (Faustregel zur **DD:** **F**ett, **F**ötus, **F**äzes, **F**latus).
- Auskultation: verstärkte Peristaltik, z. B. bei Gastroenteritis? Ohrnahe, klingende, hochfrequent metallische Darmgeräusche, z. B. bei Ileus? Spärliche oder keine Darmgeräusche, „Grabesstille", z. B. bei Darmparalyse, reflektorisch bei Perforation oder retroperitonealem Hämatom?
- Palpation: Abwehrspannung? Druck-/Loslassschmerz? Klopf- und Rüttelschmerz? Schmerzausstrahlung?
- Perkussion: Lebergröße? Tympanitischer Klopfschall, z. B. gasgefüllte Darmschlingen, freie Luft bei Perforation? Dämpfung des Klopfschalls, z. B. bei Aszites, bei Harnstau in der Blasenregion, bei Beckenringfraktur mit Hämatombildung?

- Rektale Untersuchung: Blut am Fingerling? Schmerzen? Fissur? Tastbarer Tumor? Prostata: Größe, Sulcus verstrichen, Konsistenz?
- Auch Genitalregion und Leisten inspizieren! Ekzeme, Hernien, Ausfluss?

Nieren und ableitende Harnwege:
- Nierenlager palpieren: Tumor? Klopfschmerz?
- Nierengefäßgeräusch periumbilikal?
- Blase gefüllt tastbar?

Wirbelsäule:
- Stauch-, Klopfschmerz? Muskelverspannungen? Eingeschränkte Beweglichkeit?
- **Cave:** bei V. a. WS-Verletzungen Pat. nicht bewegen.

Gelenke:
- Eingeschränkte aktive / passive Beweglichkeit?
- Deformationen? Verletzungen? Ödeme? Erguss? Entzündung? Empyem?

Extremitäten:
- Kolorit im Seitenvergleich, z. B. livide marmoriert, blass, hochrot
- Temperatur?
- Verletzungen? Achsenfehlstellung?
- Pulse?
- Schwellung? Venenfüllung? Phlebitis? Tiefer Kompressionsschmerz?

Lymphknoten:
- Vergrößerte LK tastbar (aurikulär, submandibulär, nuchal, zervikal, supra- / infraklavikulär, axillär, inguinal, kubital, popliteal)?
- Lage, Form, Größe, Verschieblichkeit, Schmerzhaftigkeit, Abgrenzbarkeit?

3.1.2 Neurologische Zusatzuntersuchung

Bei Polytrauma, SHT, Verletzungen von Wirbelsäule oder Extremitäten, Krampfanfall, Bewusstseinsstörungen, TIA, Paresen, Sensibilitätsstörungen, akut aufgetretenen Bewegungsstörungen, psychischen Auffälligkeiten, neurologischen / psychischen Erkr. in der Vorgeschichte.

Für eine orientierende neurologische Untersuchung sind zumindest ein Reflexhammer und eine Untersuchungslampe erforderlich.

Anamnese Speziell nach neurologischen / psychiatrischen Erkr. (auch in der Familie), Medikamenten- und Drogenabusus fragen.

Bewusstseinslage / Orientierung
- Bewusstseinslage: Reaktion auf Ansprache, Aufforderungen oder Schmerzreize
  - Benommenheit: geringfügige Verlangsamung des Denkens, etwas erschwerte Auffassung
  - Somnolenz: schläfrig, aber erweckbar, Orientierung (für Raum, Zeit, Personen und Zusammenhänge) unscharf, verlangsamtes Denken, herabgesetzte Aufmerksamkeit, erschwerte Auffassung
  - Sopor: tiefschlafähnlicher Zustand, kurzzeitige Erweckbarkeit nur durch lautes Anrufen oder stärkste Schmerzreize (dabei auch gezielte Abwehrbewegungen), keine Spontanbewegung
  - Koma: tiefe Bewusstlosigkeit, nicht erweckbar, keine oder nur sehr schwache / ungezielte Reaktion auf Schmerzreize (Glasgow Coma Scale ▶ Tab. 22.1 und Beurteilung des Komagrads ▶ Tab. 22.2)

- Stupor: Aktivitätsverlust bei wachem Bewusstseinszustand
- Synkope (▶ 5.9.1): kurz dauernde Bewusstlosigkeit
- Orientierung zu Zeit, Ort, Person, Situation?
- Sprache: Artikulation, Quantität, Geschwindigkeit?
- Denkvermögen: logisch zusammenhängend, formale Denkstörung?
- Gedankeninhalte: Zwänge, Wahninhalte, Halluzinationen?
- Gedächtnis: Kurzzeitgedächtnis (vor 1 h), Langzeitgedächtnis (ältere persönliche Daten)?

Herdsymptome   Z. B. Dysarthrie, Aphasie, Agnosie, Apraxie, Hemiparese.

Pupillomotorik
- **Normal:** Pupillen sind rund, isokor, prompte direkte und konsensuelle Lichtreaktion.
- **Anisokorie** = einseitige Pupillenerweiterung mit träger Reaktion auf direkten oder konsensuellen Lichteinfall: V. a. intrakranielle Raumforderung, z. B. Blutung, Tumor. DD bei Anisokorie und Lichtstarre: Optikusschaden, Okulomotoriusläsion, Augenkontusion, Z. n. Augen-OP, Augenprothese, Horner-Syndrom, Migräne, Glaukomanfall, Z. n. Applikation atropinhaltiger Augentropfen.
- **Beidseitige Störung der Pupillomotorik:** Z. B. bei Hirnstammschädigung / Dezerebration, intrakranielle Drucksteigerung. **DD:** Z. n. zerebralem Krampfanfall, Medikamenten-NW, Intoxikation.

Okulomotorik
- Nach Doppelbildern fragen, Finger zählen lassen. Pat. mit den Augen Finger des Untersuchers folgen lassen, Blickdeviation, Nystagmus?
- Gesichtsfeldprüfung ▶ 13.2

Motorik
Bei wachem, ansprechbarem Pat.:
- Willkürmotorik beobachten, grobe Kraft im Seitenvergleich prüfen, z. B. Händedruck, Arme / Hände / Beine / Füße gegen Widerstand des Untersuchers bewegen lassen.
- Arm- / Beinhalteversuch.
- Fazialisprüfung (▶ Abb. 3.1): Stirnrunzeln, Augenschluss, Zähne fletschen, Grimassieren, Backen aufblasen.

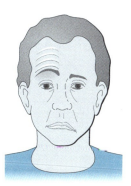 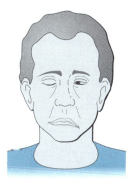

Abb. 3.1 Stirnrunzeln und Lidschluss bei peripherer Fazialisparese links [L106]

3 Untersuchungs- und Arbeitstechniken

> **DD periphere und zentrale Fazialislähmung:** Stirnast ist bei zentraler Lähmung nur minimal betroffen.

Bei Pat., der keiner Aufforderung folgt:
- Spontanbewegung beobachten: Wird z. B. eine Seite weniger bewegt?
- Reaktion auf seitengleiche Schmerzreize an den Innenseiten von Oberarmen und Oberschenkeln: Reaktion symmetrisch? Fluchtbewegung? Gezielte Abwehrbewegung? Streckkrämpfe?

Koordination
- Finger-Nase-Versuch, Knie-Hacken-Versuch, mit geschlossenen Augen durchführen.
- Ataxie, Intentionstremor, Dysmetrie?

Reflexprüfung (▶ Abb. 3.2)
- **Eigenreflexe:** aufgehoben z. B. bei Tabes dorsales, Myelitis, Neuritis; gesteigert bei Funktionsstörung der Pyramidenbahnen.
  – Arme: Brachioradialis-, Bizeps-, Trizepssehnenreflex.
  – Beine: Achilles- und Patellarsehnenreflex.
- **Fremdreflexe:** Ziliarreflex; Bauchdecken- und Kremasterreflex (sind bei frischen Paresen abgeschwächt oder fehlen).
- **Pathologische Reflexe** (z. B. Babinski-, Gordon- und Oppenheimer-Reflex) sind Ausdruck einer Pyramidenbahnschädigung.

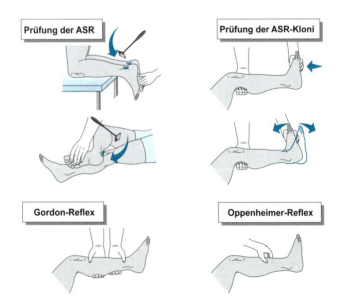

Abb. 3.2 Reflexprüfung [L106]

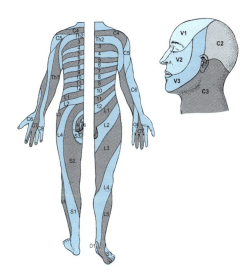

Abb. 3.3 Dermatome [L190]

Sensibilitätsprüfung Orientierende Prüfung durch Bestreichen der Haut (▶ Abb. 3.3), z. B. mit Wattestäbchen, Griff des Reflexhammers, evtl. auch mit bloßem Finger. Geprüft werden: Berührungs-, Schmerz-, Temperatur-, Vibrations- und Bewegungsempfinden. Seitenvergleich!

3.1.3 Sonografie

Die Sonografie ist das am häufigsten eingesetzte bildgebende Untersuchungsverfahren in der erweiterten klinischen Untersuchung.
Es stehen meist 2 verschiedene Schallköpfe zur Verfügung:
- Konvexschallkopf: 3,5–5 MHz, niederfrequent, höhere Eindringtiefe (z. B. Sonografie des Abdomens)
- Linearschallkopf: 7,5–10 MHz, hochfrequent, geringe Eindringtiefe, hohe Auflösung (z. B. Schilddrüsen-Sonografie)

Sonografie Abdomen
▶ Abb. 3.4, ▶ Abb. 3.5, ▶ Tab. 3.1, ▶ Tab. 3.2.

Indikation Unklare abdominelle Schmerzen, Beurteilung der intraabdominellen Gefäße, Funktionsstörung der einzelnen Bauchorgane, Blasenentleerungsstörung, Prostatavergrößerung, Staging und Verlaufskontrolle bei malignen Erkrankungen, bei Punktionen: Aszitespunktion.

Notfallsonografie
Die Notfallsonografie erfolgt nach dem eFAST-Protokoll (**e**xtended **F**ocused **A**ssessment with **S**onography for **T**rauma) und soll freie Flüssigkeit / Blutungen in Bauch-, Pleurahöhle und Herzbeutel detektieren.

Indikation Bauchtrauma, unklarer Abdominalschmerz, Thoraxtrauma, Dyspnoe.

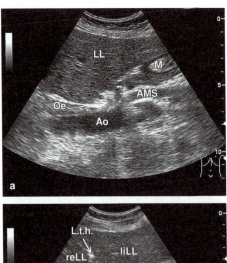

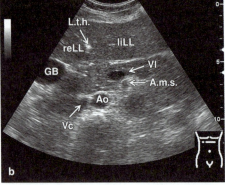

Abb. 3.4 **a** Oberbauchlängsschnitt mit linkem Leberlappen (LL), Magen (M), Ösophagus (Oe), A. mesenterica superior (AMS) und Aorta (A). **b** Oberbauchquerschnitt Vena cava (Vc), Aorta (Ao), A. mesenterica superior (A.m.s.), Vena lienalis (Vl), linkem Leberlappen (liLL), rechtem Leberlappen (reLL), Lig. teres hepatis (L.t.h.) und Gallenblase (GB) [M392]

Schallkopfpositionen ▶ Abb. 3.6.
1. Vordere Axillarlinie rechts: Hämatothorax? Morisson-Tasche?
2. Hintere Axillarlinie links: Milzverletzung? Hämatothorax? Koller-Pouch?
3. Suprapubisch: Douglas-Raum
4. Epigastrischer Winkel/subxiphoidal: Perikarderguss? Hämatoperikard?
5. Medioklavikularlinie 3. oder 4. ICR rechts: Hämatothorax? Pneumothorax?
6. Medioklavikularlinie 3. oder 4. ICR links: Hämatothorax? Pneumothorax?

Sonografie Schilddrüse
▶ Abb. 3.7.

Indikation Vergrößerung der Schilddrüse, tastbare Knoten, Schilddrüsenfunktionsstörungen, Amiodarontherapie, vergrößert tastbare Hals-LK.

3.1 Untersuchungstechniken

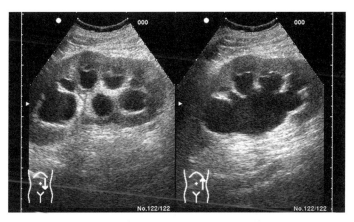

Abb. 3.5 Sonografie Harnstau [M512]

Tab. 3.1 Sonografie Abdomen: Normalbefunde	
Organ	**Normalbefund**
Pankreas	Parenchymmuster mit der Leber vergleichbar, im Alter echoreicher
Leber	• Echogenität vergleichbar mit der Niere • Größe in MCL: 12–14 cm, glatte Oberfläche, spitzwinkliger Unterrand
Gallenblase	Echofrei, glatte Wand, Größe in Abhängigkeit vom Füllungszustand variabel
Gallengänge	• DHC bis 7mm • Intrahepatische Gallenwege nicht darstellbar
Aorta	Durchmesser < 2 cm
Lymphknoten	Rundlich, echoarm, gut erkennbare Lymphknoten > 1 cm sind suspekt
Milz	Echogenität der Leber entsprechend, Dicke < 4 cm, Breite < 7 cm, Länge < 11 cm („4711")
Nieren	Isoechogen zu Milz und Leber, Dicke 3–5 cm, Breite 4–6 cm, Länge 9–12 cm; Parenchymbreite > 1,5 cm, kein Unterschied im Seitenvergleich
Harnblase	Echofreier Inhalt, Wanddicke < 7 mm
Prostata	Echoarm, Volumen < 25 ml
Gebärmutter	Länge < 8 cm, Breite < 4 cm, große Variabilität: Zyklustag, Zahl der Geburten, Menarche, Menopause
Ovarien	Echoarm, eingeschränkte Beurteilbarkeit in der abdominellen Sonografie
Darm	Wanddicke Dünndarm < 3 mm, Dickdarm < 5 mm

3 Untersuchungs- und Arbeitstechniken

Tab. 3.2 Sonografie Abdomen: pathologische Befunde

Erkrankung	Sonografiebefund
Appendizitis	Zunahme des Appendixdurchmessers, Wandverdickung, Kokarden-Phänomen, Flüssigkeit um die Appendix
Divertikulitis	Darmwandverdickung, entzündliche Umgebungsreaktion, freie Flüssigkeit
Cholezystitis	Wandverdickung, Mehrschichtung, Steinnachweis
Cholelithiasis	Steinnachweis, meist echoreich, dorsale Schallauslöschung
Steatosis hepatis	Echoreiche Leberparenchymveränderung
Leberzirrhose	Inhomogenes Parenchym, Gefäße rarefiziert, knotiger Leberrand
Pankreatitis	Echoarme Parenchymveränderung
Nephrolithiasis	Echoreiches Konkrement, echofreier Schallschatten
Harnstau	Echoarme Erweiterung des Nierenbeckens

Schallkopfpositionen
1. Paratrachealer Querschnitt, rechts und links
2. Paratrachealer Längsschnitt, rechts und links

Untersuchungskriterien
- Größe:
  - Berechnung des Lappenvolumens: Länge × Breite × Tiefe (in cm) × 0,52
  - Gesamtvolumen der Schilddrüse: ♀ 4–18 ml, ♂ 5–25 ml
- Echogenität des Parenchyms:
  - Normales Schilddrüsengewebe ist echoreicher als die angrenzende Halsmuskulatur.
  - Homogenität: homogen oder inhomogen
  - Immunthyreoiditis: echoarm und inhomogen
- Vorhandensein von Herdbefunden:
  - Lage
  - Größe
  - Solide oder zystisch
  - Echogenität
  - Randbegrenzung
  - Durchblutung
  - Halo
  - Kalk
- Benachbarte Strukturen:
  - Nebenschilddrüsen
  - Lymphknoten
  - Gefäße
  - Halszysten

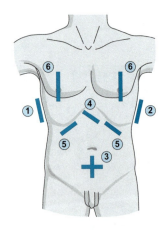

Abb. 3.6 Schnittebenen eFAST. Standard: 1 interkostal rechts; 2 interkostal links; 3 kleines Becken transversal und sagittal; 4 subxiphoidal; 5 subphrenisch; 6 thorakal [L157]

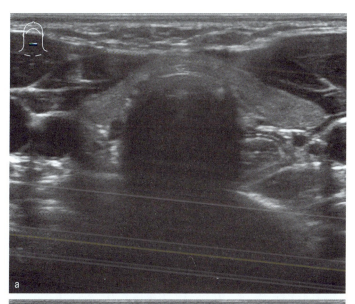
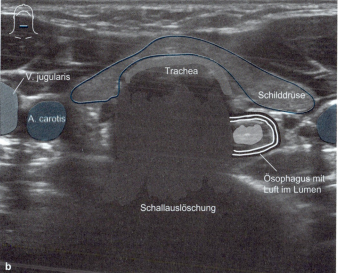

Abb. 3.7 Sonografie Schilddrüse: ventral der Trachea, echoreiches Binnenmuster. Leitstruktur: A. carotis [T954]

> **Sonomorphologische Malignitätskriterien**
> - Echoarmut
> - Mikroverkalkungen
> - Fehlen eines peripheren Halos
> - Unregelmäßige Begrenzung
> - Intranodulär erhöhter Blutfluss
> - Regionale Lymphknotenveränderungen: > 10 mm, kugelig, inhomogenes Zentrum

3.2 Injektionen

Martina Heßbrügge

3.2.1 Vorbereitungen

- Indikation der Applikationsform sowie Dosis streng prüfen
- Patienten zu Vorgehen und mögl. NW aufklären, Dokumentation
- Medikament bereitstellen (inkl. Kontrolle von Haltbarkeit und Beschriftung)
- Steriles Arbeiten, Haut- und Händedesinfektion, Wundverband / Pflaster
- Lagekontrolle der Nadel, ggf. durch Aspiration

> - Einmalhandschuhe schützen nicht vor Stichverletzungen.
> - Sicherheitskanülen mit klappbarer Schutzkappe sind obligat.
> - Lose Schutzhülle niemals zurück auf die gebrauchte Kanüle stülpen.
> - Kanülen und Nadeln nach Gebrauch sofort in Abwurfbehälter entsorgen.

3.2.2 Intrakutane Injektion

Indikationen I. c. Schmerztherapie, spez. Impfungen, Allergie- und Tuberkulosetestung.

Kontraindikationen Entzündung im Einstichbereich, allerg. Reaktion in der Anamnese.

Durchführung
- **Injektionsort:** Dermis, bevorz. Rücken, Arm
- **Material:** Spritze (0,5–2 ml), feine Kanüle (25 G / 0,5 braun, Dental-Kanülen)
- **Vorgehen:** Kanüle flach zur Hautoberfläche mit Schliff nach unten einführen, Aspirationsversuch: unblutig, dann vorsichtige Infiltration 0,1–0,2 ml, Haut wird weißlich

3.2.3 Subkutane Injektion

Indikationen S. c. Thromboseprophylaxe, Insulingabe, spez. Impfungen, Med. z. B. Morphin.

Kontraindikationen Lokale Hauterkrankungen, Hämatome.

Durchführung
- **Injektionsort:** Subkutis, bevorz. Oberschenkel, Unterbauch, evtl. Rücken
- **Material:** Spritze (0,5–2 ml), mittl.-feine Kanüle (23 G / 0,6 blau oder 25 G / 0,5 braun)

- **Vorgehen:** Hautfalte leicht anheben und Kanüle im Winkel von 45° einstechen, Aspirationsversuch: unblutig, vorsichtige Injektion, ggf. Druck oder Brennschmerz

3.2.4 Intramuskuläre Injektion

Indikationen I. m., spez. Impfungen, akute Schmerztherapie, Vitamin-B-Gabe, Medikamentengabe mit Depotwirkung.

Kontraindikationen Schock (▶ 4.6), V. a. Herzinfarkt (▶ 5.7.2), Lungenembolie (▶ 5.6.7), Thrombose (▶ 7.7), wegen möglicher späterer Lysetherapie; Entzündungen, Hämatome und Ödeme im Injektionsgebiet, Koagulopathie, Vorbehandlung mit Antikoagulanzien, Allergie.

> Die Indikation zur i. m. Gabe von Medikamenten ist eng zu stellen, insbes. wenn andere Applikationsformen, z. B. p. o., möglich sind. **Die Mehrzahl der Zwischenfälle bei intramuskulärer Injektion ist auf unsachgemäße Durchführung zurückzuführen.**

Ventrogluteale Injektion nach von Hochstetter

Durchführung
- **Material:** Spritze 0,5–5 ml, gelbe Kanüle (20 G, 38 mm).
- **Vorgehen:** Injektion im Stehen wg. Synkope nach Möglichkeit vermeiden; oder Pat. gut abstützen lassen, Injektionsseite soll Spielbein sein. Injektion im Liegen (▶ Abb. 3.8):
  - Re: Zeigefinger auf Spina iliaca ant. sup., Mittelfinger auf Crista iliaca legen
  - Li: Zeigefingerspitze auf den Unterrand der Crista iliaca, Mittelfinger auf Spina iliaca ant. sup. legen

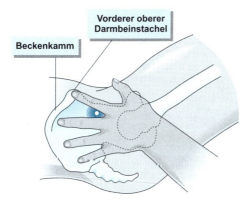

Abb. 3.8 Injektion i. m. nach von Hochstetter (ventrogluteal) [L157]

- In das so entstandene Dreieck (oberer äußerer Quadrant) in Höhe der Fingergrundglieder 2–3 cm tief senkrecht in den M. gluteus med. einstechen; Aspirationsversuch: unblutig, langsame Injektion

Komplikationen Von allen Injektionen höchstes Infektionsrisiko → Spritzenabszess, Gewebenekrosen bei Verletzung der Aa. glutealis superior oder inferior, Verletzung des N. gluteus sup. mit Lähmung des M. tensor fasciae latae. Die Gefahr der Verletzung des N. ischiadicus ist geringer als bei der Injektion in den M. gluteus max.!

Injektion in den Oberschenkelmuskel

Indikationen Alternative z. B. bei immobilisierten Pat., bei kachektischen Pat. (geringere Gefahr den Knochen zu treffen), bei Pat., die sehr häufig Spritzen bekommen.

Durchführung
- **Material:** blaue Kanüle 23 G / 30 mm
- **Vorgehen:** Oberschenkel im Hüftgelenk leicht gebeugt und innenrotiert. Injektion senkrecht in Vastus lateralis nach unblutiger Aspiration. **Cave:** Infektionsrisiko höher als bei Injektion nach von Hochstetter

Komplikationen Gefäßverletzung, Hämatom, Infektion, Schmerz bei Knochenkontakt.

Ventrogluteale Injektion nach Sachtleben (Crista-Methode)

Indikationen Bei Säuglingen und Kleinkindern, Impfungen.

Durchführung
- **Material:** blaue Kanüle 23 G1, Spritze 0,5–2 ml.
- **Injektionsort** liegt unterhalb der Crista iliaca auf einer gedachten Linie zwischen Eminentia cristae und Trochanter major:
  - Bei Säuglingen einen Fingerbreit unterhalb der Crista iliaca.
  - Bei Kleinkindern zwei Fingerbreit unterhalb der Crista iliaca.
- **Vorgehen:**
  - Entspannte Atmosphäre, Erklärung des Vorgehens.
  - Größere Kinder: Seitenlage.
  - Säuglinge und Kleinkinder: Hilfsperson nimmt Kind auf den Arm, umfasst Oberschenkel und Rücken, Arzt umfasst die Taille des Kindes.
  - Nach Hautdesinfektion senkrecht einstechen, unblutig aspirieren und langsam injizieren, danach Kanüle ruckartig entfernen, Injektionsstelle komprimieren und mit Pflaster abdecken.

Vor jeder i. m. Injektion Antikoagulanzieneinnahme und Allergien abfragen.

3.2.5 Intravenöse Injektion

Indikationen Wenn schneller Wirkungseintritt einer Substanz erforderlich ist; vital bedrohliche Zustände; akute Schmerzen.

Durchführung
- **Material:** Butterfly grün oder Kanüle blau, gelb, Spritze, Stauschlauch (RR-Manschette).

- **Injektionsort:** Ellenbeuge, Unterarm, Handrücken, V. jugularis externa. Ultima Ratio: Fußrücken. **Cave:** Thrombosegefahr. Bei Dialysepat. oder solchen, die evtl. dialysepflichtig werden, Armvenen schonen; bei Pat., die einer Intensivbehandlung zugeführt werden, direkt Venenverweilkanüle anlegen!
- **Vorgehen:** Oberhalb der ausgewählten Punktionsstelle Stauschlauch anlegen (außer bei V. jugularis externa), nicht zu fest (Puls sollte tastbar sein → RR-Manschette vorsichtig über diastolischen Druck einstellen), Vene palpieren, Haut großzügig desinfizieren (Venen treten besser hervor), Kanüle mit Öffnung nach oben in leichtem Winkel (etwa 30°) in die Vene führen, gleichzeitig mit der anderen Hand die Haut im Bereich der Vene nach distal fixieren, nach Lagekontrolle durch Blutaspiration Stauschlauch öffnen, Nadel am Ansatz gut festhalten, grundsätzlich **langsam** injizieren (auch spezifische Medikamentenvorschriften beachten). Tupfer auflegen, nach Herausziehen der Nadel Einstichstelle komprimieren – Arm nicht beugen lassen! Beim Wechseln der Spritze zur Gabe mehrerer Medikamente, Tupfer unter die Kanüle legen (Blut tropft sonst ins Bett). Stets erneut aspirieren, um stabile intravenöse Lage zu kontrollieren.

Komplikationen Hämatom (häufig; Pat. i. d. R. Aufklärung vorbeugend darauf hinweisen), Nachblutung, Nervenverletzung, AV-Fistel (selten), paravasale Injektion.

Tupfer einmal falten, über Einstichstelle legen, mit Pflasterstreifen unter Zug festkleben.

3.3 Venöse Zugänge

Martina Heßbrügge

3.3.1 Venenverweilkanüle / Anlegen einer Infusion

Indikationen I. v. Gabe mehrerer Medikamente und / oder Infusion, Notfallversorgung.

Material Verweilkanülen z. B. 17 G oder 18 G, hautschonendes Pflaster, evtl. Mandrin zum Verschließen, Adapter, Stauschlauch, Desinfektionsspray.

Punktionsort Gut sichtbare / tastbare Vene an den oberen Extremitäten, Handrücken, Unterarm, Ellenbeuge. **Cave:** A. brachialis. Ideal: ausgeprägte Y-Gabelung der Handvenen.

Möglichst keine Venenpunktion auf der Seite einer Parese, Verletzung, Shuntanlage, LK-Entf.

Vorgehen
- Desinfektion, Haut über Vene straff spannen, Vene mit Verweilkanüle im 30°-Winkel punktieren, zeigt sich Blut am transparenten Ende der Kanüle Stahlmandrin zurückziehen, gleichzeitig Kunststoffkatheter unter Fixieren

der Haut einige Millimeter, bei fehlendem Widerstand bis zum Anschlag vorschieben, Mandrin entfernen.
- Kanüle mit Pflasterstreifen sichern (▶ Abb. 3.9).
- Vene oberhalb der Kanüle mit Daumen komprimieren, Verschlussstöpsel oder Infusion steril aufschrauben.
- Infusionsschlauch mit Pflaster gegen Zug sichern.
- Bei missglückter Punktion Kanüle und Stau belassen und andere Vene wählen.

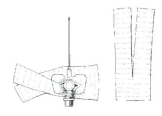

Abb. 3.9 Fixieren einer Venenverweilkanüle [L190]

- Bei schwierigen Venenverhältnissen: klopfen, reiben, besprühen, Stau erneuern.
- Pat. evtl. trinken lassen, lagern: je tiefer der Arm, desto voller die Vene.

3.3.2 Implantierbare Port-Systeme

Subkutan implantierte Injektionskammer mit zentralem Venenkatheter.
- **Vorteile:** völlig von Haut bedeckt, daher problemlose Körperpflege, geringe Infektionsgefahr.
- **Nachteile:** Anstechen nur mit Spezialnadeln (Hubernadeln mit 90° gewinkelter Kanüle, z. B. Farmacia-Gripper®-Nadeln). Pat. muss „gepiekst" werden; maximal zwei Kammern → mögliches Infusionsvolumen dadurch etwas limitiert.
- **Cave:** Auf keinen Fall normale Kanülen verwenden, da diese Stanzdefekte verursachen.

Hinweise für den Umgang
- Steril arbeiten! Beach-chair-Position, Rücken angelehnt
- Zum Anstechen nur Portnadeln verwenden, 2–5 ml-Spritzen
- Geschlossene luftfreie Systeme anschließen. **Cave:** Luftembolie!
- Vor Herausziehen der Nadel den Port mit 5 ml Kochsalz-Lösung spülen

3.4 Parenterale Zugangswege bei Kindern

Martina Heßbrügge

3.4.1 Mögliche Zugangswege

- Venöser Zugang (▶ 3.4.2).
- Intraossärer Zugang (▶ 3.4.3): wenn es schnell gehen muss, sichere Alternative zur Venenverweilkanüle.
- Zungenmuskel: Atropin kann im Notfall in den Zungengrund i. m. injiziert werden.

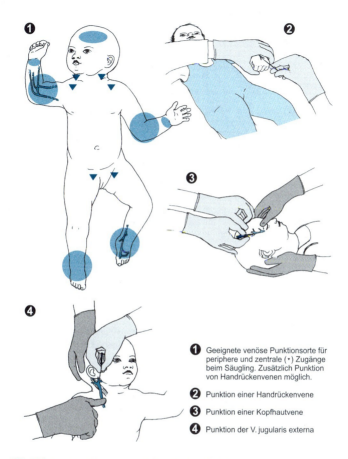

1. Geeignete venöse Punktionsorte für periphere und zentrale (•) Zugänge beim Säugling. Zusätzlich Punktion von Handrückenvenen möglich.
2. Punktion einer Handrückenvene
3. Punktion einer Kopfhautvene
4. Punktion der V. jugularis externa

Abb. 3.10 Periphere Zugangswege beim Säugling [L106]

3.4.2 Venöser Zugang

Vorgehen Prinzipiell gleicht das Vorgehen dem beim Erwachsenen; die kleineren anatomischen Verhältnisse und die oft unruhigen und unkooperativen Kinder erfordern besondere Sorgfalt (▶ Abb. 3.10 und ▶ Tab. 3.3).
In Ruhe EMLA-Pflaster auf beste Vene, z. B. Handrücken, Ellenbeuge, Fußrücken, aufbringen und einwirken lassen. Bei Säuglingen Kopfvene, im Notfall V. jugularis externa. Kind mit Hilfsperson beruhigen, ablenken, fixieren.

> In der Kubitalregion kann man aus Versehen eine Arterie treffen.

3 Untersuchungs- und Arbeitstechniken

Tab. 3.3 Venenverweilkanülen im Kindesalter	
Alter	Kanülengröße (G)
Säuglinge (bis 1 J.)	22 (hellblau) oder 24 (hellgelb)
Kleinkinder (1–6 J.)	22 (hellblau)
Schulkinder (ab 6 J.)	22 (hellblau) bis 14 (orange)

Punktion von Kopfhautvenen
Häufig einfacher als am Arm. Wirkt aber auf Eltern sehr brutal, daher die Eltern gut vorbereiten und genau erklären, was man macht und warum.

Vorgehen Säugling auf den Rücken legen und Kopf von Hilfsperson / Elternteil festhalten lassen. Falls Venen schlecht zu sehen sind, Kind notfalls zum Schreien bringen. Auch diese Maßnahme unbedingt erklären. Bei Bedarf rasieren, bis Vene gut sichtbar (Kanüle lässt sich dann auch besser mit Pflasterstreifen fixieren). Flussrichtung mittels Ausstreichen und Beobachten der erneuten Füllung feststellen. Punktionsort desinfizieren, Haut mit der nicht dominanten Hand straff spannen und Vene mit einem Finger stauen. Kanüle in Fließrichtung des venösen Blutes legen und gut festkleben.

> Wird nach Durchspritzen der Nadel die umgebende Haut weiß, wurde eine Arterie punktiert. Dann Kanüle gleich entfernen, sonst Gefahr von Kopfhautnekrosen.

3.4.3 Intraossärer Zugang

Indikationen Im Notfall, im Palliativdienst, Medikamentengabe.

Kontraindikationen Hautinfektion im Punktionsbereich, offene Fraktur der Tibia.

Durchführung (Punktion der Tibia, ▶ Abb. 3.11).

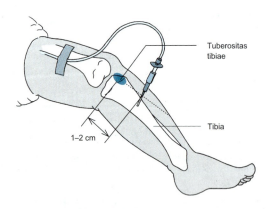

Abb. 3.11 Intraossäre Punktion beim Kleinkind [L157]

- **Material:** Intraossärnadel C-DIN-16–3,0-T45-DKM-M, für Neugeborene und Säuglinge bis 3 Mon. C-DIN-18–3,0-T45-DKM-M. Sterile Handschuhe, Lochtuch, ggf. Lokalanästhesie.
- **Vorgehen:** Bein stabil lagern, Kniegelenk unterpolstern, Schienbeinhöcker und -innenkante tasten. **Einstichstelle:** mediale Schienbeinfläche, 1–3 cm unterhalb der Mitte der Tuberositas tibiae. Sprühdesinfektion, Unterschenkel mit Daumen und Zeigefinger der nicht dominanten Hand an der Schienbeininnen- und -vorderkante in Höhe der Einstichstelle fixieren. Nadelgriff mit Daumen und Mittelfinger der anderen Hand umfassen, Zeigefinger auf der Haut neben der Nadelspitze abstützen. Mediale Schienbeinfläche in einem Winkel von 90° mit kräftigem Druck punktieren. Nach Erreichen des Knochens die Nadel mit einer gleichmäßigen Drehbewegung im Uhrzeigersinn und konstantem axialen Druck durch das Knochengewebe bohren, bis ein Widerstandsverlust nach Durchdringen der Kortikalis spürbar ist. Stützplatte der Nadel festhalten und dann Trokar gegen den Uhrzeigersinn drehend aus dem Schaft entfernen. Aspirationstest (Blut, Knochenmark) durchführen.

Medikamentengabe Wirkeintritt, Wirkspiegel und Dosierung entsprechen der i. v. Gabe. Ist die Nadel verstopft (meist mit Knochenmark): Nadel entfernen und eine neue in die ursprüngliche Punktionsstelle einstechen. Für eine erfolgreiche rasche Volumensubstitution muss u. U. mit Druck infundiert werden: per Hand oder mit Blutdruckmanschette (bis 300 mmHg aufpumpen). Mit verlängerter Wirksamkeit von Medikamenten durch Depotbildung im Knochenmark rechnen.

Komplikationen Tibiafraktur, Kompartmentsyndrom, Osteomyelitis, Verletzungen der Epiphysenfugen mit nachfolgender Wachstumsstörung (deshalb Stichrichtung weg von der Epiphysenfuge), Gewebenekrosen.

> Ossäre Punktion ist nicht schmerzhafter als die Anlage einer Venenverweilkanüle, die intraossäre Infusion, insbes. mit Druck, ist jedoch sehr schmerzhaft.

3.5 Blasenkatheter

Gabriele Fobbe

3.5.1 Transurethraler Blasenkatheter

Indikationen Akuter Harnverhalt mit hoch stehender Blase und Schmerzen, Verbesserung der Lebensqualität/auf Wunsch bei Palliativpatienten. Im ärztlichen Bereitschaftsdienst nur therapeutisch, nie diagnostisch!

Kontraindikationen Verletzung der Harnröhre (erkennbar an Blutung – aber kurzfristige, geringe Blutbeimengung kann vorkommen).

Material Katheter (♀10–14 Ch., ♂12–16 Ch., Größe an den Meatus urethrae externus anpassen), bei Einmalkatheterismus Katheter aus PVC, bei Langzeitdrainage aus Vollsilikon. Katheterset mit Schale, Tupfer, sterilen Handschuhen, sterilem Lochtuch; Schleimhautantiseptikum, Oberflächenanästhetikum, sterilem Gleitmittel, Spritze mit Aqua dest. zur Blockung. Steriles und geschlossenes Ableitungssystem. **Cave:** Kathetersets sind nicht zu Lasten der gesetzlichen Krankenkassen verordnungsfähig.

- Strenge Asepsis!
- Keine Gewaltanwendung, bei Widerstand Katheter zurückziehen und drehen, danach erneut vorsichtig vorschieben.

Vorbereitung Hygienische Händedesinfektion, sterile Materialien auf steriler Fläche bereitlegen.

Vorgehen bei Männern
- Rückenlage, Becken leicht erhöht lagern.
- Sterile Handschuhe. Steriles Lochtuch um den Penis platzieren.
- Rechtshänder fassen mit der linken Hand den Penis und ziehen die Vorhaut zurück. **Cave:** Die linke Hand ist dann unsteril. Mit der rechten (sterilen) Hand Harnröhrenöffnung und Glans penis desinfizieren, mit 3–4 Tupfern und PVP-Jod-Lösung (z. B. Polysept®).
- Gleitmittel in die Harnröhre installieren (z. B. Instillagel®) und nach kurzer Einwirkzeit Katheter einführen.
- Penis mit der linken Hand nach oben strecken und Blasenkatheter etwa 10 cm in die Harnröhre vorschieben. Wird ein leichter Widerstand spürbar, Penis unter leichtem Zug absenken und Katheter weiterschieben bis Urin fließt. Katheter noch 5 cm weiter vorschieben, Ballon mit 5–10 ml Aqua dest. blocken, vorsichtig zurückziehen bis federnder Widerstand spürbar wird.

Wegen Gefahr der Paraphimose Vorhaut reponieren.

Vorgehen bei Frauen
- Hygienische Händedesinfektion und Vorbereitung der Materialien entsprechen dem Katheterismus beim Mann.
- Rückenlage, Becken leicht erhöht, Beine aufgestellt und gespreizt.
- Sterile Handschuhe. Lochtuch so platzieren, dass die Harnröhrenöffnung zu sehen ist.
- Vulva von ventral nach dorsal desinfizieren, dann mit der linken Hand (Rechtshänder) Labien spreizen. **Cave:** Die linke Hand ist jetzt unsteril. Große und kleine Schamlippen und Harnröhrenöffnung desinfizieren. Der letzte Tupfer wird im Vaginaleingang belassen.
- Katheter in die Harnröhre einführen bis Urin fließt, Dauerkatheter wenige Zentimeter vorschieben und Blockballon mit 5–10 ml Aqua dest. füllen. Vorsichtig zurückziehen, bis man einen federnden Widerstand spürt. Tupfer aus dem Vaginaleingang entfernen.

Komplikationen Katheter-assoziierte Harnwegsinfektionen, Harnröhrenverletzung.

- Kein Urin im Beutel: Lage prüfen? Katheter durchgängig? Besteht Anurie?
- Katheter entblockt? Defekt? Evtl. Katheter neu legen
- Urin trübe → V. a. Infektion? Wie lange liegt Katheter schon? Bei Katheter-assoziierter Infektion Katheter zu Beginn der Antibiose wechseln oder entfernen.
- Blutspuren im Urin nach Selbstentfernungsversuch? Lage prüfen, evtl. entfernen → Indikation überprüfen

- Katheter auf Verkrustungen überprüfen → im Rahmen der normalen, täglichen Körperpflege mit Seifenlotion entfernen → Unterweisung der Angehörigen

Anlage und Wechsel eines transurethralen Blasenkatheters sind Teil der medizinischen Behandlungspflege. Sie sind an Pflegefachpersonal delegierbar.

3.5.2 Suprapubische Blasenkatheter

Das Legen eines suprapubischen Blasenkatheters ist keine Methode des ärztlichen Bereitschaftsdienstes und sollte dem Urologen vorbehalten bleiben. Es kann aber ein liegender suprapubischer Katheter vorgefunden werden, der Probleme macht oder gewechselt werden muss.

Indikationen Harnröhrenstrikturen, bei länger erforderlicher Urinableitung zur Umgehung und Schonung der Harnröhre (Traumatisierung der Urethra mit Entwicklung von Strikturen wird vermieden).

Material Zystotomie-Set mit Führungsdraht (z. B. Cystofix®), Silikonkatheter, Verbandszeug (sterile Kompressen und Hautdesinfektionsmittel) meist beim Pat. vorhanden, da regelmäßiger Verbandswechsel zur Katheterpflege gehört.

Durchführung Der Wechsel erfolgt unter sterilen Bedingungen in Seldinger-Technik mittels Führungsdraht. Wenn möglich die Blase vor dem Wechsel mit einem geringen Volumen steriler Kochsalzlösung auffüllen.

Komplikationen Bei Via falsa Schmerzen, evtl. Peritonitis (▶ 5.2.3).

- Wenn kein Urin fließt, Katheter vorsichtig anspülen. Katheteröffnung evtl. von Koagel u. Ä. verlegt.
- Urin getrübt? Hinweis auf Entzündung → Zystitis (▶ 14.1.2)?
- Katheterwechsel regelmäßig durchgeführt (mind. alle 2 Mon. vom Urologen)?
- Hinweise auf Verkrustungen?
- Katheterwechsel bei leerer Blase ohne bereitliegenden Ersatzkatheter: Kulissenverschiebung → kein Einführen möglich

3.6 Ernährungssonden

Gabriele Fobbe

3.6.1 Arten von Ernährungssonden

Im ärztlichen Bereitschaftsdienst können Pat. mit liegenden Ernährungssonden angetroffen werden; meist Patienten mit Demenzerkrankungen oder Schluckstörungen, Tumorpatienten mit gastrointestinaler Obstruktion.
- Nasale Ernährungssonde: nur bei Kurzzeiternährung; nasogastrale oder nasointestinale Position

- Perkutane Sonden:
  - PEG: gastrale Ernährungssonde
  - JET-PEG: PEG mit jejunalem Schenkel, der gastrale Schenkel kann bei Magenentleerungsstörungen zur Ableitung von Magensekret genutzt werden
  - PEJ: jejunale Ernährungssonde
  - Button / Gastrotube: von außen gelegt bei bereits ausgebildetem Gastrostoma, mit Ballon geblockt

3.6.2 Magensonde

Indikationen Im ärztlichen Bereitschaftsdienst zur Entlastung bei Palliativpatienten mit gastrointestinaler Obstruktion und Erbrechen.

Legen einer Magensonde
- Information des Patienten. Einverständniserklärung ist erforderlich
- Vorbereitung der Sonde: Sonde wird durch vorheriges Anfeuchten gleitfähiger, durch Aufbewahrung im Kühlschrank steifer und lässt sich beim ersten Versuch besser schieben (hat der Pat. Sonde zu Hause, Angehörige entsprechend instruieren).
- Hygienische Händedesinfektion
- Zahnprothesen entfernen, Anästhesie des Nasengangs und der Rachenhinterwand mit Lidocainspray (z. B. Xylocain Pump®)
- Sonde beim sitzenden Patienten durch die Nase einführen, zunächst in Extensionsstellung des Kopfes; wenn die Sonde den Mesopharynx erreicht hat, den Kopf auf die Brust legen. In kleinen Schlucken Flüssigkeit über einen Strohhalm trinken lassen.
- Kontrolle der Sondenlage: Inspektion von Mund- und Rachenraum, Einblasen von Luft mit einer Magenspritze (wenn vorhanden, sonst 20-ml-Spritze) und Auskultation des Luftaustritts im epigastrischen Winkel. Bei Hustenreiz oder Luftnot, Sonde aus der Trachea zurückziehen!
- Die Sonde hinter das Ohr führen und mehrfach an Nase und Wange fixieren.

Komplikationen
- Aspiration bei Motilitätsstörungen, Erbrechen (▶ 5.3)
- Diarrhö (▶ 5.4) durch zu schnelles Einlaufen der Sondennahrung, zu niedrige Temperatur, zu hohe Konzentration, bei Störung der Fettverdauung, Laktoseintoleranz, bakterielle Kontamination
- Dehydratation, Hypernatriämie durch unzureichende Wasserzufuhr
- Druckschäden durch zu langes Liegen der Sonden
- Obstruktion der Sonden (besonders nach Applikation von Medikamenten)
- Abdominalschmerzen (Lagekorrektur)

3.6.3 Perkutane endoskopische Gastrostomie (PEG)

Wird nicht im Bereitschaftsdienst gelegt, kann aber Konsultationsanlass aufgrund von Problemen sein.

Komplikationen Wundinfektion, dadurch evtl. Peritonitis (▶ 5.2.3). Schmerzen im Bereich des Punktionskanals (Schmerztherapie ▶ 20.1), lokale Blutung (→ lokale Wundbehandlung), Refluxösophagitis, Verstopfen der Sonde.

Pflege
- Offenhalten durch Gabe von zimmerwarmem Trinkwasser, ca. 40 ml, bei jejunalem Schenkel ggf. mit isotonischer Kochsalzlösung
- Regelmäßige Mobilisation der Sonde. **Cave:** nicht bei Sonden mit jejunalem Schenkel oder jejunalen Sonden
- Spülen vor und nach jedem Gebrauch mit frischem Trinkwasser
- Bei kontinuierlicher Nahrungszufuhr 2 × tgl. spülen
- Bei Verstopfung Versuch der Spülung mit kohlensäurehaltigem Wasser, Ascorbinsäure, Cola oder Pepsinwein. **Cave:** keine mechanischen Eröffnungsversuche unternehmen

> Hinweise zur Sondengängigkeit, Zermörserbarkeit und Löslichkeit von Medikamenten finden sich unter http://www.pharmatrix.de.

3.7 Pleurapunktion
Martina Heßbrügge

3.7.1 Pleurapunktion bei Erguss

Indikationen Im ärztlichen bzw. palliativen Bereitschaftsdienst nur im Ausnahmefall, z. B. bei ausgedehnten Ergüssen zur Entlastung des Pat. mit ausgeprägter Dyspnoe.

Material Punktionsset mit Rotanda-Spritze oder 50-ml-Spritze mit 3-Wege-Hahn. Punktionskanüle (z. B. Venenverweilkanüle) 16 G (grau) oder 17 G (gelb), Lokalanästhetikum (5 ml Lidocain 1 %), Kanüle zur Vorpunktion, Ablaufbeutel oder -gefäß, sterile Handschuhe, Desinfektionsspray, sterile Tupfer, Pflaster.

Durchführung (▶ Abb. 3.12 a + b)
- **Punktionsstelle:** Oberrand der Rippe, da Interkostalnerven / -gefäße am Unterrand verlaufen. Dorsolateral in der hinteren Axillar- oder Skapularlinie unterhalb des Ergussdämpfungsrands.
- **Vorgehen:**
  - Pat. bequem sitzen lassen. Arme auf Stuhllehne, Kissen unterlegen, Rücken frei. Erguss perkutieren und auskultieren. Punktionsstelle markieren, desinfizieren.

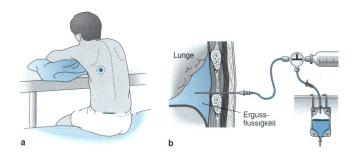

Abb. 3.12 Pleurapunktion. **a** Haltung des Pat. und **b** Punktionsstelle [L106]

- Lokalanästhetikum-Depot (5 ml Lidocain 1 %) am oberen knöchernen Rand der Rippe setzen, dann tiefer liegendes Gewebe bis auf die Pleura parietalis infiltrieren, dabei Probepunktion unter Aspiration.
- Punktionskanüle senkrecht zur Haut am oberen Rippenrand (in das Depot) einstechen. Unter ständiger Aspiration (im leichten Zickzack von oben nach unten) vorschieben. Sobald sich Pleuraflüssigkeit aspirieren lässt, Stahlnadel zurückziehen, Kunststoffschlauch einige Millimeter vorschieben, fixieren.
- Maximal 1 l punktieren, Pflasterverband, Auskultation, RR-Kontrolle.

Pleurapunktion bei starkem Hustenreiz und Unruhe des Pat. abbrechen.

3.7.2 Pleurapunktion bei Spannungspneumothorax

- **Pneumothorax:** Luftansammlung im Pleuraspalt (z. B. nach Trauma, iatrogen, Platzen einer Emphysemblase).
- **Spannungs- oder Ventilpneumothorax** (v. a. nach Trauma; ▶ Abb. 3.13): Wenn bei der Inspiration Luft in den Pleuraraum gelangt und aufgrund eines Ventilmechanismus in der Exspiration nicht mehr entweichen kann. Es kommt zu Überdruck, Mediastinalverdrängung zur gesunden Seite → Lebensgefahr!

Lebensrettende Entlastungspunktion bei Pneu im 2. oder 3. ICR ventral in MCL.

Material Großlumige Verweilkanüle, z. B. Größe 14 G (orange) oder 16 G (grau).

Durchführung
- Oberkörperhochlagerung, Hautdesinfektion, Identifikation des 2. bzw. 3. ICR. Infiltration 3. bzw. 4. Rippe in MCL und des Stichkanals mit 3–5 ml Lidocain 1 %.
- Senkrechte Hautpunktion durch LA-Quaddel mit Verweilkanüle, dann Vorschieben der Kanüle auf dem Oberrand der 3. bzw. 4. Rippe. Nach Passieren der Rippe und Interkostalmuskulatur Metallkanüle um etwa 5 mm zurückziehen, sodass die scharfkantige Spitze nicht mehr aus der Plastikkanüle hervorragt.
- Kanüle waagerecht weiterschieben, bis hörbar Luft entweicht → schlagartige Befundbesserung durch Entlastung des Überdrucks im Pleuraraum.

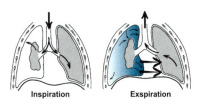

Abb. 3.13 Geschlossener Spannungspneumothorax [A300]

- Metallkanüle herausziehen, Plastikkanüle fixieren und mit steriler Kompresse abdecken. Das Anbringen eines eingeschnittenen Fingerlings (Tiegel-Kanüle) zur Verhinderung des Lufteinstroms in der Inspiration ist nicht erforderlich, das primäre Ziel der Notfalltherapie ist die Druckentlastung und nicht die Lungenentfaltung.

Bei weiterbestehender respiratorischer Insuffizienz Intubation (▶ 4.4.3).

3.8 Aszitespunktion

Gabriele Fobbe

Indikation Im Bereitschaftsdienst nur zur Entlastung bei massivem Aszites (▶ Abb. 3.14).

Kontraindikation Hämorrhagische Diathese, hepatisches Präkoma, bekannte große Ovarialzysten.

Material Parazentesenadel oder Venenverweilkanüle 18 G/grün, Infusionsbesteck, Auffanggefäß (z. B. Urinbeutel), sterile Kompressen, Pflaster, Lokalanästhetikum, sterile Handschuhe, Desinfektionsmittel.

Vorgehen
- Blase entleeren lassen.
- Punktionsstelle aufsuchen: Punktion bds. möglich, kaudale Quadranten, McBurney-Punkt oder kontralateraler McBurney.
- Hautdesinfektion.
- Lokalanästhesie der Haut, zunächst Hautquaddel, dann Infiltrationsanästhesie. Bei Aspiration von Aszites Nadel entfernen und Stichrichtung und -tiefe merken.
- Punktionsnadel nach hinten, unten und lateral vorschieben, wobei Pat. die Bauchdecke anspannen soll (pressen). Z-Durchstichtechnik, um Nachlaufen des Aszites aus der Punktionsstelle nach Entfernen der Nadel zu vermeiden.
- Wenn Aszites sichtbar wird, Trokar entfernen und Ableitungssystem mit Drei-Wege-Hahn anschließen.

Komplikationen Darmverletzung mit konsekutiver lokaler/diffuser Peritonitis (▶ 5.2.3), Blutung, Hypovolämie.

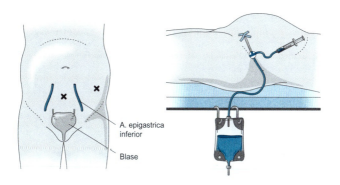

Abb. 3.14 Aszitespunktion [L106]

3.9 Wundversorgung

Michael Masrour

3.9.1 Vorbereitung

Vor der Durchführung der geplanten Lokalanästhesie muss unbedingt die Durchblutung, die Motorik und die Sensibilität überprüft und dokumentiert werden, da nach der Lokalanästhesie dies nicht mehr aussagekräftig überprüfbar ist. Vor der weiteren genaueren Inspektion der Wundverhältnisse erst die Lokalanästhesie anlegen. Auf Fremdkörper, Taschenbildung, Sehnen-, Knochen-, Bursabeteiligung, Nerven- und Gefäßverletzungen achten.

3.9.2 Lokalanästhesie

Infiltrationsanästhesie

Unter der Infiltrationsanästhesie versteht man die direkte Infiltration des Operationsgebiets subkutan, intrakutan oder intramuskulär. Diese Art der Anästhesie wird verwendet zur Versorgung kleiner Wunden, Punktionen oder Entfernung oberflächlicher Tumoren.

Eine Sonderform ist der Felderblock als indirekte Anästhesie durch Umspritzen des Versorgungsgebiets, welches selbst nicht infiltriert wird. Diese Art der Anästhesie wird angelegt zur Versorgung einer Wunde, Fremdkörperentfernung, Entfernung kleiner Weichteiltumoren und z. B. Eröffnungen von kleinen Abszessen.

Durchführung
- **Lokalanästhetikum:** Niedrig konzentriertes Lokalanästhetikum wählen, welches sich gut im Gewebe ausbreitet, z. B. Lidocain (z. B. Xylocain®) 0,5–1 %, Mepivacain (z. B. Scandicain®) 0,5–1 %. Prilocain (Xylonest®) kann bei hoher Dosierung eine Methämoglobinbildung auslösen → Lippenzyanose. Sind große Volumina nötig, niedrigste Konzentration wählen. **Cave:** Bei Überschreitung der Maximaldosis oder auch bei intravasaler Applikation sind vegetative und kardiologische Komplikationen möglich.
- **Vorgehen:** Nach chirurgischer Hautdesinfektion Nadel seitlich vom OP- bzw. Wundgebiet einstechen, vorschieben, nach Aspiration (intravasale Lage ausschließen) unter vorsichtigem Injizieren ohne Druck bis zum Einstich zurückziehen. Dann die Nadelrichtung ändern, wieder vorschieben und analog unter fächerförmiger Nadelführung das OP-Gebiet um- und unterspritzen. Bei Infiltrationen größerer Bezirke zuvor einen venösen Zugang anlegen, um auf eine evtl. auftretende Kreislaufdysregulation sofort reagieren zu können. Notfallmedikamente und Equipment griffbereit halten.

> - Bei Wundversorgung wegen Gefahr der Keimverschleppung nie vom inneren Wundrand aus punktieren!
> - Ausgedehnte Infiltration in gut durchbluteten Bezirken (z. B. Gesicht) führt schnell zu hohen Plasmaspiegeln und damit zur Gefahr toxischer NW → zulässige Höchstdosis vorher ausrechnen.
> - Zur Inzision eines Abszesses i. d. R. keine Infiltrationsanästhesie, wenn überhaupt dann Anlage eines Felderblocks: Lokalanästhetika sind bei saurem Gewebe-pH in entzündeten Gebieten nur unzureichend wirksam. Gefahr der Keimverschleppung.

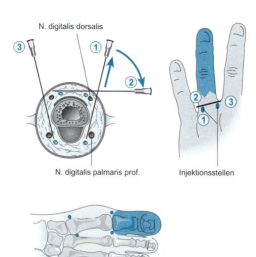

Abb. 3.15 Leitungsanästhesie nach Oberst [L106]

Leitungsanästhesie nach Oberst

Indikationen Zur Wundversorgung oder Entfernung von Fremdkörpereinsprengungen an Fingern und Zehen (▶ Abb. 3.15).

Durchführung Chirurgische Hautdesinfektion. Einstich mit einer 18-/22-G-Nadel dorsalseitig an einer Fingerseite in Höhe der Fingergrundgliedbasis (an den Zehen entsprechend). Betäubung der 1. Einstichstelle durch Setzen eines kleinen subkutanen Depots.
Dann mit der Nadel vorsichtig tiefer gehen in Richtung Fingernerven und nach Aspiration Lokalanästhetikum-Depot (z. B. Lidocain 2 % **ohne** Adrenalinzusatz!) von 1–2 ml setzen. Dann quer auf die Gegenseite stechen und 2. Einstichstelle in selbiger Technik infiltrieren. Wieder mit der Nadel tiefer gehen, aspirieren und jeweils 1–2 ml LA an die Fingernerven injizieren. Insgesamt maximal 5 ml verwenden.
Alternativ kann diese Betäubungstechnik auch von beugeseitig durchgeführt werden. Hierzu wird beugeseitig über der Grundgliedbeugefalte des zu betäubenden Fingers oder der Zehe ca. 1 ml Lokalanästhetika nach radial und ulnar injiziert.
Cave: Nicht mehr als 2 Finger/Zehen gleichzeitig nach Oberst betäuben.

Komplikationen Allergische Reaktion, HRST, Infektion, intravasale Injektion, Nervenverletzung, Durchblutungsstörungen.

3.9.3 Primärversorgung

Desinfektion und Wundreinigung
- An behaarten Körperstellen zunächst einen etwa 1 cm breiten Saum rasieren.
  Cave: Augenbrauen nie rasieren, sie wachsen nicht mehr nach!

- Wunde und Haut dreimal mit z. B. Betaisodona®, Octenisept® oder Kodan® reinigen; bei Allergie evtl. Sterilium®. Betaisodona® oder Ocenisept® brennen kaum, deswegen bevorzugt in Wundnähe und an Schleimhäuten verwenden.
- Taschenreiche Wunden: desinfizierendes Bad mit z. B. Betaisodona®-Lsg., Octenisept® oder Händewaschen mit Betaisodona® und Seife.
- Vorsichtiges Entfernen von Fremdkörpern, Schmutzpartikeln z. B. mit weicher Bürste.

Offene Wundversorgung

Blutstillung (evtl. mit Naht oder mit Ligatur, wenn chirurgisches Wundset vorhanden) sonst durch Druckverband (▶ 3.11.2). Nach Wundreinigung Wundverband (▶ 3.11.1), Ruhigstellung.

Substanzdefekte: frühzeitig plastisch-chirurgische Behandlung einleiten → Klinikeinweisung.

- Oberflächliche Schürfwunden, Hautablederung: sorgfältig reinigen und desinfizieren → Paraffingaze-Auflage (z. B. Cuticell classic®) oder wasserdampfpermeabler Sprühverband (z. B. Nebacetin® oder Opsite®-Sprühverband).
- Ältere, nicht mehr frische (> 6 h) oder infizierte Wunden: reinigen und desinfizieren; Wundverband mit lokalen Antiseptika (z. B. Betaisodona-Salbe®) → Überweisung zum Chirurgen / Hausarzt.
- Tiefe Schürfungen, nicht deckbare Hautablederungen: Wundreinigung (ggf. Wundspülung mit Knopfkanüle), dann Verband mit Paraffingaze (z. B. Oleotüll®, Cuticell classic® und Betaisodona-Salbe®, Polysept®).
- **Cave:** jodhaltige Salben -> Jodallergie, Krise bei Hyerthyreose.

3.9.4 Die chirurgische Naht

Ob Wunden / Verletzungen im ärztlichen Bereitschaftsdienst mit einer chirurgischen Wundversorgung behandelt werden können, hängt von den vorhandenen chirurgischen Fähigkeiten / Ausbildung des Behandlers und auch davon ab, ob die entsprechende Ausrüstung (Gewicht des chir. Wundsets) mitgeführt wird. Im Großstadtbereich ist es für Ungeübte kein Problem, Wunden zur Versorgung der nächsten chirurgischen Ambulanz oder einem chirurgischen Bereitschaftsarzt zuzuleiten. Bei großen Entfernungen zum nächsten Krankenhaus (auf dem Land) muss zumindest bei unkomplizierten Wunden eine chirurgische Wundversorgung mit Wundnaht vorgenommen werden können.

Material Steriles Instrumentenset mit:
- Tupferklemme (zum Desinfizieren der Haut)
- Gefäß für Desinfektionsmittel (z. B. Betaisodona®-Lösung)
- Tupfer
- Tuch und Lochtuch zum Abdecken
- Chirurgische und anatomische Pinzette
- Overholt-Klemme
- Nadelhalter
- Gebogene Schere
- Atraumatische Nadel-Faden-Kombination, z. B. Ethilon® 3–0, 4–0
- Histoacryl-Kleber®
- Steristrip®
- Verbandmaterial
- Kompressen
- Pflaster

3.9 Wundversorgung

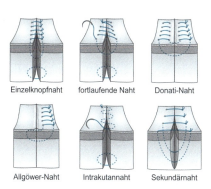

Abb. 3.16 Nahttechniken [L10G]

- Lokalanästhetikum (z. B. Lidocain® 2 %)
- Evtl. Knopfkanüle zur Spülung taschenreicher Wunden
- Sterile Handschuhe
- Paraffingaze

Durchführung primäre Wundnaht

- **Vorbereitung:** Vor der Durchführung einer Wundversorgung alles Notwendige in Griffweite bereitstellen. Pat. so lagern, dass die geplante Maßnahme sicher und komfortabel für den Pat. durchgeführt werden kann (eine Versorgung in liegender Position ist anzustreben). Desinfektion, Lokalanästhesie anlegen (▶ 3.9.2), nochmalige Wunddesinfektion. Steriles Tuch ausbreiten, das Wundversorgungsset auswickeln. Instrumente und Material auf das sterile Tuch fallen lassen. Dann sterile Handschuhe anziehen und Material / Instrumente ordnen. Das Lochtuch dann über den OP.-Bereich legen.
- **Naht:** Devitalisiertes Gewebe abtragen. Ggf. Friedrich-Wundausschneidung (▶ Abb. 3.16) mit Skalpell, um glatte, saubere und frische, sowie gut durchblutete Wundränder zu erreichen. **Cave:** Nicht an Fingern und im Gesicht. Wunde mit 0,9 % NaCl spülen. Je nach bevorzugter Nahttechnik Wundverschluss mit Einzelknopfnaht, Rückstichnaht nach Donati oder nach Allgöwer (▶ Abb. 3.17).
  - Bei langen Wunden zur groben Adaption erste Naht in Wundmitte und verbleibende Wundabschnitte mehrfach durch weitere Nähte halbieren

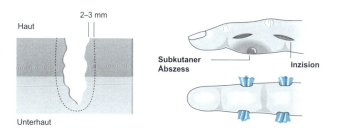

Abb. 3.17 Friedrich-Wundexzision [L157]

- Bei bogenförmigen oder gezackten Wundrändern erst Wundscheitel bzw. -ecken durch Naht adaptieren
- Ein- und Ausstrich auf gleicher Höhe in gleicher Entfernung vom Wundrand. Bei Spannung Wundrand mobilisieren oder Entlastungsschnitte durchführen. Nadel nicht in Armierungszone am Nadelende fassen (Schwachstelle), bei hartem Gewebe Nadel nahe der Spitze fassen.

Kontraindikationen für die primäre Wundnaht Alte Wunden (6–8 h, max. 12 h, Ausnahme evtl. Gesicht), Wunden mit Infektionszeichen, Bisswunden (▶ 7.1.2), Wunden von Fleischermessern oder ähnlich potenziell kontaminierten Instrumenten, stark verschmutzte, schlecht zu reinigende Wunden. Tier- und Menschenbissverletzungen bedürfen einer besonderen Maßnahme nach dem Schweregrad der Bissverletzung (Grad I–III nach Rueff). Es wird nach klinischer Untersuchung eine Wundsäuberung und ggf. auch eine Wundspülung durchgeführt. Hiernach chirurgisches Débridement mit Entfernung von avitalem, zerquetschtem Gewebe. Anschließend Entscheidung, ob primärer (im Gesicht anzustreben) oder sekundärer Wundverschluss. Immobilisierung bei Extremitätenbeteiligung. Einleitung einer kalkulierten Antibiotikatherapie und Kontrolle des Impfstatus. Ggf. Immunisierung Tetanus und Tollwut.

3.9.5 Tetanusimpfung

Schutz beginnt 1 Wo. nach 2. Impfung der Grundimmunisierung; Konversionsrate 99 %; Dauer mind. 10 J.

Indikationen Bundesweit öffentlich empfohlene Standardimpfung aller Kinder und Erw. wegen permanenter Infektionsgefahr.

Bei Verletzungen:
- Bei nachgewiesener und glaubhafter kompletter Grundimmunisierung:
  - Letzte Impfung vor ≤ 5 J.: keine Impfung.
  - Letzte Impfung vor 5–10 J.:
    – Bei sauberen geringfügigen Wunden keine Impfung.
    – Bei allen anderen Verletzungen 1 Impfung.
  - Letzte Impfung vor >10 J.: 1 Impfung.
- Keine, fragliche oder unvollständige Grundimmunisierung:
  - Bei geringfügigen, sauberen Verletzungen: Beginn oder Vervollständigung der Grundimmunisierung.
  - Bei allen anderen Verletzungen: Impfung + Tetanus-Immunglobulin.
  - Bei 2 Tetanusimpfungen in der Vorgeschichte und wenn die Verletzung nicht länger als 24 h zurückliegt nur Impfung und kein Tetanus-Immunglobulin.
- In Zweifelsfällen und bei V. a. Unverträglichkeit Titerbestimmung. Impfschutz, wenn Titer > 0,01 IE Antitoxin / ml.

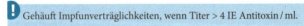
Gehäuft Impfunverträglichkeiten, wenn Titer > 4 IE Antitoxin / ml.

Kontraindikationen Keine besonderen, allgemeine Kontraindikationen. Sehr gut verträglicher Impfstoff.

Durchführung
- **Impfstoff:** Totimpfstoff, Toxoid. Der Standardimpfstoff zur Grundimmunisierung und für den Verletzungsfall enthält 40 IE Tetanus-Toxoid. Impfstoffe mit 2 IE Tetanus-Toxoid (z. B. Tetanum SSW®) sind nur zur Auffrischimpfung bei abgeschlossener Grundimmunisierung geeignet. Auch als Kombinationsimpfstoffe DT, DPT und Td (nach dem 7. Lj.).

- **Impfmodus:** Grundimmunisierung ab vollendetem 2. Lebensmon. mit 3 Injektionen (z. B. Tetanol®) à 0,5 ml i. m.
- **Impfschema:** 0 / 4–8 Wo. / 7–12 Mon. Bei Kindern mit Kombinationsimpfstoff gegen Diphtherie (D), Tetanus (T), Haem. infl. Typ B (HiB), Pertussis (P), Hep. B. Auffrischung im 10. Lj., Wiederholung alle 10 J.
- **Simultanimpfung:** Simultan und kontralateral zur Impfinjektion 250 IE Antitoxin (z. B. Tetagam N® 1 Amp.). Bei schweren Blutverlusten, vernachlässigten Wunden oder ausgedehnten Verbrennungen 500 IE Antitoxin (z. B. Tetagam N® 2 Amp.), anschließend Grundimmunisierung vervollständigen. Im Zweifelsfall und bei V. a. Unverträglichkeit Titer bestimmen.
- **Wiederimpfung:** Im 10. Lj., dann alle 10 J. 1 Impfdosis (0,5 ml i. m.), vorzugsweise mit Td-Impfstoff (z. B. Td-Vaccinol®, „d": Diphtherie).

> Bei vorliegender Medikation mit Antikoagulanzien kann der Impfstoff Tetagam N® auch s. c. appliziert werden.

Nebenwirkungen Stärkere Lokalreaktion, mitunter starke Induration mit Rötung, Schwellung und Überwärmung bei Hyperimmunisierung.

3.10 Kleine chirurgische Eingriffe
Michael Masrour

3.10.1 Abszesseröffnung

- **Abszess:** Eiteransammlung in einer nicht präformierten Höhle (z. B. Mamma-, Spritzen-, Schweißdrüsenabszess, Wundabszess). Häufigster Erreger: Staphylokokken.
- **Follikulitis:** Entzündung eines Haarfollikels.
- **Furunkel:** Infektion von Haarbalg und / oder Talgdrüse.
- **Karbunkel:** Mehrere dicht beieinanderstehende und ineinander übergehende Furunkel, Einschmelzung mehrerer Follikulitis- oder Furunkelherde und Nekrosenbildung.

Differenzialdiagnosen Erysipel (▶ 10.3.4), Phlegmone (unscharf begrenzte Rötung).

Konservative Maßnahmen Konservativ bei nicht fluktuierenden Entzündungen mit lokalen, feuchten, desinfizierenden Umschlägen, z. B. mit kühlenden alkoholischen Verbänden oder Betaisodona®.

Abszessspaltung Hautdesinfektion (▶ 3.9.3). Ggf. Leitungsanästhesie (▶ 3.9.2) oder Oberflächenanästhesie mit Chloräthyl-Spray (Infiltrationsanästhesie abszessnah kontraindiziert).
- Abszessdurchmesser ≤ 1 cm: Stichinzision mit Skalpell (z. B. Klinge Nr. 11).
- Abszessdurchmesser ≥ 1 cm: über maximaler Fluktuation kreuzförmig einschneiden.
- Abszess ausgedehnt oder länglich: Stichinzision am Abszessrand, Gegeninzision, Drainage einlegen (z. B. Gummilasche, Stück vom sterilen Einmalhandschuh) oder den Abszess oval ausschneiden und entdeckeln, Einlage einer Tamponade (z. B. Jodoform®, **cave:** Jodallergie, Hyperthyreose).

Abszesshöhle säubern, dazu mit Knopfkanüle und NaCl 0,9 % oder Betaisodona® spülen. Überweisung zur Wundkontrolle beim Chirurgen / Hausarzt.

Sonderfall: Abszesse im Gesichtsbereich

Es besteht immer die Gefahr einer Sinusvenenthrombose, daher:
- Antibiotikahaltige Salbe, z. B. Chlor-Tetrazyklin-HCl (z. B. Aureomycinsalbe®).
- Systemische Gabe eines Staphylokokkenantibiotikums, z. B. Dicloxacillin-Na 4 × 0,5 g / d i. v. (z. B. Infectostaph®) oder Flucloxacillin-Na 3 × 1 g / d i. v. (z. B. Staphylex®) für 8 d; Flanamox 500® 3 × 500 mg / d p. o. oder Infectostaph®-Kps.
- Pat. soll sich ruhig verhalten, z. B. bei Nasenfurunkel flüssige Ernährung, Breikost, wenig reden.
- Bei V. a. Thrombophlebitis / Phlebothrombose immer sofortige Klinikeinweisung.

3.10.2 Panaritium und Paronychie

Meist Sekundärinfektion nach Bagatellverletzung, z. B. Maniküre.
- **Paronychie:** eitrige Entzündung des Nagelfalzes oder Nagelwalls
- **Panaritium:** eitrige Fingerentzündung unterschiedlicher Tiefe

Konservative Maßnahmen Nur in eindeutig unkomplizierten Fällen (beginnendes Panaritium ohne tastbare Einschmelzung) alkoholische Verbände / Umschläge mit z. B. Ethacridinlaktat (Rivanol®) oder Isopropylalkohol 70 %, Handbäder (z. B. Betaisodona®, Kamille), Ruhigstellung mit Alufingerschiene, evtl. provisorisch mit Mundspatel.

Chirurgisch Leitungsanästhesie nach Oberst (▶ 3.9.2).
- **Paronychie:** abschieben und Inzision des Nagelwalls, Hockeyschlägerschnitt (▶ Abb. 3.18), Einlage einer Gummilasche, ggf. partielle Nagelresektion.
- **Panaritium:** distale Keilexzision, türflügelartige Inzision und Abheben des prox. Nagelwalls vom Nagel.

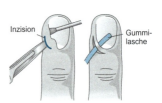

Abb. 3.18 Inzision des Nagelwalls bei Paronychie [L106]

 Überweisung zum Chirurgen / zur Vorstellung in chirurgischer Ambulanz bei Unsicherheiten.

3.10.3 Analvenenthrombose

Thrombose und begleitendes Hämatom aus Venen des Plexus haemorrhoidalis inf. – häufig junge Pat., nach starkem Pressen beim Stuhlgang, nach längerem Radfahren, nach Alkoholexzessen, nach Durchfallerkrankungen, oft auch in der Schwangerschaft anzutreffen.

Diagnostik Nach typischer Anamnese, Beschwerdebild. Inspektion der Analgegend: bläulich livider Knoten am Analrand, gelegentlich mit zentraler Öffnung bei spontaner Perforation. DD: Abszess, Hämorrhoidalprolaps, Tumor.

Maßnahmen Meist Beruhigung des Pat. über die relative Harmlosigkeit erforderlich. Allenfalls sehr vorsichtige digitale Austastung, da äußerst schmerzhaft.
- **Konservativ:** anästhesierende Salben und Zäpfchen (z. B. Posterisan® akut Rektalsalbe), damit wird meist ein deutlicher Beschwerderückgang nach 2–3 d erreicht. Häufig bleibt eine Hautfalte (Mariske) zurück.
- **Chirurgisch:** Bei starken Beschwerden kann eine rasche Beschwerdefreiheit durch Inzision erreicht werden → dankbarer Pat., aber hohe Rezidivquote (50 % in 6–12 Mon., besonders bei Analvenenthrombosen ≥ 2 cm), bei Infektionszeichen oder Rezidiv Klinikeinweisung Chirurgie.
  - Vorgehen bei Inzision: Pat. mit angezogenen Beinen in Linksseitenlage. Desinfektion mit z. B. Octenisept®. Eine Infiltrationsanästhesie mit dünner Nadel mit z. B. Lidocain 1–2 % kann sehr hilfreich sein und sollte angestrebt werden. Mit spitzem Skalpell Stichinzision der Haut über der Thrombose, Exprimierung des Thrombus, ggf. Entfernung mit einer Pinzette. Besser als die Entlastung ist aber die Exzision (weniger Rezidivquote). Suche nach weiteren Thromben, diese auch exprimieren. Kein Wundverschluss, Betaisodonasalbe® / Xylocaingel 2 %®, reichlich Mull.

3.10.4 Fissura ani

Anamnese Harter Stuhlgang.

Symptome
- Heftigste Schmerzen beim Stuhlgang, einige Stunden anhaltend
- Perianale Blutung, hellrotes Blut am Toilettenpapier

Diagnostik Inspektion unter leichtem Spreizen der Gesäßfalten. Vorsichtige digitale Austastung: hoher Sphinktertonus, Druckschmerz, indurierter Randwall. Eine eingehende perianale / rektale Untersuchung ist oft schmerzbedingt nicht möglich. Daher Vorstellung in einer Proktologie sinnvoll.

Maßnahmen
- Salben und Zäpfchen mit anästhesierenden Wirkstoffen (z. B. Dolo-Posterine®, Faktu®, Anaesthesin®) oder mullstreifenarmierte Zäpfchen (z. B. Dolo-Posterine N Haemotamp®).
- Dehnungsbehandlung mit Finger oder Analdehner mit Faktu®-Salbe für 5 Min. (2 × tgl.) oder Behandlung mit z. B. Pakumed Anokryo® führt i. d. R. zum Abheilen der Fissur.

3.10.5 Entfernung kleiner kutaner Fremdkörper

Kaktusstacheln
Die sehr feinen Kaktusstacheln können an unbehaarter Haut entfernt werden, indem man Haushaltskleber (z. B. Uhu®) auf den befallenen Stellen dick antrocknen lässt und dann mit den eingeklebten Stacheln wieder entfernt. Alternativ Leukoplast® aufkleben und entgegen der Einstichrichtung wieder abziehen. Tetanusschutz prüfen.

Angelhaken
Widerhaken nicht aufsuchen oder zurückziehen, sondern drehend nach vorn weiterschieben. Hat der Haken die Haut zum zweiten Mal durchstochen, Haken fassen und abkneifen und den Hakenrest herausziehen. Tetanusschutz prüfen.

Splitter unter dem Fingernagel
Schmerzarme Extraktion unter Erhaltung des Nagels. Dazu Lokalanästhetikum aufziehen, aufgesetzte Nadel oder Splitterpinzette in den Splitter einhaken und,

soweit es geht, herausziehen, mit dem Lokalanästhetikum spülen und weitere Splitteranteile anhaken und herausziehen oder herausspülen. Kontrolle auf komplette Entfernung des Splitters: Durchleuchtung der Fingerspitze mit kräftiger Lampe von der Fingerkuppe her.

Bei Misslingen oder bei Metall- bzw. Glassplittern Anlage einer Oberst-Leitungsanalgesie (▶ 3.9.2) und Nagel distal keilförmig einschneiden, Keil entfernen, Fremdkörper entfernen, Nagelbett spülen.

Verband mit Paraffingaze (z. B. Oleotüll®) und Polyvidon-Salbe (z. B. Freka-cid®). Tetanusschutz prüfen.

Zeckenentfernung

Entfernung der Zecke in toto: alle „todsicheren" Tipps wie Beträufeln der Zecke mit Uhu®, Olivenöl oder Benzin vergessen. Zecke mit der anatomischen Pinzette vorsichtig, möglichst hautnah fassen und mit einer leichten „Hebelbewegung" sehr langsam (> 30 s) herausziehen. Gegen Lichtquelle halten und auf Vollständigkeit überprüfen. Bei Misslingen chirurgisches Vorgehen mit Hautdesinfektion, Infiltrationsanalgesie und Exzision.

Desinfektion (▶ 3.9.3), Pflasterverband, mit Jodsalbe (z. B. Freka-cid®), Tetanusschutz (▶ 3.9.5) überprüfen. Aufklärung über FSME und Borreliose, bei beginnendem Erythema migrans Doxycyclin (400 mg/d). FSME-Immunisierung nur in Endemiegebieten (Zeckenkarte).

> **⚡ FSME-Impfung nach Exposition**
> Als Endemiegebiete gelten (einige Staaten machen keine Angaben): Teile Thüringens, Vorpommern, Bayrischer Wald, Schwarzwald, Donautal, Teile Österreichs, Schweiz, Tschechische Republik, Slowakei, Ungarn, Ex-Jugoslawien, Polen, Südschweden, Südfinnland. 10% der Infizierten entwickeln eine Meningoenzephalitis. Die aktive Immunisierung ist umstritten (häufige Impfkomplikationen gegenüber geringem Infektionsrisiko). Bei Zeckenbiss in Endemiegebieten ist evtl. passive Immunisierung nach Exposition sinnvoll. Durchführung passive Immunisierung: FSME-Immunglobulin 0,2 ml/kg i. m. (z. B. FSME-Bulin®) bis 96 h nach Zeckenbiss; da genauer Zeitpunkt des Bisses kaum zu ermitteln ist, immer so bald wie möglich nach Entdeckung impfen. **Cave:** Kinder < 14 J. dürfen nicht geimpft werden.

3.11 Verbandtechniken

Hermann C. Römer

3.11.1 Wundverbände

- **Geschlossene Wunden:** mit saugfähiger, steriler Mullkompresse abdecken und mit elastischem Klebeverband oder Mullbinde fixieren.
- **Offene Wunden:** mit Fettgaze (z. B. Sofratüll®) bedecken, darüber Verbandplatte (muss die Wundränder um 1–2 cm überragen), mit Kompressionsbinde fixieren.
- **Ulcus cruris, Dekubitus:** je nach Wundstadium und Exsudation mit Hydrokolloid- und Hydrogelverbänden, z. B. Draco Algin Wundauflage®, Draco Focum®, Draco Hydrokolloid Wundverband®, bedecken; Zuschneiden der Verbandplatte: muss die Wundränder 1–2 cm überragen; infizierte Wunden vorher reinigen und ggf. mit Silberalginatplatte (Ascina®) bedecken.

3.11.2 Druckverbände

Druckverband bei akuter Blutung

Durchführung
- **Material:** Wundverband, Druckpolster, Binde.
- **Vorgehen:** Zunächst normalen Wundverband anlegen, dann Druckpolster (z. B. Verbandpäckchen) auf den Wundverband legen. Druckpolster mit Binde kräftig von distal nach proximal anwickeln, um venöse Stauung bzw. Schmerzen zu vermeiden. Wenn Blutung noch nicht steht, weitere Lage mit Druckpolster und Binde darüberwickeln. Blutende Finger oder Füße maximal hochhalten lassen. **Cave:** Thrombosegefahr bei venöser Stauung, deswegen: Gesamte Extremität distal des Druckverbands straff wickeln!

Venen-Kompressionsverband

Indikationen Thrombophlebitis, Ulcus cruris (im Bereitschaftsdienst selten), Varizenblutung.

Durchführung
- **Material:** Kurzzugbinden, Pflaster.
- **Vorgehen:** Venösen Blutstau beseitigen, Extremität einige Zeit hochhalten, Fuß in 90°-Stellung bringen (Pat. stellt Fuß gegen den Oberschenkel des Verbindenden, unmittelbar über dem Knie. **Cave:** Haltung korrigieren, Pat. neigen zur Spitzfußstellung), wenn möglich Mulden zwischen Knöchel und Achillessehnen polstern, Ferse mit einwickeln, Kompression von distal nach proximal gleichmäßig vermindern, Binde beim Anwickeln zu ¾ bis ganz dehnen, in natürlicher Laufrichtung abrollen, Binde mit Leukosilk® fixieren.

Komplikationen
- Blauverfärbung der Zehen: Verband mit geringerer Kompression erneuern.
- Störungen der Sensorik oder Motorik: Ggf. Polsterung verbessern, evtl. Verband mit geringerer Kompression anlegen.
- Anschwellen der Zehen: Überprüfen ob Einschnürungen vorhanden, Mobilisation verbessern, Kompression prüfen (wirklich von distal nach proximal abnehmend?).

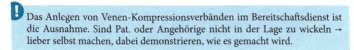

Das Anlegen von Venen-Kompressionsverbänden im Bereitschaftsdienst ist die Ausnahme. Sind Pat. oder Angehörige nicht in der Lage zu wickeln → lieber selbst machen, dabei demonstrieren, wie es gemacht wird.

3.11.3 Wund- und Verbandkontrolle, Gipskontrolle

Im Bereitschaftsdienst kommen in der Woche versorgte Pat. zur Kontrolle von Wunden und/oder Verbänden.

Verbände
- Kontrolle auf starke bzw. weiterbestehende Blutung – evtl. Blutstillung, neuer Verband/Druckverband (▶ 3.11.2).
- Zustand des Verbands – nur in Ausnahmefällen (starke Verschmutzung, totale Lockerung) wechseln.
- Sitz des Verbands: Zu stramm? Zu locker? Distale Zirkulationsstörung? Schwellung? Thrombose?

Wunden

Hinweis auf Infektion (Rötung, Schwellung, pulsierende Schmerzen) → evtl. Wundrevision, Wunddrainage: lokale Antibiotikagabe (z. B. Leukase®), bei Hinweis auf Lymphangitis feuchter Verband und orale Penicillingabe (z. B. Megacillin oral 1.5® 3 × 1 Tbl.).

Gips

- Livide Verfärbung von Fingern oder Zehen? → Gipslockerung, soweit möglich Hochlagerung, sonst → Klinikeinweisung
- Schmerzen, Kribbeln, Taubheitsgefühl in Fingern oder Zehen? → Gipslockerung, Gipspolsterung, soweit möglich, sonst → Klinikeinweisung
- Thromboseprophylaxe mit Heparin prüfen
- Bei Heparinprophylaxe Blutbild, Thrombozyten kontrollieren

3.12 Reposition von Hernien

Hermann C. Römer

Indikationen Hernien werden i. d. R. der Operation zugeführt. Bei Inkarzeration oder bei Pat. mit sehr hohem Operationsrisiko kann eine manuelle Reposition (Taxis) versucht werden.

Kontraindikationen Dauer der Einklemmung ≥ 4–6 h, peritoneale Reizerscheinungen, Zeichen der Bakteriämie/Septikämie, Zeichen des paralytischen Ileus (fehlende Darmgeräusche), enge Bruchpforte ohne Aussicht auf Repositionserfolg. **Cave:** Bruchband ist obsolet (Ausnahme: Inoperabilität).

Durchführung Analgesie z. B. mit 100 mg Tramadol (z. B. Tramal®), evtl. zur Sedierung Diazepam 5–10 mg i. v. Für entspannte Bauchdecke sorgen (Beine anwinkeln lassen, warmes Bad oder Sedativa); Blase und Darm sollten entleert sein. Trichterförmiges Umfassen des Bruchs bis zum Bruchring mit der linken Hand und massierendes Ausstreichen des Bruchinhalts zur Bauchhöhle. Wenn nach 5 Min. keine Reposition möglich → Klinikeinweisung zur OP.
Nach geglückter Reposition Klinikeinweisung zur stationären Überwachung und chirurgischen Weiterbehandlung. Da evtl. psychologisch schwierig, den Pat. nach erfolgreicher Reposition von einer Krankenhauseinweisung zu überzeugen, alternativ engmaschige Kontrolle durch Re-Besuche (wenn zeitlich möglich).

Komplikationen Darmnekrosen, partielle Reposition oder En-bloc-Reposition.

3.13 Reposition eines Rektumprolapses

Hermann C. Römer

- **Analprolaps:** Ausstülpung der Analhaut bzw. der Analschleimhaut, Sphinkterapparat meist intakt, wenn auch mit vermindertem Tonus.
- **Rektumprolaps:** Vorfall aller Wandschichten des Rektums, Sphinkter inkontinent. Ein Rektumprolaps kann akut reponiert werden (▶ Abb. 3.19).

Abb. 3.19 Anal- und Rektumprolaps [L157]

Beim Rektumprolaps verlaufen die Falten zirkulär („Rektum = rund"), beim Analprolaps verlaufen die Falten radiär.

Durchführung
- **Material:** Handschuhe, Vaseline oder Gleitgel.
- **Vorgehen:** Pat. beruhigen. Vorfall vorsichtig mit gut eingefetteten Handschuhen zurückdrücken. Ggf. Ödem vorsichtig ausdrücken. Der chirurgischen Versorgung zuführen.

3.14 Digitale Mastdarmausräumung
Hermann C. Römer

Die digitale Mastdarmausräumung ist, ebenso wie der Einlauf, eine Tätigkeit, die in aller Regel vom Pflegepersonal durchgeführt wird. Klagt der Pat. aber sehr und/oder ist keine Pflegekraft verfügbar, kann es geraten sein, die digitale Ausräumung selber durchzuführen.

Indikationen Koprostase mit Skybala-Bildung.

Durchführung **Material:** Handschuhe, Fingerling(e), Vaseline, Unterlage, ausreichende Mengen Zellstoff, etwa 5 g Selbstüberwindung.
Vorgehen: Pat. wird in Linksseitenlage gebracht. Handschuhe zum Eigenschutz anziehen, Fingerling darüber, gründlich mit Vaseline einreiben, Gesäßbacken spreizen, Finger mit Fingerling und Vaseline vorsichtig einführen. Mit Fingerspitzengefühl Kotballen aus der Ampulle entfernen.

4 Notfallmanagement

Martina Heßbrügge

4.1 Verhalten am Notfallort 102
4.2 Retten und Lagern 102
4.2.1 Eigensicherung am Unfallort 102
4.2.2 Rettungsgriff nach Rautek 103
4.2.3 Prinzipien der Lagerung 103
4.2.4 Helmabnehmen bei Motorradfahrern 104
4.3 Notfalluntersuchung 105
4.3.1 Notfallcheck 105
4.3.2 Anamnese beim Notfall 106
4.4 Kardiopulmonale Reanimation (CPR) 106
4.4.1 Der Notfall im ersten Überblick 106
4.4.2 Freimachen der Atemwege 107
4.4.3 Beatmung 107
4.4.4 Herzdruckmassage 110
4.4.5 Frühe Defibrillation 113
4.4.6 Kardiopulmonale Reanimation bei Kindern 116
4.5 Kreislaufstillstand mit Besonderheiten 123
4.6 Schock 124
4.6.1 Differenzialdiagnostischer Überblick 124
4.6.2 Leitsymptome bei Schock 124
4.6.3 Sofortmaßnahmen bei Schock 125
4.7 Polytrauma: Patientenbeurteilung und Sofortmaßnahmen 128
4.8 Der Notfall im Flugzeug 130

4.1 Verhalten am Notfallort

Im Allgemeinen werden bei Verkehrs- oder Betriebsunfällen unverzüglich Polizei bzw. Feuerwehr und Notarztwagen alarmiert, grundsätzlich kann aber auch der ärztliche Bereitschaftsdienst mit derartigen Situationen konfrontiert werden.
Immer wenn die Notfallmeldung eine Reanimationssituation vermuten lässt (z. B. Pat. ist „blau"; Sturz aus großer Höhe) oder deren Eintreten wahrscheinlich macht (z. B. dringender V. a. Herzinfarkt) sofort Rettungsdienst/Notarzt benachrichtigen bzw. alarmieren lassen; immer aber selbst ebenfalls losfahren (auch aus rechtlichen Gründen, ▶ 2.5.1).
Bis zum Eintreffen von NAW oder RTW ist der ärztliche Bereitschaftsdienst ein Einzelkämpfer. Er hat an Notfallausrüstung immer nur so viel bei sich, wie er tragen kann, und ist bis auf wenige Ausnahmen (z. B. Arzthelferin fährt mit oder es sind Erste-Hilfe-kundige Laien am Unfallort) auf die Ein-Helfer-Methoden angewiesen.

Durchführung Das Management beginnt bei der Ankunft am Unfallort bzw. beim Betreten der Wohnung.
- Überblick: Art des Unfalls, Anzahl der Verletzten. Ggf. Taschenlampe bereithalten.
- Selbstschutz: Unfallstelle absperren, Verkehr umleiten, auf hängende Lasten oder Stolperfallen, Gas-, Benzinaustritt, CO-Austritt, Abgase etc. achten.
- Blickdiagnose: Vitalfunktionen des Pat. sichten, bei Einschränkung oder drohender Verschlechterung sofort telefonisch 112 NAW alarmieren oder Notruf deligieren.
- Schnelle Anfahrt von Rettungsfahrzeugen unterstützen. Wegbeschreibung, ggf. NAW oder Hubschrauberbesatzung abholen bzw. abholen lassen. Angehörige oder andere anwesende Personen zur Mithilfe anleiten: Haus/Hausnummer kenntlich machen oder beleuchten, Freiräumen des Rettungswegs (z. B. Treppenhaus, Flur). Evtl. Alarmierung weiterer spezieller Hilfe, z. B. Polizei, THW, Feuerwehr, DLRG.
- Beurteilung der Notfallsituation – z. B. bei Unfällen: Wer ist noch gefährdet? Wer kann Angaben zum Hergang machen? Besondere Umstände (die z. B. auf kriminelle Handlung hindeuten)? Erhebung von Fremdanamnese, Informationen von Helfern, Angehörigen, Zeugen.
- Pat. und Angehörige ggf. beruhigen.
- Befunde, eigenes Vorgehen dokumentieren, Personalien feststellen, evtl. auch die von Zeugen. Sicherstellen z. B. von Tablettenresten oder -schachteln bei Suizidhandlungen.
- Sind Angehörige oder Freunde zu benachrichtigen?
- Möglichst knappe und möglichst umfassende Information an NAW oder Hubschrauber-Kollegen über: (Fremd-)Anamnese, erhobene Befunde, bereits eingeleitete Maßnahmen, Dauer.
- Ggf. weitere Mithilfe im Rettungsteam.
- Ggf. Transportbegleitung.

4.2 Retten und Lagern

4.2.1 Eigensicherung am Unfallort

Retten, also das direkte Befreien von Menschen aus Lebensgefahr, kommt im ärztlichen Bereitschaftsdienst eher selten vor. Meist sind NAW, Feuerwehr und Polizei vor Ort. Ist das nicht der Fall, muss man mit einigen grundsätzlichen

Maßnahmen die Zeit bis zu deren Eintreffen überbrücken. Eigensicherung dabei nicht vernachlässigen: z. B. brennende oder einsturzgefährdete Gebäude nicht betreten.
- **Bei Verkehrsunfällen:** Unfallstelle absichern lassen, Personen unter Schock beruhigen, Personen aus Gefahrenzone retten
- **In Räumen:** auf Gas- oder Benzingeruch achten, Räume belüften. **Cave:** bei V. a. auf Gasaustritt keine Lichtschalter oder Klingeln betätigen

4.2.2 Rettungsgriff nach Rautek

Zur Rettung von liegenden oder sitzenden Pat. aus einer Gefahrenzone (▶ Abb. 4.1).

Durchführung
- **Liegender Patient:** von hinten mit gespreizten Beinen neben den Kopf des Pat. treten, Nacken umfassen und Pat. in sitzende Stellung aufrichten, dabei Schultern abstützen. Von dorsal mit den Armen durch beide Achseln des Pat. greifen und einen (nicht verletzten) Unterarm mit dem Affengriff umfassen (Daumen nach oben). Mit Schwung Pat. auf die eigenen Oberschenkel ziehen und mit Rückwärtsschritten aus der Gefahrenzone bewegen.
- **Sitzender Patient (z. B. Rettung aus Kfz):** überprüfen, ob Extremitäten eingeklemmt sind, notfalls Beine aus den Autopedalen lösen. Beide Hüften umfassen und Pat. so drehen, dass sein Rücken zum Helfer zeigt. Weiteres Vorgehen wie nach Aufsetzen eines liegenden Pat. Beim Retten aus Kfz auf Glasscherben achten. Unbedingt 2. Helfer für die Beine in Bereitschaft halten. **Cave:** beim Aufrichten des Pat. Schultern abstützen, sonst Gefahr des Vornüberfallens.

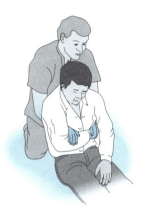

Abb. 4.1 Rettungsgriff nach Rautek [L190]

- V. a. WS-Verletzungen → stabilisieren, Pat. möglichst nicht bewegen
- V. a. Thoraxverletzungen → schonend vorgehen und Thoraxkompression vermeiden
- V. a. Beinverletzungen → Beine durch Helfer vorsichtig anheben und halten lassen

4.2.3 Prinzipien der Lagerung

Stabile Seitenlage

Indikationen Alle Pat., die bewusstlos oder bewusstseinsgetrübt sind, solange sie nicht intubiert bzw. die Atemwege vor Aspiration geschützt sind.

Durchführung Seitlich an den Pat. herantreten, das Becken anheben und den gleichseitigen Arm des Pat. gestreckt unter das Gesäß schieben. Bein der gleichen Seite im Knie und Hüftgelenk abwinkeln und die Ferse dabei möglichst nahe an das Gesäß des Pat. stellen. Pat. an Schulter und Hüfte der Gegenseite fassen und mit leichtem Schwung zu sich herüberziehen. Kopf im Nacken überstrecken,

Hand des vorne liegenden Arms zur Fixierung unter das Kinn schieben, anderen Arm im Ellenbogengelenk abwinkeln.
Bei V. a. HWS-Verletzung Stabilisierung mit HWS-Schiene, Stifneck® oder Kissen. Kopf in Seitenlage überstrecken, sonst Verlegung der Atemwege möglich. Bei Thoraxtrauma Lagerung auf die verletzte Seite. Kombination mit Kopf-Tieflage möglich.

Schocklagerung

Indikationen Alle Schockformen außer kardiogenem Schock.

Durchführung Beine etwa um 30° anheben und geeignete Gegenstände (Kissen, Stuhl) unterlegen. Kombination mit stabiler Seitenlage möglich.

Oberkörperhochlagerung

Indikationen Internistische Notfälle mit erhaltenem Bewusstsein, z. B. hypertone Krise, kardiogener Schock, Dyspnoe, Thoraxtrauma, SHT, Glaukomanfall.

Durchführung Decken oder sonstige geeignete Gegenstände unter den Rücken schieben; evtl. Laienhelfer beauftragen, geeignete Gegenstände (Autokissen o. Ä.) zu besorgen.
- Lungenödem: sitzende Position (80–90°), möglichst mit herabhängenden Beinen
- SHT: 30°-Oberkörperhochlagerung; kein Abknicken der Kopf-Thorax-Abdomen-Achse

Lagerung bei Wirbelsäulenverletzung

Lage des Pat. nicht verändern, Umlagern nur mit ausreichend Helfern möglichst auf Vakuummatratze → auf das Eintreffen von NAW/RTW warten. Ruhigstellung, um weitere Schäden zu vermeiden.

Lagerung bei Extremitätenverletzung

Ruhigstellung, evtl. Schocklagerung, Blutstillung, Schmerzlinderung. Vermeiden weiterer Schäden. Warten auf NAW oder Rettungswagen mit Vakuumschienen → Einrichten der Knochenbrüche (▶ 7.1.8) mit Vakuumschiene. Wenn NAW und RTW verzögert eintreffen:
- Erkennbare Deformierungen unter Längszug ausrichten.
- Provisorische Schienung mit dem SAM-SPLINT®.
- Kurzfristig kann auf unkonventionelle Art eine Schienung versucht werden, z. B. auf der Streckseite der Extremität eine stabile Zeitschrift mit elastischer Binde anwickeln.

4.2.4 Helmabnehmen bei Motorradfahrern

Indikationen Bei Unfällen von Zweiradfahrern, wenn ein weiterer Helfer zur Stelle ist, bei Bewusstlosigkeit, Beeinträchtigung von Vitalfunktionen, Erbrechen (Aspirationsgefahr).

Durchführung Erster Helfer kniet hinter dem Kopf des Pat., zweiter Helfer kniet neben dem Pat., Visier des Helms öffnen, evtl. Brille abnehmen (▶ Abb. 4.2). Der erste Helfer fixiert Kopf des Pat., indem er Helmunterrand und Unterkiefer erfasst und Längszug ausübt. Der zweite Helfer öffnet den Helmverschluss und übernimmt die Fixierung des Kopfes, indem er mit den langen Fingern Hinterkopf und Nacken stützt, die Daumen auf den Unterkiefer auflegt und Längszug ausübt.

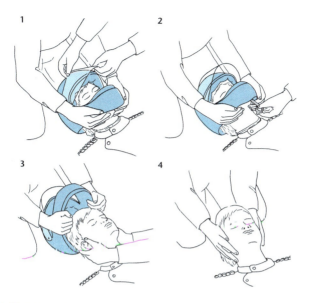

Abb. 4.2 Helmabnehmen [L157]

Nun entfernt der erste Helfer vorsichtig den Helm, indem er ihn erst im Nackenbereich bewegt und dann mit Kippbewegung über die Nase zieht. Anschließend übernimmt der erste Helfer den Kopf unter Längszug und der zweite Helfer legt eine Stabilisierung oder einen Immobilisationskragen (z. B. Stifneck®) an.

 Es gibt viele unterschiedliche, komplizierte Helmverschlüsse → Kinnriemen durchschneiden.

4.3 Notfalluntersuchung

4.3.1 Notfallcheck

Ziel ist es, in kürzester Zeit abzuklären, ob der Pat. vital bedroht ist.

Durchführung
- **A – Airway:** Atemwege frei machen, Mundhöhle leeren, Kopf überstrecken
- **B – Breathing:** Atmung sehen, hören, fühlen, bei Atemstillstand oder -insuffizienz Pat. umgehend beatmen (▶ 4.4.3)
- **C – Circulation:** Puls tasten, auf Bradykardie, Tachykardie prüfen, Arrhythmie, max. 10 s Zeit investieren, bei Pulslosigkeit sofort mit Herzdruckmassage (▶ 4.4.4) beginnen. **Cave:** Missdeutung des eigenen Pulses als Puls des Pat.
- **D – Disability:** neurologisches Defizit, Weckreiz, Pupillen, BZ, Glasgow Coma Scale (▶ Tab. 22.1)
- **E – Exposure:** Exploration des gesamten Körpers

4.3.2 Anamnese beim Notfall

> Bei vital bedrohlichem Zustand zunächst auf Eigenanamnese verzichten, sondern sofort mit **Überlebenskette** beginnen: Hilfe rufen – frühe kardiopulmonale Reanimation starten, um Zeit zu gewinnen, erst dann Umgebungsanalyse und Fremdanamnese.

Eigenanamnese SAMPLER: **S**ymptoms – **A**llergies – **M**edication – **P**ast Medical History – **L**ast Oral Intake – **E**vents Prior to Incident – **R**isk Factors.

Umgebungsanalyse
- **Bei Unfällen:** Hinweise auf Unfallhergang und -mechanismus? Abschätzung nicht direkt erkennbarer Unfallfolgen, z. B. auf oder gegen welche Gegenstände könnte Pat. gestürzt sein? Ist z. B. bei einem Auffahrunfall der Fahrer auf das Armaturenbrett geprallt oder ist ein Radfahrer mit dem Kopf auf das Pflaster geprallt? Hinweise auf stumpfe Traumata mit inneren Verletzungen, z. B. Prellmarken?
- **In Wohnungen:** Lebt Pat. allein? Hinweise auf Sucht, z. B. leere Flaschen? Ist Pat. leblos aufgefunden worden? Anzeichen für Verwahrlosung? Kampf? Blut in der Umgebung des Pat.? Tablettenschachteln? Suizidversuch? Auffälliger Geruch? Vergiftung?

Fremdanamnese
- Zeitlichen Ablauf des Notfallgeschehens erfragen, z. B. Äußerungen von Schwindel, Übelkeit bereits **vor** Sturz, Unfall? Beschwerden/Zustand seit wann?
- Vorerkr., z. B. Diab. mell., Krampfanfälle? Medikamente? Psychische Probleme?
- Letzte Mahlzeit? Trinkmenge?
- Drogen- oder Medikamentenmissbrauch?
- Bei weibl. Pat. letzte Periode, Schwangerschaft.
- Regelmäßige ärztliche Betreuung? Evtl. Hausarzt kontaktieren (lassen).
- Dokumente einsehen: Arztberichte, Impf-, SM-, Allergie-, Marcumar-, Diabetiker-, Dialyse-, Epilepsieausweis, Mutterpass.

> Die Fremdanamnese ruhig und empathisch erheben, nicht ablenken lassen, gezielte Fragen stellen, Orientierungspunkte anbieten, aktiv zuhören, dokumentieren.

4.4 Kardiopulmonale Reanimation (CPR)

4.4.1 Der Notfall im ersten Überblick

Eine erfolgreiche Reanimation wird umso wahrscheinlicher, je kürzer der Kreislaufstillstand besteht (▶ Tab. 4.1). Die Hypoxietoleranz des Gehirns beträgt 3–5 Min., bei Kindern länger, ebenso bei Ertrinkungsunfällen, Lawinenunfällen, Unterkühlungen.

Tab. 4.1 Zeitpunkt des Notrufs 112

Phone First	Phone Fast
Erwachsene, kardiale Notfälle	Kinder, respiratorische Notfälle
Nach dem Notruf Beginn der CPR	Vor Notruf 5 × beatmen und 1 Min. CPR

4.4.2 Freimachen der Atemwege

Hand auf die Stirn des Pat. legen und den Kopf leicht nach hinten ziehen, das Kinn des Pat. anheben, Esmarch-Handgriff (▶ Abb. 4.3), Mund des Pat. öffnen, inspizieren, Fremdkörper und Prothesen entfernen, mit Taschentuch oder Tupfer Blut und Erbrochenes auswischen, Kontrolle der Atmung 10 s, Pat. zur Beatmung auf den Rücken drehen.

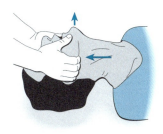

Abb. 4.3 Esmarch-Handgriff [L106]

Mund-zu-Mund-Beatmung Kopf überstreckt halten, mit einer Hand die Nase des Pat. verschließen, mit der anderen Hand den Mund des Pat. durch Herabziehen des Kinns leicht öffnen, dann mit eigenem Mund fest umschließen. Beatmen mit normaler Atemstärke von ca. 500 ml, sodass sich der Brustkorb hebt. Ausatmung erfolgt passiv.

Mund-zu-Nase-Beatmung Besser als Mund-zu-Mund-Beatmung. Kopf überstrecken, Mund des Pat. verschließen. Nase des Pat. mit Mund fest umschließen. Beatmen mit normaler Atemstärke von ca. 500 ml, sodass sich der Brustkorb hebt. Ausatmung erfolgt passiv.

Freihalten der Atemwege mit Hilfsmitteln

Wendel-Tubus (Nasopharyngealtubus) Wendel-Tuben werden auch von Pat. mit erhaltenen Schutzreflexen toleriert. Im Vergleich zum Guedel-Tubus geringere Reizung der Rachenhinterwand. Tubus anfeuchten. Bei drehender Bewegung ohne Gewaltanwendung steil durch Nasenloch vorschieben. Bei starkem Widerstand oder Hindernis, durch anderes Nasenloch versuchen. **Komplikationen:** Verletzung der Nasenschleimhaut, Blutung. Cave: kein Aspirationsschutz!

Guedel-Tubus Anwenden bei komatösen Pat. zur Unterstützung der Maskenbeatmung oder als Bissschutz nach Intubation. Männer Gr. 4, Frauen Gr. 3, Mund durch Druck auf Kinn oder untere Schneidezähne öffnen. Guedel-Tubus mit pharyngealer Öffnung nach kranial (entgegen der Zungenwölbung) einführen. Tubus vorschieben und an Rachenhinterwand um 180° drehen. **Komplikationen:** Reizung der Rachenhinterwand, Auslösen von Erbrechen bei wachen Pat., Verlegung der Atemwege bei falsch gewählter Tubusgröße.

> Ein Pat., der den Guedel-Tubus toleriert, ist eigentlich intubationspflichtig. Bei mangelnder Übung jedoch auf endotracheale Intubation verzichten und die Zeit bis zum Eintreffen des NAW mit Wendel oder Guedel und Maske überbrücken.

4.4.3 Beatmung

Indikationen Atemstillstand, Schnappatmung, Ateminsuffizienz, Schaukelatmung. Es gilt, zunächst die Atemwege frei zu machen. Stabilisiert sich die Eigenatmung, können Handgriffe oder Hilfsmittel zum Freihalten der Atemwege ausreichen. Bei fehlender Stabilisierung, insuffizienter Spontanatmung oder Atemstillstand sind Maskenbeatmung und Intubation und die Gabe von Sauerstoff indiziert. **Cave:** Notfallpatienten sind potenziell nicht nüchtern, es besteht Aspirationsgefahr.

Maskenbeatmung

Auswahl der richtigen Maskengröße Erwachsene Gr. 3–4. Maske muss mit ihrem Randwulst Nasenwurzel, beide Mundwinkel und den Unterkiefer zwischen Kinnspitze und Unterlippe umschließen. Maske fest auf den Ansatz des Beatmungsbeutels aufstecken (Masken- und Beutelachse stehen rechtwinklig zueinander). Wenn O₂-Reservoir vorhanden ist, dieses mit dem Beutel verbinden (10 l/Min.).

Durchführung Kopf in Schnüffelposition lagern durch Unterlegen einer etwa 10 cm dicken, festen Unterlage. Kopf vom Kopfende mittels Esmarch-Handgriff (▶ Abb. 4.3) überstrecken und in dieser Stellung mit C-Griff Kiefer anheben und Maske aufsetzen (Finger 3–5 und Daumen der li. Hand) → Luftwege sind max. weit und offen.
Mit der re. Hand Beatmungsbeutel komprimieren. Frequenz 10–12/Min.

> - Haltung immer wieder korrigieren. Die Überstreckung lässt meist unbeabsichtigt nach!
> - Ein Leck wird meist gehört oder gefühlt → Maske umsetzen, neu positionieren.
> - Bei Bartträgern, adipösen und zahnlosen Pat. ist die Beatmung schwierig. Ist ein Helfer da, der den Beutel betätigen kann, werden Kiefer und Maske beidhändig gehalten.
> - Maske nicht zu stark auf das Gesicht drücken → Hand verkrampft und ermüdet.
> - Bei Verletzungen im Gesichtsbereich oder kraniofazialen Fehlbildungen kann eine Maskenbeatmung unmöglich sein → Intubationsversuch, Einlage Larynxtubus.
> - Kompression des Beutels gegen ein Widerlager erleichtert die Insufflation eines adäquaten Atemzugvolumens → im Knien Beutel gegen den Oberschenkel, im Stehen gegen den Rumpf oder den auf die Trage angehobenen Oberschenkel ausdrücken.
> - Aspirationsgefahr, insbes. wenn der Ösophagusverschlussdruck aufgrund von Mageninsufflation erreicht wird. Bei hohem Beatmungsdruck Kopf besser überstrecken. Helfer Krikoiddruck ausüben lassen.

Intubation

Indikationen Ist die Maskenbeatmung unmöglich, **muss** invasiv beatmet werden.

Einlegen eines Larynxtubus (LT)

Material Larynxtubus im Set mit Blockerspritze, Gr. 4, rot (Erw.), (Kinder Gr. 0–3), Fixierband, Beißschutz, Beatmungsbeutel, ggf. Absaugvorrichtung.
Check: Ventilöffner entfernen, Cuff prüfen und wieder entlüften, Tubus anfeuchten.

Durchführung
- Patienten in Rückenlage bringen, hinter Kopf kniend arbeiten.
- Mund des Patienten mit Kreuzgriff (li. Hand) öffnen. LT in re. Hand nehmen.

- LT mittig in den Mund des Patienten und am harten Gaumen entlang („auf Kreisbahn") in den Rachen vorschieben, bis schwarzer Balken auf Höhe der oberen Zahnreihe liegt.
- Cuff mit Blockerspritze entspr. farbl. Markierung blocken.
- Patienten beatmen, auf seitengleiches Heben und Senken des Brustkorbs achten.
- Beißschutz einlegen, LT fixieren.

> Der LT bietet keinen sicheren Aspirationsschutz. Erbrochenes oder erhaltene Schutzreflexe sind rel. KI zur Anlage. Bei Fehllage oder unzur. Beatmung trotz Lagekorrektur → LT entfernen und Maskenbeatmung fortsetzen.

Intubation endotracheal

Material Laryngoskop mit Macintosh-Spateln der Gr. 3 (normal) und 4 (Übergröße), Endotrachealtuben (Typ Magill) 7–8 mm ID, Führungsstab, evtl. Absaugvorrichtung / Pumpe mit konnektiertem Absaugkatheter, Fixiermaterial, Beatmungsmaske und -beutel, 10 ml Spritze luftgefüllt zum Blocken des Cuffs.

Durchführung
- **Check:** Tubus mit Führungsstab ausstatten, dann Tubuscuff mit luftgefüllter 10 ml-Spritze auf Dichtigkeit prüfen und Cuff wieder vollständig entlüften.
- Lichtquelle des Laryngoskops prüfen. Ersatztuben in kleineren Größen bereitlegen.
- Kopf in sog. Jackson-Position lagern durch Unterlegen einer etwa 10 cm dicken, festen Unterlage. Kopf vom Kopfende mittels Esmarch-Handgriff (▶ Abb. 4.3) überstrecken. Pat. noch einige Atemzüge mit Maske geben. **Cave:** Aspiration. Kopf mit re. Hand leicht reklinieren, Laryngoskopgriff mit li. Hand fassen. Wenn Helfer vorhanden: Druck auf Ringknorpel → Regurgitation durch sog. Krikoiddruck verhindern.
- Mit der re. Hand (Rechtshänder) mittels Kreuzgriff den Mund öffnen: Kuppe des gestreckten Daumens auf die unteren Schneidezähne und Kuppe des gebeugten Zeigefingers auf die oberen Schneidezähne aufsetzen. Finger gegeneinander spreizen. Notfalls Esmarch-Handgriff anwenden (▶ Abb. 4.3).
- Spatel des Laryngoskops in den re. Mundwinkel einführen. Zunge nach li. drängen und langsam über die Zunge in die Tiefe gleiten bis Epiglottis sichtbar wird. Dabei immer die Spatelspitze unter Sicht behalten. Spatelspitze in die epiglottische Spalte einführen und den Zungengrund durch Zug nach ventral und oben (d. h. also in Richtung auf den Laryngoskopgriff) vorsichtig ziehen (nicht hebeln!) → Epiglottis „richtet sich auf" und man kann den Kehlkopf einsehen.
- Mit re. Hand (Rechtshänder) Tubus (ID: Männer 8,0–8,5; Frauen 7,0–7,5) unter Sicht zwischen Stimmbändern durchschieben, bis Cuff die Glottis passiert hat. Mit 5–10 ml Luft blocken. Krikoiddruck lösen. Tubus in einem Mundwinkel direkt an der Zahnreihe gut festhalten und Tubuslage kontrollieren (s. u.). Nach Bestätigung der korrekten Tubuslage mit der regelm. Beatmung beginnen und Tubus sorgfältig fixieren.
- Beißschutz einbringen, z. B. Guedel-Tubus oder – möglichst mit Pflaster umwickelte – Mullbinde in Originalverpackung. Bei feuchter Haut oder Bart ungenügende Pflasterhaftung → Tubus und Beißschutz mit max. 6 cm breiter Mullbinde mit einem Knoten gesichert fest verbinden. Binde um den Nacken bzw. Hinterkopfbereich führen und seitlich verknoten.

Kontrolle der Tubuslage Die korrekte Lage des Tubus (Tubusspitze im mittleren Drittel der Trachea) muss nach Intubation und nach jeder Umlagerung überprüft werden. Bei unsicherer Tubuslage den Tubus sofort wieder entfernen („In doubt take it out") und mit Maske weiterbeatmen.
- **Auskultation** bei kräftigen Beatmungshüben mit dem Beatmungsbeutel bereits beim 1. Hub Epigastrium auskultieren:
  - „Blubbern" → ösophageale Fehllage.
  - Kein „Blubbern" → beide Lungen möglichst hoch in der MCL auskultieren. Bei Seitendifferenz Tubustiefe überprüfen (cm-Markierung), evtl. zurückziehen. Wenn bei 20 cm (Erwachsene) Seitendifferenz fortbesteht, DD erwägen (z. B. Pneu).
  ! Fehlerbehaftetes Verfahren, besonders in lauter Umgebung und bei vorheriger Mageninsufflation nach Maskenbeatmung, bei Adipositas oder Emphysem.
- **Inspektion:** Bei korrekter Intubation und Beatmung hebt und senkt sich der obere Thorax (infraklavikuläres Dreieck) seitengleich.

> Verschlechtert sich die Hautfarbe nach Intubation und bei Beatmung → immer auch an Tubusfehllage denken.

Komplikationen
- Verletzung der Zähne → iatrogene Verletzungen dokumentieren. **Cave:** Aspiration.
- Wegen Hypoxiegefahr Intubation verzögerungsfrei durchführen. Bei langwieriger Intubation immer wieder mit Maske zwischenbeatmen bzw. ganz auf Maskenbeatmung beschränken (Zeit wird leicht unterschätzt, evtl. Uhr mit Sekundenzeiger neben sich legen).
- Tubusfehllage → nur bei eindeutig dargestellter Stimmritze Tubus vorschieben, immer nach Intubation Lagekontrolle (s. o.).
- Vagale Kreislaufreaktion.
- Erbrechen, Aspiration, Laryngo- oder Bronchospasmus.
- Tubusobstruktion (durch Abknickung, Sekret): Tubusverlauf kontrollieren.
- Einseitige Intubation eines Hauptbronchus (differierendes Atemgeräusch) → Tubus entblocken und zurückziehen auf 22–24 (Mann) bzw. 20–22 cm (Frau) ab Zahnreihe.
! Unerfahrene intubieren oft zu tief.

4.4.4 Herzdruckmassage

▶ Abb. 4.4.
- Bei beobachtetem Herz-Kreislauf-Stillstand besteht eine gewisse Sauerstoffreserve, sodass die Herzdruckmassage als höherwertig im Vergleich zur Ventilation angesehen werden kann.
- Die Herzdruckmassage kann als einzige Maßnahme bis zum Eintreffen professioneller Hilfe angewandt werden („Chest compression only is better than no CPR"). Für professionelle Helfer wird empfohlen, die Reanimation mit Thoraxkompressionen statt mit Beatmung zu beginnen.

Durchführung
- Lagerung auf festem Untergrund
- Druckpunkt: Mitte des Brustkorbs auf der unteren Hälfte des Sternums (▶ Abb. 4.4)

4.4 Kardiopulmonale Reanimation (CPR)

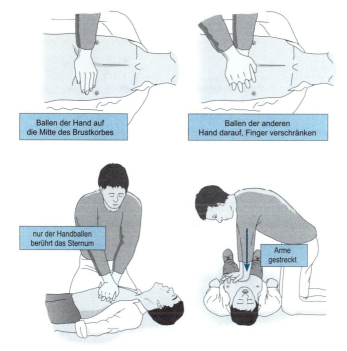

Abb. 4.4 Extrathorakale Herzdruckmassage [L106]

- Drucktiefe: 5 cm bei Erwachsenen
- Druckfrequenz: 100–200 / Min., Unterbrechungen minimieren
- Kompressions-Entlastungs-Verhältnis 1 : 1
- Feedback und Sprachführung bei der Wiederbelebung verbessern das Überleben

Druckpunkt
Erwachsene: untere Hälfte des Sternums.

Verhältnis Herzmassage : Beatmung = 30 : 2!

Der ALS-Algorithmus des Advanced Life Support (▶ Abb. 4.5 a, ▶ Abb. 4.5 b) verdeutlicht die erweiterten Maßnahmen (ALS) beim Herz-Kreislauf-Stillstand.

Der präkordiale Faustschlag
Professionelle Helfer können, falls der Herz-Kreislauf-Stillstand beobachtet oder am Monitor erkannt wurde, vor Anwendung eines Defibrillators einen einzelnen

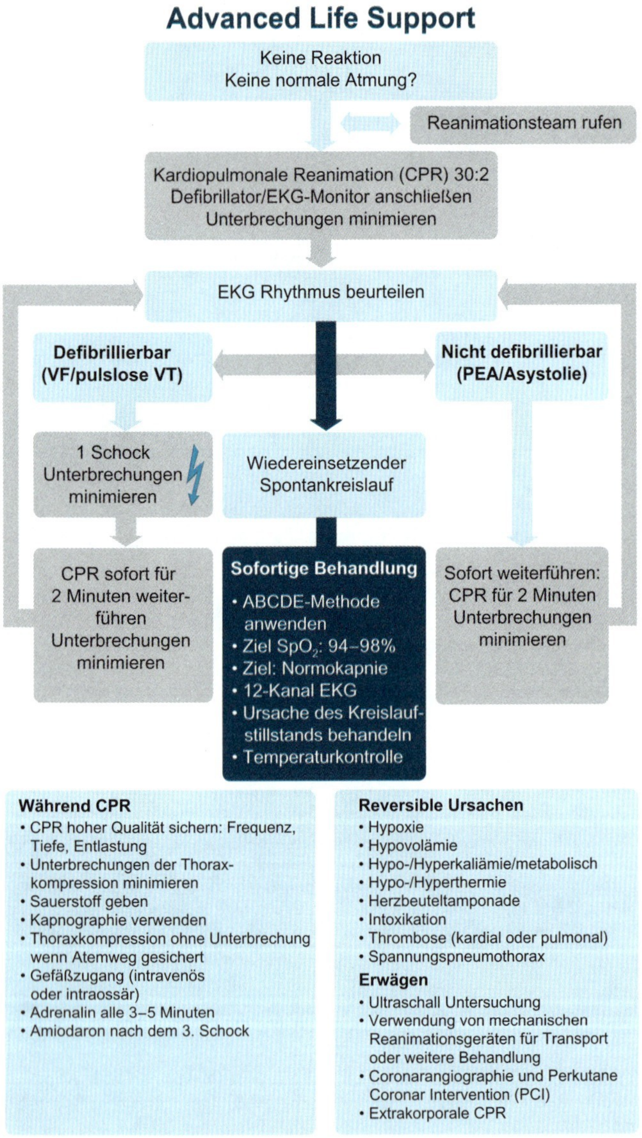

Advanced Life Support

**Keine Reaktion
Keine normale Atmung?**

→ Reanimationsteam rufen

**Kardiopulmonale Reanimation (CPR) 30:2
Defibrillator/EKG-Monitor anschließen
Unterbrechungen minimieren**

EKG Rhythmus beurteilen

Defibrillierbar (VF/pulslose VT)

Nicht defibrillierbar (PEA/Asystolie)

**1 Schock
Unterbrechungen minimieren**

Wiedereinsetzender Spontankreislauf

**CPR sofort für 2 Minuten weiterführen
Unterbrechungen minimieren**

Sofortige Behandlung
- ABCDE-Methode anwenden
- Ziel SpO_2: 94–98%
- Ziel: Normokapnie
- 12-Kanal EKG
- Ursache des Kreislaufstillstands behandeln
- Temperaturkontrolle

**Sofort weiterführen: CPR für 2 Minuten
Unterbrechungen minimieren**

Während CPR
- CPR hoher Qualität sichern: Frequenz, Tiefe, Entlastung
- Unterbrechungen der Thoraxkompression minimieren
- Sauerstoff geben
- Kapnographie verwenden
- Thoraxkompression ohne Unterbrechung wenn Atemweg gesichert
- Gefäßzugang (intravenös oder intraossär)
- Adrenalin alle 3–5 Minuten
- Amiodaron nach dem 3. Schock

Reversible Ursachen
- Hypoxie
- Hypovolämie
- Hypo-/Hyperkaliämie/metabolisch
- Hypo-/Hyperthermie
- Herzbeuteltamponade
- Intoxikation
- Thrombose (kardial oder pulmonal)
- Spannungspneumothorax

Erwägen
- Ultraschall Untersuchung
- Verwendung von mechanischen Reanimationsgeräten für Transport oder weitere Behandlung
- Coronarangiographie und Perkutane Coronar Intervention (PCI)
- Extrakorporale CPR

Abb. 4.5a Erweiterte Reanimationsmaßnahmen bei Herz-Kreislauf-Stillstand Modularer Aufbau: In sich abgeschlossene Trainingssequenzen, Abfolge der Modulblöcke gemäß der individuellen Situation am Notfallort. (© German Resuscitation Council (GRC) und Austrian Resuscitation Council (ARC) 2015) [F781–006]

> **Differenzialdiagnostische „HITS"**
> Überlegungen über mögliche
> Ursachen und Therapie, z.B.:
>
> **H**
> - Hypoxie – Atemwegsmanagement, Beatmung
> - Hyper-/Hypokaliämie – Elektrolytausgleich
> - Hypovolämie – Volumensubstitution
> - Herzbeuteltamponade – Punktion
> - Hypothermie – Wiedererwärmung
>
> **I**
> - Intoxikation – u.U. Antidot, Eliminationsverfahren
>
> **T**
> - Thromboembolisches Ereignis (Lungenembolie, Herzinfarkt) – u.U. Thrombolyse, interventionelles Verfahren
>
> **S**
> - Säure-Basen-Störung (vorbestehende Azidose) – Pufferung
> - Spannungspneumothorax – Thoraxdrainage

Abb. 4.5b Differenzialdiagnostische „HITS" (www.erc.edu) [vgl. F781 007]

präkordialen Faustschlag durchführen. Es ist allerdings unwahrscheinlich, später als 30 s nach einem Herzstillstand damit noch Erfolg zu haben.

Kontraindikationen Kleinkinder und Säuglinge; instabiler Thorax.

Durchführung Mit der Faust ausholen und kräftig auf die Mitte des Brustbeins schlagen.

Komplikationen Verletzungen von Brustbein, Rippen, Herz und Lungen.

4.4.5 Frühe Defibrillation

Eine Defibrillation innerhalb der ersten 5 Min. verbessert die Überlebenschance um 50%. Dies unterstreicht die Bedeutung der Verbreitung von automatischen externen Defibrillatoren (AED) sowie deren Anwendung durch Ersthelfer im weiteren Sinne der Public Access Defibrillation.

Indikationen
- Kammerflimmern (VF), pulslose Kammertachykardie (VT), pulslose elektrische Aktivität
- Synchronisierte Defibrillation (Kardioversion) bei: Tachykardie, hämodynamisch instabile Rhythmusstörungen ($RR_{syst.} \leq 80$ mmHg, Bewusstseinstrübung, Herzinfarkt, Lungenödem) nach erfolgloser medikamentöser Therapie

Durchführung

> CPR 30 : 2 fortsetzen, bis Defibrillator eingetroffen und geladen ist und Elektroden angebracht sind.

- **Vorbereitung:** Pat. flach und trocken auf dem Rücken lagern, bei Nässe Auflage nutzen. Oberkörper des Pat. frei machen und ggf. trocknen, Nitropflaster (falls vorhanden) entfernen. Inspektion: Hinweise auf Schrittmacher (▶ Abb. 4.6)? Narbe?
- **Vorgehen** (▶ Abb. 4.7, ▶ Abb. 4.8):
  – Klebeelektroden anlegen, Defibrillator laden, CPR auf laute Ansage kurz pausieren.

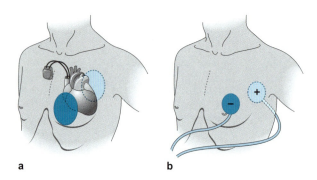

Abb. 4.6 a) Elektrodenposition bei Defibrillation eines Schrittmacherpatienten b) Elektrodenposition bei transkutaner Schrittmacherstimulation [L106]

- Erste Defibrillation 150 J auslösen, CPR **sofort ohne Pulskontrolle** weiterführen.
- Bei Schrittmacherpat. Abstand der Elektroden zum Aggregat ≥ 10 cm (▶ Abb. 4.6).
- Bei Kardioversion Ableitung mit max. R-Amplitude wählen und Synchronisationstaste drücken (R-Zacken-Triggerung).
- Zweite und folgende Defibrillation nach 2 Min. CPR und Rhythmuskontrolle 150–360 J.

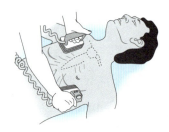

Abb. 4.7 Technik der Defibrillation [L106]

- Die Betriebsart „synchron" wird bei den meisten Defibrillatoren nach erfolgter Impulsabgabe automatisch wieder auf „asynchron" umgeschaltet.
- **Nässebrücken** wie Schweiß oder Elektrodengel auf dem Thorax des Pat. erzeugen Kurzschlussströme → linke Thoraxhälfte vor der Defibrillation abtrocknen.

Automatische Defibrillation mit AED

Die Defibrillation mit einem AED gehört zu den Basismaßnahmen der Reanimation. Die steigende Verfügbarkeit an öffentlichen Plätzen, im Rettungsdienst und in Arztpraxen erfordert die Einweisung aller BLS-Helfer in die Handhabung.

Durchführung (Halb-)automatische externe Defibrillatoren (AED) sind externe Defibrillatoren, die über ein Modul für die Herzrhythmusanalyse verfügen (▶ Abb. 4.9). Akustische oder visuelle Anweisungen führen den Benutzer durch die notwendigen Bedienungsschritte.

4.4 Kardiopulmonale Reanimation (CPR)

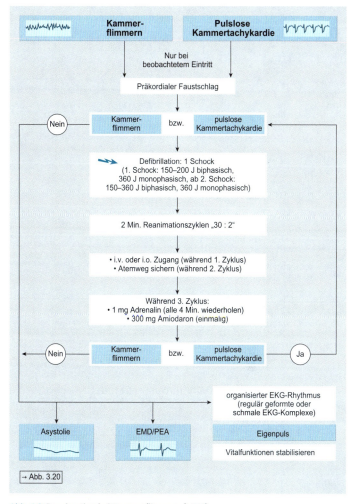

Abb. 4.8 Reanimation bei Kammerflimmern [L190]

Die AED funktionieren als Entscheidungshilfen und verlangen weitere Bedienungsschritte wie das Drücken der Analyse-Taste für die Rhythmusanalyse und das Drücken der Schock- und/oder Entlade-Taste für die effektive Defibrillation. Nach der Rhythmusanalyse geben sie eine Empfehlung zur Defibrillation ab, die Defibrillation selbst muss aber durch den Anwender ausgelöst werden:
- Lassen Sie sich den AED bringen, während die CPR fortgeführt wird.
- Unterbrechen Sie die CPR für max. 10 s.

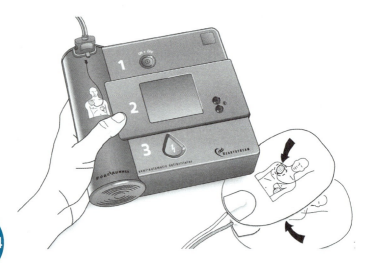

Abb. 4.9 Halbautomatische Defibrillation [L157]

- Schalten Sie den AED ein.
- Kleben Sie die Elektroden auf den Thorax des Pat.
- Folgen Sie den Sprach- oder Bildschirmanweisungen des AED.
- Achten Sie darauf, dass niemand den Pat. berührt, wenn Sie den Schock auslösen.
- Führen Sie die CPR unverzüglich fort.

4.4.6 Kardiopulmonale Reanimation bei Kindern

Prinzipiell erfolgt die Reanimation bei Kindern genauso wie bei Erwachsenen. Es gilt aber einige Besonderheiten zu beachten (▶ Abb. 4.10). Bei Kindern liegt einem Herz-Kreislauf-Stillstand meist eine Atemstörung mit Hypoxie zugrunde, ganz selten ein primär kardiales Problem. Deshalb beginnt die CPR bei Kindern mit fünf initialen Beatmungshüben.

> **Ursachen eines Kreislaufstillstands bei Kindern**
> - Unfälle, Ertrinken
> - Atemwegsobstruktion, z. B. Fremdkörperaspiration (▶ 5.6.12), Epiglottitis (▶ 17.6.6), Asthma (▶ 17.6.5)
> - Sepsis (Infektion der Atemwege, der Harnwege, des ZNS)
> - Akute intrakranielle Drucksteigerung (Hirnödem bei Infektion, Blutung)
> - Sudden Infant Death Syndrome (SIDS, ▶ 17.8.6)

Eventuell lohnt sich die Einrichtung eines separaten Kinder-Notfallkoffers.

4.4 Kardiopulmonale Reanimation (CPR)

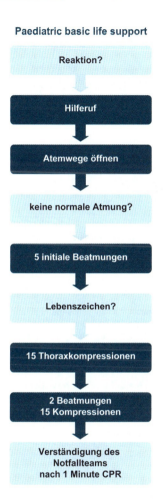

Abb. 4.10 Lebensrettende Basismaßnahmen bei Kindern (© German Resuscitation Council (GRC) und Austrian Resuscitation Council (ARC) 2015) [F781–005]

Beatmung bei Kindern

- **Wache Kinder mit Atemnot** nehmen spontan die für sie optimale Körperhaltung ein. Kinder nie gegen ihren Willen zum Hinlegen zwingen. Abwehrreaktionen steigern den Sauerstoffbedarf weiter. Die Kinder sind oft am besten auf dem Schoß eines Elternteils aufgehoben, Sauerstoffmaske lediglich vor Mund und Nase halten. Kind mit Atemnot nie sedieren.

- **Somnolente oder bewusstlose Kinder** haben oft obstruierte Atemwege aufgrund einer zurückgesunkenen Zunge, eines verlagerten weichen Gaumens oder durch Schleim, Blut o. Ä. im Rachenraum. Stabile Seitenlage bei eingeschränktem Bewusstsein nur, wenn kein Hinweis auf ein Wirbelsäulentrauma vorliegt. Wenn ein leichtes Überstrecken des Kopfes mit Vorziehen des Kinns und das Freimachen der Atemwege (ggf. Absaugen und O_2-Gabe) zu keiner adäquaten Atmung führen, sollte mit assistierender Maskenbeatmung begonnen werden.

Freihalten der Atemwege
- **Guedel-Tubus** (▶ 4.4.2) ist beim bewusstlosen Kind selten hilfreich. Bei nicht tief bewusstlosen Kindern provoziert er Würgen und Brechreiz. Faustregel für die Größe: Abstand Lippen-Kieferwinkel.
- **Wendel-Tubus** (▶ 4.4.2) wird meistens besser toleriert. Der richtige Durchmesser: Tubus passt gerade gut durch das Nasenloch. Einführungslänge: Abstand von der Nasenspitze bis zum Tragus des Ohrs. **Cave:** Das Einführen des Tubus durch die Nase kann Blutungen aus dem Nasopharynxraum auslösen, die die Atemwegsobstruktion weiter verschlechtern. Ein dünner Tubus kann leicht mit Sekreten verstopfen.

Sauerstoffgabe
Wenn mitgeführt, soll unbedingt Sauerstoff gegeben werden, möglichst während der gesamten Stabilisierungs- und Transportphase, um unvorhersehbare Verschlechterung zu vermeiden. **Cave:** Durch die O_2-Gabe kann der Atemantrieb bei Kindern mit chronischer Lungenkrankheit und erhöhtem pCO_2 (z. B. bei zystischer Fibrose, bronchopulmonaler Dysplasie) vermindert werden.

Mund-zu-Mund-/Mund-zu-Nase-Beatmung bei Kindern
„Schnüffelposition", Kopf flach, leicht überstreckt, Kinn leicht angehoben. Bis zum 3. Lj. Mund-zu-Mund **und Mund-zu**-Nase. Darauf achten, dass sich Thorax ausreichend hebt. Bei größeren Kindern Mund-zu-Mund- oder Mund-zu-Nase-Beatmung.

Maskenbeatmung bei Kindern
Material
- Kindermasken Gr. 0, 1, 2, 3, eher kleiner wählen (▶ Tab. 4.2).
- **Ambubeutel:** Die Mindestgröße von 450 ml ohne Überdruckventil bzw. mit verschließbarem Ventil (Neugeborenen-Ambubeutel) 250 ml sind selbst für reife Neugeborene schon knapp bemessen, um ein ausreichendes Atemzugvolumen

Tab. 4.2 Maskengrößen im Kindesalter	
Alter	Maskengröße
Neugeborenes	0 (Rendell-Baker)
Säugling (≤ 1 J.)	1 (Rendell-Baker)
> 1 J.	2 (Rendell-Baker)
> 4 J.	3 (Rendell-Baker)
Größere Kinder	1 (Erwachsenen Maske)

und eine längere Inspirationszeit zu erreichen. Oft werden deutlich höhere Beatmungsdrücke gebraucht, als die am Ventil einstellbare Grenze. **Cave:** Ein Überdruckventil kann während der Reanimation die Zufuhr eines ausreichenden Atemzugvolumens verhindern. Bei Verwendung eines Erwachsenen-Beutels darauf achten, nur so viel Kraft und Atemzugvolumen zu geben, dass sich der Thorax ausreichend hebt. Zur zusätzlichen Sauerstoffapplikation beim spontan atmenden Kind ist ein Ambubeutel mit einem Auslassventil nicht geeignet. Bei flacher Inspiration öffnet sich das Ventil nicht, das Kind erhält keinen Sauerstoff.
- Flow für Kinder-Ambubeutel ohne Reservoir mind. 10 l / Min.
- Flow für Erwachsenen-Ambubeutel ohne Reservoir mind. 15 l / Min.

> Die Intubation beim Kind ist risikoreich, sie sollte Geübten vorbehalten bleiben. Eine suffiziente Maskenbeatmung ist besser als ein nach erfolglosen Intubationsversuchen zuschwellender und blutender Larynx.

Durchführung Der optimale Lagerung des Kopfes während der Maskenbeatmung ist beim Kind meist die neutrale und eher flache „Schnüffelposition" (▶ Abb. 4.11). Hyperextension oder zu dicke Unterlage führt oft zu Atemwegsverlegung. Während der Beatmung die optimale Position in verschiedenen Extensionsgraden ausprobieren.

Die Maske mit einer Hand mit Daumen und Zeigefinger gut dicht halten, mit dem Mittelfinger Kinn nur an den Mandibulae leicht nach oben ziehen (C-Griff), dabei keinesfalls den Mundboden eindrücken. Sind mehrere Helfer anwesend, kann einer mit beiden Händen die Maske oft besser dicht halten und ein zweiter den Beatmungsbeutel bedienen.

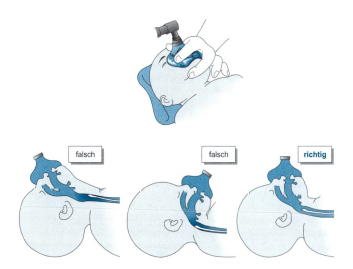

Abb. 4.11 Schnüffelposition und C-Griff zur Maskenbeatmung beim Kind [L106]

- **Assistierende Maskenbeatmung:** Der Einatmungsimpuls des Kindes wird synchron mit einem zunächst geringen, später höheren Hub aus dem Beatmungsbeutel unterstützt, bis eine ausreichende Thoraxexkursion zu sehen ist.

> - Wenn der Thorax sich nicht hebt, ist das Kind nicht ventiliert. Man muss die Atembewegungen des Kindes sehen können, d. h. evtl. Oberkörper frei machen. Den womöglich noch vorhandenen Einatmungsversuch des Kindes erkennt man an der Abdomenhebung, evtl. an interkostalen und sternalen Einziehungen.
> - Zur Verringerung der Aspirationsgefahr durch das oft unvermeidbare Aufblasen des Magens beim bewusstlosen Kind ist eine längere Inspirationszeit und damit ein niedrigerer Beatmungsspitzendruck günstig.

Herzdruckmassage bei Kindern

Indikationen Fehlende Lebenszeichen (Fehlen von Spontanbewegungen, Husten, normaler Atmung), kein Puls über A. carotis, brachialis oder femoralis tastbar oder Bradykardie ≤ 60/Min. (unsicheres Zeichen, Zeit zum Prüfen max. 10 s), Beginn nach fünf initialen (Sauerstoff-)Beatmungshüben.

Durchführung Lagerung auf harter Unterlage (Brett, Boden). Falls Sie allein vor Ort sind, reanimieren Sie für 1 Min., bevor Sie weitere Hilfe rufen und führen Sie dann die Maßnahmen ohne Unterbrechung bis zum Eintreffen weiterer Helfer durch.

Druckpunkt
- Beim Säugling: Brustkorb mit beiden Händen umfassen, Daumen drückt auf die untere Brustbeinhälfte, Fingerspitzen bilden ein Widerlager unter dem Rücken. Etwa 2 cm tief drücken, Brustkorb bis in die Ausgangsposition wieder entfalten lassen (▶ Abb. 4.12).
- Beim Kleinkind und Schulkind ebenfalls Druckpunkt untere Sternumhälfte. Mit dem Handballen etwa ⅓ der Thoraxdicke ca. 4 cm eindrücken. Die Rippen von Kindern brechen nicht so leicht wie beim Erwachsenen.

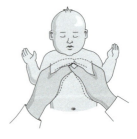

Abb. 4.12 Herzdruckmassage beim Säugling [L157]

Frequenz:
- Bei Maskenbeatmung Verhältnis Herzdruckmassage : Beatmung = 15 : 2, dabei 100–120 Kompressionen/Min.
- Bei Intubation: kontinuierliche Herzdruckmassage, möglichst 100 Kompressionen/Min.

Medikamentendosierungen bei der Reanimation von Kindern
- Die in ▶ Tab. 4.3 angeführten Dosierungen für die kreislaufwirksamen Substanzen beziehen sich auf die Reanimationssituation.
- Zur endobronchialen Gabe sind die angegebenen i. v. Dosierungen zu verdoppeln, bei Adrenalin evtl. auch zu verzehnfachen.

4.4 Kardiopulmonale Reanimation (CPR)

Tab. 4.3 Kinder-Notfalltabelle

Alter [Jahre]	¼	½	1	2	4	6	8	10	12
Größe [cm]	62	66	80	90	105	115	130	140	150
Gewicht [kg]	5,5	7	10	12	16	20	25	34	40
Tubus ID [mm]	3,0	3,5	4,0	4,5	5,0	5,5	6,0	6,5	7,0
Intubationstiefe ab Zahnreihe [cm]	10	11	12	14	15	17	19	20	21
Adrenalin 1 : 10 000 [ml], 1 ml = 0,1 mg	0,5	0,75	1,0	1,25	1,5	2,0	2,5	3,0	4,0
Atropin [ml] (1 ml = 0,5 mg)	0,2	0,3	0,4	0,5	0,6	0,8	1,0	1,0	1,0
Defibrillation initial [J = Ws]	10	15	20	25	30	40	50	60	80
Flüssigkeitsbolus initial [ml]	50	75	100	125	150	200	250	300	400
Lidocain 2 % [ml] (1 ml = 20 mg)	0,3	0,4	0,5	0,6	0,8	1,0	1,3	1,5	2,0
Diazepam i. v. [ml] (1 ml = 5 mg)	0,1	0,2	0,25	0,3	0,4	0,5	0,6	0,75	1,0
Diazepam rektal [mg]	2,5	5	5	5	10	10	10	10	10
Glukose 20 oder 25 % [ml]	10	15	20	25	30	40	50	60	80

Alle Dosierungen für intravenöse und intraossäre Medikamente sind als Volumina [ml], die rektale Applikation für Diazepam ist in mg angegeben.

- Ab 14 J. kann man ungefähr wie beim Erwachsenen dosieren. Immer individuell nach Wirkung dosieren, nicht nur nach Schema.
- Bei Säuglingen zur genaueren Dosierung Adrenalin 1 : 10 000 (mit 0,9 % NaCl verdünnt) und Atropin in Insulinspritzen abfüllen.

Defibrillation bei Kindern

Indikation: ventrikuläre pulslose Rhythmusstörungen (▶ Abb. 4.13).
Durchführung: für Kinder < 10 kg KG (bis etwa 1 J.) die kleinen, für größere Kinder die normalen Erwachsenen-Paddles oder -Klebeelektroden verwenden. Die Paddles so platzieren, dass das Herz genau dazwischenliegt, üblicherweise eines auf der rechten Thoraxhälfte unterhalb der Klavikula, das andere lateral der linken Brustwarze.

- Initiale Dosis 2 J / kg KG, bei Erfolglosigkeit Herzdruckmassage und →
- nächste Dosis: 4 J / kg KG, bei Erfolglosigkeit Herzdruckmassage und →
- erneute Dosis: 4 J / kg KG, in rascher Abfolge.

Wenn noch kein Erfolg Herzdruckmassage (▶ Abb. 4.12).
Arrhythmien sind bei Kindern fast immer Folge von Hypoxie, Azidose und Hypotonie (Volumenmangel). Kammerflimmern fast nur bei Kindern mit angeborenen Herzerkr. oder nach Elektrounfällen.

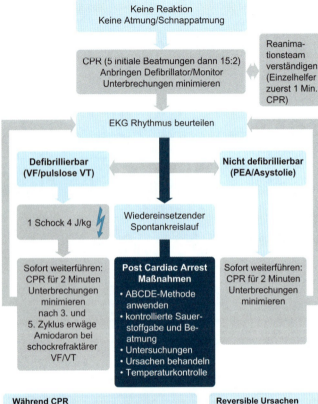

Abb. 4.13 Erweiterte lebensrettende Maßnahmen bei Kindern (© German Resuscitation Council (GRC) und Austrian Resuscitation Council (ARC) 2015) [F781-005]

Transport nach Stabilisierung der Vitalfunktionen
- Besonders Kinder sind vor weiterem Auskühlen zu schützen (Decken, Metallinefolie, Standheizung, Inkubator).
- Beatmung mit 100 % O_2 fortführen bzw. sicherstellen.
- Bei unruhigen **intubierten** Kindern: (**Analgo**-)Sedierung, z. B. mit Midazolam 0,05–0,1 mg/kg KG i.v. initial (z. B. Dormicum®), zusätzlich bei Bedarf Fentanyl 0,005 mg/kg KG i.v., insbes. bei traumatisierten Kindern.
- I.v. Zugang, ausreichende Volumensubstituierung mit NaCl 0,9 %, kontinuierliches Kreislaufmonitoring: EKG, Puls, Sauerstoffsättigung.

> - Vor Applikation von Notfallmedikamenten suffiziente Ventilation sicherstellen. Ausschluss von Tubusfehllage, Pneumothorax, Hypovolämie.
> - Häufigster Fehler, insbes. bei Säuglingen/Neugeborenen: Es wird zu viel Zeit auf das Legen eines i.v. Zugangs verwendet, anstatt zügig mit der Beatmung zu beginnen.

4.5 Kreislaufstillstand mit Besonderheiten

Hypoxie Kreislaufstillstand durch Ersticken ist bei Erwachsenen seltener als bei Kindern.

Elektrolytstörungen Am häufigsten aufgrund von Hyperkaliämie, z. B. Dialysepat.

Hypothermie Ist die Hypothermie vor Auftreten der Asphyxie eingetreten, schützt sie Herz und Gehirn länger vor Folgeschäden. „Nobody is dead, until he is warm and dead."

Hyperthermie Bei Hitzestress bis Hitzschlag und folg. Kreislaufversagen werden kühlende Maßnahmen bereits präklinisch begonnen.

Hypovolämie Potenziell behandelbare Ursachen des Kreislaufstillstands wie Blutung oder Vasodilation, sofortige Volumensubstitution bzw. Blutstillung einleiten.

Anaphylaxie Gabe von Adrenalin i.m. oder i.v. frühzeitig bei lebensbedrohlichen ABC-Problemen.

Trauma Hohe Mortalität, Priorität neben der CPR hat die sofortige Behandlung der Ursache (Thoraxdrainage, Thorakotomie, Blutungskontrolle), da sonst Herzdruckmassage ineffektiv.

Lungenembolie Fortlaufende CPR auch unter Fibrinolyse für mind. 60–90 Min.

Intoxikation Maßnahmen der Dekontamination und Gabe von Antidots können den Erfolg der CPR verbessern. **Cave:** gesicherte Atemwege.

Ertrinkungsunfall Die **Überlebenskette** fördert die schnelle Behandlung der Hypoxie:
- Notlage erkennen, Hilferuf absetzen.
- Schwimmhilfe bereitstellen, Untertauchen verhindern.
- Aus dem Wasser retten, ohne Selbstgefährdung.
- Atemwege frei machen, fünf initiale Beatmungen, CPR 30 : 2, AED.

Sportunfall Kreislaufstillstand oft kardialer Ursache, Defibrillation vor Umlagern.

Stromunfall Zuerst Stromquelle ausschalten, jeden bewusstlosen Pat. mit Strommarke oder Fiederung wie Stromunfall behandeln.

4.6 Schock

4.6.1 Differenzialdiagnostischer Überblick

> Lebensbedrohlicher Zustand mit schweren Kreislaufstörungen, verminderter Kapillarperfusion und Sauerstoffunterversorgung der Organe.

- Kardiogener Schock: Myokardinfarkt (▶ 5.7.2), Herzbeuteltamponade, Spontanpneu (▶ 5.6.11), ausgedehnte Lungenembolie (▶ 5.6.7) → Dyspnoe, gestaute Halsvenen
- Anaphylaktischer Schock: Allergieanamnese, Allergenexposition → Juckreiz, Urtikaria, Dyspnoe, Asthmaanfall
- Hypovolämischer Schock: innere oder äußere Blutungen; ab 20–30 % intravasalem Flüssigkeitsverlust → Blässe, Verletzungszeichen
- Septischer Schock: Peritonitis, Immuninsuff. → Fieber, Schüttelfrost, Haut initial warm und trocken (▶ 5.1.3)
- Verbrennungsschock: Verbrühung oder Verbrennung II.–III. Grades > 10 % der Körperoberfläche (▶ 7.2.1); s. a. hypovolämischer Schock
- Neurogener Schock: Meningitis, Trauma, Tumor → Schwindel, Parästhesien, Paresen
- Medikamentenintoxikation (▶ 8): Barbiturate, Drogen → Miosis, Midriasis, Somnolenz

Besonderheiten bei Kindern
- Hypovolämischer Schock: Blutverlust, Dehydratation und Verbrennung führen bei Kindern rasch zum Schock.
- Septischer Schock: z. B. primär bei Meningokokkensepsis, sekundär bei Meningitis, Pneumonie, Pyelonephritis.
- Kardiogener Schock: bei Kindern selten; meist ist dann eine Herzerkr. oder ein Vitium bekannt.

4.6.2 Leitsymptome bei Schock

> - **Red Flags:** Blutdruckabfall, Kollaps, kalter Schweiß, Blässe, Akrozyanose, schwacher bis nicht tastbarer Puls, Tachykardie, Angst, Tachypnoe, Bewusstseinstrübung.
> - Schockindex (Puls / $RR_{syst.}$ > 1,0) ist ein unzuverlässiger Parameter!
> - Begleitsymptome: gestaute Halsvenen (kardiogener Schock), Dyspnoe, Fieber, Schüttelfrost, Hautreaktionen.

Besonderheiten bei Kindern
- Blasses bis blaues Hautkolorit (bei Säuglingen grau)
- Kühle Extremitäten, marmorierte Haut
- Angst, Unruhe als Zeichen der zerebralen Hypoperfusion
- Tachypnoe, Azidoseatmung
- Evtl. Ateminsuffizienz
- Oligo- bis Anurie
- Schwitzen (kardiogener Schock)

- Kreislauf (Spätzeichen): Tachykardie, kleine Pulsamplitude, leise Herztöne, Blutdruck normal bis erniedrigt, Apathie bis Bewusstseinstrübung, evtl. Koma

Schockzeichen
- Veränderte Bewusstseinslage: Unruhe, Angst, Apathie, Somnolenz, Koma
- Tachykardie (**cave:** keine Betablocker geben!), erniedrigte RR-Amplitude (pulsus celer et parvus)
- Erniedrigter systolischer RR (<90 mmHg)
- Schockindex: Puls/$RR_{syst.}$ 1,0 (normal 0,5); unzuverlässiger Parameter!
- Zeichen der Zentralisation: kalte, feuchte, blassgraue Extremitäten (Ausnahme: Septischer oder allergischer Schock in der Frühphase)
- Periphere Zyanose, **cave:** bei CO-Vergiftung rosarote Haut, bei Anämie keine Zyanose
- Hyperventilation, Dyspnoe bei metabolischer Azidose
- Oligurie

Allgemeinbefund
- Haut, Schleimhaut: Blässe, Zyanose, Ikterus
- Foetor (Alkohol, Azeton)
- Prellmarken, Wunden, Blutspuren, Achsenabweichungen, Sturzereignis
- Pupillenreaktion im Seitenvergleich (neurologische Zusatzuntersuchung bei Koma und Bewusstlosigkeit, ▶ 3.1.2)
- Temperatur: Auskühlung, Fieber, Hyperthermie
- Dehydratation: Haut in Falten abhebbar, trockene Zunge
- Auskultation von Herz, Lunge, RR-Messung
- Palpation des Abdomens

4.6.3 Sofortmaßnahmen bei Schock

Sofortmaßnahmen bei Schock
- Ggf. CPR (▶ 4.4)
- NAW und RTW alarmieren (lassen)
- Sauerstoffangebot optimieren, ggf. Maskenbeatmung, evtl. intubieren
- I. v. Zugang legen (▶ 3.3)
- Volumenmangel behandeln. **Cave:** bei kardiogenem Schock keine Volumengabe
  - Initial 20 ml/kg KG NaCl 0,9 % als Infusion
  - Neubeurteilung des Perfusionszustands: kapilläre Füllungszeit?
  - Keine Besserung → erneut Bolus 10–20 ml/kg KG NaCl 0,9 %, evtl. BZ-Kontrolle
  - Isotone und kolloidale Lösung im Verhältnis 1 : 3 (z. B. HAES-steril® 6 %) mind. 500 ml, max. 1 500 ml; Kinder etwa 10 ml/kg KG
- Pat. warm halten

Hypovolämischer Schock
- Schocklage (▶ 4.2.3)
- Infusionstherapie isoton (s. o.), ggf. über 2 periphere Zugänge
- Kolloidale Lösungen: initial 10–20 ml/kg KG, dann nach Wirkung. max. 2 000 ml/d

Kardiogener Schock
- Sitzende Position, keine Volumenzufuhr, vorsichtig Nitroglyzerin s.l. (RR-Kontrolle), Erwachsene: Furosemid 20–40 mg i.v., Kinder 1–3 mg/kg KG. **Cave:** nur bei ausreichendem RR. Bei Hypotonie Dobutamin 2,5 µg/kg KG/Min. i.v.
- Wenn vorhanden, O_2-Gabe
- Schmerzreduktion, z.B. Tramadol CT® 100 mg i.v.
- Tachykardie: vagale Manöver, z.B. Eisauflage auf Stirn, einseitiger Karotisdruck. **Cave:** nicht mit Fieber oder Volumenmangel-Tachykardie verwechseln

Anaphylaktischer Schock
- Allergen entfernen oder vermeiden (▶ Abb. 4.14)
- Erwachsene: Clemastin (z.B. Tavegil®) oder Dimetinden (z.B. Fenistil®) 1 Amp. langsam i.v.; Kinder: Dimetinden 0,1 mg/kg KG
- Bei Bronchospasmus, Kehlkopfödem: Adrenalin (z.B. Suprarenin®) 1 ml mit 9 ml NaCl 0,9 % verdünnen, davon fraktioniert alle 3–5 Min. 1–2 ml i.v. bei Erw., 0,03 ml/kg KG bei Kindern, oder β2-Mimetikum inhalativ
- Bei fehlendem i.v. Zugang: Adrenalin subkutan (z.B. Adrenalin Min Jet®). Alternativ Adrenalin unverdünnt (z.B. Suprarenin®) s.c. (0,01 ml/kg KG); max. Einzeldosis 0,5 mg (= 0,5 ml); bei liegendem endotrachealem Tubus: Adrenalin endobronchial in 1- bis 2-facher i.v. Dosis (Infectokrupp®-Spray)
- Glukokortikoide, z.B. Dexamethason bei Erwachsenen 1 mg/kg KG i.v. oder Prednisolon bei Erw. 250–1 000 mg, bei Kindern 2–5 mg/kg KG i.v. (z.B. Urbason solubile forte®)
- Ggf. Reanimation
- Aggressive isotone Volumentherapie NaCl 0,9 % i.v.

Septischer Schock
- Hohe Volumenzufuhr 20–40 ml/kg KG NaCl 0,9 % über 15–30 Min., ggf. repetitiv
- Katecholamine bei volumenrefraktärem Schock; evtl. Adrenalin i.v., 1:10 verdünnt, fraktioniert nach Wirkung (in 1-ml-Schritten)

> **Besonderheiten bei Kindern**
> - Der Blutdruck kann bei Kindern aufgrund ihrer ausgeprägten Fähigkeit zur Vasokonstriktion noch im Normalbereich sein, obwohl das Herzminutenvolumen bereits deutlich eingeschränkt ist. Daher besser Perfusionszustand anhand der kapillären Füllungszeit beobachten. Die Hypotonie ist ein spätes und plötzliches Zeichen der Kreislaufdekompensation → Errechnen des Schockindex wie beim Erwachsenen ist nutzlos.
> - Die passende Blutdruckmanschette soll ⅔ des Oberarms des Kinds bedecken. Häufig stehen jedoch genau passende Blutdruckmanschetten nicht zur Verfügung (falsch niedrige Werte bei zu breiter Manschette).
> - Ein kräftiger Puls an der A. radialis, A. brachialis oder A. femoralis spricht für einen suffizienten Kreislauf.
> - Gesunde Kinder haben warme Extremitäten und rosige Haut.

4.6 Schock

Anaphylaktische Reaktion?

Airway, **B**reathing, **C**irculation, **D**isability, **E**xposure

Diagnose:
- Akuter Krankheitsbeginn?
- Lebensbedrohliche ABC-Probleme[1]
- Hautmanifestationen (meist)

- Hilfe anfordern
- Patient flach hinlegen, Beine anheben (falls es die Atmung erlaubt)

Adrenalin[2]

Falls Erfahrung und Ausrüstung vorhanden:
- Atemwegssicherung
- Sauerstoffgabe mit hohem Fluss
- I.v. Flüssigkeitsbolus[3]
- Chlorphenamine (Antihistaminika)[4]
- Hydrocortison

Monitorüberwachung:
- Pulsoxymetrie
- EKG
- Blutdruck

[1] **Lebensbedrohliche ABC-Probleme:**
- **A:** Schwellung der Luftwege, Heiserkeit, Stridor
- **B:** Tachypnoe, Giemen, Müdigkeit, Zyanose, SpO_2 < 92%, Verwirrtheit
- **C:** Blässe, Schwitzen, Hypotonie, Schwäche, Schläfrigkeit, Bewusstlosigkeit

[2] **Adrenaline** (i.m., außer Sie haben Erfahrung mit i.v. Adrenalin, wiederholen Sie nach 5 Min., falls keine Besserung)
- Erwachsene 500 µg i.m. (0,5 ml)
- Kinder > 12 J. 500 µg i.m. (0,5 ml)
- Kinder 6–12 J. 300 µg i.m. (0,3 ml)
- Kinder < 6 J. 150 µg i.m. (0,15 ml)

Adrenalin soll nur durch erfahrene Spezialisten i.v. gegeben werden. Titration mit Boli von 50 µg (Erwachsene), 1 µg/kg (Kinder)

[3] **I.v. Flüssigkeitsbolus (Kristalloide):**
Erwachsene: 500–1000 µl
Kinder: 20 ml/kg
Stoppen Sie i.v. Kolloide, falls diese als Ursache in Frage kommen.

[4] **Chlorphenamine** (Injektionslösung ist in deutschsprachigen Ländern nicht im Handel)
Dimentinden/Clemastin (langsam i.v.)
- Erwachsene oder Kinder > 12 J. 0,1 mg/kg
- Kinder ab 1 J. 0,03 mg/kg

[5] **Hydrokortison** (i.m. oder langsam i.v.)
- Erwachsene o. Kinder > 12 J. 200 mg
- Kinder 6–12 J. 100 mg
- Kinder 6 Mon.–6 J. 50 mg
- Kinder < 6 Mon. 25 mg

Abb. 4.14 Behandlungsalgorithmus Anaphylaxie (© German Resuscitation Council (GRC) und Austrian Resuscitation Council (ARC) 2015) [F781-007]

4.7 Polytrauma: Patientenbeurteilung und Sofortmaßnahmen

Erster Überblick Erkennen und Beheben lebensbedrohlicher Verletzungen und Funktionsstörungen muss allen weiteren diagnostischen und therapeutischen Maßnahmen vorausgehen. Der Erkennung einer vitalen Störung folgt daher unmittelbar eine Therapiemaßnahme, in der Reihenfolge von:
- A Airway (Atemweg)
- B Breathing (Atemfunktion)
- C Circulation (Kreislauf)

Nach der Beurteilung des Bewusstseinszustands (Ansprechen, Schmerzreiz) geht man nach dem Raster in ▶ Abb. 4.15 vor.

Es geht beim ersten Überblick nicht in erster Linie um die Suche nach der Ursache der Funktionsstörung, sondern um die rasche Identifikation derselben und um das sofortige Einleiten meist unspezifischer lebensrettender Maßnahmen.

Durch eine erfolgreiche Behandlung lebensbedrohlicher Zustände wird der Pat. soweit stabilisiert, dass er die nächsten Minuten übersteht bzw. dass Zeit für weitere Maßnahmen (z. B. Rettung, weitere Diagnostik) gewonnen wird.

Zweiter Überblick Der zweite Überblick verschafft dem Helfer eine Übersicht über alle weiteren nicht lebensbedrohlichen, hinsichtlich des Überlebens sekundären Verletzungen des Patienten. Dabei handelt es sich um eine rasche Erhebung weiterer schwerwiegender Verletzungen, die unter ständiger Überwachung der Vitalfunktionen erfolgt. Der zweite Überblick erfolgt nach dem in ▶ Abb. 4.16 gezeigten Ablauf.

Die Anamnese kann nach folgendem Schema durchgeführt werden:
- Blickinspektion des Unfallorts: Sturz von der Leiter, aus dem Fenster?
- Art des Unfalls: Autounfall? Fahrradunfall?
- Wenn möglich, Pat. befragen: Wo hat er Schmerzen? Begleitsymptome, z. B. Übelkeit, Schwindel, Sensibilitätsstörungen?
- Befragung von Unfallbeteiligten oder Zeugen zur Klärung des Unfallmechanismus.
- Bei Autounfällen: War der Verletzte angeschnallt? HWS-Schleudertrauma möglich?
- Bei Fahrradstürzen: Wurde ein Helm getragen? Schädelfraktur, Commotio cerebri (▶ 7.1.3)?
- Sturz aus großer Höhe (z. B. aus Fenster) → z. B. Becken-/Bein-/WS-Fraktur (▶ 7.1.8).
- Weitere Verletzte?
- Angehörigen befragen: Vorerkrankungen, Behinderungen, Medikamente, Allergien?

> **Besonderheiten bei Kindern**
> - Das Skelett ist sehr elastisch → auch bei schweren inneren Verletzungen oft geringe äußere Traumazeichen.
> - Evtl. geringer Thoraxkompressionsschmerz trotz Lungenkontusion oder Pneumothorax.
> - Auskultation und Perkussion des Thorax unter Notfallbedingungen oft sehr schwierig.
> - Bei Problemen mit venösen Zugängen und vitaler Indikation: an intraossäre Nadel denken (▶ 3.4.3).
> - Venöse Zugänge bei Kindern immer besonders gut sichern, da lebenswichtig und nicht leicht zu bekommen.

4.7 Polytrauma: Patientenbeurteilung und Sofortmaßnahmen

- Blutverluste, die unbedeutend aussehen, können dennoch für das kleine Kind relativ hoch sein.
- Gegenstände bei Stich- und Pfählungsverletzungen nicht entfernen, höchstens auf Transportmaß kürzen.

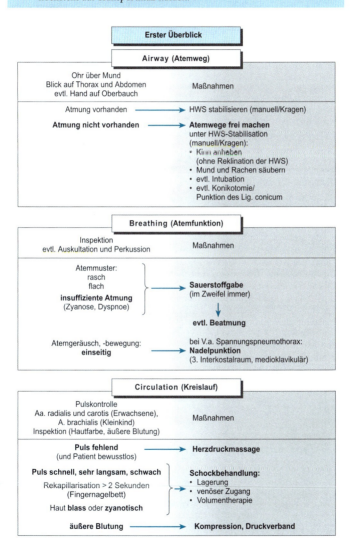

Abb. 4.15 Erster Überblick bei Polytrauma [L106]

4 Notfallmanagement

Zweiter Überblick	
kurze Anamnese orientierende und zielstrebige Untersuchung von Kopf bis Fuß Behandlung soweit erforderlich, Ziel: Transportfähigkeit	Vital-funktionen ständig prüfen

Abb. 4.16 Zweiter Überblick bei Polytrauma [L106]

Untersuchung Bei Extremitätenverletzungen wird eine **DMS-Kontrolle** durchgeführt, d. h. distal der Verletzung werden **D**urchblutung, **M**otorik und **S**ensibilität überprüft (▶ 3.1.1).

Erforderlich ist die Behandlung einer Verletzung dann, wenn die Transportfähigkeit des Patienten dadurch wesentlich verbessert wird. Dies kann z. B. die Stabilisierung einer Fraktur oder eine ausreichende Analgesie sein. Maßnahmen, die zur wesentlichen Verbesserung der Transportfähigkeit nichts beitragen, bedeuten im Rahmen einer Notfallsituation einen Zeitverlust und stellen eine Gefährdung des Patienten dar.

Verhältnis von erstem Überblick zu zweitem Überblick Bei der Betreuung eines Polytraumatisierten ist es wichtig, eine Lebensbedrohung zu erkennen und zu beheben. Daraus ergibt sich die **Forderung,** dass ein Secondary Survey erst gemacht werden soll, wenn aufgrund des Primary Survey der Patient als stabil, d. h. als nicht mehr vital gefährdet, beurteilt wurde.

Maßnahmen (▶ Abb. 4.17) Wird der Patient am Ende eines ersten Überblicks als nicht stabil beurteilt, so muss im Rahmen eines erneuten ersten Überblicks versucht werden, eine Stabilisierung zu erreichen. Bleibt der Patient im Weiteren trotz aller ergriffenen, zur Verfügung stehenden Maßnahmen vital gefährdet (zunehmende Verschlechterung des Bewusstseins; nicht behebbare Atem- oder Kreislaufinsuffizienz), so muss man zum Schluss kommen, dass die eigenen Möglichkeiten, die Lebensbedrohung zu beheben, nicht ausreichen. In diesem Fall erhält der möglichst rasche Transport des Patienten in eine Institution mit entsprechend besseren Möglichkeiten (im Allgemeinen eine Klinik) die höchste Priorität. Weitere Versuche, die Situation vor Ort zu verbessern, kosten Zeit und reduzieren die Überlebenschancen, sodass gilt:

„Scoop and run, not stay and play!"

4.8 Der Notfall im Flugzeug

„Ist hier ein Arzt an Bord?"
Bei 40 Mio. Flugpassagieren jährlich ist mit ca. 4 000 akuten Erkrankungen und etwa 40 Todesfällen im Flugzeug zu rechnen. Bei ⅔ aller Flüge ist ein Arzt an Bord, der nach deutschem Recht zur Hilfeleistung verpflichtet ist (international unterschiedlich). 65 % aller Ärzte haben bereits Notfälle an Bord erlebt.

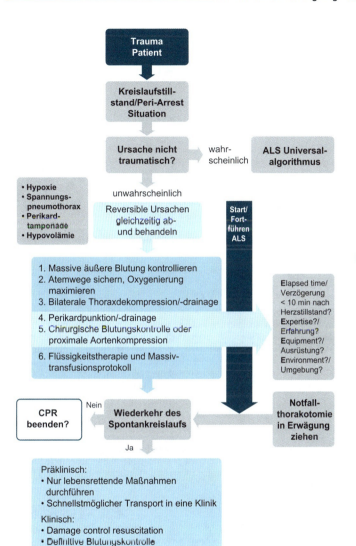

Abb. 4.17 Traumatisch bedingter Kreislaufstillstand (© German Resuscitation Council (GRC) und Austrian Resuscitation Council (ARC) 2015) [F781–007]

Besondere Probleme Der Arzt kennt weder den Patienten noch die vorhandene Ausrüstung noch die med. Qualifikation der Flugbegleiter und ist u. U. nicht mit den besonderen Risiken der Situation vertraut. Hierzu gehören:
- Niedriger Luftdruck: schmerzhafte Druckausgleichsprobleme bei Sinusitis, frischer Zahnfüllung, nach Tauchgängen (Maledivenflüge!); retinale Blutungen; hämolytische Krise bei Sichelzellanämie.
- Niedriger Sauerstoffpartialdruck: Höhenkrankheit mit hypobarer Hypoxämie bis zur Höhe von 2 500 m (der eingestellte Kabinendruck entspricht meist max. dieser Höhe) nur bei Vorerkrankungen, wie Emphysem, Z. n. Lungenoperationen, mittleren und schweren Formen der Herzinsuffizienz, koronaren oder zerebralen Ischämien.
- Trockene Kabinenluft: Schleimhautreizung, Exsikkose, deshalb heftigere Wirkung alkoholischer Getränke. In Verbindung mit Polyglobulie zum Ausgleich des niedrigen O$_2$-Partialdrucks kommt es zu erhöhtem Hämatokrit und Embolien, Thrombosen einschl. Apoplex und Infarkt (Pille, Rauchen, andere Zusatzfaktoren).
- Langes Sitzen: Beinödeme, Thrombosen, Ischialgien, auch Platzangst.
- Zeitverschiebung: ergibt mögliche Wirkungslücken bei Antidiabetika, Antiepileptika, Kontrazeptiva, Antihypertensiva etc., bei falsch geplanter Zwischendosierung auch evtl. Hypoglykämien.

> Häufige Ursachen unklarer Bewusstlosigkeit im Flugzeug: Hypoglykämie, Krampfanfall, kardiale Synkope, verschluckter Bolus. In 30 % der Fälle liegt ein defibrillierbarer Rhythmus vor.

Ausrüstung Ist in jeder Airline anders. Die großen Fluggesellschaften (z. B. Lufthansa) haben mit „Doctors Kit" und „Medical Kit" fast die Ausrüstung eines RTW mit Intubation, AED und Medikamenten. Immer vorhanden ist Sauerstoff, von dem reichlich Gebrauch gemacht werden sollte. Es besteht auch ggf. die Möglichkeit, den niedrigen Kabinendruck in Richtung Normaldruck anzuheben (kostet Treibstoff). Zwischenlandungen kann der Arzt dem Kapitän bei med. Notwendigkeit empfehlen – kosten aber bis zu 100 000,– € und einige Stunden Zeitverzug, die Airline ist dankbar, wenn der Arzt dies verhindern kann.

Kabinenpersonal Große Airlines lassen ihr Kabinenpersonal regelmäßig in Erster Hilfe und Reanimation schulen. Dennoch handelt es sich natürlich nicht um routinierte Rettungsassistenten, deshalb steht auch ihnen bei einer Reanimation der kalte Schweiß auf der Stirn. Die Crew-Mitglieder wissen aber in jedem Fall, wo der beste Platz zur Behandlung ist, wo die Ausrüstung liegt und wie man die blockierte Toilettentür von außen öffnet.

> In Zweifelsfällen ist immer eine Beratung über Funk mit flugmedizinisch erfahrenen Ärzten einer Flughafenklinik oder einer rund um die Uhr besetzten fliegerärztlichen Beratungsstelle möglich.

Versicherungsschutz und Haftpflicht Deutscher Arzt, englischer Patient, französisches Flugzeug, spanischer Luftraum resultieren in unklarer Rechtslage. Die großen Airlines haben deshalb eine spezielle Haftpflicht- und Rechtsschutzversicherung für an Bord helfende Ärzte abgeschlossen, die (außer Vorsatz) alle Eventualitäten abdeckt. Prüfen Sie die eigene Haftpflichtversicherung auf Leistungen für den Bereitschaftsdienst und Fälle außerhalb der Dienstverpflichtung.

5 Leitsymptome

Gabriele Fobbe, Martina Heßbrügge und Hermann C. Römer

5.1	**Fieber**	5.2.15	Pelvic Inflammatory Disease (PID) 159
	Hermann C. Römer 135	5.2.16	Endometriose 160
5.1.1	Differenzialdiagnostischer Überblick 135	5.2.17	Stielgedrehte(r) Ovarialzyste/-tumor 160
5.1.2	Maßnahmen bei Fieber 138	5.2.18	Rupturierendes Bauchaortenaneurysma 161
5.1.3	Sepsis 139	5.3	**Erbrechen**
5.1.4	Lyme-Borreliose 139		*Hermann C. Römer, Martina Heßbrügge und Gabriele Fobbe* 161
5.1.5	Reisediarrhö 140		
5.1.6	Hepatitis 141		
5.1.7	Bilharziose 142		
5.1.8	Infektiöse Endokarditis 142	5.3.1	Differenzialdiagnostischer Überblick 161
5.1.9	Rheumatische Endokarditis 143	5.3.2	Maßnahmen bei Erbrechen 163
5.1.10	Myokarditis 143	5.3.3	Akute Gastritis 163
5.2	**Bauchschmerzen und der „akute Bauch"**	5.4	**Diarrhö**
	Hermann C. Römer, Martina Heßbrügge und Gabriele Fobbe 144		*Hermann C. Römer, Martina Heßbrügge und Gabriele Fobbe* 164
5.2.1	Differenzialdiagnostischer Überblick 144	5.4.1	Differenzialdiagnostischer Überblick 164
5.2.2	Maßnahmen bei „akutem Bauch" und Bauchschmerzen 148	5.4.2	Maßnahmen bei Diarrhö 166
		5.4.3	Morbus Crohn und Colitis ulcerosa 166
5.2.3	Peritonitis 149	5.5	**Kopfschmerzen**
5.2.4	Appendizitis 149		*Martina Heßbrügge* 167
5.2.5	Ileus 150		
5.2.6	Mesenterialinfarkt 151	5.5.1	Differenzialdiagnostischer Überblick 167
5.2.7	Akute Divertikulitis 152		
5.2.8	Inkarzerierte Hernie 153	5.5.2	Maßnahmen bei Kopfschmerzen 168
5.2.9	Perforiertes Ulkus 153		
5.2.10	Gallenkolik, Cholezystitis 154	5.5.3	Cluster-Kopfschmerz 168
5.2.11	Nieren-/Harnleiterkolik 154	5.5.4	Arteriitis temporalis 169
5.2.12	Harnverhalt 156	5.5.5	Zerebrovaskuläre Durchblutungsstörungen 169
5.2.13	Pankreatitis 157		
5.2.14	Extrauteringravidität 157	5.5.6	Meningitis und Enzephalitis 170

5.5.7	Subarachnoidalblutung (SAB) 171		5.8.3	Menière-Krankheit 205
5.5.8	Trigeminusneuralgie 172		5.8.4	Neuritis vestibularis 205
5.5.9	Sinusvenenthrombose 173		5.8.5	Hirnstamminfarkt, Kleinhirninfarkt 206
5.5.10	Zervikogener Kopfschmerz 174		5.8.6	Phobischer Schwankschwindel 206

5.6 Dyspnoe, Husten, Auswurf
Martina Heßbrügge 174

- 5.6.1 Differenzialdiagnostischer Überblick 174
- 5.6.2 Maßnahmen bei schwerer Dyspnoe 179
- 5.6.3 Banaler Infekt der oberen Atemwege 179
- 5.6.4 Akute Bronchitis 180
- 5.6.5 Pneumonie ambulant erworben 180
- 5.6.6 Obstruktive Atemwegserkrankungen 181
- 5.6.7 Lungenembolie, Cor pulmonale 183
- 5.6.8 Lungenödem 184
- 5.6.9 Tuberkulose 185
- 5.6.10 Hyperventilationssyndrom 186
- 5.6.11 Pneumothorax 186
- 5.6.12 Aspiration 187

5.7 Thoraxschmerz
Martina Heßbrügge 189

- 5.7.1 Differenzialdiagnostischer Überblick 189
- 5.7.2 Myokardinfarkt, akutes Koronarsyndrom, instabile Angina pectoris 192
- 5.7.3 Stabile Angina pectoris 194
- 5.7.4 Hypertensive Krise 195
- 5.7.5 Perikarditis 196
- 5.7.6 Pleuritis 197
- 5.7.7 Mitralklappenprolaps 198
- 5.7.8 Aortenstenose 198
- 5.7.9 Akute Aorteninsuffizienz 199
- 5.7.10 Aneurysma dissecans der thorakalen Aorta 200
- 5.7.11 Psychogene Ursachen von Thoraxschmerzen 201

5.8 Schwindel
Gabriele Fobbe 201

- 5.8.1 Differenzialdiagnostischer Überblick 201
- 5.8.2 Benigner paroxysmaler Lagerungsschwindel 204

5.9 Kurze Bewusstseinsverluste
Gabriele Fobbe 207

- 5.9.1 Synkope 207
- 5.9.2 Nicht synkopale Ursachen kurzer Bewusstseinsverluste 209
- 5.9.3 Herzrhythmusstörungen 209
- 5.9.4 Hypotone Kreislaufstörungen 211

5.10 Bewusstlosigkeit
Gabriele Fobbe 212

- 5.10.1 Differenzialdiagnostischer Überblick 212
- 5.10.2 Maßnahmen bei Bewusstlosigkeit 215
- 5.10.3 Apoplexie 215
- 5.10.4 Urämisches Koma 218
- 5.10.5 Hepatische Enzephalopathie 218
- 5.10.6 Bewusstseinsstörung bei Hypoxämie und Hyperkapnie 219
- 5.10.7 Hirntumoren, Hirnmetastasen 219
- 5.10.8 Hitzebelastung 220
- 5.10.9 Hyperthyreote Krise 221
- 5.10.10 Hyperkalzämische Krise 222
- 5.10.11 Nebennierenrindeninsuffizienz 222
- 5.10.12 Exsikkose 223

5.11 Lähmungen und Dyskinesien
Gabriele Fobbe 224

- 5.11.1 Zerebrale Lähmungen 224
- 5.11.2 Rückenmarksyndrome 225
- 5.11.3 Muskelschwäche und generalisierte Lähmungen 227
- 5.11.4 Plexussyndrome 227
- 5.11.5 Hirnnervenlähmung und Lähmung peripherer Nerven 228
- 5.11.6 Extrapyramidale Bewegungsstörungen 230

5.1 Fieber
Hermann C. Römer

5.1.1 Differenzialdiagnostischer Überblick
Fieber bei Kindern ▶ 17.4.1.
Eines der häufigsten Symptome im ärztlichen Bereitschaftsdienst; außerdem haben viele Pat. das Gefühl, dass Fieber sie „berechtigt", den Arzt zu rufen.

Begleitsymptome
Fieber und Bauchschmerzen Der „akute Bauch" ▶ 5.2.

Hohes Fieber und rasche Verschlechterung des AZ
- **Sepsis** (▶ 5.1.3): hohes, intermittierendes Fieber, graublasser Pat., petechiale Hautblutungen infolge Bakterienembolien, evtl. Exantheme, Bewusstseinstrübung, Tachykardie, RR ↓, evtl. Hyperventilation.

Fieber und Husten, Auswurf, Dyspnoe
- **„Banaler" Infekt** (▶ 5.6.3): Schnupfen, Kopfschmerzen, Gliederschmerzen, evtl. Umgebungserkr.
- **Bronchitis** (▶ 5.6.4), **Pneumonie** (▶ 5.6.5): Verschlechterung einer „Erkältung"
- **Pleuritis** (▶ 5.7.6): atemabhängige Thoraxschmerzen, oft trockener Husten
- **Lungenembolien** (▶ 5.6.7): evtl. blutig tingierter Auswurf, Dyspnoe, Zyanose
- **Tbc** (▶ 5.6.9): chron. Husten, Gewichtsabnahme, Nachtschweiß, evtl. Bluthusten; abwehrgeschwächte Pat., z. B. Alkoholiker, Obdachlose, HIV-Pat., Drogenabhängige, Flüchtlinge

Fieber und Diarrhö, Erbrechen
- **Gastroenteritis** (▶ 5.3, ▶ 5.4): z. B. Salmonellose; oft Umgebungserkr., Erkr. nach Nahrungsmittelgenuss (z. B. Fisch, Geflügel, Eier)
- **Schub einer Colitis ulcerosa oder Enteritis Crohn** (▶ 5.4.3): Diagnose meist bekannt, blutige, schleimige Stühle; Tenesmen

Fieber und Kopfschmerzen
- **„Banaler" Infekt** (▶ 5.6.3): Husten, Schnupfen, Gliederschmerzen, evtl. Umgebungserkr
- **Meningitis, Meningoenzephalitis, Enzephalitis** (▶ 5.5.6): Lichtscheu, Erbrechen, Nackensteifigkeit, schweres Krankheitsgefühl, evtl. Bewusstseinstrübung, evtl. neurologische Ausfälle
- **Sinusitis** (▶ 11.4.2): vorausgegangene Erkältung, Klopfschmerz über NNH, verstärkter Kopfschmerz beim Aufrichten aus dem Bücken

Fieber und Ohrenschmerzen
Otitis media (▶ 11.2.2): bei Kindern immer in die Ohren sehen!

Fieber und Hauterscheinungen
- **„Kinderkrankheiten"** (▶ 17.4): auch im Erwachsenenalter möglich, z. B. Diphtherie durch Impflücken, atypische Verläufe, z. B. Varizellen.
- **Andere Infektionskrankheiten:** z. B. Mononukleose (▶ 11.7.4) mit zervikaler LK-Schwellung, Splenomegalie; Coxsackie-Viren; Echoviren; Hepatitis, Druck im Oberbauch, evtl. Übelkeit, Erbrechen, Ikterus (▶ 5.1.6); tropische Erkr.; Varicella zoster mit Bläschen entlang eines Dermatoms (▶ 10.3.3); Scharlach (▶ 17.4.3); Lyme-Borreliose (nach Zeckenbiss, ▶ 5.1.4)
- **Erysipel** (▶ 10.3.4): scharf begrenzte Rötung, meist an Extremitäten von kleiner Verletzung ausgehend

Fieber und Lymphknotenschwellung
- **Infektionskrankheiten:** z. B. Mononukleose (▶ 11.7.4); Röteln (▶ 17.4.3); Masern (▶ 17.4.3); Angina tonsillaris (▶ 11.5.3); Zytomegalie; Toxoplasmose; Brucellose (Viehhaltung?); HIV (▶ 2.3.4, evtl. bekannt), Diagnose kann nicht im Bereitschaftsdienst gestellt werden; Lues II, eher nicht akut
- **Hämatologische Erkrankungen:** maligne Lymphome (v. a. abendliche Temp., Gewichtsverlust, Nachtschweiß), Leukämien (Blutungsneigung, Gewichtsverlust, Nachtschweiß), autoimmunhämolytische Anämie (Blässe, Fieber in Schüben, Schwindel, Kopfschmerzen) → bei Verdacht Klinikeinweisung
- **Sarkoidose:** Husten, Arthritis, Erythema nodosum

Fieber und Gelenkbeschwerden
- **„Banaler" Infekt** (▶ 5.6.3): Husten, Schnupfen, Kopfschmerzen, evtl. Übelkeit, Erbrechen, evtl. Umgebungserkr
- **Infektionskrankheiten:** z. B. Hepatitis (▶ 5.1.6), Röteln (▶ 17.4.3), Mumps (▶ 17.4.2)
- **Reaktive Arthritis** (▶ 9.3): z. B. nach Salmonellen-, Shigellen-, Campylobacter-, Yersinien-, Chlamydieninfekt, Borrelien → Maßnahmen (▶ 5.1.4), Vorstellung beim HA am nächsten Werktag
- **Gicht** (▶ 9.3): hoch akute, schmerzhafte Monoarthritis (stark berührungsempfindlich), bevorzugt Großzehengrundgelenk
- **Pseudogicht** (▶ 9.3): Chondrokalzinose; Symptome wie bei Gicht
- **Rheumatoide Arthritis** (▶ 9.3, ▶ 9.4): Morgensteifigkeit, Weichteilschwellung von mind. drei Gelenken, typische Deformitäten
- **Borreliose** (4.1.4): geschwollene, schmerzhafte Gelenke, Muskel-, Nervenschmerzen, Kopf-, Giederschmerzen

Fieber und thorakale Beschwerden, Palpitationen
- **Endokarditis / Myokarditis** (▶ 5.1.8, ▶ 5.1.9, ▶ 5.1.10): Tachykardie, Schwäche, evtl. Herzgeräusch, Splenomegalie, Embolien (an den Akren sichtbar), Petechien
- **Perikarditis** (▶ 5.7.5): stechender, retrosternaler Schmerz, verstärkt im Liegen, bei tiefer Einatmung, Husten; systolisches bzw. systolisch diastolisches, schabendes, ohrnahes Herzgeräusch, evtl. Reibegeräusch
- **Mediastinitis:** meist plötzlich auftretendes Fieber, Angst, Tachykardie, Tachypnoe, Hautemphysem (Knistern bei leichtem Druck auf die Haut), v. a. am Schultergürtel / Hals; meist nach Ösophagoskopie, Mediastinoskopie → Klinikeinweisung bei Verdacht

Fieber und Dysurie
Harnwegsinfekt (▶ 14.1.2): Pollakisurie, evtl. Hämaturie.

Fieber nach Medikamenteneinnahme
Zum Beispiel durch Sulfonamide, jodhaltige Medikamente, Barbiturate, Laxanzien, Thiouracil.

Fieber nach Impfung
Zum Beispiel Diphtherie, Gelbfieber, Mumps, Pertussis, Pneumokokken, Röteln, Polio oral, Masern, Meningokokken, Influenza, Tollwut; Maßnahmen (▶ 5.1.2), bei schlechtem AZ bzw. AZ-Verschlechterung → Klinikeinweisung.

Fieber nach Auslandsaufenthalt
- **Malaria:** starke Kopfschmerzen, Fieber (untypisch, nur selten wie im Lehrbuch), Bauchschmerz, Durchfall, Schüttelfrost, Ikterus, ab 2. Wo. Splenomegalie → Klinikeinweisung bei Verdacht
- **Reisediarrhö** (▶ 5.1.5): 1–3 Tage lang > 3 flüssige bis wässrige Stühle ohne Blut, leichtes Fieber und Allgemeinreaktion (auch an Typhus denken)
- **Hepatitis** (▶ 5.1.6): evtl. Ikterus, evtl. DS der Leber, Abgeschlagenheit, Appetitlosigkeit, Arthralgien

- **Amöbiasis:** krampfartige Leibschmerzen, blutig schleimige Durchfälle → bei Verdacht Klinikeinweisung
- **Legionellen:** Pneumonie unklarer Genese oder ohne Pontiac-Fieber ohne Lungenbeteiligung
- **Arboviren:** z. B. FSME, Lassa-Fieber, Ebola, Marburg-Virus, außerdem:
  - **Gelbfieber:** durch Moskitos übertragen. Initialstadium (3 d): plötzlicher Beginn mit Fieber bis 40 °C, Schüttelfrost, starken Kopf- und Gliederschmerzen, Übelkeit, Erbrechen, evtl. Bradykardie. Remissionsstadium: Fieberabfall am 3. oder 4. Tag, evtl. Ausheilung. Bei schwerem Verlauf Hepatitis mit Ikterus und Erbrechen, Nephritis mit Proteinurie, hämorrhagische Diathese mit profusen Blutungen → bei Verdacht Klinikeinweisung.
  - **Dengue-Fieber:** durch Moskitos übertragen. Symptome: Fieber, Schüttelfrost, retroorbitale Kopfschmerzen, sehr starke Knochen-, Gelenk- und Muskelschmerzen, evtl. bitterer, metallischer Geschmack, Injektion der Konjunktiven typisch, diffuses, stammbetontes Erythem am 2. – 3. Tag, danach morbilliformes Exanthem mit zentripetaler Ausbreitung verbunden mit 2. Fieberschub. Evtl. petechiale Blutungen und Epistaxis, bei Verdacht Klinikeinweisung.

Fieber ohne ersichtliche Ursache Nachmessen; Maßnahmen (▶ 5.1.2), Wiedervorstellung bei AZ-Verschlechterung.

Anamnese
- Wie lange besteht das Fieber? Konstant (z. B. atypische Pneumonie, Legionellose)? Undulierend (z. B. Brucellose, Tumorfieber, Autoimmunkrankheiten)? Intermittierend (septischer Herd, z. B. Endokarditis, ▶ 5.1.8, ▶ 5.1.9).
- Neu aufgetreten oder rezidivierend?
- Wo gemessen: axillär, rektal?
- Begleitsymptome? Prodromi?
- Umgebungserkr. (z. B. „Kinderkrankheiten", Enteritiden)?
- Vorausgegangene Impfung?
- Drogenabhängigkeit?
- Haustiere (Zoonose, z. B. Brucellose, Schafe / Ziegen / Rinder; Ornithose, Vögel; Listeriose)?
- Reiseanamnese (tropische Erkr.?).
- Bekanntes Grundleiden?
- Medikamenteneinnahme?
- Hyperthyreosezeichen (▶ 5.10.9)?

 Auch an Malaria denken.

Leitbefunde
- Schlechter AZ? Sepsis?
- Fieber nachmessen bzw. unter Anwesenheit nachmessen lassen

Inspektion
- Haut, z. B. Bläschen → z. B. Windpocken, Varicella Zoster; Petechien → **cave:** Waterhouse-Friderichsen bei Meningokokkenmeningitis (▶ 5.5.6)
- Schleimhaut: Koplik-Flecken → Masern (▶ 17.4.3)
- Rachen: halbseitige Gaumensegellähmung → Diphtherie (▶ 17.4.2)
- Ohren: Otoskopie: gerötetes, vorgewölbtes Trommelfell → Otitis media (▶ 11.2.2), Tragus-Druckschmerz → Otitis externa acuta (▶ 11.2.3)

- Gelenke: Schwellung, Rötung → z. B. Gicht, rheumatoide Arthritis, bakterielle Arthritis

Palpation
- LK-Schwellung: Röteln (▶ 17.4.3), Pfeiffer-Drüsenfieber (▶ 11.7.4)
- NNH, z. B. Klopfschmerz → z. B. Sinusitis (▶ 11.4.2)
- Puls: Tachykardie (häufig bei Fieber – außer bei Ruhr).
- Abdomen: Abwehrspannung → „akuter Bauch" (▶ 5.2.1); Splenomegalie (vorsichtige Palpation) → z. B. Mononukleose; Druckschmerz → z. B. Appendizitis (▶ 5.2.4), Adnexitis (▶ 5.2.15), Peritonitis (▶ 5.2.3); im re. Oberbauch → z. B. Cholezystitis (▶ 5.2.10)
- Hautemphysem → z. B. Mediastinitis

Auskultation
- Herz: Herzgeräusch → z. B. Endo-/Myokarditis (▶ 5.1.8, ▶ 5.1.9, ▶ 5.1.10); Perikardreiben → z. B. Perikarditis (▶ 5.7.5)
- Abdomen: lebhafte DG → evtl. Gastroenteritis; hochgestellte Darmgeräusche → „akuter Bauch" (▶ 5.2.1)

5.1.2 Maßnahmen bei Fieber

Antipyrese
Antipyrese bei Kindern (▶ 17.4.1, ▶ Tab. 17.4).
- **Physikalisch:** nasskalte Wadenwickel (Beine dann nicht zudecken, damit Hitze auch entweichen kann), bei Kleinkindern Oberschenkelwickel, Eisbeutel in die Leiste legen, kühle Getränke. Trinkmenge steigern.
- **Medikamentös:** Paracetamol (z. B. ben-u-ron®): Einzeldosis 0,5–1 g p. o. oder als Supp. Tageshöchstdosis 4 g. Ggf. im Wechsel mit Ibuprofen 600, Tageshöchstdosis 2,4 g. Bei Kindern Nurofen-Saft®, 5 ml (20–30 kg KG), 7,5 ml (30–40 kg KG), max. 3 × tgl. Bei Fieber, das auf andere Maßnahmen nicht anspricht, bzw. Tumorfieber: Metamizol (z. B. Novalgin®); Einzeldosis 0,5–2,5 g p. o., 1–2,5 g langsam i. v., 1–2,5 g langsam i. m. oder als Supp. **Cave:** Kreislaufkollaps; **NW:** Agranulozytose (selten, aber gefährlich).
- Bei schweren Infektionen sollte eine Antibiotikatherapie eingeleitet werden.

Passive Immunisierung
Ist zu erwägen bei:
- **Hepatitis** (▶ 5.1.6): mit Gammaglobulin (ggf. als Therapie bei Postexpositionsprophylaxe (PEP) bei Z. n. Nadelstichverletzung (NSV) (▶ 2.6.2).
- **Masern:** mit unspezifischem Gammaglobulin.
- **Röteln:** bei seronegativen Schwangeren bis zur 16. SSW zur Unterdrückung einer Infektion, z. B. Röteln-Immunglobulin Behring® vor und bis zum 5. Tag nach Exposition; 0,3 ml/kg KG i. m., mind. 15 ml.
- **Tetanus** ▶ 3.9.5.
- **Tollwut:** bei hinreichendem Verdacht, z. B. Tollwutglobulin Mérieux® S 20 IE/kg KG.
- **FSME:** nach Zeckenbiss in Endemiegebiet, in den ersten 48 h p. i. FSME-Immunglobulin (z. B. FSME-Bulin®) 0,2 mg/kg KG i. m. (10 mg = 10 ml für Pat. mit etwa 50 kg KG). **Cave:** derzeit keine Zulassung für Anwendung bei Kindern < 14 J. nach Zeckenbiss. > 96 h nach Zeckenbiss ist die Immunisierung kontraindiziert.
- **Diphtherie:** bereits bei Verdacht passive Immunisierung mit Diphtherie-Antitoxin Behring®; 250–2 000 IE/kg KG, je nach Schwere des Falls;

Notapotheke oder bei den Behring-Werken telefonisch nächste Klinik mit Serumdepot erfragen, ggf. RKI.
- **Varizellen:** Prävention bei seronegativen Schwangeren; Neugeborene bei Varizellenexposition; Pat. unter zytostatischer Therapie bei Varizellenexposition z. B. Varicellon® 0,2 mg/kg KG i. m. (je nach Präparat i. m. oder i. v.).

- **Klinikeinweisung** immer erforderlich bei:
  – Abdominaler Abwehrspannung (Hinweis auf „akutes Abdomen")
  – Meningismus
  – Diphtherieverdacht
  – Neurologischen Ausfällen, Somnolenz, Störungen der Motorik, Krampfanfällen → V. a. Meningitis, Enzephalitis
  – Herzgeräusch, Palpitationen, Angina pectoris
  – Stark reduziertem AZ, z. B. Bewusstseinstrübung, Halluzinationen, ausgeprägte Exsikkose → V. a. Sepsis
  – Anamnestischen Hinweisen auf eine tropische Krankheit
  – Risikopat., z. B. ältere Pat., abwehrgeschwächte Pat.
- **Vorstellung:** bei hohem Fieber während des Bereitschaftsdienstes zur Verlaufskontrolle (evtl. Telefonat ausreichend)

5.1.3 Sepsis

Symptome Schwer kranker Pat., hohes Fieber, Schüttelfrost, Haut kalt, zyanotisch, graublass, sich rasch verschlechternder AZ, Somnolenz/Bewusstseinstrübung, uncharakteristische Exantheme, Blutungen (petechial oder großflächig), evtl. Hepatosplenomegalie, Schock (▶ 4.6).

Anamnese
- Bestehende Infektion? Ausgangsherd?
- Vorausgegangene Erkr.: eitrige Angina? Harnwegsinfekt? Cholangitis, Abszesse? Bakt. Pneumonie? Infizierte Thrombophlebitis?
- Prädisposition: Diab. mell., reduzierte Abwehrlage, konsumierende Erkr.?

Diagnostik Notfallcheck (▶ 4.3.1). Fortlaufende Kreislaufkontrolle.

Differenzialdiagnosen Virusinfektionen (CMV, EBV), Malaria, Typhus, Diarrhö, rheumatoide Arthritis, Intoxikationen (▶ 8), Malignome (Leukämie).

Maßnahmen Kreislaufstabilisierung (venöser Zugang, Ringer-Lsg., zunächst 500 ml), evtl. Schocklagerung, Schockbekämpfung (▶ 4.6).

Klinikeinweisung immer sofort mit NAW oder RTW und Sonderrechten.

5.1.4 Lyme-Borreliose

Übertragung durch Zeckenbiss → bei unklarem Fieber dran denken.

Symptome Fieber, evtl. Erythema migrans (2 d bis 3 Wo. nach Zeckenbiss), LK-Schwellung, Abgeschlagenheit, Fieberschübe, Nachtschweiß.
Nicht obligat: Meningopolyneuritis, periphere Neuritis, Hirnnervenschädigung, oft Fazialisparese (bei Kindern häufigste Ursache für Fazialisparese), Augenmuskelparesen.

Evtl. Myokarditis, Pankarditis, Arrhythmien. Flüchtige Arthritiden der großen Gelenke (häufig Kniegelenk).

Anamnese Zeckenbiss (nicht immer erinnerlich), Hauterscheinungen (Erythema migrans)?

Diagnostik Notfallcheck (▶ 4.3.1), Kreislaufkontrolle, LK tasten. Evtl. Bissstelle der Zecke auf kreisförmiges Erythem untersuchen.

Differenzialdiagnosen Die meisten Infektionskrankheiten, rheumatische Erkr., MS (Diagnose dann aber i. d. R. bekannt).

Maßnahmen
- Schon bei Verdacht: Therapie einleiten.
- **Frühstadium mit Erythem:** Doxycyclin 2 × 100 mg / d p. o. mind. 14 d lang, bis zur Abheilung des Erythems. Alternativ Amoxicillin 3 × 1000 mg / d p. o. 10–21 d lang oder Cefuroxim 2 × 500 d p. o. Bei Kindern < 9 J. Amoxicillin 4 × 10–15 mg/kg KG/d p. o.
- **Spätstadium:** Ambulante oder stationäre i. v. Therapie mit Ceftriaxon 1–2 g/d über 14 d (z. B. Rocephin®), bei Kindern ≤ 12 J. 20–80 mg/kg KG/d.

Klinikeinweisung: bei leichten Krankheitserscheinungen nicht erforderlich; bei schwerem Krankheitsbild (schlechter AZ) immer → i. v. Therapie erforderlich.

Abwendbar gefährlicher Verlauf
Rezidive, Lähmungen.

5.1.5 Reisediarrhö

Jeder zweite bis fünfte Reisende ist betroffen, zu 80 % bakteriell (fremde E.-coli-Stämme).

Symptome
- 1–3 Tage lang mehr als drei flüssige bis wässrige Stühle ohne Blut, leichtes Fieber und Allgemeinreaktion.
- **Sonderfall Typhus:** unbehandelt charakteristischer 4-wöchiger Verlauf:
  1. Wo. stufenweise ansteigendes Fieber, Leibschmerz, Kopfschmerz, Bradykardie, 2. Wo. Verstopfung, Husten, Splenomegalie, Roseolen am Oberbauch, 3. Wo. erbsbreiartige Durchfälle, Somnolenz, 4. Wo. evtl. Besserung.

Anamnese Aufenthalt in Gegenden mit geringerem Hygienestandard.

Diagnostik Fieber, Kreislaufkontrolle (RR > 100 / 60 mmHg, Puls < 100 / Min.), Exsikkose (trockene Zunge, Hautfalten am Handrücken).

Differenzialdiagnosen Diarrhöen anderer Genese (▶ 5.4.1).

Maßnahmen
- **Unkomplizierte Reisediarrhö:** salzreiche Nahrung und viel trinken (z. B. Elotrans® oder Oralpädon®); zur Fortsetzung der Reise z. B. Loperamid (z. B. Imodium lingual®) nach jedem Stuhlgang 1 Tbl. / 10 Tr. / 1 ml, max. 12 mg / d. Bei Kindern Apfelpectin (z. B. Diarhoesan®) und Elektrolytlösungen (z. B. Oralpädon®).

- **Komplizierte Reisediarrhö:** Ciprofloxacin 2 × 250–750 mg/d (z. B. Ciprobay®) für 3 d (Alternative bei Kindern Co-trimoxazol); zusätzlich Loperamid (z. B. Imodium®) 10 Tr. nach jedem Stuhlgang, max. 12 mg/d.

Klinikeinweisung bei schlechtem AZ, bei V. a. Typhus.

Abwendbar gefährlicher Verlauf
Exsikkose (besonders bei Kleinkindern und Senioren).

- Bei Diabetikern: Antidiabetika absezten, Insulin um mind. ⅔ reduzieren!
- Einnahme sonstiger Dauermedikation (Hochdruck, Parkinson etc.) mit Pat. besprechen!

5.1.6 Hepatitis

Vorkommen, Übertragungswege, Inkubationszeiten
- **Hepatitis A:** ubiquitär bei mäßigen Hygienestandards, Übertragung: fäkal-oral (ungewaschenes Obst, mit Fäkalien gedüngtes Gemüse, offene Getränke, Speiseeis, Eiswürfel), Schmierinfektion, Inkubationszeit: 3 (2–6) Wo.
- **Hepatitis B:** ubiquitär, besonders medizinisches Personal, Prostituierte, Drogenabhängige, Übertragung durch virusbelastete Körperflüssigkeiten, benutzte Injektionsnadeln, kontaminiertes OP-Besteck, (Zahn-)Operationen, ungeschützte Sexualkontakte, Inkubationszeit: 3 (1–6) Mon.
- **Hepatitis C:** ubiquitär, besonders Drogenabhängige, Dialysepat., Prostituierte, Übertragung wie Hep. B., Inkubationszeit: 2 Wo. bis 6 Mon.
- **Hepatitis D:** tritt immer mit Hep. B auf, weltweit sind 5 % der HbsAG-Positiven auch Hep.-D-infiziert, Risiko und Übertragung wie Hep. B, Inkubationszeit: 1–6 Mon.
- **Hepatitis E:** endemisch in Afrika, Asien, Südamerika, Übertragung: fäkal oral, Inkubationszeit: 2 Wo. bis 2 Mon.

Symptome
- **Prodromalstadium:** Abgeschlagenheit, Appetitlosigkeit, Übelkeit, subfebrile Temperaturen, evtl. Juckreiz, geringer Schmerz, evtl. DS im Leberbereich
- **Ikterische Phase** (nicht obligat): Skleren-, Hautikterus, bierbrauner Urin, heller Stuhl, Beschwerdebesserung
- **Asymptomatisch** bleiben bei Hepatitis A 50–90 %, bei Hepatitis B wenige, bei Hepatitis C viele

Anamnese Auch Partner befragen! Reiseanamnese? Sexualkontakte, ggf. mit Prostituierten? Operationen? Zahnbehandlungen? Drogen?

Diagnostik Sklerenikterus? Druckschmerz der Leber? Urinfarbe?

Differenzialdiagnosen Gallensteinikterus (Koliken), Verschlussikterus bei Oberbauchtumor, Lebermetastasierung.

Klinikeinweisung immer bei Verdacht.

Abwendbar gefährlicher Verlauf
Fulminante, tödliche Verläufe bei Hepatitis B oder Hepatitis C und D; Hepatitis A: bei älteren Reisenden ohne Immunität fulminante Verläufe (2,7 % Letalität) möglich.

5.1.7 Bilharziose

Durch im menschlichen Venensystem lebende Egel (Schistosomen) verursacht. Vorwiegend in Afrika, Nahost, Asien, Südamerika. Infektion perkutan beim Baden oder Waten durch Gewässer. Inkubationszeit bis 3 Mon.

Symptome Blutiger Urin (Blasenbilharziose; Vorkommen: Afrika, mittlerer Osten), ruhrähnliche Kolitis (Darmbilharziose; Vorkommen: v. a. Afrika, aber auch Nahost, Südamerika oder Fernost).

Anamnese Tropenreise, Süßwassertümpel?

Klinikeinweisung zur Diagnosesicherung.

Abwendbar gefährlicher Verlauf
Fisteln, Abszesse.

5.1.8 Infektiöse Endokarditis

Symptome Schwäche, Nachtschweiß, subfebrile Temp. oder Fieber, Mikroembolien (Haut, Schleimhaut, Retina, Nagelbett), Embolien, z. B. mit passageren Hemiparesen, Splenomegalie.

Anamnese Fieber (subfebrile Temp.)? Schwächegefühl, Leistungsknick? Nachtschweiß? Muss Pat. z. B. in der Nacht Schlafanzug wechseln? Vorerkr. (insbes. des Herzens)? Z. n. Herzklappen-OP? Drogenabhängigkeit (Fixer)? Aktuelle Medikation.

Diagnostik
- Notfallcheck (▶ 4.3.1); ggf. allgemeinmedizinische Basisuntersuchung (▶ 3.1.1): Körpertemperatur erhöht?
- Blutdruck, Herzfrequenz, Herzrhythmus, Herzauskultation, ggf. Geräusche
- Atemfrequenz, Atemtiefe; Suche nach Embolien und Mikroembolien (siehe Symptome)

Differenzialdiagnosen Rheumatische Endokarditis (▶ 5.1.9), Libman-Sacks-Endokarditis, Endokardfibrosen (selten).

Maßnahmen Ambulante Weiterbehandlung nicht möglich, für diagnostische und therapeutische Maßnahmen Klinikaufenthalt. Ggf. Soforttherapie von Begleitsymptomen (z. B. Rhythmusstörungen) vor Transportbeginn erforderlich.

Klinikeinweisung: immer sofort bei Fieber und neu aufgetretenem Herzgeräusch. Stationäre Diagnostik (Blutkultur, EKG, Echokardiografie) zum Ausschluss einer bakteriellen Endokarditis → Therapie: i. v. Antibiose, evtl. herzchirurgische Intervention.

Abwendbar gefährlicher Verlauf
Herzklappeninsuffizienz, Herzrhythmusstörungen.

5.1.9 Rheumatische Endokarditis

Betroffen sind hauptsächlich Kinder und Jugendliche.

Symptome Fieber, „wandernde" Polyarthrose der großen Gelenke, selten Chorea minor (z. B. „plötzliche Ungeschicklichkeit" bei Kindern), Erythema anulare und / oder nodosum, subkutane Rheumaknötchen.

Anamnese
- Infekt (mit β-hämolysierenden Streptokokken, z. B. Angina) in den letzten 8–14 d?
- Schwellungen und Schmerzen der großen Gelenke? Erythematöse Hautveränderungen und / oder subkutanen Knötchen?
- Andere Vorerkr., insbes. Herzerkr.? Verordnete Medikation?

Diagnostik
- Notfallcheck (▶ 4.3.1), ggf. allgemeinmedizinische Basisuntersuchung (▶ 3.1.1), insbes. Herzauskultation: neu aufgetretenes Herzgeräusch?
- Labordiagnostik, EKG, Elektrokardiografie → Klinikeinweisung

Differenzialdiagnosen Alle anderen Ursachen des Fiebers unklarer Genese (▶ 5.1.1).

Maßnahmen

Klinikeinweisung immer sofort.

Abwendbar gefährlicher Verlauf
Herzrythmusstörungen, plötzliche kardiale Dekompensation durch Klappenversagen.

5.1.10 Myokarditis

Unterschieden werden:
- Virusmyokarditis (meist nach Virusinfekt)
- Bakterielle Myokarditis
- Postinfarkt- und Postkardiotomiesyndrom (nach Herz-OP oder Myokardinfarkt)
- Infektallergische, infekttoxische Myokarditis: begleitend bei Infekt oder als Überempfindlichkeitsreaktion nach Gabe von Medikamenten (insbes. Antibiotika oder Chemotherapeutika) oder durch Toxine

Symptome Schwäche, rasche Ermüdbarkeit, Dyspnoe, Fieber, Myalgien / Arthralgien, Hypotonie, Herzrhythmusstörungen, Herzinsuffizienz, Palpitationen.

Anamnese
- Infekte in den letzten 8–14 d (z. B. Diphtherie)?
- Körperliche Schwäche? Muskel- und / oder Gliederschmerzen? Fieber?
- Unregelmäßigkeit des Herzrhythmus?

- Dyspnoe; Begleitsymptome, z. B. Thoraxschmerzen? Angina pectoris → an Herzinfarkt denken.
- Andere Vorerkr., z. B. KHK? Zahnstatus?
- Aktuelle Medikation

Diagnostik
- Notfallcheck (▶ 4.3.1), ggf. allgemeinmedizinische Basisuntersuchung (▶ 3.1.1)
- Auskultation zur DD: keine pathologischen Herzgeräusche
- RR, Puls (Rhythmusstörungen?)
- Inspektion: Zeichen einer Herzinsuffizienz? Ödeme, Halsvenenstauung

Differenzialdiagnosen Hyperkinetisches Herzsyndrom, Kardiomyopathie, Myokardinfarkt (▶ 5.7.2), infektiöse oder rheumatische Endokarditis.

Maßnahmen Bettruhe, Behandlung der Grundkrankheit (z. B. antibiotische Behandlung einer bakteriellen Infektion). Therapie von Herzrhythmusstörungen (▶ 5.9.3), Herzinsuffizienzbehandlung (▶ 5.6.8), ggf. Antikoagulation einleiten.
Cave: Ein Effekt von Glukokortikoiden ist nicht sicher nachgewiesen.

Klinikeinweisung immer sofort.

Abwendbar gefährlicher Verlauf
Kardiale Dekompensation.

5.2 Bauchschmerzen und der „akute Bauch"

Hermann C. Römer, Martina Heßbrügge und Gabriele Fobbe

5.2.1 Differenzialdiagnostischer Überblick

Bauchschmerzen und der „akute Bauch" bei Kindern ▶ 17.5.3.
Wichtigste Frage, wenn ein Pat. wegen Bauchbeschwerden den Bereitschaftsdienst ruft (▶ Abb. 5.1): Liegt ein sogenannter „akuter Bauch" und damit evtl. eine Operationsbedürftigkeit vor? Deswegen gelten alle „Bauchschmerzen" bis zum „Beweis des Gegenteils" als „akuter Bauch"!

Der „akute Bauch" ist ein Sammelbegriff für Krankheitsbilder:
- **Leitsymptome:** Abdominalschmerz, Abwehrspannung, schlechter AZ, die eine lebensbedrohliche Entwicklung nehmen können und daher sofortige Intervention erfordern (meist chirurgisch, seltener gynäkologisch oder urologisch).
- **Symptome (fakultativ):**
  - Abdominaler Spontanschmerz, DS, reflektorische Abwehrspannung
  - Erbrechen
  - Oberflächliche, schmerzhafte Atemexkursionen, Dyspnoe, Schweißausbruch
  - Angstgefühl, Lethargie, Bewusstseinstrübung
  - Blässe, kalte Akren, Lippenzyanose
  - Blässe um Mund und Nase (Facies hippocratica)

5.2 Bauchschmerzen und der „akute Bauch" 145

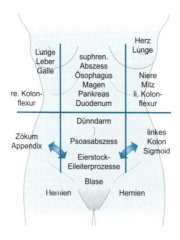

Abb. 5.1 Schmerzlokalisation zur DD des akuten Abdomens [L106]

Klinikeinweisung: sofort bei klinisch vorhandenem „akutem Bauch."

Auch Beschwerden, die primär nicht dramatisch wirken, können lebensbedrohlich sein, z. B. kann eine Appendizitis bei alten Menschen oder Diabetikern symptomarm verlaufen bzw. nach starken Schmerzen symptomfreie Phase → mögliche Appendixruptur.

Plötzlicher, massiver Schmerz
- **Perforiertes Ulcus ventriculi / duodeni** (▶ 5.2.9): messerstichartiger Schmerz, evtl. Übelkeit und Erbrechen, Peritonitiszeichen (▶ 5.2.3), Ulkusanamnese
- **Hinterwandinfarkt** (▶ 5.7.2): evtl. Oberbauchschmerzen einziges Symptom, evtl. Dyspnoe, thorakale Schmerzen, Übelkeit, Erbrechen, Schwitzen, Blässe
- **Tubarruptur** (▶ 5.2.14): bei Extrauteringravidität, akuter stärkster Schmerz meist einseitig, Schock, Regel meist ausgeblieben (5–8 Wo.)
- **Invagination** (▶ 17.5.1): meist Kinder ≤ 2 J., heftigste Schmerzen, Erbrechen, Schreiattacken, rektaler Blutabgang (Spätzeichen)
- **Trauma** (▶ 7.1): Milz-, Nieren-, Leberruptur
- **Mesenterialinfarkt** (▶ 5.2.6): Diskrepanz zwischen schlechtem AZ und relativ unauffälligem Abdominalbefund, evtl. blutiger Stuhl, evtl. Herzrhythmusstörungen, z. B. absolute Arrhythmie (Emboliequelle)
- **Rupturierendes Aortenaneurysma** (▶ 5.2.18): plötzlich auftretender Abdominal- und / oder Rückenschmerz (Vernichtungsschmerz), fehlende Femoralispulse (zu 50 %), protrahierter Blutungsschock (▶ 4.6)

Kolikartige Schmerzen
- **Gallenkolik** (▶ 5.2.10): im rechten Oberbauch; nach fettem Essen, gelegentlich Ikterus, evtl. Stuhl hell, Urin bierbraun
- **Nieren-Ureterkolik** (▶ 5.2.11): sehr unruhiger Pat.; Flankenschmerz, mit Ausstrahlung in Unterbauch, Hoden oder Schamlippen
- **Mechanischer Ileus** (▶ 5.2.5): Stuhlverhalt, klingende Darmgeräusche oder im Spätstadium „Totenstille"
- **Gastroenteritis** (▶ 5.3): Erbrechen, Durchfall, gelegentlich Fieber, evtl. Umgebungserkr
- **Koprostase:** letzter Stuhlgang? Skyballa tastbar → digitale Ausräumung
- **Diabetische Ketoazidose** (▶ 18.12): „Pseudoperitonitis", Oberbauchkrämpfe, Erbrechen, Azetongeruch, zuvor evtl. Polydipsie, Polyurie

Kontinuierlich zunehmende Schmerzen
- **Appendizitis** (▶ 5.2.4): Loslassschmerz über McBurney, Temperaturdifferenz rektal / axillär ≥ 0,5 °C
- **Cholezystitis** (▶ 5.2.10): Schmerzen im re. Oberbauch; Fieber, evtl. Ikterus
- **Divertikulitis** (▶ 5.2.7): Schmerzen im li. Unterbauch (Linksappendizitis)
- **Pankreatitis** (▶ 5.2.13): sehr heftige Schmerzen, gürtelförmig in den Rücken ausstrahlend, evtl. Übelkeit, Erbrechen, Diarrhö, Schock
- **Peritonitis** (▶ 5.2.3): brettharter Bauch, Facies hippocratica
- **Gastritis** (▶ 5.3.3): epigastrischer Schmerz; Übelkeit, Erbrechen
- **Meteorismus:** verstärkte Darmgeräusche; blähende Kost, z. B. „Körnerdiät", Zwiebeln? → Wärme, z. B. Wärmflasche; evtl. entblähende Medikamente, z. B. Sab simplex®, 30–45 Tr. alle 4–6 h. DD: stenosierender Prozess
- **Adnexitis** (▶ 5.2.15): meist einseitig im Unterbauch, Fieber, Fluor? IUP-Trägerin?
- **Basale Pleuropneumonie** (▶ 5.6.5): Dyspnoe, Husten, feinblasige, meist klingende RG
- **Inkarzerierte Hernie** (▶ 5.2.8): Vorwölbung oder Schwellung, tastbare Bruchpforte

Uncharakteristische Schmerzen
- **WS-Beschwerden** (▶ 9.2): selten akut
- **Akute Rechtsherzinsuffizienz** (▶ 5.6.8): Halsvenenstauung, periphere Ödeme, Dyspnoe, Zyanose
- **Infektiöse Mononukleose** (▶ 11.7.4): Milzruptur (selten), LK-Schwellung, Schluckbeschwerden
- **HIV-Erkrankung** (▶ 2.3.4): Hinweise aus der Anamnese, Krankheit meist bekannt
- **Intoxikationen** (▶ 8): z. B. Blei, Pflanzenteile, Pilze, Drogen, Medikamente (z. B. Theophyllin) → anamnestische Hinweise?, Geruch: Bittermandel → Blausäure, Zyankali; Knoblauch → Phosphor

Gynäkologische Ursachen
- **EU-Gravidität / Tubarruptur** (▶ 5.2.14): plötzlicher, massiver Schmerz, meist einseitig; evtl. Schock; Regel meist ausgeblieben (5–8 Wo.)
- **Adnexitis** (▶ 5.2.15): meist einseitiger Unterleibschmerz, Fieber, Fluor? IUP-Trägerin?
- **Endometriose** (▶ 5.2.16): krampfartige Schmerzen, i. d. R. nicht akut, zeitlicher Zusammenhang zur Periodenblutung, kein Fieber
- **Dysmenorrhö:** zu Beginn der Menstruation krampfartige Schmerzen, vegetative Symptome (z. B. Kopfschmerz, Übelkeit)

5.2 Bauchschmerzen und der „akute Bauch"

Urologische Ursachen
- **Nieren-Ureterkolik** (▶ 5.2.11): unruhiger Pat.; Flankenschmerz, mit Ausstrahlung in Unterbauch, Hoden oder Schamlippen
- **Harnverhalt** (▶ 5.2.12): kontinuierlich zunehmender Schmerz, hoher Blasenstand, meist ältere Männer

Seltene Erkrankungen
- **Rektushämatom, retroperitoneale Blutung:** einseitige, schmerzhafte Bauchdeckenwellung, „Gefäß-Pat." mit Antikoagulanzientherapie → Klinikeinweisung bei Verdacht
- **Akute intermittierende Porphyrie:** abdominale Koliken, gelegentlich Polyneuropathie; rötlicher, im Licht nachdunkelnder Urin (i. d. R. im Bereitschaftsdienst nicht feststellbar) → bei Verdacht Klinikeinweisung

Anamnese
- Schmerzanamnese:
  - Beginn, Charakter, Lokalisation?
  - Veränderung? Schmerz erst im Epigastrium, paraumbilikal, dann nach unten gewandert → V. a. Appendizitis (▶ 5.2.4)
  - Flankenschmerz, Hämaturie → Nephrolithiasis (▶ 5.2.11), Zystitis (▶ 14.1.2)
- Vorerkrankungen?
  - Ulkusleiden → V. a. Perforation; Cholezystolithiasis (▶ 5.2.10); Nephrolithiasis (▶ 5.2.11) → Kolik
  - Kardial → V. a. Myokardinfarkt (▶ 5.7.2); Vitien, Rhythmusstörungen → V. a. Mesenterialinfarkt (▶ 5.2.6)
  - Systemisch: Diab. mell. (▶ 18.12) → V. a. Ketoazidose
- Trauma?
- Z. n. abdominaler OP? → V. a. Bridenileus (▶ 5.2.5)
- Medikamente?
  - Kortison, Antiphlogistika, Antazida → evtl. Ulkusleiden (V. a. Perforation, ▶ 5.2.9)
  - Chronischer Laxanzienabusus → V. a. Kolondivertikel (Divertikulitis, ▶ 5.2.7), Ileus (▶ 5.2.5)
  - Antikoagulanzien → V. a. Blutung
- Alkoholabusus? → V. a. Pankreatitis (▶ 5.2.13)
- Fieber? → V. a. Divertikulitis (▶ 5.2.7), Peritonitis (▶ 5.2.3), Cholezystitis (▶ 5.2.10), Pankreatitis (▶ 5.2.13)
- Bei Frauen: Regelanamnese (▶ 15.1) → evtl. Dysmenorrhö, Mittelschmerz. EU-Gravidität (▶ 5.2.14)
- Familienanamnese: familiäres Mittelmeerfieber, Thalassämie, Sichelzellanämie, Porphyrie
- Letzter Stuhlgang? Obstipation → evtl. Koprostase, Ileus (▶ 5.2.5); Diarrhö → Enteritis; Blutbeimengungen → Enteritis, Kolitis, Ca; Teerstuhl → Ca, Ulkusleiden
- Letzte Miktion? → evtl. Harnverhalt (▶ 5.2.12), Oligo- bzw. Anurie bei septischem Schock (▶ 4.6)
- Intoxikation (▶ 8): verdorbene Lebensmittel (Z. n. Reise in wärmere Region?), Schwermetalle, pflanzliche Gifte, Pflanzenschutzmittel (▶ 8.2), perorale Verätzung (▶ 7.2.3)

Leitbefunde
- Rektaldigitale Untersuchung: Blut am Fingerling → z. B. Kolitis, Ca
- Ikterus → z. B. Cholelithiasis (▶ 5.2.10), Malaria (▶ 5.1.1), Hepatitis (▶ 5.1.6)

- Temp. rektal und axillär (Differenz ≥ 0,5 °C bei Entzündungen des Darms)

Auskultation
- Herzrhythmusstörungen → z. B. Herzinfarkt (▶ 5.7.2), Mesenterialinfarkt (▶ 5.2.6)
- Lungenauskultation: RG → z. B. Pleuropneumonie (▶ 5.6.5, ▶ 5.7.6)
- Hyperperistaltik oder „Totenstille" über dem Abdomen → z. B. Ileus (▶ 5.2.5)

Palpation Möglichst bei leerer Blase, flache Lagerung mit Kissen unter dem Kopf, Hände neben dem Bauch: Abwehrspannung, tastbare Kotwalze → z. B. „akuter Bauch", Ileus (▶ 5.2.5). **Cave:** Mit warmen Händen die Untersuchung dort beginnen, wo der Schmerz **nicht** sitzt.

Perkussion Klopfschall tympanitisch? → V. a. Ileus (▶ 5.2.5)

Diaphanoskopie Aufsetzen einer Lichtquelle (Taschenlampe) auf den Bauch:
- Positiv: deutlich konzentrische Steigerung der Lichtintensität um die Lichtquelle (infraabdom. Luft)
- Negativ: keine Transparenz (bei soliden Prozessen)

5.2.2 Maßnahmen bei „akutem Bauch" und Bauchschmerzen

Bei akutem Bauch
- Kreislauf stabilisieren: i. v. Zugang legen, Infusion mit Ringer-Lsg.
- Nahrungskarenz
- Keine Medikamentengabe p. o.
- Keine Flüssigkeitsgabe p. o.

> **Klinikeinweisung:**
> - Sofort mit RTW bzw. Sonderrechten, bei Bauchschmerzen, die die Bedingungen des „akuten Bauchs" erfüllen
> - Bei schlechtem AZ, starken Schmerzen, schlechter Kreislaufsituation, unklarer Diagnose

Bei gutem AZ und mäßigen Bauchschmerzen
Pat. bequem lagern, mit angewinkelten Beinen; Wärmflasche/Heizkissen auf den Bauch legen (zumeist Besserung bei Koliken, Verschlechterung bei Entzündungen).

> **Erneute Vorstellung** beim Bereitschaftsdienst bei Schmerzzunahme und/oder Verschlechterung des AZ.

Schmerzbehandlung
Zurückhaltend mit Analgetikagabe bevor die Diagnose gesichert ist, verschleiert späteren Untersuchungsbefund, z. B. bei Klinikeinweisung! Bei eindeutigen klinischen Bildern, v. a. bei Gallen- und Ureterkoliken, spasmolytische und analgetische Therapie sofort einleiten.
- N-Butylscopolamin 20 mg (z. B. Buscopan BS ratio® 1–2 Amp.) und Pethidin 50 mg (z. B. Dolantin®) als Supp. oder i. m./i. v.
- Evtl. zusätzlich Nifedipin oder Nitrat 5–20 mg als Zerbeißkapsel oder Nitroglyzerin (z. B. Nitrolingual-Spray®) 2 Hübe; **NW:** RR-Abfall
- Metamizol (z. B. Novaminsulfon ratio®, Novalgin®) 5,0 ml **sehr** langsam i. v. (Mittel der 2. Wahl)

5.2 Bauchschmerzen und der „akute Bauch"

5.2.3 Peritonitis

Lokale oder generalisierte Entzündung des Bauchfells; Ursache z. B. Kolonperforation, Appendixperforation, akute Cholezystitis, Divertikulitis.

Symptome Schonhaltung (liegend mit angezogenen Beinen), Fieber, Übelkeit, Erbrechen, Exsikkose (stehende Hautfalten). Später hypovolämischer / septischer Schock möglich. Facies hippocratica: blasses Nasen-Mund-Dreieck.

Anamnese
- Seit wann Beschwerden? Vorübergehende Besserung, dann Verschlechterung?
- Charakter der Schmerzen (dumpf, stechend, kolikartig)? Veränderung des Schmerzcharakters? Wandernde Schmerzlokalisation (z. B. bei Appendizitis, ▶ 5.2.4)?
- Vorerkr.: Gallensteine? Tumorleiden? Magengeschwür / Gastritis? Frühere Operationen?

Diagnostik
- Notfallcheck (▶ 4.3.1); ggf. allgemeinmedizinische Basisuntersuchung (▶ 1.1)
- Kreislaufkontrolle (RR ↓, Puls ↑, bereits bestehender oder beginnender Schock?!)
- Palpation: Abwehrspannung, lokal oder diffus (brettharter Bauch)
- Perkussion: tympanitischer Klopfschall
- Auskultation: klingende, hochgestellte Darmgeräusche / „Totenstille" → mechanischer / paralytischer Ileus
- Rektale Untersuchung (nie vergessen!), i. d. R. kein Blut am Fingerling

Differenzialdiagnosen Paralytischer oder mechanischer Ileus, Ulkusperforation, perforierte Cholezystitis / Appendizitis / Divertikulitis, Pankreatitis.

Maßnahmen Kreislaufstabilisierung: i. v. Zugang legen und Infusion mit z. B. Ringer-Lsg., zunächst 500 ml.

Klinikeinweisung sofort mit NAW.

Abwendbar gefährlicher Verlauf
Sepsis.

5.2.4 Appendizitis

Symptome („klassisch", aber nicht obligat)
- Initial Übelkeit, Erbrechen; bei Kindern evtl. Durchfall
- Zunächst epigastrische Schmerzen (paraumbilikal), dann Verlagerung des Schmerzes in den re. Unterbauch; Schmerzen beim Gehen
- Fieber meist nicht ≥ 39 °C

Anamnese
- Kurze Vorgeschichte, max. 2–3 d
- Verlagerung des Schmerzes
- Gynäkologische Anamnese (▶ 15.1): Zyklus, letzte Regel (EU möglich?), Endometriose (▶ 5.2.16)?

Diagnostik Temp., rektal und axillär (bei Appendizitis Differenz ≥ 0,5 °C)
- **Palpation des Abdomens:** Druck- und Klopfschmerz im re. Unterbauch.
  - McBurney: Loslassschmerz in der Mitte zwischen Spina iliaca ant. sup. und Nabel.
  - Lanz: Übergang re. zum mittleren Drittel zwischen der beiden Spinae iliacae ant. sup.
  - Blumberg (kontralateraler Loslassschmerz): Eindrücken der Bauchdecke auf der Gegenseite und plötzliches Loslassen erzeugt peritonealen Dehnungsschmerz auf der re. Seite (nicht obligat positiv).
  - Rovsing: retrogrades Ausstreichen des Kolonrahmens führt zu Dehnungsschmerz im Zökalbereich (selten).
  - Psoasdehnungsschmerz: Anheben des re. Beines erzeugt Schmerz durch Dehnung des über dem M. psoas liegenden entzündlich gereizten Peritoneums.
  - Lokale bzw. diffuse heftige Abwehrspannung bei gedeckter bzw. freier Perforation und bei perityphlitischem Infiltrat.
- **Rektale Untersuchung** (obligate Untersuchung): Druckschmerz nach rechts, bei Douglas-Abszess fluktuierende Vorwölbung.
- **Auskultation:** zunächst vermehrte Darmgeräusche, später abgeschwächt.

Differenzialdiagnosen Praktisch alle Ursachen des „akuten Abdomens" (▶ 5.2.1).

- **Klinikeinweisung** bei hinreichendem Verdacht immer stationär zur Beobachtung.
- Vorstellung bei subakuter Appendizitis (lange Anamnese von Mon. oder J.); öfter bei Kindern; schubweise Bauchschmerzen stets im re. Unterbauch; häufig Obstipation; beim Bereitschaftsdienst oder beim Hausarzt nach einigen Stunden zur Verlaufskontrolle, Bauch kontrollieren; Bettruhe, Nahrungskarenz.

Abwendbar gefährlicher Verlauf
Appendizitis wegen abnormer Lage (rektale Untersuchung unterlassen; ▶ Abb. 5.2) oder Symptomarmut (v. a. bei älteren Pat.) übersehen → Durchbruch mit Peritonitis.

5.2.5 Ileus

Symptome
Mechanischer Ileus:
- Kolikartige Schmerzen, Wind- und Stuhlverhalt, Erbrechen, evtl. Koterbrechen (Miserere)
- Zunächst klingende, „hochgestellte" Darmgeräusche, mit zunehmender Dauer Übergang in paralytischen Ileus → „Totenstille"

Paralytischer Ileus:
- Ggf. hypovolämischer Schock mit Elektrolytstörungen

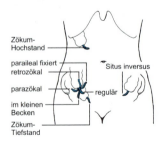

Abb. 5.2 Lageanomalien der Appendix [L157]

- Metabolische Azidose → Kußmaul-Atmung
- Sepsis infolge einer Durchwanderungsperitonitis, hohes Fieber, Schüttelfrost, schlechter AZ

Anamnese
- Zurückliegende Bauch-OP?
- Vorerkr.: Gallensteine? Morbus Crohn?
- Stumpfes Bauchtrauma vorausgegangen?

Diagnostik Notfallcheck (▶ 4.3.1), ggf. allgemeinmedizinische Basisuntersuchung (▶ 3.1.1); Kreislaufsituation.
- Auskultation:
  - Mechanischer Ileus: klingende „hochgestellte" Darmgeräusche
  - Paralytischer Ileus: „Totenstille"
  - Bei Dickdarmverschluss massiv geblähtes, zunächst wenig druckschmerzhaftes Abdomen
- Palpation des Abdomens:
  - Mechanischer Ileus: manchmal äußerlich erkennbare Darmsteifungen
  - Paralytischer Ileus: stark aufgetriebener, druckempfindlicher Leib, Erbrechen, häufig Singultus, Dehydratation

Differenzialdiagnosen
- Mechanischer Ileus: Verschluss, z. B. durch Gallenstein, Karzinom, Adenom, narbige Strikturen
- Paralytischer Ileus: z. B. bei Peritonitis, Kolik, Thrombose / Embolie, Darmatonie in der Schwangerschaft

Maßnahmen Kreislaufstabilisierung: i. v. Zugang und Infusion mit z. B. Ringer-Lsg., zunächst 500 ml. Nahrungs- und Flüssigkeitskarenz.

Klinikeinweisung sofort mit NAW.

Abwendbar gefährlicher Verlauf
Darmnekrose, Sepsis (▶ 5.1.3).

5.2.6 Mesenterialinfarkt

Symptome Zunächst heftige Schmerzen, dann relative Ruhe („fauler Friede"), schlechter AZ, Meteorismus, evtl. hämorrhagische Diarrhö. Evtl. nur geringe Abwehrspannung (!).

Anamnese Höheres Lebensalter (ältere Pat. sind besonders häufig betroffen), kardiovaskuläre Erkr. oder Risikofaktoren (z. B. Adipositas, Nikotinabusus, Hypertonie)? Herzrhythmusstörungen bekannt? Z. n. Myokardinfarkt?

Diagnostik
- Notfallcheck (▶ 4.3.1), ggf. allgemeinmedizinische Basisuntersuchung (▶ 3.1.1)
- Kreislaufkontrolle: absolute Arrhythmie? (Ursache für Embolie)
- Palpation des Abdomens: evtl. nur geringe Abwehrspannung
- Auskultation: evtl. unauffällige Darmgeräusche
- Rektale Untersuchung: evtl. Blut am Fingerling

Maßnahmen Kreislaufstabilisierung: i. v. Zugang, Infusion mit z. B. Ringer-Lsg., zunächst 500 ml.

Klinikeinweisung sofort mit NAW.

Abwendbar gefährlicher Verlauf
Der Mesenterialinfarkt hat mit oder ohne Behandlung eine hohe Letalität, **trotzdem so schnell wie möglich in chirurgische Klinik einweisen.**

5.2.7 Akute Divertikulitis

Symptome
- Schmerzen im li. Unterbauch („Linksappendizitis"), häufig suprapubisch, Blasenschmerz
- Fieber, Völlegefühl, Appetitlosigkeit, Meteorismus, Bleistiftstühle, Schleimbeimengungen im Stuhl, selten auch Blut

Anamnese
- Alter des Pat. (betrifft jede Altersgruppe, Mehrzahl der Pat. ≥ 70 J. hat Divertikel)?
- Schmerzcharakter? Divertikulose bekannt? Schon mal aufgetreten?
- Stuhlcharakter? Bleistiftstühle, Köttelform, Schleimabgänge, Blutung?
- Miktionsbeschwerden (Mitbeteiligung der Blase durch Nachbarschaft zum Sigma, Fistelbildung, Luftblasen im Urin)?

Diagnostik
- Notfallcheck (▶ 4.3.1), ggf. allgemeinmedizinische Basisuntersuchung (▶ 3.1.1)
- Kreislaufkontrolle (RR, Puls)
- Palpation: evtl. walzenförmige, druckschmerzhafte Resistenz im li. Unterbauch palpabel, lokale Abwehrspannung
- Rektale Untersuchung: i. d. R kein Blut am Fingerling

Differenzialdiagnosen Kolon- und Rektum-Ca., Zystitis.

Maßnahmen
- Bettruhe, evtl. Eisblase, Nahrungskarenz, Flüssigkost.
- Pat. muss innerhalb von 24 h nochmal gesehen werden.
- Abhängig von der Schwere des Krankheitsbilds sofort Antibiose einleiten, z. B. Doxycyclin 2 × 200 mg kombiniert mit Metronidazol 3 × 400 mg/d (z. B. Clont®).
- Ggf. Kreislaufstabilisierung: i. v. Zugang, Infusion mit z. B. Ringer-Lsg. 500 ml.
- Spasmolytikagabe und Schmerzmedikation.

Klinikeinweisung bei akuter Divertikulitis mit V. a. Perforation bzw. peritonitischen Zeichen zur i. v. Antibiose; CT mit rektalem Kontrastmitteleinlauf Diagnostikum der Wahl. Bei Koloskopie erhöhtes Perforationsrisiko.

Abwendbar gefährlicher Verlauf
Fisteln in Blase, Scheide, Dünndarm; Ileus; Peritonitis.

5.2.8 Inkarzerierte Hernie

Symptome Schwellung oder Vorwölbung in der Leiste, am Nabel oder an einer Narbe, Übelkeit, Erbrechen, in die Leiste ziehende Schmerzen, evtl. aber auch nur diffuse Bauchbeschwerden.

Anamnese
- Hernie bekannt? Vorher reponibel? Erfolgte Operationen?
- Alte irreponible Hernie? **Cave:** Entzündliche Prozesse im Abdomen (z. B. Appendizitis) können Inkarzeration vortäuschen

Diagnostik
- Notfallcheck (▶ 4.3.1), ggf. allgemeinmedizinische Basisuntersuchung (▶ 3.1.1)
- Kreislaufkontrolle (RR, Puls)
- Auskultation: Darmgeräusche? V. a. Ileus?
- Palpation der Bruchpforten, Bruchsack im Leistenkanal? Im Nabel?

Maßnahmen
- Ggf. Kreislaufstabilisierung: i. v. Zugang, Infusion (Ringer-Lsg.).
- Ein **Repositionsversuch** (▶ 3.12) kann gemacht werden, insbes. bei Pat. mit hohem OP-Risiko (oder Verweigerung der OP). **KI:** Dauer der Einklemmung ≥ 4–6 h. **Cave:** nach geglückter Taxis (manuelle Reposition) Klinikeinweisung, um frühzeitig evtl. entstandene Darmnekrosen, eine partielle Reposition oder En-bloc-Reposition zu erkennen.

Klinikeinweisung immer. Letztlich ist OP die Therapie der Wahl.

Abwendbar gefährlicher Verlauf
Scheinreposition (En-bloc-Reposition), Bruchsack mit Inhalt wird nur präperitoneal reponiert → Inkarzeration besteht fort.

5.2.9 Perforiertes Ulkus

Symptome Heftigste, messerstichartige Bauchschmerzen, Peritonitis (▶ 5.2.3), Erbrechen, evtl. Schock (▶ 4.6). **Cave:** nach Perforation evtl. Schmerzpause durch Entlastung.

Anamnese Ulkusleiden bekannt? Medikamente (NSAR, Kortikoide)? Alkohol?

Diagnostik
- Notfallcheck (▶ 4.3.1), ggf. allgemeinmedizinische Basisuntersuchung (▶ 3.1.1)
- Kreislaufkontrolle (RR, Puls)
- Palpation, Auskultation des Abdomens: Abwehrspannung, anfänglich meist lokalisiert

Maßnahmen
- Ggf. Kreislaufstabilisierung: i. v. Zugang, Infusion, z. B. mit Ringer-Lsg. (zunächst 500 ml)
- Analgesie mit Tramadol 100 mg i. v. (z. B. Tramal®) oder 10 mg Morphin i. v.

Klinikeinweisung sofort mit NAW zur chirurgischen Versorgung.

Abwendbar gefährlicher Verlauf
Peritonitis, Schock → von der „Schmerzpause" nicht täuschen lassen.

5.2.10 Gallenkolik, Cholezystitis

Symptome
- Wellenartiger Schmerz, bereits nach wenigen Min. Schmerzmaximum und rasches Abklingen, evtl. in re. Schulterblatt ausstrahlend
- Gelegentlich flüchtiger Ikterus (Skleren ansehen)
- Übelkeit, Erbrechen
- Bei Cholezystitis: Temp. ≥ 38,5 °C

Anamnese Fettes Essen zuvor? Vorausgegangene Koliken? Farbe des Stuhls (bei Cholestase hell) und des Urins (bei Cholestase dunkel).

Diagnostik
- Notfallcheck (▶ 4.3.1), ggf. allgemeinmedizinische Basisuntersuchung (▶ 3.1.1)
- Kreislaufkontrolle (RR, Puls)
- Palpation des Abdomens: Druck- und Klopfschmerz über der Gallenblase. **Cave:** Gallenblasenhydrops

Differenzialdiagnosen Akute Hepatitis (▶ 5.1.6), Pyelonephritis (▶ 14.1.2), Leberabszess, subdiaphragmatischer Abszess, Cholangitis, Magenulzera.

Maßnahmen
- Analgesie und Spasmolyse, z. B. mit N-Butylscopolamin 20–40 mg i. v. (z. B. Buscopan®) oder Nitro-Spray 2 Hübe
- Antibiose einleiten, z. B. Ampicillin 3 × 1 000 mg/d p. o. (z. B. Ampicillin Stada®), bei V. a. Anaerobier zusätzlich Metronidazol 3 × 400 mg/d p. o. über 7–10 d (z. B. Clont®)

Klinikeinweisung immer, insbes. bei Koliken mit Ikterus und/oder Fieber ≥ 38,5 °C.

Abwendbar gefährlicher Verlauf
Gallenblasenperforation mit galliger Peritonitis, Sepsis.

5.2.11 Nieren-/Harnleiterkolik

Symptome
- Plötzlich einsetzende, schwerste Kolikschmerzen in Flanke und Rücken. Ausstrahlung in Skrotum bzw. Labien, evtl. Schmerzen an der Penisspitze. Unruhe, Umherlaufen.
- Erbrechen, Meteorismus, reflektorisch Darmatonie, Harndrang.
- Bei länger bestehender Obstruktion der ableitenden Harnwege entwickelt sich evtl. langsam ein dumpfer Dauerschmerz.

Anamnese Frühere Schmerzattacken (evtl. als „Rückenschmerzen" fehlgedeutet)? Steine bereits bekannt? Medikamente (z. B. alkalisierende Substanzen, Vitamin-D-Präparate)? Erhöhte Flüssigkeitsverluste oder Exsikkose?

Diagnostik

- Notfallcheck (▶ 4.3.1); ggf. allgemeinmedizinische Basisuntersuchung (▶ 3.1.1)
- Kreislaufkontrolle (RR, Puls)
- Palpation: Nierenlagerklopfschmerz (Harnstauung, Entzündung), abdominale Abwehrspannung, Bruchpforten unauffällig?
- Schmerzausstrahlung häufig Hinweis auf Lokalisation des Konkrements (▶ Abb. 5.3):
    - Schmerzmaximum Nierengegend → Konkrement im Nierenkelch oder -becken
    - Schmerzmaximum Rücken, Mittel- und Unterbauch ausstrahlend → hoher oder mittlerer Harnleiterstein
    - Schmerzmaximum Mittel- oder Unterbauch in Blase, Labien oder Hoden ausstrahlend → tiefer Ureterstein
- Auskultation des Abdomens: reflektorische Darmatonie (kaum oder keine Darmgeräusche)?
- Urin-Stix: Erythrozyten positiv, meist Nitrit negativ

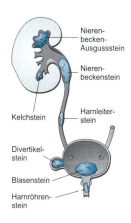

Abb. 5.3 Steinlokalisation bei Urolithiasis [L106]

Differenzialdiagnosen „Akuter Bauch" (▶ 5.2.1).

Maßnahmen

- **Analgesie:** akut Tramadol 100 mg i. v. (z. B. Tramal®) oder Metamizol 1–2,5 g i. v. (z. B. Novalgin®, Novaminsulfon ratio®), Tageshöchstdosis von 2 × 2,5 g nicht überschreiten; anschließend Diclofenac 3 × 50 mg/d p. o. (z. B. Voltaren® dispers)
- **Spasmolytikum:** N-Butylscopolamin 20–40 mg i. v. (z. B. Buscopan®, BS-ratio®)
- Bei hoch sitzendem Ureterstein (vorwiegend Flankenschmerz) Versuch mit Nitroglyzerin (z. B. 2 Hub Nitrolingual®-Spray). **Cave:** RR-Abfall
- Evtl. Sedierung: Diazepam 10 mg. i. v. (z. B. Valium®)
- 2 l Wasser oder Tee trinken lassen, ggf. i. v. Zugang mit Infusion (z. B. Ringer-Lsg.)

Klinikeinweisung in urologische Abteilung.

Abwendbar gefährlicher Verlauf
Pyelonephritis, Stauungsniere mit Funktionsverlust.

Opiate und Opioide erhöhen den Tonus der glatten Sphinktermuskulatur! Ausnahme: Pethidin (z. B. Dolantin®). Daher nur in Verbindung mit N-Butylscopolamin (z. B. Buscopan®) geben.

5.2.12 Harnverhalt

Symptome
- Unruhiger Pat., häufig älterer Mann, mit quälendem Harndrang und stärksten Unterbauchschmerzen
- Kaltschweißigkeit, Blässe, Tachykardie
- Evtl. Übelkeit und Erbrechen
- Evtl. Harnträufeln (Versagen der Schließmuskulatur bei max. Blasendehnung)

Anamnese
- Subjektiv plötzliches Unvermögen, die volle Harnblase zu entleeren (Transportstörung), z. B. nach ein paar kalten Bieren im Schützenfest-Zelt
- Medikamente (Anticholinergika, Neuroleptika, MCP)?
- Evtl. schon öfter Blasenentleerungsstörungen aufgetreten (Nachträufeln, Urinflecken in der Unterwäsche)? Harnwegsinfekte?
- Bekannte Vorerkr.:
  – Infravesikal: Prostataadenom/-karzinom, Prostatitis/Prostataabszess (junge Erwachsene!), Harnröhrenstrikturen/-trauma, Fremdkörper (z. B. Steineinklemmung), Veränderung der Miktion, frühere Katheterisierungen
  – Neurogen: Diskusprolaps (L1–L5), Conus-Cauda-Syndrom, Polyradikulitis, Tumor

Diagnostik
- Notfallcheck (▶ 4.3.1); ggf. allgemeinmedizinische Basisuntersuchung (▶ 3.1.1)
- Kreislaufkontrolle (RR, Puls)
- Inspektion: evtl. bis zum Nabel hochstehender Blasenfundus („Tumor" im Unterbauch)
- Palpation: Abwehrspannung des Abdomens, Resistenzen?
- Perkussion: typische Dämpfung im Unterbauch (Blase)
- Auskultation: paralytischer Ileus?

Differenzialdiagnosen Blasentamponade: instrumenteller Eingriff vorausgegangen? Blasenstein, gestielter Blasentumor, akuter Harnwegsinfekt, Fremdkörper.

Maßnahmen
- Ggf. Kreislaufstabilisierung: 5–10 Tr. Etilefrin (z. B. Effortil®).
- **Harnblasenkatheter** (▶ 3.5.1). Bei Urinmengen > 600 ml fraktioniertes Ablassen, sonst droht Blutung ex vacuo. Notfalls (nur im äußersten Notfall, wenn Katheterisierung absolut und auch mit 12 Ch. nicht möglich) suprapubische perkutane Blasenpunktion mit 1er-Nadel (gelb).
- **Analgesie:** Metamizol 1–2,5 g i. v. (z. B. Novalgin®) **und** Tramadol 100 mg i. v. (z. B. Tramal®, Tramgit®). **Cave:** RR-Abfall.
- **Sedierung:** Diazepam 10 mg i. v. (z. B. Valium®).

- **Klinikeinweisung** immer bei Verletzung der Urethra, bei kreislaufinstabilem Pat. oder Hinweis auf Urosepsis.
- **Vorstellung** beim Urologen kann bei erstmaligem Auftreten nach erfolgreicher Katheterisierung genügen.

Abwendbar gefährlicher Verlauf
Blasenruptur.

5.2.13 Pankreatitis

Symptome (fakultativ)
- Akut einsetzende, heftige Oberbauchschmerzen, gürtelförmig in den Rücken (evtl. auch in re. Schulterblatt) ausstrahlend. Übelkeit und Erbrechen, evtl. Gesichtsrötung (Flush)
- Bei biliärer Pankreatitis auch Ikterus
- Evtl. Schock und Sepsiszeichen (▶ 5.1.3): Hohes Fieber, Schüttelfrost; graublasse, marmorierte Haut

Anamnese Frühere Attacken? Alkohol? Fettreiche Mahlzeiten? Gallensteine? Medikamente? Infekt? Ulkusleiden? Plötzlicher Beginn?

Diagnostik
- Notfallcheck (▶ 4.3.1); ggf. allgemeinmedizinische Basisuntersuchung (▶ 3.1.1)
- Kreislaufkontrolle (RR, Puls)
- Palpation: gespanntes, pralles, druckschmerzhaftes Abdomen („Gummibauch")
- Auskultation: spärliche Darmgeräusche (Subileus)
- Marmorierte Haut? Flush?

Differenzialdiagnosen Wie akutes Abdomen (▶ 5.2.1), Herzinfarkt (▶ 5.7.2), Lungenembolie (▶ 5.6.7).

Maßnahmen
- Bei V. a. Schock Kreislaufstabilisierung: i. v. Zugang legen und Infusion z. B. mit Ringer-Lsg., zunächst 500 ml
- Bettruhe, Nulldiät, auch keine Medikamente p. o.!
- Schmerzbekämpfung: z. B. N-Butylscopolamin 20 mg i. v. (= 1 Amp. Buscopan®), Tramadol 100 mg i. v. (z. B. Tramagit®) und evtl. Nifedipin 5–20 mg als Zerbeißkapsel oder Nitroglyzerin (z. B. Nitrolingual® Spray 2 Hübe). **Cave:** RR-Abfall

> **Klinikeinweisung** sofort (Ausnahme: leichte Begleitpankreatitis, z. B. bei Mumps). Bei schlechtem AZ oder bei langer Anfahrt → für NAW entscheiden.

> **Abwendbar gefährlicher Verlauf**
> Schock (▶ 4.6), Sepsis (▶ 5.1.3), Begleitperitonitis (▶ 5.2.3), paralytischer Ileus (▶ 5.2.5), akutes Nierenversagen.

5.2.14 Extrauteringravidität

Nidation einer befruchteten Eizelle außerhalb des Cavum uteri. Lokalisation fast immer in der Tube. Risikofaktoren für EU sind: Endometriose (▶ 5.2.16), Entzündungen der Tube, Spirale, frühere EU oder Aborte, Sterilitätsbehandlung.
- **Tubarruptur:** Einriss Tubenwand, meist schwere intraabdominale Blutung (▶ Abb. 5.4)
- **Tubarabort:** Ablösung der Frucht von Tubenwand und wehenartiges Ausstoßen in Bauchraum (▶ Abb. 5.4)

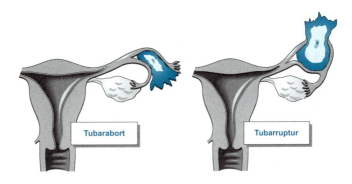

Abb. 5.4 Tubarabort und Tubarruptur [L106]

Symptome Einseitige, wehenartige Unterbauchschmerzen, leichte vaginale Blutung, evtl. Schockzeichen.
- **Tubarabort (90 %):** eher später auftretend (ab 7.–9. SSW post menstruationem), zunehmende Beschwerden (krampfartige, meist einseitige Unterbauchschmerzen), rezidivierende Blutungen
- **Tubarruptur (10 %):** eher früher auftretend (5.–6. SSW post menstruationem) plötzlicher Beginn, stärkster einseitiger Unterbauchschmerz, vaginale Blutung kann fehlen

Anamnese
- Schmerzdauer (seit Längerem rezidivierend oder plötzlich?), Stärke, Art (Krämpfe) und Lokalisation (einseitig im Unterbauch?)
- Dauer und Menge des äußeren Blutverlusts?
- Schwangerschaft bekannt? Mutterpass bereits vorhanden? Letzte Menstruationsblutung vor 5–9 Wo.?
- Subjektive Schwangerschaftszeichen: Übelkeit, Erbrechen, Pollakisurie, Spannungsgefühl in der Brust?
- Risikofaktoren: früher bereits EU-Schwangerschaften? Eileiterentzündungen? Schmerzhafte Menstruationsblutungen (Hinweis auf Endometriose)? Früher oder derzeit intrauterine Spirale? Z. n. Sterilitätsbehandlung?

Diagnostik
- Notfallcheck (▶ 4.3.1), ggf. allgemeinmedizinische Basisuntersuchung (▶ 3.1.1), Schockzeichen (▶ 4.6)
- Kreislaufkontrolle (Puls, RR)
- Vorsichtige abdominale Palpation (Punctum maximum der Schmerzen), akutes Abdomen?
- Inspektion der Vulva (Blutung?)

Maßnahmen
- Ggf. Schocklagerung
- I. v. Zugang mit Infusion (z. B. Ringer-Lsg.)
- Ggf. Analgesie mit Opiaten, z. B. Tramadol 1–2 mg/kg KG langsam i. v. (z. B. Tramal®), Spasmolyse mit N-Butylscopolamin 20–40 mg i. v. (z. B. Buscopan®) oder Metamizol 1 g i. v. (z. B. Novalgin®)
- Ggf. Sedierung mit Diazepam 5–10 mg i. v. (z. B. Valium®)

Klinikeinweisung sofort gynäkologisch.

Abwendbar gefährlicher Verlauf
Massive Blutung mit Volumenmangelschock.

5.2.15 Pelvic Inflammatory Disease (PID)

Der Begriff fasst eine Gruppe von entzündlichen Krankheitsbildern zusammen, die sich allein durch die Symptomatik nicht unterscheiden lassen: Endomyometritis und Parametritis (insbes. im Anschluss an eine Schwangerschaft), Adnexitis, Tuboovarialabszess, (Pelveo-)Peritonitis, septischer Abort.

Symptome Schmerzen im Unterbauch, Fieber, fötider Ausfluss, Übelkeit und Erbrechen bei Begleitperitonitis.

Anamnese
- Temp.? Schmerzen im Unterbauch in Anschluss an Menses, Abort, Abrasio oder bei liegender Spirale: V. a. Pelvic Inflammatory Disease
- Letzte Periode:
  - Noch bestehend? → V. a. Toxic-Shock-Syndrom
  - Kurz zuvor → V. a. Pelvic Inflammatory Disease? Toxic-Shock-Syndrom?
  - Vor etwa 14 Tagen → V. a. Mittelschmerz
- Fötider Ausfluss → Septischer Abort? Pelvic Inflammatory Disease?
- Subjektive Schwangerschaftszeichen bzw. positiver Schwangerschaftstest → V. a. EU oder septischer Abort

Diagnostik
- Notfallcheck (▶ 4.3.1), ggf. allgemeinmedizinische Basisuntersuchung (▶ 3.1.1). Schockzeichen? Tampon in der Vulva? Scharlachartiges Exanthem (V. a. Toxic-Shock-Syndrom)? Erhöhte Temperatur?
- Kreislaufkontrolle (Puls, RR)
- Abdominale Auskultation und Palpation

Wichtige Differenzialdiagnose Toxic-Shock-Syndrom: Durch hochsaugfähige Tampons Anreicherung von Staphylococcus aureus und Übertritt des Toxins in die Blutbahn. **Cave:** keine Schmerzen! Plötzlich auftretender Schock und generalisiertes, scharlachartiges Exanthem mit Neigung zur Erythrodermie, palmoplantarem Erythem, Schleimhautentzündung, Eintrübung, Myalgien. Seltenes Krankheitsbild! → Tampon sofort entfernen und zur bakt. Untersuchung durch Aufnahmeklinik asservieren; möglichst in steriler Tüte (z. B. Verpackung von Spritze, Infusionsbesteck o. Ä.) → sofort Klinikeinweisung.

Maßnahmen
- Ggf. Schocklage. Evtl. i. v. Zugang mit Infusion (z. B. Ringer-Lsg., ggf. HAES).
- Bei Bedarf N-Butylscopolamin 20–40 mg langsam i. v. (z. B. Buscopan®). **Cave:** wegen der Gefahr, die Symptome zu verschleiern, zentral wirksame Analgetika zurückhaltend einsetzen.

Klinikeinweisung bei Verdacht.

Abwendbar gefährlicher Verlauf
Paralytischer Ileus, intravasale Gerinnungsstörungen, septischer Schock, Sterilität.

5.2.16 Endometriose

Nester von Gebärmutterschleimhaut außerhalb des Uterus, in Tuben, Ovarien, Perineum, Douglas-Raum, aber auch im gesamten Bauchraum, selten extraperitoneal (Nabel, Leistenkanal, Lunge, Gehirn). Diese reagieren auf die zyklische Hormonausschüttung, können aber nicht abbluten.

Symptome Krampfartige Schmerzen im Unterbauch, Menorrhagie (Blutung > 6 d).

Anamnese
- Zeitlicher Zusammenhang zur Periodenblutung?
- Anamnestisch schon länger Unterbauchschmerzen prä- und perimenstruell?
- Schmerz bei Geschlechtsverkehr (insbes. bei Douglas-Endometriose)

Diagnostik
- Notfallcheck (▶ 4.3.1), Kreislaufkontrolle (RR, Puls)
- Abdominale Auskultation / Palpation zum Ausschluss von Darmkoliken, Appendizitis (▶ 5.2.4) oder Divertikulitis (▶ 5.2.7)
- Perkussion der Nierenlager z. A. Nierenkolik (▶ 5.2.11)
- Temp.: normal

Die Diagnose kann nur nach sorgfältigem Ausschluss anderer Erkr. (genaue Anamnese) als Verdachtsdiagnose gestellt werden.

Differenzialdiagnosen Siehe „akuter Bauch" (▶ 5.2.1).

Maßnahmen Entspannte Lagerung. Spasmolytikum und Schmerzmittel (z. B. Buscopan plus®) bis zu 6 Tbl. oder 4 Supp. täglich. Evtl. nur Spasmolytikum Butylscopolamin 20–40 mg langsam i. v. (z. B. Buscopan®).

- **Klinikeinweisung** nicht erforderlich, wenn Diagnose bereits gesichert ist.
- **Vorstellung** beim Gynäkologen zur Diagnostik bei Verdacht (Laparoskopie).

5.2.17 Stielgedrehte(r) Ovarialzyste / -tumor

Bei Ovarialtumoren / -zysten kann es bei heftigen Bewegungen (z. B. Sport, Disco) zur Stieldrehung mit Abschnürung der Gefäßversorgung des Ovars kommen.

Symptome Plötzlich einsetzender, einseitiger Unterbauchschmerz, evtl. Schock.

Anamnese Kurzanamnese / Regelanamnese. Heftige Bewegungen vorausgegangen, z. B. Sport, Tanzen in der Disco? Fieber? → eher V. a. Adnexitis, PID.

Diagnostik Notfallcheck (▶ 4.3.1). Schockzeichen: Blässe, Akrozyanose, kalter Schweiß, schwacher bis nicht tastbarer Puls, Angst, Tachypnoe, Bewusstseinstrübung. Kreislaufkontrolle (RR, Puls).

Maßnahmen
- Ggf. Schocklage, entspannte Lagerung mit angewinkelten Beinen
- I. v. Zugang mit Infusion (Ringer-Lsg.)
- Spasmolyse mit N-Butylscopolamin 20–40 mg i. v. (z. B. Buscopan®) oder Metamizol 1 g langsam i. v. (z. B. Novalgin®), oder zentral wirksamem Analgetikum, z. B. Tramadol 1–2 mg / kg KG langsam i. v. (z. B. Tramal®)

 Klinikeinweisung sofort gynäkologisch.

Abwendbar gefährlicher Verlauf
Nekrose des Ovars durch Ischämie; Peritonitis.

5.2.18 Rupturierendes Bauchaortenaneurysma

Symptome Schmerzen im Mittelbauch mit Ausstrahlung in den Rücken und / oder Schultern, Beine, Leisten. Schock (▶ 4.6).

Anamnese Trauma, schweres Heben oder Bauchpresse vorausgegangen? Arteriosklerotische Vorerkr.? **Cave:** Manchmal kommt auch eine Spontanruptur vor.

Diagnostik
- Notfallcheck (▶ 4.3.1); ggf. allgemeinmedizinische Basisuntersuchung (▶ 3.1.1).
- Kreislaufkontrolle (RR, Puls) → RR-Differenz zwischen oberer und unterer Extremität.
- Palpation: fehlende oder abgeschwächte Leistenpulse.
- Palpation des Abdomens: evtl. pulsierender Tumor zu tasten. **Cave:** Bei V. a. auf Aortenruptur Abdomen nur sehr vorsichtig palpieren, da Gefahr der sekundär freien Ruptur einer bis dahin gedeckten Ruptur.

Maßnahmen Mehrere großlumige Zugänge mit Ringer-Lsg.

 Klinikeinweisung sofort mit NAW, evtl. mit Hubschrauber, Voranmeldung in Maximalversorgungsklinik. Eine Überlebenschance besteht nur bei gedeckter Ruptur oder einer unvollständigen Wandruptur (Dissektion).

5.3 Erbrechen
Hermann C. Römer, Martina Heßbrügge und Gabriele Fobbe

5.3.1 Differenzialdiagnostischer Überblick

Erbrechen bei Kindern ▶ 17.5.1.
Vieldeutiges Symptom. Häufiger Konsultationsanlass. Diagnose der Grunderkr. nicht immer möglich.

 Säuglinge, Kleinkinder und alte Menschen sind bei massivem Erbrechen durch Wasser- und Elektrolytverlust akut gefährdet.

Begleitsymptome

Erbrechen und massive Bauchschmerzen Der „akute Bauch" ▶ 5.2.1.

Erbrechen und Durchfall
- **Gastroenteritis:** Fieber, Übelkeit, krampfartige Bauchschmerzen → Maßnahmen (▶ 5.3.2). Plötzlicher Beginn (etwa 6 h nach dem Essen), plötzliches Ende.
- **Lebensmittelvergiftung (▶ 5.4.1), Umgebungserkr.? (▶ 8):** Toxische Substanzen, Pflanzenteile, Pilze, Medikamente.
- **Gastritis (▶ 5.3.3):** Oberbauchschmerzen, Übelkeit, Erbrechen, belegte Zunge.

Erbrechen und Kopfschmerzen / Schwindel (▶ 5.5.1).
- **Migräne (▶ 16.2.6):** anamnestisch bekannt, evtl. neurologische Ausfallerscheinungen, z. B. Sprachstörungen, Sehstörungen, Aura
- **Meningitis (▶ 5.5.6, ▶ 16.2.3):** Fieber, Meningismus
- **Menière-Krankheit (▶ 5.8.3):** Hörminderung, Tinnitus, Drehschwindel
- **Hypertensive Krise (▶ 5.7.4):** RR ↑↑
- **Glaukomanfall (▶ 13.4.2):** Nebelsehen, farbige Ringe? Bulbus hart und schmerzhaft
- **Erhöhter Hirndruck:** z. B. Hirnblutung (▶ 5.10.3), Hirntumor / -metastase (▶ 5.10.7)
- **Commotio cerebri:** Unfall / Trauma in der Anamnese

Erbrechen und thorakale Schmerzen
- **Herzinfarkt (▶ 5.7.2):** Erbrechen kann einziges Symptom sein.
- **Angina pectoris (▶ 5.7.3):** kardiovaskuläre Erkr., Risikofaktoren?
- **Herzinsuffizienz (▶ 5.6.8):** periphere Ödeme, Dyspnoe.
- **Roemheld-Syndrom:** Auftreten pektanginöser Beschwerden nach opulenter Mahlzeit; Ätiologie: Meteorismus; Ther.: häufige kleine Mahlzeiten.

Morgendliches Erbrechen
- **Frühschwangerschaft (▶ 15.6.4):** Zyklusanamnese
- Chron. Alkoholabusus

Erbrechen als Medikamentennebenwirkung Praktisch bei allen Medikamenten möglich, besonders bei Digitalis, nichtsteroidalen Antiphlogistika, Antibiotika, Opiaten, Zytostatika.

Erbrechen bei Intoxikation (▶ 8). Hinweise in der Umgebung? Geruch? Perorale Verfärbungen? Nahrungsmittelallergie?

Hämatemesis (▶ 6.7).
- **Peptische Ulzera:** meist Duodenum. Ulkusanamnese? Antiphlogistika- oder Glukokortikoideinnahme?
- **Erosive Gastritis:** starker Alkoholgenuss? Antiphlogistika-Einnahme? Trauma?
- **Mallory-Weiss-Blutung:** zumeist bei Alkoholabhängigen; Einrisse der Magenschleimhaut durch massives Erbrechen.
- **Ösophagusvarizenblutung:** oft schwallartige Blutung mit plötzlichem Beginn. Evtl. Leberhautzeichen, Caput medusae, Hepatomegalie als Zeichen der portalen Hypertonie.

Anamnese
- Zeitpunkt und Häufigkeit des Erbrechens?
    - Im 12- bis 48-h-Rhythmus: bei Magenausgangsstenose oder Syndrom der zuführenden Schlinge
    - Morgens: Schwangerschaft oder Alkoholismus

- Nachts: Ulcus duodeni
- Sofort nach dem Essen: akute Gastroenteritis, Hepatitis, psychogen
- Beschaffenheit? Beimengungen von Blut, Galle, Kot, Eiter oder Parasiten?
- Personen in der Umgebung ebenfalls betroffen? Z. B. (Lebensmittel-)Vergiftungen, Salmonellen
- Allgemeinbefinden? Kopfschmerzen, z. B. Migräne (▶ 16.2.6); Sehstörungen z. B. Glaukomanfall (▶ 13.4.2).
- Medikamenteneinnahme (z. B. Digitalis, NSAID, Opiate)?
- Alkoholkonsum?
- Vorerkr./Begleiterkr., z. B. Ulkus (▶ 5.2.9), Cholezystitis (▶ 5.2.10), Cholezystolithiasis (▶ 5.2.10), Hypertonie (▶ 5.7.4)?
- Reiseanamnese, Berufsanamnese?

Leitbefunde
- Notfallcheck (▶ 4.3.1).
- Neurologische Untersuchung (▶ 3.1.2), insbes. Meningismus prüfen, wenn möglich Augenhintergrund spiegeln (Stauungspapille?)
- Kreislaufkontrolle (RR, Puls)
- Dehydratation: stehende Hautfalten?
- Temperaturmessung, fieberhafter Infekt?
- BZ-Stix: Hypoglykämie?
- Palpation/Auskultation des Abdomens: Hinweise auf ein akutes Abdomen (▶ 5.2)?

5.3.2 Maßnahmen bei Erbrechen

- Wenn eindeutige Diagnose möglich: Therapie der Grunderkr.
- Flüssigkeitssubstitution.
- Nahrungskarenz, anschließend langsamer Kostaufbau: Empfehlung von Haferschleim o. Ä., Zwieback, kein Fett oder Eiweiß, ausreichende Kochsalzzufuhr.
- Antiemetika z. B. Metoclopramid 3 × 20 Tr. (z. B. Paspertin®, MCP-ratiopharm®, ggf. auch als Supp.). Bei Brechreiz alle 3 Min. 5 Tr. Metoclopramid auf die Zunge geben bis die gewünschte Dosis erreicht ist.
- Bei massivem Brechreiz grob zerkautes Eis (z. B. Wassereis, Eiswürfel) herunterschlucken.

> **Abwendbar gefährlicher Verlauf**
> - Dehydrierung bei Säuglingen und Kleinkindern → hohe Letalität.
> - Erbrechen kann das einzige Symptom eines Herzinfarkts sein – Blutdruck gemessen, Puls gezählt? Nach kardialen Symptomen gefragt? KHK in der Anamnese?
> - Hinweise auf Hirndruckzeichen (▶ 5.10) übersehen?
> - Akuter Glaukomanfall (▶ 13.4.2) ausgeschlossen?

5.3.3 Akute Gastritis

Symptome
- Schmerz/Druckgefühl im Oberbauch
- Erbrechen, vorwiegend bei infektiöser Gastritis
- Evtl. Hämatemesis (▶ 6.7), z. B. bei erosiver Gastritis

Anamnese
- Akutes Auftreten (infektiöse Gastritis)
- Schon früher Gastritis? Ulkus? Chronische Gastritis?

Diagnostik
- Notfallcheck (▶ 4.3.1); ggf. allgemeinmedizinische Basisuntersuchung (▶ 3.1.1)
- Kreislaufkontrolle (RR, Puls auch bei banalen Erkr. nicht vegessen)
- Palpation: Druckschmerz im Epigastrium

Differenzialdiagnosen Siehe „akuter Bauch" (▶ 5.2.1).

Maßnahmen
- In leichten Fällen Nahrungskarenz. Kaffee-, Alkohol- und Nikotinverzicht, entbehrliche Medikamente absetzen.
- Iberogast-Tr. 3 × 20 und ggf. H_2-Blocker (z. B. Ranitic®) 1 × 300 mg abends, Omeprazol 1 × 40 mg/d.

Klinikeinweisung bei unkomplizierter Gastritis nicht erforderlich.

Abwendbar gefährlicher Verlauf
Gastritis als Verlegenheitsdiagnose angenommen, dadurch z. B. Ulkus oder Appendizitis übersehen.

5.4 Diarrhö

Hermann C. Römer, Martina Heßbrügge und Gabriele Fobbe

5.4.1 Differenzialdiagnostischer Überblick

Unspezifisches, aber häufiges Symptom.

Eine Diarrhö ist nur dann eine banale Erkrankung, wenn alle nicht banalen Erkrankungen ausgeschlossen sind.

Begleitsymptome

Diarrhö und Fieber
- **Bakterien:** E. coli, Salmonellen, Shigellen (Ruhr), Campylobacter jejuni, Yersinien, Clostridium difficile, Vibrio cholerae → Maßnahmen (▶ 5.4.2)
- **Viren:** Rota-Viren (v. a. bei Kleinkindern), Parvoviren, auch Corona-, Norwalk- und Adenoviren → Maßnahmen (▶ 5.4.2)
- **Parasiten:** Entamoeba histolytica, Gardia lamblia → Maßnahmen (▶ 5.4.2)

Klinikeinweisung bei AZ ↓↓.

Diarrhö mit Blutbeimengungen
- **Infektiös:** Campylobacter jejuni; Shigellen (**cave:** Shigellen-Ruhr ist meldepflichtig!), Salmonellen; Yersinien (Beschwerdebild wie bei Appendizitis); enteroinvasive E. coli, EHEC; Clostridium difficile (pseudomembranöse

Kolitis); Amöben (blutig-schleimige Durchfälle) und Schistosomen (Tropenanamnese); Tbc → Klinikeinweisung
- **Weitere Ursachen:** Divertikulitis (▶ 5.2.7), ischämische Kolitis, Colitis ulcerosa, Enteritis Crohn (selten, ▶ 5.4.3), inkomplett stenosierende Karzinome, Polypen, Mesenterialinfarkt (▶ 5.2.6), Invagination, Volvulus, Endometriose, Intestinalblutung

Diarrhö und Schmerzen   Schmerzen periumbilikal: eher Dünndarmerkr.; li.-seitige oder sakrale Schmerzen: eher Dickdarmerkr.

„Reisediarrhö"   ▶ 5.1.5., Anamnese hinweisend; meist leichter Verlauf über wenige Tage (häufig Enterotoxin bildende E. coli, seltener Viren)

Antibiotika-assoziierte Kolitis   Wässrige Durchfälle, evtl. Fieber; während, aber auch bis zu 4 Wo. nach einer Antibiotikatherapie z. B. mit Clindamycin, Cephalosporinen oder Ampicillin → Klinikeinweisung

Lebensmittelvergiftung   Einsetzen der Durchfälle wenige Stunden nach dem Genuss von Nahrungsmitteln (z. B. Tiefkuhlkost, Fleisch, Geflügel, Eier, Milchprodukte, Speiseeis!) durch Enterotoxine → Maßnahmen ▶ 5.4.2.
Zeitpunkt des Krankheitsbeginns:
- Staphylococcus aureus: (früh) nach 1–2 h p. i.
- Clostridium perfringens: 8–20 h p. i.
- Salmonellen: 12–36 h p. i.
- Clostridium botulinum 4–48 h p. i. (Doppelbilder; **Säuglingsbotulismus!** Kein Honig im 1. Lebensjahr: neurologische Symptome bis hin zur Atemlähmung)
- E. coli: (spät) 24–48 h p. i.
- Camphylobakter: 2–5 d
- Yersinien: 3–10 d

Klinikeinweisung bei V. a. Clostridium-botulinum-Infektion.

Sonstige Diarrhö
- **Medikamentös:** Mg-haltige Antazida, Digoxin, Anticholinergika, Laxanzien, Antibiotika, Zytostatika → Klinikeinweisung bei V. a. Intoxikation, bei Zytostatika-NW, bei V. a. pseudomembranöse Kolitis.
- **Toxisch:** Pilze, Arsen, Quecksilber, Bakterientoxine → Klinikeinweisung.
- **Nahrungsmittel:** z. B. Erdbeeren; Laktasemangel mit Unverträglichkeit von Milch und Milchprodukten (relativ häufig, etwa 10 %), hohe Dosen von Zuckerersatzstoffen wie Sorbitol, Sprue. → Maßnahmen ▶ 5.4.2. Auch der massive Konsum von mit Süßstoff gesüßten Lebensmitteln, wie z. B. Kaugummi etc., kann Diarrhö auslösen (z. B. nach Nikotinentwöhnung).
- **Vegetativ:** Angst, Stress → Maßnahmen ▶ 5.4.2
- **Seltenere Ursachen:** AIDS-Enteropathie → Klinikeinweisung. Hyperthyreose → Vorstellung beim HA am nächsten Werktag

Cholera, Shigellen-Ruhr, E. coli und Salmonellose sind meldepflichtig!

Anamnese
- Dauer, Häufigkeit und Farbe der Stühle?
- Abhängigkeit von Nahrungsmitteln, Nahrungsergänzungsmitteln (z. B. Magnesium)?

- Zeitlicher Zusammenhang zur letzten Nahrungsaufnahme (Lebensmittelvergiftung)?
- Welche Nahrungsmittel? Eis, Mayonnaise (Salmonellose)?
- Umgebungserkr.?
- Medikamenteneinnahme? Nahrungsergänzungsmittel: Mg, Vitamin C etc.
- Auslandsaufenthalte („Reisediarrhö", aber auch an Malaria oder Cholera denken)?
- HIV-Risiko (Ausbruch einer bisher unbekannten Infektion?)?
- Bestrahlung, Chemo?

Leitbefunde
- Hautsymptome: Salmonellen
- Gelenkbeschwerden: Enteritis Crohn, Salmonellen, Shigellen
- Kopfschmerzen und Roseolen: Salmonella typhi
- Stuhlbeschaffenheit: wässrig, blutig (Ruhr, Amöbenenteritis, EHEC)?

5.4.2 Maßnahmen bei Diarrhö

- Bei Diab. mell. (▶ 18.12) nach BZ-Wert
- Teefasten, z. B. schwarzer Tee, grüner Tee
- Ernährungshinweise: leichte Aufbaukost, kein Fett!
- Salzreiche Nahrung, zum Flüssigkeits- und Elektrolyt-Ersatz (Maggi®-Brühe), ggf. Verordnung von z. B. Oralpädon®
- Bei Bedarf Infusionstherapie: i. v. Zugang, NaCl-Lsg
- Motilitätshemmer, z. B. Loperamid (z. B. Imodium®) bis zu 6 × 2 mg bei Erwachsenen. Nur bei leichten Verläufen, nicht bei Kindern ≤ 2 J.
- Bei Dysenterie: Trimethoprim-Sulfamethoxazol (z. B. Cotrim Forte®) 2 × 1 Tbl. / d, oder Gyrasehemmer, z. B. Ciprofloxacin 1 × 500 mg / d (z. B. Ciprobay®)

> - Keine „blinde" Antibiotikatherapie (bei EHEC evtl. lebensgefährlich)!
> - Pat. darauf hinweisen, dass bei Diarrhö der Konzeptionsschutz von Ovulationshemmern als aufgehoben zu betrachten ist.

> **Klinikeinweisung:** Kinder und Säuglinge, alte Menschen bei Exsikkose, bei V. a. Sepsis, schlechtem AZ und / oder schwerwiegenden Begleiterkr., z. B. Immunschwäche / HIV.

5.4.3 Morbus Crohn und Colitis ulcerosa

Im Bereitschaftsdienst ist die Diagnose des Morbus Crohn oder der Colitis ulcerosa eher unwahrscheinlich, zumeist ist die Erkr. bekannt.

Therapie des Morbus Crohn im akuten Schub
- Prednisolon 60 mg / d p. o., Reduktion über 6 Wo. auf 10 mg / d (auf Magenschutz achten!).
- Bei Pat. mit Fisteln: zusätzlich Metronidazol (z. B. Clont®). **Cave:** für Anwendungen ≥ 10 d nicht zugelassen.

Therapie der Colitis ulcerosa im akuten Schub
- 5-Aminosalicylsäure 4 × 1 g/d p. o. (z. B. Salofalk®) oder Olsalazin (z. B. Dipentum®) oder Sufasalazin 3 × 1 g/d p. o. (z. B. Azufildine®).
- Bei schwerem Schub zusätzlich Glukokortikoide (z. B. Prednisolon 50 ratio®) initial 60–100 mg. **Cave:** stufenweise Reduktion, auf Magenschutz achten.

5.5 Kopfschmerzen
Martina Heßbrügge

5.5.1 Differenzialdiagnostischer Überblick
Kopfschmerz bei Kindern ▶ 17.8.5.
Kopfschmerzen sind ein häufiger Beratungsanlass im ärztlichen Bereitschaftsdienst als Symptom einer Erkrankung (z. B. fieberhafter Infekt, SAB) oder eigenes Krankheitsbild (z. B. Migräne, Spannungskopfschmerz).

Primäre Kopfschmerzen (90 % aller Kopfschmerzen)
Chronisch funktionelle Kopfschmerzen (▶ Tab. 5.1). Migräne ohne/mit Aura (▶ 16.2.6), Spannungskopfschmerz (▶ 5.5.2), Cluster-Kopfschmerz (▶ 5.5.3).

Sekundäre Kopfschmerzen
- **Organische Ursachen:** Subarachnoidalblutung (▶ 5.5.7), Arteriitis temporalis (▶ 5.5.4), Apoplex (▶ 5.10.3)
- **Intrakranielle Druckerhöhung:** Hirntumor (▶ 5.10.7), Hämatom (▶ 5.10.3), Sinusvenenthrombose (▶ 5.5.9), Liquorzirkulationsstörung (Hydrozephalus, post punctionem), Abszess
- **Infektionskrankheiten:** Meningitis (▶ 5.5.6), Enzephalitis (▶ 5.5.6)
- **Verletzungen:** Schädel-Hirn-Trauma (▶ 7.1.3), HWS-Distorsion (▶ 9.1.2)
- **Erkrankungen anderer Organe:** Hypertonie (▶ 5.7.4), Glaukom (▶ 13.4.2), otogene Affektionen (▶ 11.2.2, ▶ 11.2.3), Sinusitis (▶ 11.4.2), Zahnerkrankungen (▶ 12.2, ▶ 12.3), zervikogener Kopfschmerz (▶ 5.5.10), Neuralgien (▶ 5.5.8)
- **Toxisch oder medikamentös induzierter Kopfschmerz** (z. B. Nitrate), Medikamente (▶ 16.1.13), Alkohol „Kater" (▶ 16.1.13), Kohlenmonoxid (▶ 8.2.1), Ibuprofen

Tab. 5.1 Differenzialdiagnosen der chronisch funktionellen Kopfschmerzen

Form	Spannungskopfschmerz	Migräne	Cluster-Kopfschmerz
Merkmale	Diffus, dumpf, bohrend, beidseitig, oft von okzipital nach frontal ausstrahlend	Anfallsartig, oft halbseitig mit Foto- und Phonophobie, Brechreiz und Aura	Intensiv, meist einseitig periorbital, oft Tränen- und Nasenfluss, Augenrötung; oft nachts. **Cave:** Suizidalität
Dauer	Stunden bis Tage	Stunden bis Tage	1–2 h, auch protrahiert
Maximum	Untypisch	Nach 1–2 h	Nach 20 Min.
Häufigkeit	Mehrmals pro Wo. oder Mon.	Mehrmals pro Wo. oder Mon. oder sporadisch	1–3 × tgl. bis Wochenrhythmus
Prävalenz	Etwa 10 %; F : M = 3 : 1	Etwa 3 %; F : M = 3 : 1	Etwa 0,1 %; F : M = 1 : 5

Anamnese
- Seit wann? Wann? Wie oft? Wo? Was hilft? Was schadet?
- Schmerzcharakter, -entwicklung, -lokalisation und -verlauf?
- Begleitsymptome: Fieber, Erbrechen, Bewusstseinsstörung, Sehstörungen, Aphasie?
- Kontakt zu toxischen Substanzen oder Suchtmitteln (passiv / aktiv)?
- Grund- und Begleiterkrankungen: z. B. Hypertonie, Migräne, Erythem, Zoster, hormonelle Dysregulation, postpartales Syndrom?

Leitbefunde
- Bei Kopfschmerzen ist die neurologische Zusatzuntersuchung (▶ 3.1.2) obligat, insbes.:
    - Bewusstseinslage, psychische Auffälligkeiten, Fokale neurologische Defizite
    - Meningismus
    - Pupillengröße, -reaktion, Seitenunterschiede, Stauungspapille?
- Allgemeinmedizinische Basisuntersuchung (▶ 3.1.1).

5.5.2 Maßnahmen bei Kopfschmerzen
- Behandlung eines Begleitkopfschmerzes (z. B. bei fieberhaftem Infekt) mit Paracetamol bis zu 4 × 500–1 000 mg / d p. o. (z. B. ben-u-ron®, Fensum 500®) oder ASS bis zu 4 × 500–1 000 mg / d p. o. (z. B. Aspirin®, ASS 500 Hexal®, Delgesic® 1 000 mg Pulver).
- Pat. sollte durch erwachsene Person beaufsichtigt werden.

- **Klinikeinweisung** bei schlechtem AZ, insbes. bei Somnolenz, Bewusstlosigkeit, neurologischen Ausfällen, nicht beherrschbaren Schmerzzuständen. Bei der Auswahl des Transportmittels bedenken, dass sich bei V. a. zerebrale Blutung / Ischämie der Zustand plötzlich verschlechtern kann.
- **Wiedervorstellung** beim Bereitschaftsdienst, wenn zusätzliche Symptome auftreten oder die Kopfschmerzen sich nicht bessern bzw. stärker werden.

5.5.3 Cluster-Kopfschmerz

Symptome
- Sehr intensiver, einschießender Schmerz, stechend, immer einseitig in der Schläfen-Augenregion, ggf. mit Ptosis, Miosis, Lakrimation, Rhinorrhö
- Übelkeit, Lichtscheu (beides selten)
- Anfallsartiges Auftreten innerhalb von ca. 20 Min., häufig nachts, klingt nach 1–3 h ab

Anamnese Bereits früher ähnliche Schmerzen (evtl. auch vor Jahren)? Psychische Belastungen? Trauma? Infekt?

Diagnostik Neurologische Zusatzuntersuchung (▶ 3.1.2), Hirnnervenprüfung, Reflexstatus, Meningismus, Motorik / Sensibilität, allgemeinmedizinische Basisuntersuchung (▶ 3.1.1).

5.5 Kopfschmerzen

Maßnahmen
- O$_2$-Gabe über Maske (7 l / Min.)
- Sumatriptan (Imigran®) 100 mg p. o. (Tageshöchstdosis: 300 mg) oder 6 mg s. c. Rizatriptan 10 mg (Maxalt®) Schmelztbl. **Cave:** nicht bei KHK- oder TIA-Anamnese; nicht mit Ergotamin kombinieren!

Klinikeinweisung bei geringstem V. a. Ischämie / Blutung, bei neurologischen Ausfällen, nicht beherrschbaren Schmerzen.

5.5.4 Arteriitis temporalis

Oft kombiniert mit Polymyalgia rheumatica, i. d. R. ältere Pat.

Symptome Lang anhaltender temporaler Kopfschmerz, Schmerzen beim Kauen, ggf. Fieber.

Anamnese Leitfragen (▶ 5.5.1). Muskelschmerzen? Fieber? Leistungsminderung?

Diagnostik
- Inspektion: typisch gerötete und geschlängelte Temporalarterie
- Neurologische Zusatzuntersuchung (▶ 3.1.2), speziell Motorik, Sensibilität, Meninigismusprüfung, allgemeinmedizinische Basisuntersuchung (▶ 3.1.1)

Maßnahmen
- Wegen der Gefahr der Erblindung sofort mit Glukokortikoidther. beginnen: Prednisolon 80 mg / d p. o. (z. B. Decortin®, Prednisolon ratio 50 mg®); sofortiges Ansprechen „bestätigt" die Diagnose
- Arterienbiopsie veranlassen (mit Kortisongabe aber sofort beginnen!)
- Zusätzlich symptomatisch: Paracetamol bis zu 4 × 500–1 000 mg / d als Supp. (z. B. ben-u-ron®, Fensum®) oder ASS bis zu 4 × 500–1 000 mg / d p. o. (z. B. Aspirin®)

Abwendbar gefährlicher Verlauf
Erblindung.

5.5.5 Zerebrovaskuläre Durchblutungsstörungen

Symptome Kopfschmerzen, Schwindel, Übelkeit, Sehstörungen, Verwirrtheit. Bewusstseinsstörungen / Lähmungen (bei schweren Durchblutungsstörungen → apoplektischer Insult, PRIND, TIA ▶ 5.10.3, ▶ 16.2.1).

Anamnese Siehe auch Leitfragen (▶ 5.5.1).
- Bereits vorher kurzzeitige neurologische Ausfälle? Drop Attacks?
- Kardiovaskuläre Erkr.? Risikofaktoren (z. B. Hypertonie, Nikotinabusus, Adipositas)?

Diagnostik
- RR-Kontrolle (hypertensive Krise?).
- Neurologische Zusatzuntersuchung (▶ 3.1.2), speziell Motorik, Sensibilität, Hirnnervenprüfung, stehende Hautfalte bei älteren Pat. (Flüssigkeitsdefizit).
- Allgemeinmedizinische Basisuntersuchung (▶ 3.1.1).

- **Klinikeinweisung** zur Abklärung in internistische (wenn Herz-Kreislauf-Ursache vermutet wird) oder neurologische Fachabteilung.
- **Ausnahmen:** z. B. geriatrische Pat. oder Tumorpat. mit dem Wunsch, zu Hause zu verbleiben → Acetylsalicylsäure 100 mg / d p. o. (z. B. Aspirin®100, ASS 100 von CT®).

Diskrete (Anfangs-)Symptome, wie Kopfschmerzen, können innerhalb weniger Stunden oder Min. weitere neurologische Ausfälle nach sich ziehen; TIA oder PRIND können sich zu einem manifesten apoplektischen Insult entwickeln.

5.5.6 Meningitis und Enzephalitis

Symptome
- **Meningitis:** ansteigendes Fieber, Kopfschmerzen, allgemeine Reizüberempfindlichkeit (Licht-, Schmerzreize), Übelkeit, Erbrechen, Bewusstseinsstörung, evtl. Hirnnervenausfälle, symptomatische Psychosen, Sensibilitätsstörungen, gelegentlich fokale oder generalisierte epileptische Anfälle. **Cave:** Bei älteren und resistenzgeschwächten Pat., aber auch bei Kindern, können Meningismus und Fieber fehlen.
- **Enzephalitis:** Lichtscheu, Somnolenz, Hirnnervenausfälle, evtl. Krampfanfälle. **Cave:** Eine Enzephalitis geht nur bei Beteiligung der Meningen mit einem Meningismus einher (Meningoenzephalitis).

Anamnese
- Siehe auch Leitfragen (▶ 5.5.1)
- **Meningitis:** akut innerhalb einer Stunde aufgetretenes Krankheitsbild
- **Enzephalitis:** Infekt vorausgegangen, Zeckenbiss?

Diagnostik
- Bei dringendem Verdacht und raschem Handlungsbedarf nur Notfallcheck (▶ 4.3.1)
- Neurologische Zusatzuntersuchung (▶ 3.1.2), speziell Meningismusprüfung. Nackensteifigkeit mit Brudzinski- und Kernig-Zeichen
- Evtl. allgemeinmedizinische Basisuntersuchung (▶ 3.1.1): Herzauskultation (Vitien?), Lungenauskultation (Pneumonien?), Ohr- / Naseninspektion: Liquorrhö? BZ-Stick bei Bewusstseinsstörung

Differenzialdiagnosen Enzephalitis, Subarachnoidalblutung (▶ 5.5.7), meningitische Reizung (z. B. bei Hyperthermie, ▶ 5.10.8; Urämie , ▶ 5.10.4, Meningeosis carcinomatosa).

Maßnahmen
- Pat. liegend lagern, bei Erbrechen stabile Seitenlage. Überwachung und Stabilisierung von Atmung und Kreislauf
- I. v. Zugang (unbedingt Handschuhe tragen!). Flüssigkeitsersatz (500 ml physiologische Kochsalz-Lsg. / Ringer-Lsg.)
- Bei Übelkeit oder Erbrechen Gabe von Dimenhydrinat 62 mg langsam i. v. (1 Amp. à 10 ml Vomex A®)
- Analgesie mit Tramadol 100 mg i. v. (z. B. Tramal®) oder Metamizol 1 g langsam i. v. (z. B. Novalgin®, Novaminsulfon ratio®)

- Bei Bedarf Sedierung mit Diazepam 5–10 mg langsam i. v. (z. B. Valium®, D. ratio®)
- RR zwischen 130 und 160 mmHg halten (Gefahr des Hirnödems). **Cave:** Sedierung!

Klinikeinweisung sofort unverzüglich mit NAW.

Abwendbar gefährlicher Verlauf
Aspiration, Krampfanfall mit Sekundärverletzungen, bleibender Hirnschäden.

Wichtige Sonderformen

Herpes-simplex-Enzephalitis Biphasischer Verlauf, uncharakteristisch fieberhafter katarrhalischer Infekt; nach wenigen Tagen zweiter Fieberanstieg mit rasch progredienten psychotischen Symptomen. Geruchs- und Geschmackshalluzinationen; epileptische, oft psychomotorische Anfälle; Augen- und Blickparesen; Halbseitenparese.

Frühsommer-Meningoenzephalitis Durch Zeckenbiss (Ixodes ricinus) auf den Menschen übertragen. Endemisch in Teilen von Süddeutschland und Österreich, der Tschechischen Republik, der Slowakei, Ungarns, Ex-Jugoslawiens, der Schweiz, Polens, Südschwedens und Südfinnlands.
Nach Inkubationszeit von 3 d bis 3 Wo. biphasischer Verlauf. Prodromi: uncharakteristische Kopf-, Rücken-, Gliederschmerzen, Fieber, bei gleichzeitiger Borrelieninfektion Erythema migrans der Bissstelle mit Anschwellen der örtlichen LK. Später hohes Fieber, Kopfschmerzen, Schwindel, Bewusstseinsstörung, delirante Psychosen, zerebrale Herdsymptome. **DD:** Lyme-Borreliose.

5.5.7 Subarachnoidalblutung (SAB)

Symptome Heftigste, „vernichtende" Kopfschmerzen, „wie nie zuvor", mit schlagartigem Beginn. Meningismus, Übelkeit, Erbrechen, oft Somnolenz, evtl. Koma.

Anamnese Siehe auch Leitfragen (▶ 5.5.1).
- Typisch ist das plötzliche Auftreten, häufig nach Anstrengung, z. B. nach schwerem Heben und Bücken, nach Defäkation, Miktion.
- Hypertonieanamnese?
- Begleiterkr. mit erhöhtem Blutungsrisiko, z. B. hämatologische Erkr., Hirnmetastasen, hämorrhagische Diathese; zerebrales Aneurysma bekannt?

Diagnostik
- Bei dringendem Verdacht und raschem Handlungsbedarf nur Notfallcheck (▶ 4.3.1).
- Neurologische Zusatzuntersuchung (▶ 3.1.2) → Meningismus, pos. Lasègue, Herdsymptome: Halbseitenzeichen, Hirnstammsymptome, Reflexdifferenzen.
- Ggf. allgemeinmedizinische Basisuntersuchung (▶ 3.1.1): BZ-Stix, Blutdruckerhöhung (kann sekundär durch intrakranielle Druckerhöhung auftreten).

Differenzialdiagnosen HWS-Distorsion (▶ 9.1.2), Meningitis (▶ 5.5.6), Migräne (▶ 16.2.6), akutes subdurales Hämatom (▶ 5.10.3)

Maßnahmen
- Wegen V. a. Hirndruck (Übelkeit und Erbrechen) Kopf und Oberkörper etwa 30° angehoben, v. a. wenn Pat. in erhöhter Position Linderung der Übelkeit und Schmerzsymptomatik angibt.
- Atemwege frei halten. I. v. Zugang.
- RR-Regulation: bei Hypertonie auf systolische Werte zwischen 160 und 180 mmHg, z. B. mit Nifedipin (z. B. Adalat®) in 10-mg-Schritten p. o. Bei Hypotonie auf > 100 mmHg, z. B. mit Ringer-Lsg., NaCl 0,9 % i. v.
- Antiemetika, z. B. Dimenhydrinat 62 mg langsam i. v. (1 Amp. Vomex A®).
- Sedierung mit Diazepam 5–10 mg langsam i. v. (z. B. Valium®), wenn ausreichende Klarheit über klinische Situation besteht!
- Analgesie mit Morphin 10–20 mg i. v.

> Keine Thrombozytenaggregationshemmer (z. B. ASS).

> **Klinikeinweisung** sofort mit NAW, ggf. mit Hubschrauber in Klinik mit Neurochirurgie.

> **Abwendbar gefährlicher Verlauf**
> Aspiration, Koma.

5.5.8 Trigeminusneuralgie

Symptome
- Blitzartig einschießende, einseitige, stärkste Schmerzen infraorbital (V_2) oder perioral (V_3) von wenigen Sekunden Dauer, häufig mit tonischen oder klonischen Krämpfen der mimischen Muskulatur. Nach den Attacken oft Rötung der Hautbezirke und Sekretion von Tränen-, Nasen- und Speicheldrüsen.
- Auslöser: Kauen, Sprechen. Grimassieren, Berührung, Kältereiz.
- Keine weiteren neurologischen Ausfälle.
- Evtl. Hyperpathie: unangenehmer, oft brennender Schmerz bei leichten Berührungen, Einsetzen des Schmerzes mit Latenz, Ausbreitung auf benachbarte Areale, oft kombiniert mit Hypästhesie.

Anamnese
- Häufiger vergleichbare Schmerzepisoden? Multiple Sklerose bekannt?
- Nach typischer, o. g. Symptomatik fragen.
- Hinweise auf Entzündungen oder Tumoren nasopharyngeal oder im Schädelbasisbereich?

Diagnostik
- Neurologische Zusatzuntersuchung (▶ 3.1.2), insbes. Motorik, Sensibilität, Hirnnervenprüfung
- Allgemeinmedizinische Basisuntersuchung (▶ 3.1.1) meist nicht erforderlich

Differenzialdiagnosen Cluster-Kopfschmerz (▶ 5.5.3), Migräne (▶ 16.2.6), Sinusitis (▶ 11.4.2), otogene Affektionen (▶ 11.2.1).

Maßnahmen
- Carbamazepin bis zu 1 200 mg/d p.o. (z.B. Tegretal®, Carba 200 von ct®) oder
- Phenytoin 300 mg/d p.o. (z.B. Phenhydan®)

Klinikeinweisung nicht erforderlich, aber **Vorstellung beim HA/Neurologen** zur weiteren Abklärung, Medikamenteneinstellung. OP nur bei Versagen der medikamentösen Therapie.

5.5.9 Sinusvenenthrombose

Symptome
- **Blande Sinusvenenthrombose:** Kopfschmerzen, Übelkeit, Erbrechen; langsam beginnend; häufig als Migräne verkannt, oft fokale oder generalisierte Anfälle. Evtl. bilaterale Herdsymptome, psychische Verlangsamung/Agitiertheit, Verwirrtheit, Vigilanzstörungen
- **Septische Sinusvenenthrombose:** Fieber, Kopfschmerzen, Rötung und Schwellung der Haut über dem betroffenen Sinus, Chemosis und Exophthalmus, multiple Hirnnervenausfälle

Anamnese
- **Akute Begleiterkr.:** z.B. Entzündungen der Nasennebenhöhlen/des Mittelohrs, Nasenfurunkel (insbes. bei Diab. mell.)? → V.a. septische Sinusvenenthrombose
- **Chron. Begleiterkr.:** z.B. Kachexie bei Infektions- und Tumorerkr., SHT, Hirntumor, Kollagenosen, Polyglobulie, Thrombophilie? → V.a. blande Sinusvenenthrombose
- **Weitere Risikofaktoren** (blande Sinusvenenthrombose): Schwangerschaft, Ovulationshemmer, Exsikkose, Z.n. OP

Diagnostik
- Notfallcheck (▶ 4.3.1).
- Neurologische Zusatzuntersuchung (▶ 3.1.2), insbes. Hirnnervenprüfung
- Inspektion: evtl. Chemosis und Exophthalmus; Rötung und Schwellung über dem betroffenen Sinus
- Palpation: evtl. Klopfschmerz über den Nasennebenhöhlen

Differenzialdiagnosen Migraine accompagnée (▶ 16.2.6), Herpes-Meningoenzephalitis (▶ 5.5.6), zerebrale Ischämie (▶ 16.2.1), zerebrale Blutung (▶ 5.10.3).

Maßnahmen
- Bei Krämpfen symptomatische Therapie (▶ 16.2.2): Diazepam 5–10 mg i.v., evtl. rektal (z.B. Valium®, Diazepam Desitin 5/10 rectal Tube®)
- I.v. Zugang, Flüssigkeitssubstitution mit z.B. 500 ml NaCl

Klinikeinweisung immer sofort zur Diagnostik (Labor, EEG, LP, CCT, evtl. MRT) und Therapie.

Abwendbar gefährlicher Verlauf
Koma, bleibende neurologische Ausfälle.

5.5.10 Zervikogener Kopfschmerz

Symptome
- Beginn der Schmerzen in der Hals- und Okzipitalregion, uni- oder bilateral, stundenlang anhaltend mit Ausstrahlung in andere Bereiche (bis frontal) des Kopfs oder des Nackens möglich.
- Der Schmerz muss sich durch reproduzierbare aktive oder passive Manöver im HWS-Bereich provozieren lassen.
- Häufig kraniozervikale Dystonien.

Anamnese
- Durch bestimmte Halsbewegung ausgelöster okzipitaler und / oder nuchaler Schmerz. Häufig bekanntes Provokationsmuster.
- Konstanter Schmerzcharakter, oft mit überlagernden Attacken.

Diagnostik Beweglichkeit der HWS? Abnorme Kopfhaltung? Hinweis auf kraniozervikale Dystonie?

Differenzialdiagnose HWS-Bandscheibenprolaps.

Maßnahmen
- Bei starken Schmerzen Diclofenac 3 × 50 mg / d (z. B. Diclofenac dispers®) oder Ibuprofen 3 × 400–800 mg / d p. o. (z. B. Aktren®) oder Indometacin retard 2 × 1 mg / d. **Cave:** Asthma bronchiale, Ulkusanamnese
- Wärmeanwendung symptomatisch

5.6 Dyspnoe, Husten, Auswurf
Martina Heßbrügge

5.6.1 Differenzialdiagnostischer Überblick

> Bei Angabe von Dyspnoe ist es obligat, den Patienten persönlich zu untersuchen!

Akut einsetzende Ruhedyspnoe

Pulmonale Ursachen
- **Asthma bronchiale** (▶ 5.6.6): produktiver Husten, zäher Auswurf, Giemen, Brummen, Pfeifen, exspiratorischer Stridor, Angst, Tachykardie, Zyanose
- **Lungenembolie** (▶ 5.6.7): Thoraxschmerz, trockener Husten, Tachypnoe, evtl. Hämoptoe, Tachykardie, Kaltschweißigkeit, Todesangst
- **Lungenödem** (▶ 5.6.8): produktiver Husten, schaumiger Auswurf, feuchte RG über beiden Lungenseiten, bei Herzinfarkt oft mit Schmerzen verbunden, Erstickungsangst (bei Lungenödem kann sich die Dyspnoe auch langsamer entwickeln)
- **Hyperventilation** (▶ 5.6.10): Tachypnoe, Kribbelparästhesien perioral und im Bereich der Extremitäten, Tetanie, Angst, Unruhe
- **Pneumothorax** (▶ 5.6.11): trockener Husten, einseitig stechender Thoraxschmerz, einseitig abgeschwächtes Atemgeräusch mit hypersonorem Klopfschall, Angst
- **Massive Aspiration** (▶ 5.6.12): Husten, Stridor, Giemen, Brummen, ggf. artifizielle Atemgeräusche, evtl. einseitig aufgehobenes Atemgeräusch, Zyanose, Angst

- **Epiglottitis (Kind)** (▶ 17.6.6): stark beeinträchtigter AZ, Schluckstörung, Speichelfluss, Fieber, wenig Husten, inspiratorischer Stridor, Halsschwellung

Extrapulmonale Ursachen
- **Herzinfarkt** (▶ 5.7.2): Thoraxschmerz, evtl. Ausstrahlung in d. Arme, Schultern, Rücken, Unterkiefer, Oberbauch, Engegefühl, Todesangst, Kaltschweißigkeit, Übelkeit, Erbrechen, Herzrhythmusstörungen, Schock; Persistenz nach Nitro-Gabe
- **Intoxikation** (▶ 8.2): Übelkeit, Erbrechen, Sehstörungen, Bewusstlosigkeit

Langsam zunehmende Belastungsdyspnoe

Pulmonale Ursachen
- **Pneumonie** (▶ 5.6.5): Husten, Auswurf, Fieber, klingende RG
- **Chronische Bronchitis, COPD** (▶ 5.6.6): Husten, Auswurf, Giemen, Brummen
- **Lungenemphysem:** evtl. Silent Chest, hypersonorer Klopfschall
- **Pleuraerguss:** perkutorische Dämpfung, kein Schmerz, kein Pleurareiben
- **Lungentumor:** Husten, Hämoptoe, pulmonale Infekte, Gewichtsverlust, obere Einflussstauung, Hals-LK-Schwellung, Horner-Syndrom, Schulterschmerz
- **Pleuratumor:** Thoraxschmerz, Husten, Gewichtsabnahme, Fieber
- **Cor pulmonale** (▶ 5.6.7)
- **SARS (schweres akutes respiratorisches Syndrom):** hohes Fieber, trockener Husten, z. B. Corona-Viren-Infekt, 2–7 Tage Inkubationszeit. Fernostreise? Isolation bei Verdacht
- **Schweinegrippe, Mexiko-Grippe:** hohes Fieber, starke Gliederschmerzen, trockener Husten, Schwäche, Auswurf, Inkubation 1–4 Tage, hohe Letalität bei Multimorbiden, Mexiko-, USA-Reise, Kontakt zu Rückkehrern, Meldepflicht, Pat. isolieren, Tamiflu®

Extrapulmonale Ursachen
- **Herzinsuffizienz** (▶ 5.6.8): Husten, feuchte RG
- **Anämie:** rasche Ermüdbarkeit, Kopfschmerzen, Schwindel, Schlaflosigkeit, Kälteempfindlichkeit, Angina pectoris, Tachykardie, Blässe
- **Niereninsuffizienz:** Schwäche, Hypertonie, Perikarditis / Perikarderguss, Lungenödem / Pleuritis, Dyspnoe, Übelkeit / Erbrechen, Diarrhö, Müdigkeit, Verwirrtheit, Krampfanfälle, Bewusstlosigkeit, Pruritus, Knochenschmerzen
- **ZNS:** z. B. Hirntumor, Enzephalitis, ischämischer Insult, Kopfschmerzen, Schwindel, epileptische Anfälle, Wesensveränderungen, Apathie
- **Intoxikation** (▶ 8): z. B. Opiate, Atropin, Scopolamin, Barbiturate, Lokalanästhetika, Äther, Chloroform, Bewusstseinsstörung, Sehstörung, Übelkeit, Agitation
- **Neuromuskulär** (▶ 5.11): z. B. Myasthenia gravis, Guillain Barré Syndrom, Poliomyelitis, amyotrophe Lateralsklerose, Phrenikusparese oder Intoxikation (z. B. Strychnin, Curare, Anticholinesterase, Tetanus, Botulismus), Schwäche, Paresen, Ermüdbarkeit der Willkürmuskulatur, myokardiale Beteiligung, Doppelbilder, Dysarthrie, Dysphagie
- **Andere mögliche Ursachen von Dyspnoe:** metabolische Azidose, Laryngospasmus, Krupp, Pseudo-Krupp (bei Kindern häufiger!), Quincke-Ödem, Tracheomalazie, Roemheld-Syndrom (bei Adipositas), diabetisches Koma, Metastasen

Husten

Pulmonale Ursachen
- **Banaler Infekt der oberen Atemwege** (▶ 5.6.3): AZ ↓, Fieber, Kopf- und Gliederschmerzen, Husten, evtl. gelbl.-schleimiger Auswurf
- **Sinubronchiales Syndrom:** Husten, gelbl. Auswurf, Schnupfen, Kopfschmerzen, Fieber, Appetitlosigkeit, Erbrechen, Abgeschlagenheit, Bauchschmerzen → Maßnahmen ▶ 5.6.2
- **Akute Bronchitis** (▶ 5.6.4): Husten, Fieber, eitriger Auswurf, trockene RG
- **Grippetracheitis:** Husten, brennende retrosternale Schmerzen, evtl. Auswurf → Inhalation (Kamillendampf, Emser®Sole), Nasentropfen (z. B. Olynth® 0,1 %)
- **Pneumonie** (▶ 5.6.5): Husten mit Auswurf, Fieber, klingende RG
- **Keuchhusten** (▶ 17.4.2): trockener bellender Husten, Stridor, Fieber, Erbrechen, kurze Apnoe (bei Säuglingen), Petechien, Nasenbluten, Zyanose, periorbitale Ödeme
- **„Raucherhusten":** Husten mit gräul. Auswurf (oft morgens besonders ausgeprägt), Belastungsdyspnoe, Nikotinkarenz
- **Chronische Bronchitis:** Husten, gräul.-gelbl. Auswurf, Giemen, Brummen
- **Reizung des Bronchialsystems nach Bronchitis:** meist Hustenattacken ohne Auswurf, heilt i. d. R. ohne Med. nach 2–4 Wo. ab
- **Lungenembolie** (▶ 5.6.7): Thoraxschmerz, Husten, Todesangst, Dyspnoe Tachypnoe, Hämoptoe, Tachykardie, Kaltschweißigkeit
- **Aspiration (massiv)** (▶ 5.6.12): Blutungen der oberen Luftwege, Husten, Stridor, Giemen, Brummen, ggf. artifizielle Atemgeräusche, evtl. einseitig aufgehobenes Atemgeräusch und Zyanose, Dyspnoe, Angst
- **Pleuritis** (▶ 5.7.6): starke atemabhängige Schmerzen (bei Erguss Schmerz ↓), Fieber, Husten
- **Lungentuberkulose** (▶ 5.6.9): „grippale" Symptome, Leistungsknick, subfebrile Temp., Nachtschweiß, Husten, Auswurf, Hämoptysen, Pleuraerguss, Erythema nodosum
- **Sarkoidose:** AZ ↓, Husten, Belastungsdyspnoe, ggf. Fieber
- **Reizgasinhalation, Rauch- / Staubinhalation:** trockener Reizhusten, subjektive Luftnot, keine RG → Pulmicort® Dosieraerosol
- **Tumoren:** Lungentumor, Metastasen, Husten, Hämoptoe, Dyspnoe, pulmonale Infekte, Gewichtsverlust, obere Einflussstauung, Hals-Lk-Schwellung; Pleuratumor, Thoraxschmerz, Dyspnoe, trockener Husten, Gewichtsabnahme, Fieber.
- **Bronchiektasen:** Husten, Auswurf (evtl. blutig), Fieber → Lagerungsdrainage (Knie-Ellenbogen-Lage); bei AZ ↓ Klinikeinweisung (Antibiogramm vor Antibiose!)
- **Pneumothorax** (▶ 5.6.11): Hustenreiz, Dyspnoe, einseitig stechender Thoraxschmerz, einseitig abgeschwächtes Atemgeräusch mit hypersonorem Klopfschall, Angstgefühl

Extrapulmonale Ursachen
- **Herzinsuffizienz / Lungenödem** (▶ 5.6.8): Husten, wenig Auswurf, feuchte RG über beiden Lungenseiten, bei Herzinfarkt oft mit Schmerzen verbunden, Erstickungsangst (bei Lungenödem kann sich die Dyspnoe auch langsamer entwickeln)
- **Medikamentennebenwirkung:** trockener Husten, z. B. ACE-Hemmer, Amiodaron, Betablocker, ASS, Barbiturate, Cromoglicinsäure (inhalative Anwendung)

- **Psychogen:** z. B. „Tic", Adoleszentenkrise, häufig bei neurotischen Störungen
- **Refluxkrankheit:** Sodbrennen, epigastrischer / retrosternaler Schmerz, saures Aufstoßen, Dysphagie, Erbrechen, Schmerzen beim Essen, chronischer Husten (durch wiederholte Aspiration) → akut Lansoprazol 30 mg / d p. o. (z. B. Agopton®); schlafen mit erhöhtem Oberkörper, kleine Mahlzeiten; Vorstellung beim HA

- Akuter Husten ohne schwere Begleitsymptome erfordert keine technische Diagnostik.
- Chronischen Husten (> 8 Wo.) diagnostisch mittels Rö-Thorax und LUFU abklären.

Cave: Der postinfektiöse Husten dauert oft mehrere Wochen bis er spontan abklingt!

Auswurf; Hämoptysen, Hämoptoe
- **Auswurf** weißlich, schleimig bei viralen Infekten, Mukoviszidose.
- Serös-schaumig, z. B. bei Lungenödem, chron. Bronchitis.
- Purulent, putride, gelb-grünlich bei Infektionen, z. B. bakterieller Bronchitis, Tbc, Bronchiektasen, aber auch Asthma, eosinophiler Bronchitis, Mukoviszidose.
- Hellgelb im Lösungsstadium einer Pneumonie.
- Bräunlich bei starken Rauchern, Kohlearbeitern.
- Fötide riechend bei Lungenabszess, einschmelzenden Tumoren.
- **Hämoptysen** (Aushusten von hellrotem, schaumigem Blut aus Rachen, Tracheobronchialbaum oder Alveolarraum), **Hämoptoe** (massive Hämoptyse).

Cave: Hämoptysen unbedingt von Hämatemesis (▶ 6.7) abgrenzen, die sich durch Erbrechen von dunkelrotem, klumpigem Blut zeigt und Blutungsquelle in Magen oder Ösophagus hat!

Pulmonale Ursachen Blutig bei akuter und chron. Bronchitis, Pneumonie, Tbc, Bronchial-Ca, Bronchiektasen, Bronchusadenom, Lungenabszess, Lungenembolie, restriktive Lungenerkr. m. schrumpfungsbed. Parenchymrissen.

Extrapulmonale Ursachen
- Kardial: Mitralstenose, Lungenödem (blutige „Herzzellen", schaumiger Auswurf)
- Gefäßerkr.: arteriovenöse Fistel, Osler-Krankheit
- Hämorrhagische Diathese (oder durch therapeutische Antikoagulation!)
- Zustand nach therapeutischen Eingriffen, z. B. Bronchoskopie
- Systemerkr., z. B. Goodpasture-Syndrom, Panarteriitis nodosa, Wegener-Granulomatose, idiopathische Lungenhämosiderose
- Thoraxtrauma

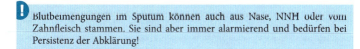
Blutbeimengungen im Sputum können auch aus Nase, NNH oder vom Zahnfleisch stammen. Sie sind aber immer alarmierend und bedürfen bei Persistenz der Abklärung!

Anamnese bei Luftnot, Husten, Auswurf
- Wann? Seit wann? Beginn, akut, anfallsartig, allmählich, freies Intervall.
- Wie? Subj. Empfinden? Husten trocken oder produktiv? Auswurf Farbe, Blut? Thoraxschmerz Stärke, Auftreten, Ausstrahlung?

- Wodurch? Z. B. körperliche Anstrengung, Stress, erstmalige Einnahme eines Medikaments, Gasinhalation, Trauma, Aspiration?
- Begleitsymptome, z. B. Schwindel, Übelkeit, Angst, Fieber, Leistungsknick?
- Vorerkrankungen, z. B. Allergie (Pollen, Med., Tiere), Diab. mell., Niereninsuffizienz, Herzerkr., Anämie, neuromuskuläre Erkr., ZNS-Erkr., Rauchen, OP, Immobilisation?
- Medikamente?
  - Atemdepression, z. B. Opiate, Atropin, Scopolamin, Barbiturate, Lokalanästhetika, Betablocker, Augentropfen
  - Reizhusten, z. B. ACE-Hemmer, ASS, Barbiturate, Cromoglicinsäure als inhalative Anwendung
- Gifteinnahme, z. B. Strychnin, Curare, Anticholinesterase-Gifte, Tetanus, Botulismus
- Inhalation, z. B, Reizgas, Reinigungsmittel?
- Fremdkörperaspiration möglich?

Leitbefunde
- **Inspektion:**
  - Mundhöhle, z. B. Fremdkörper, Schleim, Foetor (uraemicus oder hepaticus)
  - Halsvenen: obere Einflussstauung bei akuter Rechtsherzbelastung
  - Lippenbremse: obstruktive Atemwegserkrankungen
  - Zyanose: periphere Zyanose bei Kälte, Ausschöpfung, Linksherzinsuffizienz, zentrale Zyanose bei Atemwegsobstruktion, Vitien, Polyglobulie
  - Stridor, Distanzrasseln: inspirat. bei Glottisödem / Epiglottitis, Pseudo-Krupp, exspirat. bei massivem Lungenödem
  - Paradoxe Atmung bei instabilem Thorax nach Trauma
  - Fassthorax bei Emphysem
  - Beinödeme (symmetrisch) bei rechts- oder biventrikulärer Herzinsuffizienz
- **Lungenperkussion und -auskultation:**
  - Sonorer Klopfschall und Vesikuläratmen ohne RG auch bei Dyspnoe möglich
  - Bronchialatmen bei Bronchitis oder über Infiltraten
  - Giemen, Brummen und Pfeifen bei Obstruktion, gelegentlich auch Silent Lung bei ausgeprägtem Emphysem oder Asthma bronchiale
  - Feuchte RG bei Lungenödem, Pneumonie
  - Abgeschwächtes oder aufgehobenes Atemgeräusch bei Pneu oder Erguss
  - Pleurareiben, Lederknarren bei Pleuritis
  - Hypersonorer Klopfschall bei Lungenemphysem, dazu perkutorisch tief stehende und wenig verschiebliche Lungengrenzen
  - Gedämpfter Klopfschall über Infiltrat, Erguss, Tumor
- **Begleitsymptome,** Fieber, Schmerzen, Erguss, Lk-Schwellung, AZ ↓, Nachtschweiß
- **Blutdruck:** Hypertonie ist meist Ausdruck der sympathoadrenergen Reaktion / Angst, Normotonie schließt eine kardiale Ursache nicht aus, Hypotonie insbes. bei Lungenembolie und kardiogenem Schock
- **Bewusstseinslage:** Agitiertheit, z. B. bei Hyperventilationssyndrom; Somnolenz oder Verlangsamung sind Zeichen einer schweren Störung, bei zunehmender Hypoxie und CO_2-Retention; Koma, z. B. bei kardiogenem Schock

5.6.2 Maßnahmen bei schwerer Dyspnoe

Die Prinzipien der Weiterbehandlung richten sich nach der gestellten (Verdachts-)Diagnose.

- Pat. beruhigen
- Oberkörperhochlagerung (wenn keine KI vorliegen und Pat. nicht bewusstlos ist)
- 2–4 l/Min. O_2, falls vorhanden (ggf. Intubation, Maskenbeatmung)
- Venöser Zugang (je nach Schwere der Erkr.)
- Bei Agitiertheit ggf. Sedierung mit Diazepam 2,5–5 mg langsam i. v. (z. B. Valium®). **Cave:** Atemdepression
- Analgesie bei Bedarf mit Tramadol 50–100 mg langsam i. v. (z. B. Tramal®)

Klinikeinweisung und NAW bei schwerer Dyspnoe; plötzlichem Auftreten der Symptomatik; Begleitsymptomatik wie Thoraxschmerz, Zyanose, Halsvenenstauung; schlechtem Ansprechen auf eingeleitete Therapie vor Ort; schlechter Versorgung des Pat. zu Hause.

Eintreffen des NAW abwarten und Patienten persönlich übergeben.

5.6.3 Banaler Infekt der oberen Atemwege

Symptome Husten, evtl. Auswurf, Schnupfen, Fieber, Kopf- und Gliederschmerzen, AZ↓.

Anamnese
- Infekte in der Familie, Umgebung? Allergie? Berufsanamnese bzgl. AU
- Wie lange bestehen die Symptome schon? Wie begann die Erkr.?
- Abwehrschwäche bekannt (z. B. AIDS, immunsuppressive Therapie)?

Diagnostik
- Racheninspektion, Lungenauskultation, Otoskopie, Temperaturkontrolle
- Bei starken Kopfschmerzen Meningismus prüfen
- Bei Unklarheit allgemeinmedizinische Basisuntersuchung (▶ 3.1.1)

Maßnahmen
- Körperliche Schonung, bei Fieber Bettruhe, frische Luft, Trinkmenge 2–3 l/d
- Dampfinhalation 2 × tgl. mit Kamille-Lsg. oder NaCl-Lsg.
- Brusteinreibungen (z. B. mit Bronchoforton® N Salbe)
- Abschwellende Nasentropfen (z. B. Olynth®)
- Antipyretika ggf. symptomatisch oder bei schweren Vorerkr., insbes. des Herz-Kreislauf-Systems mit Paracetamol 3–4 × 500–1 000 mg/d p. o. (z. B. ben-u-ron®) oder Acetylsalicylsäure 2–3 × 500–1 000 mg/d p. o. (z. B. Aspirin®, ASS 500 Hexal®)

Abwendbar gefährlicher Verlauf
Pneumonie, Meningitis.

5.6.4 Akute Bronchitis

Symptome Husten, eitriger Auswurf, Fieber.

Anamnese
- Infekte in der Umgebung? Viraler Infekt vorausgegangen?
- Häufiger Bronchitiden? Allergie bekannt? Nikotinabusus?
- Abwehrschwäche bekannt, z. B. AIDS, immunsuppressive Therapie?

Diagnostik
- Racheninspektion, LK, NAP, bei Kindern Otoskopie
- Lungenauskultation: trockene RG, z. B. Giemen, Brummen, Pfeifen
- Bei Unklarheit allgemeinmedizinische Basisuntersuchung (▶ 3.1.1)

Maßnahmen
- Körperliche Schonung, bei Fieber Bettruhe, frische Luft, Trinkmenge 2–3 l.
- Nikotinkarenz.
- Dampfinhalation 2 × tgl. mit Kamille-Lsg., NaCl-Lsg.
- Brusteinreibungen (z. B. mit Bronchoforton® N Salbe).
- Codein zur Nacht bei starkem Hustenreiz (z. B. Codipront® ret. mono Tr. 60 mg für Erw.).
- Antipyretika bei Fieber ≥ 38,5 °C und / oder bei starkem Begleitschmerz mit Paracetamol 3–4 × 500–1 000 mg/d p. o. (z. B. ben-u-ron®) oder Acetylsalicylsäure 2–3 × 500–1 000 mg/d p. o. (z. B. ASS 500 Hexal®).
- Die akute Bronchitis ist keine Indikation für die regelhafte Gabe von Antibiotika.

Seltene Indikation von Antibiotika bei akuter Bronchitis
- Kleinkinder bis zum Ende des 1. Lj., ▶ 17.6.3
- Pat. mit schweren kardialen, respiratorischen oder nephrologischen Grunderkr.
  - Amoxicillin 2–3 × 1 g/d bei Erwachsenen (z. B. Amoxypen®, amoxi 1 000 von ct®)
  - Co-trimoxazol 2 × 1 Tbl. tgl. für Erwachsene (z. B. Cotrim forte ratio®)
  - Doxycyclin 1 × 100 mg/d p. o. für Erwachsene (z. B. Doxy Hexal 100®)
  - Cefaclor 3 × 500 mg tgl. für Erwachsene (z. B. Cefaclor AL®)
  - Reservemittel: Augmentan® 2–3 × 1 Tbl. tgl. für Erwachsene

Abwendbar gefährlicher Verlauf
Bronchopneumonie. Komplizierter Verlauf bei Pat. mit Lungenemphysem, Herzinsuffizienz, Bronchiektasen, restriktiven oder obstruktiven Lungenerkrankungen.

5.6.5 Pneumonie ambulant erworben

Die ambulant erworbene Pneumonie zeigt die Symptome „zu Hause", während die nosokomial erworbene Pneumonie im Zusammenhang mit einem stationären Aufenthalt bis zu 4 Wochen nach Entlassung steht.

Symptome
- AZ ↓ („malaise"), Fieber, evtl. Schüttelfrost, Hypothermie
- Husten mit (eitrigem) Auswurf (bei atypischen Pneumonien evtl. nur Reizhusten), evtl. Hämoptysen. Dyspnoe, Thoraxschmerz bei Begleitpleuritis
- Myalgien, Arthralgien, Zephalgien

Anamnese
- Beschwerden seit wann? Zunehmend?
- Infekte vorausgegangen oder in der Umgebung?
- Häufiger Infekte? Nikotinabusus?
- Abwehrschwäche bekannt (z. B. AIDS, immunsuppressive Therapie)?
- Andere Begleiterkr. (z. B. Allergie, COLD, Diab. mell., KHK)?
- Stationäre Aufenthalte oder OP in den letzten 4 Wo.?

Diagnostik
- Notfallcheck (▶ 4.3.1)
- Lungenauskultation: Bronchialatmen, bei Inspiration ohrnah klingende RG, Knistern, evtl. Giemen / Brummen, selten fein- bis mittelblasige Rasselgeräusche. **Cave:** bei atypischer Pneumonie auch normaler Lungenbefund möglich!
- Perkussion / Palpation: Klopfschalldämpfung, verstärkter Stimmfremitus
- CRB-65 Score (▶ Tab. 22.7)

Maßnahmen
- Bettruhe in gut belüftetem Zimmer, 2–3 l tgl. trinken. Nikotinkarenz
- Antipyretika bei Fieber ≥ 38,5 °C, bei starkem Begleitschmerz mit Paracetamol 3–4 × 500–1 000 mg / d p. o. (z. B. ben-u-ron®) oder Acetylsalicylsäure 2–3 × 500–1 000 mg / d p. o. (z. B. ASS 500 Hexal®)
- Antitussiva, bei Bedarf zur Nacht bei erheblichem Hustenreiz Codein (z. B. Codipront® 60 mg für Erwachsene)
- Bei älteren und / oder länger bettlägerigen Pat. Thromboseprophylaxe erwägen (z. B. Fraxiparin 0,3® 1 × tgl. s. c.)

Antibiotikatherapie:
- Amoxicillin 3 × 1 000 mg / d p. o. f. Erw. (z. B. Amoxicillin 1 000 Heumann Net®)
- Moxifloxacin 1 × 400 mg / d p. o. (z. B. Avalox® 400) für Erwachsene
- Cefaclor 3 × 500 mg / d p. o. für Erwachsene (z. B. Cefaclor AL®)
- Augmentan® 2 × 1 Tbl. tgl. bei unklarem Bild und schwer krankem Pat. **Cave:** Allergie

Klinikeinweisung, Rö-Thorax bei:
- AZ ↓, lokalisiertem Auskultationsbefund oder Dämpfung, Rezidiv, unklarer DD
- Fehlender Entfieberung unter Antibiose (nach 4 d)
- Immunsuppressiver Therapie oder abwehrgeschwächtem Pat.

Abwendbar gefährlicher Verlauf
Komplizierter Verlauf bei Vorerkrankungen der Lunge oder Herzinsuffizienz, atypische Pneumonie (z. B. Pneumocystis jiroveci), Tbc.

5.6.6 Obstruktive Atemwegserkrankungen

Symptome
- **Asthma bronchiale:** anfallsartig, Dyspnoe, Husten, Auswurf von zähem weißem Schleim oft erschwert, exspiratorischer Stridor, Angst
- **Chronische Bronchitis:** produktiver Husten an den meisten Tagen des Jahres mind. 3 Mon. in 2 aufeinanderfolgenden Jahren

- **Chronisch obstruktive Bronchitis:** chron. produktiver Husten, verlängertes Exspirium, Belastungsdyspnoe
- **Lungenemphysem:** Dyspnoe, Husten, eher wenig Auswurf, verlängertes Exspirium, Lippenbremse, Fassthorax

Anamnese
- Wann begann Symptomatik? Zunehmende Tendenz? Anfallsweise?
- Asthma bronchiale oder Obstruktionsneigung bekannt? Rezidivierende Infekte?
- Nikotinabusus? Berufsanamnese
- Begleiterkr. (z. B. Herzerkr., Diab. mell. Abwehrschwäche, Allergien, Medikamente)?

Diagnostik
- Notfallcheck (▶ 4.3.1). Bradykardie: Alarmzeichen!
- Inspektion:
  - Zeichen der Dyspnoe: Orthopnoe, Tachypnoe, Angst
  - Zeichen der Obstruktion: verlängertes Exspirium, Lippenbremse, Fassthorax
  - Zeichen der Chronizität: Uhrglasnägel, Blue Bloater oder Pink Puffer
  - Zeichen der Rechtsherzbelastung: gestaute Halsvenen, Zyanose
- Lungenauskultation / Thoraxperkussion:
  - Asthma bronchiale: verlängertes Exspirium, Pfeifen, Giemen, Brummen, hypersonorer Klopfschall, Zwerchfelltiefstand, verminderte Atemverschieblichkeit
  - Chronische / obstruktive Bronchitis: Giemen, Brummen, hypersonorer Klopfschall, verkleinerte Herzdämpfung, leise Herztöne, geringe Atemverschieblichkeit
- Allgemeinmedizinische Basisuntersuchung (▶ 3.1.1), wenn die klinische Situation es erlaubt (i. d. R. ist die Therapie vorrangig)
- COPD-Assessment (▶ Tab. 22.8)

> Ein vermindertes Atemgeräusch (Silent Chest) ist ein Alarmzeichen.

Maßnahmen
- Ruhige Situation schaffen
- Oberkörperhochlagerung (bei wachen Pat.), beengende Kleidung öffnen
- 2–4 l/Min. O₂, nasal oder per Maske, Atemwegssicherung, ggf. Intubation (▶ 4.4.3)
- I. v. Zugang, NaCl 0,9 % 500 ml
- Gabe von kurz wirksamen inhal. $β_2$-Sympathomimetika (Fenoterol, Salbutamol, Terbutalin) (z. B. 2–3 Hub Berotec®) und / oder s. c. Injektion (z. B. Bricanyl® 0,5 mg). **Cave:** Pat. hat Spray meist schon exzessiv benutzt!
- Gabe von inhalativen Anticholinergika, z. B. Ipratropiumbromid HEXAL® DA
- Gabe von Glukokortikoiden, wie Prednisolon 250–1 000 mg i. v. (z. B. Solu-Decortin H®)
- Gabe von Theophyllin 200 mg 5–10 Min. i. v. (z. B. Euphyllin®) wenn ohne Vormed.
- Inhalation von $β_2$-Sympathomimetika zur Sekretolyse
- Ggf. Sedierung (**cave:** Atemdepression!) mit Diazepam 2,5–5 mg i. v. (z. B. Valium®)

- Die Weiterbehandlung richtet sich nach dem klinischen Verlauf (inhal. lang wirksame β_2-Sympathomimetika, inhalative oder p. o. Glukokortikoide, ggf. Sekretolytika).

Klinikeinweisung per NAW bei schwerer Dyspnoe, hohem Alter, rascher Verschlechterung bzw. mangelnder Besserung, Bewusstseinstrübung, Zunahme von Ödemen und Zyanose, diagnostischer Unklarheit, unzureichender häuslicher Betreuung.

- Antibiose bei inf. Sputumverfärbung, z. B. Amoxicillin/Clavulansäure 2–3 × 875/125 mg (z. B. Amoxclav SANDOZ®), Doxycyclin 1 × 200 mg/d p. o. (z. B. Doxy Wolff® 200) oder Clarithromycin 2 × 250–500 mg/d p. o. (z. B. Klacid®) oder Cefaclor 3 × 500 mg/d (z. B. Cefaclor AL®)

Abwendbar gefährlicher Verlauf
- Ateminsuffizienz, Koma
- Komplizierter Verlauf bei Herzinsuffizienz, bei älteren oder abwehrgeschwächten Pat. und bei immunsuppressiver Therapie → rechtzeitig Klinikeinweisung

5.6.7 Lungenembolie, Cor pulmonale

Symptome Thoraxschmerz, Husten, Dyspnoe (plötzlich einsetzend), Tachypnoe, Hämoptoe, Tachykardie, Schwindel, Synkope, Kaltschweißigkeit, Todesangst.

Anamnese
- Auslöser z. B. plötzliche körperliche Anstrengung, Druckerhöhung bei Defäkation
- Erkr. des Venensystems der Beine z. B. Varikosis, Phlebothrombose, TVT
- Immobilität, z. B. Bettlägerigkeit, längere Reisen in Bus/Flugzeug, zirkuläre Verbände
- Chronische Herzinsuffizienz, Lungenerkr., Medikation zeigen lassen!
- Veränderung der Blutgerinnung z. B. durch Schwangerschaft, postpartal, hormonelle Kontrazeption in Verbindung mit Nikotinabusus, Malignom
- Rezidivierende Lungenembolien

Diagnostik
- Notfallcheck (▶ 4.3.1): HF > 110/Min., RR < 100 mmHg
- Inspektion: Zyanose? Gestaute Halsvenen? Tachypnoe (≥ 30 Atemzüge/Min.)?
- Auskultation:
  - Lunge: Entfaltungsknistern, seltener lokalisiertes Giemen, Pleurareiben, basale Dämpfung; oft auch normaler Auskultationsbefund
  - Herz: Evtl. gespaltener 2. Herzton, Galopprhythmus
- Allgemeinmedizinische Basisuntersuchung (▶ 3.1.1), wenn die klinische Situation es erlaubt (i. d. R. steht die Therapie im Vordergrund)
- Wells Score (▶ Tab. 22.6)

Maßnahmen
- Oberkörperhochlagerung (bei wachen Pat.), strikte Immobilisierung
- O_2-Gabe, 2–4 l/Min. (bei bewusstlosem Pat. oder Atemstillstand Intubation, wenn sie beherrscht wird, sonst Maskenbeatmung), wenn O_2 mitgeführt wird

- I. v. Zugang, NaCl 0,9 % 500 ml langsam i. v.
- Heparin 5 000–10 000 IE Bolus i. v. bei hohem Verdacht und niedrigem Blutungsrisiko
- Ggf. Sedierung (**cave:** Atemdepression!) mit Diazepam 2,5–5 mg i. v. (z. B. Valium®)
- Ggf. Analgesie mit fraktionierten Gaben von Morphin 2 mg i. v.

Klinikeinweisung sofort mit NAW! **Cave:** keine i. m. Injektion!

5.6.8 Lungenödem

Die anamnestisch bekannte und behandelte, kompensierte Herzinsuffizienz beschäftigt den ärztlichen Bereitschaftsdienst selten.

Oft führt das Weglassen der verordneten Medikation zur Dekompensation einer chronischen und bereits ausreichend behandelten Herzinsuffizienz!

Die Frage nach der Ursache einer plötzlichen Dekompensation der Herzleistung (z. B. ein Myokardinfarkt) ist für die Therapieentscheidungen von Bedeutung.

Ein Lungenödem muss nicht zwingend eine kardiale Ursache haben! Nicht kardiale Ursachen sind Überwässerung bei Niereninsuffizienz, Toxine (z. B. Reizgasinhalation), Kapillarleck (z. B. bei Heroinlunge, nephrotischem Syndrom).

Symptome
- Dyspnoe, Tachypnoe, Orthopnoe, Husten, evtl. mit schaumig rotem Auswurf
- Unruhe, Kaltschweißigkeit, Fieber
- Zyanose, Blässe
- Tachykardie, Ödeme, Schwächegefühl
- Schwächegefühl, Verwirrtheit (v. a. ältere Menschen), Bewusstseinsstörungen bis hin zur Bewusstlosigkeit

Anamnese
- Beginn: schleichend, symptomfreies Intervall, akut
- Auslöser: z. B. körperliche Anstrengung, Aufregung, Medikamenteneinnahme oder fehlende Compliance, Reizgasinhalation, akute Erkr., z. B. Infekt
- Begleitsymptome: Nykturie, Ödeme, Synkopen, Müdigkeit
- Vorerkr. zur diff.diagn. Klärung: KHK, Klappenvitien, Rhythmusstörungen, Lungenerkr., Bluthochdruck, Nierenerkr., vorausgegangene OP, Varizen, Thrombose
- Medikation: Welche Medikamente? Seit wann? Seit wann und warum abgesetzt?

Diagnostik
- Notfallcheck (▶ 4.3.1), ggf. allgemeinmedizinische Basisuntersuchung (▶ 3.1.1)
- Herzfrequenz, Herzrhythmus, Blutdruck
- Atemfrequenz, Atemtiefe
- Bewusstseinslage (▶ 3.1.2)

- Inspektion: Halsvenenstauung? Zyanose, Blässe? Ödeme?
- Auskultation:
  - Lunge: basale Dämpfung (bei Ergussbildung), feuchte RG (bis hin zur „kochenden Lunge"), ggf. Giemen („Asthma cardiale"), verlängertes Exspirium
  - Herz: vitientypische Geräusche

Differenzialdiagnosen Herzinfarkt (▶ 5.7.2), Lungenembolie (▶ 5.6.7), Pneumonie (▶ 5.6.5), siehe auch „Differenzialdiagnostischer Überblick" Dyspnoe (▶ 5.6.1), Thoraxschmerz (▶ 5.7).

Maßnahmen
- Oberkörper hoch, Beine tief lagern, „Herzbett"
- 2–6 l/Min. O_2, falls mitgeführt
- I. v. Zugang, NaCl 0,9 % 500 ml langsame Tropfgeschwindigkeit. **Cave:** Nur minimale Flüssigkeitsmengen infundieren, sonst Verschlechterung der klinischen Situation!
- Nitrolingual® Spray 2–3 Hübe s. l., sofern $RR_{syst.} \geq 100$ mmHg
- Furosemid 20–40 mg i. v. (z. B. Lasix®, Furorese®), wenn möglich langsam, ototoxisch!
- Ggf. Sedierung mit Diazepam 5–10 mg langsam i. v. (z. B. Valium®)
- Ggf. Analgesie mit Morphin 5–10 mg i. v. (z. B. Morphin Merck®) in 2-mg-Boli. Morphin besitzt neben der analgetischen auch eine vorlastsenkende Eigenschaft! **Cave:** additive hypotensive Wirkung mehrerer vorlastsenkender Medikamente wie Furosemid, Nitrolingual® und Morphin beachten!
- Bei ausgeprägter Bronchospastik Fenoterol 2 Hübe (z. B. Berotec®) oder Theophyllin 200 mg langsam i. v. (z. B. Bronchoparat®). **Cave:** Tachykardie
- Ggf. Behandlung von Herzrhythmusstörungen (▶ 5.9.3)

Indikation für Intubation und Beatmung
- Respiratorische Insuffizienz (Beurteilung ohne Möglichkeit der Blutgasanalyse nur nach subjektivem Eindruck, sonst $SaO_2 \leq 75\%$)
- Bradypnoe (meist nach vorhergehender Tachypnoe)
- Massives Lungenödem (nach Auskultationsbefund und klinischem Zustand)

Klinikeinweisung sofort mit NAW; auch nach Besserung der Symptomatik zur Kontrolle; Weigerung des Pat. schriftlich bestätigen lassen → vom Pat. abgesetzte Medikamente unbedingt wieder ansetzen, Kontrollbesuch.

Abwendbar gefährlicher Verlauf
Ateminsuffizienz, Myokardinfarkt, Pneumonie, Koma.

5.6.9 Tuberkulose

Symptome
- Grippeähnlicher Verlauf, Fieber, LK-Schwellung
- Husten, Hämoptoe, Thoraxschmerz
- Bei schwerem Verlauf zusätzlich: Nachtschweiß, Leistungsknick, Appetitlosigkeit, Gewichtsabnahme, Pleuraerguss, Erythema nodosum

Anamnese
- Erkr. mit o. g. Symptomen oder „nasse Rippenfellentzündung" in der Umgebung
- Begleiterkr., Immunschwäche, Herkunftsland, Beruf

Diagnostik Allgemeinmedizinische Basisuntersuchung (▶ 3.1.1) mit Schwerpunkt auf:
- Lungenperkussion: tympanitischer Klopfschall oder Metallklang bei Kavernen
- Lungenauskultation: klingende RG; evtl. „Kavernenjuchzen"
- LK-Schwellungen nuchal, zervikal, infraklavikulär, axillär

Differenzialdiagnosen Pneumonie anderer Genese (▶ 5.6.5), konsumierende Erkr. (z. B. maligne Lymphome, Bronchial-Ca), Bronchiektasen, Sarkoidose, HIV.

Klinikeinweisung bei Verdacht, möglichst in Klinik mit pulmonologischer Abteilung. Erkr. und Tod sind meldepflichtig! Kontaktpersonen erfassen.

5.6.10 Hyperventilationssyndrom

Symptome
- Tachypnoe, subjektiv Dyspnoe, Tachykardie
- Kribbelparästhesien perioral und im Bereich der Akren, Tetanie, „Pfötchenstellung"
- Angst, Unruhe, Blässe, Schwitzen, Brustschmerz, Synkope (selten)

Anamnese
- Auslöser, z. B. „psychische Stresssituation", rezidivierend
- Besserung durch Anstrengung oder Ablenkung

Diagnostik Allgemeinmedizinische Basisuntersuchung (▶ 3.1.1) → i. d. R. unauffällig.

Maßnahmen Pat. beruhigen und zum bewussten, langsamen Atmen auffordern. Ggf. Diazepam 5–10 mg langsam i. v. (z. B. Valium®). **Cave:** Die alternierende Rückatmung (Plastiktüte / Raumluft) erfordert sehr viel Geduld und Zeitaufwand und gelingt selten!

Abwendbar gefährlicher Verlauf
Fixierung des Pat. auf Luftnot, regelmäßigen Notruf und „notwendige Spritze".

5.6.11 Pneumothorax

Einteilung
- **Idiopathischer Spontanpneumothorax:** Meist schlanke Männer zwischen 20 und 40 J.
- **Symptomatischer Spontanpneumothorax:** Pat. zwischen 55 und 65 J. mit Vorerkr. wie Asthma, Tbc, Bronchial-Ca, Emphysem, Mukoviszidose, Lungenabszess, Lungenfibrose
- **Traumatischer Pneumothorax:** Unfallanamnese

Symptome Hustenreiz, Dyspnoe, einseitig stechender Thoraxschmerz, einseitig abgeschwächtes Atemgeräusch mit hypersonorem Klopfschall. Oft starkes Angstgefühl.

Anamnese
- Plötzlicher Beginn!
- Auslöser, z. B. Trauma, körperliche Anstrengung wie schwere Arbeit, Husten, Niesen, Pressen, Defäkation
- Vorerkr., z. B. Asthma, Tbc, Bronchial-Ca, Mukoviszidose, Lungenabszess, Emphysem, Lungenfibrose

Diagnostik
- Notfallcheck (▶ 4.3.1), wenn stabil allgemeinmedizinische Basisuntersuchung (▶ 3.1.1)
- Herzfrequenz, RR (bei Spannungspneumothorax Puls ↑, RR ↓)
- Inspektion: obere Einflussstauung bei Spannungspneumothorax
- Zyanose, Verletzungszeichen, Prellmarken, paradoxe Atmung
- Perkussion: hypersonorer oder tympanitischer Klopfschall auf der betroffenen Seite
- Auskultation der Lunge: abgeschwächtes oder völlig fehlendes Atemgeräusch auf der betroffenen Seite, insbes. apikal in sitzender Position

Maßnahmen
- Pat. beruhigen, Oberkörperhochlagerung
- O$_2$-Gabe, falls O$_2$ mitgeführt wird
- I. v. Zugang, NaCl 0,9 % 500 ml i. v.
- Ggf. Sedierung (**cave:** Atemdepression!) mit Diazepam 2,5–5 mg i. v. (z. B. Valium®)
- Ggf. Analgesie mit Tramadol 50–100 mg i. v. (z. B. Tramal®)
- **Traumatischer Pneumothorax:** Behandlung der Begleitverletzungen, bei instabilem Thorax ggf. Intubation und Beatmung
- **Spannungspneumothorax:** Pleurapunktion (▶ 3.7.2)

Klinikeinweisung sofort mit NAW.

Abwendbar gefährlicher Verlauf
Pneumothorax bds. mit stgl. Befund. Ateminsuffizienz; kardiale Dekompensation durch Verlagerung des Mediastinums.

5.6.12 Aspiration

Ätiologie Insbes. Fremdkörperaspiration bei Pat. mit fehlenden Schutzreflexen bei neurol. Störungen, Intoxikation, SHT, Koma, ösophagotrachealer Fistel. Aspiriert werden Fremdkörper (z. B. Zahnprothesen), Speisen (Nüsse, Erbsen, Fischgräten), Magensaft.

Symptome
- Dyspnoe, Husten, Auswurf, evtl. Hämoptysen, Stridor, Giemen, Brummen, ggf. artifizielle Atemgeräusche, evtl. einseitig aufgehobenes Atemgeräusch. Selten Atemstillstand. Angst, Zyanose.
- Verlauf evtl. zunächst klinisch stumm, erst später Dyspnoe, Hustenreiz, Fieber.

Aspirationen kommen am häufigsten bei Kindern zwischen dem 2. und 3. Lj., Säuglingen (wenn sie von älteren Geschwistern gefüttert werden), alten Menschen oder solchen mit entsprechenden schweren Behinderungen (z. B. Schluckstörungen) vor.

Diagnostik Notfallcheck (▶ 4.3.1), Bewusstseinslage, Puls, RR.
- Inspektion: paradoxe Atmung, asymmetrische Thoraxexkursionen, Zyanose
- Perkussion des Thorax: auf der Seite der Aspiration hypersonorer Klopfschall
- Auskultation der Lunge: Seitendifferenz bei einseitiger Bronchusverlegung, lokalisierter Stridor / lokalisiertes Giemen; evtl. Ventilgeräusch, in- und exspiratorisch wechselndes Giemen

> Patienten über die Gefahr einer Aspirationspneumonie aufklären.

Maßnahmen
- I. v. Zugang, NaCl 0,9 % 500 ml.
- Sedierung, wenn erforderlich, mit Diazepam 5–10 mg langsam i. v. (z. B. Valium®).
- Frei machen der oberen Atemwege, digital oder Absaugen, evtl. unter laryngoskopischer Sicht.
- **Heimlich-Handgriff** (bei vitaler Bedrohung, ▶ Abb. 5.5): Arzt umfasst den Pat. von hinten, Hände liegen im Epigastrium → mehrere kräftige Stöße in Richtung Zwerchfell.
- Intubation, Koniotomie als Ultima Ratio.

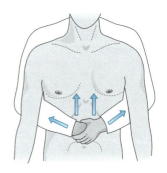

Abb. 5.5 Heimlich-Handgriff [L157]

Vorgehen bei Koniotomie
- Kopf des Pat. leicht überstreckt festhalten lassen
- Material: Großlumige Venenverweilkanüle, 10 ml NaCl 0,9 %-Spritze, spitzes Skalpell, Tubus 3,0 oder 6,0 mm ID
- Punktion der Membrana cricothyreoidea (zwischen Schild- und Ringknorpel des Kehlkopfs) mittig im Winkel von 45° von kranial nach kaudal, bis Luft zu aspirieren ist
- Die Nadel entfernen, dabei die Kanüle in die Trachea vorschieben
- Ansatzstück eines 3 mm (ID) Tubus auf die Kanüle aufsetzen oder entlang der Kanüle Stichinzision, Spreizen mit Klemme, Tubus (6,0) einführen

> **Klinikeinweisung** und Bronchoskopie, wenn sich der Fremdkörper nicht rasch entfernen lässt.

> **Abwendbar gefährlicher Verlauf**
> Aspirationspneumonie, Mediastinitis, Herz-Kreislauf-Stillstand (→ Reanimation ▶ 4.4), Magen-, Leber-, Pankreas-, Aortenruptur, Regurgitation bei Heimlich-Handgriff.

Entfernung aspirierter Fremdkörper bei Kindern

> Heimlich-Manöver bei Säuglingen wegen der Gefahr einer Leberruptur unterlassen.

- **Säuglinge:** in Bauch- und Kopftieflage auf den Unterarm legen, mit den Fingern den Mund aufhalten und 5–10 Schläge mit der flachen Hand auf den Rücken geben. Bei Erfolglosigkeit Säugling in Rücken- und Kopftieflage fünf Kompressionen (Druckpunkt wie zur Herzdruckmassage, ▶ 4.4.4) auf das untere Drittel des Sternums geben.
- **Kleinkinder:** in Rückenlage auf einer festen Unterlage 5–10 Stöße in das obere Abdomen geben. **Cave:** Erbrechen.
- **Schulkinder:** Wenn Entfernungsmanöver nicht erfolgreich waren:
  - Mit Maske beatmen
  - Laryngoskopie und erneuter Versuch der Bolus-Entfernung mit Magill-Zange
  - Als Ultima Ratio Intubation und Fremdkörper in einen Hauptbronchus vorschieben, Beatmung nach Zurückziehen des Tubus über den „offenen" Bronchus
  - Bei Lage des nicht entfernbaren Fremdkörpers oberhalb des Krikoids: Koniotomie als Ultima Ratio mit großlumiger Verweilkanüle

5.7 Thoraxschmerz

Martina Heßbrügge

5.7.1 Differenzialdiagnostischer Überblick

Häufiger Grund für die Alarmierung des ärztlichen Bereitschaftsdienstes. Die große Bandbreite der möglichen Ursachen, von einer harmlosen Interkostalneuralgie bis hin zum Myokardinfarkt, macht eine sorgfältige Diagnostik erforderlich.

> Jeder Thoraxschmerz macht eine unverzügliche und persönliche Untersuchung erforderlich!

Häufige Ursachen
- **Myokardinfarkt, akutes Koronarsyndrom** (▶ 5.7.2): retrosternale und/oder linksthorakale Schmerzen, anhaltendes Druck- und Engegefühl; evtl. Ausstrahlung in den li. oder in beide Arme, Schultern, Unterkiefer, Oberbauch, Rücken; Todesangst, Dyspnoe, Kaltschweißigkeit, Übelkeit, Erbrechen, evtl. Linksherzinsuffizienz, Herzrhythmusstörungen, Schock, Persistenz der Beschwerden nach Nitro-Gabe
- **Angina pectoris** (▶ 5.7.2, ▶ 5.7.3): wie bei Myokardinfarkt, jedoch kaum Übelkeit und Erbrechen, selten Rhythmusstörungen, evtl. RR ↑, wenig Kreislaufbeeinträchtigung, keine Schockzustände, meist schnelle Besserung nach Nitro-Gabe
- **Hypertensive Krise** (▶ 5.7.4): RR ↑↑, Kopfschmerzen, Verschwommensehen, Verwirrtheit, evtl. Bewusstseinstrübung, retrosternale Schmerzen, evtl. Linksherzdekompensation, Übelkeit

- **Pneumonie** (▶ 5.6.5): Dyspnoe, Husten, Fieber, Auswurf, Thoraxschmerz
- **Aneurysma dissecans der thorakalen Aorta** (▶ 5.7.10): plötzlicher Thoraxschmerz, der sich entsprechend der Dissektion verlagert, Husten, Dyspnoe, Dysphagie, Hemiparese, Extremitätenischämie, akutes Abdomen, akutes Nierenversagen, Verwirrtheit, Schock
- **Lungenembolie** (▶ 5.6.7): akute Dyspnoe/Tachypnoe, Zyanose, Thoraxschmerz, besonders bei Inspiration, Hustenreiz/Hämoptoe, Tachykardie, Thrombosehinweise, Schweißausbruch, ggf. RR ↓, Schock; anamnestisch in letzter Zeit wenig Bewegung
- **Pneumothorax** (▶ 5.6.11): Husten, Dyspnoe, Zyanose, Thoraxschmerz, vegetative Unruhe, Tachykardie; evtl. Trauma in der Anamnese
- **Pleuritis** (▶ 5.7.6): atemabhängiger umschriebener Thoraxschmerz, meist sekundär bei Pneumonie, Tbc, Bronchial-Ca oder Lungeninfarkt, Z. n. Bronchitis
- **Refluxkrankheit / Ösophagitis, Hiatushernie:** retrosternale Schmerzen mit Ausstrahlung in den Rücken, Sodbrennen, Dysphagie, Ösophagusspasmen (Besserung durch Antazida-Gabe oder Speisen/schluckwarmes Wasser oder Provokation von Aufstoßen bei Hernie) → Vorstellung beim HA am nächsten Werktag
- **Gastritis** (▶ 5.3.3): dumpfe oder brennende Schmerzen im Oberbauch oder retrosternal, Völlegefühl, Übelkeit/Erbrechen, Nahrungsmittelunverträglichkeit
- **Gastroduodenalulzera** (▶ 5.2.9): Oberbauchschmerzen, lokale Resistenz, bei Perforation Ausstrahlung in Rücken und Thorax möglich, Erbrechen/Hämatemesis, ggf. Schock
- **Gallenkolik** (▶ 5.2.10): kolikartige Schmerzen im rechten Mittel-/Oberbauch, evtl. mit Ausstrahlung in die re. Schulter, Übelkeit, Völlegefühl, ggf. Ikterus
- **Pankreatitis** (▶ 5.2.13): gürtelförmige Oberbauchschmerzen mit Ausstrahlung in Rücken und Thorax, Übelkeit, Erbrechen, Meteorismus, Flush, Schweißausbruch, bei schwerem Verlauf Schock
- **Aortenstenose** (▶ 5.7.8): Angina pectoris, rasche Ermüdbarkeit, Belastungsdyspnoe, RR ↓, Schwindel, Synkopen, Linksherzinsuffizienz
- **Akute Aorteninsuffizienz** (▶ 5.7.9): Schwindel, Kollaps, rasche Ermüdbarkeit, Angina pectoris, pulssynchrone Kopfbewegungen, hoher, schneller Puls, Herzinsuffizienz, Dyspnoe, Schock
- **Akutes BWS-Syndrom** (▶ 9.1.7): Schmerzpunkte paravertebral, Schmerz segmental, oft halbseitig, Schmerzverstärkung durch Bewegung, starre Schonhaltung
- **Interkostalneuralgie** (▶ 9.1.7): Thoraxschmerz bei Erschütterung, Bewegung der Arme und beim Atmen; lokaler interkostaler Druckschmerz und/oder im Bereich der BWS, evtl. Hyper- oder Hypästhesie im entsprechenden Segment
- **Herpes zoster** (▶ 10.3.2): heftiger segmentaler Spontan- und Berührungsschmerz mit Verstärkung bei Bewegung, meist streng einseitig, Schmerz häufig vor Bläschenbildung
- **Herzneurose, somatisierte Depression** (▶ 5.7.11): Schmerzen, meist umschrieben präkordial, Unruhe, Tachykardie, Pat. ängstlich und besorgt, Schmerzen treten meist rezidivierend und ohne Belastung auf
- **Perikarditis** (▶ 5.7.5): schweres Krankheitsgefühl, Schwäche, Dyspnoe, präkordialer atemabhängiger Schmerz, trockener Husten, Tachykardie, Fieber, Myalgien, Arthralgien, evtl. Herzinsuffizienz

- **Mediastinitis:** AZ ↓↓, retrosternaler Schmerz, Schluckbeschwerden, Fieber; meist nach Durchbruch eines Ösophagus-Ca oder durch Übergreifen von Infektionen aus Lunge/Pleura oder Halsbereich → Klinikeinweisung bei Verdacht
- **Mitralklappenprolaps** (▶ 5.7.7): Minuten bis Stunden anhaltende, belastungsabhängige linksthorakale Schmerzen (sprechen nicht auf Nitro an!), Leistungsminderung, Schwindel, Synkopen, Dyspnoe, Hypotonie, Rhythmusstörungen

Seltene Ursachen
Tachykarde Herzrhythmusstörung (▶ 5.9.3), hypertrophe Kardiomyopathie, Osteoporose, Osteomalazie, Rippenfraktur und Kallusbildung, Thoraxprellung, Periostitis der Rippen, Tietze-Syndrom, Morbus Bechterew, Bronchial-Ca, Pleuramesotheliom, Pancoast-Tumor, Mamma-Ca, Pleurodynie-Bornholm, Boerhaave-Syndrom, Rückenmarktumor, Neurofibromatose Recklinghausen, Tabes dorsalis, Roemheld-Syndrom.

Anamnese
- **Schmerzauslöser, -beginn:**
    - Körperliche Anstrengung, Sport; Aufregung, Stress; voller Magen; Kälte (oft bei kardialen Ursachen), Trauma, instabiler Thorax (auch Spontanfraktur bei Metastasen möglich)
    - Schmerzauslösende Bewegungen der Wirbelsäule oder der Schultergelenke
- **Schmerzlokalisation:**
    - Retrosternal, seitl. thorakal, diaphragmal, dorsal
    - Genau zeigen lassen!
- **Atemabhängigkeit:**
    - Schmerzen atemabhängig → eher pulmonale oder orthopädische Ursachen
    - Schmerzen nicht atemabhängig → eher kardiale Ursachen oder Ösophagitis
    - Oft auch nur Druck- und/oder Engegefühl im Brustkorb
- **Schmerzausstrahlung:**
    - Hals und Unterkiefer → oft bei kardialer Genese
    - Schulter → kardiale und orthopädische Ursache möglich (in die re. Schulter und Skapula auch bei Cholelithiasis)
    - Linker Arm → neurogene, orthopädische und kardiale Ursache möglich
    - Oberbauch → oft bei Hinterwandinfarkt, öfter bei Frauen
    - Rücken → unspezifisch
- **Vorerkrankungen:** insbes. Herzerkr., Lungenerkr., Bluthochdruck, Erkr. der Oberbauchorgane (z. B. Pankreatitis, Cholelithiasis, Magen- oder Duodenalulzera); Bluterkr. (z. B. Anämie, auch durch Blutverlust); Leukämie (CML); orthopädische Erkr. (z. B. Diskopathie, Brachialgia nocturna, Polymyalgia rheumatica)
    - Vorausgegangene OP?
    - Varizen, Thrombose?
    - Tumoren (Prostata, Mamma, Ovar)?
    - Neigung zu Depression oder Ängsten mit körperlichen Beschwerden?
    - Vormedikation: welche Medikamente? Seit wann?
- Marburger Herz-Score (▶ Tab. 22.5)

Begleitbefunde

- Dyspnoe: häufiges Begleitsymptom (▶ 5.6.1)
- Kaltschweißigkeit, Unruhe, Angst, Engegefühl, häufig bei kardialen Ursachen
- Husten, bei pulmonalen, pleuralen und kardialen Ursachen (▶ 5.6.1)
- Zyanose: bei pulmonalen, pleuralen und kardialen Ursachen; auch bei Polycythaemia vera, Methämoglobinämie, Polyglobulie, durch bestimmte Medikamente (z. B. Phenacetin, Sulfonamide) oder Silofuttergase
- Übelkeit, Erbrechen: bei kardialer oder zerebraler Genese, Pankreatitis, Oberbauch
- Stauungszeichen, gestaute Halsvenen, Beinödeme, bei Herzinsuffizienz, Hypertonie
- Synkope, Kollaps bis Schock (▶ 4.6); bedrohliches Symptom verschiedener Erkr. wie Myokardinfarkt, Trauma, allergische Reaktion, Sepsis, Intoxikation, Stoffwechselstörungen, Lungenembolie
- Herzrhythmusstörungen, kardial, Intoxikation, zerebral
- Blutdruckentgleisungen → RR-Messung in regelmäßigen Abständen wiederholen
- Bewegungsstörungen, Funktionsprüfung der (Brust-)Wirbelsäule auf Blockaden
- Hautveränderungen, Bläschen im Bereich des Thorax → Herpes zoster
- Prellmarken, Verletzungszeichen, Ursache oder Folge?
- Auskultation des Herzens: vitientypische Geräusche?
- Auskultation der Lungen:
  - Abgeschwächtes oder aufgehobenes Atemgeräusch → z. B. Pleuraerguss
  - Giemen und Brummen → z. B. Asthma bronchiale, evtl. auch beim Lungenödem
  - Feuchte RG → z. B. Lungenstauung
  - Trockene RG (Reiben und Knarren) → pleurale Genese
- Perkussion der Lungen: Bestimmung der Lungengrenzen, z. B. basale Dämpfung und nach kranial verschobene Lungengrenzen → Hinweis für Lungenstauung/-ödem

> **Abwendbar gefährlicher Verlauf**
> Kardiogener Schock, Lungenödem, maligne Herzrhythmusstörungen, Tod.

 Untersuchung des Abdomens nicht vergessen! Fast alle Ursachen eines akuten Abdomens (▶ 5.2.1) können sich in einer überwiegend thorakalen Symptomatik äußern und umgekehrt!

5.7.2 Myokardinfarkt, akutes Koronarsyndrom, instabile Angina pectoris

Das akute Koronarsyndrom ist eine lebensbedrohliche, rasch progrediente Form der KHK. Subsumiert werden der akute Myokardinfarkt mit (STEMI) und ohne (NSTEMI) ST-Hebung sowie die instabile Angina pectoris.

Symptome

„Stummer" Myokardinfarkt bei Diabetikern und im Alter möglich.

5.7 Thoraxschmerz

- Retrosternale und / oder linksthorakale Schmerzen, auch anhaltendes Druck- und Engegefühl, > 30 Min. anhaltend, Schmerzausstrahlung in den li. oder in beide Arme, Schultern, Unterkiefer, Oberbauch, Rücken
- Todesangst, Dyspnoe, Kaltschweißigkeit, Übelkeit, Erbrechen
- Evtl. Linksherzinsuffizienz, Herzrhythmusstörungen, Synkope, Schock (▶ 4.6)
- Persistenz der Beschwerden nach Nitro-Gabe. **Cave:** kein sicheres Diagnosekriterium!

Anamnese
- Beginn, Stärke, Dauer, Auslöser, Ausstrahlung, Atemabhängigkeit (**Anamnese** ▶ 5.7.1)
- Kardiale Ereignisse (anamnestisch in ca. 50 %)
- Angina pectoris, kardiovaskuläre Erkr., OP, Stent
- Risikofaktoren: Hypertonie, Adipositas, Nikotinabusus, Diab. mell., Hyperlipidämie, Stress, Bewegungsarmut, familiäre Disposition
- Medikamentenanamnese, Sildelafil!

Diagnostik
- Notfallcheck (▶ 4.3.1), Bewusstseinslage prüfen (▶ 3.1.2), Kreislaufkontrolle, in regelmäßigen Abständen wiederholen, Marburger Herz-Score (▶ Tab. 22.5)
- Inspektion: Blässe, Zyanose. Stauungszeichen, Ödeme, gestaute Halsvenen; Angst
- Auskultation:
  – Herz: Rhythmusstörungen, Herzgeräusch, Fortleitung
  – Lungen: Dämpfungs- oder Stauungszeichen, unauff. Befund möglich
- EKG, Detektion eines neu aufgetretenen Linksschenkelblocks, Überwachung des Herzrhythmus
- Bei $RR_{syst.}$ ≥ 100 mmHg 2 Hub Nitro-Spray → bei Angina pectoris meist Besserung in Sek. bis Min.; bei Myokardinfarkt i. d. R. keine Besserung (**cave:** kein sicheres Diagnosekriterium!)

Maßnahmen

> Keine i. m. Injektion bei V. a. Myokardinfarkt wegen evtl. Lysetherapie. Heparingabe und Lysetherapie nur durch Notarzt bzw. in der Klinik.

- Beruhigender Zuspruch, Oberkörper hoch lagern
- 2 Hub Nitrolingualspray, sofern $RR_{syst.}$ ≥ 100 mmHg; je nach Symptomatik und RR wiederholen. Vorsicht mit Nitro bei HWI!
- 2–4 l / Min. O_2, sofern vorhanden. Bei Bewusstlosigkeit Intubation (LT) oder Maskenbeatmung (▶ 4.4.3). **Cave:** Aspiration
- I. v. Zugang, NaCl 0,9 % 500 ml langsam i. v.
- Analgesie mit Morphin 5 mg i. v., ggf. Nachinjektion von 2-mg-Boli bis zur Schmerzfreiheit. **Cave:** Atemdepression, RR-Abfall durch Schmerzreduktion
- Ggf. Sedierung mit Diazepam 5–10 mg i. v. (z. B. Valium®)
- ASS 300–500 mg i. v. (Aspisol®) oder Clopridogel 500 mg p. o. nach Rücksprache mit der Klinik und wenn keine KI besteht
- Heparin 5 000–10 000 IE i. v. (z. B. Liquemin®) als Bolus evtl. nach Rücksprache mit Klinik
- Bei Bradykardie Atropin 0,5–1 mg i. v., bei fehlender Wirkung (z. B. aufgrund Betablockade) Orciprenalin 0,1–0,5 mg i. v. (z. B. Alupent®)

- Bei symptomat. ventrikulärer Tachykardie (VT) Amiodaron 5 mg/kg KG i. v. über 3 Min
- Bei Kammerflimmern Defibrillation (▶ 4.4.5, falls vorhanden), sonst Reanimation (▶ 4.4)
- Bei Zeichen der Linksherzinsuffizienz Furosemid 20–40 mg i. v. (z. B. Lasix®)
- Lungenödem ▶ 5.6.8, Schocktherapie (▶ 4.6), hypertensive Krise (▶ 5.7.4)

Pat. unter oraler Antikoagulation bekommen präklinisch a. e. Acetylsalicylsäure 500 mg i. v., die Gabe weiterer antithrombotisch wirksamer Medikamente erfolgt in der Klinik.

Klinikeinweisung sofort mit NAW. RTW ärztlich begleiten.

5.7.3 Stabile Angina pectoris

Symptome
- Wie bei Myokardinfarkt, jedoch kaum Übelkeit und Erbrechen, selten Rhythmusstörungen, Dauer wenige Minuten
- Evtl. RR ↑, sonst wenig Kreislaufbeeinträchtigung, keine Schockzustände
- Meist schnelle Besserung nach Nitro-Gabe. **Cave:** kein sicheres Diagnosekriterium

Anamnese Differenzialdiagnostisch unbedingt wie Myokardinfarkt abklären (▶ 5.7.2).

Diagnostik Notfallcheck (▶ 4.3.1). Kreislaufkontrolle, regelmäßig wiederholen.

Maßnahmen
- Beruhigender Zuspruch
- 2 Hub Nitrolingualspray
- 2–4 l/Min. O_2-Gabe, sofern vorhanden
- Bei hypertensivem Notfall (▶ 5.7.4), rasche symptomatische RR-Abfälle möglich → Medikamente vorsichtig dosieren
- Verschwinden die Beschwerden nach dieser Behandlung nicht innerhalb von wenigen Min. → Therapie wie bei Myokardinfarkt (▶ 5.7.2)

Klinikeinweisung bei erstmaligem Ereignis, neu aufgetretenem LSB, rezidivierenden Angina-pectoris-Anfällen oder einer „Crescendo"-Angina-pectoris innerhalb einer Dienstzeit.

Kriterien für eine ambulante Behandlung
- Belastungsabhängiger Thoraxschmerz bekannt und anfallsartig, nachlassen unter Ruhe und Nitrogabe bei bekannter KHK.
- Erwachsene Aufsichtsperson bleibt in der Nähe des beschwerdefreien Pat.
- Ggf. Kontrollbesuch, Veranlassen weiterer kardiol. Diagnostik über HA.

5.7.4 Hypertensive Krise

RR$_{diast.}$ ≥ 130 mmHg in Verbindung mit klinischen Symptomen.

Symptome
- Übelkeit, Nasenbluten, Kopfschmerzen, Sehstörungen, Schwindel
- Verwirrtheit, Bewusstseinsstörungen, Koma, fokale oder generalisierte Krampfanfälle
- Thorakales Druck- oder Engegefühl, retrosternale Schmerzen, Dyspnoe, Herzstolpern

Anamnese
- Hypertonie bekannt, RR-Medikamente
- Vorerkr., kardial, endokrin, nephrol., neurol., psych. **Cave:** sekundäre Hypertonie
- Blutdrucksteigernde Medikamente wie Ovulationshemmer, NSAID, Kortison
- Kokainintoxikation möglich (▶ 8), Lakritzabusus
- Risikofaktoren kardiovaskulär

Diagnostik
- Neurologische Zusatzuntersuchung (▶ 3.1.2), insbes. Bewusstseinslage prüfen, Paresen, oft nur als Minderung der groben Kraft auffällig, Pupillendifferenz als Hinweis auf Hirnödem oder intrakranielle Blutung
- Puls, Rhythmusstörungen, RR-Messung (an beiden Armen messen!)
- Inspektion: Halsvenenstauung, Beinödeme, Nasenbluten, Zyanose
- Lungenauskultation: feuchte, aber nicht klingende RG → Lungenstauung

Maßnahmen **Therapieindikation:** Begleitsymptome, z. B. Sehstörungen, Schwindel, Kopfschmerzen, Bewusstseinsstörungen, Erbrechen, Angina pectoris, Linksherzdekompensation (absoluter RR-Wert ist nicht ausschlaggebend). RR-Zielwert ist etwa 160/110 mmHg.

Vorgehen:
- Beruhigender Zuspruch, Oberkörper hochlagern
- **Antihypertensives Stufenschema** (▶ Abb. 5.6): Nitrendipin 5 mg p. o. (z. B. Bayotensin Akut Phiole®), alternativ, v. a. bei kardialer Symptomatik 2–4 Hub Nitro-Spray, bei Bedarf nach 30 Min. wiederholen
- I. v. Zugang, NaCl 0,9 % 500 ml langsam i. v.
- Urapidil 5–20 mg i. v. (z. B. Ebrantil®), ggf. Clonidin 0,15 mg in 100 ml NaCl 0,9 % i. v. (z. B. Clonidin ratio® Amp.).
- Bei Stauungszeichen Furosemid 20–40 mg i. v. (z. B. Lasix®)
- 4–6 l/Min. O$_2$, falls vorhanden
- Symptomatische Therapie der Begleitsymptome, z. B. Behandlung von Kopfschmerzen (▶ 5.5.2), Übelkeit, Erbrechen (▶ 5.3.2)

> - Blutdruck nie zu rasch senken. Nicht mehr als 30–60 mmHg in den ersten 30 Min. Gefahr der Endorganschädigung durch Minderperfusion (Krämpfe, Infarkt, Paresen).
> - Bei V. a. apoplektischen Insult oder intrakranielle Blutung (mit reaktivem Blutdruckanstieg) **vorsichtige** RR-Senkung!
> - Nifedipin-Kps. wegen schlechter Steuerbarkeit vermeiden, kontraind. bei KHK!
> - Bei Schwangeren zur Blutdrucksenkung Dihydralazin verwenden!
> - Furosemid langsam i. v. injizieren, da bei schnellem Anfluten ototoxisch!

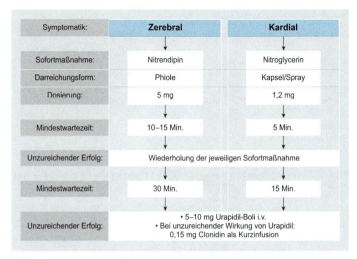

Abb. 5.6 Stufenschema der Blutdrucksenkung [L190]

 Klinikeinweisung bei Vigilanzstörungen, weiterhin unzureichender Wirkung oder schnellem Wiederanstieg des Blutdrucks.

5.7.5 Perikarditis

Häufig gleichzeitig Endo- und Myokarditis (▶ 5.1.10) und von einem Perikarderguss begleitet.

Wichtigste Ursachen
- Infektiös: viral, bakteriell, Tbc, mykotisch
- Begleitreaktion bei Pleuritis, Peritonitis, Mediastinalerkr.
- Urämisch, rheumatisch
- Nach Myokardinfarkt, als Postinfarkt- oder Postperikardiotomiesyndrom
- Traumatisch, Überbelastung, Sportler
- Nach Strahlentherapie
- Medikamenteninduzierte Perikarditis (z. B. Dihydralazin, Methysergid, Minoxidil)

Symptome
- Schweres Krankheitsgefühl, Schwäche, Fieber
- Dyspnoe, Zyanose, trockener Husten
- Präkordialer atemabhängiger Schmerz (Schmerzverstärkung durch Bewegung, Husten oder Atmen) oder Beklemmungsgefühl (im Liegen stärker)
- Tachykardie, evtl. Herzinsuffizienz, obere Einflussstauung, Hypotonie, evtl. Schock
- Myalgien, Arthralgien

Anamnese
- Beginn und Verlauf der Symptomatik plötzlich oder schleichend
- Schmerzen atem- und / oder bewegungsabhängig
- Fieber, allgemeine Entzündungszeichen, Infekte

Diagnostik
- RR und Fieber messen.
- Auskultation: Perikardreiben mit p. m. über der Herzbasis (nur bei trockener Perikarditis), Herztöne oft leise. Tachykardie. Pulsus paradoxus. Pleurareiben.
- Obere Einflussstauung, Ödeme.
- Evtl. ergänzend allgemeinmedizinische Basisuntersuchung (▶ 3.1.1).
- EKG, falls vorhanden (im Akutstadium ST-Hebung wie bei Infarkt, Niedervoltage).

Maßnahmen Herz-Kreislauf-Überwachung. Behandlung von Herzrhythmusstörungen (▶ 5.9.3), Schock (▶ 4.6). **Cave:** Eine Perikarditis ist bei plötzlichem Beginn klinisch ohne weitere Diagnostik nicht von einem Myokardinfarkt zu unterscheiden → Sofortmaßnahmen (▶ 5.7.2).

Klinikeinweisung: EKG, Rö-Thorax, Echokardiografie, Labor, ggf. Perikardpunktion wegen eines drohenden Perikardergusses mit der Gefahr einer Herzbeuteltamponade.

Abwendbar gefährlicher Verlauf
Perikarderguss / -tamponade mit Kreislaufdepression / Schock.

5.7.6 Pleuritis

Symptome Thoraxschmerz, atemabhängig, morgens stärker, bei Erguss ↓, Husten, evtl. Hämoptysen, Dyspnoe, evtl. Fieber.

Anamnese
- Schleichender oder plötzlicher Beginn der pulm. Symptomatik
- Infekte vorausgegangen oder in der Umgebung
- Abwehrschwäche, Vor- und Begleiterkr. (Pneumonie, Tbc, Z. n. Herzinfarkt, Pleuramesotheliom / Bronchial-Ca, Cholezystitis, Tietze-Syndrom), Malignome

Diagnostik
- Allgemeinmedizinische Basisuntersuchung (▶ 3.1.1)
- Lungenauskultation: in- und exspiratorisches Pleurareiben („Lederknarren"); bei Begleitpneumonie (▶ 5.6.5) evtl. zusätzlich feuchte und klingende RG

Maßnahmen
- **Schmerztherapie:** Paracetamol Comp. AL® (Paracetamol und Codein) 3 × 1–2 Tbl. / d oder Tramadol 50–100 mg p. o. oder i. m. (z. B. Tramal®); alternativ bei sehr starken Schmerzen oder Tumorpat. Morphin 10–20 mg s. c. oder i. m. (z. B. Morphin Merck®)
- Antibiose bei Pneumonie (▶ 5.6.5)

Klinikeinweisung zur Diagnostik und Behandlung der Grunderkr., bei hohem Fieber und AZ ↓.

Abwendbar gefährlicher Verlauf
Pleuraerguss, Atelektase, Abszess, Sepsis.

5.7.7 Mitralklappenprolaps

Meist asymptomatisch und daher selten Fall für den ärztlichen Bereitschaftsdienst.

Symptome (fakultativ)
- Linksthorakale Schmerzen (belastungsabhängig, anhaltend), mit plötzlichem Beginn und Ende, häufig von Tachykardie begleitet, die nicht auf Nitro anspricht!
- Leistungsminderung, Hypotonie, Schwindel, Synkopen, Dyspnoe

Anamnese Ein Mitralklappenprolaps ist „ein diagnostisches Chamäleon" mit variablen Befunden und/oder Begleiter anderer Erkr. Es existiert kein charakteristisches Symptom → versuchen, alle akut bedrohlichen Erkr. weitgehend auszuschließen (▶ 5.7.1).

Diagnostik RR-Messung und EKG, falls vorhanden (oft normales EKG).
Inspektion:
- Meist Personen mit asthenischem Habitus betroffen, v. a. junge Frauen
- Hinweise auf Bindegewebsschwäche (z. B. Marfan-Syndrom)
- Konstitutionsanomalien (geringer Thoraxdurchmesser, Pectus excavatum, Flachrücken, Kyphose, Skoliose)

Herzauskultation:
- 3. und 4. Herzton vorhanden (bei Jugendlichen fakultativ physiologisch)
- „Systolischer Klick" (dezenter, kurzer, heller Ton, meist unmittelbar nach dem 1. Herzton), evtl. auch multiple „Klicks"
- Mitt- bis endsystolisches Geräusch zwischen „Klick" und 2. Herzton (Variabilität des Geräuschs möglich) in der vorderen Axillarlinie links zu hören

Maßnahmen
- Symptome sind nicht sicher einzuordnen → ggf. Therapie wie bei Myokardinfarkt (▶ 5.7.2)
- Bei bekannter und ausreichend diagnostizierter Erkr.: bei Rhythmusstörungen und Angina pectoris Metoprolol 95 mg/d p. o. morgens (z. B. Beloc ZOK® Herz)

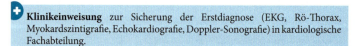

Klinikeinweisung zur Sicherung der Erstdiagnose (EKG, Rö-Thorax, Myokardszintigrafie, Echokardiografie, Doppler-Sonografie) in kardiologische Fachabteilung.

5.7.8 Aortenstenose

Einteilung Kongenital, rheumatisch, kalzifiziert und primär degenerativ kalzifiziert (senil).

Symptome

> Typisch ist die lange Beschwerdefreiheit. Jede Symptomatik deutet auf eine höhergradige Stenosierung hin und macht eine umgehende Diagnostik und Therapie erforderlich!

- Rasche Ermüdbarkeit, Belastungsdyspnoe, Hypotonie, Schwindel, Synkopen
- Herzrhythmusstörungen Angina pectoris, Blässe, Fieber

Anamnese
- Zeichen einer infektiösen Endokarditis (plötzliche klinische Verschlechterung, unklares Fieber, progrediente Herzinsuffizienz, arterielle Embolien)
- Vor- oder Begleiterkr., KHK, Diab. mell., art. Hypertonie, AVK, rheumat. Fieber
- Vormedikation

Diagnostik
- RR-Kontrolle bds.
- Puls: Pulsus parvus et tardus („klein und spät"), träger Pulsanstieg, systolische Vibration über den Karotiden
- Palpation: hebender, nach links verschobener und verbreiteter Herzspitzenstoß, „Schwirren" im 2. ICR beim Vornüberbeugen des Pat.
- Auskultation: 1. Herzton normal oder abgeschwächt, 2. Herzton kann völlig fehlen oder gespalten sein, 3. Herzton bei kardialer Dekompensation, 4. Herzton fast immer vorhanden, spindelförmiges Systolikum beginnt nach dem 1. Herzton und endet vor dem 2. (p.m. über der Herzbasis), Diastolikum häufig vorhanden (da oft kombiniertes Aortenvitium). Fortleitung in die Karotiden. **Cave:** Ein lautes Geräusch ist immer mit einer schweren Stenose verbunden, eine schwere Stenose aber nicht immer mit lautem Geräusch.
- EKG (falls vorhanden): Linkslagetyp oder überdrehter Linkslagetyp, P sinistroatriale, AV-Überleitungsstörungen, evtl. Vorhofflimmern, ventrikuläre Arrhythmien, evtl. normales EKG bei Jugendlichen mit Aortenstenose

Maßnahmen
- Bei akuter Herzinsuffinzienz: ▶ 5.6.8 (**cave:** Digitalis nicht ausreichend wirksam, ACE-Hemmer kontraindiziert!)
- Bei Angina pectoris (▶ 5.7.3)
- Bei Herzrhythmusstörungen (▶ 5.9.3)
- Körperliche Schonung

Klinikeinweisung zur weiteren Abklärung in Klinik mit kardiologischer Fachabteilung (EKG, Rö-Thorax, Echokardiografie, ggf. Linksherzkatheter).

5.7.9 Akute Aorteninsuffizienz

Die **chronische Aorten(klappen)insuffizienz** beschäftigt den Bereitschaftsdienst nur bei akuter Dekompensation (▶ 5.6.8).

Häufigste Ursachen Infektiöse Endokarditis, paravalvuläres Leck (einer Aortenprothese), postop. (iatrogene) Aorteninsuffizienz, Aortendissektion, Thoraxtrauma, Spontanrupturen.

Symptome
- Schwindel, Kollaps, rasche Ermüdbarkeit, nächtl. Unruhe
- Thoraxschmerzen, Dyspnoe, Angina pectoris, trockener Husten
- Pulssynchrone Kopfbewegungen, hoher schneller Puls, Palpitationen

Anamnese
- Leistungsminderung, Lufthunger
- Plötzlicher oder schleichender Beginn
- Vor- oder Begleiterkr., KHK, Hypertonie, Infekte, Alkoholabusus, Medikamente
- Z. n. Herzklappen-OP oder anderen invasiven Eingriffen am Herzen (z. B. Ballonvalvuloplastie). Z. n. Thoraxtrauma

Diagnostik
- Notfallcheck (▶ 4.3.1)
- **Inspektion:**
  - „Marfan-Stigmata" (Langschädel, Madonnenfinger, Trichterbrust, Skoliose, Striae)
  - Zeichen einer infektiösen Endokarditis (▶ 5.1.8)
  - Akute Ischämie der Extremitäten (z. B. bei Aortendissektion)
  - Zerebraler Insult
  - Kardiogener Schock
- **Auskultation:**
  - 1. Herzton fehlt oder ist sehr leise, 2. Herzton fehlt (wenn die Klappe weitgehend zerstört oder immobil ist), 3. Herzton evtl. vorhanden (z. B. bei Tachykardie)
  - Systolisches Geräusch (relativ leise). Diastolisches Regurgitationsgeräusch (kurz dauernd, Beginn mit dem 2. Herzton). Fortleitung in die Karotiden
  - Austin-Flint-Geräusch (tief frequentes, „rumpelndes", mitt- bis spätdiastolisches Geräusch über der Herzspitze)

Maßnahmen Sofortmaßnahmen je nach klinischer Symptomatik.

> **Klinikeinweisung** sofort bei V. a. akute Aorteninsuffizienz oder V. a. Endokarditis (▶ 5.1.8).

5.7.10 Aneurysma dissecans der thorakalen Aorta

> Ohne weitere apparative Diagnostik kaum vom Myokardinfarkt zu unterscheiden! Lebensbedrohliches Krankheitsbild!

Symptome
- Plötzlicher Thoraxschmerz, der sich entsprechend der Dissektion verlagert (z. B. zwischen den Schulterblättern, linksthorakal, abdominal, Rücken)
- Husten, Dyspnoe, Dysphagie, Heiserkeit
- Verwirrtheit, Hemiparese, Horner-Syndrom (Ptosis, Miosis, Enophthalmus)
- Obere Einflussstauung (selten)
- Akutes Abdomen, Extremitätenischämie, akutes Nierenversagen, Schock

Anamnese
- Kurzanamnese / Myokardinfarkt (▶ 5.7.2)
- Risikofaktoren: Hypertonie, Hyperlipidämie, Diab. mell., Nikotinabusus, AVK, Alkoholabusus, Marfan-Syndrom
- Gefäß-OP, endoskop. Intervention
- Trauma, z. B. Autounfall, Lenkradprellung, Airbag-Aufprall, Absturz

Diagnostik
- RR-Messung an allen Extremitäten
- Auskultation: Strömungsgeräusche entlang der gesunden Aorta und den Karotiden

> Bei V. a. Aneurysma dissecans der Aorta sofort zu therapeutischen Maßnahmen übergehen!

Maßnahmen
- Mehrere großlumige i. v. Zugänge, NaCl 0,9 %, 1 000–2 000 ml
- Schmerzbehandlung wie bei Myokardinfarkt (▶ 5.7.2)
- Wenn erforderlich Schockbehandlung (▶ 4.6), Intubation und Beatmung (▶ 4.4.3)
- Bei RR↑, kontrollierte RR-Senkung auf Werte von 100–120 mmHg syst. mit Nitroprussid 0,3–0,8 µg/kg KG/Min. i. v., bei Hypertonie mit gleichzeitiger Tachykardie Metoprolol 5 mg langsam i. v. (z. B. Beloc®) und Furosemid 20–40 mg i. v. (z. B. Lasix®)

Klinikeinweisung sofort mit NAW oder Hubschrauber in eine Klinik mit Thorax- oder Gefäßchirurgie (Voranmeldung!).

5.7.11 Psychogene Ursachen von Thoraxschmerzen

Ausschlussdiagnose, mögliche organische Ursachen müssen abgeklärt sein (das ist meist beim ersten Auftreten in einer Notfallsituation ambulant nicht möglich!).

Symptome
- Schmerzen umschrieben präkordial, treten meist ohne körperliche Belastung auf.
- Tachykardie, Unruhe, depressive Verstimmung, Ängstlichkeit.
- Fokussierung auf bestimmte Organe oder Organsysteme (hier Herz). Beharrliche Beschäftigung mit der Möglichkeit, von einer schweren Herzerkr. (oder anderen körperlichen Erkr.) befallen zu sein.
- Anhaltende (oder rezidivierende) Beschwerden, normale Empfindungen werden als abnorm interpretiert. Weigerung, nach Untersuchung und ärztlicher Aufklärung das Fehlen somatischer Auffälligkeiten zu akzeptieren.

Anamnese Anamnestisch alle anderen infrage kommenden Erkr. mit dem Leitsymptom „Thoraxschmerz" ausschließen: → „Leitfragen/Thoraxschmerz" (▶ 5.7.1)

Diagnostik „Leitbefunde/Thoraxschmerz" (▶ 5.7.1).

Maßnahmen Pat. beruhigen und gleichzeitig Symptome und Angst ernst nehmen, ggf. Gabe von Diazepam 5 mg p. o. oder langsam i. v. (z. B. Valium®). **Cave:** Bei V. a. Myokardinfarkt auf keinen Fall i. m. Gabe von Medikamenten!

5.8 Schwindel

Gabriele Fobbe

5.8.1 Differenzialdiagnostischer Überblick

▶ Tab. 5.2, ▶ Tab. 5.3.
Schwindel beschreibt das Gefühl der Unsicherheit im Raum (▶ Tab. 5.2).
Schwindel lässt sich auf eine Vielzahl von Ursachen zurückführen und geht mit vielfältigen Symptomen einher. Mit dem Lebensalter steigt die Prävalenz.

Tab. 5.2 Schwindelformen

Ungerichteter Schwindel	Gerichteter Schwindel		
Schwankschwindel	Lagerungsschwindel	Drehschwindel	Liftschwindel
„Wie auf einem Schiff", „als ob der Boden schwanken würde", Betrunkenheitsgefühl, Benommenheit, z. B. bei Phobien, Hirnstamm-, Kleinhirnschädigung	Drehschwindel, nach Kopfbewegung oder Änderung der Körperachse, z. B. bei benignem paroxysmalen Lagerungsschwindel	Gefühl als würde sich der Raum ständig drehen, z. B. bei Menière-Krankheit	Gefühl zu sinken oder angehoben zu werden

Tab. 5.3 Differenzialdiagnosen des Schwindels, nach dem zeitlichen Verlauf

Schwindelcharakter	Begleitsymptome	Verdacht auf
• Drehschwindel • Attackendauer < 1 Min.	• Durch Kopf- oder Körperbewegung auslösbar, ggf. leichte Übelkeit • Endet nach Ruhighaltung des Kopfes	Benigner paroxysmaler Lagerungsschwindel (▶ 5.8.2)
• Dreh- oder Schwankschwindel • Attackendauer 15–60 Min.	• Spontan, durch Bewegungen Verstärkung möglich • Evtl. Kopfschmerzen, hemikraniell • Evtl. Übelkeit, Erbrechen • Evtl. Lichtempfindlichkeit	Vestibuläre Migräne
• Drehschwindel • Attackendauer bis zu mehreren Stunden	• Ohrsymptome (Druckgefühl auf dem betroffenen Ohr, Tinnitus, Hypakusis) • Übelkeit, Erbrechen	Menière-Krankheit (▶ 5.8.3)
• Drehschwindel • Attackendauer über Tage	• Übelkeit, Erbrechen • Gangabweichung, Fallneigung • Spontannystagmus • Keine Hörstörungen	Neuritis vestibularis (▶ 5.8.4)
• Dreh/Schwankschwindel • Langsam progredient	• Tinnitus • Trigeminus-/Fazialisbeteiligung, evtl. Kleinhirnsymptome, Pyramidenbahnzeichen, Hirndruckzeichen	Akustikusneurinom
• Schwankschwindel • Attacken treten in typischen Angst auslösenden Situationen auf	• Stand- und Gangunsicherheit, keine Stürze • Angst	Phobischer Schwankschwindel (▶ 5.8.6)
• Dauerschwindel	• Im Sitzen und Liegen kaum Schwindel • Verschwommenes Sehen in Bewegung • In der Dunkelheit zunehmend • Neurologische Störungen	• Bilaterale Vestibulopathie • Apoplex • Multiple Sklerose • Kleinhirndegeneration • Polyneuropathie • Internistische Erkr.

5.8 Schwindel

Physiologischer Reizschwindel
- **Bewegungsschwindel**
- **Höhenschwindel**

Periphere vestibuläre Syndrome
- **Benigner paroxysmaler Lagerungsschwindel** (▶ 5.8.2): Sekunden dauernder, durch Kopfbewegung ausgelöster Drehschwindel mit Nystagmus
- **Neuronitis vestibularis** (▶ 5.8.4): akuter einseitiger Vestibularisausfall mit Dauerdrehschwindel, virale Genese wahrscheinlich
- **Menière-Krankheit** (▶ 5.8.3): Drehschwindel, einseitige Hörminderung, Tinnitus und Druckgefühl im betroffenen Ohr
- **Akute Labyrinthläsion**
- **Akustikusneurinom:** langsam progrediente einseitige Hörminderung, dann Schwindel, Fallneigung und Nystagmus. Sofortmaßnahmen nur erforderlich bei Hirndruckzeichen (▶ 3.1.2) → Weiterbehandlung beim Neurologen bei Verdacht veranlassen

Zentrale vestibuläre Syndrome
- **Zentraler Lagerungsschwindel:** Tumor, Blutung, Ischämie oder Entzündung im Bereich der Vestibulariskerne; Nystagmus (nicht paroxysmal, wenig erschöpflich). Dauerdrehschwindel bei Hirnstammbeteiligung → Klinikeinweisung
- **Encephalitis disseminata**
- **Vestibuläre Migräne:** rez. Schwindelepisoden mit oder ohne migränetypische Symptome, meist pos. Familienanamnese → Klinikeinweisung bei erstmaligem Auftreten zur Diagnosesicherung
- **Vestibuläre Epilepsie:** Attackendrehschwindel, Übelkeit, kein Erbrechen, dystone Bewegungen, häufig akustische Sensationen, sekunden- bis minutenlang
- **Hirnstamm- und Kleinhirnläsionen**

Nicht vestibulärer Schwindel
- **Phobischer Schwankschwindel** (▶ 5.8.6): kontextabhängiger Schwank- und Benommenheitsschwindel, subjektive Gang- und Standunsicherheit
- **Psychogener Schwindel:** bei Depression, dissoziativer Störung, Psychose
- **Medikamentös induzierter Schwindel:** Antihypertensiva, Antidepressiva, Anxiolytika, Antiepileptika, Anticholinergika, Dopaminantagonisten → evtl. Medikament absetzen, Vorstellung beim HA am nächsten Werktag

> Schlüssel zur Diagnosefindung beim Leitsymptom Schwindel ist eine sorgfältige Anamneseerhebung.

Anamnese
- Art des Schwindels
  - Mit Richtungskomponente: Drehschwindel (wie in einem Karussell), Liftgefühl → vestibuläre Ursache wahrscheinlich
  - Schwankschwindel (wie auf einem Schiff)
  - Benommenheitsschwindel
- Zeitlicher Verlauf
  - Dauerschwindel
  - Schwindelattacke: einmalig oder wiederholt, Dauer der Attacke
- Auslösende Faktoren
  - Kopfbewegung → Neuronitis vestibularis (▶ 5.8.4)

- Lagewechsel → benigner paroxysmaler Lagerungsschwindel (▶ 5.8.2)
- Typische Angst auslösende Situation → phobischer Schwankschwindel (▶ 5.8.6)
- Begleitsymptome
- Medikamenteneinnahme, Alkoholkonsum

Diagnostik

> Schwindel ist für Patienten ein oft als dramatisch und sehr belastend erlebtes Krankheitsgeschehen.

- Notfallcheck (▶ 4.3.1)
- Hinweise auf internistische Erkrankungen:
  - Kreislaufkontrolle
  - Auskultation Herz, Lunge, Karotiden
  - BZ, Hinweise auf Anämie
- Neurologische Zusatzuntersuchung (▶ 3.1.2):
  - Meningismus
  - Pupillenreaktion, Okulomotorik
  - Diadochokinese
  - Romberg-Stehversuch, Unterberger-Tretversuch
  - Finger-Nase-, Knie-Hacken-Versuch
  - Grobe Kraft
  - Reflexstatus
  - Stimmgabeltest
- Untersuchung des Ohrs:
  - Inspektion des Trommelfells
  - Orientierende Hörprüfung
  - Nystagmusprüfung
  - Kopfimpulstest

5.8.2 Benigner paroxysmaler Lagerungsschwindel

Nach bestimmten Kopfbewegungen und Lagewechseln ausgelöste Drehschwindelattacken, auch nachts im Bett auftretend.

Symptome
- Drehschwindel
- Evtl. leichte Übelkeit
- Evtl. Oszillopsien
- Ruhighalten des Kopfes beendet den Schwindel?

Diagnostik
- Anamnese
- Lagerungsmanöver: Schwindel und / oder Nystagmus auslösbar

Maßnahmen
- Pat. über die günstige Prognose informieren
- Lagerungsmanöver nach Epley
- Keine Antivertiginosa

 Klinikeinweisung bei unsicherer Diagnose in HNO- / neurologische Klinik.

5.8.3 Menière-Krankheit

Erkrankung des Innenohrs mit Endolymphhydrops und vestibulokochleären Defiziten.

Symptome
- Drehschwindelattacken mit einer Dauer von mind. 20 Min.
- Hörminderung, Tinnitus
- Ohrdruck im betroffenen Ohr
- Starke Übelkeit, Erbrechen
- Vegetative Symptome: Blässe, Schwitzen
- Gerichtete Fallneigung

Diagnostik
- Typische Anamnese
- Kreislaufkontrolle
- Neurologische Untersuchung (▶ 3.1.2)
- Audiometrie

Differenzialdiagnosen   Vestibuläre Migräne, Hörsturz (▶ 11.3.4).

Maßnahmen
- Nur in der akuten Phase Cinnarizin plus Dimenhydrinat 20/40 mg 3 × tgl. p. o. (z. B. Cinna/Dimen-Neurax®) oder Dimenhydrinat 1–3 × 80 mg/d Supp. (z. B. Vertigo Vomex S® Supp.)
- Betahistindihydrochlorid 3 × 48 mg/d p. o. (z. B. Betavert N® 24 mg Tbl.) über 12 Mon.

> **Vorstellung** beim HNO-ärztlichen Notdient zu Audiometrie und Vestibularisprüfung.

5.8.4 Neuritis vestibularis

Akuter einseitiger Labyrinthausfall, über Tage bis Wochen anhaltend, dann langsam abklingend. Auslöser meist Herpes-simplex-Virus Typ 1.

Symptome
- Heftiger Dauerdrehschwindel
- Stand- und Gangunsicherheit, Fallneigung
- Übelkeit, Erbrechen
- Keine Hörstörung

Diagnostik
- Anamnese
- Neurologische Untersuchung (▶ 3.1.2)
  - Okulomototik
  - Test der vestibulospinalen Funktion (Romberg, Unterberger)

Maßnahmen
- Nur in der akuten Phase Cinnarizin plus Dimenhydrinat 20/40 mg 3 × tgl. p. o. (z. B. Cinna/Dimen-Neurax®) oder Dimenhydrinat 1–3 × 80 mg/d Supp. (z. B. Vertigo Vomex S® Supp.)
- Kurz dauernde Glukokortikoidtherapie, Prednisolon 100 mg/d p. o. für 5 d
- Frühzeitig Physiotherapie zur Verbesserung der zentralen vestibulären Kompensation

Klinikeinweisung bei massiven Beschwerden oder bei V. a. zentrale Schädigung.

Abwendbar gefährlicher Verlauf
Hirnstammzeichen oder Kleinhirnschäden durch apoplektischen Insult übersehen.

5.8.5 Hirnstamminfarkt, Kleinhirninfarkt

Symptome
- Dauerdrehschwindel
- Nystagmus
- Zeichen einer Hirnstamm- oder Kleinhirnschädigung:
  - Bewusstseinstrübung
  - Ataxie, Gangstörungen
  - Sensomotorische Ausfälle
  - Sehstörungen
  - Dysarthrie
- Verschlechterung des Allgemeinzustands

 Entwickelt ein Pat. mit Schwindel nach Stunden bis Tagen Bewusstseinsstörungen, immer an Kleinhirninfarkt mit Kompression des 4. Ventrikels oder Hirnstamms und Liquorabflussstörung denken.

Anamnese
- Dauerschwindel
- Kardiovaskuläre Risikofaktoren und Erkrankungen, absolute Arrhythmie
- Antikoagulanzien

Diagnostik
- Notfallcheck (▶ 4.3.1)
- Kreislaufkontrolle
- Neurologische Untersuchung (▶ 3.1.2)

 Klinikeinweisung immer bei Verdacht.

 Abwendbar gefährlicher Verlauf
Zunehmendes neurologisches Defizit. CT oder MRT dringend erforderlich!

5.8.6 Phobischer Schwankschwindel

Häufigste Schwindelform zwischen dem 30. und 50. LJ.

Symptome
- Subjektive Gang- und Standunsicherheit
- Fallangst ohne Stürze

- Verstärkung in typischen Situationen (Brücken, große Plätze, Kaufhäuser)
- Vermeidungsverhalten
- Besserung durch Ablenkung, Sport, leichten Alkoholkonsum

Diagnostik
- Anamnese
- Neurologische Untersuchung (▶ 3.1.2) → dient auch der psych. Entlastung

Maßnahmen
- Nur in der Akutsituation: Lorazepam 1 mg p. o. (z. B. Tavor® 1,0), **cave:** fehlende Fahrtüchtigkeit
- Ausführliche Information über die Erkrankung; Entspannungsübungen
- Verhaltenstherapie
- Begleitende Pharmakotherapie mit SSRI wie Citalopram 1 × 20–40 mg / d p. o. (z. B. Citalopram 1A Pharma®)

Klinikeinweisung i. d. R. nicht erforderlich, nur bei massiver Symptomatik oder unsicherer Diagnose.

Red Flags bei Schwindel
- Gestörte Vigilanz
- Bewusstseinsverlust
- Seh-, Sprech- und Schluckstörungen
- Neurologische Defizite
- Zoster oticus oder ophthalmicus
- Herzrhythmusstörungen

5.9 Kurze Bewusstseinsverluste

Gabriele Fobbe

5.9.1 Synkope

Vorübergehender Bewusstseinsverlust gekennzeichnet durch rasches Einsetzen, kurze Dauer und vollständige Erholung.

Klassifikation
Reflexsynkope
Klinische Merkmale
- Langes Stehen, überfüllter, überwärmter Raum
- Nach Schmerz oder Belastung, nach emotionaler Erregung, während oder nach einer Mahlzeit
- Übelkeit, Erbrechen in Zusammenhang mit der Synkope

Vasovagale Synkope
Häufigste Synkopenform, besonders bei jungen Menschen
- Typische Prodromi: Verengung des Blickfelds, Schwarzwerden vor den Augen, Übelkeit, Kaltschweißigkeit, Schwindel, Tachypnoe, Schwäche
- Emotionale oder orthostatische Belastung vorangehend

- Sonderform: pressorische Synkope, bei Miktion, Defäkation, Husten oder Lachen → sofortige Besserung nach Hinlegen

Karotissinussyndrom
Auftreten in bestimmten Situationen wie Reklination oder Drehung des Kopfes (z. B. Rückwärtsfahren im Auto) oder mechanische Reizung des Halses (z. B. Rasieren). Keine Prodromi.

Synkope bei orthostatischer Hypotonie
- Nach dem Aufstehen
- Langes Stehen, überfüllter, überwärmter Raum
- Autonome Neuropathie
- Vasodilatative Medikation

Autonome Dysfunktion
- Nach dem Aufstehen auftretend
- Neuropathie bei Morbus Parkinson, Diab. mell., Multisystematrophie

Medikamentös-induzierte orthostatische Dysregulation
- Häufig bei alten Menschen
- Antihypertensiva, Diuretika, Anticholinergika, Sedativa

Volumenmangel
- Erbrechen, Diarrhö
- Fieberzustände
- Blutverlust

Kardiogene Synkope
- Strukturelle Herzerkrankung bekannt
- Positive Familienanamnese: plötzlicher Herztod, Ionenkanalerkrankung
- Palpitationen während einer Belastung oder im Liegen
- Vorausgehende thorakale Schmerzen
- EKG-Veränderungen
- Tachykardien, Arrhythmien, Blockbilder

Arrhythmie
- Sinusbradykardie, AV-Blockierungen II.° und III.°
- Kammertachykardien (▶ 5.9.3)
- SM-Fehlfunktionen

Strukturelle Erkrankungen
Häufigste Ursache für tödliche Verläufe:
- Klappenvitien, z. B. Aortenklappenstenose (▶ 5.7.8)
- Herzinsuffizienz mit geringer Auswurffraktion
- Pulmonale Hypertonie
- Lungenembolie (▶ 5.6.7)

> **Erstdiagnostik bei Synkope**
> - Sorgfältige Anamnese
> - Erfassung der Vitalparameter
> - Körperliche Untersuchung
> - 12-Kanal-EKG

- Ist es eine Synkope?
- Ist die zugrunde liegende Diagnose geklärt?
- Gibt es ein erhöhtes kardiovaskuläres Risiko? → **Klinikeinweisung**

5.9.2 Nicht synkopale Ursachen kurzer Bewusstseinsverluste

- **Epileptischer Anfall** → Klinikeinweisung
  - Auftreten einer Aura
  - Zungenbiss
  - Postiktale Eintrübung
- **Drop-Attacks** → **Vorstellung** beim HA zur weiteren Diagnostik
  - Höheres Lebensalter
  - Erhaltenes Bewusstsein
  - Sturz auf die Knie
  - Ereignis für den Patienten nicht erklärbar
- **Vertebrobasilläre Ischämie** → Klinikeinweisung bei Verdacht
  - Neurologische Ausfälle
  - Schwindel
  - Dysarthrie
  - Verwirrtheitszustände
- **Hypoglykämie** (▶ 18.12):
  - Schwitzen, Blässe, Tremor
  - Heißhunger
- **Psychogene Pseudosynkope** → therapeutisches Gespräch: In-Ohnmacht-Fallen in Stress- oder Konfliktsituationen
- **In der Schwangerschaft:** Vena-cava-Kompressionssyndrom (▶ 15.6.7)
- **Commotio cerebri**

5.9.3 Herzrhythmusstörungen

Eine therapeutische Intervention ist erforderlich, wenn (▶ Tab. 5.4)
- bedrohliche hämodynamische Auswirkungen bestehen, d. h. der Kreislauf insuffizient wird **oder**
- Rhythmusstörungen Folge einer anderen Erkr., z. B. Herzinfarkt (▶ 5.7.2), Hyperthyreose (▶ 5.10.9), sind.

Ein Puls > 160/Min. oder < 40/Min. sollte sofortiges Handeln nach sich ziehen. Klinikeinweisung und Transport im NAW.

Tab. 5.4 Rhythmusstörungen	
Tachykarde Rhythmusstörungen Herzfrequenz > 100/Min.	**Bradykarde Rhythmusstörungen Herzfrequenz < 50/Min.**
Sinustachykardie, supraventrikuläre Extrasystolie, paroxysmale supraventrikuläre Tachykardie, Vorhofflimmern mit unregelmäßiger Überleitung, ventrikuläre Tachykardie	Sick-Sinus-Syndrom, AV-Block, SA-Block, Karotissinussyndrom

Differenzialdiagnostischer Überblick
Kardiale Ursachen:
- **KHK und Herzinfarkt** (▶ 5.7.2): Thoraxschmerz (▶ 5.7), evtl. Übelkeit, Erbrechen, Dyspnoe, Angst, Risikofaktoren?
- **Myokarditis** (▶ 5.1.10): Zeichen einer Herzinsuffizienz (▶ 5.6.8), Infekt?
- **Kardiomyopathien**
- **Herzvitien** (▶ 5.7.7, ▶ 5.7.8): typischer Auskultationsbefund

Extrakardiale Ursachen:
- **Medikamente:** z. B. Betablocker, Herzglykoside (Überdosierung häufige Ursache von Bradykardien bei alten Pat.), Antiarrhythmika, Theophyllin
- **Elektrolytstörungen:** Diuretika, Nierenerkr., Infekt mit Erbrechen, Diarrhö, Laxanzieneinnahme
- **Hyperthyreose** (▶ 5.10.9): Wärmeintoleranz, Tremor, Struma. **Ther.:** Thiamazol (z. B. Thiamazol Hexal®) beginnend mit 20 mg
- **Fieber** (▶ 5.1): Allgemeine Infektionszeichen
- **Anämie:** Schwäche, blasse Hautfarbe (Schleimhäute, Konjunktiven ansehen). Teerstuhl, Tumoranamnese → **Vorstellung** beim HA am nächsten Werktag
- **Embolie:** Lungenembolie (▶ 5.6.7)
- **Hypovolämie:** Exsikkose (▶ 5.10.12), stehende Hautfalten, Diuretikaüberdosierung Hinweise auf Volumenmangelschock (▶ 4.6)
- **Koffein, Drogen**
- **Hirndruck** (▶ 5.10.7): Übelkeit, Erbrechen, Schwindel, Sehstörungen → Spiegelung des Augenhintergrunds. Meningismus

Symptome
- Palpitationen
- Schwindel, Benommenheit, Synkope, Krämpfe, Angst, Beklemmungsgefühl, Schweißausbruch, Dyspnoe, Übelkeit
- Angina pectoris, evtl. kardiogener Schock (▶ 4.6)

Anamnese
- Vormedikation
- Bekannte Herzerkrankungen
- **Bei Tachykardie:**
  - Schilddrüsenüberfunktion
  - Physische oder psychische Belastung
  - Koffein-, Drogenabusus
  - Fieber
  - Hustenreiz (z. B. bei Lungenembolie)
- **Bei Bradykardie:**
  - Digitaliseinnahme
  - Hypothyreose, Niereninsuffizienz mit Hyperkaliämie
  - Gestörte Kreislaufregulation (z. B. bei Hirnstamminfarkt; erhöhtem Hirndruck)

Diagnostik
- Notfallcheck (▶ 4.3.1), RR, ggf. allgemeinmedizinische Basisuntersuchung (▶ 3.1.1), neurologische Untersuchung (▶ 3.1.2)
- Auskultation: Herzfrequenz, Herzgeräusch
- Schockzeichen (▶ 4.6)

Maßnahmen
- Beruhigung des Patienten
- EKG-Aufzeichnung

- Klärung der zugrunde liegenden Ursache
- Therapie bei ausgeprägter Symptomatik und hämodynamischer Wirksamkeit
- I. v. Zugang
- Bei Pulslosigkeit → Reanimation (▶ 4.4)

Antiarrhythmika nur unter EKG-Kontrolle im NAW oder stationär geben.

5.9.4 Hypotone Kreislaufstörungen

RR-Werte < 100 mmHg systolisch. Hypotonie kann primär (essenziell) oder als Begleitsymptom auftreten.

Differenzialdiagnostischer Überblick
Arterielle Hypotonie:
- Essenzielle Hypotonie: oft bei jungen Frauen
- Sekundäre Hypotonie
  - Kardiovaskulär: Linksherzinsuffizienz (▶ 5.6.8); hämodynamisch relevante Rhythmusstörungen (▶ 5.9.3)
  - Endokrin: NNR-Insuffizienz; Hypothyreose
  - Medikamentös: Diuretika; periphere Vasodilatatoren
  - Hypovolämisch: Polyurie; mangelnde Flüssigkeitszufuhr; Erbrechen (▶ 5.3.1); Diarrhö (▶ 5.4.1)
  - Immobilisation, längere Bettlägerigkeit

Orthostatische Hypotonie:
- Neurogen: diabetische autonome Neuropathie
- Inadäquater venöser Rückfluss: Varikosis, postthrombotisches Syndrom

Symptome Mattigkeit, Konzentrationsstörung, kalte Akren, Schwindel.

Anamnese Orthostase, Vorerkrankungen, Medikation.

Diagnostik
- Notfallcheck (▶ 4.3.1), ggf. allgemeinmedizinische Basisuntersuchung (▶ 3.1.1)
- Kreislaufkontrolle (evtl. Verlaufskontrolle: Nach 5–10 Min. erneut messen → RR ↑)
- Blässe, Hautturgor (Dehydratation bei älteren Menschen)

Maßnahmen
- Bei essenzieller Hypotonie: Aufklärung über die Harmlosigkeit
- Behandlung der KH-Ursachen bei sekundärer Hypotonie
- Maßnahmen: Beruhigung; Beratung zu Kreislauftraining, vermehrter Flüssigkeits- und Salzzufuhr

Klinikeinweisung i. d. R. nicht erforderlich.

Abwendbar gefährlicher Verlauf
Grunderkr. übersehen, z. B. Herzinsuffizienz, Aortenstenose, Nebenniereninsuffizienz.

5.10 Bewusstlosigkeit
Gabriele Fobbe

5.10.1 Differenzialdiagnostischer Überblick

Der Arzt im Bereitschaftsdienst kann und muss
- die Tiefe der Bewusstlosigkeit einschätzen (Glasgow Coma Scale, ▶ Tab. 22.1).
- eine erste Differenzierung der möglichen Ursache treffen.
- Sofortmaßnahmen entsprechend der Verdachtsdiagnose einleiten.

- **Zerebrale Ischämie** (▶ 16.2.1) / **zerebrale Blutung** (▶ 5.10.3): Differenzierung i. d. R. nur durch bildgebende Verfahren möglich, evtl. anamnestische Hinweise (z. B. Antikoagulanzien-Einnahme → eher Blutung; kardiovaskuläre Erkr., Risikofaktoren → eher Ischämie); neurologische Ausfälle in Abhängigkeit von Ausdehnung und Lokalisation der Läsion, z. B. Hemiparese, Aphasie, Pyramidenbahnzeichen, Fazialisparese. Prodromi: Häufig Kopfschmerzen, Übelkeit, Erbrechen, Schwindel, flüchtige Paresen.
- **Zerebrale Hypoxämie** (▶ 5.10.6).
- **Hirndruck:** z. B. bei Hirntumor (▶ 5.10.7) (Stauungspapille), Liquorabflussstörung.
- **Posttraumatisch:** SAB (▶ 5.5.7), sub-/epidurales Hämatom (▶ 5.10.3).

Metabolisch
- **Hyperglykämisches Koma** (▶ 18.12): Prodromi: Polyurie, Polydipsie. Exsikkose, Hypotonie, Tachykardie, trockene Haut und Schleimhäute, gerötetes Gesicht, Kußmaul-Atmung, Azetongeruch der Atemluft, Pseudoperitonitis diabetica, Erbrechen, Hyporeflexie.
- **Hypoglykämisches Koma** (▶ 18.12): zuvor Heißhunger, Sehstörungen, Kopfschmerzen, Verwirrtheit, Unruhe, Zittern, Herzklopfen, Übelkeit. Hyperreflexie, Krampfanfälle.
- **Hepatisches Koma** (▶ 5.10.5): Prodromi: Schläfrigkeit, Flapping Tremor, Foetor hepaticus. Ikterus, Leberhautzeichen, Aszites; Hypo- oder Hyperreflexie.
- **Urämisches Koma** (▶ 5.10.4): Foetor uraemicus, Kußmaul-Atmung, Übelkeit, Erbrechen, Kopfschmerzen, gesteigerte Reflexe, fibrilläre Zuckungen.
- **Thyreotoxisches Koma** (▶ 5.10.9): Fieber > 40 °C, warme, meist feuchte Haut; Exsikkose. Tachykardie, Diarrhö, Unruhe, Tremor, Verwirrtheitszustände.
- **Hypothyreote Krise:** sehr selten. Prodromi: Antriebsarmut, Verlangsamung, Kälteempfindlichkeit, Obstipation, heisere Stimme, Müdigkeit, Somnolenz, Desorientiertheit, Apathie, Verwirrtheit. Gesichtsödem, periphere Ödeme, ausgeprägte Hypothermie (< 30 °C), Bradykardie, Hypotonie, Hypoventilation mit Hyperkapnie. **Cave:** Bei älteren Pat. oft uncharakteristischer Verlauf! → **Klinikeinweisung** bei Verdacht.
- **Koma bei akuter NNR-Insuffizienz** (▶ 5.10.11): Prodromi: allgemeine Schwäche, Apathie, Übelkeit, Exsikkose, Hypotonie, Oligurie.

Infektiös
- Enzephalitis (▶ 5.5.6): Wesensänderung, Fieber.
- Sepsis (▶ 5.1.3): Temperatur ↑↑, Tachykardie, Krämpfe.

Andere
- **Intoxikationen** (▶ 8): Psychopharmaka, Sedativa, Analgetika, Antipyretika, Alkohol, Kohlenmonoxid, Drogenanamnese? **Cave:** bei suizidaler Absicht oft Intoxikation mit verschiedenen Wirkstoffen.
- **Exsikkose** (▶ 5.10.12): Durst, Oligurie, Verwirrtheit, Lethargie, trockene Schleimhäute.
- **Eklampsie** (▶ 15.6.6): RR ↑, Proteinurie, Gewichtszunahme ≥ 500 g/Wo. (Mutterpass!).

Anamnese
Nur Fremdanamnese möglich!

Zeitliche Entwicklung
- **Schlagartig:** z. B. nach Anstrengung, schwerem Heben, Defäkation, Miktion → V. a. Hirnblutung (▶ 5.10.3), insbes. SAB (▶ 5.5.7); zerebrale Ischämie (▶ 16.2.1), epileptische Anfälle (▶ 16.2.2), kardiale Dekompensation (z. B. Lungenembolie ▶ 5.6.7; Herzrhythmusstörungen ▶ 5.9.3)
- **Subakut innerhalb von Stunden:** V. a. epidurales Hämatom (▶ 5.10.3), Hirnkontusion, hypertensive Krise (▶ 5.7.4), Meningitis/Enzephalitis (▶ 5.5.6), Sepsis (▶ 5.1.3), Alkoholentzugsdelir (▶ 16.1.8), Intoxikation (▶ 8), Hypoglykämie (▶ 18.12)
- **Innerhalb von Tagen:** subdurales Hämatom (▶ 5.10.3), Elektrolytstörungen, Hyperglykämie (▶ 18.12), Medikamentenüberdosierung, Hypoxämie (▶ 5.10.6)

Grund- und Begleiterkrankungen
- Kopfschmerzen:
  - Zusätzlich Übelkeit, Erbrechen → V. a. zerebrale Ischämie (▶ 16.2.1), hypertensive Krise (▶ 5.7.4), Meningitis/Enzephalitis (▶ 5.5.6)
  - Zusätzlich Krämpfe → V. a. zerebrale Blutung (▶ 5.10.3)
  - Plötzlicher, massiver Kopfschmerz → V. a. SAB (▶ 5.5.7)
- Diabetiker (▶ 18.12) → V. a. Hypoglykämie, Hyperglykämie, Sepsis
- Hypertonie → V. a. Hirnblutung (▶ 5.10.3), hypertensive Krise (▶ 5.7.4)
- Kardiovaskuläre Erkr., Risikofaktoren → V. a. zerebrale Ischämie (▶ 16.2.1)
- Fieber/Infekt vorausgegangen (z. B. Sinusitis, Rhinitis, Otitis) → V. a. Meningitis/Enzephalitis (▶ 5.5.6)
- Alkoholabusus → V. a. Alkoholintoxikation (▶ 16.1.13), chronisch subdurales Hämatom (▶ 5.10.3), postiktaler Dämmerzustand (▶ 16.2.2), SHT (▶ 7.1.3)
- Epilepsie → postiktaler Dämmerzustand (▶ 16.2.2)
- Depression → V. a. Suizidversuch (▶ 16.1.6)
- Trauma → V. a. epi-/subdurales Hämatom (▶ 5.10.3), Contusio/Commotio cerebri
- Malignom, Immundefizit → V. a. Hirndruck bei Tumor/Metastasen (▶ 5.10.7), Meningitis/Enzephalitis (▶ 5.5.6)
- Schwangerschaft → V. a. EPH-Gestose (▶ 15.6.6)

Medikamentenanamnese
- Antikoagulanzien, z. B. Marcumar®, ASS, NOAK → Blutungsneigung
- Neuroleptika, Sedativa, Lithium → Intoxikation möglich

Ausführliche Medikamentenanamnese schriftlich festhalten und Notarzt mitgeben.

Leitbefunde

Tiefe der Bewusstlosigkeit Beurteilung des Komagrads und Einstufung nach Glasgow Coma Scale ▶ Tab. 22.1.

Kreislaufkontrolle
- Schockzeichen (▶ 4.6): RR ↓, Kaltschweißigkeit, Blässe, Akrozyanose, schwacher bis nicht tastbarer Puls, meist Tachykardie, Tachypnoe → Schocktherapie
- Bei fehlendem Puls sofort mit Reanimation beginnen (▶ 4.1)

BZ-Kontrolle
Atmung
- Auskultatorisch feuchte RG → V. a. kardiale Dekompensation (▶ 5.6.8), Pneumonie (▶ 5.6.5) (feuchte klingende RG)
- Kußmaul-Atmung → V. a. metabolische Azidose, z. B. Hyperglykämie (▶ 18.12)
- Cheyne-Stokes-Atmung → z. B. Intoxikationen (▶ 8), Hirndrucksteigerung (▶ 5.10.7)
- Hypoventilation → Verlegung der Atemwege (▶ 5.6.12), Hypothyreose
- Hyperventilation → V. a. Thyreotoxikose (▶ 5.10.9), Mittelhirnläsion (▶ 5.10.3, ▶ 16.2.1)

Pupillen
- Miosis → z. B. Opiate (▶ 8), Sympatholytika, Parasympathomimetika, Ponsblutung (▶ 5.10.3), Horner-Syndrom (zusätzlich Ptose, Enophthalmus)
- Mydriasis → z. B. Kokain, Parasympatholytika (z. B. Scopolamin), Sympathomimetika, mit Bewusstseinsstörung, Zeichen einer Einklemmung, zerebraler Krampfanfall (▶ 16.2.2)
- Anisokorie: intrakranielle Raumforderung, Alkohol (▶ 16.1.13), Glaukomanfall (▶ 13.4.2), Migräne (▶ 4.5.3), Iritis / Iridozyklitis. **DD:** einseitige Augentropfenbehandlung, Z. n. Augen-OP

Spontanmotorik
- Parese → V. a. zerebrale Ischämie (▶ 16.2.1), zerebrale Blutung (▶ 5.10.3), Tumor (▶ 5.10.7)
- Hyperkinesen → V. a. metabolische oder toxische Hirnschädigung
- Schlaffer Muskeltonus → V. a. Intoxikation mit Barbituraten, Tranquilizern (▶ 8)
- Rigor (akinetische Krise) → V. a. Parkinson-Syndrom (▶ 16.2.5)

Reflexe Nur orientierende Reflexprüfung (▶ 3.1.2).
- MER: gesteigert bei Läsionen der Hirnrinde oder der Pyramidenbahnen
- Pyramidenbahnzeichen: Babinski-Reflex
- Hirnstammreflex: okulozephaler Reflex, passive Kopfbewegung führt zu gegenläufiger Bulbusbewegung (beim wachen Pat. nicht) → Mittelhirn- oder Hirnstammläsion

Foetor
- Alkohol → V. a. Alkoholintoxikation (▶ 16.1.13)
- Azeton / Obst → V. a. Coma diabeticum (▶ 18.12)
- Erdig, leberartig → V. a. Coma hepaticum (▶ 5.10.5)
- Harn → V. a. urämisches Koma (▶ 5.10.4)

Haut
- Schwitzen → V. a. Hypoglykämie (▶ 18.12)
- Heiße, trockene Haut → V. a. thyreotoxische Krise (▶ 5.10.9)
- Ikterus, Leberhautzeichen → V. a. Coma hepaticum (▶ 5.10.5)
- Schmutzig-braune Haut → V. a. urämisches Koma (▶ 5.10.4)

- Gesichtsrötung → V. a. Hypertonie (▶ 5.7.4), Coma diabeticum (▶ 18.12), Sepsis (▶ 5.1.3)
- Blässe → V. a. Schock (▶ 4.6), Hypoglykämie (▶ 18.12)
- Petechien → V. a. Meningitis / Enzephalitis (▶ 5.5.6)

Meningismus → V. a. Meningitis, Meningoenzephalitis (▶ 5.5.6), SAB (▶ 5.5.7), Hirnblutung (▶ 5.10.3)

 BZ-Stix bei jedem Koma.

Alter des Patienten
- **Alte Menschen:** eher Exsikkose (▶ 5.10.12), Hypo-, Hyperglykämie (▶ 18.12), zerebrale Ischämie (▶ 16.2.1), chronisch subdurales Hämatom (▶ 5.10.3)
- **Jugendliche:** eher Intoxikation (▶ 8), Drogen, postiktaler Dämmerzustand (▶ 16.2.2), diabetisches ketoazidotisches Koma (▶ 18.12), Meningitis / Enzephalitis (▶ 5.5.6)

5.10.2 Maßnahmen bei Bewusstlosigkeit

- **Klinikeinweisung** sofort mit NAW, ggf. Hubschrauber in Klinik mit Intensivstation
- **Vorstellung,** nur nach rasch abgeklungenem Krampfanfall mit kurzem postiktalem Dämmerzustand und bekannter Epilepsie, baldmöglichst ambulant beim Neurologen

- Stabile Seitenlage bei Erbrechen, bei V. a. Hirndruck Oberkörper und Kopf hoch lagern (30–40°)
- O_2-Gabe
- Sicherung der Atemwege
- Bei Ateminsuffizienz Guedel- / Wendl-Tubus (Aspirationsschutz), Maskenbeatmung, Intubation
- I. v. Zugang, Infusion (z. B. 500 ml Ringer-Lsg.)
- Bei BZ-Entgleisung:
  - Hypoglykämie: 10 ml Glukose 40 % i. v., neben schnell laufender Infusion
  - Hyperglykämie: 500–1 000 ml NaCl 0,9 % i. v
- $RR_{syst.}$ < 110 mmHg → Volumensubstitution
- $RR_{syst.}$ > 190 mmHg, $RR_{diast.}$ > 110 mmHg (hypertensive Krise ▶ 5.7.4) → 5 mg Nitrendipin oral (z. B. Bayotensin Akut®-Phiole), ggf. wiederholen (**cave:** RR nicht < 160 / 100 mmHg senken)
- Bei Opioidintoxikation: Naloxon 0,1–0,2 mg sehr langsam i. v. (z. B. Naloxon ratio®); **cave:** Entzugssymptomatik
- Bei Hirntumor / -metastasen und begleitendem Hirnödem: Dexamethason 40 mg als ED i. v. (z. B. Fortecortin®, Dexa ratio®).

5.10.3 Apoplexie

Zerebrale Ischämie (▶ 16.2.1) und intrazerebrale Blutung sind präklinisch nicht zu unterscheiden (85 % der Hemiparesen durch Hirninfarkt, 15 % durch intrazerebrale Blutung ▶ Tab. 5.5).

Tab. 5.5 Blutungsformen

Blutung	Akute Symptomatik	Vorgeschichte	Wichtigste Differenzialdiagnosen
Supratentorielle Blutung (meist Capsula interna, Stammganglien; meist Aneurysma-/Angiomblutung)	Heftige Kopfschmerzen, Krampfanfälle, rasche Bewusstseinstrübung bis zum Koma, evtl. Hemiparese, Aphasie; bei Ventrikeleinbruch: Streckkrämpfe, enge Pupillen	Chronische Kopfschmerzen, Übelkeit, Erbrechen; evtl. bekanntes Anfallsleiden	Apoplektischer Insult (▶ 5.10.3), Meningitis (▶ 5.5.6), Abszess, Trauma (▶ 7.1), Tumorleiden (▶ 5.10.7)
Infratentorielle Blutung (Hirnstamm)	Rascher Bewusstseinsverlust bis zum Koma, Streckkrämpfe, Miosis, Ausfall okulozephaler Reflexe, oft Störung der Atmung	Hypertonie	Hirnstammischämie
Subarachnoidalblutung (▶ 5.5.7), am häufigsten Aneurysmablutung	Schlagartig „vernichtende" Kopfschmerzen „wie nie zuvor"; Übelkeit, Erbrechen, Somnolenz bis Koma	Hämorrhagische Diathese, Leukämie, Trauma, arterielle Hypertonie	Meningitis (▶ 5.5.6)
Epidurales Hämatom	Evtl. primär Kopfschmerz, Übelkeit, Erbrechen, psychomotorische Unruhe, Bewusstseinsstörung, sekundär progrediente neurologische Herdzeichen: Hemiparese, einseitige Mydriasis (Okulomotoriusparese)	Trauma (evtl. nur gering), oft Fraktur der Temporalschuppe; freies Intervall (mind. – 12 h) zwischen flüchtiger initialer Bewusstlosigkeit und erneuter progredienter Eintrübung (15–20 %)	Kontusionsblutung, akutes subdurales Hämatom, Tumorblutung
Akutes subdurales Hämatom	Wie epidurales H., langsamere Entwicklung, weniger dramatisch, innerhalb von Stunden zunehmende Vigilanzstörung	Trauma; insbes. bei älteren Pat. auch nach Bagatelltrauma	Kontusionsblutung, akutes epidurales Hämatom
Chronisches subdurales Hämatom	Motorische Halbseitensymptomatik; fokale, seltener generalisierte Krampfanfälle (▶ 16.2.2), Koma eher selten	Trauma vor Wo. bis Mo.; langsam zunehmende Kopfschmerzen sowie Bewusstseins-/Antriebsstörung; evtl. langsam fortschreitendes organisches Psychosyndrom mit Apathie, Konzentrationsschwäche, Verwirrtheit	Demenz (▶ 16.1.12), TIA (▶ 16.2.1), endogene Psychose (▶ 16.1.7)

Symptome
- Hemiparese, Augenschluss oft einseitig etwas schwächer, Fazialis-Mundastschwäche, evtl. motorische/sensorische Aphasie, oft Hemihypästhesie
- Starke Kopfschmerzen
- Gleichgewichtsstörungen
- Bewusstseinsstörung bis Koma bei Hirndrucksteigerung
- Bei Hirnstammbeteiligung: Pupillenstörungen, Augenmuskel-/Blicklähmung, Fazialisparese, Nystagmus, evtl. Störungen des Atemrhythmus

Anamnese
- Vorerkrankungen:
  - Stattgehabte Apoplexie
  - Tumorerkrankung
  - Epilepsie (postiktale Parese)
  - Migräne (Migraine accompagnée)
  - Absolute Arrhythmie bei Vorhofflimmern (Embolus)
  - Arterielle Hypertonie
- Begleitsymptome: Fieber (Enzephalitis, Hirnabszess)
- Medikamentenanamnese: Antikoagulanzien, Antihypertensiva

Diagnostik
- Leitbefunde bei Bewusstlosigkeit
- Vitalparameter: RR, HF, AF, BZ, Temp
- Neurologische Untersuchung (▶ 3.1.2)
- Auskultation: Arhythmie, Vitium, Strömungsgeräusch über den Karotiden
- Pupillen: Anisokorie, verzögerte Reaktion z. B. bei epiduralem Hämatom, Hirnstammläsion
- Meningismusprüfung: insbesondere bei V. a. SAB (▶ 5.5.7)
- Hirnstammblutung: Phänomen des Ocular Bobbing (plötzliche konjugierte Abwärtsbewegung der Augen mit langsamer Rückstellung)
- Augenspiegelung (sofern möglich): Stauungspapille

Differenzialdiagnosen Hypoglykämie (▶ 18.12), Migraine accompagnée (▶ 16.2.6), Tumor (▶ 5.10.7), Metastase (▶ 5.10.7).

Maßnahmen
- Sicherung der Atemwege
- O_2-Gabe
- Bei Ateminsuffizienz Guedel-/Wendl-Tubus (Aspirationsschutz), Maskenbeatmung, Intubation
- I. v. Zugang, Infusion (z. B. 500 ml Ringer-Lsg.)
- RR-Regulation:
  - Ziel-$RR_{syst.}$ nicht < 160 mmHg
  - $RR_{syst.}$ < 110 mmHg → Volumensubstitution
  - $RR_{syst.}$ > 190 mmHg → 5 mg Nitrendipin s. l. (z. B. Bayotensin Akut®-Phiole), ggf. wiederholen.
- Symptomatische Maßnahmen bei Krampfanfall (▶ 16.2.2), z. B. Tavor Expidet® 1 mg bukkal, Midazolam 2,5 mg bukkal (z. B. Buccolam® 2,5 mg), Diazepam 5 mg i. v. (z. B. Valium®)

> Keine i. m. Injektion wegen möglicher Lysetherapie. Keine Thrombozytenaggregationshemmer vor Ausschluss einer zerebralen Blutung.

Klinikeinweisung sofort mit NAW in Klinik mit Stroke Unit.

5.10.4 Urämisches Koma

Bei chron. Nierenversagen, akutes Nierenversagen im präklinischen Bereich von geringer Relevanz.

Symptome / Prodromi
- Akutes Nierenversagen: rasche Ermüdbarkeit, Übelkeit, Somnolenz, Verwirrtheit, Koma bei Hirnödem
- Chronisches Nierenversagen: Schwäche, Pruritus, Kopfschmerz, Café-au-Lait-Farbe der Haut, Konzentrationsschwäche, Somnolenz, Psychosen, tonisch-klonische Krampfanfälle, Koma, evtl. zunehmende Ödeme
- Urämischer Foetor

Anamnese Bei chronischem Nierenversagen oft Nierenleiden bekannt, Gewichtszunahme.

Diagnostik Notfallcheck (▶ 4.3.1), BZ-Stix, Foetor! Neurologische Untersuchung (▶ 3.1.2).

Differenzialdiagnose Hypertensive Enzephalopathie.

Maßnahmen I. v. Zugang (Shuntarm schonen!); Freihalten der Atemwege, RR-Kontrolle, **cave:** keine Flüssigkeitsgabe.

Klinikeinweisung sofort mit NAW in Klinik mit Dialysestation.

5.10.5 Hepatische Enzephalopathie

Ätiologie
- **Leberzirrhose** als Spätfolge verschiedenster Lebererkrankungen
- **Leberversagen** bei malignen Lebertumoren, Metastasen
- **Akutes Leberversagen,** z. B. bei Virushepatitis, toxischem Leberschaden (Paracetamol, Knollenblätterpilz)

Symptome (Stadien der hepatischen Enzephalopathie)
- **Stadium 1:** beginnende Somnolenz, Konzentrationsschwäche, Verlangsamung, Verwirrung, verwaschene Sprache
- **Stadium 2:** Somnolenz, Apathie, Veränderung der Schriftproben, grobschlägiger Tremor (Flapping Tremor)
- **Stadium 3:** schläfrig, noch erweckbar, beginnender Foetor hepaticus, Flapping Tremor noch vorhanden
- **Stadium 4:** Koma, keine Reaktion auf Ansprache und Schmerzreiz, Kornealreflex erloschen, Foetor hepaticus deutlich ausgeprägt, Tremor fehlt

Anamnese
- Leberzirrhose unterschiedlicher Genese bekannt
- Gastrointestinale Blutung
- Fieberhafter Infekt vorangegangen
- Eiweißreiches Essen
- Diuretikatherapie mit Hypovolämie
- Bekannte Malignomerkrankung
- Intoxikation möglich

Diagnostik
- Erfassen der Vitalparameter: RR, HF, AF, BZ, Temp
- Einschätzung des Stadiums der hepatischen Enzephalopathie
- Neurologische Untersuchung (▶ 3.1.2)

Maßnahmen **Stadium 1:** Behandlung der Faktoren, die die Verschlechterung auslösen, Absetzen von Diuretika und Sedativa, Alkoholkarenz, Unterdrückung der Ammoniak bildenden Darmflora durch Laktulose 3 × 15 ml/d p.o. (z.B. Bifiteral®).

Klinikeinweisung in den Stadien 2 bis 4.

Abwendbar gefährlicher Verlauf
Fortschreitendes Leberversagen.

5.10.6 Bewusstseinsstörung bei Hypoxämie und Hyperkapnie

Differenzialdiagnostischer Überblick I.d.R. stehen die Symptome der Grunderkr. im Vordergrund.
- **Kardiale Erkrankungen:** z.B. dekompensierte Herzinsuffizienz (▶ 5.6.8)
- **Lungenerkrankungen:** z.B. COPD (▶ 5.6.6), Pneumonie (▶ 5.6.5)
- **Störung des Zentralnervensystems:** z.B. ischämischer Schlaganfall (▶ 16.2.1), Intoxikation (▶ 8)
- **Außerdem:** z.B. Rippenserienfrakturen (▶ 7.1.11), Pleuraerguss, Pneumothorax (▶ 5.6.11), Laryngospasmus, Fremdkörperaspiration (▶ 5.6.12), Glottisödem

Symptome Dyspnoe, Zyanose. Unruhe, Tremor, verwaschene Sprache, Koordinationsstörungen, Somnolenz, Koma, Atemstillstand.

Anamnese Typische Verschlechterung bei chron. Erkrankung (z.B. Exazerbation bei chron. obstruktiver Atemwegserkr.).

Diagnostik
- RR, HF, AF, BZ, Temp., O_2-Sättigung
- Neurologische Untersuchung (▶ 3.1.2)
- Auskultation: Herztöne, Stauung, Spastik
- Bei Bewusstlosigkeit (▶ 5.10.1)

Maßnahmen Entsprechend der Grunderkr.

Klinikeinweisung bei progredientem Verlauf oder Koma mit NAW.

Abwendbar gefährlicher Verlauf
Zunahme der Hypoxämie und Hyperkapnie mit Koma und Atemstillstand.

5.10.7 Hirntumoren, Hirnmetastasen

Meist Hirnmetastasen, z.B. bei Bronchial- und Mammakarzinom. Primäre Hirntumoren, z.B. Gliome. Verlauf mit zunehmendem Hirndruck.

Symptome Benommenheit, Bewusstseinsstörungen, Kopfschmerzen, Übelkeit, morgendliches Erbrechen, Krampfanfälle, psychische Veränderung mit nivellierter Affektivität, Verlangsamung, Apathie, Konzentrations-, Erinnerungs- und Orientierungsstörung, motorische und / oder sensible Ausfälle.

Aamnese
- Bekannte Tumorerkrankung
- Dauer und Progredienz der Symptomatik

Diagnostik
- Erfassen der Vitalparameter: RR, HF, AF, BZ, Temp
- Neurologische Untersuchung (▶ 3.1.2):
  - Meningismus
  - Pupillenreaktion
  - Augenhintergrund (Stauungspapille)

Differenzialdiagnosen Hirnödem, hypertensive Krise (▶ 5.7.4), Trauma, Hirnvenenthrombose (▶ 5.5.9), Hydrozephalus, apoplektischer Insult (▶ 5.10.3), Hirnblutung (▶ 5.10.3).

Maßnahmen
- Klärung des Patientenwunsches zur weiteren Therapie oder Therapiebegrenzung
- Oberkörperhochlagerung
- Dexamethason 3 × 8 mg / d p. o. oder i. v. (z. B. Fortecortin®)
- Analgesie, z. B. Metamizol 4 × 500 mg / d p. o. (z. B. Novalgin®), weitere Schmerztherapie nach WHO-Stufenschema (▶ 20.1)

> **Klinikeinweisung** bei unklarer oder zunehmender Symptomatik, Bewusstseinsstörung mit NAW.

> **Abwendbar gefährlicher Verlauf**
> Zunehmende Hirndrucksymptomatik, Krampfanfälle.

5.10.8 Hitzebelastung

Störung der Thermoregulation durch Hitzebelastung, verstärkt durch Vasodilatation, Kochsalzverlust und Sonnenbestrahlung auf Kopf und Nacken.

Symptome
- **Hitzekollaps:** Hypotonie, Schwindel, Übelkeit, Rötung der Haut, Kerntemperatur nicht wesentlich erhöht
- **Sonnenstich:** Schwindel, Übelkeit, Kollaps, Krämpfe, Kerntemperatur normal bis leicht erhöht
- **Hitzschlag:** Schwindel, Kollaps, zunächst rotes, später blasses Hautkolorit, Krämpfe, Schock, erhöhte Kerntemperatur
- **Salzverarmung:** Mattigkeit, Kollaps, Reizbarkeit, Muskelkrämpfe, normale Kerntemperatur
- **Dehydratation:** Schläfrigkeit, Verwirrtheit, Unruhe, Koma mit Kerntemperaturanstieg

Anamnese Insolation, körperliche Anstrengung, bei starker Sonneneinstrahlung und hoher Luftfeuchtigkeit.

5.10 Bewusstlosigkeit

Diagnostik Notfallcheck (▶ 4.3.1), ggf. neurologische Untersuchung (▶ 3.1.2), Temperaturkontrolle, BZ-Stix.

Differenzialdiagnosen Herzrhythmusstörungen (▶ 5.9.3), Epilepsie (▶ 16.2.2), Hypoglykämie (▶ 18.12), Hypoxie (▶ 5.10.6).

Maßnahmen
- **Hitzekollaps:** Lagerung in kühler Umgebung, beengende Kleidung lösen, Kreislaufkontrolle, Flachlagerung
- **Sonnenstich:** zusätzlich Haut leicht befeuchten
- **Hitzschlag:** Lagerung in kühler Umgebung, Kreislaufkontrolle, i. v. Zugang und Flüssigkeitsgabe, z. B. NaCl 0,9 % → sofortige Krankenhauseinweisung zur Schocktherapie
- **Salzverarmung:** orale Gabe kochsalzreicher Flüssigkeit, z. B. Brühe, ggf. i. v. Zugang und Gabe von NaCl 0,9 %
- **Dehydratation:** Kreislaufkontrolle, Flüssigkeitsersatz p. o. oder i. v., bei Bewusstseinsstörung → KH-Einweisung

Klinikeinweisung sofort bei Krämpfen, Delirium und Koma mit NAW.

Abwendbar gefährlicher Verlauf
Schock mit Multiorganversagen, Hirnödem.

5.10.9 Hyperthyreote Krise

Ätiologie
- Nach Beenden thyreostatischer Behandlung
- Nach Jodaufnahme bei Schilddrüsenautonomie, z. B. Röntgenkontrastmittel
- Nach Operation oder Infekt bei florider Hyperthyreose

Symptome Übergang von Hyperthyreose zur Krise innerhalb von Stunden oder Tagen:
- Tachykardie oder Tachyarrhythmia absoluta
- Unruhe, delirantes Zustandsbild
- Fieber, Schwitzen, Exsikkose
- Erbrechen, Diarrhö
- Muskelschwäche, Adynamie
- Zunehmende Bewusstseinsstörungen
- Somnolenz, Koma

Anamnese
- Klinische Zeichen einer Hyperthyreose: Unruhe, Schlaflosigkeit, Gewichtsabnahme, Durchfälle, Tachykardie, Tremor
- Vorbekannte Hyperthyreose
- Medikamentenanamnese

Diagnostik
- Notfallcheck (▶ 4.3.1), ggf. neurologische Untersuchung (▶ 3.1.2), bei ausgeprägter kardialer Symptomatik auch allgemeinmedizinische Basisuntersuchung (▶ 3.1.1)
- Evtl. tast- und hörbares Schwirren über der Schilddrüse

Differenzialdiagnosen Febrile Zustände, Psychose (▶ 16.1.7), Missbrauch von Kokain und Amphetaminen (▶ 8).

Maßnahmen I. v. Zugang, Flüssigkeitssubstitution mit z. B. NaCl 0,9 %.

Klinikeinweisung sofort mit NAW; Diagnosesicherung und intensivmedizinische Überwachung.

Abwendbar gefährlicher Verlauf
Kardiale Dekompensation.

5.10.10 Hyperkalzämische Krise

Gesamtkalzium i. S. > 3,5 mmol / l.

Ätiologie
- Endokrin bei Hyperparathyreoidismus
- Tumorinduziert:
  - Osteolysen durch Knochenmetastasen, z. B. bei Bronchial-, Mamma-, Prostatakarzinom, multiplem Myelom
  - Paraneoplastisch durch Bildung parathormonverwandter Peptide
- Medikamentenbedingt: Vitamin-D-Intoxikation

Symptome
- Übelkeit, Erbrechen
- Polyurie, Polydipsie, Exsikkose
- Muskelschwäche
- Herzrhythmusstörungen
- Delirante Zustände, Somnolenz, Koma

Anamnese
- Bekanntes Tumorleiden
- Eingenommene Medikamente

Diagnostik RR, Puls, Temperatur ↑, BZ-Stix. Neurologische Untersuchung (▶ 3.1.2).

Differenzialdiagnosen Intrazerebrale Raumforderungen (z. B. Hirnmetastasen ▶ 5.10.7), intrazerebrale Blutung (▶ 5.10.3), Hypo- und Hyperglykämie (▶ 18.12), Sepsis (▶ 5.1.3).

Maßnahmen
- I. v. Zugang, 500 ml NaCl 0,9 % mit 40 mg Furosemid (z. B. Lasix®)
- Sicherung der freien Atemwege

Klinikeinweisung sofort mit NAW.

Abwendbar gefährlicher Verlauf
Unbehandelt führt die hyperkalzämische Krise zum Tod.

5.10.11 Nebennierenrindeninsuffizienz

Lebensbedrohliche akute NNR-Insuffizienz. Im Bereitschaftsdienst eine Seltenheit.
Syn.: Hypokortisolismus, Morbus Addison.

Ätiologie
- Akutes Absetzen der Kortisonsubstitution nach Langzeitbehandlung
- NNR-Infarkt bei Sepsis (Waterhouse-Friderichsen-Syndrom)
- NNR-Blutung bei Antikoagulanzientherapie
- Destruktion der NNR durch Metastasen, Infektionen oder Autoimmunprozess

Symptome
- Schwäche, rasche Ermüdbarkeit, Hypotonie, Hypoglykämie
- Übelkeit, Erbrechen, Pseudoperitonitis, Durchfälle, Oligurie → hypotone Dehydratation
- Anfangs Untertemperatur, später Exsikkosefieber
- Delir, Koma
- Nur bei chronischer Insuffizienz typische Hyperpigmentierung der Haut und Schleimhäute (Braunfärbung der Hand- und Fußlinien)
- Bei Waterhouse-Friderichsen-Syndrom hohes Fieber, Schock, Meningismus, petechiale Haut- und Schleimhautblutung

Anamnese Medikamentenanamnese: Kortison-Langzeitbehandlung.

Diagnostik Notfallcheck (▶ 4.3,1), BZ-Stix, Temperatur ↑, neurologische Untersuchung (▶ 3.1.2), ggf. allgemeinmedizinische Basisuntersuchung (▶ 3.1.1).

Differenzialdiagnosen Sepsis bei Peritonitis (▶ 5.1.3, ▶ 5.2.3), Hypoglykämie (ist auch Symptom einer Addison-Krise), Koma bei Exsikkose (▶ 5.10.12).

Maßnahmen
- Asservieren einer Blutprobe zur Bestimmung von Kortisol und ACTH
- I. v. Zugang
- Infusion von NaCl 0,9 % oder 5 % Glukose-Lsg., **keine** kaliumhaltigen Lsg
- Hydrocortison 100 mg i. v. (z. B. Hydrocortison®)

 Klinikeinweisung sofort mit NAW.

5.10.12 Exsikkose

Gefährdet sind:
- Kinder: Dehydratation im Rahmen einer Gastroenteritis
- Alte Patienten (▶ 18.7): Exsikkose häufige Ursache für Verwirrtheit und / oder Halluzination

Symptome
- Durst, trockene Schleimhäute, trockene Zunge, verminderter Speichelfluss, Hautfalte am Handrücken bleibt stehen (unsicheres Zeichen), Oligurie
- Temperatursteigerung, Fieber
- Delirante Zustände, Verwirrtheit, Lethargie
- Koma, evtl. Krämpfe

Anamnese
- Fieber
- Erbechen, Diarrhö
- Trink- oder Schluckstörung: Apoplex, Demenz, Gebrauchsbehinderung der Hände, Vernachlässigung
- Vermehrter Wasserverlust, z. B. durch Schwitzen, Fieber, Durchfälle
- Begleiterkrankungen: Diabetes mellitus (Hyperglykämie), Diabetes insipidus, kognitive Einschränkungen
- Vormedikation: Diuretikaeinnahme

Diagnostik
- Notfallcheck (▶ 4.3.1), RR, HF, AF, BZ, Temp
- Bei Bewusstlosigkeit ▶ 5.10.1
- Neurologische Untersuchung (▶ 3.1.2)

Maßnahmen
- Bei Kindern: orale Rehydratationslösungen, die sowohl Natrium als auch Glukose enthalten, z.B. Oralpädon® 240 oder Infectodiarrstopp® Lsg.: kleine Mengen per Löffel oder Spritze verabreichen (2–3 ml/Min.)
- Bei Erwachsenen: Flüssigkeitsersatz, Tagestrinkmenge möglichst > 2 l
- Bei geriatrischen Patienten (▶ 18.7):
  - Strukturiertes animiertes Trinkregime
  - S.c. Infusion von Tutofusin® Lsg.

> **Zum Ausgleich des Flüssigkeitsverlusts: Fanconi-Lösung**
> - 1 Essl. Zucker und etwas Salz
> - 500 ml Orangensaft
> - 500 ml schwarzer Tee
> - 500 ml Wasser

> **Klinikeinweisung** bei Kindern frühzeitige Einweisung; bei zunehmender Eintrübung; bei alten Pat. Einweisung vermeiden, da Verwirrtheit in fremder Umgebung eher noch zunimmt.

> **Abwendbar gefährlicher Verlauf**
> Nierenversagen, Koma.

5.11 Lähmungen und Dyskinesien

Gabriele Fobbe

5.11.1 Zerebrale Lähmungen

Differenzialdiagnostischer Überblick
- **Zerebrale Ischämie (80 %) oder Blutung (15–20 %)** (▶ Tab. 5.6, ▶ 16.2.1 und ▶ 5.10.3): zusätzlich meist Kopfschmerzen, Übelkeit, Erbrechen, Bewusstseinsstörung; anamnestisch evtl. TIA/PRIND, KHK, Hypertonie
- **Hirntumor/Metastase** (▶ 5.10.7): meist bekanntes Tumorleiden, Kopfschmerzen, Übelkeit, Erbrechen
- **Meningitis/Enzephalitis/Hirnabszess** (▶ 5.5.6): Fieber, Kopfschmerzen, Meningismus, Übelkeit, Erbrechen, evtl. Bewusstseinsstörungen

Anamnese
- Vorerkrankungen: TIA, AA bei Vorhofflimmern → V.a. Embolie, arterielle Hypertonie, Malignom, Krampfleiden, multiple Sklerose
- Vormedikation: Antikoagulanzien → erhöhtes Blutungsrisiko
- Begleitsymptome: Fieber → V.a. Enzephalitis, Abszess

Symptome

Tab. 5.6 Lähmungen bei zerebralen Läsionen

Lokalisation	Symptome
Großhirn	Kontralaterale Hemiparese, zunächst schlaff, später spastisch, Hemianopsie, Aphasie, Sensibilitätsstörungen, Fazialis-Mundastschwäche; bei kleinerer Läsion auch Monoparese möglich
Hirnstamm	Hemiparese an Armen und Beinen kontralateral bei einseitiger Hirnstammläsion, Tetraparese bei bilateraler Hirnstammläsion, zusätzlich Hirnnervenstörung, Pupillenstörung, Augenmuskel- und Blicklähmung, Parese der mimischen Muskeln, Schluckstörung, Dysarthrie, Nystagmus, evtl. Ausfall von Hirnstammreflexen, bei bilateraler Schädigung rasche Progredienz zur Bewusstseinsstörung
Kleinhirn	Koordinationsstörung, Ataxie, Dysmetrie, Dysarthrie

Diagnostik
- Kontrolle der Vitalparameter RR, HF, AF, BZ, Temp.
- Neurologische Untersuchung (▶ 3.1.2)

Maßnahmen
- Aspirationsprophylaxe (stabile Seitenlage)
- I. v. Zugang
- Blutdruckregulation:
  - Wenn RR nicht > 180 / 100 mmHg → zunächst keine RR Senkung
  - Bei Hypotonie: Volumensubstitution mit Ringer-Acetat
  - Bei Hypertonie Urapidil 25 mg i. v. (z. B. Ebrantil® ½ Amp.)
- Bei Hypoglykämie 10 ml Glukose 40 % i. v. neben schnell laufender Infusion

Klinikeinweisung sofort mit NAW.

Abwendbar gefährlicher Verlauf
Progredienz, Koma, Aspiration.

5.11.2 Rückenmarksyndrome

Anamnese
- Trauma: Rückenschmerzen mit Verhebetrauma → V. a. BS-Prolaps
- Vorerkrankungen:
  - Aneurysma bekannt → V. a. spinale Ischämie
  - Tumoranamnese → V. a. path. Fraktur
  - Antikoagulanzien → V. a. Blutung
- Begleitsymptome (▶ Tab. 5.7):
  - Fieber → V. a. Abszess, Myelitis
  - Störungen der Blasen- / Mastdarmfunktion

Symptome

Tab. 5.7 Symptome bei Rückenmarkläsionen

Syndrom	Ursache	Symptomatik
Querschnittssyndrom	Meist traumatisch, gelegentlich entzündlich (Querschnittsmyelitis), akute Ischämie (A.-spinalis-anterior-Syndrom), Blutung, Abszess, Tumor	Komplette, schlaffe Lähmung unterhalb der Läsion, vollständige Blasenlähmung (atone Überlaufblase), Darmlähmung, Verlust der Potenz, Ausfall der Sensibilität, Areflexie der Eigen- und Fremdreflexe, Ausfall der Gefäßregulation
Braun-Séquard-Syndrom (halbseitige Rückenmarkschädigung)	Intramedullärer Tumor, Trauma, Abszess, Myelitis, spinale Ischämie	Schlaffe Parese mit Analgesie und Anästhesie in Höhe der Läsion, unterhalb spastische Parese, Aufhebung der Lageempfindung, der Vibrationsempfindung, MER (↑), kontralateral Störung der Schmerz- und Temperaturempfindung (dissoziierte Sensibilitätsstörung) unterhalb der Läsion. Keine Blasen- und Mastdarmlähmung
Zentrale Rückenmarkläsion	Intermedulläre Tumoren, Syringomyelie, Contusio spinalis, Durchblutungsstörungen der A. spinalis	Bds. dissoziierte Empfindungsstörungen in Läsionshöhe mit segmentaler schlaffer Parese. Spastische Lähmung unterhalb
Konus-Syndrom	Tumor, vaskuläre Insuffizienz, Massenprolaps, entzündlich	Schlaffe Blasenlähmung, Mastdarminkontinenz, Impotenz, Reithosenanästhesie
Cauda-Syndrom	Am häufigsten medialer Massenprolaps, maligner Prozess, gutartige Raumforderung	Zunächst radikulärer Schmerz bds., nach Stunden bis Tagen Anästhesie, schlaffe Lähmung, in den Zehen beginnend, zu den Unterschenkeln aufsteigend. Areflexie, Blasen- und Mastdarminkontinenz, Impotenz, fehlender Analreflex
Wurzelkompression durch Diskushernie	Prolaps des Nucleus pulposus, Kompression einer Rückenmarkwurzel	Segmentale Schmerzen, Hypästhesie und Hypalgesie, Abschwächung des Eigenreflexes, später Taubheitsgefühl mit Lähmung

Diagnostik
- Kontrolle der Vitalparameter RR, HF, AF, BZ, Temp
- Neurologische Untersuchung (▶ 3.1.2)

Differenzialdiagnosen Guillain-Barré-Syndrom, multiple Sklerose (▶ 16.2.4).

Maßnahmen
- Bei Traumaanamnese (z. B. Wirbelsäulentrauma, ▶ 7.1.9) möglichst keine Manipulation vornehmen, Transport mit Vakuummatratze, Bewegung nur unter Längszug; ansonsten Rückenlage
- Bei Hypotonie (RR < 100 mmHg syst.) Volumenersatz

Klinikeinweisung sofort mit NAW, schonend, auf Vakuummatratze, in Klinik mit Neurochirurgie.

5.11.3 Muskelschwäche und generalisierte Lähmungen

Abwendbar gefährlicher Verlauf
Kompletter Querschnitt.

Differenzialdiagnostischer Überblick
- **Guillain-Barré-Syndrom:** Parästhesien und Schmerzen an den Füßen, aufsteigende schlaffe Lähmung, Reflexverlust, Schlucklähmung, Fazialis-, Hypoglossus- und Accessorius-Lähmung. Vollbild mit Tetraparese, Blasen- und Sphinkterlähmung. Vorausgegangener, unspezifischer Infekt → **Klinikeinweisung**
- **Myasthenische Krise:** meist Diagnose bekannt. Muskelschwäche, Schluck- und Atemstörung, Blässe, weite Pupillen, Tachykardien, Hypotonie → **Klinikeinweisung**
  Cave: Benzodiazepine, Kalziumantagonisten, viele Antibiotika können eine Verschlechterung der Myasthenie auslösen.
- **Cholinerge Krise:** schwere Muskelschwäche, warme, gerötete Haut, Verschleimung, Atemnot, starkes Schwitzen, Übelkeit, Bauchkrämpfe, Bradykardie → **Klinikeinweisung**
- **Dyskaliämische Lähmung:** hereditäre myotone Muskelerkrankung, hypo- bis hyperkaliämisch, mit periodischen Paralysen → **Klinikeinweisung** zur Bestimmung des Kaliumspiegels, EKG zum Ausschluss von Arrhythmien

Diagnostik Notfallcheck (▶ 4.3.1), neurologische Zusatzuntersuchung (▶ 3.1.2) → keine segmentale Zuordnung der Lähmungen möglich.

Maßnahmen Sichern der Vitalfunktionen.

Klinikeinweisung immer sofort mit NAW.

5.11.4 Plexussyndrome

Ätiologie
- **Plexus zervicobrachialis:** nach Schulter-Arm-Trauma, z. B. Klavikulafraktur, Zweiradunfall, Schlafen mit erhobenem Arm. **Cave:** Pancoast-Tumor
- **Plexus lumbosacralis:** Tumorinfiltration, Hämatome nach Beckenfraktur

Symptome Paresen der betroffenen Extremität, verminderter Reflexstatus, An- und Hypästhesie sowie An- und Hypohidrose, bei Tumorinfiltration neuropathische Schmerzen.

Anamnese Trauma, Druckschädigung, Tumorerkrankung.

Diagnostik Neurologische Untersuchung (▶ 3.1.2): abgeschwächte MER der betroffenen Extremität → segmentale Zuordnung versuchen.

Differenzialdiagnosen Nervenwurzelsyndrom, Polyneuropathie.

Maßnahmen
- Ggf. Ruhigstellung
- Entsprechend des Schädigungsmechanismus

Klinikeinweisung bei Zunahme der Parese und unklarer Ätiologie.

Abwendbar gefährlicher Verlauf
Dauerhafte Parese.

5.11.5 Hirnnervenlähmung und Lähmung peripherer Nerven

Anamnese Trauma, Entzündung, Tumorerkrankung (▶ Tab. 5.8 und ▶ Tab. 5.9)?

Diagnostik Neurologische Untersuchung (▶ 3.1.2).

Maßnahmen Symptomatische Therapie. Bei Hirnnervenschädigung mit zentraler Schädigung und Bewusstseinsverlust: Sicherung der Vitalfunktionen.

Tab. 5.8 Hirnnervenlähmungen

Nerv	Symptom	Schädigung
I N. olfactorius	Anosmie	• Sinusitis • Frontobasales SHT, Tumoren frontobasal, z. B. Menigeom, Meningitis
II N. opticus	Visusminderung, Gesichtsfelddefekte, Stauungspapille	• Raumfordernde intrazerebrale Prozesse, Sinusthrombose • Optikusneuritis einseitig bei MS, bei Autoimmunerkrankungen, infektiös • Optikusatrophie bei toxischer Schädigung durch Alkohol, Medikamente (z. B. Amiodaron, Chloroquin)
III N. oculomotorius	Bulbus steht außen unten	Lokaler Druck (z. B. Tumor), Einklemmung bei Hirndruck, epi-/subdurales Hämatom, Hirnarterienaneurysma, Meningitis, Schädelbasisfraktur, diabetische Parese, MS, Basilarisinsuffizienz, Myasthenie, bei Deviation conjugée, Halbseitensymptomatik, Mittelhirnschädigung (Puppenkopfphänomen), Hirnstammschädigung
IV N. trochlearis	Doppelbilder beim Blick nach unten Einwärtsschielen	
VI N. abducens	Bei Schädigung aller Nerven keinerlei Augenbewegung, Licht- und Konvergenzreaktion erloschen	

V N. trigeminus	• Sensibel:
	  – V1 Stirn, Nase
	  – V2 Wangen, Oberlippe
	  – V3 Unterkiefer
	  (Kornealreflex wird durch V1 vermittelt)
	• Motorisch: M. masseter
		Tumor, Hirndruck, Blutung des Hirnstamms, Neuritis

VII N. facialis	• Versorgung der Gesichtsmuskulatur, → fehlender Augenschluss, Pfeifen, Grinsen, Aufblasen der Wangen, Augenzusammenkneifen nicht möglich
	• Periphere Fazialisparese: Stirnrunzeln nicht möglich
	• Zentrale Fazialisparese: Stirnrunzeln möglich, Störung der Tränensekretion, Geschmacksstörung im vorderen Zungendrittel
		• **Peripher:**
		  – Idiopathisch
		  – Symptomatisch: entzündlich (z. B. Herpes zoster, Borreliose), fortgeleitete Entzündung, Trauma, lokales Hämatom, Kleinhirnbrückenwinkeltumor, Felsenbeinfraktur
		• **Zentral:** zerebrale Ischämie, intrazerebrale Blutung

Tab. 5.8 Hirnnervenlähmungen (Forts.)

Nerv	Symptom	Schädigung
VIII N. vestibulochochlearis	Drehschwindel, Nystagmus (Nystagmus ohne Schwindel immer zentral)	• **Peripher:** Schädigung des Labyrinths und N. vestibularis • **Zentral:** bei Schädigung des Hirnstammbereichs bei MS und Medikamentenintoxikation
IX N. glossopharyngeus	Ausfall der Geschmacksempfindung des hinteren Zungendrittels, Gaumensegelparese (hängt auf der kranken Seite, Zäpfchen zur gesunden Seite)	Poliomyelitis, Basilarisaneurysma, Tumor der hinteren Schädelgrube, multiple Ischämien im Hirnstamm
X N. vagus		
XI N. accessorius	Parese des M. sternocleidomastoideus und M. trapezius	Wie IX
XII N. hypoglossus	Zungenlähmung, Zunge weicht nach der gelähmten Seite ab	Wie IX

Tab. 5.9 Periphere Nervenschäden

Schädigung meist durch Trauma, ungünstige Lagerung

Nerv	Symptom
N. radialis	• **Distal (proximaler Unterarm):** Parese der Fingerextensoren II bis V, Daumenabduktion nicht möglich • **Mittlerer Bereich (Oberarmdrittel):** Fallhand, Pronationsstellung des Unterarms • **Proximal (Axilla):** Streckung im Ellbogen nicht möglich
N. medianus	• **Distaler Unterarm:** Opposition und Abduktion des Daumens eingeschränkt, positives Flaschenzeichen (Umgreifen eines runden Gegenstands zwischen Daumen und Zeigefinger nicht möglich) • **Proximal:** Schwurhand
N. ulnaris	• **Distal des Ellbogens:** Fingerspreizen und Adduzieren eingeschränkt, Krallenhand • **Proximal des Ellbogens:** abgeschwächte Beugung und Ulnarflexion der Hand
N. peroneus superficialis	Supinationsstellung des Fußes, Pronation nicht möglich
N. peroneus profundus	Fersengang nicht möglich, Steppergang
N. tibialis	Pronationsstellung des Fußes, Zehengang nicht möglich
N. ischiadicus	Kombination der Ausfälle Nn. peroneus und tibialis

- **Klinikeinweisung** sofort mit NAW bei zunehmender Atem- / Bewusstseinsstörung
- **Vorstellung** ambulant zur neurologischen Abklärung

Abwendbar gefährlicher Verlauf
Bei zentraler Schädigung Zunahme der Symptomatik mit Bewusstseinsstörungen, Aspiration bei gestörtem Schluckreflex, Ateminsuffizienz bei Beteiligung des N. vagus.

5.11.6 Extrapyramidale Bewegungsstörungen

Neurodegenerative Störung der dopaminergen Neuronen der Stammganglien (▶ Tab. 5.10).

Symptome Tremor; Brady-, Hypokinesie, Akinese; Rigor; Hyperkinesien; Dystonien.

Anamnese
- Vorerkrankungen:
  - Parkinson-Syndrome
  - Demenzielle Erkrankungen
  - Multisystematrophie
- Sorgfältige Medikamentenanamnese, auch länger zurückliegende Neuroleptika-Einnahme

Tab. 5.10 Differenzialdiagnosen extrapyramidale Bewegungsstörungen

Symptome	Klinik	Häufigste Ursache
Hypokinesie	• Hypomimie, Dysphagie • Verminderte Mitbewegung, kleinschrittig, schlürfender Gang	Parkinson-Syndrom, primär, postenzephalitische (▶ 5.5.6) oder arteriosklerotische, Trauma, toxisch (z. B. Mangan)
Tremor	Ruhetremor, Kopfzittern, Pillendrehen, Münzzählen, Intentionstremor	Parkinson-Syndrom, Ischämie, Blutung, MS (▶ 16.2.4), Wilson-Krankheit
Rigor	Steifigkeit, Tonuserhöhung der Muskulatur, Zahnradphänomen	Parkinson-Syndrom, Neuroleptikanebenwirkung
Chorea	Unwillkürliche, schnelle Bewegung, distal betont; Grimassieren, verstärkt bei seelischer Erregung und intendierter Bewegung	Chorea Huntington, Chorea minor
Dystonie	Unwillkürliche, länger anhaltende Muskelkontraktionen	Genetisch, bei neurodegenerativen Erkrankungen, Neuroleptika, MCP (orofaziale Krämpfe, Zungen- und Schlundkrämpfe)
Athetose	Träge, wurmförmige Bewegung, distal betont	Kernschädigung durch Asphyxie, Infekte, Kernikterus
Ballismus	Unwillkürliche, schleudernde, ausfahrende Bewegung, besonders der proximalen Extremitätenmuskulatur **Cave:** Verletzungsgefahr	Vaskuläre Hirnschädigung/Blutung
Akathisie	Gefühl, „nicht sitzen zu können", Unruhe, Bewegungsdrang, repetetive Bewegungen	Schädigung des Nucleus caudatus

5.11 Lähmungen und Dyskinesien

> Stets an Nebenwirkungen von Neuroleptika denken.

Diagnostik Neurologische Untersuchung (▶ 3.1.2).

Maßnahmen Je nach Krankheitsbild, evtl. leichte Sedierung mit Diazepam 2 mg p.o. (z.B. Valium®), Überprüfen der Anti-Parkinson- und Neuroleptika-Medikation.

> **Klinikeinweisung** i.d.R. nicht erforderlich. **Ausnahme:** akinetische Krise (▶ 16.2.5).

> **Abwendbar gefährlicher Verlauf**
> Akinetische Krise.

6 Blutungen

Dorothea Dehnen und Martina Heßbrügge

6.1	**Spontane Blutungsneigung** *Martina Heßbrügge* 234	6.8	**Blutungen unterer Gastrointestinaltrakt** *Martina Heßbrügge* 243
6.2	**Blutung unter Antikoagulation** *Dorothea Dehnen* 235	6.9	**Blutungen urogenital** *Martina Heßbrügge* 245
6.3	**Thrombose oder Embolie trotz Antikoagulation** 238	6.9.1	Differenzialdiagnostische Überlegungen 245
6.4	**Haut- und Schleimhautblutungen** *Martina Heßbrügge* 239	6.9.2	Hypermenorrhö 245
6.5	**Nasenbluten** *Martina Heßbrügge* 240	6.9.3	Karzinomblutung 246
6.6	**Blutungen nasopharyngeal** *Martina Heßbrügge* 241	6.9.4	Scheidenverletzungen 247
6.7	**Blutungen oberer Gastrointestinaltrakt** *Martina Heßbrügge* 242	6.9.5	Verletzungen des Penis 248
		6.9.6	Verletzungen der Harnröhre 248

6.1 Spontane Blutungsneigung

Martina Heßbrügge

Blutung oder Hämatombildung ohne adäquates Trauma bei fehlender eigener Blutstillung (▶ Tab. 6.1), häufig medikamentös induziert. Typisch sind gastrointestinale Blutung (▶ 6.7), Schleimhautblutung, Gelenkeinblutung, Nasenbluten (▶ 6.5), Katheterblutung.

Symptome
- Schleimhautblutungen: Epistaxis, Hämptoe, blutiges Sputum, Hämaturie, Teerstuhl
- Hauteinblutungen: Petechien, Hämatome
- Anämie, Blässe, Schwäche, Tachykardie, Ikterus

Anamnese
- Vorerkrankungen: insbes. Malignome, Infekte, HRS, OP, Schwangerschaft
- 7-Punkte-Fragebogen zur Blutungsneigung
    - Ist jemals eine Blutgerinnungsstörung oder Thrombose festgestellt worden?
    - Beobachten Sie Blutungen auch ohne erkennbaren Grund? Z. B. Nasenbluten, Petechien, Haut- Schleimhautblutungen, Hämatome der Haut oder Muskulatur?
    - Beobachten Sie längeres (> 5 Min.) oder ungewöhnlich starkes Nachbluten bei Schnittwunden, Schürfwunden, nach Zahnbehandlungen, OP, Entbindungen?
    - Neigen Sie zu Wundheilungsstörungen?
    - Leiden Sie unter starker Menstruationsblutung?
    - Nehmen Sie Medikamente zur Blutverdünnung ein? Schmerz-, Rheumamittel?
    - Gibt es Bluterkrankungen oder Neigung zu Blutungen in der Familie?

Diagnostik
- Inspektion der Haut: Petechien? Leberzeichen? Anämie?
- Gelenkschwellung als Hinweis auf Hämarthros?

Tab. 6.1 Differenzialdiagnosen bei spontaner Blutungsneigung

Thrombozytäre hämorrhagische Diathese

- **Primäre Thrombozytopenie:** Werlhof-Krankheit, bes. Erwachsene; in Schüben verlaufend, evtl. durch Infektion verstärkt; Rumpel-Leede-Test positiv
- **Sekundäre Thrombopathie:** maligne Erkrankungen, medikamentös z. B. ASS, NSAID, Heparin HIT

Koagulopathien (Störungen des plasmatischen Gerinnungssystems)

- **Verbrauchskoagulopathie:** selten. Auslösung durch maligne Erkr., bakterielle oder virale Infektionen (Meningitis: Waterhouse-Friderichsen-Syndrom), geburtshilfliche Komplikationen, Seifenabort, Hitzschlag, endokrine Erkr. (z. B. Cushing-Syndrom, Thyreotoxikose ▶ 5.10.9)
- **Erworbene Koagulopathie:**
    - **Vitamin-K-Mangel:** z. B. durch Mangelernährung, längere parenterale Ernährung, Malabsorption, Cholestase
    - **Lebererkrankung:** Alkoholanamnese? Hepatitis oder Leberzirrhose in der Anamnese? Leberhautzeichen? Kraftsport mit Einnahme von Testosteron?

Vaskuläre hämorrhagische Diathesen (Gerinnungstests im Normbereich)

- **Purpura Schoenlein-Henoch:** selten. Bei Kindern und Jugendlichen 2–3 Wo. nach einem Infekt auftretende Vaskulitis. Fieber, Arthralgien, Abdominalschmerzen, evtl. GIT-Blutungen (blutig schleimige Stühle), in 70 % Glomerulonephritis (evtl. Makrohämaturie, Proteinurie)
- **Morbus Osler:** v. a. junge Männer, Gefäßaussackungen mit Rupturneigung oft UAW
- **Skorbut:** Vitamin-C-Mangel

- Rumpel-Leede-Test: Blutdruckmanschette 5 Min. lang über den diast. RR aufpumpen. Bei Kapillarschaden > 10 punktförmige Blutungen in einem fünfmarkstückgroßen Kreis, v. a. in der Ellenbeuge.
- Kreislaufkontrolle, RR, Herzfrequenz.
- Rektale Untersuchung.

Maßnahmen
- Blutstillung, ggf. Druckverband, Extremität hochlagern
- Wenn erforderlich Kreislaufstabilisierung (i. v. Zugang, NaCl 0,9 % 500–1 000 ml)
- „Verdächtige" Medikamente absetzen

Klinikeinweisung immer bei unklarer Blutung zur Klärung und Therapie der Gerinnungsstörung

Abwendbar gefährlicher Verlauf
Anämie und Schock durch banale, aber ungewöhnlich lang anhaltende oder starke Blutung.

6.2 Blutung unter Antikoagulation

Dorothea Dehnen

Anamnese
- Einnahme von Marcumar®, Coumadin®, Phenpro ratio®, Falithrom®, Marcuphen von ct®, Pradaxa® (Dabigatran), Xarelto® (Rivaroxaban), Eliquis® (Apixaban), Lixiana® (Edoxaban)?
- Heparininjektionen? Dosierung?
- Einnahme von ASS, Clopidogrel, Ticagrelor, Prasugrel, rezeptfreien Schmerztabletten, Ginkgo-biloba Extrakten (z. B. Tebonin®), Vitamin E?
- Teerstuhl? Magenschmerz?
- Sehstörung? Retinablutung?

Bei Marcumar-Therapie (oder Generika):
- Marcumar-Pass einsehen, aktuelle Kontrollwerte vorhanden? Einstellung zu „scharf"?
  - Zielbereich INR 2,0–3,0 bei postoperativer Prophylaxe tiefer Venenthrombosen, längerer Immobilisation nach Hüftchirurgie / OP von Femurfrakturen, Ther. (auch rezid.) von tiefen Venenthrombosen und Lungenembolien, TIA, Apoplex, Vorhofflimmern und biologischem Herzklappenersatz
  - Zielbereich INR 2,0–3,5 bei Herzklappenersatz mit Kunststoffklappe (**cave:** in Mitralposition Ziel-INR 2,5–3,5)
- Medikament seit der letzten Kontrolle weiter regelmäßig eingenommen? Einnahmefehler?
- Medikamente, die die Marcumar-Wirkung verstärken können: z. B. Allopurinol, Amiodaron, anabole Steroide, bestimmte Antibiotika (z. B. Aminoglykoside, Amoxicillin mit/ohne Clavulansäure, Cephalosporine, Co-trimoxazol und andere Sulfonamide, Levofloxacin, Lincosamide (z. B. Clindamycin), Makrolide (z. B. Clarithromycin, Erythromycin), Tetrazykline), Capecitabin, Chinidin, Clopidogrel, Disulfiram, Fibrate, Heparin, Leflunomid, NSAID (z. B. ASS, Phenylbutazon, Piroxicam, selektive Coxibe), Prasugrel, Propafenon, Schilddrüsenhormone, selektive Serotonin-Reuptake-Inhibitoren, Statine,

Tamoxifen, Testosteron („Anti-Aging"), Ticagrelor, Tramadol, trizyklische Antidepressiva und andere Substrate der CYP2C9- und CYP3A4-Isoenzyme

Bei direkten oralen Antikoagulanzien (DOAK):
- Medikamente, die die Wirkung von Eliquis®, Xarelto® verstärken können: z. B. Azol-Antimykotika (Ketoconazol, Itraconazol, Voriconazol, Posaconazol), HIV-Proteaseinhibitoren (z. B. Ritonavir), Dronedaron, Diltiazem, Naproxen, Amiodaron, Verapamil, Clarithromycin, Erythromycin und andere Inhibitoren von Cyp 3A4 und P-Glykoprotein (P-GP)
- Medikamente, die die Wirkung von Lixiana® und Pradaxa® verstärken können: z. B. Ciclosporin, Dronedaron, Clarithromycin, Erythromycin, Ketoconazol, Chinidin, Verapamil, Amiodaron und andere P-GP-Inhibitoren; NSAID
- Bei allen DOAK erhöhtes Blutungsrisiko bei: Niereninsuffizienz (v. a. GFR < 30 ml / Min.), niedrigem Körpergewicht (< 60 kg, bei Pradaxa® < 50 kg), höherem Lebensalter (≥ 75 J.)
- Kontraindikationen für DOAK ▶ Tab. 6.2

Cave: DOAK dürfen nicht bei valvulärem Vorhofflimmern und nicht bei Herzklappenersatz eingesetzt werden! Eher nicht bei Compliancestörungen einsetzen, da keine Möglichkeit der Kontrolle besteht!

Cave: Niedermolekulare Heparine (z. B. MonoEmbolex®, Fragmin®, Clexane®, Innohep®) bei eGFR < 30ml / Min. nur mit Vorsicht und dosisreduziert anwenden (Kumulationsgefahr und somit Blutungsgefahr bei Niereninsuffizienz)!

Tab. 6.2 Kontraindikationen direkter oraler Antikoagulanzien (laut Fachinfo Stand 01 / 2019)

	Dabigatran	Rivaroxaban	Apixaban	Edoxaban
Kontraindikation/nicht empfohlen	<ul><li>Herzklappenersatz, valvuläres Vorhofflimmern</li><li>Gleichzeitige Einnahme anderer Antikoagulanzien</li><li>Akute klinisch relevante Blutung</li><li>Schwangerschaft, Stillzeit</li><li>Kinder / Jugendl.</li></ul>			
	GFR < 30 ml/Min.	GFR < 15 ml/Min.		
	<ul><li>Transaminasen 2-fach erhöht</li><li>Organläsionen, die m. erhöhtem Blutungsrisiko einhergehen</li></ul>	Leberfunktionsstörung mit Koagulopathie einschl. Leberzirrhose CHILD B/C		
	Starke P-GP-Inhibitoren: z. B. Ketoconazol, Ciclosporin, Itraconazol, Dronedaron, Tacrolimus	<ul><li>**Starke CYP 3A4- und P-GP-Inhibitoren:** systemische Azol-Antimykotika (Ketoconazol, Itraconazol, Voriconazol, Posaconazol), HIV-Proteaseinhibitoren (z. B. Ritonavir)</li><li>Dronedaron</li></ul>		–
Antidot	Idarucizumab (Praxbind®)	Andexanet alfa (Ondexxya®)*		–

* EU-Zulassung seit 4/2019, deutsche Zulassung voraussichtl. Ende 2019

6.2 Blutung unter Antikoagulation

- Allgemein zusätzliche Risikofaktoren für Blutungen: z. B. angeborene/erworbene Blutgerinnungsstörungen; nicht eingestellter schwerer arterieller Hypertonus; Verletzungen; Stürze; Erkrankungen des Gastrointestinaltrakts (z. B. Magenulkus, entzündl. Darmerkr., Ösophagitis, Kolondivertikulose/-polypen); Blutungsanamnese; Atherosklerose; NSAID (einschl. ASS), Clopidogrel, Ticagrelor, Prasugrel, Heparin; Leberschaden, Leberzirrhose; Alkoholgenuss mit unregelmäßiger Nahrungsaufnahme; Strahlentherapie; Unterernährung; kardiale Dekompensation; Hyperthyreose; vaskuläre Retinopathie

Diagnostik
- Notfallcheck (▶ 4.3.1), ggf. allgemeinmedizinische Basisuntersuchung (▶ 3.1.1), Kreislaufkontrolle (Puls, RR)
- Blässe? Blutgefäße der Konjunktiven sichtbar?
- Blutungsmenge abschätzen
- Bei Hämatomen: Größe abschätzen (ein geschlossenes Oberschenkelhämatom kann 3–4 l Blut enthalten)

Maßnahmen
- **Vorgehen bei Blutungsgefahr ohne Blutung:** Marcumar reduzieren oder absetzen, evtl. Vit. K (Konakion®) als Tr. falls INR > 6 (**cave:** u. a. bei Pat. mit künstl. Herzklappen, CHA_2DS_2Vasc Score ≥ 5, venöse Thrombembolie < 3 Mon.), DOAK reduzieren oder absetzen; Verletzungsprophylaxe; Patientenaufklärung
- **Vorgehen bei geringer Blutung:** Wundversorgung (▶ 3.9), z. B. Nebacetin-Sprühverband®; evtl. Extremität hochlagern, Druckverband, lokale Hämostyptika
- **Vorgehen bei stärkerer Blutung, Kreislaufschwäche oder V. a. innere Blutung** (z. B. bei Hämatemesis, Teerstuhl, Retinablutung): Kreislaufstabilisierung, großlumigen i. v. Zugang legen, Volumengabe

Klinikeinweisung sofort mit NAW bei stärkerer Blutung, V. a. innere Blutung, Schockgefahr.

Abwendbar gefährlicher Verlauf
Inneres oder äußeres Verbluten, Hirnmassenblutung, Retinablutung, Hämarthros.

Coaguscheck®-Selbstmessung (mögliche Probleme)
- Gerinnungs-Selbstkontrolle (Quick, INR) unter Marcumar-Therapie (oder Generika) aus Kapillarblut bei Risikopat., die nicht regelmäßig den Arzt aufsuchen können. **Geräte:** Coaguscheck®: Großer (!) Blutstropfen wird auf einen Teststreifen aufgetragen, in dessen Messkammer sich Eisenfeilspäne im Magnetfeld bewegen.
- Messfehler bei zu starkem Quetschen ("Melken") des Fingers → Wert zu niedrig. Abhilfe: mit anderem Finger wiederholen, andere Stechhilfe, kräftig stechen, Hand vorher heiß waschen, ausschlagen, Staubinde anlegen.
- Messfehler durch gleichzeitige Gabe von Heparin. Abhilfe: Test mit anderer Methode durchführen.

6.3 Thrombose oder Embolie trotz Antikoagulation

Symptome
- **Arterielle Embolie** (▶ 9.5.4): pulslose, weiße Extremität, Temperaturdifferenz, Ischämieschmerz (akuter Extremitätenverschluss)
- **Venöse Thrombose** (auch ▶ 9.5.3): eher livide Extremität, anschwellend, Schwellungsgefühl, tiefer Kompressionsschmerz (tiefe Venenthrombose, TVT), bei oberflächennaher Phlebitis schmerzhafter Strang tastbar

Anamnese
- Einnahme von Marcumar®, Coumadin®, Phenpro ratio®, Falithrom®, Marcuphen von ct®? Einnahme von direkten oralen Antikoagulanzien (DOAK): Pradaxa® (Dabigatran), Xarelto® (Rivaroxaban), Eliquis® (Apixaban), Lixiana® (Edoxaban)?
- Heparininjektionen?
- Alkohol? Rauchen?
- Einnahme von Ovulationshemmern?
- Lange Flug- oder Busreise vorausgegangen?
- Aktive Malignomerkr.?

Bei oraler Antikoagulation:
- Marcumar-Pass einsehen. Aktuelle Kontrollwerte vorhanden? Entsprechen die Werte den risikoabhängigen Zielbereichen?
    - Zielbereich INR 2,0–3,0 bei postoperativer Prophylaxe tiefer Venenthrombosen, längerer Immobilisation nach Hüftchirurgie / OP von Femurfrakturen, Ther. (auch rezid.) von tiefen Venenthrombosen und Lungenembolien, TIA, Apoplex, Vorhofflimmern und biologischem Herzklappenersatz
    - Zielbereich INR 2,0–3,5 bei Herzklappenersatz mit Kunststoffklappe (**cave:** in Mitralposition Ziel-INR 2,5–3,5)
- Medikamente, die die Marcumar-Wirkung reduzieren: z. B. Azathioprin, Barbiturate, Carbamazepin, Colestyramin, Digitalis, Diuretika, Glukokortikoide, Griseofulvin, Johanniskraut, Laxanzien, Mercaptopurin, Metformin, Neuroleptika, Phenytoin, Rifampicin, Thyreostatika, Vit.-K-Präparate
- Medikamente, die die Wirkung von Eliquis®, Lixiana®, Pradaxa®, Xarelto® reduzieren: z. B. Rifampicin, Phenytoin, Carbamazepin, Phenobarbital, Johanniskraut, und andere starke Induktoren von Cyp 3A4 (Eliquis®, Xarelto®) und P-Glykoprotein (Eliquis®, Lixiana®, Pradaxa®, Xarelto®); Aktivkohle
- Regelmäßige Einnahme der oralen Antikoagulation?
- Chron. Alkoholabusus?
- Zusätzliche Thromboserisiken: z. B. durch Varizen, Bettlägerigkeit, Bewegungsmangel, langes Stehen oder Sitzen, Übergewicht, Hormoneinnahme, Schwangerschaft / Wochenbett, aktive Malignomerkr., Rauchen, Entzündungen, Verletzungen, Fieber, Diarrhö, Diurese, Hypothyreose, kardiale Rekompensation

Bei Heparintherapie:
- Warum wurde Pat. Heparin verordnet?
- Bettlägerigkeit nach chirurgischem Eingriff? Bettlägerigkeit bei fieberhafter Erkr.?
- Kontraindikationen gegen Marcumar, DOAK (perioperativ, Schwangerschaft etc.)?
- Immobilisation z. B. im Unterschenkelgips?
- Oberflächliche Phlebitis?

Thrombosen unter Heparintherapie (Heparininduzierte Thrombozytopenie [HIT II])
Sind häufig als Zeichen einer Unterdosierung missverstanden worden. Etwa 3 % der v. a. mit unfraktioniertem Heparin (z. B. Liquemin®, Heparin-Na®) behandelten Pat. entwickeln binnen der ersten 14 Behandlungstage eine pathologische Thromboseneigung, die an einer Thrombozytopenie < 100 000/µl erkennbar ist → nach Blutbildkontrollen (alle 3 d) fragen. **Cave:** Bei pathologischen Thrombosen unter Heparin beträgt die Letalität 6–7 %, die Amputationsrate 5–6 %!
Außerdem kommen unter Heparintherapie vor: lokale Hautnekrosen an der Einstichstelle, Osteoporose, Hyperkaliämie.

Diagnostik Pulskontrolle.

Differenzialdiagnosen Wurzelreizsyndrom, Polyneuropathie, Muskelzerrung, Muskelfaserriss, Kompartmentsyndrom.

Maßnahmen
- Pat. muss liegen und darf nicht mehr aufstehen. Analgesie (keine i. m. Injektion).
- Bei „Marcumar-, DOAK-Versagen" Heparin 5000–10 000 IE i. v.
- Bei pathologischer Thrombose unter Heparin: falls vorhanden Gabe von Danaparoid (Orgaran®) oder Argatroban (Argatra®). Lepirudin (Refludan®) seit 2012 nicht mehr in der EU erhältlich. Fondaparinux-Gabe: Off-label Use.

Klinikeinweisung sofort mit RTW im Liegen.

Abwendbar gefährlicher Verlauf
Lungenembolie, Extremitätengangrän, dauerhafter Gefäßverschluss. Ischämischer Insult. Mesenterialinfarkt. Nieren- und Milzinfarkt.

6.4 Haut- und Schleimhautblutungen

Martina Heßbrügge

Häufigste Ursache sind Gerinnungsstörungen (▶ 6.1). Schwierige Diagnosestellung (fehlendes Labor). Augenmerk daher verstärkt auf die Anamnese richten. Können auch traumatisch bedingt sein: Sturz, Schlägerei? Misshandlung? (wird von Kindern oft aus Angst verschwiegen, ▶ 17.9; auch bei Senioren daran denken, ▶ 18.13).

Symptome Hauteinblutungen stecknadelkopfgroß, fleckig, Hämatome, Schleimhauteinblutungen, verzögerte Wundheilung, evtl. Fieber, Kopfschmerzen.

Anamnese
- Vorerkr., z. B. bekannte Thrombopathien, Leukämie, Tumorerkr., Sturzneigung?
- Hämorrhagische Diathese? Früher auffällige Blutungen?
- Leberfunktionsstörungen? Alkoholismus?
- Medikamenteneinnahme: z. B. Marcumar, Thiamzol, ASS, Kortison, Heparin?

- Infektion, z. B Purpura bei Masern, Scharlach, Diphtherie, schwere Varizellen v. a. im Erwachsenenalter, Meningokokkenmeningitis?
- Trauma, Sturz, Stoß, Unfall? Banal? Durch Dritte?

Diagnostik ▶ 6.1.

Maßnahmen
- Notfallcheck (▶ 4.3.1), Kreislaufkontrolle (RR, Puls)
- I. v. Zugang, bei Schocksymptomatik Volumenzufuhr NaCl 0,9 % 500 ml

- **Klinikeinweisung sofort bei:** Schocksymptomatik, Bewusstseinstrübung, ausgedehnten Hautblutungen, Sepsis, V. a. Blutungsneigung.
- **Vorstellung** beim Hämatologen bei Hinweisen auf häufige, ausgedehnte Hämatome.
- **Benachrichtigen der Polizei bei V. a. äußere Gewalt.**

Abwendbar gefährlicher Verlauf
Sepsis, beginnende DIC. Erneute Gewalteskalation.

6.5 Nasenbluten

Martina Heßbrügge

Differenzialdiagnostischer Überblick
- Trockene Nasenschleimhaut (Infekt, Allergie, Nikotin, Septumdeviation, Nasenspray-Abusus, Aknetherapie)
- Oberflächliche Gefäße, Gefäßveränderungen (Morbus Osler)
- Posttraumatisch, z. B. nach Schlägerei
- Hypertonie (häufig)
- Blutungsneigung (▶ 6.1)
- Selten: Tumoren des Nasenrachenraums, Fremdkörper
- Liquorrhö: nach Schädeltrauma o. OP, blutig-seröse Rhinorrhö

Anamnese Eigenständige Nasenreinigung? Med.?, Kopfschmerzen? Trauma, Schlägerei? Infekt? Rhinitis sicca? Hypertonie? Gerinnungsstörungen? Antikoagulanzien? Körperl. Anstrengung, Nase schnäuzen? Spontanes Auftreten? Dauer der Blutung?

Diagnostik
- Inspektion von Nase (anteriores Nasenbluten) und Rachen (posteriores Nasenbluten). Bei Pseudonasenbluten Blutungsquelle nicht in der Nase, sondern in Ösophagus oder Rachenraum → Mund und Rachenraum genau inspizieren!
- RR messen: Hypertone Krise?

Maßnahmen
- Oberkörper hochlagern, Kopf nach vorn neigen, Blut ausspucken. **Cave:** Übelkeit.
- Kompression der Nasenflügel für 2 × 5–10 Min. (etwa 80 % der Blutungen kommen so zum Stehen). Zusätzlich Kälte oder Eiskompresse in den Nacken (**cave:** nicht direkt auf die Haut, Gefahr von Kälteschäden). Vorsichtiges Entfernen von Koageln, abschwellende Nasentropfen (z. B. Otriven®).

- Bei Hypertonie (▶ 5.7.4): RR-Senkung langsam mit bestehender Medikation des Pat. oder mit Glyzeroltrinitrat als Spray oder Zerbeißkapsel oder Bayotensin 5 mg.
- Nasentamponade (z. B. mit Clauden® Nasentamponade oder pneumatischem Tubus nach Masing), darf nicht länger als 2–3 d belassen werden. **Cave:** Aspiration!

Klinikeinweisung:
- Bei stärkerer oder nicht stillbarer Blutung > 20 Min.
- Bei Verletzungen der Nase oder des Mittelgesichts zur weiteren Diagnostik
- Bei V. a. Blutungsneigung

Abwendbar gefährlicher Verlauf
- Hypertonie nicht behandelt
- Wiederaufbrechen der Blutung
- Verletzung des Mittelgesichts oder Schädelbasisfraktur, Liquoraustritt

6.6 Blutungen nasopharyngeal

Martina Heßbrügge

Symptome
- Ausspucken frischen oder geronnenen Blutes, blutverschmiertes Gesicht. Seltener auch Bluthusten, Bluterbrechen
- Asphyxie durch Blutaspiration (häufigste Todesursache nach Tonsillektomie)

Anamnese
- Zustand nach OP (z. B. Tonsillektomie, meist 6.–10. postoperativer Tag)? Endoskopie?
- Tumorerkr. (Arrosion)?
- Trauma (z. B. Pfählungsverletzung; Kiefer- oder Mittelgesichtsfraktur, ▶ 12.1).
- Gerinnungsstörung, Angiopathie?
- Zahnärztliche Behandlung (▶ 12.4.1)?

Diagnostik
- Puls, RR. Bei Schock-Zeichen: Kreislaufstabilisation mit Infusion z. B. 500 ml NaCl 0,9 %
- Inspektion der Mundhöhle (Wundbett, postoperative Residuen) zur Lokalisation der Blutungsquelle (Handschuhe, Tupfer benutzen und entfernen. **Cave:** Aspiration)

Maßnahmen

Schwere und lange eingespießte Fremdkörper (z. B. Holz- oder Metallstab) belassen, allenfalls auf Transportmaß kürzen.

- Oberkörper hochlagern, bei Somnolenz stabile Seitenlage.
- Je nach Blutungsstärke 1–2 i. v. Zugänge (grün, orange), Infusion > 500 ml Nacl 0,9 %.

- Kompression der Blutungsquelle innen (z. B. Finger, tupferarmierte Klemme) und außen.
- Koagel entfernen (z. B. Kompresse, tupferarmierte Klemme).
- Digitale Kompression der A. carotis communis an homolateraler Halsseite.
- **Blutung nach Mittelgesichtsfraktur** (▶ 12.1): Versuch der Blutstillung mit Zeige- und Mittelfinger enoral im Bereich des weichen Gaumens von dorsal und mit dem Daumen im Frontzahnbereich → bewegliche Maxilla nach ventral ziehen und nach kranial gegen das Gesichtsskelett pressen. Maxilla durch straffen Kopf-Kinn-Verband fixieren.
- **Stärkere, arterielle Massenblutung aus dem Oropharynx** ist nur beherrschbar bei Sicherung der Atemwege (Intubation) → in die Wege leiten bzw. Notarzt benachrichtigen; zwischenzeitlich Versuch, durch Kompression die Blutung zu stillen.

- **Klinikeinweisung** immer, außer bei leicht stillbaren Blutungen. **Ggf. Notarzt.**
- **Vorstellung** beim zahnärztlichen Notdienst bei Blutungen nach zahnärztl. Eingriff (▶ 12.4.1).

Abwendbar gefährlicher Verlauf
- Asphyxie durch Blutaspiration (häufigste Todesursache nach Tonsillektomie!)
- Anhaltende Blutung aus dem Gastrointestinaltrakt

6.7 Blutungen oberer Gastrointestinaltrakt

Martina Heßbrügge

Häufigste Ursachen: peptische Ulzera, medik. induz., Schleimhauterosionen, gastroösophageale Varizen, Angiodysplasien, Mallory-Weiss-Syndrom.

Symptome
- Hämatemesis, bei Ösophagusvarizen oft schwallartig, Teerstuhl (ab 50 ml Blut / d)
- Übelkeit, Schwäche, Schwindel, Luftnot, Blässe, Angina pectoris
- Durst, Kaltschweißigkeit, Frieren, Unruhe, Bewusstseinsverlust, Schocksymptomatik

Patienten mit orthostatischer Tachykardie und Hypotonie haben mind. 10–20 % ihres intravasalen Volumens verloren.

Anamnese

Blut färbt intensiv, deshalb werden Blutbeimengungen vom Pat. oft aus Angst als dramatischer Blutverlust beschrieben. Inspektion von Tüchern oder Sekreten!

- Erbrechen:
  - Kaffeesatzartig bei Ulkusblutung
  - Frischblutig bei Varizenblutung
  - Hell, schaumig bei pulmonaler Blutung
  - Heftig, schwallartig bei Mallory-Weiss-Syndrom
- Stuhlverhalten: blutige Beimengungen, Teerstuhl
- Schmerzen: retrosternal, epigastrisch bei Ulkus, Unterbauch bei Divertikeln
- Vorerkr.: z. B. Ulkusleiden, Lebererkr., Gerinnungsstörung, Tumorleiden., OP, Stents
- Medikamente, z. B. ASS, Antikoagulanzien, NSAID
- Alkohol, Nikotin

Diagnostik
- Notfallcheck (▶ 4.3.1), Kreislaufkontrolle
- Inspektion: Konjunktiven, Leberhautzeichen (Ikterus, Spider naevi; Palmarerythem; vermehrte Venenzeichnung der Bauchwand: Caput medusae), Vaskulitiden
- Palpation: Abwehrspannung, Darmwalze / Invagination (▶ 17.5.1), tastbarer Tumor, Lebergröße, Aszites
- Auskultation: Aspiration, bei Hämoptyse oft feuchte RG über der Lunge
- Blutmenge abschätzen: Massenblutung? Kaffeesatzerbrechen?
- Rektale Untersuchung: Teerstuhl?

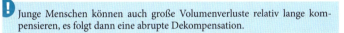
Junge Menschen können auch große Volumenverluste relativ lange kompensieren, es folgt dann eine abrupte Dekompensation.

Maßnahmen
- Oberkörperhochlagerung oder Seitenlagerung, um Aspiration zu vermeiden. Erbrochenes aus dem Mund entfernen, im Schock Schocklagerung
- Mehrere großlumige i. v. Zugänge, bei Schocksymptomatik Volumenzufuhr NaCl 0,9 % 1 000 ml zügig i. v.
- Kreislaufkontrolle in kurzen Abständen, RR-Manschette belassen
- Bei V. a. Ösophagusvarizenblutung Metoclopramid 10 mg i. v. (z. B. Paspertin®), im NAW ggf. Terlipressin-Bolus (Haemopressin®) zur Senkung des Pfortaderdrucks

Klinikeinweisung immer; nüchtern lassen, bei starker Blutung Transport mit NAW.

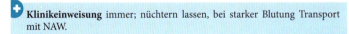
Abwendbar gefährlicher Verlauf
Erneutes Aufbrechen der Blutung, Sicker- oder Massenblutung. Lebensbedrohliche Anämie.

6.8 Blutungen unterer Gastrointestinaltrakt

Martina Heßbrügge

Häufigste Ursache sind Hämorrhoiden.

Differenzialdiagnostischer Überblick
- **Hämorrhoidenblutung:** Obstipation, evtl. schmerzhafter Stuhlgang
- **Karzinome:** wechselndes Stuhlverhalten, frühere Blutbeimengungen, B-Symptome
- **Entzündliche Darmerkr., z. B. Morbus Crohn, Colitis ulcerosa** (▶ 5.4.3): häufige Durchfälle, in Schüben verlaufend, frühere Blutbeimengungen, Meteorismus; Fieber
- **Divertikel** (auch „akute Divertikulitis", ▶ 5.2.7): Schmerz li. Unterbauch, wechselndes Stuhlverhalten, Schleimbeimengungen, familiäre Belastung, evtl. Fieber
- **Angiodysplasien:** arteriovenöse Malformationen, v. a. im Zökum, Colon ascendens und Ileum, meist chron. rezidivierende Blutungen mit hypochromer Anämie
- **Postoperative Nachblutung:** Zustand nach prokt., urol. oder gyn. Eingriffen → Rücksprache Klinik
- **Obere GIT-Blutung:** frischblutige Stuhlauflagerungen nur bei massiver Blutung, sonst eher als Beimengung oder Teerstuhl

Symptome
- Peranaler Abgang von Blut, evtl. bei Eintreffen bereits sistiert
- Übelkeit, Schwäche, Schwindel, Luftnot, Blässe, Angina pectoris
- Durst, Kaltschweißigkeit, Frieren, Unruhe, Bewusstseinsverlust, Schocksymptomatik

Anamnese
- Blutung bei oder nach Defäkation? Manipulationen? Abführmaßnahmen?
- Stuhlverhalten: Diarrhö, Obstipation, wechselnd, schmerzhaft?
- Menge und Farbe des Blutes:
  - Hellrot, z. B. bei Rektum-Ca, Hämorrhoiden, Polypen
  - Hell und wenig, z. B. bei Diarrhö
  - Dunkel, z. B. bei höher gelegenem Kolon-Ca, Teerstuhl
- Blut aufgelagert oder beigemengt?
- Schleimbeimengungen?
- Übelkeit, Erbrechen, Bauchschmerzen, Krämpfe?
- Medikamente?
- Antikoagulanzientherapie?
- Besondere Sexualpraktiken (z. B. Einführen von Gegenständen)?

Schwarzer oder rötlicher Stuhl auch nach oraler Eisentherapie, Kohletabletten, Wismut, Blaubeeren, Spinat, Paprika, Roter Bete.

Diagnostik
- Notfallcheck (▶ 4.3.1), Kreislaufkontrolle (RR, Puls)
- Palpation des Abdomens, Druckschmerz? Abwehrspannung? Resistenzen?
- Rektale Untersuchung, Blutungsstärke abschätzen, Hämorrhoiden sichtbar?

Maßnahmen
- Ggf. i. v. Zugang, bei Schocksymptomatik Volumenzufuhr NaCl 0,9 % 500 ml
- Bei stärkerer Blutung Tamponade, z. B. mit Mullbinde, Beckenhochlagerung

- **Klinikeinweisung** nur bei großer Blutmenge, drohendem Schock, schlechtem AZ
- **Vorstellung** zur Endoskopie bei kleineren und rez. Blutungen, V. a. auf Hämorrhoiden oder Karzinomblutung

Abwendbar gefährlicher Verlauf
Nicht tastbares Karzinom unterer GIT. Ileus. Hypovolämie.

6.9 Blutungen urogenital

Martina Heßbrügge

6.9.1 Differenzialdiagnostische Überlegungen

- Die Blutungsquelle muss gesichert werden (evtl. Blutung aus Blase? Darm?).
- Keine vaginale Untersuchung durch den Ungeübten: Gefahr einer Zystenruptur, zusätzl. Blutung oder Infektion; zudem ist das Ergebnis selten diagnostisch verwertbar.
- Immer auch an Frühgravidität denken.
- Postmenopausale Blutungen zum Ausschluss eines Karzinoms immer durch einen Gynäkologen abklären lassen.

Häufigste Ursachen Hypermenorrhö (▶ 6.9.2), Scheidenverletzungen (▶ 6.9.4), Karzinomblutung (▶ 6.9.3), Abortblutung (▶ 15.2.1, ▶ 15.6.1).

 Klinikeinweisung immer bei größerem Blutverlust, Schmerzen oder schlechtem AZ.

6.9.2 Hypermenorrhö

Verstärkte Periodenblutung: kann bedrohlich wirken.

Symptome Starke Blutung, evtl. Vorlagen, Bettwäsche, Handtücher mit Blut getränkt.

Anamnese
- Zyklusanamnese (▶ 15.1). Unterleibsschmerzen? Myome bekannt?
- Verwendet Pat. Intrauterinpessar (kann disloziert sein)?
- Einnahme von NSAID (verlängerte Blutungszeit)?
- Vorausgegangene Kürettage? Endometriose bekannt?
- Wie oft müssen Vorlagen/Tampons gewechselt werden?

Diagnostik Abschätzen der Blutungsmenge (Fritsche-Lagerung, ▶ 6.9.4), Kreislaufkontrolle (RR, Puls).

Maßnahmen Uterotonika, z. B. Methylergometrin (z. B. Methergin®) 3 × 10–15 Tr./d (Schwangerschaft muss ausgeschlossen sein).

- **Klinikeinweisung** nur in seltenen Fällen erforderlich, z. B. wenn Zweifel an der Diagnose bestehen oder bei größerem Blutverlust und starken Schmerzen
- **Vorstellung** am selben Tag beim Gynäkologen; auf dem Land Klinikeinweisung

> **Abwendbar gefährlicher Verlauf**
> Schock, weil Blutungsmenge falsch eingeschätzt wurde.

6.9.3 Karzinomblutung

Meist schmerzlose Blutung im Vulvabereich oder aus der Scheide, teils massive Blutung aus arrodierten Gefäßen. Nach außen bluten können: Korpuskarzinom, Zervixkarzinom, Vaginalkarzinom (selten), Vulvakarzinom.

Anamnese
- Zyklusanamnese: Letzte Blutung? Periode regelmäßig? Dauer? Stärke? Häufige Zwischenblutungen? Kontaktblutungen nach Kohabitation (V. a. Zervix- oder Vaginalkarzinom)?
- Blutung nach der Menopause (V. a. Korpuskarzinom)?
- Letzte Krebsvorsorgeuntersuchung?
- Unterleibsschmerzen?

Diagnostik
- Notfallcheck (▶ 4.3.1), Kreislaufkontrolle (RR, Puls), Schockzeichen?
- Inspektion von Vulva und äußerem Genitale, Blutungsquelle und -stärke abklären:
  – Blutung oder blutig tingierter, fleischwasserfarbener Ausfluss, evtl. als Kontaktblutung nach Geschlechtsverkehr (Zervix- oder Vaginalkarzinom)?
  – Vulvakarzinom als Tumorkrater oder arrodierter Exophyt zu erkennen?

Maßnahmen
- Ggf. Schocklagerung.
- I. v. Zugang mit Infusion (z. B. NaCl 0,9 % 500 ml).
- Tumor oder Tumorkrater der Vulva steril abdecken. Bei stark blutendem Vulvatumor Kompression durch mehrere Kompressen und Druck eines fest sitzenden Slips.
- Bei dringendem V. a. Vorliegen eines Zervix- oder Vaginalkarzinoms und sehr starker Blutung mit der Gefahr eines Volumenmangelschocks kann der Versuch gemacht werden, eine Scheidentamponade anzulegen. **Cave:** ohne Spekula für den Ungeübten schwierig! Nur in Ausnahmefällen, z. B. langer Transportweg, Gefahr des Volumenmangelschocks!

Scheidentamponade: möglichst Tamponade mit Hämostyptikum (z. B. Clauden® Tamponade) verwenden; sehr fest tamponieren.
- Mit Zeigefinger und Mittelfinger der nicht dominanten Hand bis zum Muttermund in die Scheide eingehen (evtl. höckeriger Tumor tastbar). Daumen außen auf Damm in Richtung Steißbein legen, Finger spreizen.
- Mit anatomischer Pinzette zwischen den Fingern eine abgerollte, breite Mullbinde tief und fest einführen. In alle Richtungen austamponieren.
- Weitere Mullbinden mit der vorhergehenden zusammenknüpfen, damit beim Entfernen keine Binde vergessen werden kann.

- **Klinikeinweisung** immer bei massiver vaginaler Blutung und / oder Kreislaufproblemen
- **Vorstellung** ansonsten am nächsten Werktag beim Gynäkologen

6.9 Blutungen urogenital

Abwendbar gefährlicher Verlauf
Auch leichte Blutungen müssen abgeklärt werden, um eine Karzinomdiagnose nicht zu verschleppen.

6.9.4 Scheidenverletzungen

Anamnese
- Zyklusanamnese (▶ 16.1)
- Manipulation, Fremdkörper eingeführt? Sexueller Missbrauch (▶ 16.12)?
- Schmerzen? Kohabitation vorausgegangen?
- Urin oder Stuhl: unkontrollierter Abgang bei Mitverletzung von Harnwegen oder Darm

Diagnostik
- Notfallcheck (▶ 4.3.1), Kreislaufkontrolle (Puls, RR), Schockzeichen?
- Inspektion von Vulva und äußerem Genitale, um Blutungsquelle und Stärke abzuklären
- Peritoneale Symptomatik (abdominale Abwehrspannung, Schmerzen) bei abdominaler Blutung
- Hinweis auf Gewalteinwirkung? Weitere Verletzungen?

Maßnahmen
- Ggf. Schocklagerung
- Steriles Abdecken der Vulva, ggf. Kompression einer Vulvaverletzung mit mehreren Kompressen und Druck eines fest sitzenden Slips
- Fritsche-Lagerung, falls die Verletzung das zulässt
- Ggf. Kreislaufstabilisierung: i. v. Zugang mit Infusion, z. B. NaCl 0,9 % 500 ml
- Bei extremer Unruhe oder Angst Sedierung mit Diazepam 10 mg i. v. (z. B. Valium®)
- Bei Kindern falls möglich Diazepam-Rektiole (z. B. Diazepam Desitin rectal tube®); 10–15 kg KG: 5 mg; ≥ 15 kg KG: 10 mg
- Bei starken Schmerzen Analgesie mit Opiat, z. B. Tramadol 1–2 mg/kg KG langsam i. v. (z. B. Tramal®) oder Ketamin 0,5 mg/kg KG i. v. bzw. 1–2 mg/kg KG i. m. (z. B. Ketanest®)

Fritsche-Lagerung: zur Beurteilung der Blutungsmenge, Verlaufskontrolle. Eine Blutstillung ist dadurch nicht möglich.
- Pat. liegt auf dem Rücken. Beide Gesäßhälften nach kaudal herunterstreichen und die gestreckten Beine übereinander lagern.
- Im Dreieck zw. Schamgebiet und den Oberschenkeln sammelt sich etwa 500 ml.

- **Klinikeinweisung** immer!
- **Vorstellung** beim Gynäkologen am nächsten Tag ist nur bei leichteren Verletzungen am äußeren Genitale gerechtfertigt

Abwendbar gefährlicher Verlauf
Vergrößerung der Verletzung durch vaginale Untersuchung oder Entfernung eines Fremdkörpers (immer in situ belassen).

6.9.5 Verletzungen des Penis

Differenzialdiagnosen Verletzung durch den Umgang mit Maschinen, verletzende Masturbationspraktiken, Medikamente, Piercing, Entzündung, Tumor.

Symptome
- Hämatom an Penis und Skrotum
- Akute Blutung aus Penisarterien
- Penisdeviation, Priapismus
- Infektionszeichen: Rötung, Ödem, Überwärmung, Hautulzeration, chron. Wunden

Anamnese
- Auslöser? Unfallhergang? Medikamenteneinnahme?
- Schmerzen? Harnverhalt? Übelkeit?

Diagnostik
- Notfallcheck (▶ 4.3.1), Kreislaufkontrolle (RR, Puls), Schockzeichen?
- Inspektion: Haut, Harnröhrenöffnung, Skrotum
- **Palpation** der inguinalen LK (Hinweis auf Infektion oder Tumor)

Maßnahmen

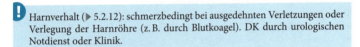

Harnverhalt (▶ 5.2.12): schmerzbedingt bei ausgedehnten Verletzungen oder Verlegung der Harnröhre (z. B. durch Blutkoagel). DK durch urologischen Notdienst oder Klinik.

- Blutstillung durch Kompression, Kompressionsverband und Hochlagerung des Penis
- Sterile Wundabdeckung. Penis niemals abbinden
- Ggf. i. v. Zugang, bei Schocksymptomatik Volumenzufuhr NaCl 0,9 % 500 ml
- Schmerzstillung mit z. B. Tramadol 100 mg i. v. (z. B. Tramal®)
- Neuroleptika, z. B. Levomepromazin 25 mg zur Nacht (z. B. Neurocil®) verhindern nächtliche Erektion

- **Klinikeinweisung** sofort zur chirurgischen oder urologischen Versorgung
- **Vorstellung** am nächsten Werktag beim Urologen bei sehr geringer Läsion

Abwendbar gefährlicher Verlauf
Gangränöse Veränderungen und Teilamputation des Penis. Harnverhalt.

6.9.6 Verletzungen der Harnröhre

Oft bei polytraumatisierten Pat. (▶ 4.7), Fahrrad- oder Motorradunfall, Fall aus großer Höhe.

Symptome
- Akute oder chronische Blutung aus der Harnröhre. Hämaturie
- „Blutige Pseudoanurie": Harnverhalt, da Koagel Harnröhre verlegt
- Starke Schmerzen im Unterbauch, evtl. im Nierenlager

Anamnese
- Auslöser? Trauma, Unfall, perforierende Verletzung, ggf. Fremdanamnese
- Schmerzen, Harnverhalt, Übelkeit?

Diagnostik
- Notfallcheck (▶ 4.3.1), Kreislaufkontrolle (RR, Puls)
- Inspektion: Hämatom am Damm, Penis, Skrotum oder Unterbauch? Blutung aus der Harnröhre? Fremdkörper?
- Palpation des Abdomens (Abwehrspannung, hoch sitzender Blasenfundus?). **Cave:** WS-Verletzungen
- Rektale Untersuchung: Dislokation von Blase und Prostata nach kranial (supradiaphragmale bzw. intrapelvine Verletzung), weiche Resistenz (Hämatom)

Maßnahmen

> Bei V. a. Harnröhrenverletzung keinen Katheterisierungsversuch unternehmen.

- Ggf. i. v. Zugang, bei Schocksymptomatik Volumenzufuhr NaCl 0,9 % 500 ml. **Cave:** Blasenruptur
- Analgesie mit Tramadol 100 mg i. v. (z. B. Tramal®)

> **Klinikeinweisung** sofort zur chirurgischen oder urologischen Versorgung.

> **Abwendbar gefährlicher Verlauf**
> Innere Verletzungen → schleichender oder plötzlicher hypovolämischer Schock.

7 Verletzungen und Unfälle

Gabriele Fobbe

- **7.1 Traumata** 252
  - 7.1.1 Riss-Quetsch-Platzwunden, Stich- oder Schürfwunden 252
  - 7.1.2 Bisswunden 252
  - 7.1.3 Schädel-Hirn-Trauma 254
  - 7.1.4 Schädelprellung 256
  - 7.1.5 Prellungen und Hämatome 256
  - 7.1.6 Distorsionen 256
  - 7.1.7 Luxation, Subluxation 257
  - 7.1.8 Frakturen 261
  - 7.1.9 Wirbelsäulenverletzungen 266
  - 7.1.10 Beckentrauma 268
  - 7.1.11 Thoraxtrauma 269
  - 7.1.12 Bauchtrauma 270
  - 7.1.13 Amputationsverletzungen und Gefäßverletzungen 271
- **7.2 Thermische Notfälle** 272
  - 7.2.1 Verbrennungen 272
  - 7.2.2 Erfrierungen, Unterkühlung 274
  - 7.2.3 Verätzungen 276
  - 7.2.4 Stromunfall 277

7.1 Traumata

7.1.1 Riss-Quetsch-Platzwunden, Stich- oder Schürfwunden

Durch Sturz, Heimwerkertätigkeit, Gartenarbeit, Sportunfall.

Anamnese
- Alter der Verletzung
- Verletzungsmechanismus
- Kontamination
- Fremdkörper → Untersuchung in Lokalanästhesie (▶ 3.9.2)
- Patientenbezogene Informationen:
  - Grundkrankheiten
  - Implantate
  - Immunsuppression
- Asplenie, Überprüfung des Impfstatus: Tetanusschutz ausreichend

Maßnahmen
- Wunde inspizieren, evtl. zuvor Lokalanästhesie
- Begleitverletzungen ausschließen: sensible und motorische Nervenfunktion, Sehnen-, Knochen- und Gelenkverletzungen, Gefäßverletzungen, Kompartmentsyndrom
- Lokale Infektionszeichen, Lymphadenopathie prüfen

> Aus forensischen Gründen auch negative Befunde dokumentieren.

- Wund- und Umgebungsreinigung mit Lokaldesinfizienz (z. B. Polihexanid-Lsg., Prontoderm®) oder Spülung mit sterilem NaCl 0,9 %
- (Foto-)Dokumentation
- Schutzverband
- **Tiefere Verletzungen, größere Schnitt- oder Platzwunden:** ▶ 3.9.3
- **Ausgedehntere Wunden** (und/oder bei mangelnder Übung mit chirurgischen Nähten): Wunde steril abdecken, ggf. Druckverband (▶ 3.11.2) anlegen

> **Klinikeinweisung** in Chirurgie/Klinikambulanz bei ausgedehnteren Verletzungen oder bei Indikation zum Rö zum Ausschluss von Begleitverletzungen.

> Keine primäre Wundnaht bei Verletzungen, die älter sind als 6–8 h (Ausnahme: Gesicht).

7.1.2 Bisswunden

Anamnese
- Zeitpunkt, Ort und Anlass der Bissverletzung.
- Tierart und Besitzer.
- Tollwutverdacht:
  - Deutschland gilt seit 2008 als frei von terrestrischer Tollwut. Bei Fledermäusen endemisch.

- Kontakt mit Impfködern möglich
  - Impfstatus des Tiers bekannt
  - Bissverletzung im Ausland zugezogen, Verhaltensauffälligkeit des Tieres
- Exotisches Tier? Schlange, Vogelspinne, Skorpion etc. → Kontakt mit Vergiftungszentrale aufnehmen: Vorwahl des Orts / 19240.

Maßnahmen

> Verletzungstiefe und Ausmaß werden wegen oft nur kleiner Hautläsionen unterschätzt: immer primäre Wundnaht bei Bissverletzungen im Gesicht.

- Fotodokumentation
- Wunde inspizieren, reinigen und spülen (physiolog. Kochsalzlsg., wenn nicht vorhanden Wasser und Seifenlösung)
- Ggf. Exzision der Wundränder
- Engmaschige Wundkontrollen
- Tetanusschutz überprüfen und ggf. erforderliche Impfungen durchführen
- Bei Tollwutverdacht: Rücksprache mit dem Amtstierarzt
- Bei exotischen Gifttieren: Rücksprache → Giftzentrale
- Antibiotische Frühtherapie, besonders bei frischen, tiefen Verletzungen, bei Verletzung kritischer Körperregionen (z. B. Hände, Füße, gelenknah), bei erhöhtem Infektionsrisiko, bei Implantaten: Aminopenicillin + Betalaktamase-Inhibitor 2 × tgl. p. o. (z. B. Amoxiclav-CT 875 / 125 mg) für zunächst 5 d, dann abhängig vom klinischen Verlauf

> Die Infektionsraten nach Katzen- und Menschenbissen sind höher als nach Hundebissen.

Postexpositionsprophylaxe nach Tollwutexposition

> **Empfehlungen des Robert Koch-Instituts zur Postexpositionsprophylaxe bei Tollwut**
> Die Postexpositionsprophylaxe ist dann unverzüglich durchzuführen, wenn der Verdacht auf ein Virus-Exposition nicht entkräftet werden kann.
> - **Expositionsgrad 1:** Berühren oder Füttern von Tieren; Belecken der intakten Haut, Berühren eines Impfstoffköders bei intakter Haut: keine Impfung.
> - **Expositionsgrad 2:** Lecken und Knabbern an der nicht intakten Haut, nicht blutende, oberflächliche Kratzer, Kontakt mit Impfflüssigkeit eines beschädigten Impfköders an nicht intakter Haut: aktive Immunisierung mit einem Tollwut-Impfstoff gemäß den Angaben der Fachinformation.
> - **Expositionsgrad 3:** Bissverletzung, Kratzwunden, Kontakt von Schleimhäuten und Wunden mit Speichel (z. B. Lecken) oder mit Impfflüssigkeit aus einem Impfköder, V. a. Biss oder Kratzer durch Fledermaus, Schleimhautkontakt mit Fledermäusen: zusätzlich zur aktiven Immunisierung Durchführung einer passiven Immunisierung mit Tollwut-Immunglobulin (20 IE / kg KG).

> ⚡ Beratung zur Prä- und Postexpositionsprophylaxe: Universitätsklinikum Essen, Institut für Virologie, 0201-7233561.

> ❗ Bei V. a. Tollwut stets Rücksprache mit Amtstierarzt, Tollwutschutzstelle und Gesundheitsamt. Schon der V. a. Tollwut ist meldepflichtig!

7.1.3 Schädel-Hirn-Trauma

Nach einem Unfall ist jede – auch nur vorübergehende – Bewusstseinsstörung verdächtig auf ein Schädel-Hirn-Trauma (▶ Tab. 7.1).

Anamnese
- Unfallhergang / Unfallmechanismus:
    - Verkehrsunfall, Fahrradunfall, Geschwindigkeit
    - Art und Stärke des Aufpralls (Bordstein, Boden etc.)
    - Helm getragen
- Begleitumstände: Intoxikation mit Drogen und / oder Alkohol
- Begleiterkrankungen:
    - Therapie mit Antikoagulanzien
    - Demenz
- Bisheriger Verlauf:
    - Bewusstlosigkeit, Amnesie, Kopfschmerzen, Übelkeit, Erbrechen, Schwindel
    - Besserung oder Verschlechterung

> ⚡ **Besonderheiten bei Kindern**
> Häufige Unfälle: Treppensturz, Sturz von der Wickelkommode, aus dem Kinderwagen. Ist das Kind nicht bewusstlos, Eltern fragen, ob es seit dem Unfall „anders" ist als sonst. **Cave:** bei vagen Erklärungen der Eltern auch an Misshandlung denken!

Tab. 7.1 Differenzialdiagnose Kopfverletzungen

Diagnose	Leitsymptome
Schädelprellung	Kopfschmerzen, Riss-Quetsch-Platzwunde
Nasenbeinfraktur	Schwellung, Schiefstand oder Einsinken der Nasenwurzel, Behinderung der Nasenatmung, Epistaxis
Kalottenfraktur	Druckschmerz, Schwellung, evtl. Stufenbildung, Instabilität bei Trümmerfraktur
Gesichtsschädelfraktur	Veränderung der Zahnreihe, Schmerz bei Kieferbewegungen, Instabilität, Doppelbilder (▶ 12.1)
Schädelbasisfraktur	Brillen- oder Monokelhämatom, Blut und/oder Liquor aus Mund, Nase, Ohr, Hörschwäche, Schwindel
Schädel-Hirn-Trauma	Bewusstseinsstörung, Übelkeit, Erbrechen, Kopfschmerzen, Amnesie, pathol. Pupillenreaktion
Intrazerebrale, epidurale und subdurale Blutungen	Evtl. verzögerte Eintrübung, zunehmende Anisokorie, Stauungspapille

Erfassung und (Bild-)Dokumentation der Befunde mit Datum und Uhrzeit.

Diagnostik
- Prüfung der Vitalfunktionen / Notfallcheck (▶ 4.3.1)
- BZ-Kontrolle
- Inspektion und Palpation des Schädels:
  - Offene Schädelverletzung
  - Blutung
  - Liquorrhö. **Cave:** auch auf Blutung, Ausfluss aus Ohr / Nase achten → V. a. Schädelbasisfraktur
  - Stufenbildung in der Kalotte → V. a. Fraktur
  - Prellmarken, Hämatome, Kalottenklopfschmerz
- Wiederholte neurologische Untersuchung (▶ 3.1.2):
  - Erbrechen, Kopfschmerzen, Schwindel als Zeichen einer Hirndrucksteigerung und / oder als Zeichen diffuser Beeinträchtigung
  - Bewusstseinslage
  - Reaktion auf Ansprache und Schmerz (Glasgow Coma Scale, ▶ 3.1)
  - Pupillengröße und Lichtreaktion, Okulomotorik
  - Motorische Funktion der Extremitäten
  - Sensibilität
- Begleitverletzungen: Frakturen, Blutungen, innere Verletzungen (z. B. abdominale Abwehrspannung bei Milzruptur, ▶ 7.1.12), WS-Verletzungen, Zungenbiss

Maßnahmen
- Ohne Aspirationsgefahr: Flachlagerung oder Lagerung mit um 30° erhöhtem Oberkörper. **Cave:** WS-Verletzung
- Bei Aspirationsgefahr: stabile Seitenlagerung
- O_2-Gabe
- Großvolumiger i. v. Zugang: Infusion isoosmolarer Lösungen, z. B. Ringer-Acetat
- Bei bewusstlosen Patienten frühe Intubation (▶ 4.4.3)

Klinikeinweisung bei:
- Jedem Verdacht auf ein Schädel-Hirn-Trauma
- Koma, Bewusstseinstrübung, Amnesie
- Krampfanfällen, anderen neurologischen Störungen
- Schädelfraktur, V. a. Impressionsfraktur
- Penetrierenden Verletzungen
- V. a. nasogene und otogene Liquorfistel

Abwendbar gefährlicher Verlauf
- Immer an weitere lebensbedrohliche Verletzungen denken: Polytrauma.
- Verletzung der HWS nicht erkannt. Immer stabilisierende Orthese anlegen.

7.1.4 Schädelprellung

Schädelprellung mit/ohne Platzwunde ohne Hirnfunktionsstörung durch Schlag oder Sturz auf den Kopf.

Diagnostik
- Prüfung der Vitalfunktionen/Notfallcheck (▶ 4.3.1)
- Keine Bewusstseinsstörung während des Unfallereignisses und keine Amnesie
- Ggf. Rö-HWS zum Ausschluss einer Fraktur, CT Schädel zum Ausschluss einer knöchernen Verletzung oder Blutung

Maßnahmen
- Wundversorgung (▶ 3.9). Tetanusschutz (▶ 3.9.5) überprüfen
- Körperliche Schonung
- Beobachtung sicherstellen. **Cave:** bei Alleinlebenden ggf. stationäre Beobachtung
- Ggf. Analgesie, Paracetamol 500–1 000 mg bis zu 3 × tgl. p. o., z. B. (Paracetamol-ratiopharm® 500 mg)

Abwendbar gefährlicher Verlauf
- Immer an die Entwicklung eines epi- oder subduralen Hämatoms denken.
- Bei älteren Menschen:
  - Oft geringes Trauma ausreichend
  - Chronischer Verlauf subduraler Hämatome

7.1.5 Prellungen und Hämatome

Symptome
- Schwellung, Hämatom, Prellmarke
- Bewegungseinschränkung

Anamnese
Schädigung durch direkte stumpfe Gewalt (Sturz, Schlag, Stoß).

Maßnahmen
- Hochlagerung und Kühlung, z. B. Eisbeutel auflegen, kühlende Umschläge
- Lokal Externa, z. B. Diclofenac-Gel
- NSAID oral, wie Paracetamol 1–3 × 500–1 000 mg p. o. oder Ibuprofen 3 × 400 mg/d p. o.

Abwendbar gefährlicher Verlauf
Bei Prellungen und Hämatomen – insbes. bei Prellmarken unterschiedlichen Alters und/oder unklaren Angaben zum Unfallhergang oder Prellmarken oberhalb der „Hutlinie" – auch an Misshandlung (▶ 15.12, ▶ 17.9, ▶ 18.13) denken.

7.1.6 Distorsionen

Überdehnung des Kapselbandapparats, Kontinuität bleibt erhalten. Meist durch Sturz oder beim Sport, am häufigsten sind das obere Sprunggelenk (Supinationstrauma, „Umknicken") und die Finger betroffen.

Symptome
- Schwellung und Hämatom
- Druckschmerz über den gedehnten Bandstrukturen oder Bandansatzpunkten
- Schmerzhafte Bewegungseinschränkung

Diagnostik
- Fehlstellung (Fraktur, ▶ 7.1.8)
- Schwellung und Hämatombildung
- Bei Fingergelenken:
  - Seitliche Instabilität bei Seitenbandverletzung
  - Schmerzhafte Überstreckbarkeit bei Kapselverletzung
  - **Cave:** Sehnenverletzung, knöcherner Sehnenausriss
- Am Kniegelenk:
  - Mediale / laterale Aufklappbarkeit: Kollateralbänder verletzt
  - Vordere und hintere Schublade: Kreuzbänder verletzt
  - Payr-Test, Steinmann I und II: Meniskusläsion
- Rö-Aufnahme veranlassen bei V. a. knöcherne Begleitverletzung
- Am OSG, wenn mindestens einer der folgenden Befunde zutrifft (nach: Ottawa Ankle Rules):
  - Patientenalter < 55 J.
  - Der Patient ist nicht in der Lage, mindestens 4 Schritte zu belasten.
  - DS über der Spitze der distalen Fibula und / oder der distalen Hinterkante der Malleolen.
  - DS an der Basis des Os metatarsale V.
  - DS über dem Os naviculare.

Maßnahmen
- PECH-Schema (nach Böhmer):
  - P – Pause: Abbruch der körperlichen Aktivität
  - E – Eis: Kühlen mit Eis, Kühlspray
  - C – Compression: Druckverband mit moderatem Druck
  - H – Hochlagerung
- Thromboseprophylaxe mit NMH, z. B. Certoparin, Mono-Embolex® 3 000 IE Prophylaxe 1 × tgl. s. c.
- Stabilisierung und Schonung bis zur Beschwerdefreiheit, Rückgang der Schwellung und des Instabilitätsgefühls: Kompressionsverband, Tape-Verband, Orthese, z. B. Aircast®-Schiene
- Analgesie mit NSAID oral, wie Paracetamol 1–3 × 500–1 000 mg p. o. oder Ibuprofen 3 × 400 mg / d p. o.

Klinikeinweisung i. d. R. nicht erforderlich.

7.1.7 Luxation, Subluxation

Vollständiger und dauerhafter Kontaktverlust der gelenkbildenden Knochenenden.

Symptome
- Plötzlicher Schmerz mit anschließender schmerzhafter Fixierung des Gelenks
- Sichere Zeichen: Deformierung der Gelenkkontur, leere Gelenkpfanne, Gelenkkopf disloziert, Fehlstellung, federnde Fixation
- Unsichere Zeichen: Schwellung, Schmerz, Bewegungseinschränkung

Anamnese Verletzungsmechanismus (direkte oder indirekte Gewalteinwirkung oft mit Zerreißung des Kapselbandapparats).

Schulterluxation
80 % vordere Luxationen.

Anamnese
- Sturzauslöser
- Sturzmechanismus (Sturz auf gestreckten Arm oder Schulter) oder habituelle (atraumatische) Luxation
- Vorerkrankungen:
  - Frühere Schulterverletzungen, Luxationen
  - Degenerative Schultergelenkerkrankungen

Symptome
- Schmerzhafte Bewegungseinschränkung
- Fixierte Außenrotationsabduktionsstellung (bei anteriorer Luxation)
- Sensibilitätsausfälle im Versorgungsgebiet des N. axillaris
- Zwangshaltung des Arms

Diagnostik
- Seitenvergleich des Schulterreliefs
  - Leere Gelenkpfanne und Humeruskopf vor der Achsel als Vorwölbung tastbar
  - Durchblutung, Sensibilität (N. axillaris!) und Motorik

Differenzialdiagnosen Prox. Humerusfraktur (gleiches Trauma bei älteren Pat.), Luxationsfrakturen, Rotatorenmanschettenruptur.

Maßnahmen
- Schmerzmedikation, z. B. Tramadol 50–100 mg i. v.
- Unterstützung einer möglichst schmerzarmen Schonhaltung
- Reposition nur bei habituellen Luxationen, da präklinisch eine Fraktur nicht sicher auszuschließen ist. Immer abhängig von:
  - Erfahrung des Behandlers
  - Dauer und Umständen des Transports
  - Durchblutungsstörungen
  - Neurologischen Störungen
- Pat. seitlich auf Holzstuhl setzen, luxierter Arm hängt über der Rückenlehne (Lehne z. B. mit Handtuch polstern), langsamer, kontinuierlicher Längszug am Oberarm, das Ellenbogengelenk ist hierbei rechtwinklig gebeugt.

Klinikeinweisung immer zur radiologischen Diagnose der Luxation und Prüfung einer OP-Indikation.

Abwendbar gefährlicher Verlauf
Plexusschädigung, Gefäßverletzung.

Akromioklavikulargelenkverletzung
Verletzung der Ligg. acromio- und coracoclaviculare mit Dehnung, Subluxation oder Luxation im Akromioklavikulargelenk (Einteilung nach Rockwood I–VI, Tossy I–III). Bei Erwachsenen häufig.

Symptome
- Hämatom, Schwellung.
- Schmerzen im Schultergelenk.
- Funktionsverlust im Schultergelenk.
- Arm wird nah am Körper und nach innen gedreht gehalten.

Anamnese Sturz auf die Schulter auf den zur Seite gestreckten Arm (typischer Reit- oder Fahrradunfall).

Diagnostik
- DS über dem AC-Gelenk
- Funktionsprüfung des Schultergelenks
- Federnder Widerstand des hochstehenden lateralen Klavikulaendes (Klaviertastenphänomen)

Differenzialdiagnosen Klavikulafraktur, Schulterluxation.

Maßnahmen
- Schonung, Kühlung, Analgesie
- Präklinisch Ruhigstellung in Gilchrist-Verband (▶ Abb. 7.1)
- Rockwood I: funktionelle Übungsbehandlung
- Rockwood II: kurzfristige Ruhigstellung mit Gilchrist-Verband (▶ Abb. 7.1)
- Ab Rockwood III: operativ mit offener Reposition

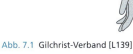
Abb. 7.1 Gilchrist-Verband [L139]

 Klinikeinweisung zur Röntgendiagnostik.

Radiusköpfchensubluxation
Luxation des Radiuskopfes aus dem Ligamentum anulare radii. Typische Verletzung bei Kindern im 2.–4. Lj., da der Radiuskopf erst mit dem 4. Lj. seine endgültige Größe erreicht. **Syn.:** Chassaignac-Luxation.

Symptome
- Schonhaltung mit leichter Beugung im Ellenbogen und Pronation
- Beuge- und Streckhemmung im Ellenbogengelenk
- Pseudoparese

Anamnese Unfallhergang, Zug am gestreckten Arm, z. B. Kind stolpert an der Hand eines Erwachsenen.

Diagnostik
- Schonhaltung
- Drehung des Unterarms nicht möglich
- Frakturzeichen?

Differenzialdiagnosen Monteggia-Fraktur (Ulnafraktur und Radiusköpfchenluxation).

Maßnahmen
- Rö des Ellenbogengelenks zum Ausschluss einer Fraktur oder Gelenkluxation.
- Passive Supination und Beugung des Unterarms, die andere Hand des Untersuchers fixiert den Oberarm.

Eltern darauf hinweisen, das Kind nicht an den Armen hochzuziehen.

 Klinikeinweisung zur radiologischen Diagnostik.

Abwendbar gefährlicher Verlauf
Reluxation.

Fingerluxationen
Meist im PIP-Gelenk. Unfallhergang: Stauchungsverletzung eines Fingers.

Symptome Schwellung, Schmerz, typische bajonettartige Fehlstellung, keine aktive Streckung möglich.

Diagnostik Sensibilität prüfen.

Maßnahmen
- Reposition, ggf. in Leitungsanästhesie nach Oberst (▶ 3.9.2)
- Ruhigstellung in Fingerschiene in Funktionsstellung für 3–4 Wo.

 Klinikeinweisung nicht erforderlich.

Hüftluxation
Selten, massive Gewalteinwirkung oder Z. n. TEP.

Symptome Fehlstellung des Beins, federnd fixiert, Beinverkürzung.

Anamnese Verkehrsunfall, Sturz aus größerer Höhe, TEP in der Vorgeschichte.

Diagnostik Sensibilität, Motorik, Durchblutung, Begleitverletzungen.

Differenzialdiagnosen Oberschenkelhalsfraktur, Beckenringfraktur.

Maßnahmen
- Großvolumiger i. v. Zugang, Volumenzufuhr
- Schmerztherapie, z. B. mit 5–10 mg Morphin i. v.
- Unterstützung einer möglichst schmerzfreien Schonhaltung
- Reposition nur in Narkose möglich

 Klinikeinweisung mit NAW.

 Abwendbar gefährlicher Verlauf
Volumenmangelschock.

Patellaluxation
Symptome
- Schmerzhafte Bewegungseinschränkung
- Fixierte Flexionsstellung
- Kniegelenkserguss

Anamnese
- Unfallhergang:
  - Luxationsereignis: direktes Trauma durch Sturz auf das Knie oder seitliches Anpralltrauma; inadäquates Trauma bei prädisponierenden Faktoren; habituelle Luxation
  - Flexions- oder Extensionsbewegung
- Vorerkrankungen und Verletzungen: Erst- oder Rezidivluxation, pos. Familienanamnese

Diagnostik
- Tastbare Lücke am medialen Retinakulum
- Evtl. palpable Defekte des M. vastus med. obliquus oder des medialen patellofemoralen Ligaments
- Periphere Durchblutung, Motorik und Sensibilität

Differenzialdiagnosen Knieprellung, Patellafraktur, Quadrizepssehnenruptur.

Maßnahmen
- Unterstützung einer möglichst schmerzfreien Schonhaltung
- Analgesie, z. B. Tramadol 50–100 mg i. v.
- Repositionsversuch bei persistierender Luxation, abhängig von:
  - Dauer des Transports
  - Erfahrung des Behandelnden
  - Weichteilschaden, Durchblutung
  - Schmerzsituation
- Thrombembolieprophylaxe

> **Klinikeinweisung** zur Röntgenuntersuchung des Kniegelenks, immer bei nicht irreponiblen Luxationen.

> **Abwendbar gefährlicher Verlauf**
> Reluxation und chronische Instabilität, Knorpelschäden.

7.1.8 Frakturen

Leitbefunde
- **Sichere Frakturzeichen:** Achsenfehlstellung, abnorme Beweglichkeit, Knochenreiben (Krepitation), sichtbare Knochenenden
- **Unsichere Frakturzeichen:** Schwellung, Schmerz, Bewegungseinschränkung, Hämatom

> Krepitation nicht absichtlich auslösen: verursacht unnötige Schmerzen, Gefahr der Verletzung von Nerven und Gefäßen, erhöhtes Risiko für sympathische Reflexdystrophie.

Allgemeine Richtlinien für den Umgang mit Frakturen
- Einrichtungsversuche bei Knochenbrüchen unterlassen
- Störende Kleidungsstücke mit der Verbandschere entfernen
- Weichteilverletzungen und offene Brüche steril abdecken

- I.v. Zugang legen, Schmerzstillung z.B. mit Tramadol 50–100 mg i.v. (z.B. Tramal®)
- Prüfung von Durchblutung, Motorik und Sensibilität (distal der Fraktur)
- Dokumentation der Befunde
- Ruhigstellung mit Vakuumschiene zum Transport (gehört zur Ausstattung von KTW und RTW)

Klinikeinweisung in nächste chirurgische Klinik mit RTW, bei Fraktur großer Röhrenknochen mit NAW.

Abwendbar gefährlicher Verlauf
Massiver Blutverlust, Weichteilschäden, Kompartmentsyndrom, Übersehen von Nerven- und Gefäßverletzungen, Sehnenverletzungen oder Verletzungen innerer Organe.

Oberarmfrakturen
Proximale Oberarmfraktur
Subkapitale Humerusfraktur oder isolierte Abrissfrakturen des Tuberculum majus oder minus.

Symptome
- Weichteilschwellung, Hämatom
- Druckschmerz
- Schmerzhaft eingeschränkte Beweglichkeit im Schultergelenk
- Mögliche Begleitverletzungen: Plexusschaden, Luxation; bei Luxationsfraktur: „leere Pfanne"

Maßnahmen Primäre Ruhigstellung in Desault- oder Gilchrist-Verband.

Klinikeinweisung zur weiteren Diagnostik und Therapieplanung, nur nicht dislozierte Frakturen können konservativ behandelt werden.

Oberarmschaftfraktur
Durch indirekte Gewalteinwirkung, als path. Fraktur.

Symptome
- Weichteilschwellung, Hämatom
- Druckschmerz
- Mögliche Begleitverletzungen:
  - Schädigung des N. radialis: Fallhand, Sensibilitätsstörung am radialen Handrücken
  - Schädigung der A. brachialis

Maßnahmen
- Ruhigstellung
- Keine geschlossenen Repositionsversuche

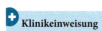
Klinikeinweisung

Unterarmfrakturen
Proximale Unterarmfraktur
Meist direktes Trauma durch Sturz auf den gestreckten Arm. Olekranon und Radiusköpfchen am häufigsten betroffen.

Symptome
- Schmerzen, Schwellung, Bewegungseinschränkung
- Bei Fraktur des Olekranons → Streckunfähigkeit im Ellenbogengelenk
- Bei Fraktur des Radiusköpfchens → Einschränkung von Pro- und Supination:
  - Begleitverletzungen → Schädigung des N. ulnaris
  - Arterienverletzung
  - Bandverletzung

Maßnahmen Lagerung des Unterarms in Neutralstellung.

Klinikeinweisung: Nur nicht dislozierte, stabile Frakturen können konservativ behandelt werden.

Unterarmschaftfraktur
Brüche beider oder jeweils eines Knochens des Unterarms. Meist direkte Gewalteinwirkung auf den Arm, Schlag oder Anprall bei Verkehrsunfällen, bei Kindern Sturz auf die ausgestreckte Hand.

Symptome
- Sehr unterschiedliche Weichteilschäden möglich
- Fehlstellung bei instabilen Frakturen, kann bei Fraktur eines Knochens fehlen
- Gestörte aktive Supination und Pronation der Hand
- Begleitverletzungen: Luxation

Maßnahmen
- Lagerung der Extremität in Herzhöhe
- 90°-Beugung des Ellenbogengelenks
- Röntgendiagnostik inkl. Ellenbogen- und Handgelenk
- Operative Therapie, Ausnahme: Grünholzfrakturen bei Kindern ohne wesentliche Funktionsstörungen

Distale Unterarmfraktur
90 % Sturz mit Streckstellung im Handgelenk, 10 % in Beugestellung.

Symptome
- Indirekte Frakturzeichen:
  - Hämatom
  - Ödem
  - Druckschmerz
- Begleitverletzungen
  - Läsion des N. medianus
  - Posttraumatisches Karpaltunnelsyndrom
  - Fraktur von Os scaphoideum oder Os lunatum
  - Strecksehnenverletzungen des Daumens

Diagnostik
- Typische Unfallanamnese
- Inspektion:

- Fehlstellung nach radial: Bajonett-Stellung
- Fehlstellung nach dorsal: Fourchette-Stellung
- Funktionsprüfung:
  - Unterarmdrehung
  - Aktive und passive Beweglichkeit
  - Fingergelenke, Handgelenke, Daumengelenke

Maßnahmen Ruhigstellung in dorsaler Schiene, z. B. Splintschiene (SAM® SPLINT).

Klinikeinweisung mit KTW.

Oberschenkelfrakturen
Hüftgelenknahe Frakturen
Fraktur, besonders bei alten Menschen, nach Sturz auf die Hüfte. Frakturverlauf pertrochantär oder entlang des Schenkelhalses. Relevante Begleiterkrankungen: Osteoporose, rheumatische Erkrankungen, gerinnungshemmende Substanzen.

Symptome
- Geh- und Standunfähigkeit
- Außenrotation und Verkürzung des betroffenen Beins
- Schmerzausstrahlung in die Leiste und die Knieregion
- Aktive Beugung und Streckung im Hüftgelenk nicht möglich
- Bei Hüftkopffrakturen neurologische Ausfälle im Versorgungsgebiet des N. ischiadicus

Diagnostik
- Typische Unfallanamnese
- Typische Fehlstellung

Proximale Oberschenkelschaftfraktur
Fraktur bei jüngeren Menschen nach beträchtlichem Trauma, Ausnahme periprothetische Fraktur.

Symptome
- Begleitverletzung von Gefäßen und Nerven
- Ausgedehnte Hämatome und bedeutsamer Blutverlust (500–2 500 ml) möglich

Diagnostik Pulsstatus, Sensibilität.

Distale Oberschenkelschaftfraktur
Direkte Krafteinwirkung (Knieanpralltrauma bei Verkehrsunfall, Battered-Child-Syndrom).

Symptome Begleitverletzungen: Patellafraktur, Bandrupturen, Gefäßverletzung bei Kniegelenkluxation.

Diagnostik Pulsstatus, Sensibilität.

Maßnahmen
- Kontrolle der Vitalparameter
- Großvolumiger i. v. Zugang
- Schmerztherapie, z. B. Morphin 5–10 mg i. v. (**cave:** Atemdepression)
- Lagerung und Transport z. B. in anmodellierter Vakuummatratze

Klinikeinweisung mit RTW. Keine Repositionsversuche.

Unterschenkelfrakturen
Proximale Unterschenkelfaktur
Verletzung des Kniegelenks mit begleitender Tibiakopffraktur nach direktem Anpralltrauma (z. B. Stoßstange) oder nach Biegung, Stauchung, Torsion.

Symptome
- Eingeschränkte Beweglichkeit im Kniegelenk
- Begleitverletzungen häufig: Verletzung des Kapsel-Band-Apparats, Hämarthros, Gefäßverletzung, Nervenverletzung (N. peronaeus), Verletzung des Hautweichteilmantels

Maßnahmen
- Analgesie, z. B. Morphin 5–10 mg i. v. (**cave:** Atemdepression)
- Prüfen der peripheren Durchblutung
- Neurologischer Status (▶ 3.1.2)

Unterschenkelschaftfraktur
Hochenergietrauma, besonders gefährdet ist die mediale Fläche der Tibia, gleichzeitige Fibulafraktur möglich.

Symptome
- Weichteilschaden. **Cave:** Kompartmentsyndrom
- Häufig offene Frakturen
- Häufig Nerven- und Gefäßverletzungen

Maßnahmen
- Analgesie, z. B. Morphin 5–10 mg i. v. (**cave:** Atemdepression)
- Prüfen der peripheren Durchblutung
- Neurologischer Status (▶ 3.1.2) → Erstsymptom bei Kompartmentsyndrom: aufgehobene Sensibilität im 1. Zehenzwischenraum (N. peronaeus, sensibel)
- Sterile Wundabdeckung bei offenen Verletzungen
- Grobreposition und Ruhigstellung mit Luftkammer
- Lagerung in Herzhöhe

 Klinikeinweisung mit RTW.

 Abwendbar gefährlicher Verlauf
Gefährdung des Unterschenkels bei Gefäßverletzung, Kompartmentsyndrom.

Frakturen des oberen Sprunggelenks
Indirekte Krafteinwirkung bei Supinations-/Pronationstrauma. Innenknöchel und/oder distale Fibula und/oder Tibiakanten betroffen.

Symptome
- Hämatom, Druckschmerz, Deformierung des Gelenks
- Begleitverletzungen: Luxation, Verletzung des Bandapparats, Weichteilschaden

Maßnahmen
- Analgesie
- Bei grob dislozierten Frakturen / Luxationsfrakturen Reposition am Unfallort durch vorsichtigen Längszug
- Fixierte Lagerung, z. B. Luftkammerschiene

Klinikeinweisung mit KTW zur operativen Versorgung von dislozierten oder instabilen Frakturen.

7.1.9 Wirbelsäulenverletzungen

Bei Polytrauma immer WS-Verletzung ausschließen (▶ Tab. 7.2).

Symptome
- Oft unspezifisch
- Kontusionsmarken
- Schwellungen
- Lokale Klopf- und Druckschmerzen
- Paravertebrale Muskelverspannungen
- Neurologische Ausfälle: Missempfindungen, Taubheitsgefühl, Lähmungen
- Schock durch Gefäßweitstellung

Anamnese
- Unfallanamnese
- Verkehrs-, Arbeits- oder Badeunfall

Tab. 7.2 Schädigungslokalisierung bei Wirbelsäulentrauma

Erhaltene Motorik	Erhaltene Sensibilität	Schädigung unterhalb von
Zwerchfellatmung	Hals	C3
Arm		
Schulterzucken	Hals	C4
Ellenbogenbeugung	Arm beugeseitig	C5
Drehung des Unterarms	Daumen	C6
Fingerstreckung	Zeigefinger	C7
Fingerbeugung	Kleinfinger	C8
Thorax	Brustwarzen	Th4
Abdomen	Nabel	Th10
Bein		
Hüftbeugung	Leiste	L1
Beinstreckung	Oberschenkelinnenseite	L2
	Knieinnenseite	L3
Fußhebung	Unterschenkelinnenseite	L4
Großzehenhebung	Großzehe	L5
Zehenflexion		S1

- Sturz aus der Höhe
- Suizidversuch
- Vorerkrankungen: Osteoporose, Morbus Bechterew

Diagnostik

- Patienten zur Untersuchung nicht umlagern
- Bei V. a. Querschnittslähmung „Blitz"-Untersuchung: Faustschluss möglich → kein Querschnitt bis C8. Zehenbewegung möglich → kein Querschnitt bis L5

- Notfallcheck (▶ 4.3.1)
- Neurologische Untersuchung (▶ 3.1.2) → Bewusstseinslage, neurologische Defizite
- Wirbelsäule abtasten (ohne den Pat. zu bewegen):
  - Dornfortsätze abtasten: Lücke, Stufe, seitliche Abweichung
  - Muskelhartspann
- Hinweise auf Begleitverletzungen:
  - Schädel-Hirn-Trauma (▶ 7.1.3), Schädelprellung (▶ 7.1.4)
  - Thorax (▶ 7.1.11)
  - Abdomen (▶ 7.1.12)
  - Becken (▶ 7.1.10)
  - Extremitäten:
    – Durchblutung: Hautkolorit, Hauttemperatur und Kapillardurchblutung
    – Motorik: Zehen, bzw. Finger gegen Widerstand bewegen lassen
    – Sensibilität: konkrete Fragen, z. B. „Welche Zehen fasse ich an?", nicht aber: „Spüren Sie das?"

Maßnahmen

- Großlumige i. v. Zugänge, Volumensubstitution z. B. NaCl 0,9 %, **cave:** wegen verminderten Gefäßtonus auf ausreichende Volumengabe achten
- Analgesie z. B. mit fraktionierten Gaben von 5 mg Morphin i. v.
- HWS mit Nackenorthese, Stifneck®, stabilisieren
- Schaufeltrage zum sicheren Aufnehmen
- Pat. auf Vakuummatratze lagern
- Kliniktransport mit Notarztbegleitung
- Bei notwendiger Intubation Überstreckung der HWS vermeiden, Orthese, wenn möglich

Immer auf den Verletzten in dessen Blickrichtung zugehen, andernfalls Kopfdrehung des Pat. → Rückenmarkläsion bei instabiler Fraktur.

Klinikeinweisung sofort mit NAW (ggf. mit Hubschrauber) in Traumazentrum mit der Möglichkeit der operativen Versorgung von Wirbelsäulen- und Rückenmarksverletzungen.

Abwendbar gefährlicher Verlauf
Querschnittslähmung, spinaler Schock.

7.1.10 Beckentrauma

Verletzung des vorderen und / oder hinteren Beckenrings möglich.

Sonderform: osteoporotische Beckenfraktur
- Schon bei Bagatelltraumata
- Wegen der Knochenqualität seltener operative Versorgung möglich

Symptome
- Schmerzen über Beckenring und Hüftgelenk
- Leistenschmerzen bei Azetabulumfraktur
- Auftreten und Gehen kaum möglich
- Volumenmangelschock durch intra- und / oder retroperitoneale Blutungen

Anamnese
- Direkte Gewalteinwirkung, z. B. durch Sturz aus großer Höhe, Anpralltrauma
- Indirektes Trauma (Dashboard Injury): Kombination mit Knieverletzung, Oberschenkelfraktur, Hüftluxationsfraktur möglich

Diagnostik
- Notfallcheck (▶ 4.3.1)
- Inspektion: Konturveränderungen, Asymmetrie
- Begleitverletzungen:
  - Verletzung des rektalen Plexus
  - Harnröhrenverletzung:
    - Spontanmiktion nicht möglich
    - Hämatom in Skrotum oder Vulva
    - Blutung aus der Harnröhre
  - Enddarm-, Scheidenverletzung → Blutaustritt
  - Knieverletzung bei Dashboard Injury
- Beckenkompressionsschmerz, eingeschränkte Beweglichkeit von Hüfte bzw. Hüftgelenk

- Der Volumenverlust bei Beckentrauma kann bis zu 5 l betragen und wird präklinisch meist unterschätzt.
- Harnröhren- / Blasenverletzungen und Darmperforationen sind typische Begleitverletzungen. **Cave:** keine präklinische Anlage eines Blasenkatheters.
- Bewegungen des instabilen Beckens können weiteren Blutverlust bewirken.

Maßnahmen
- Großlumige i. v. Zugänge, Volumensubstitution (z. B. Ringer-Acetat)
- O$_2$-Gabe
- Analgesie, z. B. mit fraktionierten Gaben von 5 mg Morphin i. v.
- Kliniktransport mit Notarztbegleitung
- Instabiles Beckens durch Tuch oder Beckengurt fixieren
- Offene Wunden steril abdecken

Klinikeinweisung sofort mit NAW in nächste chirurgische Klinik.

Abwendbar gefährlicher Verlauf
Volumenmangelschock.

7.1.11 Thoraxtrauma

Stumpfes Trauma (z. B. Verkehrsunfall, Misshandlung, Einklemmung oder Verschüttung, Sturz) oder perforierendes Trauma (z. B. Stich-, Schuss-, Pfählungsverletzung).

Symptome
- Thorakale Schmerzen, retrosternale Schmerzen, Heiserkeit (Mediastinalemphysem)
- Angst, Vernichtungsgefühl, motorische Unruhe
- Dyspnoe, Tachypnoe (Pneumothorax, ▶ 5.6.11)

Anamnese Unfallhergang → zusätzliche Informationen über mögliche weitere Verletzungen.

Diagnostik
- Notfallcheck (▶ 4.3.1)
- Inspektion:
  - Atemfrequenz
  - Atembeweglichkeit
    - „Nachhinken" der betroffenen Seite (Hämato- oder Pneumothorax)
    - Paradoxe Atmung (instabiler Thorax)
  - Prellmarken, Hämatome, Wunden
  - Petechiale Blutungen im Hals- und Kopfbereich (durch venöse Fortleitung der intrathorakalen Drucksteigerung)
  - Halsvenenstauung (Spannungspneumothorax, ▶ 5.6.11)
  - Hautemphysem (Rippenfraktur)
  - Hämoptoe
- Auskultation:
  - Abgeschwächtes Atemgeräusch
  - Rhythmusstörungen (Herzkontusion), abgeschwächte Herzgeräusche (Herztamponade)
- Perkussion: Klopfschall hypersonor (Pneumothorax, ▶ 5.6.11) oder gedämpft (Hämatothorax)
- Palpation:
  - Thoraxkompressionsschmerz (Fraktur), Krepitation von Rippenfragmenten, Stufenbildung über Brustbein und Rippen (Fraktur)
  - Hautknistern (Hautemphysem)
  - Bauchdeckenspannung (Zwerchfellruptur)
  - Keine inguinalen Pulse bei messbarem Blutdruck an den Armen (Aortenruptur)

Maßnahmen

Bei Spannungspneumothorax (Tachykardie, fehlendes Atemgeräusch, hypersonorer Klopfschall, gestaute Halsvenen, Schock): Lebensgefahr → sofortige Entlastungspunktion (▶ 3.7.2).

- Großlumige i. v. Zugänge, Volumensubstitution (z. B. NaCl 0,9 %)
- O_2-Gabe

- Bei respiratorischer Insuffizienz Intubation und Beatmung (▶ 4.4.3)
- Analgesie, z. B. mit fraktionierten Gaben von 5 mg Morphin i. v.
- Kliniktransport mit Notarztbegleitung
- Offene Wunden steril abdecken
- Lagerung (▶ 4.2.3) auf verletzter Seite. Bei Atemnot Oberkörperhochlagerung, bei Schock Schocklagerung

> **!** Fremdkörper immer belassen!

> **+** **Klinikeinweisung** mit NAW in die nächste chirurgische Abteilung.

> **⚡** **Abwendbar gefährlicher Verlauf**
> An extrathorakale Begleitverletzungen denken: Bauchtrauma, Milzruptur.

7.1.12 Bauchtrauma

Stumpfes Trauma (z. B. Verkehrsunfall, Misshandlung, Einklemmung oder Verschüttung, Sturz) oder perforierendes Trauma (z. B. Stich-, Schuss-, Pfählungsverletzung).

Symptome
- Geringe bis stärkste Schmerzen im Bauchraum, evtl. Ausstrahlung in die Schulter (Phrenikusreiz)
- Volumenmangelschock (intraabdominale Blutung)
- Schmerzbedingte Schonatmung

Anamnese Unfallhergang.

Diagnostik
- Notfallcheck (▶ 4.3.1), Kreislaufkontrolle (Puls, RR) wiederholen, um frühzeitig Hinweis auf innere Blutung zu bekommen
- Inspektion: Prellmarken, Hämatome, Schürfwunden
- Palpation: Abwehrspannung → V. a. Perforation, Flankendämpfung → V. a. intraabdominelle Blutung

Maßnahmen
- Großlumige i. v. Zugänge, Volumensubstitution (z. B. NaCl 0,9 %)
- O_2-Gabe
- Analgesie, z. B. mit fraktionierten Gaben von 5–10 mg Morphin i. v.
- Evtl. Sedierung mit fraktionierter Gabe von 1 mg Midazolam
- Kliniktransport mit Notarztbegleitung
- Offene Wunden steril abdecken, bei austretenden Darmschlingen Abdeckung anfeuchten
- Beinbeugung zur Bauchdeckenentlastung
- Fremdkörper belassen

> **!** Knierolle mit Beinbeugung zur Bauchdeckenentspannung.

> **+** **Klinikeinweisung** immer mit NAW in nächste chirurgische Klinik.

Abwendbar gefährlicher Verlauf
Abdominale Organverletzungen (Darm, Leber, Pankreas) übersehen.

7.1.13 Amputationsverletzungen und Gefäßverletzungen

Amputationsverletzungen
Traumatische Abtrennung einer Gliedmaße, bei der totalen Amputation besteht keine direkte Verbindung zum Körper mehr, bei subtotaler Amputation ist eine (kleine) evtl. durchblutete Hautbrücke vorhanden.

 Bei subtotalen Amputationen Haut- und/oder Gewebebrücken nicht durchtrennen.

Maßnahmen
- Notfallcheck (▶ 4.3.1)
- Großlumige i. v. Zugänge, Volumensubstitution z. B. Ringer-Laktat
- O_2-Gabe
- Analgesie, z. B. mit fraktionierten Gaben von 5 mg Morphin i. v.
- Offene Wunden steril abdecken
- Arterielle Blutungen mit Druckverband versorgen (▶ 3.11.2)
- Kliniktransport mit Notarztbegleitung

- Keine Gefäßklemmen, kein Tourniquet. Blutstillung durch Druckverband
- Keine Reinigung und Desinfektion

Amputat suchen oder suchen lassen.

- Amputat sicherstellen:
  - Amputat in sauberen Plastikbeutel verpacken und diesen verschließen (▶ Abb. 7.2)
  - Diesen Beutel (Innenbeutel) in einen zweiten (Außenbeutel) geben
  - Kaltes Wasser und kleine Eisstückchen in den Außenbeutel füllen und verschließen
  - **Cave:** kein direkter Kontakt zwischen Amputat und Eis

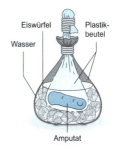

Abb. 7.2 Transport eines Amputats [L106]

 Klinikeinweisung nach Voranmeldung mit NAW bzw. Hubschrauber in geeignetes Replantationszentrum.

> **!** Notamputation ist die absolute Ultima Ratio (z. B. im Fall eingeklemmter Gliedmaßen). Technische Rettung hat Vorzug.

Gefäßverletzungen

Schnitt-, Stich- oder Schussverletzung durch direkte Gewalteinwirkung, bei offener Fraktur.

Symptome
- Spritzende Blutung bei Arterienverletzungen
- Kontinuierliche Blutung bei Venenverletzungen

Anamnese
- Verletzungsmechanismus
- Medikamente zur Gerinnungshemmung

Maßnahmen
- Notfallcheck (▶ 4.3.1)
- Pulsstatus und Kapillarfüllung
- Großlumige i. v. Zugänge (bevorzugt auf der nicht betroffenen Seite), Volumensubstitution (z. B. Ringer-Laktat)
- O_2-Gabe
- Digitale Kompression:
  - A. axillaris in der Achselhöhle
  - A. brachialis auf der Innenseite des Oberarms in der Lücke unterhalb des Bizeps
  - A. femoralis in der Leistenbeuge
- Druckverband (▶ Abb. 7.3 und ▶ 2.11.2) mit Kompressen, ggf. RR-Manschette proximal der Verletzung anlegen und aufpumpen, **keine** Klemmen verwenden
- Blutsperre nur als Ultima Ratio, wenn anders keine Blutstillung gelingt

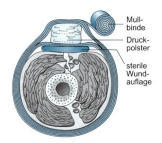

Abb. 7.3 Druckverband [L190]

+ Klinikeinweisung mit RTW und Notarztbegleitung.

7.2 Thermische Notfälle

7.2.1 Verbrennungen

Diagnostik
- Notfallcheck (▶ 4.3.1)
- Ausdehnung der Verbrennung grob abschätzen: Verbrennungsgrad (▶ Tab. 7.3), verbrannte Körperoberfläche (▶ Abb. 7.4).
- Thermisches Inhalationstrauma oder Reizgasinhalation:
  - Lippen und Nasenlöcher verbrannt
  - Ruß im Rachenraum
  - Atemnot, Stridor

7.2 Thermische Notfälle

Tab. 7.3 Einteilung der Verbrennungsgrade		
Grad	**Betroffene Gewebeschichten**	**Symptomatik**
Grad 1		Rötung der Haut, Schmerz
Grad 2	Oberflächlich	Rötung der Haut, Blasenbildung, starke Schmerzen
	Tief	Heller Untergrund, Blasenbildung, starke Schmerzen
Grad 3		Epidermisfetzen, weißer Wundgrund, keine Schmerzen
Grad 4		Verkohlung

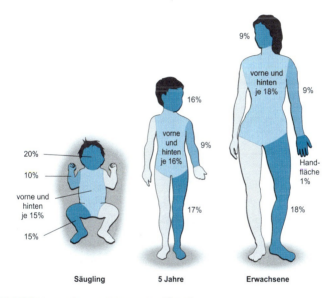

Abb. 7.4 Figurenschema zur Neuner-Regel [L106]

- Schleimhautödem
- Verlegung der Atemwege
- Retrosternale Schmerzen
- Starkstromverletzung → Strommarken (▶ 7.2.4)
- Begleitverletzungen erfassen

Maßnahmen
- Rettung aus der Gefahrenzone
- Notfallcheck (▶ 4.3.1)
- Mehrere großlumige i. v. Zugänge (Unterarme, V. jugularis, Fußvenen), Volumensubstitution (z. B. Ringer-Laktat)
- O_2-Gabe
- Kühlung mit kühlem, sauberem Leitungswasser. **Cave:** Auskühlung und Zeitverlust

- Verletzte Körperregion entkleiden, festklebende Kleidung belassen
- Schmerzbekämpfung mit Morphin 5–10 mg i. v. (**cave:** Atemdepression). Schmerz und Angst erhöhen durch vegetative Dysregulation die Schockgefahr, deshalb frühzeitige adäquate Analgosedierung
- Sterile oder saubere Abdeckung
- Symptomatisch β-Mimetikum inhalativ
- Nur bei Verbrennungen Grad I: Silbersulfadiazin-Creme (Flammazine®)
- Tetanusschutz prüfen (▶ 3.9.5)

> **Klinikeinweisung**
> - Gesunde Erwachsene bei tiefen Verbrennungen 2. Grades und ≥ 10 % KOF
> - Rauch-und Reizgasinhalation. **Cave:** Spätlungenödem
>
> **Transport in ein Schwerverbranntenzentrum**
> Erstversorgung in jeder chirurgischen Klinik möglich. Lange Transportzeiten vermeiden.
> - Pat. mit > 15 % zweitgradig verbrannter Körperoberfläche
> - Pat. mit > 10 % drittgradig verbrannter Körperoberfläche
> - Beteiligung von Gesicht/Hals, Händen, Füßen, Anogenitalregion, Achselhöhlen, Bereichen über großen Gelenken
> - Bei relevanten Begleitverletzungen
> - Chronisch Kranke
> - Kinder und alte Menschen
> - Stromunfälle
> - Inhalationstrauma

7.2.2 Erfrierungen, Unterkühlung

> Akute Lebensgefahr bei Körpertemperaturen ≤ 30 °C (drohendes Kammerflimmern).

- **Erfrierung:** schwere lokale Gewebsschädigung meist an den Akren (Zehen, Finger, Nase, Ohren)
- **Hypothermie:** Absinken der Körpertemperatur ≤ ca. 35 °C

Symptome ▶ Tab. 7.4.

Anamnese ▶ Tab. 7.5.
- Ursache der Kälteexposition
- Verstärkende Faktoren:
  - Wind, Wasser, Feuchtigkeit
  - Medikamenten-, Drogen oder Alkoholintoxikation (Vasodilatation)
  - Periphere Mangeldurchblutung (pAVK)
- Immobilisation aufgrund von Bewusstlosigkeit
- Kachexie, höheres Lebensalter

Diagnostik
- Notfallcheck (▶ 4.3.1)
- Körperkerntemperatur

7.2 Thermische Notfälle

Tab. 7.4 Symptomatik der Erfrierungsstadien

Stadium	Betroffene Gewebeschichten	Symptomatik
Grad 1	Haut	Abkühlung, Blässe, Hyp- bis Anästhesie bei Wiedererwärmung: Rötung durch reaktive Hyperämie, mäßige Schmerzen, Pruritus
Grad 2	Haut und Unterhaut	Ödem und Blasen (frühestens nach 1 d)
Grad 3	Tiefe Gewebsschichten	Nekrosen (frühestens nach 1 Wo.)
Grad 4	Alle Gewebsschichten	Totalvereisung (Akren können bei Berührung abbrechen)

Tab. 7.5 Stadieneinteilung der Hypothermie

Stadium	Stadienmerkmale	Bewusstsein	Klinik und Befunde	Körpertemperatur
Grad 1	Erregung, Exzitation, Abwehr, Gegenregulation, Safe Zone	Voll erhalten	Muskelzittern, Schmerzen, RR ↑, Puls ↑, Hyperventilation	37–34 °C
Grad 2	Erschöpfung, Erregungsabnahme, Adynamie, Kreislaufzentralisation, Danger Zone	Eingeschränkt	Ungelenke Bewegungen, Ataxie, Muskelrigidität, Apathie, Schmerzempfindung ↓, Puls ↓, RR ↓, Abnahme der Atemtätigkeit, Halluzinationen (Paradoxal Undressing)	34–30 °C
Grad 3	Lähmung, Paralyse, Stupor, Reaktionslähmung	Koma	Reflexlosigkeit, weite Pupillen, Minimalatmung, extreme Bradykardie oder -arrhythmie, evtl. Herz-Kreislauf-Stillstand	30–27 °C
Grad 4	Scheintod (Vita minima)		Apnoe, Kammerflimmern	< 27 °C

- Neurologische Zusatzuntersuchung (▶ 3.1.2)
- BZ-Kontrolle

Maßnahmen
- Transport in wind- und wettergeschützten Raum
- Immobilisation: aktive und passive Bewegung des Pat. vermeiden
- Schutz vor weiterer Abkühlung durch passive Erwärmung → nasse, einschnürende Kleidung aufschneiden, Pat. in Rettungsdecke wickeln
- I. v. Zugang, Infusion (z. B. NaCl 0,9 % mit minimaler Tropfgeschwindigkeit)
- O_2-Gabe
- Ggf. Analgesie, z. B. Morphin 5 mg i. v.
- Ggf. Intubation und Beatmung (▶ 4.4.3)
- Bei Übergang von Bradykardie in Kammerflimmern oder Asystolie → präkordialer Faustschlag und CPR (▶ 4.4)
- Betroffene Akren steril abdecken und polstern, keine Klebestreifen verwenden

Cave: keine aktive Erwärmung außerhalb der Klinik.

> **Klinikeinweisung:** ab Hypothermie Grad 2 in die nächste Klinik mit Möglichkeit zur extrakorporalen Zirkulation oder Einrichtung zur Brandverletztenversorgung.

7.2.3 Verätzungen

- **Säuren:** Koagulationsnekrose: trockener, fester, oberflächlicher Schorf
- **Laugen:** Kolliquationsnekrose: tiefer gehende Schädigung mit diffuser Ausbreitung, weicher, weißlicher Schorf

> Die Erstversorgung von Säuren- und Laugenverätzungen erfolgt grundsätzlich gleich im Sinne der Behandlung einer „chemischen Verbrennung".

Symptome
- **Säureverätzung:** Verfärbung bzw. Verschorfung, sehr starke, brennende oder stechende Schmerzen
- **Laugenverätzung:** unscharf begrenzte, gelatineartige, weich gequollene Nekrosen, eher dumpfe oder in der Tiefe bohrende Schmerzen
- **Sonderfall „Flusssäure" (Fluorwasserstoffsäure):** starkes Kontaktgift mit hohem Penetrationsvermögen, schwere systemische Vergiftungserscheinungen durch Bindung des körpereigenen Kalziums und Magnesiums → Hypokalziämie, Hyperkaliämie, Hypomagnesiämie, HRST

Anamnese
- Unfallhergang: akzidentelles Ereignis, suizidale Handlung
- Zeitpunkt
- Substanz: Art, Menge, Konzentration

> **Eigenschutz**
> - Handschuhe und ggf. Schutzbrille tragen. Kontamination vermeiden
> - Bei Fluorwasserstoffsäure flusssäurefeste Handschuhe verwenden
> - Keine Mund-zu-Mund-Beatmung

Diagnostik
- Notfallcheck (▶ 4.3.1)
- Inspektion (▶ Tab. 7.6):
  - Abschätzung der Ausdehnung in % der KOF (wie Neuner-Regel ▶ Abb. 7.4).
  - Rötung, Blutung, Schorfbildung

Tab. 7.6 Einteilung der Schweregrade von Verätzungen

Grad	Symptomatik	Prognose
Erstgradige Verätzung	Epidermale Schädigung mit Schmerz, Rötung, Schwellung	Vollständige Regeneration möglich
Zweitgradige Verätzung	Dermale Schädigung mit Schmerz, Ulzeration, Flüssigkeitsaustritt, Schorfbildung	Narbige Abheilung
Drittgradige Verätzung	Subdermale Schädigung mit Nekrosen aller Hautschichten, Schädigung von Nerven, Blutgefäßen möglich	Defektheilung (meist Hauttransplantation erforderlich)

– Typische Verfärbung: Salzsäure → weißliche Beläge; Schwefelsäure → bräunlich schwarze Beläge; Salpetersäure → gelbliche Beläge
- Hinweise auf Ingestion: Verätzungen an Lippen und im Mund
- Inhalationstrauma
- Hinweise auf systemische Störungen: Erbrechen, Schwindel, Bewusstseinsstörungen

Maßnahmen
- Dekontamination: Entfernung betroffener Kleidung, intensiv spülen (Wasser, Infusionslösung) über min. 15 Min. Bei Ingestion Mund ausgiebig mit Wasser spülen und gurgeln. Augenspülung mit NaCl 0,9 % oder z. B. Plum® Augenspül-Lsg.
- Notfallcheck (▶ 4.3.1)
- I. v. Zugang, Infusion (z. B. NaCl 0,9 %)
- O_2-Gabe
- Ggf. Analgesie z. B. Morphin 5 mg i. v.
- Ggf. Sedierung mit Diazepam 5 mg i. v.
- Verdächtige Behältnisse evtl. eingenommener Substanzen asservieren
- **Keine** lokale Therapie, **keine** „Neutralisationsversuche" im Rahmen der Erstversorgung

> - Bei bewusstseinsgetrübtem Pat. Aspirationsgefahr beachten – evtl. Intubation, wenn Ausrüstung und Erfahrung vorhanden
> - Bei Ingestion nicht viel trinken lassen (Risiko: Auslösung von Erbrechen): Kinder höchstens 100 ml, Erwachsene 200 ml

Klinikeinweisung:
- Immer Transport in chirurgische Klinik; bei Augenbeteiligung immer in die Augenklinik
- Voranmeldung, damit im Vorfeld Informationen z. B. über die Vergiftungszentrale eingeholt werden können

> - Kein Erbrechen auslösen
> - Keine Magensonde
> - Kein Neutralisationsversuch

7.2.4 Stromunfall

Thermisches und nichtthermisches Trauma.

Symptome
- Strommarken (Verbrennungen an den Ein- und Austrittsstellen)
- Mangelnde Orientierung bis Bewusstlosigkeit
- Tetanische Muskelkontraktionen
- Krampfanfälle
- Arrhythmien bis zum Kammerflimmern
- Kreislaufstillstand

Anamnese
- Unfallhergang: Zeitpunkt, Spannung, Stromstärke, Stromtyp, Dauer der Einwirkung, Sturzereignis, Arbeitsunfall, suizidale Handlung
- Vorerkrankungen: kardiale Erkrankungen, SM- / AICD-Träger

Diagnostik
- Notfallcheck (▶ 4.3.1)
- Begleitverletzungen durch Sturz oder Muskelkontraktion: Luxation, Fraktur, Muskel- / Weichteilschaden

- Ausdehnung der inneren Schäden anhand der äußeren Strommarke nicht abschätzbar.
- Arrhythmien können erst Stunden nach dem Elektrounfall auftreten.

Maßnahmen

Erstmaßnahmen
- Strom abschalten: Entfernen der Sicherung, Abschalten des Geräts, Ziehen des Netzsteckers
- Bei Hochspannung: Abschalten nur durch Fachpersonal

- Isolieren des Verunfallten, Bewegen mit Holzlatte, Besenstil
- Auf isolierenden Standort achten, z. B. Gummiplatte, Holzbrett. **Cave:** kein Patientenkontakt mit bloßen Händen (Gummihandschuhe, trockene Tücher um die Hände wickeln)
- I. v. Zugang, Infusion (z. B. NaCl 0,9 %)
- O_2-Gabe
- Ggf. Analgesie z. B. Morphin 2–5 mg i. v.
- Ggf. Sedierung mit Midazolam 1 mg fraktioniert i. v.
- Ggf. Kardiokompression, Intubation und Beatmung (▶ 4.4.3)
- Sterile Abdeckung der Strommarken
- Bei Stürzen Transport mit Halsorthese und Vakuummatratze

Klinikeinweisung immer zur Beobachtung.

Abwendbar gefährlicher Verlauf
Plötzliche Arrhythmien. Ausgedehnte innere Verletzungen.

8 Vergiftungen und Ingestionen

Hermann C. Römer

- **8.1 Allgemeines Vorgehen** 280
- 8.1.1 Grundlagen 280
- 8.1.2 Maßnahmen bei Vergiftungen 280
- **8.2 Spezielle Vergiftungen und Ingestionsunfälle** 281
- 8.2.1 Ursachen von Vergiftungen 281
- 8.2.2 Vergiftungen durch Pflanzen 287
- 8.2.3 Weitere häufige Substanzen bei Ingestionsunfällen 288
- **8.3 Giftinformationszentren** 289

8.1 Allgemeines Vorgehen

8.1.1 Grundlagen

Giftige Substanzen können aus unterschiedlichen Gründen aufgenommen werden. Die zufällige Ingestion kann aus Unwissenheit, Fahrlässigkeit oder Nichtkennzeichnung von Giften resultieren. Hier sind häufig Kinder betroffen, die freien Zugang zu Reinigungsmitteln, Chemikalien oder giftigen Pflanzen und Pflanzenteilen haben.

Die vorsätzliche Einnahme von Rauschmitteln (Alkohol, Drogen etc.) oder selbst hergestellten Substanzen (Moonflowerwine, Pilze etc.) kann durch Unterschätzung der Dosis zu lebensbedrohlichen Zuständen führen oder aber auch in suizidaler Absicht geschehen.

Wird eine Person aufgefunden, bei der V. a. eine Vergiftung besteht, muss zunächst an die eigene Sicherheit gedacht werden. Die betroffene Person kann sowohl im Verhalten gestört sein (aggressiv, halluzinierend, ängstlich etc.), als auch durch mögliche Restgifte eine Gefahr für den Ersthelfer und/oder den gerufenen Arzt darstellen.

- Selbstschutz
  - Versorgung des Pat. nur in sicherer Umgebung, Feuerwehr alarmieren – falls noch nicht geschehen – und Pat. retten lassen
  - Handschuhe tragen (Infektions-/Kontaminationsgefahr)
  - Bei V. a. Gasvergiftung kann nur mit Atemschutz gerettet werden → Feuerwehr
  - Kein Betreten von ungesicherten Brandstätten, Kellern, Silos und Garagen, da Explosions-, Erstickungs- und/oder Einsturzgefahr!
  - **Nie** Mund-zu-Mund-Beatmung! Immer Maske und Tubus benutzen
- Dekontamination
- Untersuchung des gesamten, vollständig entkleideten Pat
- Leitbefunde ▶ Tab. 8.1

8.1.2 Maßnahmen bei Vergiftungen

> - Eine exakte Diagnose ist am Unfallort häufig nicht zu stellen.
> - Der Zustand von Intoxikierten kann sich plötzlich verschlechtern.

- Bei Bewusstlosigkeit ▶ 5.10.2; ABCDE-Schema, ggf. Reanimation (▶ 4.4).
- Asservieren von Giftresten und Erbrochenem.
- In Ausnahmefällen kann forciertes Erbrechen indiziert sein.
- Eventuell noch vor Ort Kontakt mit Giftinformationszentrum (▶ 8.3) aufnehmen.

Klinikeinweisung möglichst in eine Klinik mit speziellen Entgiftungsverfahren (z. B. Hämodialyse, Hämofiltration) nach Voranmeldung. Notarztbegleitung erwägen.

Induziertes Erbrechen

Kontraindikationen Bewusstlosigkeit, Vergiftungen mit Säuren, Laugen, fettlöslichen Substanzen (z. B. Pflanzenschutzmittel), Schaumbildnern.

Vorgehen
- Mechanische Reizung der Rachenhinterwand.
- Ipecacuanha-Sirup: Erwachsene 6 ML (30 ml), Kinder ≤ 1,5 J. 3 ML (10 ml), 1,5–5 J. 3 ML (15 ml), > 5 J. 6 ML (30 ml). Sofort danach reichlich Saft oder Wasser trinken lassen. Nach 3 Min. bei Erwachsenen erneute Gabe möglich. Schulkinder halbe Dosis. KI: Kinder < 9 Mon.
- Apomorphin 1 Amp. i. m.

8.2 Spezielle Vergiftungen und Ingestionsunfälle

8.2.1 Ursachen von Vergiftungen

Die häufigsten Ursachen von Vergiftungen in alphabetischer Ordnung.

Absinth
- Stark alkoholisches Wermut-Getrank (25–50 Vol. % Alkohol).
- **Klinik:** vor allem Symptome der Alkoholintoxikation, Halluzinationen, Schlaflosigkeit, Aggressivität, Tics, Psychosen, Mundtrockenheit. Chron. Abusus: Ototoxizität, Erregungszustände, Depression, Kopfschmerzen, Neuropathie.
- **Therapie:** Maßnahmen (▶ 8.1.2) und Akutmaßnahmen wie bei Alkoholintoxikation (s. u.).

Acetylsalicylsäure
- Akut toxische Einzeldosis bei Kindern: 150 mg / kg KG.
- **Klinik:** metabolische Azidose → Hyperventilation; Hyperthermie, Agitation oder Verwirrtheit, Koma, Wasser- und Elektrolytimbalance, Krämpfe, Schwindel, Ohrensausen.
- **Therapie:** bis zum Eintreffen des Notarztes evtl. Erbrechen induzieren.

Alkohol
- **Klinik:** Alkoholfötor, Konzentrationsfähigkeit ↓, Reaktionszeit ↓, gestörte motorische Koordination, Wärmeabgabe durch periphere Gefäßerweiterung ↑, Erbrechen, Hypoglykämie, Bewusstlosigkeit, RR-Abfall.
- **Therapie:** bis zum Eintreffen des Notarztes Vorgehen anhand des ABCDE-Schemas und Wärmeerhalt; BZ-Kontrolle, evtl. Traubenzucker p. o. oder 20-prozentige Glukose-Infusion.

> - Kinder können bereits nach Aufnahme von 1 g / kg KG Alkohol an Hypoglykämie versterben.
> - Bei fehlendem Fötor oder entsprechenden Umständen immer auch an Hypoglykämie oder Kleinhirninfarkt / Apoplex denken!

Antidepressiva
- **Klinik:** Mydriasis, Mundtrockenheit, Miktionsstörungen, Krämpfe, Koma, Herzrhythmusstörungen, Erregung, Halluzinationen, anticholinerge Symptomatik.
- **Therapie:** evtl. vor Eintreffen des Notarztes Physostigminsalicylat 2 mg langsam i. v. (z. B. Anticholium®); Antidot Atropin soll aufgezogen bereitliegen.

Tab. 8.1 Leitsymptome bei Intoxikationen

		Alkylphosphate	Amphetamine	Antidepressiva	Arsen	Atropin	Äthylalkohol	Betablocker	Barbiturate	Benzin	Benzodiazepine	Blei	Botulinumtoxin	Clonidin
Nervensystem	Psychomotorische Erregung	x	x	x	x	x	(x)	(x)		x	(x)	(x)	x	(x)
	Epileptische Anfälle	x	x	x	(x)		x			x		(x)	x	
	Hyperreflexie	x		x	x	(x)			(x)					
	Hypo-/Areflexie						x		x	(x)	x		(x)	(x)
	Bewusstseinstrübung	x		x	(x)	(x)	x	(x)	x	(x)	x	(x)	x	(x)
	Koma	x		x	(x)	(x)	x	(x)	x	(x)	x	(x)	(x)	(x)
	Atemlähmung	x		x	x	x	x	(x)	x	x	x		x	(x)
	Hypothermie			x			x		x			(x)		x
	Hyperthermie		x	x		x								
	Muskelschwäche							(x)			x		x	
GIT	Übelkeit, Erbrechen	x	x		x			x	x	x		x	x	x
	Durchfall	x			x					x		x		
	Speichelfluss	x				(x)								
	Mundtrockenheit		x	x		x		x					x	x
	Abdominalschmerz	x										x		
	Ikterus	x				(x)						x		
Lunge	Bronchokonstriktion	x							x					
	Lungenödem	(x)								x	x			
	Dyspnoe	x				x								
Herz/Kreislauf	Hypotonie			x				x	x		(x)	(x)		x
	Hypertonie		x		x									
	Bradykardie	x		x		(x)		x	x					(x)
	Tachykardie	x	x	x	x	x	x					(x)		
Augen	Miosis	x							x					x
	Mydriasis		x	x	x		x	x			x		x	
	Sehstörung				x								x	x

x = typisches Symptom
(x) = gelegentliches Symptom

CO	CO$_2$	Digitalis	Diphenhydramin	Halogenierte KW	Kokain	Methylalkohol	Neuroleptika	Nikotin	Opiate	Org. Lösemittel	Paracetamol	Phencyclidin	Pilze	Quecksilber	Salizylate	Strychnin	Thallium	Theophyllin	Zyanid
x		(x)	(x)	x	x			x	(x)	x		x	(x)	(x)	x			(x)	
x	x		(x)		x	x	(x)	x	x	x		x	(x)	x	(x)		x		(x)
				(x)		x			x	(x)					x				
x								x	x			(x)	(x)	(x)					
x	x		(x)	x	(x)	x	x	x	x	x	(x)		(x)	(x)	(x)		(x)		(x)
x	x		(x)	x	(x)	x	x	x	x	x	(x)		(x)	(x)					(x)
	x		(x)		(x)	x	x	x	x	x		(x)					x		
							(x)		x					x					
			x		x		x			x		x				x			
						x		x		x							x	x	
x		x		x		x	(x)	x	x	x	x	x	x	x			x		
			x				x						x	x				(x)	x
														x					x
			x				x										x		
				x		x		x				x		(x)	x	x		x	
				x								x		(x)					
											(x)								
								x						(x)		x			
x	x	x						(x)	x			(x)		x			x		
					x		x						(x)				x		
x				x		x				x			(x)		x	(x)			
	x				x	(x)	x	x					(x)	(x)					
x	x	x	x	x	x	x	x	x	(x)	x		x	(x)	(x)			x	x	x
								x	x					(x)					
x		x		x		x						x	(x)			x	x		
	x	x	x		x			x	x	x							(x)	(x)	

Barbiturate
- **Klinik:** Bewusstseinsstörung bis Koma, verwaschene Sprache, Atemlähmung, RR- und Temperaturabfall, Hyporeflexie, Ataxie, Nystagmus, Kopfschmerzen, Azidose, „Schlafmittelblasen".
- **Therapie:** Schockbehandlung (▶ 4.6). Intubation und Beatmung bereits bei mäßiggradiger Hypoxie. **Cave:** Glukokortikoide verstärken die Intoxikation.

Benzodiazepine
- **Klinik:** Benommenheit, Schläfrigkeit, Muskelrelaxation, Ataxie, Schwindel, Nystagmus, gehobene Stimmungslage, seltener: Bewusstlosigkeit, Atemdepression und Blutdruckabfall. **Cave:** paradoxe Reaktion bei Kindern oder im Senium möglich!
- **Therapie:** Benzodiazepinantagonisten Flumazenil initial 0,2 mg i.v., wiederholen bis zur Gesamtdosis 1 mg (z.B. Anexate®).

Betablocker
- **Klinik:** kardiodepressive Wirkung (Bradykardie, AV-Block I.–III. Grades), RR-Abfall, periphere Zyanose, Oligurie, bei Passage der Blut-Hirn-Schranke Sedierung (Schwindel, Benommenheit) oder Erregung (Erbrechen, Krämpfe, halluzinatorische Psychose), Dyspnoe durch Bronchospastik. Bei Kindern oft Hypoglykämie.
- **Therapie:** evtl. vor Eintreffen des Notarztes Erbrechen induzieren; bei Bradykardie Atropin 0,3 mg i.v.

Blausäure (Zyanid)
- **Vergiftungsursachen:** z.B. Unfälle in Galvanisationsbetrieben, Inhalation von Zyanwasserstoff bei Silobegasung, Rauchgasinhalation, Verbrennung von Kunststoffen, Selbstmord oder Mord durch Zyankali, Bittermandeln/Pfirsichkerne bei Kindern.
- **Klinik:** Bittermandelgeruch in der Ausatemluft, Atemnot ohne Zyanose, Hyperpnoe, Bewusstlosigkeit, tonisch-klonische Krämpfe, Areflexie, Apnoe mit konsekutivem Herz-Kreislauf-Stillstand.
- **Therapie:** Entfernung aus Gefahrenbereich, ggf. Sicherung, Erhalt und Wiederherstellung der Vitalfunktionen; bei Krämpfen Diazepam 5–10 mg i.v. oder rektal (z.B. Valium®). Sofortige Antidotgabe (4-Dimethylaminophenol-HCl) durch herbeigerufenen Notarzt.

Cannabis
- **Klinik:** Übelkeit, Erbrechen, Appetitsteigerung, Mundtrockenheit, Konjunktivitis, Mydriasis, Tachykardie, Ataxie, Schwindel, Fieber, Halluzinationen, Erregungszustände, Panikreaktion, Suizidtendenzen, Depersonalisationserlebnisse.
- **Therapie:** beruhigendes Gespräch; bei stärkerer Erregung Diazepam 5–10 mg langsam i.v. (z.B. Valium®, Diazepam ratio®).

Cholinesterasehemmer, z.B. Parathion = E 605®
- **Klinik:** Miosis, Bradykardie, Sekretionssteigerung, Magen-Darm-Spasmen, Muskellähmung, Ataxie, Krämpfe, Bronchospasmus, Lungenödem, Atemlähmung.
- **Therapie:** evtl. vor Eintreffen des Notarztes Erbrechen induzieren, bei Bradykardie Atropin 0,3 mg i.v., evtl. wiederholen.

CO-Vergiftung
- **Vergiftungsursachen:** leichter als Sauerstoff → steigt auf! Unvollst. Verbrennungen (Hausbrand), undichte Gastherme, Kamine, Suizid (Aufenthalt in Shisha-Bars, Pkw-Abgase, Grill in geschlossenen Räumen).

- **Klinik:**
  - Bis 10 % COHb keine Symptome.
  - 15–30 % COHb: Kopfschmerzen, leichte Sehstörungen, Dyspnoe, Schwindel, Unwohlsein, Bewusstseinsstörungen.
  - 30–40 % COHb: hellrote Haut, Nachlassen der Urteils- und Entschlusskraft (keine Selbstrettung mehr möglich!), Koordinationsstörungen, Atemstörungen.
  - 50 % COHb: Bewusstlosigkeit, Krämpfe, Atemlähmung, Herzversagen, Hirnödem.
- **Therapie:** Rettung durch Feuerwehr! Cave: Eigensicherung beachten! Sauerstoffgabe 15 l/Min., Klinik mit Druckkammer (→ hyperbare Sauerstofftherapie), evtl. assistierte Beatmung.

Die CO-Vergiftung nimmt seit Jahren durch den Gebrauch von Wasserpfeifen zu.

CO_2-Vergiftung
- **Vergiftungsursachen:** schwerer als Sauerstoff → sinkt ab! („CO_2-See"). Gährprozesse (Weinkeller, Getreidesilos).
- **Klinik:**
  - 3–10 Vol. % in der Atemluft: Kopfschmerzen, Ohrensausen, Schwindel, Blutdruckanstieg, Dyspnoe.
  - 10–15 Vol. % in der Atemluft: Bewusstlosigkeit, Krämpfe, Schock.
  - 15 Vol. % in der Atemluft: Apoplex-ähnlicher Verlauf.
- **Therapie:** Rettung durch Feuerwehr! Cave: Eigensicherung beachten! Bis zum Eintreffen des Notarztes Frischluft, Sauerstoffgabe 15 l/Min., evtl. assistierte Beatmung.

Digitalisglykoside
- **Klinik:** Erbrechen, Farbensehen, Benommenheit, Halluzinationen, Delir, Herzrhythmusstörungen: Sinusbradykardie oder (supra)ventrikuläre Tachykardie (VT), Extrasystolen, AV-Block, Kammerflimmern.
- **Therapie:** Absetzen des Präparats und stationäre Überwachung. Bei schweren Intoxikationen Behandlung lebensgefährlicher Arrhythmien (wenn EKG vorhanden):
  - AV-Block und Bradykardie: Atropin 0,3–0,6 mg i. v.
  - VT:
    - Keine Herzinsuff.: Ajmalin 50 mg langsam i. v. über 5 Min.
    - Herzinsuff.: Amiodaron 300 mg langsam i. v. über 5 Min.

Eisenpräparate
- **Klinik:** Übelkeit, Bauchschmerzen, bei hohen Dosen nach symptomarmem Intervall von 1–2 d Leberversagen, Hypoglykämie, Krämpfe. Nach 4 Wo. Pylorusstenose, Zirrhose, Krampfleiden. Bei Kindern ab 50 mg/kg KG Intoxikationssymptome.
- **Therapie:** ab 20 mg/kg KG vor Eintreffen des Notarztes Erbrechen induzieren.

Halluzinogene (z. B. LSD, Mescalin [Fliegenpilzgift])
- **Klinik:** Halluzinationen, Wahrnehmungsstörungen, Übererregbarkeit, Hypersensitivität, Hyperreflexie, Hyperthermie, Mydriasis.
- **Therapie:** beruhigendes Gespräch; bei stärkerer Erregung Diazepam 5–10 mg (z. B. Valium®, Diazepam ratio®).

H1-Antihistaminika
- **Klinik:** anticholinerge Symptome: Unruhe, Angst, Erregungszustände, Aggressivität, Verwirrtheit, choreoathetotische Bewegungen, Koma, Krämpfe, Atemdepression, Tachykardien, heiße rote Haut, trockene Schleimhäute. Kinder sind wesentlich empfindlicher als Erwachsene: rasche Bewusstlosigkeit mit Krämpfen und kardialen Komplikationen möglich.
- **Therapie:** Erwachsene initial Physostigmin 2 mg langsam i. v. (z. B. Anticholium®); Antidot Atropin soll aufgezogen bereitliegen. Bei schweren Vergiftungen die Einzeldosis 1–2 × wiederholen, bis der Pat. aufwacht oder Nebenwirkungen auftreten. Kinder: Einzeldosis 0,5 mg i. v.

Kokain
- **Klinik:** Tachykardie, Arrhythmie, Hypertonie, Tachypnoe, Hyperthermie, Schüttelfrost, Tremor, Angina pectoris, Kopfschmerz. Hyperreflexie, Übelkeit, Erbrechen, epileptische Anfälle, Euphorie, Angst, Halluzinationen, wahnhafte Störungen, Aggressivität.
- **Therapie:** i. v. Zugang, NaCl-Infusion. Bei Unruhe, Erregung sowie Krampfanfällen Diazepam 10–20 mg langsam i. v. (z. B. Valium®, Diazepam ratio®), bei Tachykardie evtl. Betablocker, wie Propranolol 1 mg i. v. alle 5 Min. (z. B. Dociton®), bei Hypertonie: Nifedipin 10–20 mg p. o. (z. B. Adalat®).

Laugen
- **Klinik:** Kolliquationsnekrosen, schwer stillbare Blutungen, Erbrechen von Schleimhautfetzen, Aspirationspneumonie
- **Therapie:** induziertes Erbrechen kontraindiziert. Flüssigkeitszufuhr p. o. wenig sinnvoll, da Nekrosen unmittelbar nach Ingestion entstehen

Methanol
- Selbst gebrannter Schnaps, Lacke, Beizmittel, Haushalts- und Reinigungsmittel. Toxische Dosis > 5 ml
- **Klinik:** gering ausgeprägter Rausch, Hyperventilation durch metabolische Azidose, Sehstörungen
- **Therapie:** bei frischer Intoxikation Erbrechen induzieren

Neuroleptika
- **Klinik:** Sedation, extrapyramidale Störungen, Herzrhythmusstörungen, Blutdruckabfall, Schock.
- **Therapie:** evtl. vor Eintreffen des Notarztes Biperiden 5 mg langsam i. v. (z. B. Akineton®) und Schockbehandlung (▶ 4.6). Kein Adrenalin, da es Blutdruckabfall auslösen kann.

Opioide (z. B. Morphin, Heroin, Methadon)
- **Klinik:** initial Euphorie, dann Apathie, verwaschene Sprache, Miosis, Bewusstseinsstörungen (Eintrübung bis Koma), Atemlähmung, Bradykardie, Erbrechen, Blutdruckabfall, Krämpfe, Harnverhalt, Lungenödem
- **Therapie:** evtl. vor Eintreffen des Notarztes Naloxon 0,4–2 mg i. v. (z. B. Narcanti®), ggf. alle 2–3 Min. wiederholen (kurze Halbwertszeit!). **Cave:** vorsichtig dosieren, weil sonst Erregungszustand und Aggressivität möglich, außerdem akutes Entzugssyndrom (Morphin mit längerer HWZ als Naloxon, daher bei Flucht „Goldener Schuss" möglich!)

Paracetamol
- **Klinik:** > 5 g bei Erwachsenen akut hepatotoxisch bis zum Leberversagen. Blutgerinnungsstörungen, hämolytische Anämie, metabolische Azidose. Chron. Vergiftung: interstitielle Nephritis

- **Therapie:** evtl. vor Eintreffen des Notarztes Methionin initial 2,5 g p. o. (z. B. Acimethin®) oder Acetylcystein 150 mg/kg KG i. v. (z. B. Fluimucil® Antidot Injektionslösung, Amp. 25 ml à 5 g) in 200 ml 5-prozentiger Glukose über 15 Min.

Phencyclidin (z. B. Angel Dust)
- **Klinik:** Nystagmus, Ataxie, Dysarthrie, Tremor, Hyperreflexie, fehlende Korneareflexe, Rigor, Dystonie, epileptische Anfälle, Bewusstseinsstörungen, Angstzustände, illusionäre Verkennung, Halluzinationen, Wahn, Aggressivität, Eigen- und Fremdgefährdung, Mydriasis, Rhythmusstörungen, Tachykardie, Hypertonie
- **Therapie:** symptomatisch bei Erregung Diazepam 5–10 mg langsam i. v. (z. B. Valium®, Diazepam ratio®), bei psychotischen Symptomen Haloperidol 5 mg/h i. v. (z. B. Haldol®) bis zum Wirkungseintritt, bei ausgeprägten anticholinergen Wirkungen Physostigmin 1–4 mg i. m. oder langsam i. v.

Reinigungsmittel (Detergenzien in Spül- und Waschmitteln)
- **Klinik:** lokale Reizerscheinungen an den Schleimhäuten, z. B. Konjunktivitis, Gastroenteritis, oral kaum toxisch, wegen geringer enteraler Resorption; jedoch Schaumbildung (Aspirationsgefahr!). Nach Resorption: Hämolyse, evtl. Nierenversagen.
- **Therapie:** reichlich Wasser trinken lassen, Entschäumer wie Dimeticon (z. B. sab simplex® Suspension; Dosierung nach Schwere der Vergiftung, mind. 1 TL). 1 TL Nähmaschinenöl. Induziertes Erbrechen ist gefährlich (Aspirationsgefahr!).

Reizgase
- **Klinik:** zunächst lokale Reizerscheinungen an Augen, Nase, Rachen, später nach symptomfreiem Intervall toxisches Lungenödem möglich
- **Therapie:** vor Eintreffen des Notarztes evtl. Haut und Schleimhäute spülen, evtl. Intubation

Säuren
- **Klinik:** lokale Reizwirkung und Koagulationsnekrosen an Mund, Rachen, Ösophagus und Magen, Glottisödem, Hämolyse, Hämaturie, Anurie, Azidose
- **Therapie:** bis zum Eintreffen des Notarztes lokale Spülung mit Wasser

Scopolamin (Engelstrompete, Stechapfel)
- **Klinik:** Halluzinationen, Tachykardie, Mydriasis, Miktionsstörung, Koordinationsstörung
- **Therapie:** symptomatisch bei Erregung Diazepam 5–10 mg langsam i. v. (z. B. Valium®, Diazepam ratio®), bei ausgeprägten anticholinergen Wirkungen Physostigmin 1–2 mg i. m. oder langsam i. v. initial und 1–4 mg alle 20 Min., wenn Symptome wieder auftreten, bei Kindern bis 0,5 mg (bis max. 2 mg wiederholbar)

Theophyllin
- **Klinik:** Tachykardie, Übelkeit, Erbrechen, Kopfschmerzen; in höheren Dosen Herzrhythmusstörungen. **Cave:** geringe therapeutische Breite; jede Dosis über der Normaldosis muss als potenziell toxisch angesehen werden
- **Therapie:** primäre Giftentfernung ab 8 mg/kg KG. Symptomatische Behandlung der Intoxikationszeichen.

8.2.2 Vergiftungen durch Pflanzen

Betrifft vorrangig Kinder.

Tab. 8.2 Wichtige Pflanzenvergiftungen

Pflanze	Tox. Menge	Symptome	Maßnahmen
Goldregen	Weniger als eine Schote (sieht wie Bohnenschote aus!)	Speichelfluss, Brennen, Pupillenerweiterung, Lähmungen, Krämpfe	Erbrechen induzieren (▶ 8.1.2)
Knollenblätterpilz	Kleinste Mengen	Verzögert, nach etwa 2 h! Hepatotoxisch, nephrotoxisch, ZNS; oft tödlich!	Induziertes Erbrechen. Cave: immer Rücksprache mit Giftinformationszentrum (▶ 8.3)!
Pfaffenhütchen	Wenige Früchte	Etwa 15 h nach Aufnahme Erbrechen, blutiger Durchfall, Kollaps, Krämpfe	Primäre Giftentfernung, intensive Überwachung für 24 h!
Seidelbast	Evtl. schon bei einer Beere	Erbrechen, Durchfall, nephrotoxisch, Kollaps	Erbrechen induzieren (▶ 8.1.2), symptomatisch
Tollkirsche	Bei > 1 Beere	Erregungszustände, Halluzinationen, Durst, Übelkeit, Herzrhythmusstörungen, Mydriasis, Bewusstlosigkeit	Erbrechen induzieren, i.d.R. aber schon zu spät, wenn Symptome auftreten
Engelstrompete „Moonflowerwine"	Alle Pflanzenteile (Blüten höchste Konzentration)	Herzrasen, Schwindel, Mydriasis, Hyperthermie, Halluzinationen, Miktionsstörung	Überwachen der Vitalfunktionen
Wolfsmilch	Mäßig giftig, einige Safttropfen schaden nicht	Erbrechen, Durchfall, Krämpfe, bei Hautkontakt Dermatitis und Blasenbildung	Erbrechen induzieren (▶ 8.1.2)

- **Blattteile:** sind fast alle atoxisch bzw. bis etwa 10 cm unbedenklich; **cave:** Eibe, Engelstrompete ▶ Tab. 8.2
- **Blumenwasser:** nicht toxisch
- **Cotoneaster:** wenig toxisch, 30–50 Beeren werden vertragen
- **Efeu:** wenig toxisch, bis 5 Beeren, ggf. Erbrechen induzieren (▶ 8.1.2)
- **Eibe:** rotes Fruchtfleisch atoxisch (schleimig süß), Kerne nur bei Zerbeißen toxisch. Blätter sehr toxisch!
- **Heckenkirsche:** viele Arten, bis 10 Beeren ungiftig, ggf. Erbrechen induzieren (▶ 8.1.2)
- **Liguster:** bis 5 Beeren, wenig toxisch, ggf. Erbrechen induzieren (▶ 8.1.2)
- **Maiglöckchen:** Erbrechen, Durchfall, Schwindel, Herzrhythmusstörungen
- **Mistel:** bis 5 Beeren, wenig toxisch, Erbrechen induzieren (▶ 8.1.2)
- **Vogelbeere:** bis 50 Beeren relativ ungefährlich, nur Überwachung

8.2.3 Weitere häufige Substanzen bei Ingestionsunfällen

 Betrifft vorrangig Kinder.

- **Lampenöl:** für Kinder leicht erreichbar, Verschlucken, Aspiration. **Cave:** kein Erbrechen auslösen → Aspirationsgefahr der toxischen Pneumonie!
- **Essigessenz:** ab 40% Verätzung wahrscheinlich → kein Erbrechen auslösen.
- **Fleckenentferner:** sehr unterschiedliche Substanzen; immer Giftinformationszentrum (▶ 8.3) anrufen.
- **Geschirrspülmittel für die Maschine:** geringe Mengen sehr gefährlich.
  - Alkalisch, ätzend, oft einzelne Stellen im Mund und auf den Lippen, vermehrter Speichelfluss.
  - **Cave:** kein Erbrechen auslösen!
- **Geschirrspülmittel (Hand-):** Toxizität sehr gering.
  - Eventuell Übelkeit, Erbrechen.
  - Nie Erbrechen induzieren. Wegen Schaumbildung Aspirationsgefahr. Entschäumer, z.B. Dimeticon (sab simplex®) 20–80 Tr., reichlich trinken.
- **Knopfbatterien:** Eine kurzzeitig liegende Batterie ist ungefährlich, nach mehreren Wo. kann durch Arrosion eine im Magen befindliche Batterie den Inhalt preisgeben:
  - Primär keine, evtl. mechanisch durch Verlegung des Magen-Darm-Trakts, später wie Schwermetallintoxikation.
  - Bei Verdacht Rö veranlassen. Geht Batterie nicht innerhalb einer Wo. auf natürlichem Weg ab, muss sie endoskopisch entfernt werden.
- **Nikotin / Zigaretten:** Eine Zigarette / Kippe ist unbedenklich! Pfeifen-, Zigarren und Kautabak enthalten mehr Nikotin.
  - Übelkeit, Erbrechen, Durchfall, Kopfschmerzen, Schwitzen, Blässe, Miosis, Tachykardie, evtl. Krämpfe, zentrale Atemlähmung.
  - Meist keine Therapie nötig, wird oft überschätzt; ansonsten Erbrechen induzieren. Wenn nach 4 h keine Symptome aufgetreten sind, ist keine weitere Überwachung erforderlich.

Atoxische Substanzen Flüssigkeit in Beißringen, Buntstifte, Filzstifte, Fingerfarben, Kosmetika (bis auf Alkoholgehalt), Kreide, Kühlflüssigkeit aus Kühlkissen, Lebensmittel-/Ostereierfarben, Puder (**cave:** Aspiration), metallisches Quecksilber (**cave:** chronische Inhalation der Dämpfe), Streichhölzer und Streichholzschachteln, Styropor (**cave:** Ileusgefahr).

Gering toxische Substanzen Zierpflanzendünger (bis 0,5 g/kg KG), Kohleanzünder (bis 0,5 g/kg KG), Süßstoff (bis 20 Tbl.), Tinte (bis 0,5 ml/kg KG).

8.3 Giftinformationszentren

In ▶ Tab. 8.3 sind die Kontaktdaten der Giftinformationszentren zusammengestellt.

Wer, was, wann, wie, wie viel?
Bereiten Sie sich mit diesen Fragestellungen auf das Telefonat vor:
- **Wer?** → Alter, Geschlecht, Gewicht etc.
- **Was?** → Arzneimittel, Pflanzenteile, Flüssigkeiten, Drogen etc.
- **Wann?** → Zeitpunkt Einnahme, Zeitpunkt Auffinden etc.
- **Wie?** → oral, inhalativ, dermal etc.
- **Wie viel?** → Menge Tabletten, Flüssigkeiten, Pflanzenteile etc.

Ggf. ergänzend: Bewusstseinslage, Kreislaufsituation, bereits durchgeführte Maßnahmen, Erreichbarkeit für Rettung, ggf. für Rücksprachen Telefonnummer (delegieren).

Tab. 8.3 Giftinformationszentren (Vorwahl / 19240)

Ort	Einrichtung	Telefon	Fax	E-Mail/Web
Berlin	Landesberatungsstelle	030/192 40	030/30 68 67 21	mail@giftnotruf.de www.giftnotruf.de
Berlin	Virchow-Klinikum	030/450 55 35 55	030/450 55 35 65	Giftinfo@charite.de www.charite.de/rv/nephro
Bonn	Uni-Kinderklinik	0228/192 40	0228/287-333 14	info@giftzentrale-Bonn.de www.gizbonn.de
Erfurt	Gemeinsames GIZ	0361/730730	0361/730 73 17	ggiz@ggiz-erfurt.de www.ggiz-erfurt.de
Freiburg	Uni-Kinderklinik	0761/192 40	0761/270 44 57	giftinfo@uniklinik-freiburg.de www.uniklinik-freiburg.de/giftberatung
Göttingen	GIZ Nord	0551/192 40 05 51 0551/38 31 80	0551/383 18 81	Giznord@ giz-nord.de www.giz-nord.de
Homburg/Saar	Uni-Kinderklinik	06841/192 40	06841/162 84 38	giftberatung@uniklinikum-saarland.de www.giftinfo.uni-mainz.de
Mainz	Medizinische Uni-Klinik	06131/192 40	06131/17 66 05	mail@giftinfo.uni-mainz.de www.giftinfo.uni-mainz.de
München	Toxikologische Abteilung der TU	089/19 240	089/41 40 24 67	tox@lrz.tum.de
Wien	Allgemeines Krankenhaus	+43/1/406 43 43	+43/1/404 00 42 25	VIZ@Meduniwien.ac.at
Zürich	Toxikologisches Informationszentrum	+41/44/251 51 51	+41/44/252 88 33	Info@toxi.ch www.toxinfo.ch
In Notfällen nur telefonische Auskunft, KEINE E-Mail! Siehe auch www.gifte.de				

9 Beschwerden des Bewegungsapparats

Gabriele Fobbe

- **9.1 Schmerzen in Nacken, Brustkorb, Schulter und Arm** 292
- 9.1.1 Differenzialdiagnostischer Überblick 292
- 9.1.2 Kraniozervikales Beschleunigungstrauma 293
- 9.1.3 Rotatorenmanschettenruptur 295
- 9.1.4 Bizepssehnenruptur 296
- 9.1.5 Zervikale Radikulopathie 296
- 9.1.6 HWS-Blockierung 298
- 9.1.7 Brustwandsyndrom 298
- 9.1.8 Subakromiale Engpass-Syndrome 299
- 9.1.9 Epicondylitis humeri 300
- 9.1.10 Sehnenscheidenentzündung 301
- 9.1.11 Karpaltunnelsyndrom 302
- **9.2 Rücken- und Beinschmerzen** 303
- 9.2.1 Differenzialdiagnostischer Überblick 303
- 9.2.2 Kreuzschmerz 304
- 9.2.3 Lumbale Radikulopathie 306
- 9.2.4 Spondylodiszitis 307
- 9.2.5 Endoprothesenlockerung 308
- 9.2.6 Coxitis fugax 309
- 9.2.7 Muskelfaserriss 309
- 9.2.8 Tarsaltunnelsyndrom 310
- **9.3 Arthritiden** 310
- **9.4 Aktivierte sekundäre Arthrose** 311
- **9.5 Extraartikuläre Beinschmerzen** 312
- 9.5.1 Muskelkrämpfe 312
- 9.5.2 Thrombophlebitis 312
- 9.5.3 Tiefe Venenthrombose 313
- 9.5.4 Arterieller Gefäßverschluss 314
- 9.5.5 Akute Lymphangitis 315

9.1 Schmerzen in Nacken, Brustkorb, Schulter und Arm

9.1.1 Differenzialdiagnostischer Überblick

Nach Trauma
- **Kraniozervikales Beschleunigungstrauma** (▶ 9.1.2): schmerzhafte Bewegungseinschränkung der HWS, z. B. nach Auffahrunfall, lokaler Druckschmerz und Hartspann der paravertebralen Halsmuskulatur, häufig vegetative Begleitsymptomatik.
- **Rotatorenmanschettenruptur** (▶ 9.1.3): häufig nach Sturz auf ausgestreckten Arm, bei Vorschädigung auch nach Bagatelltrauma. Heftiger Schmerz der Schulterkappe mit Ausstrahlung in den M. deltoideus; Schmerzverstärkung nachts, Unfähigkeit, den Arm zu heben (Pseudoparalyse).
- **Bizepssehnenruptur** (▶ 9.1.4): meist nach plötzlicher Beugebeanspruchung des Ellbogengelenks Schmerzen im ventralen Oberarm, Muskelbauch kugelförmig am Oberarm sicht- und tastbar.
- **Fraktur, Luxation, Subluxation** ▶ 7.1.7, ▶ 7.1.8.

Vertebragen/Diskogen
- **Zervikaler Bandscheibenvorfall** (▶ 9.1.5): HWS- / Armschmerz (diffus / radikulär) bis in die Finger; Parästhesien. Bei fortgeschrittener Nervenkompression abgeschwächte bis fehlende Reflexe und / oder Paresen. Aktive und passive Bewegungseinschränkung der HWS.
- **HWS- / BWS-Blockierung** (▶ 9.1.6, ▶ 9.1.7): stechender, bohrender Schmerz (bei Inspiration verstärkt), teilweise in Arm und / oder Thorax ausstrahlend (Pat. befürchtet Lungen- oder Herzerkr.). Aktive und passive Einschränkung der segmentalen Beweglichkeit.
- **Spondylodiszitis** (▶ 9.2.4): Entzündung einer Bandscheibe und angrenzender Wirbelkörper; postoperativ oder nach bakteriellem Infekt (hämatogene Aussaat). Starke, umschriebene Schmerzen, Temperaturerhöhung.

Arthrogen / Tendomyogen
- **Aktivierte sekundäre Arthrose** (▶ 9.4): schmerzhaft eingeschränkte Schultergelenkbeweglichkeit aufgrund einer Über- und / oder Fehlbelastung des vorgeschädigten Gelenks, z. T. Schmerzausstrahlung in den Arm bis zur Pseudoparalyse.
- **Insertionstendopathie der Supra- und Infraspinatussehne** (▶ 9.1.8): schmerzhafte Abduktions- und Außenrotationseinschränkung; akut auftretend bei Bursitis oder Synovitis nach monotoner Armbelastung (z. B. bügeln, polieren); nach längerem Krankheitsverlauf Übergang in eine schmerzhafte Schultersteife.
- **Epicondylopathia humeri** („Tennisellenbogen", ▶ 9.1.9): lokaler Druck- und Funktionsschmerz am entsprechenden Epikondylus, meist auch in der distalen Muskulatur. Mikrotraumatisierungen infolge Überbeanspruchungen (z. B. Hausarbeit, Tennis, Golf).
- **Tendovaginitis** (Sehnenscheidenentzündung, ▶ 9.1.10): schmerzhafte Schwellung der Hand- und Fingerextensoren sowie -flexoren, Funktionsschmerz, Krepitation „Schneeballknirschen".

Neurogen
- **Karpaltunnelsyndrom** (▶ 9.1.11): Parästhesie und / oder Schmerz im Ausbreitungsgebiet des N. medianus („Einschlafen" der Finger D I – III, häufig nachts); häufig bds. Druck- und Provokationsschmerz über dem Karpaltunnel.

9.1 Schmerzen in Nacken, Brustkorb, Schulter und Arm

- **Sulcus-ulnaris-Syndrom:** Parästhesie und/oder Schmerz der ulnaren Finger (D IV und V) und der ulnaren Seite des Unterarms, durch Druck auslösbar → Pat. über die Harmlosigkeit der Erkr. aufklären, NLG-Messung, ggf. kurzfristige Ruhigstellung in Oberarmschiene, bei positivem NLG-Befund ggf. operative Nervenverlagerung.

Entzündungen Rheumatisch / hyperurikämisch / bakteriell (▶ 9.3): hochrote, stark schmerzende, geschwollene Gelenke, evtl. Fieber.

Begleitsymptom anderer Erkrankungen
- **Angina pectoris** (▶ 5.7.3): linksthorakale Schmerzen mit Ausstrahlung in den Arm, Druck- und Engegefühl in der Brust, Übelkeit, Erbrechen, Angst.
- **Pneumonie** (▶ 5.6.5): atemabhängiger Schmerz, Husten, evtl. Dyspnoe, Fieber, schweres Krankheitsgefühl.
- **Pleuritis** (▶ 5.7.6): atemabhängiger Schmerz, ziehend, stechend, Infekt vorausgegangen, Pleurareiben („Lederknarren") bei Pleuritis sicca.
- **Metastasen** (v. a. bei Mamma- und Bronchial-Ca, ▶ 19): Verdachtsdiagnose bei Knochenschmerzen und bekanntem Tumorleiden.
- **Herpes zoster** (▶ 10.3.2): neuralgiforme Schmerzen, auf Dermatom beschränkt. Akut evtl. bereits typ. Hautbefund mit Bläschen und Pusteln auf gerötetem Grund sichtbar. Chronisch: Post-Zoster-Neuralgie.

Gefäßerkrankungen
- **Arterieller Gefäßverschluss** (▶ 9.5.4): Schmerz distal des Verschlusses, Blässe, Parästhesien, Pulslosigkeit, Parese, Schock.
- **Tiefe Venenthrombose** (▶ 9.5.3): Schmerz- und Spannungsgefühl der betroffenen Extremität, ödematöse Schwellung, evtl. Rötung, Überwärmung.
- **Thrombophlebitis** (▶ 9.5.2): entzündete Vene als geröteter, schmerzhafter Strang tastbar; lokale Schwellung, Überwärmung.
- **Lymphangitis** (▶ 9.5.5): Blickdiagnose! Entzündete Lymphbahn als geröteter, scharf abgegrenzter Streifen sichtbar, meist nicht schmerzhaft (!), meist von Hautläsion ausgehend (Eintrittspforte des Erregers).
- **Erysipel** (▶ 10.3.4): scharf begrenzte Rötung, meist von sichtbarer Eintrittspforte ausgehend; allgemeines Krankheitsgefühl, evtl. Fieber, LK-Schwellung.

9.1.2 Kraniozervikales Beschleunigungstrauma

Belastung der Muskulatur der oberen HWS und des Bandapparats, in schweren Fällen von Gelenken und Skelett, durch unerwartet einwirkende Beschleunigung, die eine Translations- oder/und Retroflexionsbewegung der HWS auslöst. Typischerweise beim Pkw-Heckaufprall.
Syn.: HWS-Distorsion, Schleudertrauma.

Symptome
- Meist beschwerdefreies Intervall > 1 h bei leichten bis mittleren Schweregraden
- Nacken-, Hinterkopfschmerz, Nackensteife, Bewegungseinschränkung
- Übelkeit, Erbrechen
- Eventuell Schluckbeschwerden, Schwindel, Seh- und Hörstörungen, Bewusstseinsstörungen
- Entsprechend des Schweregrads (▶ Tab. 9.1)

Tab. 9.1 Klinische Klassifikation nach HWS-Beschleunigungsverletzung (Quebec Task Force, QTF)

Schweregrad	klinisches Erscheinungsbild
0	Keine HWS-Beschwerden, keine objektivierbaren Ausfälle
I	Schmerzen, Steifigkeitsgefühl oder Überempfindlichkeit, keine objektivierbaren Ausfälle
II	Wie I + muskuloskelettale Befunde, Bewegungseinschränkung und palpatorische Überempfindlichkeit
III	Wie I + neurologische Befunde, abgeschwächte/aufgehobene MER, Paresen, sensible Defizite
IV	Wie I + HWS-Fraktur oder -Dislokation

Anamnese
- Alter des Patienten
- Gefährlicher Unfallmechanismus
  - Sturz aus einer Höhe von > 1 m / mehr als 5 Treppenstufen
  - Hohe Geschwindigkeit > 100 km / h oder Überschlag des Fahrzeugs
  - Kollision mit Bus oder LKW
  - Zweirad- oder Quad-Unfall
  - Axiale Krafteinwirkung auf den Kopf (z. B. Kopfsprung ins Wasser)
- Parästhesien in den Extremitäten
- Amnesie
- Gehfähigkeit
- Wegeunfall
- Einfluss von Medikamenten, Alkohol und anderen Rauschmitteln

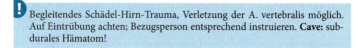

Begleitendes Schädel-Hirn-Trauma, Verletzung der A. vertebralis möglich. Auf Eintrübung achten; Bezugsperson entsprechend instruieren. **Cave:** subdurales Hämatom!

Diagnostik
- Rö-HWS und Dens-Spezialaufnahme / Spiral-CT **vor** klinischer Untersuchung:
  - Bei allen Patienten > 65. Lj.
  - Bei gefährlichem Unfallmechanismus
  - Bei Parästhesien in den Extremitäten
  - Bei Pat., die nicht in der Lage sind, den Kopf um 45° nach rechts und links drehen
  - Bei vigilanzgeminderten Patienten
- Osteomuskulärer Befund:
  - **Behutsame (!)** aktive Bewegungsprüfung der HWS
  - Genaue Dokumentation
- Neurologische Untersuchung (▶ 3.1.2):
  - Hirnnervenstatus (Pupillenreflexe auf Licht und Konvergenz etc.)
  - Muskeleigenreflexe (RPR, BSR, TSR)
  - Grobe Kraft, Sensibilität
  - Gleichgewichtsprüfung
- Psychopathologischer Status → **akute Belastungsreaktion?**

Differenzialdiagnosen Kapsel-/Bandrisse, Diskusverletzungen (Bandscheibenvorfall, ▶ 9.1.5), Plexusverletzung, Luxation (▶ 7.1.7), Wirbel-/Schädelfraktur, retropharyngeales Hämatom; Commotio/Contusio cerebri (▶ 7.1.4, ▶ 7.1.9) durch Aufprall auf Frontscheibe oder Kopfstütze.

Maßnahmen
- Analgesie, NSAID p. o., wie Ibuprofen 3 × 400 mg/d; Naproxen 2 × 500 mg/d
- Ggf. lokale Wärmeanwendung
- Psychoedukation: Hinweis auf die fast immer günstige Prognose
- Ruhigstellende Zervikalstützen nicht empfohlen (Ausnahme: massiver Bewegungsschmerz)

Klinikeinweisung mit RTW bei neurologischen Ausfällen und V. a. HWS-Verletzung (Stadien III und IV). Harte Zervikalstütze.

Abwendbar gefährlicher Verlauf
Knöcherne Verletzungen, besonders des Dens axis. Neurale Verletzungen.
Pat. und Bezugsperson informieren: Bei Eintrübung oder Paresen Krankenhaus aufsuchen!

9.1.3 Rotatorenmanschettenruptur

Teilweise oder vollständige Durchtrennung einer oder mehrerer Sehnen der Rotatorenmanschette bei degenerativer Vorschädigung oder direkter/indirekter Gewalteinwirkung. Supraspinatussehne am häufigsten betroffen.

Symptome
- Schmerz der Schulterkappe mit Ausstrahlung in M. deltoideus und Oberarm
- Nächtlicher Ruheschmerz
- Bewegungseinschränkung im Schultergelenk
- Drop Arm Sign: Unfähigkeit, den Arm zu heben (Pseudoparalyse)

Anamnese
- Unfallhergang, z. B. Sturz auf den ausgestreckten Arm, beim Inlineskaten, Skifahren
- Vorerkrankungen und Belastungen (Sport, beruflich, Überkopfarbeiten)
- Ggf. hörbares Rissgeräusch

Diagnostik
- Äußere Verletzungszeichen
- Druckschmerz am Tuberculum majus des Humerus und vorn über dem Processus coracoideus
- Bewegungsumfang aktiv und passiv:
  - Verlust der aktiven Elevation des Arms und/oder der Außenrotation. Passive Beweglichkeit nicht eingeschränkt. Evtl. Painful Arc.
  - Drop Arm Sign: Arm kann nicht mehr aktiv gehoben werden (Pseudoparalyse): Läsion der Supraspinatussehne.

Differenzialdiagnosen Aktivierte Arthrose (▶ 9.4), Impingementsyndrom, Frozen Shoulder, Entzündung (rheumatisch/hyperurikämisch/bakteriell, ▶ 9.3), Paralyse durch Läsion des N. axillaris.

Maßnahmen
- Analgesie, NSAID p. o., wie Ibuprofen 3 × 400 mg / d p. o.
- Kurzfristige Ruhigstellung bei starken Schmerzen (Gilchrist-Verband)

 Klinikeinweisung nicht erforderlich.

9.1.4 Bizepssehnenruptur

Symptome
- Verlagerung des Muskelbauchs nach distal bei der überwiegenden proximalen Ruptur der langen Bizepssehne (90 % der Fälle)
- Bei Ruptur der distalen Bizepssehne, selten (10 %), Proximalisierung des Muskelbauchs
- Verlust der maximalen Kraft für die Ellenbogenbeugung
- Tastbare Muskellücke
- Geringer Schmerz

Anamnese Plötzliche Anspannungs- und / oder Bewegungsbelastung der Oberarmbeuger, z. B. beim Kegeln.

Diagnostik Tastbarer Muskelbauch, minimaler Druckschmerz, Reduktion der max. Kraftentwicklung (im Seitenvergleich gegen Kraft des Untersuchers prüfen).

Differenzialdiagnosen Hämatom, Weichteiltumoren (z. B. Lipom, Fibrom, Metastase).

Maßnahmen
- Lagerung des Arms in Abduktion / Anteversion, Ellenbogen gebeugt, z. B. auf dickem Kissen
- Kühlen

- **Klinikeinweisung** nicht erforderlich
- **Vorstellung** jüngerer und / oder sportlich ambitionierter Pat. bei einem chirurgisch tätigen Orthopäden oder Chirurgen zur Sehnennaht

9.1.5 Zervikale Radikulopathie

Akut auftretende Wurzelreiz- und Wurzelausfallsyndrome im HWS-Bereich bei Bandscheibenvorfällen oder degenerativ-knöchernen Veränderungen mit Einengung der Foranina intervertebralia. Bei chronischen Zervikobrachialgien stehen meist Schmerzen im Vordergrund (▶ Tab. 9.2).

Symptome Akut oder subakut einschießender Schmerz in HWS / Schultergürtel / Arme, Kribbelparästhesien, Fehlhaltung (Zwangsschiefhaltung des Kopfs). Steilstellung, paravertebraler Hartspann.

Anamnese
- Vorerkrankungen: Trauma, maligne Erkrankung in der Vorgeschichte, bekannte Osteoporose, Langzeitmedikation mit Steroiden
- Schmerzcharakteristik: Schmerzausbreitung im Dermatom, Schmerzausstrahlung zur HWS, durch Kopfbewegung Linderung oder Provokation möglich
- Neurologische Defizite: dermatombezogen / dermatomübergreifend, Taubheitsgefühl, Parästhesien, motorische Ausfälle: progredient, schlechter als 3 / 5-Parese.

9.1 Schmerzen in Nacken, Brustkorb, Schulter und Arm

Tab. 9.2 Synopsis von Wurzelreizsyndromen im HWS-Bereich

Wurzel	Dermatom	Kennmuskeln	Reflexe
C 3/4	Schmerz bzw. Hypalgesie im Schulterbereich	Partielle oder totale Zwerchfellparese	Keine fassbaren Reflexstörungen
C 5	Schmerz bzw. Hypalgesie etwa über dem Bereich des M. deltoideus	Innervationsstörungen der Mm. deltoideus und biceps brachii (Schulterabduktion ↓, Flexion im Ellenbogen ↓)	BSR abgeschwächt
C 6	Radialseite des Ober- und Vorderarms, bis zum Daumen abwärts ziehend	Parese der Mm. biceps brachii und brachioradialis ↓	Abschwächung oder Ausfall des BSR und des Radiusperiostreflexes
C 7	Dermatom lateral-dorsal vom C6-Dermatom, zum II.–IV. Finger ziehend (insbes. III. Finger)	Parese der Mm. triceps brachii, pronator teres und gelegentlich der Fingerbeuger (Ellenbogenextension ↓, Flexion im Handgelenk ↓), oft sichtbare Atrophie des Daumenballens	Abschwächung oder Ausfall des TSR
C 8	Dermatom dorsal neben C7, zieht zum Kleinfinger	Parese der kleinen Handmuskeln (Fingerabduktion und -adduktion ↓), sichtbare Atrophie insbes. des Kleinfingerballens	Abschwächung des TSR

Diagnostik
- Inspektion: Fehlhaltung, Zoster-Effloreszenzen
- Klopfschmerz
- Bewegungseinschränkung
- Provakation von radikulären Schmerzen / Reizsymptomen durch Kopfbewegung
- Reflex-, Sensibilitäts-, Kraftprüfung (Kennmuskeln!)

Differenzialdiagnosen Plexusläsion, Radikulitis z. B. bei Herpes zoster, Meningeosis neoplastica, periphere Nervenkompressionssyndrome, pseudoradikuläre Beschwerden.

Maßnahmen
- Schmerzlinderung durch Paracetamol p. o. 2–3 × 500–1 000 mg p. o., NSAID p. o., wie Diclofenac 3 × 50 mg / d p. o. (z. B. Voltaren dispers®), Ibuprofen 3 × 600 mg / d p. o. oder Tramadol retard bis 2 × 200 mg / d p. o.
- Ggf. kurzfristiges Tragen einer Zervikalstütze, Physiotherapie mit Mobilisation und Stabilisation

Klinikeinweisung bei therapieresisten Schmerzen oder progredienten motorischen Ausfällen zur Überprüfung der OP-Indikation.

Abwendbar gefährlicher Verlauf
Fortschreitende Paresen, Myelonkompression.

9.1.6 HWS-Blockierung

Muskulär bedingte Zwangshaltung der HWS. Lokales HWS-Syndrom, bei dem Fehlhaltung und Bewegungseinschränkung im Vordergrund stehen.

Symptome
- Schmerzhaft eingeschränkte aktive und passive Beweglichkeit
- Muskelhartspann
- Häufig verhärtete Schultermuskulatur

Anamnese
- Plötzliche, ruckartige, ungewohnte Bewegungen der HWS
- Ungünstige Lagerung (z. B. auf der Couch beim Mittagsschlaf)
- Trauma, Sturz (Verletzung durch Dritte, Schlag)

Diagnostik
- Prüfung der aktiven und passiven Beweglichkeit
- Muskeltonus HWS und Schultergürtel

Differenzialdiagnosen Zervikale Radikulopathie, Knochenmetastasen im HWS-Bereich.

Maßnahmen
- Manuelle Traktion
- NSAID p. o.: Diclofenac 3 × 50 mg / d p. o. oder Ibuprofen 3 × 400 mg / d p. o.
- Wärme: Rotlicht (4 × 10 Min. / d), Wärmflasche, heiße Wickel etc.

Klinikeinweisung nicht erforderlich.

9.1.7 Brustwandsyndrom

Durch chron. Fehlhaltung / -beanspruchung, muskuläre Dysbalance, Gefügestörung oder segmentale Hypermobilität ausgelöste Schmerzen und Bewegungseinschränkung im Bereich von BWS und Brustkorb. **Syn.:** BWS-Syndrom, Interkostalneuralgie.

Symptome
- Lokalisierte Muskelverspannung.
- Stechender Schmerz.
- Schmerzverstärkung bei Inspiration und Bewegung, bei Erschütterung.
- Druckschmerz paravertebral, aber auch am sternalen Rippenknorpel möglich.
- Evtl. Hyper- oder Hypästhesie im entsprechenden Segment.
- Pat. vermutet häufig Lungenentzündung und / oder Herzinfarkt.

Anamnese
- Auslösende Situation
- Krankheitsvermutung des Patienten
- Schmerzanamnese: Schmerzcharakter, Auslöser, atem-, bewegungs-, belastungsabhängig oder in Ruhe, nachts
- Vor- oder Begleiterkr., z. B. Wirbelsäulenerkr. (z. B. Spondylitis, Osteochondrose), Osteoporose, Tumorerkrankung

Diagnostik
- Inspektion:
  - Skoliose
  - Fehlhaltungen
  - Zoster-typische Effloreszenzen (Bläschenbildung einseitig im betroffenen Segment)
- Aktive und passive Beweglichkeit (Inklination, Reklination, Seitneigung, Rotation)
- Sensibilitätsprüfung: Hypästhesie, Hyperästhesie
- Palpation: Muskeltonus, typischerweise Schmerz durch Palpation reproduzierbar, Triggerpunkte, Klopfschmerz
- Bei Unklarheit allgemeinmedizinische Basisuntersuchung (▶ 3.1.1)

Differenzialdiagnosen Akutes Koronarsyndrom (▶ 5.7.2), Ösophagitis, Lungenembolie (▶ 5.6.7), osteoporotische Sinterung, beginnender Herpes zoster (▶ 10.3.2), Pleuritis (▶ 5.7.6).

Maßnahmen
- Paracetamol 2–3 × 500–1 000 mg p. o., NSAID, wie Diclofenac 3 × 50 mg / d p. o. (z. B. Voltaren dispers®), Ibuprofen 3 × 600 mg / d p. o.
- Wärme

Klinikeinweisung, wenn abwendbar gefährliche Verläufe nicht auszuschließen sind.

Abwendbar gefährlicher Verlauf
Zeichen für gravierende Erkr. (z. B. Myokardinfarkt, Lungenembolie) übersehen. Chronifizierung.

9.1.8 Subakromiale Engpass-Syndrome

Reizung subakromialer Weichteile. **Syn.:** Impingement-Syndrom, Myotendinose der Rotatorenmanschette mit Beteiligung der Supraspinatussehne.

Symptome
- Bewegungsabhängiger chron. Schulterschmerz
- Schmerzen bei Elevation und Abduktion
- Nächtliche Schmerzen, besonders in Seitenlage

Anamnese
- Auslöser: ruckartige Beanspruchung, z. B. Koffer, Eimer anheben, Tennisaufschlag
- Schmerzzunahme nach monotoner Bewegung, z. B. Hecke schneiden, Auto polieren, bügeln, Arbeiten über Kopf

Diagnostik
- Schmerzhafte Elevation und Abduktion (▶ Abb. 9.1)
- Painful-Arc-Zeichen
- Positiver Impingement-Test nach Neer
- Druckschmerz über dem Tuberculum majus
- Kraftlosigkeit

Immer auch Bewegungsprüfung der HWS: häufig Überlagerung subakromialer und zervikobrachialer Symptome.

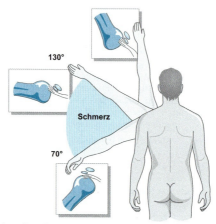

Abb. 9.1 Painful Arc [L157]

Maßnahmen
- Sportreduktion im Schulterbereich
- Kälteanwendung
- Lokale Externa, z. B. Diclofenac-Gel
- Kurzfristig NSAID, z. B. Diclofenac 3 × 50 mg / d p. o. oder Ibuprofen 3 × 400 mg / d p. o.

- **Klinikeinweisung** nicht erforderlich
- **Vorstellung** am nächsten Werktag beim Orthopäden oder HA; evtl. Sonografie, Rö, subakromiale Infiltration, Physiotherapie zur Beseitigung musk. Dysbalancen

Abwendbar gefährlicher Verlauf
Rotatorenmanschettenruptur.

9.1.9 Epicondylitis humeri

Überbeanspruchung und Degeneration im Ansatzbereich der an den Epikondylen entspringenden Muskulatur. **Syn.:** Tennisellenbogen (radiale Extensoren betroffen), Golferellenbogen (ulnare Fingerbeuger betroffen).

Symptome
- Schmerzen, z. B. beim Heben, Händeschütteln
- Ausstrahlung in Ober- und Unterarm

Anamnese Überlastung der Hand- und Unterarmmuskulatur durch gleichförmige Beanspruchung, z. B. bügeln, hämmern, Schrauben drehen

Diagnostik Druck- und Anspannungsschmerz im Bereich der Epikondylen

Provokationsmanöver bei Epikondylitis
- Epicondylitis radialis:
  - Chair-Test: Schmerz bei Anheben eines Stuhls an der Lehne mit pronierter Hand
  - Strecktest: Schmerzen bei Streckung der zur Faust geballten Hand im Handgelenk gegen Widerstand
- Epicondylitis ulnaris: Beugung der zur Faust gebeugten Hand im Handgelenk gegen Widerstand schmerzhaft

Differenzialdiagnosen Zervikalsyndrom, Nervenkompressionssyndrom, Bursitis olecrani.

Maßnahmen
- Schonung
- Kryotherapie im akuten Stadium
- Wärme bei chronischen Beschwerden
- Kinesio-Tape

- **Klinikeinweisung** nicht erforderlich
- **Vorstellung** beim Orthopäden oder HA am nächsten Werktag, evtl. Iontophorese, Ultraschall, Infiltration des Sehnenansatzes mit einem Gemisch aus Lokalanästhetikum und Kortikoid. Prüfen der OP-Indikation

Abwendbar gefährlicher Verlauf
Verschlechterung der Symptomatik durch fortgesetzte Fehlbelastung.

9.1.10 Sehnenscheidenentzündung

Reaktive, schmerzhafte Entzündungsreaktion mit Schwellung und Verdickung des Sehnengleitgewebes. **Syn.:** Tendovaginitis, Paratenonitis.

Symptome
- Druckschmerzhafte Schwellung, häufigste Lokalisation Hand- und Fingerextensoren
- Zuerst Anlaufschmerzen, dann anhaltende Schmerzen unter Belastung

Anamnese Monotone Bewegungen der Hand- und/oder Fingergelenke, z. B. Rückschnitt im Garten.

Diagnostik
- Inspektion: Schwellung über dem Sehnenlager
- Druckschmerz, palpable Krepitation („Schneeballknirschen")

Differenzialdiagnosen RA, Karpaltunnelsyndrom, Tendovaginitis stenosans.

Maßnahmen
- Entlastung
- NSAID, wie Ibuprofen 3 × 400 mg/d p.o für 2–3 d, antiphlogistische Verbände mit Diclofenac-Gel z. B. Diclac Schmerzgel®

Klinikeinweisung nicht erforderlich.

9.1.11 Karpaltunnelsyndrom

Druckschädigung des N. medianus im Karpaltunnel.

Ätiologie Schwellungszustände des Sehnengleitgewebes durch degenerative, rheumatische, hormonelle und stoffwechselbedingte Erkrankungen (Myxödem, Akromegalie), bei Dialysepatienten, nach Traumata (Radiusfraktur, posttraumatische Arthrose des Handgelenks), in der Schwangerschaft.

Symptome
- Leitsymptom „die Hände schlafen ein":
  - Kribbeln und einschießende Missempfindungen der Finger D I–III.
  - Ausstrahlung in den Arm ist möglich.
  - Häufig nachts oder gegen Morgen.
- Atrophie des Thenars.

Anamnese
- Besonders nächtliche Parästhesien
- Auftreten bei typischen Tätigkeiten, z. B. Radfahren, Telefonieren
- Linderung nach Schütteln oder Reiben

Diagnostik
- Inspektion und Palpation: Atrophie des Thenars?
- Prüfung der Sensibilität:
  - Oberflächensensibilität: Bestreichen mit Wattebausch.
  - Stereoästhesie: Aufsammeln und Erkennen z. B. von Büroklammern.
- Prüfung der Motorik: verminderte aktive Abduktion des Daumens, „Flaschenzeichen" (▶ Abb. 9.2).
- Hoffmann-Tinel-Zeichen: Beklopfen des Retinaculum flexorum löst einen elektrisierenden, in die Hand einstrahlenden Schmerz aus.
- Phalen-Test: HG werden in max. Flexion gehalten zur Provokation von Parästhesien im Verorgungsgebiet des N. medianus.

Differenzialdiagnosen Zervikale Radikulopathie C6 und C7, PNP.

Maßnahmen
- Bei starken Beschwerden evtl. NSAID, z. B. Diclofenac 3 × 50 mg/d p. o.; allerdings unzureichende Evidenz
- Nachts Handgelenkschiene anlegen

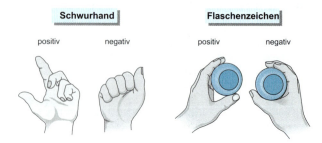

Abb. 9.2 Flaschenzeichen [L157]

- **Klinikeinweisung** nicht erforderlich
- **Vorstellung** beim Neurologen zur Messung der NLG, Prüfen der OP-Indikation

Abwendbar gefährlicher Verlauf
Atrophie des Thenars, irreversible Schädigung des N. medianus.

9.2 Rücken- und Beinschmerzen

9.2.1 Differenzialdiagnostischer Überblick

Nach Trauma
- **Aseptische Knochennekrosen**, z. B. Köhler I, Köhler II
- **Marschfraktur:** MFK-II/III-Fraktur nach Ausdauersport, zunehmende Schmerzen ohne Unfall → bei Verdacht Klinikeinweisung zur Diagnosesicherung
- **Fraktur, Luxation, Subluxation** ▶ 7.1.7, ▶ 7.1.8

Vertebragen/Diskogen
- **Kreuzschmerz** (▶ 9.2.2): Durch Verhebetrauma, Unterkühlung, Zwangshaltung etc. entsteht ein gürtelförmiger, lumbaler Schmerz, meist mit Fehlhaltung. Häufig lokaler Druck- und Klopfschmerz. Keine radikuläre Schmerzausstrahlung.
- **Lumbaler Bandscheibenprolaps** (▶ 9.2.3): Durch Verhebe- und/oder Rotationstrauma plötzlich auftretende lumbale Schmerzen, meist als Beinschmerz imponierend; Parästhesien in den entsprechenden Dermatomen. Zunahme der Beschwerden bei Steigerung des intraabdominellen Drucks (z. B. Husten, Niesen, Pressen).
- **Spondylodiszitis** (▶ 9.2.4): Entzündung einer Bandscheibe und der angrenzenden Wirbelkörper postoperativ oder nach bakteriellem Infekt (hämatogene Aussaat); starke, umschriebene Schmerzen, Temperaturerhöhung.

Arthrogen/Tendomyogen
- **Koxarthrose, aktivierte** (▶ 9.4): Hüftrotation schmerzhaft eingeschränkt.
- **Gonarthrose, aktivierte** (▶ 9.4): Knirschen, Erguss, Überwärmung.
- **Obere Sprunggelenkarthrose, aktivierte** (▶ 9.4): Erguss, Überwärmung.
- **Metatarsalgie:** Anfallsartige „elektrisch brennende" Schmerzen, Pat. muss Schuh ausziehen.
- **Fersensporn:** Schmerzpunkt plantar vor dem Kalkaneus.
- **Epiphysiolyse:** bei Kindern, Röntgendiagnose → Klinikeinweisung bei Verdacht.
- **Muskelfaserriss** (▶ 9.2.7): bei größeren Muskelteilen evtl. harter Muskelbauch und Lücke tastbar, sonst wie starke Zerrung.
- **Endoprothesenlockerung** (▶ 9.2.5): Belastungsschmerz, Stauchungsschmerz.

Begleitsymptom anderer Erkrankungen
- **Gicht** (▶ 9.3): hochakute, enorm schmerzhafte Monarthritis (häufig Großzehengrundgelenk = Podagra)
- **Zystitis, Pyelonephritis, Nierenstein** (▶ 5.2.11): evtl. kolikartige Schmerzen, i. d. R. Miktionsbeschwerden, Polyurie, Dysurie, Fieber

- Kolitis (▶ 5.4.3), **Gastritis** (▶ 5.3.3), **Gallenblasenerkr.** (▶ 5.2.10), **Pankreaserkr.** (▶ 5.2.13): i. d. R. auch gastrointestinale Beschwerden, z. B. Übelkeit, Erbrechen, Stuhlveränderungen (Diarrhö, Entfärbung → Cholestase; Fettstühle → Pankreatitis)
- **Herpes zoster** (▶ 10.3.2): neuralgiforme Schmerzen, auf Dermatom beschränkt. Akut: evtl. bereits Bläschen sichtbar. Chronisch: Post-Zoster-Neuralgie
- **Metastasen** (▶ 19): Verdachtsdiagnose bei Knochenschmerzen und bekanntem Tumorleiden; insbes. Plasmozytom, alle ossär streuenden Malignome

Gefäßerkrankungen
- **Arterieller Gefäßverschluss** (▶ 9.5.4): Schmerz distal des Verschlusses, Blässe, Parästhesien, Pulslosigkeit, Parese, Schock.
- **Tiefe Venenthrombose** (▶ 9.5.3): Schmerz- und Spannungsgefühl der betroffenen Extremität, Fußsohlenschmerz beim Gehen, ödematöse Schwellung, evtl. Rötung, Überwärmung; im Stand Zyanose des Beins / livide Färbung.
- **Thrombophlebitis** (▶ 9.5.2): entzündete Vene als geröteter, schmerzhafter Strang tastbar; lokale Schwellung, Überwärmung.
- **Lymphangitis** (▶ 9.5.5): Blickdiagnose! Entzündete Lymphbahn als geröteter, scharf abgegrenzter Streifen sichtbar, meist nicht schmerzhaft (!), meist von Hautläsion ausgehend (Eintrittspforte des Erregers).
- **pAVK**: Symptome treten i. d. R. erst bei einem über 80-prozentigen Verschluss der Arterie auf; häufig bei Diabetikern, Rauchern. Oft generelle Gefäßsklerose. Belastungsschmerz (Claudicatio intermittens), Ruheschmerz (Durchblutungsdruck nimmt durch Horizontallage ab); auf Ulzera achten.

Entzündungen
- **Rheumatisch / hyperurikämisch / bakteriell** (▶ 9.3): hochrote, stark schmerzende, geschwollene Gelenke, evtl. Fieber
- **„Hüftschnupfen", Coxitis fugax** (▶ 9.2.6): plötzlicher Hüftschmerz mit Bewegungseinschränkung, Hinken, Schonhaltung, meist Kinder

Neurogen **Tarsaltunnelsyndrom** (▶ 9.2.8): Parästhesien am medialen Fußrand durch Kompression des N. tibialis posterior hinter dem Innenknöchel → Vorstellung bei Verdacht beim Neurologen am nächsten Werktag.

9.2.2 Kreuzschmerz

Schmerzen im Rückenbereich unterhalb des Rippenbogens und oberhalb der Gesäßfalten, mit oder ohne Ausstrahlung, **ohne** Hinweis auf spezifische Ursachen. **Syn.:** Lumbago, akutes LWS-Syndrom, nicht spezifischer Kreuzschmerz.

Hauptursache Muskuläre Dysbalancen, degenerative Veränderungen der LWS.

Symptome Erstmalig akut auftretende oder akute Episode rezidivierender Kreuzschmerzen.

Anamnese
- Auslösendes Ereignis
- Schmerzcharakteristik
- Bisheriger Krankheitsverlauf
- Beeinträchtigung im Alltag
- Bisheriger Schmerzmittelkonsum
- **Red Flags:** Warnhinweise auf eine spezifische Ursache mit dringendem Handlungsbedarf (▶ Tab. 9.3)

Tab. 9.3 Red Flags / Warnhinweise bei Kreuzschmerz

Spezifische Ursache	Warnhinweis
Fraktur	• Trauma • Bagatelltrauma bei Osteoporose • Höheres Lebensalter • Systemische Steroidtherapie
Tumorleiden	• Höheres Lebensalter • Tumorleiden in der Vorgeschichte • Allgemeinsymptome (Gewichtsverlust, Ermüdbarkeit) • Schmerzen nehmen nachts oder in Rückenlage zu
Infektiöser Prozess	• Allgemeinsymptome (Fieber, Schüttelfrost) • Durchgemachte bakterielle Infektion • Immunsuppression • Drogenabusus i.v. • Infiltrationsbehandlung an der Wirbelsäule • Starker nächtlicher Schmerz
Radikulopathien	• Schmerz, Parästhesien und Schwächegefühl in einem oder beiden Beinen • Ausgeprägtes oder zunehmendes neurologisches Defizit • Kauda-Syndrom • Zunehmende Lähmung bei nachlassendem Schmerz
Axiale Spondylarthritis	• < 45. Lj. • > 12 Wo. anhaltende Schmerzen • Morgensteifigkeit • Schmerzbedingtes Früherwachen • Bekannte Psoriasis, CED • Begleitende periphere Arthritis, Uveitis

- **Yellow Flags:**
  - Psychosoziale Risikofaktoren für eine Chronifizierung: Depressivität, Disstress, schmerzbezogene Kognition wie z. B. Katastrophisieren, passives Schmerzverhalten
  - Arbeitsplatzbezogene Risikofaktoren: körperliche Schwerarbeit, monotone Körperhaltung, berufliche Unzufriedenheit

Diagnostik
- Inspektion: WS-Fehlhaltung in Flexion
- Palpation: ein- oder beidseitig ausgebildeter Muskelhartspann, Druck- und Klopfschmerz
- Bewegungsprüfung: schmerzhaft eingeschränkte Rumpfflexion und -extension
- Neurologische Untersuchung, Hinweise auf lumbosakrales Kompressionssyndrom: Sensibilität, Paresen, MER, Wurzeldehnungszeichen (Lasègue)

Differenzialdiagnosen Wirbelkörperfraktur, ossäre Metastasierung, Plasmozytom, Spondylodiszitis, lumbale Radikulopathie, urologische Erkr. (Nephrolithiasis), Aortenaneurysma.

Maßnahmen
- Information und Beratung: körperliche Aktivität beibehalten, gute Prognose
- Bildgebung nur bei Vorliegen von Warnhinweisen, Red Flags
- **Cave:** iatrogene Fixierung
- Ggf. Wärmeanwendung
- Nur in der niedrigsten wirksamen Dosierung und so kurzfristig wie möglich: NSAID wie Ibuprofen 3 × 400 mg / d p. o. oder Naproxen 2 × 250 mg / d

p. o., z. B. Naproxen 250 Hexal®, bei gastrointestinalen RF ggf. Gabe eines Protonenpumpenhemmers
- Methocarbamol 750 mg, z. B. Methocarbamol-Neurax® 3 × 1500 mg / d

Klinikeinweisung nicht erforderlich.

Abwendbar gefährlicher Verlauf
Übersehen einer spezifischen Schmerzursache (Red Flag). Chronifizierung.

9.2.3 Lumbale Radikulopathie

Spezifischer Kreuzschmerz, durch klar definierte Ursache ausgelöst, meist Bandscheibenvorfälle mit Druck auf das hintere Längsband und Kompression der Nervenwurzel (▶ Tab. 9.4). **Syn.:** lumbaler Bandscheibenvorfall.

Symptome Meist akut einsetzende radikuläre Schmerzen und neurologische Ausfälle: Sensibilitätsstörungen im entsprechenden Dermatom, motorische Ausfälle der Kennmuskeln, Reflexausfälle.

Anamnese
- Auslösendes Ereignis
- Schmerzcharakteristik:
  - Akuter lumbaler Schmerz, „Hexenschuss", mit bandförmiger Ausstrahlung in die untere Extremität
  - Schmerzverstärkung beim Niesen, Pressen, Husten, Drehen und leichtem Heben
- Bisheriger Krankheitsverlauf
- Beeinträchtigung im Alltag: Immobilität
- Bisheriger Schmerzmittelkonsum
- **Red Flags** (▶ 9.2.2, ▶ Tab. 9.3)
- **Yellow Flags** (▶ 9.2.2)

Tab. 9.4 Synopsis der lumbalen Wurzelsyndrome

Wurzel	Dermatom	Motorik	Reflexe
L 3	Schmerz, Sensibilitätsstörung quer über Oberschenkelvorderseite zum Condylus med. ziehend	Parese des M. quadriceps und der Hüftadduktion (Kniestreckung ↓, Hüftadduktion ↓)	PSR fehlend oder abgeschwächt
L 4	Oberschenkelaußenseite über Patella und Innenseite des Unterschenkels	Parese der Mm. quadriceps und tibialis anterior (Kniestreckung ↓, Supination ↓)	PSR fehlend oder abgeschwächt
L 5	Knieaußenseite, ventrolateraler Unterschenkel, Fußrücken, Großzehe	Parese der Mm. extensor hallucis longus und extensor digitorum brevis (Fersengang ↓, Fußheber ↓, Zehenheber ↓)	Tibialis-posterior-Reflex fehlend oder abgeschwächt
S 1	Laterodorsaler Ober- und Unterschenkel, Ferse, Kleinzehe	Parese der Mm. triceps surae, peroneus und gluteus max. (Zehengang ↓, Fußsenker ↓, Pronation ↓)	ASR fehlend oder abgeschwächt

Diagnostik
- Inspektion: WS-Fehlhaltung in Flexion
- Palpation: ein- oder beidseitig ausgebildeter Muskelhartspann, Druck- und Klopfschmerz
- Bewegungsprüfung: schmerzhaft eingeschränkte Rumpfflexion und -extension, Pat. Husten lassen → Schmerzverstärkung
- Neurologische Untersuchung, Hinweise auf lumbosakrales Kompressionssyndrom?
  - Muskelkraft: Kraftgrade nach Janda: 0 (keine Muskelkontraktionen) bis 5 (normale Muskelkraft), Paresen der Kennmuskeln
  - MER
  - Sensibilität: Hypo-, Hypersensibilität oder Parästhesien (Kribbeln, „Ameisenlaufen", „Stecknadelstiche") im Dermatomverlauf
  - Wurzeldehnungszeichen: Lasègue, Bragard positiv

Differenzialdiagnosen Radikulopathie bei spinalen Tumoren, entzündlichen Veränderungen (Lyme-Radikulitis, Herpes zoster, Spondylodiszitis) und knöchern-degenerativen Veränderungen, Spinalkanalstenose. Pseudoradikuläre Symptome (unauffälliger neurologischer Befund), Plexusaffektionen (bei Diab. mell., nach Bestrahlung, idiopathisch).

Maßnahmen
- Wärmeanwendungen, z. B. Wärmflasche, Heizkissen
- Stufenlagerung erklären
- Paracetamol 3 × 500–1 000 mg / d p. o., NSAID wie Diclofenac 3 × 50 mg / d p. o. oder Ibuprofen 3 × 600 mg / d p. o., bei Versagen höherpotente Analgetika wie Tramadol retard bis 2 × 100–200 mg / d p. o., z. B. Tramabeta long 100®

- **Klinikeinweisung** bei Kauda-Syndrom, bei Blasen- / Mastdarmlähmung, Reithosenanästhesie, bei progredienten motorischen Ausfällen
- Bildgebung veranlassen bei V. a. entzündliche / destruktive Ursachen

Abwendbar gefährlicher Verlauf
Irreversible neurologische Ausfälle.

9.2.4 Spondylodiszitis

Osteomyelitis eines Bewegungssegments (Bandscheibe und benachbarte Grund- und Deckplatten) der Wirbelsäule, hämatogen oder nach Operationen / invasiven Interventionen.

Symptome
- Schweres KH-Gefühl, Fieber, chronifiziert: subfebrile Temp.
- Schmerzen im Wirbelsäulensegment, bei Belastung zunehmend
- Nacht- und / oder Ruheschmerz.

Anamnese
- Invasiver Eingriff an der Wirbelsäule
- Begünstigende Vorerkrankungen: Tumorerkrankungen, Immunsuppression, Diab. mell., Alkohol- und Drogenabusus

Diagnostik
- Umschriebener Klopfschmerz, meist untere BWS oder obere LWS, axialer Stauchungsschmerz beim Fersenfalltest
- Radikuläre Symptomatik
- Erhöhte Temperatur, reduzierter AZ
- Bei Abszedierung mit Reizung der Psoasfaszie evtl. Schmerzen bei Beugung und Streckung im Hüftgelenk

Differenzialdiagnosen Primäre und sek. Malignome, Sinterungsfraktur bei Osteoporose.

Klinikeinweisung sofort zur Diagnosesicherung (Rö, MRT), Immobilisation und Antibiose.

Abwendbar gefährlicher Verlauf
Bleibende neurologische Schäden, Wirbelkörperdestruktion, Abszessbildung, Sepsis.

9.2.5 Endoprothesenlockerung

Septische (putride oder low-grade) oder aseptische Lockerung.

Symptome
- Meist belastungsabhängige Schmerzen in Leiste, Oberschenkel oder Knie
- Langsam zunehmende Probleme, meist nach Jahren schmerzfreien Gehens
- Reduktion der Gehstrecke
- Gangunsicherheit

Anamnese Änderung der Beinlänge, Stürze.

Diagnostik
- Hüftrüttelschmerz → Schaftlockerung möglich
- Hüftstauchungsschmerz → Pfannenlockerung möglich
- Infektzeichen

Differenzialdiagnosen Periartikuläre Ossifikationen, Bursitis, TEP-Infektion, Wurzelaffektion L3 oder L4.

Maßnahmen Analgetische Behandlung, z. B. Paracetamol 2–3 × 500–1 000 mg/d p.o. oder Diclofenac 3 × 50 mg/d p.o.

- **Klinikeinweisung** bei V. a. Infektion
- **Vorstellung** beim HA oder Orthopäden am nächsten Werktag zur Rö-Kontrolle, ggf. Skelettszintigrafie und zum Infektausschluss

Abwendbar gefährlicher Verlauf
Infektion erfordert meist Prothesenentfernung.

9.2.6 Coxitis fugax

Abakterielle Entzündung der Hüftgelenkkapsel, Kinder (5.-6. Lj.) **Syn.:** transiente Synovitis, Hüftschnupfen.

Anamnese
- Kurze Anamnese (< 3 Wo.)
- Häufig im Anschluss an einen viralen Infekt der oberen Luftwege

Symptome
- Plötzlicher Beginn
- Leistenschmerzen, Schmerzen in OS und Knie
- Hinken, selten Unfähigkeit, zu gehen
- Schonhaltung (Streckung, Anspreizung und Drehung) des betroffenen Beins

Diagnostik
- Eingeschränkte Hüftrotation
- Innenrotationsschmerz des Hüftgelenks
- Druckschmerz inguinal und über Trochanter
- Sonografische Darstellung eines Hüftgelenkergusses

Differenzialdiagnosen Bakterielle Koxitis (▶ 9.2.6), juvenile Hüftkopfnekrose, rheumatoide Arthritis (▶ 9.3), Epiphysiolysis, Prellung.

Maßnahmen
- Analgesie mit Ibuprofen-Saft 30 mg/kg KG/d in 3–4 Einzeldosen, z. B. Ibuprofen-CT 2 % Kindersaft®
- Ggf. Entlastung durch Unterarmgehstützen
- Spontanremission nach etwa 2 Wo.

Klinikeinweisung bei V. a. eitrigen Erguss sofort.

Abwendbar gefährlicher Verlauf
Sepsis, Einsteifung bei bakterieller Koxitis.

9.2.7 Muskelfaserriss

Symptome
- Akut auftretender stechender Schmerz
- Ausführen schneller Bewegungsabläufe/Muskelbelastung nicht möglich

Anamnese Typisch nach sportlicher Belastung.

Diagnostik
- Inspektion: Schwellung, Hämatom, tastbare Muskellücke
- Partieller bis kompletter Funktionsverlust

Differenzialdiagnose Muskelzerrung, Luxation.

Maßnahmen
- PECH-Schema (nach Böhmer):
  - P – Pause: Abbruch der körperlichen Aktivität
  - E – Eis: Kühlen mit Eis, Kühlspray
  - C – Compression: Druckverband mit moderatem Druck
  - H – Hochlagerung

- Ruhigstellung für 1–2 d
- Thromboseprophylaxe mit NMH, z. B. Certoparin, Mono-Embolex® 3 000 IE Prophylaxe

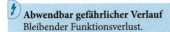

Klinikeinweisung zur operativen Therapie bei zu erwartendem erheblichem Funktionsverlust (Muskelriss bei > ⅓ des Querschnitts), besonders bei Leistungs- oder engagierten Freizeitsportlern.

Abwendbar gefährlicher Verlauf
Bleibender Funktionsverlust.

9.2.8 Tarsaltunnelsyndrom

Nervenengpass-Syndrom mit Schädigung des N. tibialis post. unter dem Retinaculum musculorum flexorum. Syn.: Jogger's Foot.

Symptome
- Schmerz und Parästhesie am medialen Fußrand, Ausstrahlung in Zehen, Ferse, Fußsohle und Wade
- Nachts betont

Anamnese
- Wiederholte und / oder lange Laufbelastung
- Trauma im Fuß- und OSG-Bereich

Diagnostik
- Druckschmerz hinter dem Innenknöchel
- Schmerzverstärkung durch Dorsalextension des Fußes im Sprunggelenk

Maßnahmen
- Kurzfristig NSAID wie Ibuprofen 3 × 400 mg / d p. o. oder Diclofenac 3 × 50 mg / d p. o
- Einlagenversorgung zur Entlastung des medialen Fußgewölbes

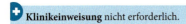

Klinikeinweisung nicht erforderlich.

9.3 Arthritiden

Syn.: Entzündliche Gelenkerkr. (Synovialitis) unterschiedlicher Genese (rheumatisch, bakteriell, hyperurikämisch).

Symptome Die klassischen Entzündungszeichen: Schmerz, Schwellung, Rötung, Überwärmung, Funktionseinschränkung.

Anamnese
- Entwicklung der Beschwerden innerhalb weniger Stunden
- Rheumatisch: akuter Schub bei bekannter rheumatoider Arthritis

- Bakteriell: hämatogene oder osteogene Aussaat bei Infekt, iatrogen nach z. B. OP, Injektion, Punktion
- Hyperurikämisch: akuter Gichtanfall durch Ansteigen des Harnsäurespiegels meist ≥ 9,0 mg/dl (meist Diätfehler: zu viel tierische Eiweiße, Alkohol, Fasten)

Diagnostik Inspektion des Gelenks (Entzündungszeichen oben) und Funktionsprüfung (schmerzhafte Bewegungseinschränkung).

Differenzialdiagnosen Aktivierte Arthrose (▶ 9.4), Thrombophlebitis (▶ 9.5.2), Lymphangitis (▶ 9.5.5), Erysipel (▶ 10.3.4), Phlegmone, Borreliose.

Maßnahmen
- Kryotherapie: Eispack etc. (**cave:** Kälteschäden bei direktem Hautkontakt)
- Schonung: lastfreie Bewegung, keine körperliche Anstrengung, ggf. Ruhigstellung des betroffenen Gelenks
- NSAID, wie Diclofenac 3 × 50 mg/d p. o. oder Ibuprofen 3 × 400–800 mg/d p. o.
- Bei rheumatischer Arthritis z. B. Prednisolon 20 mg/d p. o.
- Bei Gichtarthritis: Prednisolon (am 1. Tag 40 mg als Einmalgabe, dann tgl. Reduktion um 10 mg) und Naproxen 2 × 500 mg/d für 1 Wo. in Kombination mit Omeprazol 1 × 20 mg/d. Alternativ Kolchizin, z. B. Colchicum Dispert® 1–3 Tbl./d. Einleitung einer harnsäuresenkenden Therapie

Klinikeinweisung sofort bei V. a. floride bakterielle Arthritis.

Abwendbar gefährlicher Verlauf
Einsteifung und Destruktion des Gelenks.

9.4 Aktivierte sekundäre Arthrose

Zusätzlich zum Gelenkverschleiß Zeichen der akuten Entzündung/Synovitis. I. d. R. Arthrose bekannt.

Symptome Schmerzen im betroffenen Gelenk (Ruheschmerz, Dauerschmerz, Nachtschmerz), morgendlicher Anlaufschmerz/Steifigkeit.

Anamnese Akute Schmerzzunahme eines vorgeschädigten schmerzhaften Gelenks durch Traumatisierung (Überlastung, Sturz, Unterkühlung).

Diagnostik
- Kapselschwellung, Gelenkerguss (tastbare Fluktuation)
- Eventuell Rötung und Überwärmung
- Schmerzhafte Bewegungseinschränkung

Differenzialdiagnosen Distorsion (▶ 7.1.6), Fraktur (▶ 7.1.8), akuter Gichtanfall (▶ 9.3), rheumatischer Schub (▶ 9.3).

Maßnahmen
- Kryotherapie, z. B. Kältekissen, feuchtes Tuch aus Kühlschrank (nicht direkt auf die Haut → Kälteschäden)
- Externa, z. B. Diclofenac-Gel (gekühlt besonders effektiv)
- NSAID, wie Diclofenac 3 × 50 mg/d p. o.

Klinikeinweisung nicht erforderlich.

Abwendbar gefährlicher Verlauf
Einsteifung des Gelenks.

9.5 Extraartikuläre Beinschmerzen

9.5.1 Muskelkrämpfe

Ausgeprägte, schmerzhafte und unwillkürliche Kontraktion eines Teils oder der Gesamtheit eines Muskels.

Ätiologie   Nach Flüssigkeits- und Elektrolytverlust.

Symptome
- Muskelkrämpfe meist in Wade und Fuß
- Oft in Ruhe oder während der Nacht
- Kurz andauernd, selbstlimitierend

Anamnese
- Medikamenteneinnahme: Diuretika, Kalziumantagonisten, Cholinergika?
- Vorerkrankunegn: Varikosis, Durchblutungsstörungen?
- Flüssigkeitsverlust: starkes Schwitzen bei Arbeit, Sport oder Hitze, Alkoholkonsum?

Diagnostik   Tastbare Muskelverhärtung.

Differenzialdiagnosen   Tetanie bei Hypokalziämie, Restless-Legs-Syndrom, tiefe Beinvenenthrombose (▶ 9.5.3), oberflächliche Phlebitis (▶ 9.5.2), Ischialgie, Muskelkater.

Maßnahmen
- Im Krampf: Dorsalextension im Sprunggelenk, z. B. durch Zug an den Enden eines unter dem Fuß hergeführten Handtuchs oder Gürtels
- In der Schwangerschaft: Magnesium wirksam, 1–3 × 5 mmol p. o., z. B. Magnesium Sandoz®
- Isotonische Getränke bei körperlicher Anstrengung

Klinikeinweisung nicht erforderlich.

9.5.2 Thrombophlebitis

Oberflächliche Venenthrombose, die gesunde (Thrombophlebitis) und varikös veränderte Venen (Varikophlebitis) betreffen kann.

Ätiologie   Meist Varikophlebitis, meist V. saphena magna betreffend; bei liegenden Pat. oder nach Venenkathetern.

Symptome   Entzündetes Venensegment mit Rötung, Schwellung, schmerzhafter Verhärtung.

Anamnese
- Bekannte Varikosis
- Nach längerem Sitzen oder Stehen aufgetreten
- I. v. Injektion vorausgegangen

Diagnostik
- Inspektion: Varikosis, Rötung, lokale Schwellung / Ödem
- Palpation: schmerzhafte Verhärtung eines Venenstrangs

Differenzialdiagnosen Erysipel (▶ 10.3.4), tiefe Beinvenenthrombose (▶ 9.5.3), Lymphangitis (▶ 9.5.5).

Maßnahmen
- **Immer** sonografische Abklärung, um die tatsächliche Ausdehnung des Prozesses festzustellen / Gesamtlänge des Thrombus, Abstand zur Einmündung in das tiefe Venensystem
- Bei oberflächlichen Venenthrombosen in kleinkalibrigen Astvarizen: kühlen, Kompressionstherapie
- NSAID, wie Diclofenac 3 × 50 mg / d p. o. oder Ibuprofen 3 × 400 mg / d p. o.
- Bei Varikophlebitis der VSM, VSP oder großkalibriger Varizenäste, Thrombuslänge > 5 cm: Antikoagulation mit Fondaparinux 2,5 mg / d s. c., z. B. Arixtra®. **Cave:** Dosisanpassung bei Nierenfunktionsstörung

- Immer sonografische Klärung der Ausdehnung und Verlaufskontrolle
- Keine Immobilisierung

Abwendbar gefährlicher Verlauf
Tiefe Venenthrombose, Lungenembolie.

9.5.3 Tiefe Venenthrombose

Partielle oder vollständige Verlegung der tiefen Venen durch ein Blutgerinnsel. Meist Bein- und Beckenvenen betroffen, meist aszendierend (Ursprung in den Venen des US), aber auch transfaszial (beginnend in oberflächlicher Beinvene). Selten obere Extremität (2 %).

Symptome
- Ödem, Schmerz, Spannungsgefühl in der betroffenen Extremität
- Verstärkte Venenzeichnung, Zyanose
- Bei bettlägerigen Patienten oft asymptomatisch

Anamnese
- Bekannte Thrombophilie, auch in der Familienanamnese
- Immobilisation (Fraktur, Gelenkfixation), internistische Erkrankung (z. B. Pneumonie), lange gesessen (Autofahrt, Flug)
- Maligne Erkrankung
- Langzeitkatheter (z. B. Port-Katheter)
- Bestimmung des Wells-Scores zur Ermittlung der klinischen Wahrscheinlichkeit einer TVT (▶ Tab. 22.10): Score ≥ 2,0 → Wahrscheinlichkeit für TVT hoch

Auch an Arm- und Schultervenen-Thrombose denken (bei Thoracic-Outlet-Syndrom, Überkopfarbeiten, langes Tragen eines Rucksacks).

Diagnostik
- **Inspektion:**
  - Schwellung des gesamten Beins
  - Umfangdifferenz im Vergleich zur gesunden Seite

- Glänzend gespannte Haut, eindrückbares Ödem
- Sichtbare oberflächliche, nicht variköse Kollateralen
- **Palpation:**
  - Pulse an der betroffenen Extremität i. d. R. gut tastbar, außer bei massivem Ödem → Pulsabflachung durch Kompression der Arterie
  - Untere Extremität: Payr-Zeichen = Fußsohlendruckschmerz, Denecke-Zeichen = Wadenschmerz bei Plantarflexion

Anamnese und klinische Untersuchung haben eine zu geringe Sensitivität und Spezifität, um eine Thrombose zu diagnostizieren oder auszuschließen → Bestimmung der D-Dimer-Konzentration. **Cave:** auch erhöht bei Entzündung, Trauma, Operation, Schwangerschaft, aktiver Tumorerkrankung, Blutung, da lediglich vermehrte Gerinnungsaktivität angezeigt wird.

> Keine i. m. Injektionen wegen notwendiger Antikoagulation.

Differenzialdiagnosen Thrombophlebitis (▶ 9.5.2), Phlegmone, Erysipel (▶ 10.3.4), Lymphangitis (▶ 9.5.5).

Maßnahmen
- Antikoagulation mit NM-Heparinen, z. B. Certoparin, Mono-Embolex® 8 000 IE Therapie, 2 × tgl. s. c., Fondaparinux 7,5 mg / d s. c. (ggf. Dosisanpassung entsprechend des KG), z. B. Arixtra®, Apixaban, Eliquis® 10 mg 2 × tgl. für 1 Wo., dann Erhaltungsdosis. **Cave:** Dosisreduktion bei Risikogruppen
- Kompressionstherapie
- Keine Immobilisation
- Analgesie, z. B. mit Tramadol retard 2 × 100 mg / d p. o.

> Wenn eine bildgebende Diagnostik notwendig wird, aber nicht zeitgerecht zur Verfügung steht, soll bei hoher klinischer Wahrscheinlichkeit mit einer Antikoagulation begonnen werden.

> **Klinikeinweisung** sofort zur Diagnosesicherung. Kompressionsultraschall als primäre Bildgebung.

Abwendbar gefährlicher Verlauf
Lungenembolie, Phlegmasia coerulea dolens.

9.5.4 Arterieller Gefäßverschluss

Akuter Arterienverschluss mit Gefährdung der Extremität, als arterielle Thrombose bei vorbestehender pAVK, als arterielle Embolie auf dem Boden einer absoluten Arrhythmie, bei Trauma oder bei Verschluss einer arteriellen Rekonstruktion.

Symptome
- 6 P: Pain (Schmerz), Pulselessness (Pulslosigkeit), Paleness / Pallor (Blässe), Paralysis (Lähmung), Paraesthesia (Sensibilitätsstörung), Prostration (Schock).
- Die Ausprägung variiert in Abhängigkeit von der Restperfusion stark.

Diagnostik
- Anamnese zur Feststellung des zeitlichen Beginns und der relevanten Grundkrankheiten
- Prüfung der Pulse (Leiste, Kniekehle, Knöchel)
- Ultraschall-Doppler-Untersuchung: arterielle Signale vorhanden?

Differenzialdiagnosen Tiefe Venenthrombose (▶ 9.5.3), Phlegmasia coerulea dolens, Kompartmentsyndrom, systemischer Schock.

Maßnahmen
- Tieflagerung der betroffenen Extremität
- Watteverband
- O_2-Gabe
- Schmerzlinderung, z. B. mit Morphinsulfat 5–10 mg s. c. oder i. v.
- Großlumiger venöser Zugang: 5 000–10 000 IE Heparin i. v.

- Keine i. m. Injektionen, da KI für Lyse
- Keine Vasodilatatoren, Gefahr des Steal-Effekts
- Keine externe Wärmezufuhr

Klinikeinweisung sofort mit RTW/NAW in Klinik mit diagnostischen und therapeutischen Möglichkeiten zur Revaskularisation.

Abwendbar gefährlicher Verlauf
Amputation.

9.5.5 Akute Lymphangitis

Akute Entzündung der subkutanen Lymphbahnen, häufig durch Streptococcus pyogenes, aber auch Staphylokokken. Ausgehend von infizierten Wunden. **Syn.:** „Blutvergiftung".

Symptome
- Begrenzte, streifenförmige Rötung, meist an Extremität
- Ausgehend von der distal gelegenen infizierten Wunde
- Geschwollene regionäre LK, evtl. Fieber

Anamnese Häufig kleine Arbeitsverletzungen, Insektenstiche in der Vorgeschichte.

Diagnostik
- Inspektion:
  - Scharf abgegrenzter roter Streifen, von einer Hautläsion ausgehend
  - Peripher gelegener Entzündungsherd
- Palpation: LK befallen

Differenzialdiagnosen Thrombophlebitis, Erysipel.

Maßnahmen
- Extremität ruhig stellen und hochlagern
- Feuchte, antiseptische Umschläge mit z. B. Octenilin® Wundspüllösung
- Sanierung/Versorgung der Eintrittspforte

- Penicillin G / V 3–4 × 1 Mega / d p. o. insgesamt für 10 d. Bei Penicillinunverträglichkeit Makrolide, wie Clindamycin 4 × 300–450 mg / d p. o.; bei Staphylokokken Flucloxacillin 3× 1 000 mg / d p. o.
- Pat. beruhigen (oft durch umgangssprachlichen Begriff „Blutvergiftung" verunsichert)
- Bei Verletzung: Tetanusschutz überprüfen und ggf. impfen (▶ 3.9.5)

Klinikeinweisung sofort bei V. a. Sepsis, i. d. R. aber nicht erforderlich.

Abwendbar gefährlicher Verlauf
Sepsis.

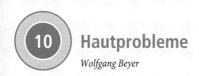

10 Hautprobleme
Wolfgang Beyer

10.1	**Juckreiz** 318	10.2.11	Polymorphe Lichtdermatose 325
10.1.1	Differenzialdiagnostischer Überblick 318	**10.3**	**Infektiöse Hautkrankheiten** 325
10.1.2	Maßnahmen bei Juckreiz 319	10.3.1	Herpes simplex recidivans in loco 325
10.2	**Allergien, Ekzeme, Unverträglichkeitsreaktionen** 320	10.3.2	Herpes zoster 326
10.2.1	Arzneimittelexanthem 320	10.3.3	Varizellen bei Erwachsenen 327
10.2.2	TEN (toxisch epidermale Nekrolyse) 320	10.3.4	Erysipel 327
10.2.3	Akute Urtikaria 321	10.3.5	Abszess 328
10.2.4	Angioödem 321	10.3.6	Panaritium 328
10.2.5	Pollinosis 322	10.3.7	Impetigo contagiosa 328
10.2.6	Neurodermitis 322	**10.4**	**Parasiten** 329
10.2.7	Insektenstich 323	10.4.1	Grundsätzliches 329
10.2.8	Kontaktallergisches Ekzem 323	10.4.2	Skabies 329
10.2.9	Pityriasis rosea 324	10.4.3	Läuse 330
10.2.10	Dermatitis solaris 324	10.4.4	Flöhe 331

10.1 Juckreiz

10.1.1 Differenzialdiagnostischer Überblick

Im Bereitschaftsdienst steht die symptomatische Behandlung im Vordergrund; eine genauere Abklärung kann am nächsten Tag erfolgen. Ausnahmen: Juckreiz bei schweren Arzneimittelreaktionen (▶ 10.2.1), Lyell-Syndrom (▶ 10.2.2).

Hauterkrankungen mit Juckreiz
- **Neurodermitis** (▶ 10.2.6): Erkr. und Symptomatik sind Pat. meist gut bekannt. Lichenifizierte, zerkratzte Prädilektionsstellen (Armbeugen, Kniekehlen, Hals), ggf. exanthemischer Befall, insgesamt sehr trockene Haut.
- **Urtikaria** (▶ 10.2.3): ausgeprägte Quaddelbildung mit starkem Juckreiz. Typisch: wandernde Effloreszenzen an immer unterschiedlichen Stellen, schubartiger Verlauf („Kommen und Gehen").
- **Allergisches Kontaktekzem** (▶ 10.2.8): an der Lokalisation der Allergeneinwirkung Rötung, Schuppung, oft Bläschen, ggf. mit Streureaktion, im Verlauf nässende Hautveränderungen, starker Juckreiz und Brennen.
- **Arzneimittelreaktion** (▶ 10.2.1): äußerst variables klinisches Bild (im Prinzip können alle Effloreszenzen auftreten, typischerweise ein makulopapulöses konfluierendes Bild, die Haut wirkt oft samtartig). Wegweisend: Medikamentenanamnese, v. a. kürzlich angesetzte Medikamente, insbesondere Antibiotika, auch an pflanzliche Präparate (Johanniskraut etc.) denken.
- **Insektenstichreaktionen** (▶ 10.2.7): können generalisiert (z. B. Bienen-, Wespengiftallergie mit Urtikaria oder anaphylaktischer Reaktion) oder lokalisiert (lokale Stichreaktion) ablaufen. Stichereignis ist den Betroffenen meist erinnerlich.
- **Epizoonosen** (▶ 10.4): Infektquellen in der Umgebung? Hinweise auf Epidemie (Schule, Familie)?
- **Schwangerschaftsdermatosen:** Juckreiz kann in der Schwangerschaft auch ohne Hautveränderungen auftreten. Bei Hautveränderungen sollte ein Facharzt konsultiert werden, da einzelne Schwangerschaftsdermatosen ein erhöhtes fetales Risiko aufweisen.
- **Exsikkationsekzem:** oft bei älteren Menschen im Winter infolge deutlicher Austrocknung der Haut. Sehr quälender Juckreiz; trockene Haut mit oberflächlich eingerissener Hornschicht.
- **Chronische Hautkrankheiten:** z. B. Psoriasis vulgaris (die oft vertretene Lehrbuchmeinung, die Psoriasis jucke nicht, stimmt meistens nicht!, ▶ Abb. 10.1), bullöses Pemphigoid, Pemphigus vulgaris, Lichen ruber planus. Meistens liegen chron. Hauterkr. vor, die im Bereitschaftsdienst allenfalls einer symptomatischen Therapie (z. B. Antihistaminika) bedürfen.

Allgemeinerkrankungen mit Juckreiz
Beispielsweise Diab. mell.; chron. Niereninsuffizienz; Lebererkr., Bluterkr., wie Polycythaemia vera, Leukämien, Lymphome; paraneoplastisch bei Malignomen; Psychosen (▶ 16.1.7), wie Dermatozoenwahn; Neuropathien, wie die alkoholische und diabetische Neuropathie; Infektionskrankheiten wie Varizellen → Maßnahmen.

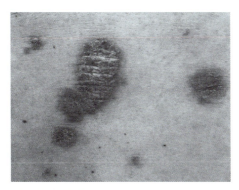

Abb. 10.1 Psoriasis vulgaris [P509]

Leitfragen
Die spezielle Anamnese richtet sich nach dem klinischen Bild:
- Urtikaria → Nahrungsmittel („exotische" Speisen, Alkohol (Rotwein), nichtsteroidale Antiphlogistika (v. a. ASS), Antibiotika, Infekte)? Oft liegen Summationseffekte vor (Infekt + ASS).
- Generalisiertes Exanthem → kürzlich neu eingesetzte Arzneimittel, Fieber, Infekt? **Cave:** ACE-Hemmer lösen meist erst nach längerem Einsatz eine Arzneimittelreaktion aus (oft Angioödem oder Urtikaria).
- Lokalisierte Hautveränderungen → einwirkende Noxen (Kontaktstoffe, z. B. Nickel, Berufsstoffe etc.); Tierkontakte.
- Juckreiz ohne sichtbare Hautveränderungen: oft bei internistischen Erkr.
- Bekannte Allergien erfragen: Soforttypallergien (z. B. Heuschnupfen), Spättypallergien (z. B. Nickelallergie)?

10.1.2 Maßnahmen bei Juckreiz

- Lokaltherapie:
  - Trockene Hautveränderungen (Neurodermitis, Exsikkationsekzem) fett behandeln (z. B. harnstoffhaltige Pflegecreme, Linola® Urea).
  - Nässende Hautveränderungen (z. B. nässendes Kontaktekzem) austrocknend behandeln (z. B. Lotio Alba [Zinkschüttelmixtur]).
- Antihistaminika: systemisch z. B. Desloratadin 1 × 5 mg / d p. o. (z. B. Aerius®). Falls eine stärkere Sedierung gewünscht ist (oft bei Neurodermitis günstig, um das Kratzen zunächst zu unterdrücken), sedierendes Antihistaminikum wie Dimetinden 3 × 1 mg / d p. o. (Fenistil®). **Cave:** Lokale Antihistaminika, insbesondere in Gelform, sind wenig wirksam und trocknen die Haut oft stark aus, was den Juckreiz weiter verstärkt.

Vorstellung beim Haus- oder Hautarzt zeitnah zur Abklärung der genauen Ursachen. Bei Allergietests ist zu beachten, dass Testungen unter Therapie mit Antihistaminika nicht möglich sind.

10.2 Allergien, Ekzeme, Unverträglichkeitsreaktionen

10.2.1 Arzneimittelexanthem

Arzneimittelreaktionen verlaufen meist makulopapulös (ca. 40 %), als Urtikaria oder Angioödem (ca. 25 %), als fixe (lokalisierte) Reaktionen (ca. 8 %). Schwere Arzneimittelreaktionen (Lyell-Syndrom / TEN) sind selten, aber lebensbedrohlich! Im Prinzip können alle Arzneimittel auslösend sein.

Differenzialdiagnosen Virusexantheme (z. B. Masern, Varizellen). Virusexantheme sind eher mit Enanthem, Fieber und Allgemeinsymptomen assoziiert. Ausbreitung:
- Virusexanthem eher vom Stamm auf die Extremitäten
- Arzneimittelexanthem eher von Extremitäten auf den Stamm

Maßnahmen
- Möglichst Absetzen des auslösenden Medikaments
- Leichte oder lokalisierte Reaktionen: lokale Glukokortikoide (z. B. Mometason – Monovo®Emulsion)
- Generalisierte Reaktionen: systemische Glukokortikoide, z. B. 250 mg Prednisolon-Äquivalent i. v. (z. B. Solu-Decortin H®), zusätzlich lokale Glukokortikoide (z. B. Mometason)

> **Klinikeinweisung** sofort bei vital gefährdenden Arzneimittelreaktionen (z. B. Lyell-Syndrom → Blasenbildung), möglichst in spezialisiertes Zentrum.

10.2.2 TEN (toxisch epidermale Nekrolyse)

Syn.: Lyell-Syndrom. Schwerste, potenziell vital bedrohliche Arzneimittelreaktion mit flächiger Ablösung der Epidermis. Oft Schleimhautbeteiligung.

Symptome
- Flächig konfluierende Erythemherde, die sich blasig von der Unterlage abzuheben beginnen. Ggf. Schleimhautbeteiligung.
- Deutlich reduzierter AZ; Fieber.
- Ggf. rheumatische Beschwerden.

Maßnahmen
- Kleidung entfernen. Allgemeinmedizinische Basisuntersuchung (▶ 3.1.1).
- Alle infrage kommenden Medikamente unverzüglich absetzen.
- Großlumiger i. v. Zugang und Infusion (z. B. Ringer-Lsg.).
- Wunden steril abdecken, Pat. in Metalline-Folie einwickeln.
- Präklinisch keine Glukokortikoide, da ggf. nachteilige Beeinflussung bei staphylogenem Lyell-Syndrom!

> Bei großflächiger Ablösung der Haut entsteht ein Krankheitsbild, das einer schweren Verbrennung nahe kommt. Pat. sollten deshalb in Verbrennungszentren therapiert werden.

> **Klinikeinweisung** sofort in dermatologische oder Verbrennungsklinik.

10.2.3 Akute Urtikaria

Plötzlicher Quaddelschub.

Symptome Quaddelschub (wie nach Kontakt mit Brennnesseln) mit variabler Ausdehnung. Massiver Pruritus, oft begleitet von Unruhe. **Cave:** rasanter Übergang in anaphylaktischen Schock möglich.

Anamnese Medikamente (z. B. ASS), Insektenstiche, Nahrungsmittel („exotische" Speisen, gefärbte Süßigkeiten), Alkohol, Infekt, Summationseffekte (Infekt + ASS, exotisches Gericht + Rotwein), ähnliche Reaktionen vorbekannt, Allergieanamnese.

Maßnahmen
- Potenziell auslösende Stoffe/Nahrungsmittel meiden
- Leichte Formen: Antihistaminikum, wie Desloratadin 1 × 5 mg/d p. o. (z. B. Aerius®) oder Fexofenadin 180 mg 1 × 1 Tbl., Lokalbehandlung zweitrangig, z. B. polidocanolhaltiges Externum oder Lotio alba
- Generalisierte Formen: systemische Glukokortikoide, 1 × 250–500 mg Prednisolon-Äquivalent i. v. (z. B. Solu-Decortin-H), Antihistaminikum, z. B. Dimetinden 4 mg i. v. (Fenistil®)
- Bei Entwicklung eines anaphylaktischen Schocks ▶ 4.6

- **Klinikeinweisung** bei schwersten Quaddelschüben, Luftnot, progressiver Symptomatik oder Schock
- **Vorstellung** beim Haus- oder Hautarzt zeitnah zur Planung der Ursachenklärung

10.2.4 Angioödem

Syn.: Quincke-Ödem. Tiefes Ödem der Dermis. Vielfältige Ursachen (allergisch, pseudoallergisch, C1-Esterase-Inhibitor-Mangel, idiopathisch, paraneoplastisch).

Symptome Akut auftretende Schwellung, meist im Lippen- und Mundbereich, ggf. in Assoziation mit Urtikaria. Hereditäres Angioödem, charakteristischerweise ohne weitere Hautsymptome.

Anamnese
- Unbedingt zwischen familiärem C1-Esterase-Inhibitor-Mangel und anderen Ursachen unterscheiden
- Arzneimittel (typisch: ACE-Hemmer, auch wenn Einnahme schon länger besteht!)
- Alkohol, „exotische" Nahrungsmittel
- Infekt
- Kombinationsgeschehen, z. B. Infekt und ASS

Maßnahmen
- Potenziell auslösende Stoffe/Nahrungsmittel meiden
- Leichte Formen: Antihistaminikum wie Desloratadin 1 × 5 mg/d p. o. oder Fexofenadin 180 mg/d (Fexofenaderm®)
- Ausgeprägtere Formen: systemische Glukokortikoide 1 × 250–500 mg Prednisolon-Äquivalent i. v., Antihistaminikum, z. B. Dimetinden 4 mg i. v.
- Bei familiärem C1-Esterase-Inhibitor-Mangel: C1-INH-Konzentrat 500–1 000 IE in 10 ml 0,9 % NaCl-Lsg. (z. B. Berinert® HS)

- Systemische Glukokortikoide, Antihistaminika, auch Adrenalin sind beim hereditären Angioödem wirkungslos!
- Bei akuten Attacken mit schwerer Atemnot ggf. Konio-/Tracheotomie erforderlich.

- **Klinikeinweisung** sofort bei Atemnot
- **Vorstellung** beim Haus- oder Hautarzt zeitnah zur Abklärung möglicher Ursachen

10.2.5 Pollinosis

Syn.: Heuschnupfen. Durch Aeroallergene hervorgerufene Soforttyp-Allergie. V. a. in Frühjahr und Sommer durch Frühblüher oder Gräser.

Symptome Rhinorrhö, Niesattacken, Konjunktivitis, Tränenfluss.

Maßnahmen Der Bereitschaftsdienst wird meist nur bei ausgeprägten Beschwerden aufgesucht.

Therapie:
- Zumeist Antihistaminika p. o. ausreichend (Desloratadin 1 × 5 mg/d p. o. [Aerius®]). Ggf. zur Lokaltherapie steroidhaltiges Nasenspray (Syntaris®) zusetzen.
- Glukokortikoide nur bei stärksten Beschwerden systemisch, z. B. Prednisolon 100 mg i. v. (z. B. Solu-Decortin® H), zusätzlich Antihistaminikum, z. B. Desloratadin 1 × 5 mg p. o. (z. B. Aerius®).

Keine i. m. Steroiddepotspritze!

10.2.6 Neurodermitis

Syn.: atopisches Ekzem, atopische Dermatitis. Konstitutionelle entzündliche Hautkrankheit mit chronisch-rezidivierendem Verlauf. Meist atopische Diathese.

Symptome Starker Juckreiz, lichenifizierte, oft nässende Hautveränderungen, die blutig gekratzt werden.

Anamnese
- Bekannte Neurodermitis? Welche Lokaltherapie wird vertragen?
- Fieber, Impetiginisierung?
- Bläschenbildung (Eczema herpeticatum)

Maßnahmen
- Beste Sofortwirksamkeit besitzen topische Glukokortikoide. Prinzip: auf trockene Hautveränderungen fettes Lokaltherapeutikum (z. B. Prednitop® Fettsalbe), auf nässende Hautveränderungen Kombination mit feuchten Umschlägen (Fett/Feucht-Therapie).
- Bei schwerstem Befall: Glukokortikoid, z. B. Prednisolon einmalig 250 mg i. v. (z. B. Solu-Decortin® H), Antihistaminikum, z. B. Desloratadin 1 × 5 mg p. o. (z. B. Aerius®).
- Bei lokaler Impetiginisierung: feuchte, antiseptische Umschläge, z. B. Octenidin, alternativ antiseptische, z. B. fusidinsäurehaltige Salbe, darüber kühlender feuchter Umschlag. **Cave:** Bei stärkerer Impetiginisation antibiotische Abdeckung, z. B. Cefuroximesilat 2 × 500 mg/d (Penicillinallergie?).

> **Klinikeinweisung** bei V. a. Eczema herpeticatum (neben den typischen Ekzemreaktionen „ausgestanzt" wirkende Erosionen und Verkrustungen) und stark impetiginisierter Neurodermitis in Hautklinik.

10.2.7 Insektenstich

Zecken ▶ 3.10.5.

Symptome Juckreiz, Rötung und Schwellung an der Stichstelle. Zentrale Einstichstelle oft sichtbar.

Maßnahmen
- Entfernung eines ggf. vorhandenen Stachels.
- Kühlung (z. B. mit kalten Schwarzteekompressen).
- Lokaltherapie mit Glukokortikoidlotionen, z. B. Mometason (z. B. Monovol® Emulsion).
- Bei übermäßiger Lokalreaktion (Schwellung über 2 Gelenke): Antihistaminika, z. B. Desloratadin 1 × 5 mg p. o. (z. B. Aerius®).
- Bei Urtikaria nach Insektenstich: Prednisolon 1 × 250 mg i. v. (z. B. Solu-Decortin® H), Dimetinden 4 mg i. v. Bei Progress der klinischen Symptomatik stationäre Einweisung.
- Bei Infektion der Einstichstelle: antiseptische Lokaltherapie (z. B. feuchte Umschläge mit octenidinhaltiger Lsg.), antibiotische Ther., z. B. mit Cefuroximmesilat 2 × 500 mg/d (z. B. Zinnat®).

> Insektenstiche bei Allergikern (v. a. Bienen-, Wespenstich) können lebensbedrohlich sein. Schockbehandlung nach Stufenschema einleiten. Notarzt. Stationäre Aufnahme.

> **Klinikeinweisung** sofort mit NAW bei allergischem Schock oder fortschreitender Symptomatik trotz antiallergischer Ther.

10.2.8 Kontaktallergisches Ekzem

Durch Kontaktallergen ausgelöste Reaktion, die 48–72 h nach Kontakt auftritt (▶ Abb. 10.2).

Ätiologie Häufige auslösende Kontaktstoffe: Nickelsulfat (Modeschmuck), Haarfärbemittel, Kobaltchlorid (Zement, Lidstift), Chromat (Zement, Leder), Gummiinhaltsstoffe, Dermatika, Kosmetika.

Symptome Im akuten Stadium Rötung, Schwellung, ggf. nässende Bläschen und Erosionen, Streureaktion, starker Juckreiz.

Anamnese Kontakt mit verdächtigem Kontaktstoff (Metall, Berufsstoff) vor 48–72 h?

Maßnahmen
- Lokale Glukokortikoidther. (z. B. Dermatop®-Creme), ggf. in Kombination mit feuchten Umschlägen mit 0,9 % NaCl-Lsg
- Bei Superinfektion: Umschläge mit z. B. octenidinhaltiger Lösung

10 Hautprobleme

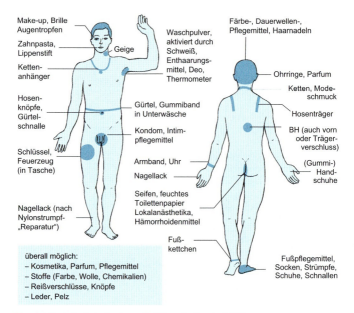

Abb. 10.2 Typische Lokalisationen bei Kontaktallergie [L157]

10.2.9 Pityriasis rosea

Syn.: Röschenflechte. Harmlose, wahrscheinlich infektallergische Erkr.

Symptome Oft ausgedehntes klinisches Bild mit multiplen randständig schuppenden Herden. Dem Exanthem geht meist ein einzelner Herd etwa eine Woche voraus („Primärmedaillon"), an den sich Pat. meist erinnert. Kein oder wenig Juckreiz.

Maßnahmen
- Patienten über Harmlosigkeit aufklären.
- Keine kausale Therapie möglich; selbstständige Abheilung nach 3–6 Wo., bei stärkerem Juckreiz antipruriginöses Externum, z. B. poildocanolhaltige Creme (Optiderm®-Creme). Alternativ Cetirizin 1 × 1 p. o. abends.

10.2.10 Dermatitis solaris

Verbrennungen ▶ 7.2.1.
Syn.: Sonnenbrand.

Symptome Flächiges Erythem und Schmerzen nach UV-Exposition. Maximum des Erythems 24–36 h nach UVB-Exposition. Ggf. auch nach künstlicher Bestrahlung (Solarium, Hautarzt). Oft nächtliche Konsultation nach Sonnenbad.

Maßnahmen
- Keine weitere UV-Exposition (textiler Lichtschutz).
- Externe Therapie:

- Stadium erythematosum: feuchte Umschläge, kühlende Externa wie Cremes, Lotionen und Schaumsprays (z. B. 0,1 % Hydrocortison-17-butyrat-Creme). In häuslicher Umgebung können auch Leitungswasserumschläge (sauberes Baumwolltuch befeuchten) appliziert werden. Keinesfalls Eis- oder Cold-Packs benutzen, da Gefahr einer lokalen Kälteschädigung.
- Bei stärkerer Verbrennung: kurzfristig Glukokortikoide als Creme oder Lotion (z. B. Mometason), Hydrocortisonbutyrat 0,25 %, Prednicarbat-Creme (z. B. Dermatop® 0,1 %), Methylprednisolon-Creme (z. B. Advantan®).
- Im Stadium vesiculosum: mittelstarke Glukokortikoide (s. o.). Feuchte Umschläge, ggf. mit antiseptischen Zusätzen, z. B. Polihexanid (Prontosan®) oder Octenidin (Octenisept®) zur Prävention von Sekundärinfektionen.
• Interne Therapie:
  - Unmittelbar nach Sonnenexposition Acetylsalicylsäure 1 × 1 g (z. B. ASS) und Vit. C 400–1 000 mg (z. B. Cebion®-Tabletten). Magenschutz beachten, z. B. Esomeprazol.
  In schweren Fällen systemische Glukokortikoide p. o. in mittlerer Dosierung wie Prednisolon 40–60 mg/d (z. B. Decortin® H), schnell ausschleichen.

Klinikeinweisung:
- Bei schwerster Blasenbildung, Kindern, älteren Menschen
- Besonders gefährlich: Dermatitis nach PUVA-Therapie → sofortige Einweisung in Hautklinik

10.2.11 Polymorphe Lichtdermatose

Syn.: Sonnenallergie. Oft im Frühjahr bei erster Besonnung oder im Urlaub durch plötzlich hohe UV-Exposition und bei hellem Hauttyp auftretend.

Symptome Sehr variables klinisches Bild. An belichteten Lokalisationen (Unterarme, Dekolleté, Gesicht) entstehen Erytheme, Papeln, Vesikel, Hämorrhagien oder akneartige Effloreszenzen (Mallorca-Akne).

Maßnahmen
- Keine weitere UV-Exposition (textiler Lichtschutz)
- Lokale Glukokortikoide (z. B. Mometason Ecural®-Fettcreme)
- Bei schweren Veränderungen systemische Glukokortikoide, beginnend mit 40–60 mg Prednisolon-Äquivalent Dermosolon, über einige Tage ausschleichen
- Bei stärkerem Juckreiz ggf. Antihistaminika, z. B. Cetirizin p. o.

10.3 Infektiöse Hautkrankheiten

10.3.1 Herpes simplex recidivans in loco

Prinzipiell an allen Hautlokalisationen mögliche Inf. durch Herpes-simplex-Virus (1 und 2), v. a. Lippen- und Genitalbereich.

Diagnostik Typische Klinik und Anamnese.

Maßnahmen
- Austrocknende Lokaltherapie (z. B. polidocanolhaltige Lotion, Lotio alba aquosa)
- Bei ausgedehntem Befund: Aciclovir 5 × 400 mg/d p. o. (z. B. Virzin®)
- Bei Mundschleimhautbefall Mundspülungen (z. B. Kamillosan®) mehrfach täglich

> Antivirale Externa („Herpescremes") sind allenfalls in der Frühphase der Erkr. sinnvoll; nach einsetzender Bläschenbildung sinnlos!

10.3.2 Herpes zoster

Syn.: Gürtelrose. Zweitinf. mit dem Varicella-Zoster-Virus im Ausbreitungssegment eines (oder mehrerer) Nerven. Daher immer einseitige, auf eine Körperhälfte beschränkte Hautläsionen.

Symptome Herpetiforme Bläschen im Ausbreitungssegment eines Nervs, oft mit Gefühlsstörung und / oder Schmerzen (▶ Abb. 10.3).

> Schmerz (Brennen) kann den Hautveränderungen vorauseilen; dann wird Erkr. oft fehlgedeutet (Lumbago etc.).

Diagnostik Im typischen Fall leicht zu erkennen.

Maßnahmen
- Lokaltherapie: austrocknend (z. B. polidocanolhaltige Anaesthesulf P®-Lotion).
- Systemtherapie: Brivudin (Zostextabletten®) 1 × 1 für 7 d, alternativ Aciclovir 800 mg p. o. alle 4 h über 5 d (Zovirax®).
- Schmerztherapie: z. B. Metamizol Tr. 3–4 × 20–40 Tr. / d, Paracetamol 4 × 1 Tbl. Suffiziente Analgesie sehr wichtig zur Prävention postzosterischer Neuralgien („Klotzen, nicht kleckern!").

- **Klinikeinweisung** bei Immunsuppression zur hoch dosierten i. v. virustatischen Ther.
- **Vorstellung:**
  - Bei Augenbeteiligung (Zoster V1) → Augenarzt
  - Bei Zoster V2 → HNO-Arzt

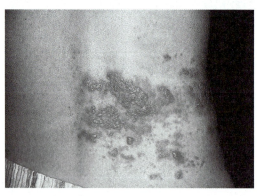

Abb. 10.3 Herpes zoster [E963]

10.3.3 Varizellen bei Erwachsenen

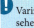

Varizellen treten selten auch bei Erwachsenen auf und werden dann oft übersehen oder fehlgedeutet.

Symptome
- Prodromi: Abgeschlagenheit, subfebrile Temp.
- Windpockenexanthem: Beginn typischerweise an der Kopfhaut. Zunächst rötliche Papeln, dann Bläschen, Pusteln und Krusten, die später alle nebeneinander auftreten (sogenannter „Sternenhimmel").
- Im Vollbild der Erkrankung meist erhebliche Beeinträchtigung des Allgemeinzustands, hohes Fieber, Krankheitsgefühl.

Maßnahmen
- Virustatische Therapie mit Aciclovir 5 × 800 mg/d p.o.
- Fiebersenkende Ther., z.B. mit Paracetamol bis zu 3 g/d p.o. (z.B. ben-u-ron®)
- Juckreiz stillende Lokalther. (z.B. polidocanolhaltige Lotion, Anaesthesulf P®-Lotion)
- Antihistaminika, z.B. Dimetinden 3 × 1 mg/d p.o. (z.B. Fenistil®)

Klinikeinweisung: Indikation bei schweren Verlaufsformen sehr großzügig stellen, ggf. parenterale Aciclovir-Gabe in der Klinik.

10.3.4 Erysipel

Syn.: Wundrose. Flächige Streptokokkeninf. (seltener auch Staphylokokken), die durch „Hautpforte" eingedrungen sind.

Symptome
- Rötung, Schwellung, Überwärmung
- Fieber, allgemeines Krankheitsgefühl
- Ggf. LK-Schwellung in zugehöriger LK-Region

Anamnese Verletzung bekannt? Mazerative Zehenzwischenraummykose? Ulcus cruris?

Diagnostik
- Scharf begrenztes, überwärmtes Erythem
- Eintrittspforte (Verletzung, Zehenzwischenraummykose)
- Temp. (Temp. messen lassen)
- LK-Schwellung

Maßnahmen
- Externe Therapie:
  - Feuchte kühlende Umschläge mit lokalen Antiseptika wie z.B. Octenidin-Lösung
  - Ruhigstellung und Hochlagerung der betroffenen Extremität
  - Antiseptische Behandlung der Eintrittspforte
- **Interne Therapie:** interne Antibiose mit Penicillin 3 × 1,2 Mio. Einh./d p.o.; ggf. fiebersenkende Therapie, z.B. Paracetamol bis 3 × 1 g/d p.o. (z.B. ben-u-ron®)

Klinikeinweisung bei mittelschweren und schweren Fällen zur i.v. Ther.

10.3.5 Abszess

Stark schmerzhafte eitrige Einschmelzung, durch S. aureus (25 %) oder Mischinfektion.

Symptome Starke (Druck-)Schmerzen und teigige Schwellung einer Hautregion, ggf. Fluktuation.

Maßnahmen
- Lokalisierter sehr diskreter Befund außerhalb des Gesichts: Ichthyol 50 % Salbenverband → **Vorstellung** beim HA am nächsten Morgen
- Lokalisierter ausgeprägterer Befund außerhalb des Gesichts, Fluktuation: Entlastung durch kleine Inzision im Zentrum, Abszesshöhle mit Polyvidonjod, z. B. Betaisodona®-Gazestreifen drainieren → **Vorstellung** beim HA am nächsten Morgen
- Ausgedehnter Befund oder Lokalisation im Gesichtsbereich: Sprechverbot, Beginn der internen Ther. mit Oxacillin 4–6 × 500 mg/d p.o. (z. B. Infectostaph®) → **Klinikeinweisung**

10.3.6 Panaritium

Eitrige Entzündung an Fingern oder Zehen. Ggf. Tiefenausdehnung bis zu Knochen und Gelenken.

Symptome Rötung, Überwärmung, Schmerzen, Schwellung des betroffenen Areals.

Maßnahmen
- Bei beginnenden Prozessen zunächst Lokalther. (z. B. Ichtholan® 50 % Salbenverband)
- Bei entstehenden Eiterstippchen diese mit Lanzette eröffnen (▶ 3.10.2.)
- Bei ausgedehntem Befund: Oberst-Leitungsanästhesie (▶ 3.9.2), Nagelextraktion, Finger/Zehen in Polyvidonjod-Lsg. baden (chirurgische Krankenhausambulanz)
- Beginn mit Systemther. z. B. Sultamicillin 2 × 750 mg/d p.o. (Unacid® PD p.o.).

> Ein Befall der Hohlhand bleibt lange klinisch verborgen.

> **Klinikeinweisung** bei fortschreitender Handschwellung in handchirurgische Klinik!

10.3.7 Impetigo contagiosa

Hochkontagiöse, oberflächliche Streptokokken- oder Staphylokokkeninf. Oft bei Kindern.

Symptome Nässende honiggelbe Krusten, deutliche Ausweitungstendenz (Streuherde).

Maßnahmen
- Lokalther.: z. B. fusidinsäurehaltige Fucidine®-Creme, Umschläge mit Octenidin-Lösung
- Antibiotika: Erw. Penicillin 3 × 1,2 Mio. IE/d p.o. über 7–10 d, Kinder Oralcephalosporine (z. B. Panoral®-Saft)

- Strikte Hygiene (eigenes Handtuch, nicht Kratzen, Händedesinf.) ist wichtig!
- Kein Kindergarten- und Schulbesuch bis Krusten abgefallen sind.
- Handtücher und Bettwäsche häufig wechseln!

10.4 Parasiten

10.4.1 Grundsätzliches

Das Identifizieren von Parasiten (▶ Abb. 10.4) kann im Bereitschaftsdienst wichtig sein, da von den Angehörigen oft nach Maßnahmen gefragt wird, mit denen sich die weitere Ausbreitung verhindern lässt.

10.4.2 Skabies

Syn.: Krätze.

Symptome
- Juckreiz, v. a. in Bettwärme
- Auch Juckreiz ohne Hautveränderungen möglich („gepflegte Skabies")
- Sekundärinfektionen

Diagnostik
- Papeln und z. T. gangartige Effloreszenzen an den Prädilektionsstellen wie Interdigitalfalten, Handgelenken, vordere Axillarlinie, Mamillen, Genitalbereich
- Veränderungen der Primäreffloreszenzen durch Kratzen

Maßnahmen
- Bei Erwachsenen: Permethrin 5%, einmalig über eine Nacht unter Aussparung des Kopfes, ggf. nach 14 d wiederholen. Nach Therapie Bett-, Nacht-

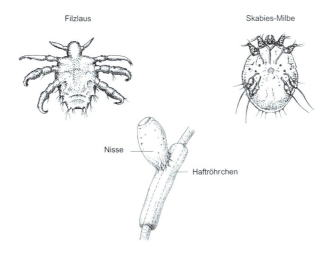

Abb. 10.4 Filzlaus, Skabies-Milbe [A300–190]

und Unterwäsche wechseln und bei mindestens 60 °C waschen, alternativ 3–5 d in Plastiksack auf kalten Balkon.
- Schwangerschaft, Stillzeit und Kleinkinder: auch hier Permethrin 5 % Mittel der Wahl, Säuglinge 2,5 %, hier Kopf unter Aussparung der Mund- und Nasenpartie mitbehandeln.
- Nahe Kontaktpersonen müssen möglichst zeitgleich mitbehandelt werden.

- **Neu zugelassen** zur oralen Therapie **Scabioral® Tabl.** (gewichtsadaptierte Dosierung).
- **Achtung:** Skabies ist sehr viel häufiger als man annimmt. Sie tritt in allen Alters- und Bewölkerungsgruppen auf!

Keine Bäder oder Cremes unmittelbar vor der Behandlung, da dadurch die Resorption gesteigert wird.

Klinikeinweisung: Kleinkinder und Säuglinge zur Therapie in Kinderklinik einweisen.

Abwendbar gefährlicher Verlauf
Sekundärinfektion.

10.4.3 Läuse

Beim Menschen kommen vor: Pediculus capitis (Kopflaus), Pediculus corporis sive vestimentorum (Kleiderlaus), Pediculus pubis (Filzlaus).

Symptome
- Starker Juckreiz, Stichstellen und Kratzeffekte, evtl. Superinfektionen
- Bei chron. Lausbefall evtl. Lichenifikation, Hyper- und Hypopigmentierung

Diagnostik Nachweis von Läusen und Nissen im Haarbereich, bei Kopfläusen meist hinter dem Ohr und im Bereich des Hinterkopfs.

Immer auch an Augenwimpern nachsehen.

Maßnahmen
- Kopfläuse:
  – 0,5 % Permethrin-Spiritus (z. B. Infectopedicul®) mit guter antiparasitärer, aber auch relativ guter ovozider Wirkung. Einmalige Einreibung des Haars über 30–45 Min., anschließend Auskämmen der Nissen mit einem feinen Kamm. Alternativ: Dimeticon (z. B. EtoPril® Emulsion) oder 2-Stufen-Dimeticon (NYDA®); anwendbar sowohl bei Kindern ab 6. Monat als auch bei schwangeren und stillenden Müttern.
  – Mechanisches Entfernen der Nissen: Haare mit Essigwasser anfeuchten (1 Teil Speiseessig auf 2 Teile Wasser), 10 Min. einwirken lassen und anschließend mit Nissenkamm aus Metall (!) auskämmen.

- Kontaktpersonen mitbehandeln.
- Kindergarten- oder Schulbesuch erst, wenn keine Nissen mehr vorhanden sind.
- Kopfstützen im Auto mit Plastiktüten abdecken.
- **Kleiderläuse:**
  - 0,5 % Permethrin-Spiritus (z. B. Infectopedicul) mit guter antiparasitärer, aber auch relativ guter ovozider Wirkung. Einmalige Einreibung des Körpers und Einwirken über 30–45 Min.
  - Kleidung heiß waschen oder trocken reinigen und heiß bügeln.
  - Teddys und Kissen im Plastikbeutel in die Tiefkühltruhe.
- **Filzläuse:**
  - Befallene Areale gründlich mit einem flüssigen Syndet waschen; anschließend werden die befallenen Gebiete mit 0,5 % Permethrin-Spiritus (z. B. Infectopedicul®) behandelt. Einmalige Einreibung der befallenen Areale über 30–45 Min., anschließend Auskämmen der Nissen mit einem feinen Kamm.
  - Bei Augenbrauen- bzw. Wimpernbefall (nicht selten): mehrmals tgl. Wimpern mit Olivenöl oder Vaselinum alb. betupfen. Die Läuse und Nissen können nach einigen Tagen mit der Pinzette von den Wimpern abgezogen werden.

Merke! Behandlung der Kontaktpersonen!

Abwendbar gefährlicher Verlauf
Sekundärinfektion; Ansteckung.

10.4.4 Flöhe

Der Mensch ist meist nur passagerer Wirt des Flohs.

Symptome
- Starker Juckreiz, wechselnde Lokalisation
- Asymmetrische, multiple Quaddeln mit zentraler Bissstelle an bedeckten Körperteilen; oft straßenartig oder in Gruppen von 2–3 nebeneinander an den Extremitäten

Anamnese Kontakt zu Tieren, z. B. Hunden, Katzen, Schafen, Igeln.

Maßnahmen
- Kühlende Umschläge, evtl. mit Essigzusatz.
- Bei starkem Juckreiz systemische Gabe von Antihistaminika.
- Vollbad mit antiseptischem Zusatz (z. B. Octenidin [Octenisept®]).
- Ggf. Kleider entwesen lassen und bei sehr ausgedehntem Befall Wohnung (Teppiche, Sofa) ebenfalls.
- Haustiere müssen gleichzeitig „entfloht" und „entwurmt" werden (Gefahr der Reinfektion).

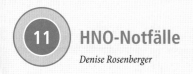

11 HNO-Notfälle

Denise Rosenberger

- **11.1 Untersuchungsmethoden** 334
- **11.2 Ohrenschmerzen** 335
  - 11.2.1 Differenzialdiagnostischer Überblick 335
  - 11.2.2 Otitis media 335
  - 11.2.3 Otitis externa 336
  - 11.2.4 Zoster oticus 337
  - 11.2.5 Trommelfellperforation 338
- **11.3 Hörminderung und Hörverlust** 338
  - 11.3.1 Differenzialdiagnostischer Überblick 338
  - 11.3.2 Cerumen obturans 339
  - 11.3.3 Akuter Tubenkatarrh 340
  - 11.3.4 Hörsturz 340
  - 11.3.5 Knalltrauma 341
- **11.4 Rhinitis und Sinusitis** 341
  - 11.4.1 Rhinitis 341
  - 11.4.2 Sinusitis 341
- **11.5 Schluckbeschwerden** 342
  - 11.5.1 Differenzialdiagnostischer Überblick 342
  - 11.5.2 Sialadenitis 343
  - 11.5.3 Angina tonsillaris/Tonsillitis 343
- 11.5.4 Peritonsillarabszess 344
- **11.6 Otorrhö und Blutungen aus dem Ohr** 344
- **11.7 Periaurikuläre und nuchale Schwellung** 345
  - 11.7.1 Differenzialdiagnostischer Überblick 345
  - 11.7.2 Mastoiditis 346
  - 11.7.3 Lymphadenitis colli 346
  - 11.7.4 Infektiöse Mononukleose 347
- **11.8 Fremdkörper im HNO-Bereich** 347
  - 11.8.1 Nasale Fremdkörper 347
  - 11.8.2 Hypopharynx- und Ösophagusfremdkörper 348
  - 11.8.3 Fremdkörper im Ohr 348
- **11.9 Komplikationen bei Patienten mit Tracheostoma** 349
  - 11.9.1 Kanülenarten 349
  - 11.9.2 Atemnot bei Patienten mit Tracheostoma 349
  - 11.9.3 Blutung aus Tracheostoma 350

11.1 Untersuchungsmethoden

Inspektion und Palpation

Inspektion von Mund und Lippen
- Zunge gerade herausstrecken lassen: Beläge, Abweichungen, Tremor?
- Inspektion der Wangenschleimhaut: seitliches Wegschieben der Wange mit dem Spatel bei leicht geöffnetem Mund.
- Bei Mundöffnung auf Kieferklemme achten.

Inspektion der Zähne
- Sanierungsbedürftiges Gebiss?
- Zahnfleischtaschen?

Inspektion des Rachens
- Mit Zungenspatel Zunge nach unten drücken. **Cave:** Spatel nicht zu weit hinten aufsetzen → Würgereiz. Pat. Kopf zurückneigen lassen.
- „A!" sagen lassen: Bei Gaumensegelparese (N. vagus) weichen Uvula und Gaumenbögen zur gesunden Seite ab (Kulissenphänomen).
- Tonsillen: Symmetrisch? Belegt? Ulzeriert?

Inspektion der Nase und Nebenhöhlen
- Entzündungszeichen? Schwellung?
- Prüfung der Nervenaustrittspunkte
- Druck- und Klopfempfindlichkeit über Stirn und Wange?
- Schmerzen beim Bücken?
- Unangenehmer Geruch aus der Nase, z. B. bei Fremdkörper? Fluor?

Inspektion des äußeren Ohrs
Rötung, Schwellung, Überwärmung, Neubildung?

Palpation
- Mastoiddruckschmerz bei Mastoiditis?
- Tragusdruckschmerz bei Otitis media?
- Regionäre LK-Schwellung?

Otoskopie Inspektion des Gehörgangs und des Trommelfells mit Otoskop (Ohrmuschel nach hinten oben ziehen, um Krümmung des knorpeligen Anteils des äußeren Gehörgangs auszugleichen): Gehörgangsschwellung? Furunkel? Cerumen? Fremdkörper im äußeren Gehörgang? Blutung? Rötung oder Vorwölbung des Trommelfells? Mittelohrerguss? Perforation? Narben? Tumor?

Orientierende Hörprüfung

Patientenbeobachtung
- Pat. reagiert nicht auf Begrüßung oder Ansprache.
- Pat. reagiert nicht, wenn er den Sprechenden nicht sieht.
- Pat. antwortet nicht in adäquater Lautstärke.

Hörweitenprüfung für Flüster- und Umgangssprache
Ein Ohr zuhalten lassen (mit dem „besseren" Ohr beginnen), in einigem Abstand (4–6 m) viersilbige Zahlenwörter (zwischen 21 und 99) vorsprechen.
Hörweite für Umgangssprache:
- ≤ 4 m: geringgradige Schwerhörigkeit
- 1–4 m: mittelgradige Schwerhörigkeit
- 25 cm – 1 m: hochgradige Schwerhörigkeit
- ≤ 25 cm: Taubheit

Weber-Rinne-Versuch Sofern Stimmgabel vorhanden.
- **Rinne:** Stimmgabel auf Processus mastoideus setzen, bis Pat. Ton nicht mehr hört; dann vor das Ohr halten. Pat. hört Ton wieder → Rinne positiv → Innenohrschwerhörigkeit oder normales Hörvermögen. Pat. hört Ton nicht → Rinne negativ → Schallleitungsschwerhörigkeit.
- **Weber:** Stimmgabel in der Mitte des Kopfs aufsetzen. Ton wird in der Mitte wahrgenommen → Weber mittig. Lateralisierung: zur „kranken" Seite → Schallleitungsschwerhörigkeit; zur „gesunden" Seite → Innenohrschwerhörigkeit.

11.2 Ohrenschmerzen

11.2.1 Differenzialdiagnostischer Überblick

- **Otitis media** (▶ 11.2.2): Trommelfell gerötet, gefäßinjiziert, „schollig" weiß, vorgewölbt, Spontanperforation möglich
- **Otitis externa acuta** (▶ 11.2.3): Rötung und Schwellung der Gehörgangshaut, Tragusdruckschmerz, Schmerzen beim Ziehen der Ohrmuschel nach hinten
- **Trigeminusneuralgie** (▶ 5.5.8): rezidivierend auftretende, meist einseitige, sekunden- bis minutenlange Schmerzattacken im Bereich des 2. und 3. (seltener des 1.) Trigeminusasts, Kontraktion der mimischen Muskulatur, vegetative Reizerscheinung (z. B. Hautrötung)
- **Zahnschmerzen** (▶ 12.2): Ausstrahlung ins Ohr möglich
- **Zoster oticus** (▶ 11.2.4): herpetiforme Hauteffloreszenen an Ohrmuschel und Gehörgang, neuralgiforme Schmerzen, evtl. Schwerhörigkeit, Übelkeit, Erbrechen, Spontannystagmus, periphere Fazialisparese (▶ 5.11.5)
- **Trommelfellperforation** (▶ 11.2.5): sichtbare Perforation mit blutig nach innen gerollten Rändern; u. U. blutig tingiertes oder eitrig bräunliches Sekret

11.2.2 Otitis media

Symptome Ohrenschmerzen, Fieber, evtl. Schwerhörigkeit, Ohrgeräusch.

Anamnese Rhinitis vorausgegangen? Allgemeiner Infekt: Grippe, Masern, Scharlach?

Diagnostik
- Otoskopie: Trommelfell gerötet, gefäßinjiziert, „schollig" weiß, vorgewölbt, Spontanperforation möglich (danach meist Nachlassen der Schmerzen)
- Schallleitungsschwerhörigkeit?

Maßnahmen
- **Kinder:**
  - Abschwellende Nasentropfen, z. B. Otriven® 0,05 %
  - Antibiotika: z. B. Amoxicillin 50–100 mg / kg KG / d (7–10 d) in 2–4 ED (z. B. Amoxi-Wolff® Saft 10 %), alternativ Erythromycin
  - Analgesie mit Paracetamol je nach Alter des Kinds 3–4 × 125–500 mg / d (z. B. ben-u-ron® Supp.)
- **Erwachsene:**
  - Abschwellende Nasentropfen (z. B. Otriven® 0,1 %)
  - Antibiose: z. B. Amoxicillin 3 × 750–1000 mg / d p. o. (7–10 d), alternativ Makrolide wie Roxithromycin 1 × 300 mg / d p. o. (z. B. Rulid® 300)
  - Analgesie mit ASS 2–3 × 500–1000 mg / d p. o. (z. B. Aspirin®) oder Paracetamol 3–4 × 500–1000 mg / d p. o. (z. B. ben-u-ron®)

Vorstellung beim HA bzw. HNO-Arzt zur Befundkontrolle nach 2–3 d.

> Keine lokale Anwendung von Ohrentropfen oder Verschluss des äußeren Gehörgangs mit Watte: Wirkt infektionsbegünstigend durch Prinzip der „feuchten Kammer".

Sonderformen
- **Säuglings- und Kleinkindalter:** häufig ausgeprägte Allgemeinsymptome (hohes Fieber, Störung der Verdauung und der Ernährung, Erstsymptom gelegentlich Bauchschmerzen), „Ohrzwang" (Kind greift nach erkranktem Ohr), deutliche Schmerzreaktion bei Berührung der Ohrregion. Immer antibiotisch behandeln; Klinikeinweisung bei Säuglingen und Kleinkindern in Abhängigkeit vom AZ.
- **Grippe-Otitis:** Blutblasen auf dem Trommelfell und im Gehörgang. Toxische Innenohrschädigung häufig → Vorstellung beim HNO-Arzt zur Audiometriekontrolle, frühzeitige Parazentese erforderlich.
- **Scharlach, Masernotitis:** Gefahr der Trommelfellnekrose; frühzeitige Antibiose erforderlich.

Abwendbar gefährlicher Verlauf
Mastoiditis (▶ 11.7.2): Vor der Antibiotikaära sind zahlreiche Säuglinge an einer Mastoiditis als KO gestorben. Eine Otitis media muss bei Säuglingen immer antibiotisch behandelt werden.

11.2.3 Otitis externa

Otitis externa acuta
Häufigste schmerzhafte Erkr. im äußeren Gehörgang.

Symptome
- Tragusdruckschmerz, Schmerzen bei Ziehen der Ohrmuschel nach hinten und bei der Otoskopie
- Evtl. Schwerhörigkeit

Diagnostik Otoskopie: Rötung und Schwellung der Gehörgangshaut.

Maßnahmen
- Reinigung des Gehörgangs, z. B. durch Spülen mit warmem Wasser (wenn Pat. es toleriert)
- Ohrentr.: z. B. Polymyxin-B (z. B. Panotile®) 4–6 × tgl.
- Bei Beteiligung der Ohrmuschel oder regionären Lymphknoten: Einleitung der Antibiose z. B. mit Ofloxacin 200 mg/d p. o. (z. B. Tarivid 200®) über 5–7 d
- Evtl. Analgesie: z. B. Diclofenac 3 × 50 mg/d p. o. (z. B. Diclac® 50), zudem antiphlogistische Wirkung

Vorstellung beim HA oder HNO-Arzt am nächsten Werktag zur Kontrolle.

Otitis externa circumscripta (Gehörgangsfurunkel)

Symptome Tragusdruckschmerz, LK-Schwellung.

Diagnostik Otoskopie: (umschriebene) Schwellung des Gehörgangs.

Maßnahmen Evtl. Analgesie: z. B. Diclofenac 3 × 50 mg / d p. o. (z. B. Diclac® 50), zudem antiphlogistische Wirkung!

> **Vorstellung** beim HNO-Arzt zur Inzision bei zentraler Einschmelzung.

Otitis externa maligna (necroticans)

Häufig bei Diabetikern und immunsupprimierten Pat.

Symptome
- Tragusdruckschmerz, Schmerzen beim Ziehen der Ohrmuschel nach hinten und bei der Otoskopie
- Evtl. Schwerhörigkeit
- Fötider Geruch

Diagnostik Otoskopie: Leicht blutende Granulationen im Gehörgang.

Differenzialdiagnose Malignom.

Maßnahmen Evtl. vor Transport Analgesie mit Tramadol 50–100 mg i. m. oder i. v. (z. B. Tramal®).

> **Klinikeinweisung:** Vorstellung in HNO-Abteilung schon bei Verdacht, da sich lebensbedrohliche KO entwickeln können.

> **Abwendbar gefährlicher Verlauf**
> Sepsis, Meningitis, Sinusvenenthrombose.

11.2.4 Zoster oticus

Symptome
- Starke, neuralgiforme Schmerzen
- Zu 50–90 % Fazialisparese
- Evtl. Schwerhörigkeit, Schwindel

Diagnostik Otoskopie: herpetiforme Hauteffloreszenzen an Ohrmuschel und Gehörgang.

Maßnahmen
- Analgesie mit Tramadol 4 × 30 Tr. / d (z. B. Tramal®) oder 3 × 1 tgl. (Nedolon P®)
- Aciclovir 5 × 5–10 mg / kg KG / d i. v. über 10 d (z. B. Acic®)

> - **Klinikeinweisung,** wenn ambulante i. v. Therapie nicht möglich ist.
> - **Vorstellung** beim HNO-Arzt (oder Bereitschaftsdienst) am nächsten Tag zur Fortsetzung der i. v. Therapie und zur Kontrolle.

> **Abwendbar gefährlicher Verlauf**
> Innenohrbeteiligung.

11.2.5 Trommelfellperforation

Symptome Stechende Schmerzen, Schwerhörigkeit.

Anamnese
- Schlag aufs Ohr?
- Kopfsprung ins Wasser?
- Manipulation im Gehörgang (Wattestäbchen, Stricknadel)?
- Unsachgemäße Ohrspülungen?

Diagnostik Otoskopie: sichtbare Perforation mit blutig nach innen gerollten Rändern.

> **Vorstellung** sofort beim HNO-Arzt oder in einer HNO-Ambulanz.

> ❗ Für den Transport Ohr steril abdecken.

11.3 Hörminderung und Hörverlust

11.3.1 Differenzialdiagnostischer Überblick

> Das einzig Wichtige im Bereitschaftsdienst ist die Unterscheidung, welche Pat. einer sofortigen Klinikeinweisung bedürfen und bei welchen die Vorstellung beim HNO-Arzt am nächsten Tag ausreichend ist.

- **Cerumen obturans** (▶ 11.3.2): plötzliche Hörminderung, Druck im Ohr, Rauschen, tritt häufig nach Baden oder Duschen auf.
- **Akuter Tubenkatarrh** (▶ 11.3.3): Druck, evtl. auch Stechen im Ohr, zunehmende Hörminderung, „Knacken" beim Schlucken, Autophonie (Pat. hört sich selbst), evtl. Ohrgeräusche.
- **Ototoxische Medikamente:** Schwerhörigkeit anfangs oft nur im Hochtonbereich, Tinnitus, z. T. auch Gleichgewichtsstörungen. Dran denken! Aminoglykoside (v. a. Gentamicin), Zytostatika (Cyclophosphamid, Cisplatin), hoch dosierte Salizylate ≥ 2 g / d, Tuberkulostatika (Streptomycin, Rifampicin, Chinidin). Nutzen-Risiko-Abwägung; evtl. „verdächtiges" Medikament absetzen; **Vorstellung** beim HA am nächsten Werktag.
- **Otitis media** (▶ 11.2.2): Trommelfell gerötet, gefäßinjiziert, „schollig" weiß, vorgewölbt, Spontanperforation möglich.
- **Knall- und Lärmtrauma** (▶ 11.3.5): heftige Ohrenschmerzen, evtl.: Schwindel, hochfrequenter Tinnitus, Spontanperforation des Trommelfells mit blutiger Otorrhö.
- **Menière-Krankheit** (▶ 5.8.3): anfallsartig Schwindel, Schwerhörigkeit, Tinnitus; Spontannystagmus, Fallneigung zur Seite des betroffenen Ohrs, meist Erbrechen.
- **Zoster oticus** (▶ 11.2.4): herpetiforme Hautefloreszenzen an Ohrmuschel und Gehörgang, neuralgiforme Schmerzen, evtl. Schwerhörigkeit, Schwindel, Übelkeit, Erbrechen, Spontannystagmus, periphere Fazialisparese (▶ 5.11.5).

- **Borreliose** (▶ 5.1.4): Wo. bis Mon. nach Zeckenbiss oder abgelaufener Borreliose. Akute, z. T. in Schüben verlaufende Hörminderung, häufig Tinnitus, evtl. auch andere neurologische Störungen, z. B. Fazialisparese ein- oder beidseitig.
- **Fremdkörper** (▶ 11.8.3): z. B. bei Kindern oder psychiatrischen Patienten.
- **Akute Labyrinthitis** (▶ 5.8.1): durch direkte Infektion bei Otitis media oder nach Trauma rasch zunehmende Symptomatik mit Ertaubung, begleitendem Schwindel, Übelkeit und Erbrechen, Tinnitus.
- **Virusinfektion:** z. B. Masern, Mumps, Röteln, Grippe, Zoster begleitende entzündliche Innenohrschädigung → **Klinikeinweisung** bei Verdacht.
- **HIV-Infektion** (▶ 2.3.4): häufiger Hörsturz (▶ 11.3.4), auch in Frühphase der Infektion. Im weiteren Verlauf schleichend progrediente Schwerhörigkeit durch HIV-Infektion sowie evtl. Labyrinthitis bei opportunistischen Infektionen, z. B. mit Pilzen.
- **Zervikal bedingte kochleovestibuläre Funktionsstörung:** HWS-Syndrom mit Störungen der vertebrobasilären Durchblutung. Häufig morgens nach dem Aufstehen Tieftonschwerhörigkeit mit Tinnitus sowie Schwindel, begleitend Nackenkopfschmerzen → **Klinikeinweisung** bei Verdacht.

11.3.2 Cerumen obturans

Häufigste Ursache von akuten Hörstörungen, tritt oft nach dem Baden oder Duschen auf.

Symptome Plötzliche Hörminderung, meist einseitig. Druck im Ohr, selten Schmerzen.

Diagnostik Otoskopie: gelblich braune Masse im Gehörgang.

Differenzialdiagnose Fremdkörper.

Maßnahmen Ohrspülung.

> Vor Spülung nach bekannten Trommelfelldefekten fragen!

- Schulter des Pat. mit Handtuch zum Auffangen von Spritzwasser abdecken. Kinder müssen von ihren Müttern im „Schraubstockgriff" gehalten werden.
- Angenehm temperiertes Wasser (etwa 37 °C) mit Ohrspritze oder großer Plastikspritze, deren Tülle durch kleinen Gummischlauch verlängert wird (Vermeidung von Verletzungen), in Gehörgang einbringen. Nierenschale zum Auffangen des Wassers darunter halten lassen. Vorgang mehrmals wiederholen, bis Erfolg zu sehen ist. **Cave:** unmittelbar vor Spülung Wassertemperatur kontrollieren, zu kaltes oder zu warmes Wasser stimuliert Bogengänge → Schwindel.
- Nach Spülung otoskopische Kontrolle zum Ausschluss von Verletzungen und als Erfolgskontrolle. Bei Rötung des Gehörgangs etwas Wundsalbe auf Watteträger in Gehörgang einbringen.

Vorstellung beim FA bzw. entsprechender Ambulanz zur Ohrspülung bei mangelnder Übung oder fehlender Ausrüstung.

11.3.3 Akuter Tubenkatarrh

Symptome
- Druck, evtl. auch Stechen im Ohr
- Hörminderung (nicht plötzlich aufgetreten)
- Knacken beim Schlucken
- Autophonie (Pat. hört sich selbst)
- Evtl. Ohrgeräusche

Anamnese Meist Erkältung vorausgegangen.

Diagnostik
- Otoskopie: retrahiertes Trommelfell, vermehrte Gefäßinjektion, evtl. Sekretspiegel hinter dem Trommelfell sichtbar (Serotympanon).
- Klopfschmerz über NNH (begleitende Sinusitis)?

Differenzialdiagnose Otitis media.

Maßnahmen
- Nasenspray zur Schleimhautabschwellung, z. B. Xylometazolin (z. B. Otriven®) Erwachsene 0,1 %, Kinder 0,05 %
- Kaugummi kauen lassen

11.3.4 Hörsturz

Symptome
- Druck auf dem Ohr
- Innerhalb von Sekunden bis wenigen Stunden entstehende Schwerhörigkeit
- Tinnitus

Anamnese
- Stress?
- Kurzfristige Entwicklung der Symptome?
- Rezidiv?

Diagnostik
- Notfallcheck (▶ 4.3.1), Puls, RR, ggf. neurologische Zusatzuntersuchung (▶ 3.1.2), speziell Nystagmus prüfen
- Otoskopie: Ausschluss entzündlicher Prozesse, Fremdkörper, Trommelfellriss
- Orientierende Hörprüfung (▶ 11.1)

Maßnahmen Versuchsweise: Infusionstherapie z. B. mit HAES® 10 % 500 ml und Pentoxifyllin (z. B. Trental® 15 ml) und anschließend oral Vit. B oder Naftidrofuryl 3 × 200 mg/d p. i. (Dusodril® forte). Zurzeit keine evidenzbasierte Therapie vorhanden. **Cave:** Anaphylaxie.

- **Klinikeinweisung** i. d. R. nicht erforderlich, evtl. jedoch Milieuwechsel hilfreich
- **Vorstellung** beim HNO-Arzt oder in HNO-Ambulanz am nächsten Werktag

Abwendbar gefährlicher Verlauf
Bleibende Hörminderung, Tinnitus.

11.3.5 Knalltrauma

Durch einmalige oder wiederholte, sehr kurze Druckwelle (Druckspitze zwischen 160 und 190 dB, Dauer 1–3 ms) ausgelöste Haarzellschädigung.

Symptome
- Heftige Ohrenschmerzen, Schwerhörigkeit, evtl. Schwindel
- Evtl. Spontanperforation des Trommelfells mit blutiger Otorrhö
- Evtl. hochfrequenter Tinnitus

Anamnese   Knall oder Explosion.

Diagnostik
- Notfallcheck (▶ 4.3.1), ggf. neurologische Zusatzuntersuchung (▶ 3.1.2), insbes. Nystagmus prüfen
- Otoskopie: evtl. Perforation
- Orientierende Hörprüfung (▶ 11.1)

Vorstellung beim HNO-Arzt oder in HNO-Ambulanz.

Abwendbar gefährlicher Verlauf
Infektionsgefahr bei übersehener Trommelfellperforation.

11.4 Rhinitis und Sinusitis

11.4.1 Rhinitis

Rhinitis kann Initialsymptom vieler Allgemeininfektionen sein, z. B. Bronchitis, Pneumonie, Angina tonsillaris / Tonsillitis.

Symptome   Wässrige Sekretion, behinderte Nasenatmung, Augentränen.

Maßnahmen
- Abschwellende Nasentropfen wie Xylometazolin (z. B. Otriven®) Erw. 0,1 %, Kinder 0,05 %. **Cave:** nur wenige Tage einsetzen, Gefahr der Schleimhautaustrocknung und Gewöhnungseffekt.
- Kamilleinhalationen. **Cave:** Allergiker.

Abwendbar gefährlicher Verlauf
Bei Kleinkindern Pneumoniegefahr (▶ 17.6.4).

11.4.2 Sinusitis

Symptome
- **Sinusitis frontalis:** starke Schmerzen über der Stirn, Druckschmerzhaftigkeit über dem N. supraorbitalis (schon leichte Berührung in dieser Region kann schmerzhaft sein).
- **Sinusitis maxillaris:** starke, pochende Schmerzen über Kieferhöhle, angrenzendem Mittelgesicht und Schläfe, v. a. beim Wiederaufrichten nach dem Bücken. Klopfempfindlichkeit der Kieferhöhlenvorderwand und über dem Austrittspunkt des N. infraorbitalis.

- **Sinusitis ethmoidalis:** Druckgefühl im Bereich der Nasenwurzel und des medialen Augenwinkels.

Anamnese
- Nasenatmung behindert? Kopfschmerzen (beim Bücken, Pressen, Schnäuzen)?
- Schnupfen vorausgegangen?
- Septumdeviation oder Polypen bekannt?

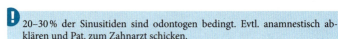

20–30 % der Sinusitiden sind odontogen bedingt. Evtl. anamnestisch abklären und Pat. zum Zahnarzt schicken.

Diagnostik
- Evtl. neurologische Zusatzuntersuchung (▶ 3.1.2)
- Palpation: Klopfempfindlichkeit über NNH

Maßnahmen
- In leichten Fällen Dampfbäder, z. B. mit Kamillosan®; **cave:** Allergiker
- Abschwellende Nasentropfen, wie Xylometazolin (z. B. Otriven®), Erw. 0,1 %, Kinder 0,05 %
- Sekretolyse, z. B. mit Acetylcystein 2–3 × 200 mg / d p. o., Kinder 2–3 × 100 mg / d p. o. (z. B. ACC 600®) oder Sinupret® 3 × 2 Drg. / d (Schulkinder 1 Drg., Kleinkinder 15 Tr.)
- Viel Flüssigkeit trinken lassen
- Bei schweren Verläufen und eitrigem Nasensekret: Antibiose bei Erw. z. B. mit Amoxicillin 3 × 500–1000 mg / d für 7–10 d (z. B. Amoxypen®), alternativ Makrolide, wie Roxithromycin 1 × 300 mg / d p. o. (z. B. Rulid® 300) oder Cephalosporine, wie Cefuroxim 2 × 250–500 mg / d p. o. (z. B. Zinnat®)
- Bei Kopfschmerz Analgetikum, z. B. Paracetamol bis zu 4 × 500–1000 mg p. o. oder Supp. (z. B. ben-u-ron®)

Abwendbar gefährlicher Verlauf
Orbitalabszess (bei Kindern häufig); bei Säuglingen entwickelt sich aus einer Sinusitis ethmoidalis sehr leicht eine Meningitis.

11.5 Schluckbeschwerden

11.5.1 Differenzialdiagnostischer Überblick

- **Sialadenitis** (▶ 11.5.2): schmerzhafte Schwellung und Rötung der Haut über der Glandula parotis / submandibularis; Schwellung und Rötung des Ausführungsgangs mit Eiterpfropf im Orifizium
- **Fremdkörper** (▶ 11.8): plötzlich aufgetreten, schmerzhaft.
- **Angina tonsillaris / Tonsillitis** (▶ 11.5.3): Rötung und Schwellung beider Gaumentonsillen, weiß-gelbe Stippchen oder Beläge, kloßige Sprache, Fieber
- **Peritonsillarabszess** (▶ 11.5.4): Tonsille hochrot und geschwollen, oft aus ihrem Bett herausgedrängt, Uvulaödem, hohes Fieber
- **Infektiöse Mononukleose (Syn.:** Pfeiffer-Drüsenfieber, ▶ 11.7.4): Fieber, Halsschmerzen, zervikale LK-Schwellungen, Pharyngotonsillitis mit Pseudomembranen, evtl. Spleno- / Hepatomegalie

- **Ösophagitis:** saures Aufstoßen, Sodbrennen, epigastrischer Schmerz, Therapieversuch mit Antazida in Gelform (z. B. Maaloxan®) 4–6 Btl. / d Alternativ Prokinetika, z. B. Metoclopramid (z. B. Paspertin®) oder H$_2$-Blocker (z. B. Sostril® 300)

11.5.2 Sialadenitis

Symptome Schmerzhafte Schwellung und Rötung der Haut über der Glandula parotis, seltener Glandula submandibularis.

Anamnese Speichelsteine bekannt?

Diagnostik Inspektion: Schwellung und Rötung des Ausführungsgangs mit Eiterpfropf im Orifizium.

Maßnahmen
- Antibiose einleiten, z. B. Amoxicillin 3 × 1 g / d p. o. für 7–10 d (z. B. Amoxypen®)
- Zitronenscheiben oder saure Bonbons lutschen lassen

> **Abwendbar gefährlicher Verlauf**
> Abszedierung.

11.5.3 Angina tonsillaris / Tonsillitis

Symptome
- Starke Halsschmerzen, Schluckbeschwerden, oft stechend in die Ohrregion ausstrahlend
- Kloßige Sprache
- Fieber, herabgesetzter AZ, Kopfschmerz, Abgeschlagenheit

Sonderformen:
- **Scharlach-Angina** (Streptokokken): Tonsillitis mit düsterroter Färbung, Himbeerzunge.
- **Herpangina** (Coxsackie-A-Viren): Tonsillen und Gaumenbögen mit wasserhellen bis linsengroßen Bläschen bzw. Ulzera.
- **Infektiöse Mononukleose** (Epstein-Barr-Virus, ▶ 11.7.4): Tonsillen oft sehr stark vergrößert; weißlich / gelbliche fest haftende Beläge, ausgeprägte Lymphadenitis. Befund sieht oft schlimmer aus, als Pat. sich fühlt.
- **Selten:** Angina bei Agranulozytose mit schmierigen Ulzera und Nekrosen; Diphtherie (▶ 17.4.2), Plaut-Vincent-Angina mit meist einseitigen, leicht blutenden Belägen. Soorangina → Nystatin-Lsg. (z. B. Mykundex®-Lsg.).

Anamnese Kurzes katarrhalisches Stadium vorausgegangen?

Diagnostik
- Kreislaufkontrolle (RR, Puls), ggf. allgemeinmedizinische Basisuntersuchung (▶ 3.1.1), insbes. auf Leber und / oder Milzvergrößerung achten (DD Mononukleose).
- Inspektion: beiderseits geschwollene, hochrote Tonsillen, ggf. mit Stippchen oder Belägen. Bei Pneumokokkenangina greifen die Beläge auch auf die Gaumenbögen über.

Maßnahmen
- Wenn entsprechendes Material mitgeführt wird, Abstrich zur Keimsicherung
- Einleitung einer hoch dosierten Antibiose mit Penicillin V je nach Schwere der Erkr. p. o. oder i. v. 3 × 1,2 Mega / d für 10 d

- Bei Säugl. z. B. Amoxicillin 50–100 mg/kg KG/d p. o. (z. B. Amoxypen® Saft 1 ml = 50 mg) oder alternativ Erythromycin 45 mg/kg KG/d p. o. (z. B. Monomycin® Saft 1 ml = 40 mg)
- Kalte Halswickel, z. B. mit Quark
- Bettruhe
- Mundpflege, z. B. Kamillosan®, Bepanthenlösung®
- Weiche Kost
- Ggf. Analgesie mit Paracetamol, Erw. 3–4 × 500–1000 mg/d Supp. (z. B. ben-u-ron®). **Cave:** kein ASS wegen erhöhter Blutungsbereitschaft, falls OP bei Peritonsillarabszess notwendig wird

Abwendbar gefährlicher Verlauf
- Tonsillogene Komplikation: Abszess, Sepsis
- Zweiterkr. nach Streptokokkeninfektion (rheumatisches Fieber mit Gelenkerscheinungen, Endo- / Myokarditis)

11.5.4 Peritonsillarabszess

Symptome
- Anfangs wie Angina (▶ 11.5.3)
- Zunehmende Schluckbeschwerden mit Ausstrahlung in die Ohrregion
- Kloßige Sprache
- Hohes Fieber bzw. Fieberanstieg
- Dolente Schwellung der Hals-LK
- Kieferklemme
- Schiefhals durch Schonhaltung möglich

Anamnese Angina tonsillaris (▶ 11.5.3) vorausgegangen?

Diagnostik
- Kreislaufkontrolle (RR, Puls).
- Inspektion: hochrote, geschwollene Tonsille, oft aus ihrem Bett herausgedrängt. Uvulaödem.

Klinikeinweisung sofort zur i. v. Antibiose (3 × 5–10 Mega Penicillin) und Abszesstonsillektomie.

Abwendbar gefährlicher Verlauf
Halsphlegmone; tonsillogene Sepsis; Dyspnoe durch Begleitödem.

11.6 Otorrhö und Blutungen aus dem Ohr

Differenzialdiagnostischer Überblick
- **Trauma:** Pfählung, Ohrstäbchen, Stricknadel
- **Otitis media acuta** (▶ 11.2.2): nach Trommelfellperforation evtl. eitrige Sekretion
- **Kiefergelenk- oder Gehörgangsfraktur** (▶ 12.1): z. B. nach Sturz
- **Z. n. SHT** (▶ 7.1.3): Felsenbeinlängsfraktur, offene otobasale Trümmerfraktur – Liquorrhö

- **Tumoren, Gefäßerkrankungen, Koagulopathien:** selten. Klinikeinweisung bei Verdacht

Symptome
- Blutung unterschiedlicher Stärke aus dem Gehörgang, evtl. Beimengung von Liquor oder Hirnsubstanz
- Evtl. Schwindel, Nausea, Nystagmus, Ertaubung, Fazialisparese

Anamnese
- Trauma vorausgegangen? Z. B. Sturz auf Kinn (Kiefergelenk- oder Gehörgangsfraktur)
- Bei Kindern (häufig): beim Spielen Fremdkörper ins Ohr gesteckt?
- Koagulopathie bekannt? Zustand nach OP? Tumor bekannt?
- Hörverlust?

Diagnostik
- Notfallcheck (▶ 4.3.1), neurologische Zusatzuntersuchung (▶ 3.1.2), Kreislaufkontrolle (Puls, RR)
- Säuberung des periaurikulären Gewebes und Inspektion (Otoskopie). Blutungsquelle im Gehörgang, Ohrmuschel oder Blutkontamination von außen?
- Beimengung von Liquor oder Hirnsubstanz?
- Fazialisfunktion: Sofortparese? (entscheidend für Prognose und operative Revision)
- Spontannystagmus?
- Orientierende Hörprüfung (▶ 11.1)

Maßnahmen
- Bei erheblicher Blutung und V. a. Fraktur, SHT (▶ 7.1.3) mind. einen großlumigen i. v. Zugang legen, Infusion (z. B. Ringer-Lsg., ggf. HAES zur Kreislaufstabilisierung)
- Wenn vorhanden, evtl. O_2-Gabe (2–4 l/ Min.)
- Bei Bewusstlosigkeit / Ateminsuffizienz: Beatmung, evtl. Intubation
- Ohrmuschel steril abdecken

> - **Klinikeinweisung:** bei größeren Blutungen, Frakturen oder SHT ins nächste Zentrum mit Neurochirurgie, Neuroradiologie und HNO. Bei Verletzungen der Ohrmuschel Transport in die nächste HNO-Abteilung.
> - **Vorstellung** bei kleineren Blutungen baldmöglichst beim HNO-Arzt.

> Offene Hirnverletzungen: keine Hirnsubstanz entfernen, mit feuchter Kompresse steril abdecken.

11.7 Periaurikuläre und nuchale Schwellung

11.7.1 Differenzialdiagnostischer Überblick
- **Infektiöse Mononukleose** (Syn.: Pfeiffer-Drüsenfieber, ▶ 11.7.4): Fieber, Halsschmerzen, zervikale LK-Schwellung, Pharyngotonsillitis mit Pseudomembranen, evtl. Spleno- / Hepatomegalie
- **Lymphadenitis colli** (▶ 11.7.3): schmerzhafte LK-Schwellung im Kopf- und Halsbereich

- **Mastoiditis** (▶ 11.7.2): retroaurikuläre Schwellung, abstehendes Ohr, Otorrhö, Druckschmerz über Mastoid
- **Mumps** (▶ 17.4.2): „teigige" Schwellung vor und unter dem Ohr (Parotisbereich), abstehendes Ohrläppchen, Ohrschmerzen, Kaubeschwerden, Fieber

11.7.2 Mastoiditis

Häufigste Komplikation der Otitis media acuta (▶ 11.2.2). Bei jeder Mittelohrentzündung kommt es zu einer Beteiligung der Schleimhaut des Mastoids. Bei der Mastoiditis kommt es darüber hinaus zur Knochenbeteiligung.

Symptome Verschlechterung einer bereits in Abheilung begriffenen Otitis media acuta (▶ 11.2.2), Fieber, Wiederauftreten der Ohrsekretion trotz Antibiose.

Diagnostik
- **Otoskopie:** Zeichen einer Otitis media, gerötetes, gefäßinjiziertes Trommelfell, „schollig"-weiß, vorgewölbt?
- **Inspektion:** retroaurikuläre Schwellung, abstehendes Ohr, Otorrhö
- **Palpation** des Mastoids: Druckschmerz

Maßnahmen
- Einleitung der Antibiose, z. B. mit Clindamycin 3–4 × 300 mg/d p. o. (z. B. Sobelin®)
- Eine Mastoiditis ist operationsbedürftig bei:
  - 3–4 Wo. anhaltender Ohrsekretion
  - Zunehmender eitriger Sekretion
  - 14 d anhaltender Rötung und Vorwölbung des Trommelfells
  - Fortbestehendem oder erneut auftretendem Fieber
  - Länger als 3–4 d anhaltendem Druckschmerz des Mastoids
  - Fluktuation oder Perforation über dem Mastoid

Vorstellung beim HNO-Arzt ober in HNO-Abteilung.

Abwendbar gefährlicher Verlauf
Sepsis, otogene Meningitis, Sinusthrombose, Hirnabszess.

11.7.3 Lymphadenitis colli

Besonders bei Kindern häufiges Krankheitsbild.

Ätiologie Bei Entzündungen des Naso- und/oder Oropharynx, Verletzungen der Kopfhaut (Kratzwunden) und Ohrmuschel (infizierte Löcher für Ohrringe) sowie Zahnerkr.

Symptome Schmerzhafte Schwellung der LK im Hals- und Kopfbereich; evtl. begleitend Hautrötung.

Anamnese
- Infekte im Bereich des Kopfs? Zahnerkr.? Verletzungen? Zerkratzte Mückenstiche?
- Fieber (nicht immer)? Allgemeines Krankheitsgefühl? Gewichtsverlust? Nachtschweiß?

Differenzialdiagnosen Lymphom, dermatologische Erkr., Tonsillitis palatina, Angina Plaut-Vincent, Stomatitis ulcerosa, Mononukleose, Toxoplasmose, Aktinomykose, Scharlach, Röteln, Tbc, Katzenkratzkrankheit, Systemerkr.

Maßnahmen
- Ggf. Antipyrese und Analgetika, z. B. Paracetamol bis zu 4 × 500–1000 mg/d p. o. oder Supp. (z. B. ben-u-ron®)
- Behandlung der Grunderkr., Entzündungsherd sanieren, ggf. Zahnbehandlung

Vorstellung beim HNO-Arzt bei Abszedierung.

11.7.4 Infektiöse Mononukleose

Syn.: Pfeiffer-Drüsenfieber, Kissing Disease.

Symptome Fieber, Kopf-, „Halsschmerzen", gelegentlich Exanthem: Röteln- oder masernähnlich, selten skarlatiniform.

Diagnostik
- Allgemeinmedizinische Basisuntersuchung (▶ 3.1.1), Kreislaufkontrolle (Puls, RR)
- Inspektion: Pharyngotonsillitis mit Pseudomembranen
- Palpation: zervikale LK-Schwellung; Splenomegalie (nicht obligat), gelegentlich Hepatomegalie mit Ikterus

Keine kräftige Milzpalpation wegen Gefahr der Milzruptur.

Maßnahmen
- Symptomatische Maßnahmen: Bettruhe. Mundpflege mit z. B. Hexetidin (z. B. Hexoral®)
- Ggf. Antipyrese (kein ASS wegen Thrombozytenfunktionsstörung). Ggf. Analgesie mit Paracetamol Erw. 3–4 × 500–1000 mg/d p. o. oder Supp. (z. B. ben-u-ron®, Fensum®). Bei Bedarf evtl. zusätzlich Tramadol 3–4 × 30 Tr./d (z. B. Tramal®)
- Sonografie der Milz veranlassen; Blutung?

Klinikeinweisung, wenn keine ausreichende Betreuung zu Hause gewährleistet ist oder AZ ↓.

11.8 Fremdkörper im HNO-Bereich

11.8.1 Nasale Fremdkörper

Symptome
- Nasenatmung einseitig behindert, evtl. Nasenbluten, evtl. Schleimfluss (einseitig)
- Bei frontobasaler Perforation ggf. Liquorrhö, ZNS-Symptomatik

Anamnese Steckenbleiben eines Fremdkörpers in der Nase (meist bei spielenden Kleinkindern, z. B. Steinchen, LEGO-Steine, Murmeln).

Diagnostik
- Kreislaufkontrolle (RR, Puls)
- Inspektion der Nase
- Ausschluss tief sitzender Atemwegsfremdkörper durch Inspektion und Auskultation (Atemgeräusch symmetrisch?)
- Bei Abwehr (Kleinkinder) keine Diagnose erzwingen, sondern zum HNO-Arzt fahren lassen (ggf. HNO-Ambulanz)

Maßnahmen
- Ggf. abschwellende Nasentropfen oder -spray (z. B. Otriven®)
- Sofern möglich Fremdkörperextraktion

Vorstellung beim HNO-Arzt.

11.8.2 Hypopharynx- und Ösophagusfremdkörper

Symptome Husten, Dyspnoe, Schluckstörungen; ggf. Symptomatik der Komplikationen: Halsemphysem (Haut knistert beim Berühren), Pneumothorax (▶ 5.6.11), Aspirationspneumonie (▶ 5.6.5).

Anamnese Kinder (Spielzeug, Münzen), geriatrische Pat., psychiatrische Pat., Pat. mit Ösophagusstenosen.

Diagnostik
- Notfallcheck (▶ 4.3.1), Kreislaufkontrolle (Puls, RR)
- Auskultation, Palpation und Perkussion von Lunge und zervikalen Weichteilen zum Ausschluss ernster KO

Maßnahmen
- I.v. Zugang mit Infusion (z. B. Ringer-Lsg.)
- Ggf. Behandlung von Begleitsymptomen, z. B. Beatmung, Koniotomie

Klinikeinweisung zur Extraktion des Fremdkörpers.

Abwendbar gefährlicher Verlauf
Ösophagusperforation, Pneumothorax, Aspirationspneumonie.

11.8.3 Fremdkörper im Ohr

Symptome Schwerhörigkeit, Schmerzen im Ohr, evtl. fötider Geruch.

Anamnese
- Häufig Kinder beim Spielen (Murmeln, Glasperlen)
- Bei Erw. Oropax-Reste, vergessene Wattereste

Maßnahmen Versuchen Fremdkörper mit der Pinzette (oder Häkchen) zu erfassen, oder durch Ohrspülung zu entfernen (▶ 11.3.2).

Vorstellung beim HNO-Arzt oder in HNO-Ambulanz bei missglücktem Extraktionsversuch.

11.9 Komplikationen bei Patienten mit Tracheostoma

11.9.1 Kanülenarten

- Ungeblockte Kanülen (Silber, Kunststoffe), z. T. mit herausnehmbarem Innenteil („Seele") für eine erleichterte Reinigung; evtl. mit Sprechventil (▶ Abb. 11.1 a).
- Geblockte Kanülen bei Langzeitbeatmung und Aspiration (▶ Abb. 11.1 b).
- Silikon-T-Tubes (Montgomery-Röhrchen) bei Trachealstenose. Diese Kanülen schienen die Trachea, der Schenkel zum Stoma ist mit Stöpsel verschlossen und wird nur zur Reinigung geöffnet (▶ Abb. 11.1 d).

11.9.2 Atemnot bei Patienten mit Tracheostoma

Mögliche Ursachen Verlegung von Kanüle oder Tracheostoma durch Schleim oder Borken: fehlende Atemluftbefeuchtung, Tumorwachstum, Schleimhautödem, fehlplatzierte Kanüle.

Symptome Ruhedyspnoe, inspiratorischer, gelegentlich auch exspiratorischer Stridor.

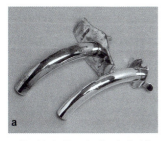

Ungeblockte Dauerkanüle mit „Seele"

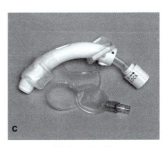

Blockbare Kanüle

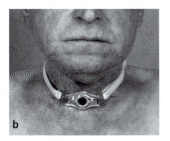

Tracheostomie-Kanüle in situ

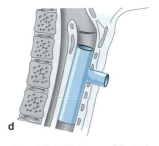

Silikon-T-Tube (Montgomery-Röhrchen)

Abb. 11.1 Kanülenarten [L183, L106]

Diagnostik

> Trachealkanülenträger bedecken die Kanüle häufig mit einem Schal. Sie ist dann nicht sofort zu sehen.

- Kreislaufkontrolle (Puls, RR)
- Inspektion von Tracheostoma und Kanüle:
  - Schleim, Borken in der Kanüle
  - Tumor/Granulationen im Tracheostoma oder in der Trachea
  - Kanülendislokation
- Auskultation (Stenosegeräusche?) und Perkussion der Lunge

Maßnahmen
- Wenn Absaugvorrichtung vorhanden, Kanüle und Trachea mit dicklumigem, flexiblem Absaugkatheter säubern, ggf. Innenteil entfernen.
- Falls keine Besserung: Kanüle entfernen, nochmals absaugen
- Falls keine Besserung: etwa 20 ml NaCl 0,9 % in das Tracheostoma spritzen, abhusten lassen.
- Falls keine Besserung: V. a. tumoröse/ödematöse Trachealstenose
- Gereinigte Kanüle wieder einsetzen
- Wenn vorhanden, über Tracheostoma O_2 verabreichen
- I. v. Zugang mit Infusion (z. B. Ringer-Lsg.)
- Prednisolon in hoher Dosierung, z. B. 10 mg/kg KG i. v. (z. B. Solu-Decortin H®)

> **Klinikeinweisung,** wenn über Stoma keine ausreichende Spontanventilation möglich ist.

> - Erstickungszustände beim tracheotomierten Pat. meist durch Verlegung in Höhe des Tracheostomas (Kanüle, Stoma, Trachea) verursacht.
> - Orotracheale Intubationsversuche sind häufig kontraindiziert (z. B. laryngektomierter Pat.).
> - Frisch angelegte Tracheostomata kollabieren bei Entfernung der Trachealkanüle → Weichteile mit Klemme o. Ä. offenhalten.
> - Zum Absaugen von Silikon-T-Tubes (Montgomery-Röhrchen) am Stomaschenkel fassen (ggf. mit Klemme) und herausziehen (evtl. größerer Kraftaufwand erforderlich).

11.9.3 Blutung aus Tracheostoma

Mögliche Ursachen Tracheitis sicca, Tumorrezidiv, Arrosion von Schilddrüsengefäßen, arterielle Massenblutung bei Arrosion des Truncus brachiocephalicus durch scheuerndes Kanülenende.

Symptome
- Blutung aus dem Tracheostomakanal, Hämoptoe, Dyspnoe durch Aspiration
- Bei Trunkusarrosion rapide einsetzender Volumenmangelschock (▶ 4.6), Herz-Kreislauf-Stillstand (▶ 4.4), Asphyxie durch Aspiration

11.9 Komplikationen bei Patienten mit Tracheostoma

Diagnostik
- Notfallcheck (▶ 4.3.1), Kreislaufkontrolle
- Inspektion des Tracheostomas
- Abschätzen von Blutungsstärke und Menge des Blutverlusts

Maßnahmen
- Wenn Absaugvorrichtung vorhanden, tracheobronchial absaugen
- Wenn vorhanden, O_2-Gabe über Tracheostoma
- Trachea und Stoma bei liegender Kanüle mit Mullstreifen austamponieren
- Bei Trunkusarrosionsblutung:
  - Trachealkanüle entfernen
  - Endotrachealtubus durch das Stoma weit in die Trachea einführen, stramm blocken und zurückziehen, bis die Blutung etwas nachlässt
  - Trachea und Stoma mit Mullstreifen austamponieren
  - Aspiriertes Blut absaugen
  - Mind. 2 großlumige i. v. Zugänge mit Infusion (z. B. Ringer-Lsg., ggf. HAES)
- Bei Tracheitis sicca:
  - Bronchiallavage mit 2 × 10 ml NaCl 0,9 %, absaugen
  - Acetylcystein 3 × 200 mg/d p. o. (z. B. ACC®) mit reichlich Flüssigkeit, ständiges Inhalieren

> **Klinikeinweisung** bei stärkeren Blutungen mit NAW in die nächste HNO- oder chirurgische Klinik.

> Vor Entscheidung zur Einweisung bei nicht massiven Blutungen evtl. Prognose abklären.

12 Zahnärztliche und gesichtschirurgische Notfälle

Martina Heßbrügge

12.1 Kiefer- und Mittelgesichtsfrakturen und Kiefergelenkluxationen 354
12.1.1 Jochbein-, Jochbogenfraktur, isolierte Orbitabodenfraktur 354
12.1.2 Zentrale und zentrolaterale Mittelgesichtsfraktur 355
12.1.3 Fraktur des Unterkiefers 356
12.1.4 Kiefergelenkluxation 356
12.2 Zahnschmerzen 356
12.2.1 Diagnostik und Maßnahmen 356
12.2.2 Karies/Pulpitis 357
12.2.3 Hypersensible Zähne/Zahnhälse 357
12.2.4 Parodontitis apicalis 358
12.2.5 Dentitio difficilis 358

12.3 Zahntrauma 359
12.3.1 Zahnfraktur 359
12.3.2 Zahndislokation 359
12.3.3 Zahnavulsion, Zahnverlust 359
12.3.4 Contusio dentis/Zahnüberbelastung 360
12.4 Komplikationen nach zahnärztlicher Behandlung 360
12.4.1 Blutung 360
12.4.2 Schmerzen nach Zahnextraktion 361
12.5 Schleimhautläsionen 361
12.5.1 Aphthen 361
12.5.2 Prothesendruckstellen 362
12.6 Abszesse und Phlegmonen 362

12.1 Kiefer- und Mittelgesichtsfrakturen und Kiefergelenkluxationen

12.1.1 Jochbein-, Jochbogenfraktur, isolierte Orbitabodenfraktur

Symptome
- Massive Schwellung der Augenlider, Monokelhämatom, Blutung unter der Bindehaut
- Hyp-/Anästhesie der Wangenhaut (N. infraorbitalis)
- Bulbustiefstand mit Diplopie, Visusverschlechterung
- Druckschmerzhafte Stufenbildung des (lateralen und inferioren) Orbitarands
- Bei Kindern Einklemmung M. rectus inf. mit Trapdoor-Mechanismus und White Eye

Diagnostik
- Notfallcheck (▶ 4.3.1), ggf. Basisuntersuchung (▶ 3.1.1), Kreislaufkontrolle (Puls, RR)
- Inspektion: Ex-/Enophthalmus, Wunden, Prellmarken, Asymmetrie
- Palpation: knöcherne Stufenbildung, Druckschmerz, Krepitation, Luftemphysem (Verbindung zur NNH), Zahnbeweglichkeit, Mundöffnung aktiv und passiv
- Visuscheck, Bulbusmobilitätsprüfung (6 Richtungen), Frage nach Doppelbildern
- Diagnosesicherung nur durch Rö (NNH-, Korbhenkelaufnahmen, Unterkieferbasisaufnahmen, Orthopantomogramm, Schichtaufnahmen)

Maßnahmen
- Erstversorgung bedrohlicher Begleitsymptome (z. B. Blutstillung)
- Oberkörperhochlagerung. **Cave:** Bewusstseinstrübung, Erbrechen!
- Ruhigstellung, steriler Verband
- Abschwellende Maßnahmen, Kühlen (z. B. Eis)
- Ggf. Antibiotikaprophylaxe mit Breitbandpenicillin, wie Amoxicillin 3 × 1 g/d p. o. oder 3 × 1 g/d i. v. (z. B. Amoxypen®), alternativ Clindamycin 3 × 600 mg/d p. o. (z. B. Clinda-Saar 600®)
- Schmerzbekämpfung mit Tramadol 100 mg i. m. oder i. v. (z. B. Tramal®)

Differenzialdiagnose ▶ Tab. 12.1.

Klinikeinweisung bei Verdacht sofort in Kieferchirurgie zur baldigen geschlossenen oder offenen Reposition.

Abwendbar gefährlicher Verlauf
Infektion. Blutung, Bewusstseinstrübung, Aspiration, Verlegen der oberen Atemwege. Amaurose, Nervenschädigungen.

Tab. 12.1 Differenzialdiagnose Kiefer- und Mittelgesichtsfrakturen	
Lokalisation, Unfallhergang	Typische Befunde
Jochbein-/Jochbogenfraktur: Schlag ins Gesicht, z. B. Fausthieb	Eindellung der lateralen Gesichtsprominenz, Enophthalmus
Isolierte Orbitabodenfraktur: Unfall mit Blow-out-Mechanismus, z. B. Aufprall durch Tennisball	Bewegungseinschränkung des Bulbus nach oben, Ex-Enophthalmus, Luftemphysem. Nasenbluten obligat!

12.1.2 Zentrale und zentrolaterale Mittelgesichtsfraktur

Symptome
- Nasenbluten (obligat!), Ödem und/oder Hämatom der Oberlippe (obligat!)
- Ödem und/oder Hämatom der Augenlider (bei LeFort-I/II-Frakturen
- Abgeflachtes und verlängertes Mittelgesicht („Dish Face")
- LeFort-II-Fraktur: pseudoprogenes Profil durch frontal offenen Biss
- LeFort-III-Fraktur: fakultativ Sensibilitätsstörungen der Wangenschleimhaut (N. infraorbitalis) und Doppelbilder bei Bulbustiefstand
- Stufenbildung der Crista zygomaticoalveolaris (obligat!), ▶ Abb. 12.1
- Abnorme Beweglichkeit, Krepitation unterer Orbitarand
- Verbreitert erscheinende Nasenwurzel (Telekanthus), abnorme Beweglichkeit
- Perkussion der Zähne: dumpfer „Schachtelton", abnorme Zahnbeweglichkeit mit Okklusionsstörung
- Begleitsymptome, z.B. eines SHT (▶ 7.1.3)

> Bei LeFort-II- und -III-Frakturen kann es durch Abriss der A. maxillaris zu erheblichen Blutungen kommen.

Maßnahmen ▶ 12.1.1.

> **Blutstillung**
> - **Aa. maxillaris:** Kompression des Frakturfragments gegen die Schädelbasis (Spatel von Mundwinkel zu Mundwinkel, evtl. mit Scheitelverband fixieren), Tamponade des Nasen-Rachen-Raums (Bellocq-Tamponade)
> - **Halsgefäße:** digitale Kompression der Aa. carotis communis zwischen Kehlkopf und M. sternocleidomastoideus gegen die Wirbelsäule
> - **Gesichtsweichteilverletzungen:** evtl. digitale Kompression der Aa. facialis am Vorderrand des M. masseter gegen den Unterkieferrand

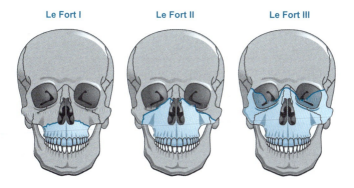

Abb. 12.1 LeFort-Frakturen [L157]

12.1.3 Fraktur des Unterkiefers

Symptome
- Weichteilschwellung, Hämatom, Schmerzen, Krepitationen
- Fehlstellung, Okklusionsstörung (meistens), reflektorische Ruhigstellung des Unterkiefers und / oder Kieferklemme
- Sensibilitätsstörungen der Unterlippe (fakultativ)
- Bruchspalthämatome mit erheblichen Schwellungen

Differenzialdiagnose Unterkieferluxation (▶ 12.1.4).

Maßnahmen Siehe auch ▶ 12.1.1.
Ruhigstellung des Unterkiefers, z. B. durch Kopf-Kinn-Verband mit Dreieckstuch.

> **Abwendbar gefährlicher Verlauf**
> Verlegung der oberen Atemwege → Intubation oder sofortige Frakturstabilisierung bei Unterkiefermittelstückfrakturen (notfalls festhalten).

12.1.4 Kiefergelenkluxation

Symptome
- Kiefersperre (Mund kann nicht geschlossen werden). Trismus. Schmerzen.
- Progenes Gesichtsprofil.
- Bei einseitiger Luxation: Verschiebung des Unterkiefers zur gesunden Seite.

Anamnese Weite Mundöffnung (z. B. Gähnen, Fast Food)? Rezidiv? Extrapyrad. Med. NW?

Diagnostik Leere Fossa mandibularis, kann digital vor dem Tragus auriculae als Eindellung getastet werden.

Differenzialdiagnosen Unterkieferfraktur (▶ 12.1.3), Progenie.

Maßnahmen Pat. sitzt, Kopfstütze. Bds. Auflegen der Daumen an den unteren Zahnreihen und Umfassen des Unterkieferrands mit den übrigen Fingern, Unterkiefer kräftig nach kaudal ziehen → Kondylen gleiten über die Tuberkuli in die Fossae (▶ Abb. 12.2). **Cave:** Finger schützen. Zunächst ohne Medikation, ggf. Wiederholung unter Diazepam 5–10 mg, Gabe von NSAID. Botulinumtoxin off-label.

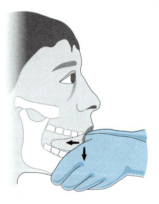

Abb. 12.2 Hippokrates-Handgriff [L106]

12.2 Zahnschmerzen

12.2.1 Diagnostik und Maßnahmen

Diagnostik
- Anamnese: Schmerzverlauf und -qualität, Füllung verloren? Zahnfraktur? Zahnbehandlung? Medikamente? Unfall? Sportverletzung?

- Inspektion: Läsion und / oder Füllungsverlust, Verfärbung der Läsion, Schwellung, Blutung, Infektion, Fötor, Zahnbeweglichkeit, Kronenfraktur, Kieferfehlstellung
- Sondenprobe: erweichte Zahnsubstanz erlaubt Eindringen der Sonden- / Kanülenspitze
- Perkussion (mit Instrumentengriff oder Stift) z. B. schmerzhaft auf betroffenem Zahn
- Palpation des Alveolarfortsatzes, evtl. schmerzhaft
- Vitalitätsprobe: Wird extreme Kälte, z. B. mit Kältespray (z. B. Coolan®) oder Eis, am Zahn(hals) nicht (VP negativ) oder extrem verstärkt (VP positiv) als Reiz empfunden?

Analgetische Maßnahmen   Paracetamol bis zu 8 × 500 mg / d p. o. (z. B. Paracetamol CT® 500) oder Paracetamol + Codein bis 6 × 1 Tbl. / d (z. B. Talvosilen® forte), Ibuprofen bis zu 4 × 600 mg / d p. o. (z. B. Ibu 600 1A Pharma). **Cave:** kein ASS, da ggf. chirurg. Eingriff folgt.

12.2.2 Karies / Pulpitis

Symptome
- Ziehender, heller bis dumpf pochender Schmerz am Zahn. Vitalitätsprobe positiv.
- Ausstrahlend vom Oberkiefer ins Mittelgesicht, vom Unterkiefer in den Kieferwinkel.
- Süßes und Kauen verschlimmern den Schmerz (fakultativ).
- Sondenprobe evtl. positiv, kariöse Verfärbung bis Schwarzfärbung am Zahn.

> **Vorstellung** sofort beim Zahnarzt. Andernfalls:
> - Bei positiver Vitalitätsprobe gründliches Auskratzen der erweichten Zahnsubstanz mit geeignetem Handinstrument (Handexkavator) und Verschluss der Kavität mit einer festen Paste aus Zinkoxid und Nelkenöl (Apotheke), sofern Pulpa unversehrt geblieben ist (keine Blutung).
> - Bei eindeutig negativer Vitalitätsprobe Eröffnung des Zahninneren (anschließend kein Verschluss!) → Vorstellung beim Zahnarzt sobald wie möglich.

12.2.3 Hypersensible Zähne / Zahnhälse

Symptome
- Ziehender heller, eher gleichbleibender Schmerz vornehmlich am bukkalen Zahnhals
- Verstärkung bei therm., osmot. (Süßes / Saures) oder taktilen Reizen, VP pos.
- Sondenprobe negativ
- Oft keilförmiger, nicht kariöser Defekt am bukkalen Zahnhals

> **Vorstellung** beim Zahnarzt nach Terminvereinbarung. Ggf. Touchierung der Zahnflächen mit Fluoridpräparaten, z. B. Fluoridin®, Elmex fluid®.

12.2.4 Parodontitis apicalis

Symptome
- Nicht mehr exakt lokalisierbarer, dumpfer, meist pochender Schmerz.
- Akut auftretend, Verstärkung durch Wärme, Perkussion und Aufbiss, Kälte lindert.
- Umgebender Alveolarfortsatz palpationsempfindlich u. ödematös (fakultativ).
- Erhöhte Zahnbeweglichkeit (fakultativ).

> **Vorstellung** sofort beim Zahnarzt. Andernfalls:
> - Ggf. Trepanation des Pulpendachs, kein Verschluss!
> - Beim Vorliegen allgemeiner Krankheitssymptome Antibiotikaprophylaxe mit Penicillin V 3 × 1 Mio. IE / d p. o. oder 3 × 600 mg Clindamycin p. o. (z. B. Clinda-Saar®).

> ❗ Trepanation des Alveolarfortsatzes nur durch Zahnarzt / Kieferchirurgen wegen hochempfindlicher Nachbarstrukturen wie Sinus maxillaris oder Corpus mandibularis.

12.2.5 Dentitio difficilis

Erschwerter Zahndurchbruch, Zahnfleischtaschen. **Syn.:** perikoronare Entzündungen; häufig an teilretinierten (unteren Weisheits-)Zähnen und durchbrechenden (Milch-)Zähnen, oder als Taschenbildung der Gingiva bei bestehender Parodontitis marginalis profunda.

Symptome
- Kieferklemme (fakultativ bei unteren Weisheitszähnen)
- Schmerzen am betroffenen Zahn, VP unauffällig bis positiv
- Perikoronares Ödem (Zahnfleischkapuze), seröses oder eitriges Exsudat (fakultativ)
- Foetor ex ore (fakultativ)

> **Vorstellung** beim Zahnarzt am nächsten Werktag. Gegebenenfalls:
> - Kühlende Maßnahmen, z. B. mit Kühlgel gefüllte Beißringe (Apotheke)
> - Oberflächenanästhesie, z. B. mit Dentinox®
> - Kürettage, Inzision, Gazedrainage
> - Instillation von Prednisolon (z. B. Dontisolon®) mittels Knopfsonde
> - Bei Therapieresistenz und / oder schlechtem AZ Antibiotikaprophylaxe mit Amoxicillin 3 × 1 g / d p. o. (z. B. Amoxypen®) oder 3 × 600 mg Clindamycin (z. B. Clinda-Saar®)

> **Abwendbar gefährlicher Verlauf**
> Abszedierung, Osteomyelitis, Sepsis (▶ 5.1.3), Mediastinitis, Enzephalitis (▶ 5.5.6).

12.3 Zahntrauma

12.3.1 Zahnfraktur

Frakturen der Zahnkrone (mit oder ohne Pulpeneröffnung) und / oder der Zahnwurzel.

Symptome
- Fehlendes Zahnsegment (Kronenfraktur)
- Süß- / Kalt-Schmerz (fakultativ)
- Abnorme Zahnbeweglichkeit, Ödem, Hämatom (fakultativ bei Radixfraktur)

Anamnese   Unfallhergang, z. B. Sturz beim Eishockey, Inlineskating; Boxen.

Diagnostik   Rö bei V. a. Radixfraktur.

Vorstellung beim Zahnarzt, sofort bei Zahnfraktur mit eröffneter Pulpa (Zahnerhalt!), bei Kronenfraktur mit geschlossener Pulpa am nächsten Werktag. Analgesie ▶ 12.2.

Abwendbar gefährlicher Verlauf
Infektion (eröffnetes Dentin entspricht einer offenen Wunde).

12.3.2 Zahndislokation

Symptome
- Zahn beweglich und / oder Zahnstellung verändert, evtl. zusätzl. Kronenfraktur ▶ 12.3.1
- Schmerzen, Perkussions- / Palpationsempfindlichkeit
- Ödem, Hämatom, Blutung (fakultativ)
- Okklusionsstörung (fakultativ)

Anamnese   Unfallhergang (wie bei Zahnfrakturen ▶ 12.3.1).

Vorstellung beim Zahnarzt so bald wie möglich. Analgesie ▶ 12.2.

Abwendbar gefährlicher Verlauf
Zahnverlust (nur durch rechtzeitige Vorstellung zu vermeiden).

12.3.3 Zahnavulsion, Zahnverlust

Symptome   Leere, schmerzhafte Alveole (oder mit Blutkoagel gefüllt).

Luxierten Zahn unbehandelt mitgeben, z. B. in Spritze mit physiologischer Kochsalzlösung, oder dem Verletzten in die Wangentasche legen (**cave:** Aspirationsgefahr!).

Vorstellung sofort beim Zahnarzt. Analgesie ▶ 12.2.

Tetanusschutz überprüfen bzw. Tetanusimpfung durchführen ▶ 3.9.5.

12.3.4 Contusio dentis / Zahnüberbelastung

Symptome
- Eher dumpfe Schmerzen, Aufbiss- und Perkussionsempfindlichkeit
- Intakter Zahn und unauffällige Gingiva

Anamnese
- Okklusionsstörung, Zähneknirschen, Nagelkauen, Pfeiferauchen
- Relativ frische zahnärztliche Versorgung, z. B. neue Füllung, neue Krone

Vorstellung beim Zahnarzt am nächsten Werktag. Analgesie ▶ 12.2.

12.4 Komplikationen nach zahnärztlicher Behandlung

12.4.1 Blutung

Symptome
- Sickerblutung (Parenchym) oder pulsierende Blutung (Gefäß) aus oraler Wunde
- Übelkeit, Hämatin-Erbrechen (fakultativ)

Anamnese
- Zahnärztliche Behandlung vorausgegangen?
- Antikoagulanzienbehandlung, z. B. mit ASS, Marcumar®, Clopidogrel (z. B. Plavix®)?
- Hämorrhagische Diathese in der Vorgeschichte?
- Wie lange besteht die Blutung schon (V. a. Verbrauchskoagulopathie)?
- Wie lange nach dem zahnärztlichen Eingriff setzte die Blutung ein (reaktive Hyperämie nach Wirkungsende des Vasokonstringens im Lokalanästhetikum)?

Antikoagulanzien in Form von Monotherapie, dualer Antiaggregation und Tripletherapie mit kardiovaskulärer Indikation werden nicht mehr vor allen zahnärztlichen Eingriffen abgesetzt!

Maßnahmen In angegebener Reihenfolge:
- Digitale Kompression (z. B. der Alveole), anschl. Kompression mit großem Mulltupfer
- Situationsnaht der Gingivaränder (atraumatisches Nahtmaterial, Stärke 3,0 oder 4,0)
- Austamponieren der Alveole mit resorbierbarem Hämostyptikum (z. B. Tabotamp®), evtl. mit Achterligatur benachbarter Zähne mit kräftiger Seide oder Draht (▶ Abb. 12.3)

- Elektrokoagulation (**nicht** im Unterkieferseitenzahnbereich), nur in der Praxis möglich
- Darstellung und Unterbindung / Umstechung des blutenden Gefäßes
- Einsatz von Fibrinkleber (z. B. Beriplast®)

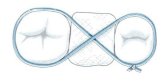

Abb. 12.3 Achterligatur [L106]

- **Klinikeinweisung** sofort bei starker Blutung oder anamnestischem V. a. hämorrhagische Diathese oder bei laufender antikoagulativer Therapie
- **Vorstellung** beim Zahnarzt am nächsten Werktag

Beim seltenen enossalen Hämangiom ist die Reimplantation des extrahierten Zahns und die Einweisung in eine kieferchirurgische Fachklinik lebensrettend!

12.4.2 Schmerzen nach Zahnextraktion

Symptome
- Heftige, z. T. ausstrahlende Schmerzen, oft nach symptomfreiem Intervall
- Trockene (leere) Alveole (fakultativ)
- Bläulich-livides Blutkoagulum (fakultativ)
- Fötider Geruch des Koagulums, LK vergrößert → Hinweis auf Infektion

Maßnahmen
- Entfernung des Koagulums (durch Kürettage und Spülung mit 3-prozentiger H_2O_2-Lösung)
- Gazestreifendrainage
- Medikamentöse Lokaltherapie (z. B. mit Dontisolon®) durch Instillation in die Alveole mittels Knopfkanüle
- Analgesie ▶ 12.2
- Antibiose bei allgemeinen Krankheitssymptomen, starken Schmerzen (Neuritis), erheblicher Exsudation, z. B. Amoxicillin 3×1 g / d p. o. (z. B. Amoxypen®) oder 3×600 mg Clindamycin (z. B. Clinda-Saar®)

Vorstellung beim Zahnarzt am nächsten Werktag.

Abwendbar gefährlicher Verlauf
Infektion, Sepsis.

12.5 Schleimhautläsionen

12.5.1 Aphthen

Symptome Hochrote, durch gelblichen Rand abgegrenzte und z. T. sehr schmerzhafte Effloreszenz an Wangen-, Lippeninnenseite, Zungenunterseite oder Gingiva.

Differenzialdiagnosen Prothesendruckstelle (▶ 12.5.2), Herpes simplex.

Maßnahmen Pat. über Harmlosigkeit der Erkr. aufklären: heilt spontan ab! Lokale Therapie mit Salbe (z. B. mit Kamistad®).

12.5.2 Prothesendruckstellen

Symptome
- Schmerz beim Belasten / Einsetzen / Entfernen herausnehmbarer Prothesen(teile)
- Rötung, Schwellung, gelbliche Plaquebildung, Einkerbung Gingiva

Differenzialdiagnosen Aphten (▶ 12.5.1), neoplastische Veränderung.

Maßnahmen
- Lokalmedikamentöse Therapie (z. B. mit Kamistad®).
- Pat. soll Prothese vorerst nicht benutzen.

Vorstellung beim Zahnarzt am nächsten Werktag.

Abwendbar gefährlicher Verlauf
Bei immunschwachen Pat. kann eine unbehandelte Prothesendruckstelle eine gefährliche Erregereintrittspforte sein!

12.6 Abszesse und Phlegmonen

Eine Übersicht gibt ▶ Tab. 12.2.

Tab. 12.2 Abszesse und Phlegmonen	
Lokalisation	**Symptome (immer: Fluktuation!)**
Retromaxillarabszess	Vorwölbung, Palpationsschmerz des Tuber maxillae. Evtl. Schläfenödem über dem Jochbogen, Kieferklemme.
Temporalabszess	Schwellung über dem Jochbogen.
Sublingualabszess	Schwellung, Rötung, Beläge des Mundbodens, Zungenbewegungen schmerzhaft, Schluckbeschwerden.
Zungengrundabszess	Schwellung, Rötung, Bewegungseinschränkung der Zunge, kloßige Sprache, verm. Speichelfluss. evtl. Luftnot.
Sub-/Perimandibularabszess	Schwellung submandibulär, Druckschmerz, evtl. Kieferklemme, Schluckbeschwerden, LK-Schwellung.
Parapharyngealabszess	Schwellung vorderer Gaumenbogen, Schmerzprojektion Ohr, Schluckstörung, evtl. Luftnot, Temporalödem, hohes Fieber. Kieferklemme.
Mundbodenphlegmone/zervikale Phlegmone	Schwellung Zunge und Mundboden, Kieferklemme, Glottisödem. Schluckbeschwerden, Luftnot, hohes Fieber, reduzierter AZ. Evtl. Schocksymptomatik.

Maßnahmen

> Inzision und Drainage mittels Mullstreifen (nur bei Abszessen, die auf Alveolarfortsatz beschränkt sind), sofern **Vorstellung beim Zahnarzt nicht möglich ist.** Immer in Richtung Knochen inzidieren, nie in Weichteilrichtung! **Cave:** Gefäß- und/oder Nervenverletzung.

- Antibiose, z. B. Amoxicillin 3 × 1 g/d p. o. (z. B. Amoxypen®) oder Clindamycin 3 × 600 mg/d p. o. (z. b. Clinda-Saar®)
- Ggf. Schmerzbehandlung ▶ 12.2

Klinikeinweisung:
- In Kieferchirurgie bei Abszessen, die nicht auf Alveolarfortsatz beschränkt sind
- In nächstgelegene Klinik bei hohem Fieber, Atem- oder Schluckstörung

Abwendbar gefährlicher Verlauf
Ausbreitung der Infektion → Sepsis (▶ 5.1.3), Orbitalabszess, Hirnabszess.

13 Ophthalmologische Notfälle

Anne Gesenhues

- **13.1 Besonderheiten ophthalmologischer Notfälle** 366
- **13.2 Untersuchungstechniken** 366
- **13.3 Das rote Auge** 369
  - 13.3.1 Differenzialdiagnostischer Überblick 369
  - 13.3.2 Akute Konjunktivitis 369
  - 13.3.3 Keratoconjunctivitis photoelectrica 371
- **13.4 Augenschmerzen** 372
  - 13.4.1 Differenzialdiagnostischer Überblick 372
  - 13.4.2 Akuter Glaukomanfall 372
  - 13.4.3 Iridozyklitis 374
- **13.5 Bindehaut- und Hornhautfremdkörper** 375
- **13.6 Veränderungen der Hornhaut** 375
  - 13.6.1 Differenzialdiagnostischer Überblick 375
- **13.7 Sehstörungen und Doppelbilder** 376
  - 13.7.1 Differenzialdiagnostischer Überblick 376
- **13.8 Visusverlust** 376
  - 13.8.1 Differenzialdiagnostischer Überblick 376
  - 13.8.2 Zentralarterienverschluss 377
- **13.9 Schwellung im Bereich des Auges und der Anhangsgebilde** 378
  - 13.9.1 Differenzialdiagnostischer Überblick 378
  - 13.9.2 Orbitalphlegmone 378
  - 13.9.3 Hordeolum (Gerstenkorn) 379
  - 13.9.4 Lidabszess 379
  - 13.9.5 Dakryozystitis 379
  - 13.9.6 Dakryoadenitis 380
- **13.10 Verätzungen und Verbrennungen des Auges** 380
- **13.11 Stumpfe Bulbusverletzung** 382
- **13.12 Perforierende Bulbusverletzung** 382

13.1 Besonderheiten ophthalmologischer Notfälle

Pat. haben oft schon bei geringfügigen Beschwerden unverhältnismäßig große Angst vor Sehkraftminderung, daher wichtig: strukturierte Untersuchung, sichere Ausstrahlung, Beruhigung des Pat.
Im ärztlichen Bereitschaftsdienst ist primär Vermeidung des abwendbar gefährlichen Verlaufs von Bedeutung: Abschätzung / Entscheidung bzgl. Indikation einer umgehenden konsiliarischen Vorstellung beim augenärztlichen Notdienst oder in der Augenklinik. Außerdem sichere Identifikation der Augenerkrankungen, bei denen unverzüglich vor Ort eine gezielte Therapie eingeleitet werden muss: akuter Glaukomanfall (▶ 13.4.2), Verätzung, Verbrennung (▶ 13.10), Zentralarterienverschluss (▶ 13.8.2).

13.2 Untersuchungstechniken

Vor Untersuchungsbeginn immer nach bereits bestehenden Einschränkungen, Visusminderungen etc. fragen. Wer sonst keine Zeitung mehr lesen kann, kann dies mit einem Fremdkörper im Auge auch nicht.

Sehschärfe (Visus)

Untersuchung der Sehschärfe im ärztlichen Bereitschaftsdienst ohne Visustafel nur sehr eingeschränkt möglich.
- Grobe Abschätzung durch Vergleich mit eigenem Sehvermögen, z. B. mithilfe einer Zeitung. Überprüfung der **Nahsicht**: Text lesen lassen. Überprüfung der **Fernsicht**: Überschriften aus unterschiedlicher Entfernung lesen lassen. Wenn Pat. keine Buchstaben entziffern kann, im Abstand von 30 cm Finger zählen lassen. Dann das Erkennen von Handbewegungen prüfen.
- Mit der Taschenlampe Hell- / Dunkel-Sehen überprüfen.

Gesichtsfeld

Prüfung an beiden Augen mittels Fingerperimetrie:
Im ärztlichen Bereitschaftsdienst nur grobe Orientierung möglich: Pat. deckt ein Auge mit der Hand ab und fixiert mit dem anderen das gegenüberliegende Auge des Untersuchers. Untersucher bewegt seinen Zeigefinger in der Ebene zwischen sich und dem Pat. in allen 4 Quadranten. Voraussetzung: Normales Gesichtsfeld des Untersuchers.
- Normal: Pat. und Untersucher nehmen Finger zum gleichen Zeitpunkt wahr.
- Wichtige pathologische Befunde:
  – Skotome (Dunkelfelder): Retrobulbärneuritis, Glaukom (▶ 13.4.2).
  – Konzentrische oder sektorförmige Gesichtsfeldeinschränkung bei Chorioretinitis.
  – Hemianopsie (Halbseitenausfall) bei Hirntumoren, Apoplexie.

Inspektion und Palpation

Inspektion Auf ausreichende Beleuchtung achten!
- Lider: Lidhaut (Entzündung? Ekzem? Ödem? Emphysem? Hämatom?), Lidspaltenform, -weite (individuell zwischen 6–10 mm), Lidbewegung (Ptosis?), Lidstellung (Ektropium ▶ Abb. 13.1? Entropium?).

- Bindehaut (normal: zartrosa gefärbt, durchsichtig, glatt, glänzend, hellrote Gefäße, mit Glasstab verschieblich).
- Hornhaut (normal: durchsichtig, klar, Oberfläche glatt und spiegelnd); Beurteilung der Wölbung mithilfe des Fensterreflexes: Pat. mit dem Gesicht zum Fenster setzen, Betrachtung des Hornhautspiegelbilds, durch Augenbewegung „wandert" das Spiegelbild über die gesamte Kornea.
- Iris (orientierende Untersuchung im seitlich auffallenden Licht mit Untersuchungslampe, Lupe): Normalbefund ist glänzendes Relief.
- Bulbus: Ex- oder Enophthalmus? Schwellungen, Rötungen, Tränenfluss vermehrt?

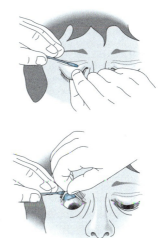

Abb. 13.1 Einfaches Ektropionieren des Oberlids [L106]

Pupillenweite und Reaktionen
- **Anisokorie:** angeboren (→ Pupillenreaktion erhalten); bei erhöhtem Hirndruck und Schädigung des N. oculomotorius (→ gestörte oder aufgehobene Pupillenreaktion)
- **Pupillenentrundung:** Glaukom (durch Druckschädigung), Contusio bulbi, Ganglionitis und Reizungen bei Nasennebenhöhlenprozessen oder nach Operationen
- **Mydriasis:** Medikamente (z. B. Atropin, Adrenalin, SSRI), Glaukomanfall, Contusio bulbi und (wichtig!) Einklemmung von Temporallappenanteilen in den Tentoriumschlitz bei epi- oder subduralem Hämatom mit direkter Schädigung der N. oculomotorius, Botulismus
- **Miosis:** Medikamente (Pilocarpin, Morphinderivate), Iridozyklitis, Horner-Syndrom

- Pupillen:
  - **Seitenvergleich** (Isokorie): Rundung, Weite?
  - **Pupillenweite** schätzen (Genauigkeit etwa 1 mm): normale Pupillenweite ca. 2–3 mm.
  - **Akkommodation:** Pat. fixiert Bleistift, der aus größerer Entfernung (etwa 50 cm) allmählich auf seine Nase zugeführt wird → Pupillenverengung bei Konvergenzreaktion.
    – Störung der Konvergenzreaktion durch Lähmung des M. sphincter pupillae.
    – Akkommodationsstörungen (immer einseitig prüfen!) bei Lähmungen des M. ciliaris.

– Störungen von Akkommodation und Konvergenzreaktion bei Ophthalmoplegia interna (z. B. bei Störungen an der Hirnbasis, z. B. Schädelbasisfraktur, subdurales Hämatom, basale Meningitis).
– Akkomodationsstörung durch Medikamente (z. B. SSRI).
- **Lichtreaktion:** Licht im Raum abdunkeln, Lichtquelle (Taschenlampe) rasch auf ein Auge schwenken. **Direkte Lichtreaktion:** Pupillenverengung am stimulierten Auge. **Konsensuelle Lichtreaktion:** Pupillenverengung am anderen Auge. Mögliche Ursachen einer gestörten Lichtreaktion:
  – Amaurotische Pupillenstarre: fehlende direkte, erhaltene konsensuelle Lichtreaktion.
  – Reflektorische Pupillenstarre: reduzierte oder fehlende direkte und konsensuelle Lichtreaktion bei überschießender Konvergenzreaktion (Argyll-Robertson-Phänomen, z. B. bei Mittelhirnläsionen durch Neurolues).
  – Absolute Pupillenstarre: fehlende Licht- und Konvergenzreaktion, z. B. bei Leitungsunterbrechung des N. oculomotorius durch Entzündungen oder Schädelbasisfrakturen.
  – Pupillotonie bei Denervation des M. sphincter pupillae (Adie-Syndrom: Pupillotonie, Akkommodotonie, Hypo-/Areflexie v. a. der unteren Extremität).
- Augenmuskeln: Pat. soll vorgehaltenen Bleistift fixieren und ohne Drehung des Kopfes diesem nachschauen:
  – nach lateral (M. rectus lateralis),
  – nach medial (M. rectus medialis),
  – nach lateral oben (M. rectus superior),
  – nach lateral unten (M. rectus inferior),
  – nach medial oben (M. obliquus inferior),
  – nach medial unten (M. obliquus superior).
- Nystagmus:
  – Blickrichtungsnystagmus bei Blick in bestimmte Richtung?
  – Lagenystagmus bei bestimmter Kopfhaltung?
  – Spontannystagmus (z. B. bei Hirnstammsyndrom)?
  – Endstellungsnystagmus (physiologisch bei extremem Blick zur Seite)?

Ektropionieren des Augenlids
Indikation:
- Verdacht auf Fremdkörper im Oberlid
- Säuberung der oberen Umschlagfalte bei Verätzungen und Verbrennungen
- Bessere Beurteilung von Bindehaut und Sklera

> **!** Nicht ektropionieren bei V. a. perforierende Verletzung, da dann intraokulares Gewebe exprimiert werden könnte.

Durchführung (▶ Abb. 13.1): Wattestäbchen bereitlegen, Pat. bei leicht geöffnetem Auge nach unten schauen lassen. Wattestäbchen etwa 1 cm oberhalb des Lidrands anlegen, Wimpern des Augenlids mit Daumen und Zeigefinger fassen. Spitze des Wattestäbchens nach unten drücken (**cave:** Druck auf Lid, nicht auf Bulbus ausüben), Wimpern zum Orbitarand hochziehen → Oberlid wird nach außen gestülpt.

Bei Verletzungen und bei ausgeprägtem Lidkrampf ist Ektropionieren ohne Lokalanästhetikum oft nicht möglich. Wenn im Notfallkoffer vorhanden: Oxybuprocain (z. B. Novesine® 0,4 % Augentr., Conjuncain® EDO® AT) oder Tetracain (Ophtocain®-N AT, Gingicain® D) einbringen → danach ektropionieren.

Palpation
- **Bulbus:** Bei geschlossenen Augen ist Augapfel normalerweise mit den Spitzen beider Zeigefinger eindrückbar (evtl. Vergleich mit eigenem Auge), beim Glaukom ist er steinhart.
- **Hornhautsensibilität:** Pat. nach oben blicken lassen, mit Wattetupfer von lateral zur Hornhautmitte streichen (Seitenvergleich!); Normalbefund: seitengleiche Berührungsempfindung und Auslösung des Kornealreflexes (reflektorischer Lidschluss). Sensibilität ↓, z. B. Herpes-simplex-Keratitis; Sensibilität aufgehoben: Läsion N. trigeminus (Zoster ophthalmicus, Kleinhirnbrückenwinkeltumoren, SHT u. a.; **cave**: Keratitis neuroparalytica mit Hornhautulkus!).

13.3 Das rote Auge

13.3.1 Differenzialdiagnostischer Überblick

Injektionstypen
- **Konjunktivale Hyperämie:** Injektion der Bindehautgefäße. Ziegelrote Gefäße mit Verzweigungen erkennbar, zum Limbus hin abnehmende Rötung. Mäßige Bindehautchemosis (Ödem). Gefäße mit der Konjunktiva verschieblich; z. B. bei jeder konjunktivalen Entzündung (▶ 13.3.2) oder Verletzung; oft bei Entzündungen der Lider oder Tränenwege (▶ 13.9.5, ▶ 13.9.6).
- **Ziliäre Hyperämie:** selektive Injektion der limbalen Gefäße. Bläulich-roter Ring. Perikorneal gelegen, Gefäße nicht abgrenzbar; Entzündungen oder Verletzungen der Hornhaut (▶ 13.5, ▶ 13.6).
- **Gemischte Hyperämie:** ziegelrote konjunktivale Gefäße und perikorneal darunter liegende bläulich-rote Verfärbung; Entzündungen oder Verletzungen der Hornhaut u. / o. intraokularen Gewebes, Keratitis, Keratokonjunktivitis (▶ 13.6.1), Iritis (▶ 13.4.3), Uveitis.

Häufige Ursachen des roten Auges sind in ▶ Tab. 13.1 dargestellt.

Weitere Ursachen des roten Auges sind:
- Trauma: Erosio corneae, Fremdkörper, Verätzungen, perforierende Verletzungen (▶ 13.11)
- Lidstellungsfehler: Entropium, Ektropium

13.3.2 Akute Konjunktivitis

Symptome Jucken, Brennen, Fremdkörpergefühl, Rötung (konjunktivale Injektion), Lichtscheu, Lidkrampf, vermehrte Tränenbildung, Schwellung des Bindegewebes.

> Entzündungen der Konjunktiva betreffen meist beide Augen, v. a. bei viraler Konjunktivitis evtl. einseitiger Beginn. Bei persistierend einseitiger Rötung des Auges nach anderen auslösenden Faktoren suchen!

13 Ophthalmologische Notfälle

Tab. 13.1 Häufige Ursachen des roten Auges

	Akutes Glaukom (▶ 13.4.2)	Akute Konjunktivitis (▶ 13.3.2)	Akute Keratitis (▶ 13.6)	Akute Iritis (▶ 13.4.3)
Symptome	Starker Augenhöhlen- bzw. Kopfschmerz; allgemein: Übelkeit, Erbrechen, Fieber	Lidkrampf, Lichtscheu, Brennen, Fremdkörpergefühl, Tränenfluss, AZ meist gut	Schmerzen, Lichtscheu, Lidkrampf, Fremdkörpergefühl	Schmerzen, Lichtscheu, Tränen, Lidkrampf
Visus	↓ (Handbewegung)	Normal	Meist ↓↓	Unterschiedlich, oft ↓
Injektion	Stauungshyperämie	Konjunktival	Gemischt/ziliar	Ziliar
Druck	↑, brettharter Bulbus	Normal	Normal	Normal bis (↓), selten ↑
Pupille	Weit, oval, entrundet, lichtstarr	Normal	Normal	Eng (Reizmiosis), träge Reaktion
Bindehaut	Vermehrte Gefäßfüllung	Chemosis, Sekret	Hyperämie, Chemosis	Normal
Hornhaut	Glanzlos, matt	Normal	Nach Ätiologie verschieden	Präzipitate auf Hornhautrückfläche
Iris	Verwaschen	Normal	Normal oder verwaschen (Begleitiritis)	Verwaschen, schmutzig grau

Ätiologie
- **Infektiös:** meist viral (Conjunctivitis epidemica). Bakterielle Form durch Pneumok., Staphylok., Streptok., Gonok., Chlamydien, Corynebacterium diphtheriae.
- **Nichtinfektiös:** mechanisch (Staub, Fremdkörper), UV-Strahlung, chemisch (Säuren, Laugen, Reizgas), allergisch, Raupenhaare (Conjunctivitis nodosa), Brechungsfehler.

Anamnese
- Fremdkörper? Strahlung (UV)? Verbrennung, Verätzung? Zugluft?
- Allergie bekannt?
- Lidverklebung (z. B. bei bakterieller Infektion)?

Diagnostik
- Kreislaufkontrolle (Puls, RR)
- Symptomorientierte Untersuchung
- Inspektion: konjunktivale Injektion, Bindehautchemosis:
  - **Bakterielle Infektion:** eitrige Sekretion, massive Rötung, oft brettharte Lidschwellung, Auge(n) morgens verklebt
    - Diphtherie: graugelbe Membranen auf Bindehaut, Allgemeinsymptome
    - Pneumokokkeninf.: konjunktivale Blutung
    - Streptokokken: Pseudomembranen (DD Diphtherie)
    - Gonokokken: rahmiger Eiter, brettharte Lider, Bindehautödem
    - Chlamydien (Schwimmbadkonjunktivitis): flockiger Eiter, sagokornartige Schwellungen

- **Virale Infektion:** meist einseitiger Beginn, wässrige Sekretion
- **Nichtinfektiös:** Fremdkörper? Lausbefall von Augenbrauen / Wimpern (Bindehautreizung durch Ausscheidungen? Einbohrung von Raupenhaaren / -kletten und / oder Knötchenbildung in Horn- oder Bindehaut)? Keratoconjunctivitis photoelectrica (▶ 13.3.3)? Allergische Konjunktivitis?

Differenzialdiagnosen Akutes Glaukom (▶ 13.4.2), akute Keratitis (▶ 13.6.1), akute Iritis (▶ 13.4.3), Keratoconjunctivitis photoelectrica (▶ 13.3.3).

Maßnahmen
- **Bakterielle Konjunktivitis:** lokal Antibiotika in Tropfen- oder Salbenform (Tropfen tags, Salben nachts), z. B. Gentamicin (z. B. Gentamicin POS® Augensalbe oder Augentropfen), Neomycin, Polymyxin und Gramicidin (z. B. Polyspectran® Tropfen Augen- und Ohrentropfen), Ofloxacin (Ofloxacin-ratiopharm® 3 mg / ml AT), Azithromycin (Infectoazit® 15 mg / g AT)
- **Virale Konjunktivitis:** Tränenersatzmittel, z. B. Visc-Ophtal® sine Augengel 3–5 × tgl.; lokal Antibiotika zur Vermeidung bakt. Superinf; Vasokonstriktiva (z. B. Proculin®). Cave: Sekret hat hohe Kontagiosität → AU, Freistellung von Kindergarten / Schule
- **Nichtinfektiöse Konjunktivitis:** ggf. Fremdkörper entfernen (▶ 13.5), ggf. Verbrennung / Verätzung behandeln (▶ 13.10). Augenreinigung mit lauwarmem Wasser, lokal Tränenersatzmittel, z. B. Vidisept® EDO® AT 3–5 × tgl., ggf. häufiger; Hylo-Parin® AT 3 × tgl., ggf. häufiger
- **Bei allergischer Genese:** Levocabastin 1 × 1 Tr. (Livocab®), evtl. Cromoglicinsäure 3–4 × 1 Tr. / d (z. B. Cromohexal®). Evtl. lokale Glukokortikoide, wie Dexamethason (z. B. Isopto-Dex®) und systemische Antihistaminika, wie Dimetinden 3 × 1 mg / d p. o. (Fenistil®)
- **Symptomatische Therapie des Juckreizes:** z. B. mit Vasokonstriktiva (z. B. Proculin®) oder Phenylephrin (z. B. Visadron®)
- **Konjunktivitis durch Lausbefall:** lokal Parasympathomimetika (z. B. Pilomann® 2 % Augentropfen, bringen Muskulatur der Parasiten zum Erschlaffen) oder Läuse / Nissen mit Pinzette abzupfen
- **Raupenhaarkonjunktivitis:** FA-Überweisung Augenarzt zur Entfernung

- **Klinikeinweisung** nur bei Verbrennung / Verätzung erforderlich
- **Vorstellung** beim Augenarzt zur Weiterbehandlung am nächsten Tag

Abwendbar gefährlicher Verlauf
Keratitis, Hornhauterosion.

13.3.3 Keratoconjunctivitis photoelectrica

Ätiologie Hochgebirge, Höhensonne, Schweißen.

Symptome Meist in der Nacht akut auftretende Augenschmerzen mit Fremdkörpergefühl, Jucken, Brennen, Rötung (konjunktivale Injektion), Lichtscheu, Lidkrampf, wässrig-schleimige Sekretion.

Anamnese Nach entsprechender Exposition vor 6–12 h fragen.

Maßnahmen
- Vitamin-A-haltige Augensalbe (z. B. VitA-POS® Augensalbe) oder Dexpanthenol-haltige Salbe (z. B. Bepanthen® Augen- und Nasensalbe). Systemische Analgetika, wie Paracetamol 3–4 × 500–1 000 mg / d p. o. (z. B. ben-u-ron®)
- Pat. auf die Dauer der Symptomatik – bis zu 24–36 h – hinweisen
- Evtl. Binokularverband für 6–12 h, Bettruhe

> - **Klinikeinweisung** nicht erforderlich
> - **Vorstellung** beim Augenarzt am nächsten Tag

> **Abwendbar gefährlicher Verlauf**
> Keratitis, Hornhauterosion.

13.4 Augenschmerzen

13.4.1 Differenzialdiagnostischer Überblick

> Plötzlich auftretende Augenschmerzen sind immer ein Warnsymptom, z. B. bei akutem Glaukom, Entzündungen → umgehend Überweisung FA Augenheilkunde oder Klinikeinweisung.

Einen Überblick über mögliche Differenzialdiagnosen gibt ▶ Tab. 13.2.

13.4.2 Akuter Glaukomanfall

Ätiologie Akuter Augendruckanstieg durch Verlegung der Abflusswege des Kammerwassers im Kammerwinkel. F > M, höheres Lebensalter, Maximum 7. Lebensjahrzehnt. In der Regel akutes Engwinkelglaukom (enger Kammerwinkel, Kurzbau des Auges, Anfallsauslöser: psychischer / physischer Stress).

> Schweres Krankheitsbild, das sofort eine spezifische Intervention erfordert. Gefahr der Erblindung innerhalb von Stunden.

Symptome
- Meist einseitig
- In 50 % der Fälle Prodromalsymptome (Nebelsehen, Farbringe)
- Reduzierter AZ: Übelkeit, Erbrechen
- Heftigste Schmerzen, oft nicht lokalisierbar
- Pupille erweitert, lichtstarr, etwas entrundet
- Steinharter Bulbus
- Gemischte Injektion der Konjunktiva

> Bei akutem Glaukomanfall können Allgemeinsymptome im Vordergrund stehen. Auch dann an das Palpieren des Bulbus denken.

13.4 Augenschmerzen

Tab. 13.2 Differenzialdiagnose des Augenschmerzes

Schmerzlokalisation	Schmerzcharakter	Mögliche Ursache
Lid	Ziehen und Brennen bei Berührung und Druck	• Entzündungen der Lidhaut • Ekzem • Lidabszess (▶ 13.9.4) • Herpes simplex • Zoster ophthalmicus • Mitbeteiligung bei Allgemeininfektion • Hordeolum (Gerstenkorn, ▶ 13.9.3) • Chalazion (Hagelkorn, indolent) • Verletzung (▶ 13.11, ▶ 13.12)
Äußerer Lidwinkel (oben)	Ziehen und Brennen bei Berührung und Druck	• Dakryoadenitis acuta (Entzündung der Tränendrüse, ▶ 13.9.6): Paragrafenform der Lidspalte • DD: Hordeolum, Sinusitis frontalis, Konjunktivitis, Orbitalphlegmone
Innerer Lidwinkel (unten)	Ziehen und Brennen bei Druck	Dakryozystitis acuta (Schwellung, Rötung; ▶ 13.9.5), Verletzung (▶ 13.11, ▶ 13.12)
Oberflächliche Schmerzen von Bindehaut und Hornhaut	Brennen, Stechen, Kratzen, Fremdkörpergefühl, Jucken, v.a. bei Lidbewegungen	• Hornhautfremdkörper (▶ 13.5) • Hornhautepithelschädigung (Erosio, ▶ 13.6) • Oberflächliche Augenverletzung (Konjunktivitis, ▶ 13.3.2) • Blepharitis (Lidrandentzündung)
Tiefer Augenschmerz (subjektive Lokalisierung im Bulbus)	Bohrend, ziehend, meist mit Ausstrahlung in Umgebung des Auges (Stirn, Schläfe, Oberkiefer, Zähne), Blendungsschmerz	• Akute Iritis (▶ 13.4.3). • Akutes Glaukom (mit Übelkeit, ▶ 13.4.2) • Perforierende Bulbusverletzung (▶ 13.12) • DD: Sinusitis (▶ 11.4.2), Trigeminusneuralgie (▶ 5.5.8), Migräne (▶ 15.2.6), intrakranieller Prozess
Retrobulbär	Bohrend, ziehend, verstärkt durch Druck auf Bulbus und Bulbusbewegungen	• Neuritis nervi optici • Beginnende Orbitalphlegmone (▶ 14.9.2) • Okuläre Myositis • DD: Sinusitis (▶ 11.4.2), Trigeminusneuralgie (▶ 5.5.8), Migräne (▶ 15.2.6), intrakranieller Prozess

Anamnese
- Meist bestehende Weitsichtigkeit
- Jahreszeitlicher Gipfel im Oktober/November
- Gelegentlich anamnestische Episoden von anfallsartigen einseitigen Kopfschmerzen → subakute Glaukomanfälle
- Auslösende Faktoren (Pupillenerweiterung): z. B. Aufenthalt im Dunkeln, psychische Erregung, Alkohol- oder Kaffeegenuss, medikamentöse Pupillenerweiterung, Wetterfronten

Diagnostik
- Notfallcheck (▶ 4.3.1), Kreislaufkontrolle (RR, Puls)
- Augenpalpation: harter Bulbus
- Visus: deutlich ↓ (▶ 13.2)
- Inspektion: Pupillenform? Pupillenreaktion? (▶ 13.2)

Differenzialdiagnosen Migräne (▶ 16.2.6), akute Konjunktivitis (▶ 13.3.2), akute Keratitis (▶ 13.6.1), akute Iritis (▶ 13.4.3).

Maßnahmen Rasche Senkung des Augeninnendrucks, um Schädigung des Sehnervs zu vermeiden.

> Pilocarpin 2 % Augentropfen (z. B. Pilomann® 2 %) akut; Klinikeinweisung.

- Oberkörperhochlagerung
- I. v. Zugang mit Infusion
- Acetazolamid 500 mg i. v. (z. B. Diamox® parenteral)
- Ggf. Analgesie mit Morphin 5–10 mg i. v. oder Tramadol 100 mg i. v. (z. B. Tramal®)
- Evtl. Sedierung mit 5 mg Diazepam (z. B. Valium®) langsam i. v.
- Ggf. Blutdrucksenkung, z. B. mit Nitrendipin 5 mg p. o. (z. B. Bayotensin® akut 5mg/1 ml Lösung zum Einnehmen)

> **Klinikeinweisung** sofort.

> **Abwendbar gefährlicher Verlauf**
> Erblindung.

13.4.3 Iridozyklitis

Ätiologie Oft ungeklärt; Begleitiritis bei Hornhauterkr.; systemische Erkr.: Morbus Bechterew, Sarkoidose, Morbus Reiter, chron. Arthritis; Z. n. perforierenden Verletzungen, OP; Inf.: Toxoplasmose, Tbc, Lues, Zytomegalie.

Symptome Schmutzig graue Irisverfärbung, Schwellung, Schmerzen, Lichtscheu, Visus ↓, Reizmiosis.

Anamnese
- Systemische Erkr. bekannt, z. B. Spondylitis ankylosans, Sarkoidose, juvenile rheumatoide Arthritis, Reiter-Syndrom?
- Z. n. Trauma, OP?

Differenzialdiagnosen Akutes Glaukom (▶ 13.4.2), Konjunktivitis (▶ 13.3.2).

Maßnahmen Pupillenerweiterung mit Atropin 1-prozentig (z. B. Atropin® EDO) und Scopolamin (z. B. Boro-Scopol® N Augentropfen). Kortison als Tropfen (z. B. Dexa EDO® 1,3mg/ml Augentropfen) oder Salbe (Corti Biciron® N Augensalbe).

> **Vorstellung** sofort beim Augenarzt oder in Augenambulanz.

> **Abwendbar gefährlicher Verlauf**
> Synechien, Sekundärglaukom, Katarakt.

13.5 Bindehaut- und Hornhautfremdkörper

Symptome Anfangs mäßige, später zunehmende Schmerzen, rotes Auge, starkes Tränen, evtl. Lidkrampf oder Visusabfall.

Anamnese Es ist „etwas ins Auge geflogen", z. B. Staubkorn bei Gartenarbeit, im Straßenverkehr (Radfahrer) oder beim Schleifen, Hämmern.

Diagnostik
- Bei fokaler (seitlicher) Beleuchtung Fremdkörper meist als schwarzer oder weißlicher Fleck im Hornhautniveau erkennbar
- Hinweise auf Perforation (Eintrittspforte; austretender, meist dunkel erscheinender Augeninhalt)?
- Bei Fremdkörper unter dem Oberlid (Schmerzen v. a. bei Lidschlag) und fehlendem Hinweis auf Perforation: ektropionieren (▶ 13.2, ▶ Abb. 13.1)
- **Visus:** meist reduziert
- Kreislaufkontrolle (Puls, RR)

Maßnahmen
- Lokalanästhesie, z. B. mit Oxybuprocain-Tr. (z. B. Conjuncain® EDO®) oder notfalls mit Tetracain (Ophtocain®-N). **Cave:** Keine Verordnung von Lokalanästhetika in Tropfen- oder Salbenform (eingeschränkter willkürlicher Lidschluss durch sensorische Betäubung, Lidschlagfrequenz ↓ über den Anästhesiezeitraum → **cave:** Austrocknung des Auges!). **Cave:** Symptomunterdrückung (s. u.)
- Evtl. Spülung des Bindehautsacks
- Ggf. Analgesie, z. B. mit Tramadol 100 mg i. v. (z. B. Tramal®)
- Steriler Augenverband, bei stärkeren Beschwerden zur Ruhigstellung beidseitig

> **Vorstellung** sofort beim Augenarzt oder in Augenambulanz zur Entfernung des Hornhautfremdkörpers unter spaltlampenmikroskopischer Kontrolle.

Abwendbar gefährlicher Verlauf
Hornhautschädigung durch Anwendung von Lokalanästhetika: Verschleierung der Symptome → Pat. glaubt Fremdkörper entfernt → Manipulationsgefahr.

13.6 Veränderungen der Hornhaut

13.6.1 Differenzialdiagnostischer Überblick

- **Keratitis:** Schmerzen, Lichtscheu, Lidkrampf, Fremdkörpergefühl, Visus meist stark herabgesetzt, gemischte Injektion:
  - Bakterielle Keratitis: grauweiße Scheibe in Hornhautmitte, evtl. Eiterbildung in Vorderkammer.
  - Viruskeratitis (meist Herpes-simplex-Virus): beginnend mit stippchenförmigen grauen Epithelflecken, astförmiges Weitersprossen; Sensibilität ↓, daher oft nur geringe Schmerzen.
  - Nichtinfektiöse Keratitis: durch unvollständigen Lidschluss; grauweiße Scheibe in Hornhautmitte oder -unterrand.
- **Keratomykose:** durch kortisonhaltige Augentropfen, bei Kontaktlinsenträgern, Verletzungen im landwirtschaftlichen Bereich (z. B. Stroh / Heu im Auge); grauweißes Ulkus, evtl. Satellitenherde.

Hypopyon: Eiteransammlung am Boden der Vorderkammer des Auges bei Ulcus corneae serpens.

> **Vorstellung** beim Augenarzt i. d. R. bei allen Veränderungen der Hornhaut, da eine Differenzierung im Bereitschaftsdienst und bei mangelnder Erfahrung schwierig ist.

13.7 Sehstörungen und Doppelbilder

13.7.1 Differenzialdiagnostischer Überblick

- **Netzhautablösung (Amotio retinae):** Blitz- oder Funkensehen, dann schwarze Flecken (Mouches volantes), Rußregen oder schwarzer Vorhang, zuerst peripherer, dann totaler Gesichtsfeldausfall, Bulbus oft hypoton, evtl. träge direkte Pupillenreaktion, indirekte Reaktion prompt.
- **Amaurosis fugax:** plötzliche, kurzfristige Erblindung oder Verschwommensehen mit „grauer Wolke". Visus für Sek. oder Min. deutlich ↓ (bis evtl. zur Amaurose). Oft Vorbote ausgedehnter zerebraler Ischämien, daher Behandlung und neurologische Abklärung wie bei TIA (▶ 16.2.1).
- **Glaskörperabhebung:** blitzähnliche Lichterscheinungen, Sehen von Flecken oder Spinnen, die vor dem Auge schwimmen, nur geringe Visusminderung.
- **Retinopathia centralis sclerosa:** einseitiges Verschwommensehen, meist mit Verkleinerung des Bilds und Verzerrtsehen; häufig nach Stresssituation und bei Rauchern, ≥ 50 J., nur geringe Visusverminderung.
- **Akute Diplopie / Augenmuskelparese:** Doppelbilder, Kopfzwangshaltung, Orientierungsschwierigkeiten, Schwindel, anamnestisch evtl. vaskuläre oder Infektionskrankheiten oder Trauma (Blow-out-Fraktur).
- **Akuter Schub einer multiplen Sklerose** (▶ 16.2.4): Meist bekannte Erkr., evtl. Erstmanifestation mit Doppelbildern.

> **Vorstellung** sofort beim Augenarzt oder in einer Augenambulanz zur weiteren Abklärung.

13.8 Visusverlust

13.8.1 Differenzialdiagnostischer Überblick

Ätiologie Schlagartiger Sehverlust meist auf dem Boden von Durchblutungsstörungen, evtl. aber auch Störungen der Netzhaut, des N. opticus oder der Sehbahn. DD internistische Krankheitsbilder (z. B. Hypertonie). Bei V. a. Amaurosis fugax: wie bei TIA anderer Genese (▶ 4.10.3) sofort Behandlung einleiten!

- Eintreten innerhalb von Sekunden.
- Aufgeregter Pat. macht nicht immer klare anamnestische Angaben → gezielte Fragen stellen.
- Ein Zentralarterienverschluss muss sofort erkannt werden (▶ 13.8.2).

- **Zentralarterienverschluss** (▶ 13.8.2): schlagartige, einseitige Erblindung; evtl. Lichtscheinwahrnehmung.
- **Riesenzellarteriitis (Horton-Krankheit):** anfallsartiger Kopf- und Augenschmerz (temporal), zuerst ein-, später auch beidseitig, plötzlicher Visusverlust; A. temporalis druckschmerzhaft, evtl. überwärmt; Lebensalter > 65 J.; schlagartiges Ansprechen auf Kortikoide → Vorstellung zeitnah beim Hausarzt und FA Rheumatologie.
- **Zentralvenenverschluss:** rasch progredienter, schmerzloser Visusverlust; Gesichtsfeldausfälle in Stunden bis Tagen, „Schleier vor dem Auge"; evtl. Hypertonie, Atherosklerose (Rauchen und Ovulationshemmer?) → Hämodilution, Augendrucksenkung mit z. B. Vistagan® Liquifilm® 0,5 % AT, Klinikeinweisung in Augenklinik.
- **Akute ischämische Optikusneuropathie:** plötzliche einseitige Visusherabsetzung; anamnestisch meist Hypertonie, Nikotinabusus, Hyperlipidämie, ≥ 65 J. **Visus:** Fingerzählen immer möglich. **Gesichtsfeld:** meist Defekt der unteren Gesichtsfeldhälfte, seltener obere Hälfte → **Klinikeinweisung** in Augenklinik.
- **Neuritis nervi optici:** einseitige, über Stunden oder Tage zunehmende Visusminderung, Nebel oder Schleierwahrnehmung; dumpfe, retrobulbäre Schmerzen; oft entzündliche Vorerkr. **Gesichtsfeld:** meist Zentralskotom. **Pupillenreaktion:** verminderte Reaktion der erkrankten Seite auf Licht. **Palpation:** typischer Bewegungs- oder Druckschmerz des befallenen Auges → Vorstellung beim Augenarzt, Weiterbehandlung des Grundleidens.
- **Glaskörperblutung:** einseitiger, rascher Visusverlust innerhalb von Stunden; zunehmende Verdunkelung (Schlierensehen, Rußregen vor dem Auge, z. T. mit rötlicher Verfärbung) → **Klinikeinweisung** in Augenklinik.

13.8.2 Zentralarterienverschluss

Ätiologie Embolisch (absolute Arrhythmie, Endokarditis), thrombotisch (Arteriosklerose), entzündlich (Arteriitis temporalis).

Symptome
- Schmerzlose Erblindung, keine Besserung innerhalb von Stunden (falls Pat. so lange wartet)
- Visus: evtl. nur Lichtscheinwahrnehmung oder Amaurosis, zentrale Sehinsel kann erhalten sein, fast immer einseitig

Anamnese
- Bevorzugt höheres Lebensalter
- Grunderkr. (z. B. Diab. mell., Hypertonie, Arteriosklerose, Hyperlipidämie)?
- Rauchen? Ovulationshemmer?
- Anamnestisch häufig vorangegangene Amaurosis fugax
- Herzrhythmusstörungen?

Diagnostik
- Kreislaufkontrolle (Puls, RR), Inspektion und Palpation
- Pupillenreaktion: direkte Lichtreaktion aufgehoben, indirekte regelrecht
- Pupillenform normal
- Gesichtsfeld: meist vollständiger Ausfall

Maßnahmen
- I. v. Zugang mit Infusion (z. B. Ringer-Lsg.)
- Bulbusmassage
- Ggf. vorsichtige Sedierung z. B. mit Diazepam 5 mg (z. B. Valium®)

Klinikeinweisung umgehend in Augenklinik, um Option der Fibrinolyse zu prüfen. Frühe irreversible Schädigung der Ganglienzellen.

Abwendbar gefährlicher Verlauf
Erblindung.

13.9 Schwellung im Bereich des Auges und der Anhangsgebilde

13.9.1 Differenzialdiagnostischer Überblick

Cave: Orbitalphlegmone ist wegen möglicher Komplikationen (Sinusvenenthrombose, [▶ 5.5.9], Meningitis [▶ 5.5.6]) ein lebensgefährliches Krankheitsbild! Frühzeitig daran denken!

- **Orbitalphlegmone** (▶ 13.9.2): Exophthalmus, pralle Schwellung der Lider und Umgebung, Augenbewegung eingeschränkt, schmerzhaft; Fieber, Übelkeit, Erbrechen
- **Hordeolum** (▶ 13.9.3): Lidödem, hochrote Vorwölbung des Lidrands, später Eiterhof
- **Lidabszess** (▶ 13.9.4): Rötung und fluktuierende Schwellung des Lids, Verengung der Lidspalte
- **Dakryozystitis** (▶ 13.9.5): hochrote, schmerzhafte Schwellung am medialen Augenrand; Begleitödem von Lid und Nasenrücken
- **Dakryoadenitis** (▶ 13.9.6): druckschmerzhafte Schwellung des Oberlids (liegende Paragrafenform)

13.9.2 Orbitalphlegmone

Symptome
- Einseitiger Exophthalmus
- Chemosis, pralle Schwellung der Lider und der Umgebung, Rötung und Druckschmerz der Lider
- Häufig Ptosis und Doppelbilder
- Allgemein: Fieber, evtl. Übelkeit, Erbrechen

Anamnese
- Bestehende Sinusitis (zu 70%)? Gesichtsfurunkel? Sepsis?
- Zahnkeimeiterung beim Säugling

Diagnostik Inspektion und Palpation der Lider (druckschmerzhaft, starker Bewegungsschmerz). Pupillenreaktion und Visus ↓.

Klinikeinweisung sofort in Augenklinik oder Chirurgie.

13.9 Schwellung im Bereich des Auges und der Anhangsgebilde

Abwendbar gefährlicher Verlauf
Meningitis, Sinusvenenthrombose.

13.9.3 Hordeolum (Gerstenkorn)

Ätiologie Entzündung der Talg- oder Schweißdrüsen der Lidränder durch Strepto- oder Staphylokokken.

Symptome Lidödem, hochrote Vorwölbung des Lidrands, später Eiterhof.

Maßnahmen
- Trockene Wärme (Rotlicht 2–3 × tgl.).
- Augensalben mit Bibrocathol (z. B. Posiformin® 2 %, Augensalbe) 3–5 × tgl. einen 0,5 cm langen Salbenstrang in Bindehautsack. Meist Eiterentleerung durch Spontanperforation.

Vorstellung nur bei ausgeprägtem Befund beim Augenarzt am nächsten Tag.

Abwendbar gefährlicher Verlauf
Lidabszess, Orbitalphlegmone.

13.9.4 Lidabszess

Ätiologie Verletzungen oder metastatische Absiedelungen bei Eiterherden (z. B. Osteomyelitis).

Symptome
- Rötung des Lids, Verengung der Lidspalte bis zum Verschluss
- Allgemein: leichtes Fieber

Diagnostik Palpation: fluktuierende Lidschwellung, Schwellung der präaurikulären LK.

Vorstellung beim Augenarzt zur Inzision, Drainage.

Abwendbar gefährlicher Verlauf
Orbitalphlegmone.

13.9.5 Dakryozystitis

Definition Entzündung des Tränensacks.

Ätiologie Oft exazerbierte chron. Dakryozystitis, mechanische Schädigung des Tränensackepithels (z. B. Sondierung).

Symptome Hochrote, schmerzhafte Schwellung am medialen Augenrand, Begleitödem von Lid und Nasenrücken.

Maßnahmen
- Feuchtwarme Umschläge, z. B. mit Rivanol® Lsg. 0,1 %, lokale Antibiotika (z. B. InfectoGenta® Augentropfen 0,3 % / Augensalbe 0,3 %) stündlich
- Bei ausgeprägten Befunden systemische Antibiose, z. B. mit Flucloxacillin 3 × 500 mg / d p. o. (Flanamox®, Staphylex®)

Vorstellung kurzfristig bei massivem Befund beim augenärztlichen Notdienst, spätestens aber am nächsten Tag.

Abwendbar gefährlicher Verlauf
Orbitalphlegmone.

13.9.6 Dakryoadenitis

Definition Tränendrüsenentzündung.

Ätiologie Akut: Infektionskrankheiten (Mumps, Masern, Scharlach, Grippe), bakt. Konjunktivitis, Verletzungen. Chron.: Trachom, Tbc, Lues, Morbus Hodgkin, Leukämie, Mikulicz-Syndrom, Sarkoidose, Sjögren-Syndrom.

Symptome
- Druckschmerzhafte Schwellung des Oberlids, „liegende Paragrafenform", d. h., Lid hängt bogenförmig nach temporal. Präaurikuläre LK-Schwellung.
- Beim Anheben des Oberlids Hervortreten der geschwollenen Tränendrüse.

Differenzialdiagnose Hordeolum, Chalazion, Lidabszess, Periostitis des Orbitarands, Orbitalphlegmone (keine sichtbare Schwellung der Drüse); Retentionszyste der Tränendrüse (Dakryops): vergrößert sich beim Weinen.

Maßnahmen
- Feuchtwarme Umschläge mit Rivanol-Lsg. 0,1 %, lokale Antibiotika wie Gentamicin 3–5 × 1 Tr / d (z. B. Refobacin® Augentr. oder Polyspectran® Tr.).
- Bei massivem Befund ggf. systemische Antibiose wie bei Dakryozystitis (▶ 13.9.5).

Vorstellung sofort beim augenärztlichen Notdienst.

Abwendbar gefährlicher Verlauf
Orbitalphlegmone.

13.10 Verätzungen und Verbrennungen des Auges

Pat. oft sehr ängstlich → Ruhe bewahren und ausstrahlen. Evtl. Sedierung des Pat.

Symptome Stärkste Augenschmerzen, Tränen, Lichtscheu, massiver Blepharospasmus (Lidkrampf).

13.10 Verätzungen und Verbrennungen des Auges

Anamnese
- Arbeits- oder Haushaltsunfall?
- Unfallhergang? Z. B. Stichflamme, heiße Dämpfe oder (Tränen-)Gas (Exposition beendet?), kochendes Wasser, glühendes Metall, Starkstrom, Explosion, heißes Öl / Fett.
- Ätzende Substanz? Lauge?

Diagnostik
- Notfallcheck (▶ 4.3.1).
- Inspektion des Auges:
  - Leichte Verätzung: Konjunktiva teils hyperämisch, teils ischämisch (blass), Blepharospasmus, Hornhaut klar.
  - Schwere Verätzung: Partielle oder totale Hornhauttrübung („gekochtes Fischauge") mit nebliger Eintrübung.
  - Verbrennung: 1.–3. Grades der Lid- und Bindehaut → Rötung, Blasenbildung, Nekrosen. Augapfel tatsächlich betroffen? Hornhauttrübung? Versengte Augenbrauen und Wimpern?
- Erosion bis zu tiefen Gewebsnekrosen der Hornhaut.
- Häufig sind Lider und Gesichtshaut durch Spritzer ebenfalls verätzt.
- Prüfung der Sehschärfe (▶ 13.2).
- Kreislaufkontrolle (Puls, RR).

Differenzialdiagnosen
- Säureverätzung: Koagulationsnekrose.
- Laugenverätzung (z. B. Kalk, Zement, Kontaktlinsenreiniger): Kolliquationsnekrose. Rasches Vordringen in tiefere Gewebsschichten, Gefahr der Penetration in Kammerwasser und Glaskörper, Perforationsgefahr.

Maßnahmen Augenspülung sofort am Unfallort beginnen. Notfalls Augenspülung unter laufendem Wasserstrahl am Waschbecken (in jedem Fall besser als keine Spülung!).
- Handschuhe anziehen – Eigenschutz! Ggf. eigene Augen vor Spritzern mit Brille oder durch Abstand schützen.
- Ggf. Lokalanästhesie, z. B. mit Oxybuprocain-Tr. (z. B. Conjuncain® EDO®) oder Tetracain (Ophtocain®-N).
- Grobe Partikel mit Zipfel einer Kompresse oder Wattestäbchen entfernen.
- Kalkverätzungen: trocken austupfen und – sofern vorhanden – mit Öl ausspülen. Entscheidend ist schnelle Dekontamination, da durch Reizsekretion des Auges die Kalkverätzung unterhalten wird → notfalls also mit viel Wasser spülen.
- Verbrennungen: Augenspülung (Isogutt® akut MP), desinfizierende Augensalben, z. B. Bibrocathol (Posiformin® 2 % AS), Verband; ab 2. Grades Klinikeinweisung.
- Kopf zur Seite des verletzten Auges neigen lassen. Auge öffnen und offen halten. Meist müssen Augenlider mit Gewalt geöffnet werden, wenn möglich durch Helfer, sonst alle nachfolgenden Handgriffe einhändig vornehmen. Ektropionieren ist dann z. B. nicht möglich.
- Mit Isogutt® akut MP, notfalls auch mit anderer Flüssigkeit (z. B. Ringer-Lsg.) aus Plastiksprühflasche oder Infusionsschlauch Horn- und Bindehaut spülen. **Cave:** Spülflüssigkeit darf nicht ins Gegenauge gelangen!
- Pat. in alle vier Hauptrichtungen blicken lassen. Oberen und unteren Bindehautfornix mit 10- oder 20-ml-Spritze mit aufgesetzter Plastikverweilkanüle vorsichtig ausspülen.
- Zur besseren Exposition der Bindehaut Oberlid ektropionieren (▶ 13.2).

- Fortführen der Spülung während der Fahrt in die Klinik: Spülschale mit Dauerinfusion (Elektrolytlösung) oder alle 5 Min. mit Isogutt® Augenspülung tropfen.
- Schmerzstillung, ggf. noch **vor** der Spülung, mit Tramadol 100 mg i.v. (z.B. Tramal®).
- Sedierung → Diazepam i.v. (z.B. Valium®).

> **Klinikeinweisung** immer in Augenklinik, dort Dauerspülung bis zu 24 h. Topische Kortikoide und/oder Ciclosporin A. Später operative Nekrosenentfernung mit plastischer Deckung. Evtl. Hornhauttransplantation.

13.11 Stumpfe Bulbusverletzung

Anamnese
- Arbeits-, Sport- (z.B. Tennis, Golf) oder Autounfall? Schlägerei?
- Schmerzen? Doppelbilder (z.B. bei Blow-out-Fraktur)?

Diagnostik
- Notfallcheck (▶ 4.3.1), Kreislaufkontrolle (Puls, RR)
- Inspektion:
  - Periorbital: Hämatom, Lidschwellung, Enophthalmus
  - Bulbus: gemischte Injektion, diffuse Chemosis oder Unterblutung der Bindehaut. Bei schwerem Trauma Hornhauttrübung. Sichtbare Wundöffnung. Bei gedeckter Perforation meist dunkel erscheinendes, prolabiertes intraokulares Gewebe unter der Bindehaut
  - Vorderkammer: abgeflacht oder aufgehoben, Einblutung
  - Pupille: entrundet, fehlende Lichtreaktion
- Visusprüfung: Minderung, Visusverlust bei massiver Einblutung oder Optikusabriss

Maßnahmen
- Oberkörperhochlagerung
- Ggf. Analgesie, z.B. mit Morphin 5–10 mg i.v. oder Tramadol 100 mg i.v. (z.B. Tramal®)
- Sedierung mit Diazepam 5 mg i.v. (z.B. Valium®)
- Steriler Verband, ggf. doppelseitiger Verband zur Ruhigstellung

Abhängig vom Allgemeinbefinden und Ausmaß des Traumas i.v. Zugang mit Infusion (z.B. Ringer-Lsg.).

> **Klinikeinweisung** immer in Augenklinik oder chirurgische Klinik.

> Keine Acetylsalicylsäure zur Analgesie wegen evtl. erforderlicher Operation.

13.12 Perforierende Bulbusverletzung

Anamnese Unfall im Straßenverkehr (Windschutzscheibenverletzung) oder am Arbeitsplatz (z.B. Metallsplitter beim Bohren, Hämmern, Fräsen, Schleifen). Stich- oder Schnittverletzungen.

Diagnostik Notfallcheck (▶ 4.3.1), Kreislaufkontrolle (Puls, RR).

13.12 Perforierende Bulbusverletzung

> ❗ Bei V.a. perforierende Verletzung Bulbus nicht palpieren, Lider nicht ektropionieren.

- Visus ↓
- Pupillenreaktion: keine
- Inspektion:
  - Bei kleiner Perforation meist aufgehobene Augenvorderkammer und Verziehung der Pupille zur Perforationsstelle
  - Bei schwerer Perforation evtl. eingefallener hypotoner Bulbus, erkennbarer Uvea- und Glaskörpervorfall, sichtbare Wundöffnungen von Hornhaut oder Sklera, diffuse Chemosis mit Unterblutung der Bindehaut

Maßnahmen

> ❗
> - Fremdkörper nicht entfernen. Bei spitzen Gegenständen deren weiteres Eindringen verhindern. Längere Gegenstände stabilisieren.
> - Vorsicht beim Umlagern des Patienten.
> - Keine Manipulationen am verletzten Auge.
> - Erstbehandlung mit Salben ist ein Kunstfehler.
> - Zurückhaltende Tropfenapplikation (z. B. Lokalanästhetikum) wegen möglicher Verunreinigung.

- Oberkörperhochlagerung.
- Trockener, steriler, ggf. doppelseitiger Verband zur Ruhigstellung. **Cave:** Verband locker anlegen, sodass kein Druck auf den Bulbus entsteht.
- Ggf. Analgesie z. B. mit Tramadol 100 mg i. v. (z. B. Tramal®).
- Sedierung mit Diazepam 5 mg i. v. (z. B. Valium®).

In Abhängigkeit vom AZ i. v. Zugang mit Infusion (z. B. Ringer-Lsg.).

> ✚ **Klinikeinweisung** in nächste Augenklinik zur operativen Versorgung.

> ⚡ **Abwendbar gefährlicher Verlauf**
> Kleinere Perforationen sind schwierig zu diagnostizieren und können leicht übersehen werden, daher schon bei Verdacht Behandlung wie bei Perforation.

14 Urologische Notfälle

Edgar Strauch

14.1 Dysurie und Pollakisurie 386
14.1.1 Differenzialdiagnostischer Überblick 386
14.1.2 Entzündungen der ableitenden Harnwege 386
14.1.3 Prostatitis 387
14.2 Schmerzen in Hoden und Penis 387
14.2.1 Differenzialdiagnostischer Überblick 387
14.2.2 Hodentorsion 388
14.2.3 Akute Epididymitis 389
14.2.4 Paraphimose 389
14.2.5 Priapismus 390
14.2.6 Fournier-Gangrän 391

14.1 Dysurie und Pollakisurie

14.1.1 Differenzialdiagnostischer Überblick

Differenzialdiagnosen sind in ▶ Tab. 14.1 aufgeführt.

> Bei Frauen mittleren Alters häufig funktionelle Pollakisurie, typischerweise ohne Nykturie.

Tab. 14.1 Differenzialdiagnosen

Ätiologie	Pollakisurie	Dysurie
Akute Zystitis (▶ 14.1.2)	+	+
Urethritis (▶ 14.1.2)	+	+
Blasen-, Urethraneoplasie	+	(+)
Akute Prostatitis (▶ 14.1.3)	+	+
Prostataadenom, -Ca	+	-
Urethrastrikturen, Schrumpfblase	+	-
Akute Pyelonephritis (▶ 14.1.2)	(+)	(+)

14.1.2 Entzündungen der ableitenden Harnwege

Symptome
- Plötzlicher Erkrankungsbeginn mit schwerem Krankheitsgefühl
- Übelkeit, Erbrechen, Abgeschlagenheit, Fieber und Schüttelfrost
- Zunehmende Rückenschmerzen
- Pollakisurie (häufiges Wasserlassen, geringe Menge), Dysurie (schmerzhaftes Wasserlassen)

Anamnese
- Nephrolithiasis oder Harnwegsobstruktionen bekannt?
- Risikofaktoren: Gravidität, Diab. mell., zytostatische Therapie, Kokkeninfektion, neurogene Blasenentleerungsstörungen.
- Schmerzmittelabusus (Phenazetine) bekannt?
- Kindliche Pyelonephritis: Hinweisendes Symptom ist Enuresis mit Fieber. Urogenitale Fehlbildungen, vesikorenaler Reflux bekannt?

Diagnostik
- Notfallcheck (▶ 4.3.1), Kreislaufkontrolle (RR, Puls), Temperatur messen
- Palpation: Rücken- und Flankenschmerz, Nierenlager-Klopfschmerz, prall gefüllte Blase?
- Abdomenauskultation: evtl. reflektorische Magen-Darm-Atonie (paralytischer Ileus)

Differenzialdiagnosen Siehe „akuter Bauch" (▶ 5.2.1), zusätzlich Epididymitis (▶ 14.2.3), Salpingitis.

Maßnahmen
- Pat. soll möglichst > 3 l/d trinken.
- Analgesie mit Tramadol 100 mg i. v. oder Butylscopolaminiumbromid + Paracetamol 2–3 × 1 Supp. tgl.

Antibiotikatherapie einleiten:
- **Unkomplizierte Zystitis:** Fosfomycin-Trometamol 3000 mg einmalig, Nitrofurantoin 4 × 50 mg/d p.o., Nitroxolin 3 × 250 mg/d p.o., Pivmecillinam 2–3 × 400 mg/d p.o.
- **Unkomplizierte Pyelonephritis:** Ciprofloxacin 2 × 500–750 mg/d über 7–10 d, Levofloxacin 1 × 750 mg/d über 5 d, Cefpodoxim-Proxetil 2 × 200 mg/d über 10 d

Cave: bei Schwangerschaft **keine** Cephalosporine der 2. und 3. Generation.

Klinikeinweisung bei schlechtem AZ erwägen.

Abwendbar gefährlicher Verlauf
Urosepsis, Pyonephrose bei unerkanntem, schleichendem Verlauf.

14.1.3 Prostatitis

Symptome Dysurie, Schmerzen im Damm, Defäkationsschmerz, evtl. Fieber.

Diagnostik Rektale Untersuchung: Prostata teigig weich, vergrößert, bei akuter Prostatitis sehr schmerzhaft. Urin-Stix.

Differenzialdiagnosen Harnwegsinfekt (▶ 14.1.2), Epididymitis (▶ 14.2.3), Prostatopathie (nicht bakteriell bedingt).

Maßnahmen
- Bei Hinweis auf bakterielle Entzündung (Fieber, eitriges Exprimat): Antibiotikatherapie Ciprofloxacin 2 × 500 mg/d p.o. mind. 10 d
- Bei aseptischer Prostatitis Antiphlogistika, wie Diclofenac 1 × 50 mg/d Supp.

- **Klinikeinweisung** bei Hinweis auf Abszedierung zur Abszessspaltung und Drainage
- **Vorstellung** beim Urologen am nächsten Werktag zum sonografischen Ausschluss von Abszessarealen

Abwendbar gefährlicher Verlauf
Fistelbildung, Abszessbildung bzw. -rezidiv, chronische Prostatitis.

14.2 Schmerzen in Hoden und Penis

14.2.1 Differenzialdiagnostischer Überblick

- **Hodentorsion** (▶ 14.2.2): plötzlich auftretende, stärkste Schmerzen (Vernichtungsschmerz), bis in Leiste ziehend, evtl. Übelkeit, Erbrechen, Schock
- **Akute Epididymitis** (▶ 14.2.3): Fieber, zunehmend starke Schmerzen in Nebenhoden, Skrotum, evtl. Pollakisurie/Dysurie

- **Paraphimose** (▶ 14.2.4): schmerzhafte ödematöse Schwellung der Glans penis und des Präputiums bei retrahierter Vorhaut
- **Priapismus** (▶ 14.2.5): akut auftretende, schmerzhafte Dauererektion; Harnverhalt
- **Fournier-Gangrän** (▶ 14.2.6): rasch progrediente Gangrän an Skrotum und Penis
- **Harnröhrenverletzung:** Trauma vorausgegangen, Beckenringfraktur? Fahrrad-/Motorradunfall? Verletzung durch Draht, Stift o. Ä. bei Masturbation
- **Penisverletzung:** Hautablederung bei stumpfem Bauchtrauma, Verletzungen durch „Masturbationshilfen"; Penisfraktur (Ruptur der Corpora cavernosa) nur bei Erektion (z. B. forcierter Koitus) möglich
- **Hodentrauma:** stumpfe Traumen (Tritt, Fahrradunfall u. a.), V. a. Hodenruptur. Offene Verletzungen (Stich-, Spieß-, Schnittverletzungen)

Klinikeinweisung sofort bei Hinweisen auf Harnröhren-, Hoden- oder Penisverletzungen.

14.2.2 Hodentorsion

Prädilektionsalter 1.–4. Lj.; außerdem junge Männer vor, während oder kurz nach der Pubertät.

Symptome
- Plötzlich auftretende, stärkste Schmerzen (Vernichtungsschmerz) bis in die Leiste ziehend, evtl. mit Abdominalsymptomatik (Übelkeit, Erbrechen, evtl. Schock)
- Bei Kleinkindern Bauchschmerzen und Koliken

Anamnese
- Evtl. Pendelhoden bekannt
- Plötzliches Auftreten, evtl. nach/bei Trauma oder Sport (Springen!), aber auch nachts

Diagnostik
- Kreislaufkontrolle (RR, Puls)
- Inspektion: leicht gerötete und ödematös geschwollene Skrotalhaut, später Anschwellen von Skrotalhaut und Inhalt
- Palpation: weiche Bauchdecke, sehr stark druckdolenter Tumor im Skrotum
- Initial elastisch fixierter Hodenhochstand (Brunzel-Zeichen), Verdrehung oft palpabel
- Bei Hodenanhebung Schmerzzunahme

Differenzialdiagnosen Inkarzerierte Hernie (▶ 5.2.8), Epididymitis (▶ 14.2.3), Appendizitis (▶ 5.2.4), Harnleiterstein (▶ 5.2.11); weitere DD ▶ 5.2.1.

Maßnahmen
- Analgesie: Tramadol 1,5 mg/kg KG i. v., evtl. zusätzlich Metamizol 10–20 mg/kg KG i. v., 1 Amp. à 1/2,5 g bei etwa 70 kg KG langsam i. v.
- Ggf. Kreislaufstabilisierung: i. v. Zugang mit Infusion (z. B. Ringer-Lsg.)

Klinikeinweisung sofort zur Detorquierung.

Abwendbar gefährlicher Verlauf
Schock (▶ 4.6), Nekrose, Infertilität. Operative Freilegung muss innerhalb von 4–6 h erfolgen, sonst akute Gefahr einer Hodenatrophie mit irreversibler Schädigung der Spermiogenese.

14.2.3 Akute Epididymitis

Symptome
- Evtl. Fieber mit Schüttelfrost
- Zunehmend starke Schmerzen im Hoden, Skrotum; in die Leistenbeuge ausstrahlend
- Oft Pollakisurie/Dysurie

Anamnese
- Frühere Harnwegsinfekte?
- Urogenitale Fehlbildungen?
- Instrumentelle Untersuchungen vorausgegangen?
- Harnblasenkatheter?

Diagnostik
- Kreislaufkontrolle (RR, Puls)
- Inspektion: Skrotum gerötet
- Palpation: Druckdolenz von Nebenhoden und Samenstrang, Schwellung des Nebenhodens mit unklarer Abgrenzbarkeit zum Hoden
- Ödematös-entzündlich verdickter Samenstrang
- Bruchpforten offen?
- Diaphanoskopie: keine Transparenz
- Oft entzündliche Begleithydrozele; **cave:** dann aber Transparenz bei Diaphanoskopie, d.h., das Licht einer Untersuchungslampe scheint durch das Skrotum hindurch.

Maßnahmen
- Analgesie: z. B. Tramadol 100 mg i. v.
- Ggf. Kreislaufstabilisierung: i. v. Zugang, Infusion (z. B. Ringer-Lsg.)
- Antibiose mit Breitspektrumantibiotikum: Gyrasehemmer, wie Ciprofloxacin 2 × 250–500 mg/d p. o. für 10 d oder Levofloxacin 1 × 500 mg/d für 7–14 d
- Antiphlogistikum, wie Diclofenac 3 × 50 mg/d p. o.
- Bettruhe, Kühlung, Hochlagerung (Hodenbänkchen aus zusammengerolltem feuchtem Waschlappen)

Klinikeinweisung i. d. R. nicht erforderlich, bei Samenstranginfiltration jedoch sofort.

Abwendbar gefährlicher Verlauf
Urosepsis, Abszedierung, chron. Epididymitis, spätere Infertilität.

14.2.4 Paraphimose

Symptome Schmerzhaft ödematöse Schwellung der Glans penis bei retrahierter, enger Vorhaut.

Anamnese
- Bekannte Einengung der Vorhaut?
- Entzündliche Veränderungen/Erkr.? Z. n. Verletzung/OP?
- Auftreten während oder nach Koitus, Masturbation?

Diagnostik
- Kreislaufkontrolle (RR, Puls)
- Blickdiagnose: „Spanischer Kragen", blaurote, geschwollene Glans penis

Maßnahmen
- Analgesie mit Tramadol 100 mg i.v. Evtl. (sehr vorsichtiger) Repositionsversuch (▶ Abb. 14.1): Am liegenden Pat. beidhändig mit 2. und 3. Finger Sulcus coronarius umfassen und mit beiden Daumen das Ödem von Glans und Präputium ausdrücken und dabei versuchen, die Vorhaut wieder zu reponieren (Gleitmittel verwenden!).
- Evtl. Sedierung (auf jeden Fall vor Repositionsversuch) mit Diazepam 10 mg i.v. (z.B. Valium®, Diazepam ratio®), fraktioniert.

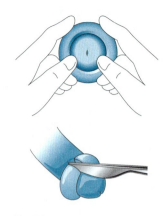

Abb. 14.1 Reposition einer Paraphimose [L106]

Klinikeinweisung zur dorsalen Inzision des Schnürrings und Zirkumzision, möglichst in urologische Klinik.

Abwendbar gefährlicher Verlauf
Bei Fortbestehen Gefahr der Gangrän der Glans penis.

14.2.5 Priapismus

Symptome
- Akut auftretende, schmerzhafte Dauererektion ohne vorherige sexuelle Stimulation und ohne Ejakulation
- Schmerzhafter Harnverhalt
- Evtl. Tachykardie (schmerzbedingt)

Anamnese
- Stoffwechselerkr. (z.B. Diabetes mell.)? Bluterkr. bekannt (z.B. Leukämie)?
- Alkohol- oder Marihuana-Abusus? Medikamente, z.B. Chlorpromazin, Kortison, Trazodon (Thombran®)?
- Operation vorausgegangen?
- Peniskarzinom (evtl. Thrombosen im kleinen Becken)? Tumoren im kleinen Becken?
- Medikamentös: Schwellkörperautoinjektionstherapie (SKAT) zur Impotenzbehandlung (Papaverin-Phentolamin, Prostaglandin E1)?
- Hämodialyse (selten)?

Diagnostik
- Kreislaufkontrolle (RR, Puls)
- Inspektion: evtl. blau-violette Verfärbung des Präputiums und der Glans penis, des gesamten Penis bei länger bestehendem Priapismus

- Palpation: Glans penis und Corpus callosum schlaff

Maßnahmen
- Ggf. Kreislaufstabilisierung: i. v. Zugang und Infusion (z. B. Ringer-Lsg.). Analgesie: Metamizol 2,5 g i. v. **und** Tramadol 100 mg i. v.
- Evtl. Sedierung mit Diazepam 10 mg

Klinikeinweisung sofort, möglichst in Klinik mit urologischer Abteilung zur medikamentösen und / oder chirurgischen Weiterbehandlung (Punktion der Corpora cavernosa zur Aspiration von 10–20 ml Blut und ggf. Injektion von 10–20 µg Epinephrin).

Abwendbar gefährlicher Verlauf
Behandlungserfolg nur bei Therapiebeginn innerhalb von 24 h, sonst Fibrosierung mit erektiler Impotenz möglich.

14.2.6 Fournier-Gangrän

Rasch progrediente Gangrän an Skrotum und Penis.

Symptome Kurzes Prodromalstadium mit Fieber, Schmerzen, Rötung, Krepitation des Skrotums oder Perineums. Danach Übergang in foudroyante, übel riechende Gangrän bis hin zum septischen Schock.

Anamnese
- Harnwegsobstruktionen, z. B. Strikturen, Adenom, Karzinom?
- Infektionen (z. B. Harnwege, ischiorektal)?
- Operationen (z. B. Vasektomie, plastische Rekonstruktionen)?
- Injektionen in die Femoralgefäße?
- Diab. mell.?
- Chronischer Alkoholabusus?

Diagnostik
- Notfallcheck (▶ 4.3.1), Kreislaufkontrolle (RR, Puls), kapilläre Füllungszeit?
- Inspektion: Rötung, Ulzerationen, Sekretion, Ausdehnung, Injektionsverletzungen

Maßnahmen
- Mind. 1 großlumiger i. v. Zugang mit Infusion (z. B. Ringer-Lsg. oder Plasmaexpander)
- Bei Vollbild des Schocks ggf. Intubation (▶ 4.4.3) und Beatmung
- Analgesie mit z. B. Tramadol 100 mg i. v.

Klinikeinweisung sofort mit NAW in chirurgische oder urologische Abteilung.

Abwendbar gefährlicher Verlauf
Sepsis, Hodenverlust, Beteiligung von Penis, Perineum, Bauchwand, Exitus in bis zu 50 % der Fälle.

15 Gynäkologische Notfälle

Sandra Niggemeier

15.1 **Gynäkologische Anamnese** 394
15.2 **Unterbauchschmerzen** 394
15.2.1 Differenzialdiagnostischer Überblick 394
15.3 **Vaginale Blutungen** 395
15.4 **Pille danach** 395
15.5 **Mutterpass** 396
15.6 **Notfälle in der Schwangerschaft** 398
15.6.1 Grundsätzliches 398
15.6.2 Blutungen in der Frühschwangerschaft 398
15.6.3 Blutungen in der Spätschwangerschaft 399
15.6.4 Vorzeitige Wehentätigkeit, drohende Frühgeburt 401
15.6.5 Hyperemesis gravidarum 402
15.6.6 Hypertonie, Präeklampsie (Gestose), Eklampsie 402
15.6.7 Vena-cava-Kompressionssyndrom 404
15.6.8 Akutes Abdomen in der Schwangerschaft 405
15.6.9 Unfälle in der Schwangerschaft 405
15.7 **Die Spontangeburt** 406
15.8 **Komplikationen unter der Geburt** 412
15.8.1 Vorzeitiger Blasensprung 412
15.8.2 Nabelschnurvorfall, Armvorfall 412
15.9 **Notfälle nach der Entbindung** 414
15.9.1 Fehlende Spontanatmung 414
15.9.2 Postpartale Blutungen 414
15.9.3 Puerperalfieber 415
15.9.4 Wochenbettpsychose 415
15.10 **Mastitis** 416
15.11 **Medikamente in Schwangerschaft und Stillzeit** 417
15.12 **Sexueller Missbrauch an Frauen** 419

15 Gynäkologische Notfälle

15.1 Gynäkologische Anamnese

> Bei geringer praktischer Erfahrung ist im eigenen Interesse die Indikation zur Weiterbehandlung durch FA oder Klinik zu stellen.

Auf Diskretion achten. Gespräch möglichst einfühlsam und wenn möglich unter vier Augen führen. Auch heute noch beschämt oder kränkt die Frage nach Schwangerschaft und Genitalorganen möglicherweise einige Frauen.

> Eine Frühschwangerschaft ist ohne HCG-Test nie ausgeschlossen.

- Jetzige Beschwerden, Dauer, Stärke, Art, Lokalisation?
- Einnahme von Hormonpräparaten? Schwangerschaftsverhütung, IUP-Trägerin?
- Kontrazeptiva? Andere Medikamente?
- Vaginaler Fluor? Pruritus?
- Letzte Vorsorge beim Gynäkologen wann? Auffällig? Unauffällig?
- Ovarialzysten, Myome bekannt?
- Endometriose bekannt?
- Behandlung wegen Sterilität?
- Vor kurzem Abrasio oder Abort?
- Frühere EU?
- Gyn.-OP?
- Bei anderen Kulturkreisen ggf. an Beschneidung denken.

Regelanamnese
- Zyklusdauer, Blutungsstärke, immer Schmerzen **vor, während** oder **nach** der Regel?
- Datum der letzten Regel? Erster Tag?
- Welcher Zeitpunkt jetzt?
- Auffälligkeiten in der Menstruationsrhythmik (zu oft, zu selten)?
- Periodenunabhängige Blutungen (z. B. Kohabitationsblutung)?
- Schmierblutungen?

Geburtshilfliche Anamnese
- Welche Schwangerschaftswoche?
- Vorausgegangene Geburten oder Fehlgeburten?
- Komplikationen bei vorausgegangenen Geburten (Wiederholungsrisiko)?
- Begleiterkr., z. B. Diab. mell., Hypertonie, Nierenerkr.?
- Besonderheiten im jetzigen Schwangerschaftsverlauf, z. B. Blutungen, Rh-Konstellation, Hypertonie?

15.2 Unterbauchschmerzen

15.2.1 Differenzialdiagnostischer Überblick

> Bei Frauen mit Unterbauchschmerzen immer die letzte Periode erfragen, Regelanamnese erheben und den aktuellen Zykluszeitpunkt ermitteln.

Tab. 15.1 Gegenüberstellung Symptome und Klinik wichtiger DD			
	Appendizitis	**Adnexitis**	**EU-Gravidität**
Schmerz	Wandernd, rechts am McBurney-Punkt	Beidseits, ziehend	Einseitg, stechend, krampfartig
Begleitsymptome	Appendizitiszeichen, Übelkeit, Stuhlverhalt	Portioschiebeschmerz, Druckschmerz, teigige Resistenz	Portio bei Druck schmerzhaft, ggf. Schmierblutung
Fluor	Keiner	Übel riechend (eitrig)	Keiner, evtl. Blut
Regelanamnese	Aktuell keine Auffälligkeiten	Häufig postmenstrueller Beginn	Sekundäre Amenorrhö, evtl. HCG positiv
Temperatur	Rektal/axillär: Differenz > 1,0 °C	Rektal/axillär: Differenz > 1,0 °C	Normal bis gering erhöht, keine Differenz
Leukozyten	> 10 000/µl	Mäßig erhöht	Oft nicht erhöht
Komplikationen	**Akut:** Begleitadnexitis, Perforation	**Akut:** Begleitappendizitis, Peritonitis	**Akut:** abdominale Blutung, Tubarruptur, Schock
	Chron.: Adhäsion/Ileus	**Chron.:** Rezidive, EU, Adhäsionen	**Chron.:** Rezidiv-EU bei tubenerhaltender OP

- **EU-Gravidität / Tubarruptur** (▶ Tab. 15.1 und ▶ 5.2.14): plötzlicher, massiver Schmerz, meist einseitig, ausgebliebene Regel (meist 5–8 Wo. nach letzter Periode), ggf. Schock
- **Adnexitis** (▶ Tab. 15.1 und ▶ 5.2.15): oft einseitig beginnender Unterleibsschmerz, später seitenbetont bds. ziehend (Fieber, Fluor? IUP-Trägerin?)
- **Stielgedrehte Ovarialzyste / Ovarialtumor** (▶ 5.2.17): akute, starke, einseitige Unterbauchschmerzen, häufig nach heftiger Bewegung (z. B. Tanzen, Sport)
- **Endometriose** (▶ 5.2.16): krampfartige Schmerzen, i. d. R. nicht akut, zeitlicher Zusammenhang zur Periodenblutung, kein Fieber
- **Dysmenorrhö:** zu Beginn der Menstruation krampfartige Schmerzen, vegetative Symptome (z. B. Kopfschmerz, Übelkeit)
- Alle Differenzialdiagnosen des „akuten Bauchs" (▶ 5.2.1)

Die Möglichkeit eines sexuellen Missbrauchs (▶ 15.12) als Ursache für Unterbauchbeschwerden immer im Hinterkopf behalten.

15.3 Vaginale Blutungen

- Hypermenorrhö (▶ 6.9.2)
- Abort
- Postoperativ (Z. n. gyn. OP)
- Verletzung oder sexueller Missbrauch (▶ 6.9.4)
- Durchbruch eines Zervix- oder Endometrium-Ca (fortgeschritten) (▶ 6.9.3)

15.4 Pille danach

Notfallkontrazeptivum:
- Ella one® (30 mg Ulipristalacetat) = aktueller Standard in der Notfallkontrazeption, bis zu 120 h postkoital zugelassen

- PiDaNa® (1,5 mg Levonorgestrel) bis zu 72 h postkoital zugelassen
- Kupfer IUD (off label use: bis zu 120 h postkoital einsetzbar durch Gynnäkologen)

Voraussetzung für die Anwendung:
- Geschlechtsverkehr ohne Verhütung
- Nach Kondompanne
- Nach Pillenpanne, z. B. Pille vergessen, Antibiotikaeinnahme, Diarrhö, Erbrechen
- Vergewaltigung: nach psychologischer Erstversorgung sofort gynäkologische Vorstellung zur Einleitung weiterer Maßnahmen

Diagnostik Zyklusanamnese: letzte Periode pünktlich? Zeitgerecht? Normale Stärke und Dauer? Wenn nicht, dann gyn. Vorstellung, um eine unentdeckte Schwangerschaft auszuschließen, ggf. HCG-Test im Urin.

Maßnahmen

> Nach einem sexuellen Missbrauch (▶ 15.12) sollte Pat. zur Sicherstellung von Beweisen immer eine gynäkologische Ambulanz aufsuchen (vorher nicht waschen).
> - Die „Pille danach" ist kein Ersatz für die Pille, sondern eine Notlösung. Sie sollte möglichst nur einmal im Zyklus angewandt werden. Über eingeschränkte Wirksamkeit bei übergewichtigen Patientinnen aufklären. Wirksamkeit je nach Zykluszeitpunkt und Einnahmezeitpunkt eingeschränkt. Im Intervall Gynäkologen aufsuchen.
> - Bei Erbrechen binnen 4 h nach Einnahme Dosis wiederholen.

- Rezeptfreiheit seit dem 15.3.2015, **aber:** Kassenrezept für 14- bis 20-jährige Patientinnen:
  - < 18 J. ohne Zuzahlung
  - < 20 J. Kassenrezept mit Zuzahlung
  - > 20 J. rezeptfrei
- 1 Tbl. muss baldmöglichst eingenommen werden.
- Nach einer „Pillenpanne" sollte nach Einnahme der „Pille danach" die eigentliche Pille abgesetzt und erst mit dem ersten Tag der nächsten Regel wieder gestartet werden. Studien zeigen entgegen der Empfehlung im Beipackzettel deutlich an, dass die weitere Einnahme der Pille (egal ob Mikropille oder Gestagenmonopräparat) die herausgezögerte Ovulation durch die „Pille danach" stört.
- Bis zum Wiederbeginn mit der regulären Pille sollte mit Kondom verhütet werden.

> Hinweis auf Notwendigkeit einer Beratung beim Gynäkologen zur dauerhaften Kontrazeption zur Vermeidung von Wiederholungen geben.

Kontraindikationen Schwangerschaft, sehr schweres Asthma (Cu-IUP in Erwägung ziehen), schwere Leberfunktionsstörungen, Wirkstoffunverträglichkeit.

15.5 Mutterpass

Enthält alle wichtigen Daten zum Schwangerschaftsverlauf (▶ Abb. 15.1 und ▶ Tab. 15.2).
- **Schwangerschaftswoche:** Angabe in abgeschlossenen Wochen plus der abgelaufenen Tage. Eine Geburt vor Abschluss der 37. SSW gilt als Frühgeburt.

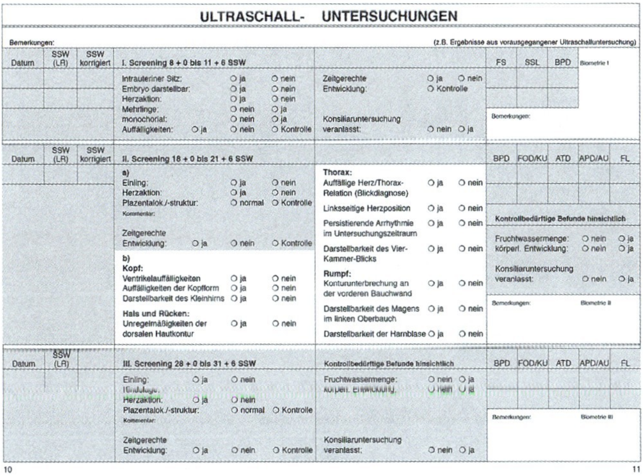

15.5 Mutterpass

Abb. 15.1 Auszüge aus dem Mutterpass [W257]

Tab. 15.2 Abkürzungen im Mutterpass	
Abkürzung	**Begriff**
BEL	Beckenendlage
KL	Kopflage
M	Mens
N	Nabelhöhe (bezogen auf den Uterusstand)
QL	Querlage
SL	Schädellage
Sp	Spontangeburt
SSW	Schwangerschaftswoche
VE	Vakuumextraktion

Beispiel: SSW 36 + 3: Pat. ist in der Mitte der 37. SSW → Frühgeburt. Alternativ wird auch der entsprechende Tag in einer bestimmten Woche angegeben (hier: 37/3).
- **Bisherige Schwangerschaften und Entbindungen:** S. 4 bzw. 20. Auflistung aller Schwangerschaften inkl. Aborte oder EU (diagnostisch wichtig bei Komplikationen während der aktuellen Schwangerschaft).
- **Auffällige anamnestische Daten, Besonderheiten der jetzigen Schwangerschaft:** S. 5 und 6 bzw. 21 und 22.
- **Terminbestimmung:** S. 6 bzw. 22.
- **Schwangerschaftsverlauf:** S. 7–9 bzw. 23–25. In der 24. SSW ist der Uterus mit seinem höchsten Teil, dem Fundus, in Nabelhöhe (N) zu tasten; am Entbindungstermin 1–2 Querfinger unter dem Rippenbogen (Rb-1/2).

- **Lage des Fetus und Ultraschalldiagnostik:** S. 10 und 11 bzw. 26 und 27 Normal: Schädellage (SL) bzw. Kopflage (KL). Probleme sind zu erwarten bei Beckenendlage (BEL), Querlage (QL) und Placenta praevia (▶ 15.6.3).

> Am berechneten Termin kommen nur 4 % der Kinder zur Welt, innerhalb von 7 d um den errechneten Termin herum 26 % und innerhalb von 3 Wo. um den errechneten Termin 66 %. Einleitung spätestens 1 Wo. nach Überschreitung des errechneten Termins (ET).

15.6 Notfälle in der Schwangerschaft

15.6.1 Grundsätzliches

> In der ganzen Schwangerschaft gilt: Bei jeder ärztlichen Überlegung hat die Mutter Vorrang vor dem Kind. Keine Verzögerung überlebenswichtiger Maßnahmen bei der Mutter!

> - Immer den Mutterpass zeigen lassen.
> - Eine starke Unruhe kann auch auf eine drohende Eklampsie (▶ 16.6.5) oder eine Uterusruptur hinweisen.

15.6.2 Blutungen in der Frühschwangerschaft

> - Jede Blutung in der Frühschwangerschaft (1. – 2. Trimenon) muss als drohender Abort angesehen werden → schnellstmögliche Abklärung durch einen Gynäkologen.
> - Anti-D-Prophylaxe bei rh-negativen Frauen!

Differenzialdiagnostischer Überblick
- **Abort:** Häufigkeit eines Spontanaborts steigt mit zunehmendem Alter der Pat., 80 % in den ersten 12 SSW.: vaginale Blutung kann unterschiedlich stark sein. **Mögliche Komplikationen und DD:**
  - **Febriler Abort** (= lokale Endometriuminfektion): Temperaturerhöhungen ≤ 38 °C ohne Kreislaufreaktionen.
  - **Septischer Abort:** Fieber > 38 °C leichte bis stärkere vaginale Blutung, Unterbauchschmerzen, putrider Fluor, Schüttelfrost, Kreislaufkomplikationen, evtl. Oligurie, Anurie, evtl. Bewusstseinstrübung, Unruhe evtl. mit Schockzeichen. Häufiger nach illegal versuchtem Schwangerschaftsabbruch und unvollständiger Kürettage.
- **Extrauteringravidität (EU)** (▶ 5.2.14): Schmierblutung, ziehende bis stechende, einseitige Unterbauchschmerzen.
- **Portioektopie:** leicht verletzliches Zylinderepithel aus der Endozervix auf der Portiooberfläche. Häufig. Meist hellrote Kontaktblutung nach Geschlechtsverkehr oder auch nach gynäkologischer Untersuchung.

- **Zervixkarzinom:** bei etwa 1 : 6 000 Schwangerschaften. Die Schwangerschaft selbst hat keinen Einfluss auf den Verlauf der Karzinomerkrankung.
- **Blasenmole:** Häufigkeit 1 : 3 000 Schwangerschaften. Ziehende, wehenartige Unterleibsschmerzen, Abgang von Bläschen aus dem Zervikalkanal, häufig Hyperemesis gravidarum.

Symptome
- Leichte bis mäßige schmerzlose Blutung oder stärkere Blutung mit Koagelabgang → V. a. Abort, an EU denken
- Ziehende oder stärkere Unterbauchschmerzen
- Abgang von Bläschen aus dem Zervikalkanal → V. a. Blasenmole
- Fieber, schlechter AZ, Schüttelfrost → V. a. septischen Abort
- Putrider Fluor → V. a. septischen Abort

Anamnese
- Schwangerschaftsanamnese. Positive Herzaktion im Mutterpass dokumentiert?
- Frühere Spontanaborte (Wiederholungsrisiko)?
- Frühere EU (Wiederholungsrisiko)?
- Blutung nach Koitus aufgetreten (z. B. bei Portioektopie)?
- Möglicherweise Interruptio oder -versuch vorausgegangen (z. B. septischer Abort)?

Maßnahmen Ggf. Kreislaufstützung mit i. v. Zugang und Infusion, z. B. Ringer-Lsg. **Cave:** Bei langen Transportwegen bedenken: Jede Blutung kann sich unerwartet verstärken!

> **Klinikeinweisung** sofort in gynäkologische Klinik; bei Schocksymptomatik mit NAW.

15.6.3 Blutungen in der Spätschwangerschaft

Differenzialdiagnostischer Überblick ▶ Tab. 15.3.
- **Vorzeitige Plazentalösung:** teilweise oder vollständige Ablösung der normal sitzenden Plazenta vor abgeschlossener Geburt des Kindes. Ausbildung eines Hämatoms zwischen Plazenta und Uterus, auch ohne Blutung nach außen. Ursachen: Spätgestose, Diab. mell., Traumata. Gehäuft bei älteren Schwangeren und Multipara.
- **Placenta praevia:** Plazenta liegt vor dem inneren Muttermund und versperrt den Geburtsweg. Plazenta löst sich bei Uteruskontraktionen → Blutung aus mütterlichen Gefäßen, aber auch kindliche Gefäße können einreißen. Drohender Verblutungstod bei Mutter und Kind. Gefahr der Luftembolie bei der Mutter.
- **Insertio velamentosa:** Aufteilung der Nabelschnurgefäße bereits vor Erreichen der Plazenta mit getrenntem Verlauf in den Eihäuten. Gefäßeinriss beim Blasensprung mit akutem Verblutungstod des Kindes möglich. Dabei AZ der Mutter unbeeinflusst!
- **Randsinusblutung:** Blutung aus dem Randbereich der Plazenta, die auch bei normal sitzender Plazenta vorkommt → diskontinuierliche, leichtere, schmerz- und wehenfreie Blutung. Tritt i. d. R. erst unter der Geburt auf. 1 % aller Schwangerschaften. Meist keine lebensgefährlichen Komplikationen.
- **Uterusruptur:** Nach Trauma (▶ 7.1.12) oder unter der Geburt bei Wehensturm oder Querlagen.

Tab. 15.3 Differenzialdiagnose Blutungen in der Spätschwangerschaft

	Vaginale Blutung	Schmerz	Uterustonus	Schocksymptomatik	Besonderheiten
Vorzeitige Plazentalösung	Kann zunächst fehlen (Blutung in den Uterus hinein)	Wehenunabhängig plötzlich auftretender, stechender Unterbauchschmerz	Brettharter Uterus	+	Evtl. Verbrauchskoagulopathie
Placenta praevia	Oft hellrot, Nachlassen der Blutung beim Blasensprung	Schmerzlos	Uterus nicht bretthart	Möglich	Bei Blutungsbeginn intakte Fruchtblase
Insertio velamentosa	Beginn zum Zeitpunkt des Blasensprungs	Schmerzlos	Uterus nicht bretthart	–	Fetales Blut!
Randsinusblutung	Diskontinuierliche, leichtere Blutung	Schmerzlos	Uterus nicht bretthart	–	Nicht zwingend Wehentätigkeit
Uterusruptur	Nicht zwingend; wenn, dann zum Zeitpunkt des nachlassenden Schmerzes	Zuvor sich steigernder Wehenschmerz, dann plötzlich nachlassend; „stille" Ruptur möglich	Evtl. kindliche Körperteile durch die Bauchdecke tastbar	++	Kennzeichnend ist nachlassende Wehentätigkeit

Symptome
- Schocksymptomatik je nach Blutverlust → Placenta praevia, evtl. vorzeitige Plazentalösung
- Schmerzen: bei vorzeitiger Plazentalösung vorhanden; bei Placenta praevia und Insertio velamentosa nicht vorhanden
- Wehentätigkeit: Dauerkontraktion → V. a. vorzeitige Plazentalösung; keine oder beginnende Wehen → Placenta praevia
- Beginn der Blutung gleichzeitig mit Fruchtwasserabgang: Insertio velamentosa
- Sistieren der Blutung mit Fruchtwasserabgang → Placenta praevia

Schwangerschaftsanamnese
- Präeklampsie, Diab. mell. (vorzeitige Plazentalösung)
- Im Mutterpass Hinweise auf Placenta praevia durch Ultraschallbefunde auf S. 9 (bzw. 25) oder bei vorzeitiger Plazentalösung auf Hypertonie / Präeklampsie, auf S. 6 / 7 (bzw. 22 / 23), Diab. mell. auf S. 5 / 6 (bzw. 22 / 21)
- Traumaanamnese?

Diagnostik
- Notfallcheck (▶ 4.3.1), ggf. allgemeinmedizinische Basisuntersuchung (▶ 3.1.1), Puls, RR
- Schockzeichen? → V. a. vorzeitige Plazentalösung, Placenta praevia, Uterusruptur

- Inspektion: Beurteilung der äußeren Blutung an Vulva, Vorlage und Slip. Blut dickflüssig oder wässrig (Blasensprung)?
- Palpation: weicher Uterus → Placenta praevia, Insertio velamentosa; brettharter, schmerzhafter Uterus → vorzeitige Plazentalösung?
- Nach Wehensturm plötzlich nachlassender Schmerz und Schock evtl. auch ohne Vorboten (Uterusruptur)?

Maßnahmen
- i. v. Zugang, Volumengabe
- Bei V. a. vorzeitige Plazentalösung: Linksseitenlage, bei Durchschneiden kindlicher Teile durch Introitus schnellstmögliche Entbindung (▶ 15.8.1)
- Bei V. a. Placenta praevia, Insertio velamentosa: Beckenhochlagerung in Linksseitenlage

Klinikeinweisung sofort mit NAW; schonender Transport, Voranmeldung in gynäkologischer Ambulanz.

15.6.4 Vorzeitige Wehentätigkeit, drohende Frühgeburt

Geburtsbestrebungen vor vollendeter 37. SSW.

Symptome
- Schmerzen im Unterleib, ggf. harter Uterus (≥ 6 Wehen / h von etwa 30 s Dauer)
- Vorzeitiger Blasensprung mit Fruchtwasserabgang
- Zervixinsuffizienz
- Zeichnen (Abgang blutig tingierten Schleims)

Anamnese
- Schwangerschaftsanamnese (▶ 15.1, ▶ 15.2)
- Risikofaktoren: Früh- und Fehlgeburten sowie Abrasiones in der Anamnese, Uterusfehlbildungen und Myome, Hydramnion, Lageanomalien, Mehrlinge, Alter ≤ 18 J. oder ≥ 35 J., Nikotinabusus, starke psychische und physische Belastungen, niedriger sozialer Status
- Erkr. der Schwangeren (z. B. Infekte, endokrine und renale Erkr., Präeklampsie), Plazentaanomalien
- Trauma?
- Medikamente (z. B. Betablocker, ätherische Öle).

Diagnostik Mutterpass einsehen, Notfallcheck (▶ 4.3.1), RR, Puls; Hinweis auf Präeklampsie (Hypertonie, Ödeme, starke Gewichtszunahme in den letzten Wo., Bewusstseinsstörungen, ▶ 15.6.6)?

Maßnahmen
- Pat. beruhigen und mit erhöhtem Becken hinlegen lassen (Linksseitenlage)
- Ggf. Wehenhemmung mit Salbutamol-Spray (z. B. Sultanol®-100 Dosier-Aerosol), 2 Hübe alle 5 Min., nach Wirkung, evtl. Dosis erhöhen; **NW:** Tachykardie, Schwindel
- Ultima Ratio: Nifedipin sublingual (z. B. Adalat® Kps. à 10 mg) alle 20 Min.

Klinikeinweisung sofort mit NAW in geburtshilfliche Klinik (wenn möglich mit Neonatologie); Voranmeldung, ggf. selbst mitfahren!

Abwendbar gefährlicher Verlauf
- **Mutter:** Infektion bei Blasensprung
- **Kind:** intrauterine Asphyxie, Atemnotsyndrom, Hirnblutungen und Infektion

15.6.5 Hyperemesis gravidarum

Tritt im 1. Trimenon, meist in der 6.–8. SSW ein. Teilweise ausgelöst durch endokrine Faktoren mit hoher HCG-Bildung (Blasenmole, Mehrlingsschwangerschaft). Ambivalenz gegen Mutterschaft kann das Krankheitsbild verstärken.

Symptome
- Häufiges (5–10 × tgl.), unstillbares Erbrechen im 1. Trimenon, unabhängig von der Nahrungsaufnahme
- Brennender Durst durch Wasserverlust, Exsikkose, Temperaturanstieg (Durstfieber)
- Gewichtsverlust, Verschlechterung des Allgemeinbefindens
- Übel riechender Atem (Acetongeruch)
- Evtl. Ikterus und ZNS-Symptomatik (Somnolenz, Delirium)

Anamnese
- Beginn des Erbrechens? Diarrhö (DD Gastroenteritis)?
- Schwangerschaft bekannt? Letzte Periode? Welche SSW?
- Erkr. in der Umgebung (DD: z. B. Gastroenteritis, ▶ 5.3, Hepatitis, ▶ 5.1.6)?

 Nicht verwechseln mit morgendlichem Erbrechen in der Frühschwangerschaft, das meist keiner Therapie bedarf.

Diagnostik Notfallcheck (▶ 4.3.1), evtl. allgemeinmedizinische Basisuntersuchung (▶ 3.1.1), Kreislaufkontrolle (Puls, RR), Urin-Stix.

Maßnahmen
- Nahrungskarenz
- Antiemetika, z. B. Dimenhydrinat bis zu 4 × tgl. (z. B. Vomex® A Supp.)
- I. v. Zugang und Infusion (z. B. Ringer®-Lsg., Glukose 5 % Lsg.), nur bei schwerem Krankheitsbild und Exsikkosezeichen

- **Klinikeinweisung** nur bei schwerem Krankheitsbild
- **Vorstellung** beim Gynäkologen am nächsten Werktag

 Abwendbar gefährlicher Verlauf
Exsikkose, Kreislaufprobleme.

15.6.6 Hypertonie, Präeklampsie (Gestose), Eklampsie

Ein Bluthochdruck kommt bei etwa 10 % aller Schwangeren vor, eine Präeklampsie (sog. Schwangerschaftsvergiftung, früher Gestose genannt) in 2 %. **Risikogruppe:** sehr junge (≤ 16 J.) und ältere (≥ 35 J.) Erstgravidae, Mehrlingsschwangerschaft, Diabetes mell., Hypertonie, Nierenerkr., positive Eigen-/Familienanamnese.

- **Hypertonie:** Mikrozirkulationsstörungen durch generalisierte Vasospasmen mit Endothelschädigungen und erhöhter Gerinnungsaktivität (Ätiol. unklar).
- **Präeklampsie, Eklampsie:** meistens in der Spätschwangerschaft (im letzten Trimenon), aber auch in den ersten Wochenbetttagen.
- **HELLP-Syndrom:** Sonderform der Präeklampsie mit Hämolyse (**H**), erhöhten Leberenzymen (**EL**) und niedrigen Thrombozytenzahlen (**LP**). Diagnose kann nur laborchemisch, also in der Klinik, gesichert werden. Beim reinen HELLP-Syndrom fehlt die Hypertonie.

Symptome
Präeklampsie:
- Hypertonie ≥ 140/90 mmHg; ≥ 180/110 mmHg → Grad III.
- Zusätzlich evtl. Proteinurie (≥ 0,5 g/l, Mutterpass) → Urin schäumt.
- Ödeme: Bei der Präeklampsie geht es immer um **generalisierte** Ödeme.
- Eine wöchentliche Gewichtszunahme von mehr als 500 g (Mutterpass) deutet auf Wassereinlagerung hin.

Drohende Eklampsie (schwere Präeklampsie):
- Zentrale Symptomatik mit Kopfschmerzen, Augenflimmern, Gesichtsfeldausfällen, Ohrensausen, motorische Unruhe
- Oberbauchbeschwerden, Übelkeit und Erbrechen
- Parästhesien an den Händen
- Reflexzonen verbreitert, Reflexe verstärkt und klonisch

Eklampsie: Bewusstlosigkeit, tonisch klonische Krämpfe, evtl. Zungenbiss, Zyanose.

Anamnese
- Bei Bewusstlosigkeit Fremdanamnese.
- Nach Oberbauchschmerzen, Übelkeit, Parästhesien in den Händen, Kopfschmerzen, Augenflimmern fragen. **Cave:** eklamptischer Anfall steht unmittelbar bevor.
- Mutterpass: nach Vorboten suchen, S. 6 (bzw. 22) Ziff. 46, 47 und 48, sowie unter „stationäre Aufenthalte". Auf S. 7 und 8 (bzw. 23 und 24) die Spalten Ödeme, Gewicht, RR, Eiweiß im Urin und sonstige Befunde.

Diagnostik
- Notfallcheck (▶ 4.3.1), ggf. allgemeinmedizinische Basisuntersuchung (▶ 3.1.1), Kreislaufkontrolle (Puls, RR)
- Bewusstlosigkeit? Tonisch klonische Krämpfe (▶ 16.2.2)? Zungenbiss?
- Reflexstatus: Reflexzonen verbreitert? Reflexe gesteigert?

Maßnahmen
Eklamptischer Anfall:

 6–8 ml Magnesium aus einer Ampulle Mg-5-Sulfat 50 % unverdünnt langsam i. v. geben.

- Oberkörperhochlagerung.
- Harte Gegenstände entfernen oder mit Kissen abpolstern, grelles Licht abdunkeln, für Ruhe sorgen, nur unbedingt erforderliche Manipulationen an der Pat. vornehmen.
- I. v. Zugang mit langsamer Infusion (z. B. Ringer-Lsg.).
- Ggf. Sedierung mit Diazepam 10–20–40 mg sehr langsam i. v. (z. B. Valium®, falls kein Mg zur Hand; **cave:** Atemstillstand), evtl. Intubationsbereitschaft.

Klinikeinweisung sofort mit NAW in Frauenklinik (möglichst mit Perinatalzentrum).

Drohende Eklampsie: Zusätzlich RR-Senkung bei Werten > 180/110 mmHg, max. um 20 % und höchstens auf 160/100 mmHg, da sonst die Perfusion von Plazenta und mütterlichen Organen gefährdet ist. Dihydralazin 2,5 mg langsam i.v. (z. B. Nepresol®), ersatzweise Nifedipin 5–10 mg s.l. (z. B. Adalat®).

Klinikeinweisung sofort in Frauenklinik (möglichst mit Perinatalzentrum).

Abschirmung der Patientin in abgedunkeltem Raum, äußere Reize minimieren (Licht, Geräusche). Beruhigend auf die Patientin und deren Angehörige einwirken.

Hypertonie ohne Begleitsymptome:
- RR ≥ 140/90 mmHg.
- Leichtere Fälle: α-Methyldopa 0,5–2 g/d p.o. (z. B. Presinol®). Alternativ Betablocker, wie Metoprolol max. 200 mg/d p.o. (z. B. Beloc®). **Cave:** Plazentainsuffizienz.

Vorstellung sofort beim Gynäkologen.

Abwendbar gefährlicher Verlauf
Mütterliche Letalität im eklamptischen Anfall 5 %, kindliche Letalität 10–25 %.

15.6.7 Vena-cava-Kompressionssyndrom

Bei Rückenlage der Patientin Kompression der V. cava. → verminderter venöser Rückfluss zum Herzen und durch relativen Volumenmangel Minderperfusion des mütterlichen Gehirns und der Plazenta.

Symptome Hypotonie, Tachykardie, Blässe, Zyanose, Kaltschweißigkeit, Schwindel, Schwächegefühl, Übelkeit, Schock, Bewusstlosigkeit.

Diagnostik
- Notfallcheck (▶ 4.3.1), Puls, RR (Schockgefahr!)
- Indirekte Bestätigung der Verdachtsdiagnose durch sofortige klinische Besserung in Linksseitenlage

Maßnahmen
- Unverzüglich Seitenlage, nach Möglichkeit Linksseitenlage.
- Evtl. Schocklagerung, d. h. Linksseitenlage und Beine hochlagern.
- Jede Schwangere in der 2. Schwangerschaftshälfte muss in Linksseitenlage transportiert werden.

- **Klinikeinweisung** erforderlich bei ausbleibender Besserung innerhalb 1 Min.: venösen Zugang mit Infusion (z. B. Ringer-Lsg.) legen, Mutterpass mitgeben. Bei Störung der Vitalfunktionen mit NAW
- **Vorstellung** sofort beim Gynäkologen zur Kontrolle des kindliche Zustands

Abwendbar gefährlicher Verlauf
Drohende Eklampsie (RR ↑↑?), Schock anderer Ursache (z. B. Volumenmangelschock bei vorzeitiger Plazentalösung) übersehen.

15.6.8 Akutes Abdomen in der Schwangerschaft

Differenzialdiagnostischer Überblick
- **Geburtswehen:** Krampfartiger Schmerz mit Ausstrahlung in Rücken, Pressdrang, evtl. Blasensprung (▶ 15.8.1), Kopfschmerzen.
- **Drohende Eklampsie** (▶ 15.6.6): Oberbauchschmerzen, Übelkeit, Erbrechen, RR ↑↑, evtl. neurologische Symptome, Bewusstseinsstörungen.
- **Vorzeitige Plazentalösung ohne / mit Blutung** (▶ 15.6.3): brettharter, druckschmerzhafter, dauerkontrahierter Uterus, Schock (▶ 4.6).
- **Stieldrehung einer Ovarialzyste oder eines gestielten Myoms** (▶ 5.2.17): plötzlich eintretende, lokalisierte Schmerzen, einseitig, evtl. Schock.
- **Myomerweichung:** Bei vorbestehenden Myomen kann es in der Schwangerschaft zu einem deutlichen Wachstum mit Erweichung, Nekrosen und anderen degenerativen Veränderungen kommen. Damit einher geht ein langsam entstehender lokalisierter Schmerz, evtl. Schock.
- **Uterusruptur:** Wehen bis zum Wehensturm, sich steigernder suprasymphysärer Schmerz, der plötzlich verschwindet, danach Schock (▶ 4.6).
- Alle Differenzialdiagnosen des „akuten Bauchs" (▶ 5.2.1).

Klinikeinweisung sofort mit NAW in nächste Entbindungsklinik.

15.6.9 Unfälle in der Schwangerschaft

Symptome Abhängig von der Art des Unfalls (Verkehrsunfall, Sturz, Sportverletzung).

Anamnese
- Art und Ausmaß des Unfalls?
- Atemnot? Schmerzen? Abdominale Schmerzen?
- Schwangerschaftsanamnese (welche Woche? Mutterpass dabei?).
- Fruchtwasserabgang? Vaginale Blutung?

Diagnostik
- Notfallcheck (▶ 4.3.1), Kreislaufkontrolle (Puls, RR), Schockzeichen?
- Prellmarken über dem Uterus (Kontusion?)? Gurtmarken?
- Inspektion der Vulva: Abgang von Blut (vorzeitige Plazentalösung, Placenta praevia, Insertio velamentosa, Uterusruptur) oder Fruchtwasser (Flüssigkeit an Vulva oder Slip, die nicht nach Urin riecht: vorzeitiger Blasensprung).

- Palpation: Abdominale Schmerzen oder „Holzuterus" (schmerzhafte, tastbare Dauerkontraktion: Vorzeitige Plazentalösung)?

> Keine vaginale Untersuchung wegen Verschlimmerung von Verletzungen und plazentaren Blutungen sowie Infektionsgefahr.

Maßnahmen
- Lagerung in Seitenlage, möglichst **Linksseitenlage,** ggf. Schocklage
- Blutende Wunden versorgen
- I. v. Zugang mit Infusion (z. B. Ringer-Lsg., ggf. HAES)
- Mögliche Verletzungen, z. B. geschlossene Fraktur, können später in der Klinik versorgt werden
- Kleinere Haut- / Weichteilverletzungen außerhalb der Schwangerschaft versorgen
- Ggf. Analgesie (▶ 15.7)
- Ggf. Sedierung mit Diazepam 5–10 mg i. v. (z. B. Valium®, Diazepam ratio®)

> **Klinikeinweisung** ggf. Transport mit NAW in die Klinik veranlassen. Bei lebensbedrohlichen Verletzungen in Chirurgie, sonst in Entbindungsklinik.

> **Abwendbar gefährlicher Verlauf**
> - Wegen Versorgung banaler Verletzungen drohenden Abort „übersehen"
> - Vorzeitige Plazentalösung v. a. bei Autounfällen abklären

15.7 Die Spontangeburt

Die Leitung einer Geburt im Bereitschaftsdienst ist ein äußerst seltenes Ereignis.
Geburtsbeginn: Schleimabgang, Wehen alle 10 Min. mind. 30 Min. lang oder Blasensprung mit oder ohne Wehen.

> Zeitspanne vom Geburtsbeginn bis zur Entbindung:
> - Erstgebärende 10–12 h
> - Mehrgebärende: 6–8 h
>
> **Es ist also meist noch Zeit genug, um eine Klinik aufzusuchen.**

> Normal zwischen 38. und 42. SSW aus vorderer Hinterhauptslage.
> - Eröffnungsphase: immer Klinikgeburt anstreben
> - Pressperiode: Geburt an Ort und Stelle abwickeln, Hebamme hinzuziehen (nach dem Gesetz Pflicht!), evtl. Gynäkologen

Maßnahmen
- NAW / RTW anfordern.
- Wenn möglich Raum auswählen, in dem eine Liege o. Ä. in die Mitte gerückt werden kann.

- Raum aufheizen lassen, für gute Lichtquelle sorgen.
- Desinfizierende Lösung (z. B. Octenisept®) bereitstellen.
- Zur Versorgung des Kindes helle, warme, vor Zug geschützte Ecke des Raums mit warmen, trockenen Tüchern auslegen.
- Entbindungsset aus angefordertem NAW / RTW entnehmen. Ansonsten bereitlegen: Weiche (Hand-)Tücher und Alufolie, sterile Tupfer und Instrumente: Klemmen oder zwei reißfeste Fäden (für Nabelschnur), stumpfe Schere (Episiotomie, Nabelschnur), sterile Handschuhe, Stethoskop, 2-ml-Spritze mit Nadel (Nabelschnurblut), Blutzuckerstix (Neugeborenes), Einmalkatheter.
- Schmerzmittel: z. B. Meptazinolhydrochlorid (Meptid) 100–150 mg i. m., Butylscopolamin (z. B. Buscopan®, BS-ratio®) 2 Amp. à 20 mg in 500 ml Ringer-Lsg.

Eröffnungsperiode

Geburtsphase vom Wehenbeginn oder Blasensprung bis zur vollständigen Eröffnung des Muttermunds.

 In dieser Phase immer Transport in die Klinik anstreben.

Symptome
- Regelmäßige Wehen mindestens alle 10 Min., meist häufiger (alle 3–6 Min.).
- Blasensprung mit Fruchtwasserabgang.
- Evtl. Abgang blutig tingierten Schleims („Zeichnen").
- Kein Pressdrang oder übermäßiger Druck nach unten, kein heftiges Atmen.
- Manchmal wird deutliches „Hinunterrutschen" nach dem Blasensprung gespürt.

Maßnahmen
- Pat. beruhigen, wichtig: auch bei eigener Unsicherheit ruhig auftreten, mit der Pat. sprechen ist dabei hilfreich.
- Auf Wunsch Vertrauensperson (Partner, Mutter) hinzurufen.
- Kindslage feststellen: Rücken meist sicher zu ertasten.
- Ist das Köpfchen von außen noch hin und her schiebbar?
- Pat. auf die Seite des kindlichen Rückens (Hinterkopfs) legen lassen.
- Stärkere Blutung, AZ-Verschlechterung, z. B. Fieber, Schwindel, Übelkeit ausschließen.
- Inspektion des Genitale: Vulva / Anus in der Wehe nicht klaffend.
- Im Mutterpass nach dokumentierten Risiken, z. B. Placenta praevia, atypische Kindslage, sehen.
- I. v. Zugang, Ringer-Lsg.

Pressperiode

In dieser Phase ist die Geburt nicht mehr hinauszuschieben. Dauer: bei Erstgebärenden etwa 30–40 Min., bei Mehrgebärenden oft erheblich weniger. Muttermund ist vollständig geöffnet (▶ Abb. 15.2). Die Gebärende hat zusätzlich zur Wehe den starken Drang, das Kind nach unten auszupressen.

Bei Eintreten der Eröffnungsphase im RTW, diesen anhalten lassen. Wagen anheizen, Geburtsvorbereitungen treffen.

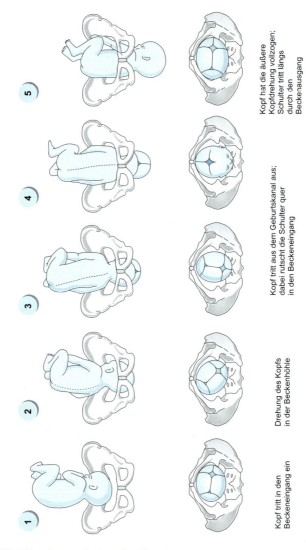

Abb. 15.2 Geburtsmechanismus [L157]

Symptome
- Wehen jetzt alle 2–3 Min.
- Presswehen (Druck nach unten): Pat. fühlt, dass sie mitpressen muss und kann nur noch sehr schwer davon abgehalten werden.
- After und Vulva klaffen in der Wehe.
- Evtl. kindliches Köpfchen sichtbar.

Maßnahmen
- Im RTW: Pat. mit Füßen in Fahrtrichtung lagern.
- Inkubator über Rettungsleitstelle bestellen lassen.
- Sterile/saubere Unterlage unter das Becken der Pat. legen. In häuslicher Umgebung genügt evtl. frisch gewaschenes Laken, das aus der Mitte des Wäschestapels genommen wird.
- Inspektion: Vulva und Anus klaffen in der Wehe; stark vorgewölbter Beckenboden, evtl. ist auch schon das Köpfchen in der Wehe sichtbar.
- Pat. in den Wehenpausen tief in den Bauch hineinatmen lassen.
- Harnblase entleeren lassen.
- Wenn vorhanden: O_2 geben.
- Wehe bis zur vollen Höhe kommen lassen. Pat. anweisen: Beine anziehen, Oberschenkel von außen umfassen, Mund schließen, Kinn auf die Brust senken, tief einatmen und fest und lang wie beim Stuhlgang nach unten pressen. Möglichst 3 ×/Wehe, dazwischen tief Luft holen lassen.
- Bei Austritt des kindlichen Köpfchens Dammschutz durchführen (▶ Abb. 15.3), um ein Einreißen zu verhindern und Kopfaustritt zu bremsen: nicht führende Hand auf Köpfchen legen, mit der führenden Hand steriles Tuch auf den Damm legen, Dammrand muss sichtbar bleiben.
- Bei blass werdendem Damm, der einzureißen droht, möglichst in Lokalanästhesie mediolaterale Episiotomie durchführen (▶ Abb. 15.4), Versorgung der Episiotomie nach Erreichen der Klinik meist ausreichend.
- Entwicklung des Köpfchens erst um die Symphyse, dann über den Damm.
- Kurze Presspause von max. 1 Min.; Gesicht des Kindes mit sterilem Tuch abwischen; absaugen, falls Mund und Nase sehr verschleimt sind oder bei grünem Fruchtwasser. Orosauger verwenden, oder ein auf max. 200 cmH$_2$O, 200 mbar begrenztes Gerät; wenn nicht vorhanden: Einmalspritze und Urinkatheter. Vorsichtig dosiert weiterpressen lassen.
- Köpfchen dreht sich von selbst mit weiterem Tiefertreten des Körpers in die richtige Richtung, zuerst Entwicklung der vorderen Schulter um die Symphyse, dazu Köpfchen nach hinten (anuswärts) führen.

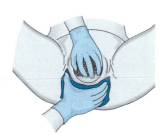

Abb. 15.3 Dammschutz [L157]

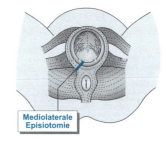

Abb. 15.4 Episiotomie [L157]

- Dann Entwicklung der hinteren Schulter über den Damm, Kind dazu um die Symphyse herum auf die Bauchdecke der Mutter leiten.
- Kind unter nur leichtem Pressen kommen lassen.
- Ggf. absaugen, trocken reiben (Käseschmiere belassen). **Cave:** Kind darf nicht auskühlen!
- **Abnabeln:** Nach etwa 45 s pulslose Nabelschnur unterbinden. Bei blassem Kind Nabelschnur evtl. zum Kind hin ausstreichen; 2 Klemmen (oder 2 sehr feste Fäden) 10–15 cm vom Kind entfernt setzen (etwa 3 cm Abstand voneinander), dazwischen Nabelschnur mit Schere durchtrennen. Auf Bluttrockenheit achten!
- Bei bisher nicht bekannter Schwangerschaft **sofort** abnabeln (**cave:** Rhesusinkompatibilität!).
- Kind nochmals trocken reiben (unterstützt auch die Atmung). Nach 1, 5 und 10 Min. orientierend untersuchen (APGAR-Schema, ▶ Tab. 15.4). Ist das Kind rosig und atmet? Puls um 100/Min.? Geburtsverletzungen? Fehlbildungen?
- Kind mit trockenem, angewärmtem Tuch warm einpacken und der Mutter auf den Bauch legen, Geschlecht mitteilen. Gratulieren nach Geburt der (vollständigen) Plazenta (s. Nachgeburtsphase).
- Genaue Uhrzeit festhalten: Geburt des Kopfs = Geburtszeit. Evtl. von Helfer Leitstelle anfunken lassen, da dort meistens genaue Funkuhren vorhanden sind.
- Im RTW auch Ort (Straße, Hausnummer) feststellen.

Nachgeburtsphase

Zeit von der vollständigen Geburt des Kindes bis zur Geburt der Plazenta sollte 20–30 Min. nicht überschreiten.

 Zeit zur Weiterfahrt in die Klinik nutzen!

Maßnahmen
- Uterusfundus halten, mit der flachen Hand von kranial auf den Uterus drücken oder über dem Uterus mit der flachen Hand Wehen antreiben.
- 1 Amp. (3 IE) Oxytocin langsam i. v. geben oder 10 IE Oxytocin (z. B. Oxytocin Hexal®) in 500 ml Elektrolytlösung vor und nach Plazentageburt infundieren; bei starker Blutung im Schuss. Alternativ Pat. Brustwarzen zur

Tab. 15.4 APGAR-Schema			
Punkte	**0**	**1**	**2**
Aussehen	Blass, blau	Stamm rosig, Extremitäten blau	Rosig
Puls	Keiner	< 100/Min.	> 100/Min.
Grimassieren beim Absaugen	Keines	Verziehen des Gesichts	Schreien
Aktivität	Keine Spontanbewegung	Geringe Flexion der Extremitäten	Aktive Bewegungen
Respiration	Keine	Langsam, unregelmäßig	Kräftiges Schreien
Bewertung: 9–10 = optimal lebensfrisch 7–8 = normal lebensfrisch		5–6 = leichter Depressionszustand 3–4 = mittelgradiger Depressionszustand 0–2 = schwerer Depressionszustand	

endogenen Oxytocinausschütung reiben lassen oder Kind anlegen. **Cave:** Wehenkrämpfe.
- Zur Kontrolle der Austreibung der Plazenta in Höhe der Vulva sterilen Faden locker um die Nabelschnur binden. Tiefertreten kann so beobachtet werden.
- Falls Wasserlassen spontan nicht möglich ist oder Plazenta sich nicht löst, noch einmal Harnblase katheterisieren.

Plazentalösung

Nicht an der Nabelschnur ziehen.

- Uterus ist schmal, hart, kantig und nach rechts oben verzogen.
- Mit der Hand steil hinter der Symphyse eindrücken – zieht sich die Nabelschnur noch zurück, ist die Plazenta nicht gelöst.
- Faden an der Nabelschnur rückt mit fortschreitender Lösung vor.
- Gegbenenfalls Plazenta mit Credé-Handgriff manuell exprimieren: Uterusfundus so umfassen, dass der Daumen auf der Vorderseite, die übrigen vier Finger auf der Rückseite liegen. Uterus bei der folgenden Wehe sakralwärts drücken und so die Plazenta exprimieren.

Nach Plazentageburt beachten
- Plazenta und Eihäute vollständig? → Seite ohne Eihäute (= mütterliche Seite) muss einheitliche Oberfläche haben.
- Uterus gut kontrahiert? Wiederholt palpieren. Evtl. Credé-Handgriff. **Cave:** Verwechslung des Uterus mit der prall gefüllten Harnblase.
- Keine kräftige vaginale Blutung nach außen? (**DD:** Uterusatonie, Geburtsverletzung). **Cave:** Eine intrauterine Blutung muss wegen Koagelbildung nicht nach außen sichtbar sein.
- AZ der Mutter stabil? RR, Wachheit, Umgang mit dem Kind überwachen.
- Mutter zur Beobachtung der Blutungsmenge in Fritsche-Lagerung (▶ 6.9.4) bringen.
- Umgehender Transport von Mutter und Kind in die Klinik.

Versorgung des Kindes
- Ggf. nochmals Mund mit Orosauger oder einem auf 200 cmH₂O, 200 mbar begrenzten Sauger absaugen. **Cave:** Herzfrequenzabfall.
- Bestimmung des APGAR-Scores (▶ Tab. 15.4) nach 1, 5 und 10 Min.
- Orientierende Untersuchung des Kindes: Fehlbildungen? Geburtsverletzungen? Nervenschädigungen?
- Kind erneut trocken reiben, Käseschmiere belassen, in frische, warme, trockene Tücher oder in Rettungsdecke / Alufolie einwickeln, der Mutter auf den Bauch oder in den Inkubator legen (regelmäßig beobachten), Wiederaufwärmen nach Unterkühlung **ohne** Alufolie nur im Inkubator möglich.

Unterkühlung des Kindes führt zu Hypoxie, Hypoglykämie und Azidose.

Neugeborenentransport Nach jeder Entbindung Transport von Mutter und Kind in Entbindungsklinik zur eingehenden Untersuchung. Bei Ablehnung der

Mutter und gesundem, reifem Neugeborenen eine Hebamme (falls nicht schon geschehen) und einen Gynäkologen hinzuziehen.

> Frühgeborene, Mangelgeborene und kranke Neugeborene grundsätzlich in perinatologisches Zentrum bringen.

- Mutterpass mitnehmen.
- Plazenta mitnehmen (Plastikbeutel).
- Falls das Kind reif und vital ist und der Geburtsverlauf problemlos war, kann der Transport des Kindes bei warmer Umgebungstemperatur auf dem Bauch der Mutter erfolgen.
- Bei Frühgeborenen, Mangelgeborenen, fehlgebildeten oder deprimierten Kindern Transport im Inkubator ggf. in Kinderklinik (nach Voranmeldung).

15.8 Komplikationen unter der Geburt

> Ist die Leitung einer Geburt im Bereitschaftsdienst schon äußerst selten, so ist das Auftreten von Komplikationen unter der Geburt – zum Glück – noch unwahrscheinlicher.

15.8.1 Vorzeitiger Blasensprung

Symptome Schwallartiger Abgang von Flüssigkeit, die nicht nach Urin riecht.

Diagnostik
- Mutterpass einsehen
- Inspektion von Vulva und Slip: Spuren von Flüssigkeit, die nicht nach Urin riecht

Maßnahmen

> Pat. nicht mehr aufstehen lassen! Linksseitenlage.

> **Klinikeinweisung** sofort in Linksseitenlage in die nächste Frauenklinik.

Abwendbar gefährlicher Verlauf
Nabelschnurvorfall, Armvorfall.

15.8.2 Nabelschnurvorfall, Armvorfall

Hat das führende kindliche Teil vor oder während der Eröffnungsperiode noch zu wenig Beziehung zum mütterlichen Becken, so besteht beim Blasensprung die Gefahr eines Nabelschnur- oder Armvorfalls (▶ Abb. 15.5).

Symptome Nabelschnur oder Arm vor der Vulva zu sehen.

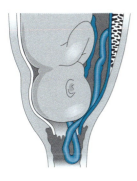 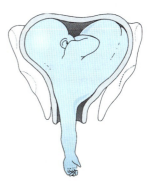

Abb. 15.5 Nabelschnurvorfall, Armvorfall [L157]

Anamnese Fruchtwasserabgang im Schwall?

Diagnostik
- Notfallcheck (▶ 4.3.1).
- Inspektion von Vulva und Slip: Flüssigkeit ohne Uringeruch → Fruchtwasser. Grünes Fruchtwasser → kindliche Asphyxie.
- Bei sichtbarer Nabelschnur: Pulsation? Zeichen für Vitalität des Kindes.

Maßnahmen I. v. Zugang mit Infusion (z. B. Ringer-Lsg.).

Nabelschnurvorfall:
- Beckenhochlagerung, z. B. Unterlegen von Kissen oder Decken.
- Nabelschnur dekomprimieren: mit der dominanten Hand in die Scheide eingehen und vorangehenden Teil hochdrängen, sodass die Nabelschnur wieder pulsieren kann.
- Die Hand muss bis zur Schnittentbindung belassen werden.
- Wehenhemmung mit Salbutamol-Spray (z. B. Sultanol®), Beginn mit 2 Hüben alle 5 Min. Evtl. wesentlich häufigere Gaben! **Cave:** Tachykardie.

> **Klinikeinweisung** mit schnellstmöglichem Transport in die nächste Entbindungsklinik mit Voranmeldung zur Sectio.

Armvorfall: Beckenhochlagerung, Wehenhemmung mit Salbutamol-Spray (z. B. Sultanol®), Beginn mit 2 Hüben alle 5 Min.

> **Klinikeinweisung** mit notfallmäßigem Transport in nächste Entbindungsklinik nach Voranmeldung.

> **Abwendbar gefährlicher Verlauf**
> Wird die Nabelschnur durch die Wehen zwischen führendem kindlichen Teil und mütterlichem Becken eingeklemmt, droht der Erstickungstod des Kindes. Armvorfall weist auf Lageanomalie hin. Es drohen Einklemmung des Kindes und Uterusruptur.

15.9 Notfälle nach der Entbindung

15.9.1 Fehlende Spontanatmung

Maßnahmen
- Kind nochmals absaugen
- Rücken über der Wirbelsäule immer wieder kräftig reiben, Kind mit kaltem Wasser bespritzen
- Maskenbeatmung
- Sauerstoff (Sauerstoffdusche)
- Wenn keine kleine Maske vorhanden ist: Mund-zu-Nase-Beatmung 30–40 ×/Min. Beatmungsvolumen 15–20 ml (= normaler Mundhöhleninhalt eines Erwachsenen)
- Baby-NAW rufen
- Ggf. Reanimation (▶ 4.4.6 CRP bei Kindern)

15.9.2 Postpartale Blutungen

- **Verletzungen der Geburtswege**, z. B. Uterusruptur, Zervixriss, Scheidenverletzungen, Vulvaverletzungen, Dammrisse und Episiotomien.
- **Atonische Nachblutung**, z. B. Harnverhalt, verhindert die Uteruskontraktion, Uterusüberdehnung bei Hydramnion oder Mehrlingen, Plazentaretention (Plazenta nach 30 Min. noch nicht gelöst) oder Retention von Plazentaresten verhindert die Uteruskontraktion, Gerinnungsstörungen.

Symptome
- Blutverlust ≥ 250 ml/h post partum
- Abschätzen der Blutungsintensität durch Lagerung nach Fritsche (▶ 6.9.4)

Anamnese
- Wann wurde die Harnblase zuletzt entleert?
- Schwere Geburt? Lageanomalien des Kindes, Verletzungen der Geburtswege?

Diagnostik
- Notfallcheck (▶ 4.3.1), Kreislaufkontrolle (Puls, RR), im NAW auch EKG. Schockzeichen?
- Palpation des Uterusfundus: weich und oberhalb des Nabels tastbar (sollte normal relativ hart und etwa auf Nabelhöhe getastet werden können). **Cave:** Verwechslung mit der prall gefüllten Harnblase möglich.
- Inspektion der Vulva auf Geburtsverletzungen, z. B. Klitorisriss, Vulvaverletzungen, Dammriss, Episiotomie.

Maßnahmen
- Entleerung der Harnblase, falls spontan nicht möglich mittels Katheterisierung
- Förderung der Uteruskontraktion:
  - Wehen antreiben durch kreisende Massagen über dem Uterusfundus
  - Credé-Handgriff (▶ Abb. 15.6): Uterusfundus durch die Bauchdecke fassen, sodass

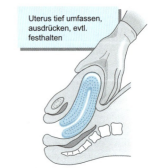

Abb. 15.6 Credé-Handgriff [L157]

(Uterus tief umfassen, ausdrücken, evtl. festhalten)

der Daumen der Uterusvorderwand, die Finger der Uterushinterwand anliegen, dann Blutkoagel sakralwärts ausdrücken. **Cave:** schmerzhaft. Danach Uterusfundus weiterhin von oben halten
- I. v. Zugang mit Infusion von 10 IE Oxytocin (z. B. Oxytocin Hexal®) in 500 ml Ringer-Lsg. im Schuss
- Alternativ Pat. an den Brustwarzen reiben lassen zur endogenen Ausschüttung von Oxytocin
- Als Ultima Ratio Aortenkompression

Abwendbar gefährlicher Verlauf
Volumenmangelschock.

15.9.3 Puerperalfieber

Von Geburtswunden ausgehende Infektion.

Symptome
- Fieber, Schüttelfrost, beeinträchtigter AZ
- Stirnkopfschmerz
- Unerwartetes Aufhören des Wochenflusses (Verhalt), evtl. Glieder- und Gelenkschmerzen, Ikterus
- Übel riechende Lochien

Anamnese Einige Tage zurückliegende Entbindung, evtl. primäres Abstillen.

Diagnostik
- Notfallcheck (▶ 4.3.1), Kreislaufkontrolle (Puls, RR), Schockzeichen? Temperatur messen
- Palpation: bei Subinvolution vergrößerter, weicher, druckdolenter Uterus (Fundus über Nabelhöhe)
- Peritonitische Zeichen (▶ 5.2.3)

Maßnahmen
- I. v. Zugang mit z. B. Ringer-Lsg., HAES
- Bei Schock ▶ 4.6
- Oxytocin (z. B. Oxytocin Hexal®) 10 IE in 500 ml Ringer-Lsg
- Bei Ateminsuffizienz Maskenbeatmung oder Intubation ▶ 4.4.3
- Bei peritonitischen Zeichen, Magensonde legen ▶ 3.6.2

Klinikeinweisung sofort in die nächstgelegene gynäkologische Klinik.

Abwendbar gefährlicher Verlauf
Septischer Schock mit Herz-Kreislauf-Versagen ist innerhalb von Stunden möglich.

15.9.4 Wochenbettpsychose

Symptome
- Starke Erregungszustände mit paranoiden und halluzinatorischen Phänomenen (▶ 16.1.7); v. a. am 3.–4. Wochenbetttag
- Endogene Depression (▶ 16.1.5) mit Suizidgefahr; besonders in der 2. Wo.

Anamnese
- Wann wurde entbunden?
- Vorbestehend Depressionen? Manien? Paranoia?
- Suizidgedanken (▶ 16.1.6)?

Maßnahmen Sedierung mit Diazepam 10 mg langsam i. v. (z. B. Valium®) oder Levomepromazin 25 mg i. m. (z. B. 1 Amp. Neurocil®).

Klinikeinweisung in psychiatrische Klinik. Bei Eigengefährdung oder Fremdgefährdung (Kind!) Zwangseinweisung (▶ 2.5.2) notwendig. Unterbringung des Kindes organisieren.

Abwendbar gefährlicher Verlauf
Suizidgefahr unterschätzt.

15.10 Mastitis

Tritt hauptsächlich in den ersten 2–3 Wo. nach der Entbindung auf, kann aber zu jeder Zeit während des Stillens auftreten.

Symptome
- Erstsymptom: dolenter, umschriebener Knoten
- Rötung, Überwärmung
- Fieber, oft > 40 °C ansteigend
- Schmerzhafte axilläre LK-Schwellung
- Evtl. Abszedierung, Fluktuation

Anamnese Z. n. Entbindung? Erstes Kind? Probleme beim Stillen?

Maßnahmen
- Kühle Auflagen (z. B. feuchtkalten Lappen auf die Brust, zweiten in den Kühlschrank legen, abwechseln).
- Quarkauflagen (Magerquark aus dem Kühlschrank auf die Brust streichen, trocknen lassen, entfernen, 3–4 × tgl.).
- Brust entlasten (z. B. straffer BH, hochbinden); Stress vermeiden.
- Begleitend Antiphlogistika, wie Diclofenac 3 × 50 mg / d p. o. oder Supp. (z. B. Diclac®), Cefuroxim 500 1–0–1 10–14 d.
- Außerdem bei beginnender Mastitis Kind die Brust immer ganz leer trinken lassen oder Milch abpumpen.

Bei Abszedierung keine Anibiotika! Multiple Mikroabszesse möglich.

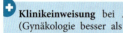
Klinikeinweisung bei Abszedierung, hohem Fieber und Schüttelfrost (Gynäkologie besser als Chirurgie, Kind kann meist mit aufgenommen werden).

Abwendbar gefährlicher Verlauf
Chronifizierung, Fistelbildung.

15.11 Medikamente in Schwangerschaft und Stillzeit

- Grundsätzlich immer strenge Indikationsstellung, so wenig Medikamente wie möglich.
- Fast alle Substanzen passieren die Plazenta bzw. gehen in die Muttermilch.
- Möglichst auf physikalische Anwendungen (z. B. Salben, Hitze-/Kälteapplikation), Entspannungsverfahren und körperliche Schonung zurückgreifen.

Medikamente für häufige Indikationen

Analgetika ▶ Tab. 15.5.
- **Paracetamol:** Mittel der Wahl, 500 mg alle 4 h p.o., bis max. 3 g/d
- **Ibuprofen:** Mittel der Wahl nach Paracetamol nur bis 28. SSW, dann absetzen

Tab. 15.5 Analgetika, Antipyretika, Spasmolytika in Schwangerschaft und Stillzeit

Freiname	Handelsname (Auswahl)	Schwangerschaft	Stillzeit
Acetylsalicylsäure	Acesal® Aspirin® ASS®	Nicht Mittel der 1. Wahl, ab 28. SSW absetzen, Einzeldosen erfordern keine Konsequenz, ASS 100 möglich, 4 Wo. vor ET absetzen	Gelegentliche Einnahme erscheint vertretbar
Atropin	Atropinsulfat Injektionslösung (Braun®)	Strenge Indikationsstellung; kurzzeitige Anwendung möglich	Kurzzeitige Anwendung scheint unbedenklich, Beobachtung des Kindes
Chloroquin (Malariaprophylaxe und -therapie)	Resochin®	In allen Stadien der Schwangerschaft anwendbar	Keine Bedenken bei Kurzzeittherapie
Codein	In verschiedenen Schmerzmitteln, antitussiv	In begründeten Fällen kurzfristig	Nur bei zwingender Indikation kurz
Ergotamintartrat	In diversen Migränepräparaten	Potenziell toxisch	Potenziell toxisch
N-Butylscopolamin	Buscopan® BS ratio®	Strenge Indikationsstellung, keine Bedenken bekannt	Strenge Ind.-Stellung, keine Bedenken bekannt
Metamizol	Novalgin® Baralgin® Novaminsulfon ratio®	Mögliche NW auf Hämatopoese, evtl. vorzeitiger Verschluss des Ductus arteriosus	Strenge Ind.-Stellung, potenziell toxisch

Tab. 15.5 Analgetika, Antipyretika, Spasmolytika in Schwangerschaft und Stillzeit *(Forts.)*

Freiname	Handelsname (Auswahl)	Schwangerschaft	Stillzeit
Morphin (▶ 18.3)	MST- oder MSR-Mundipharma®	Atemdepression, Entzugserscheinungen	Konzentration in Muttermilch und Plasma gleich hoch, Kumulation möglich
Paracetamol	ben-u-ron® Enelfa®	Keine Bedenken bekannt	In niedriger Dosis unbedenklich
Pethidin	Dolantin®	Bei subpartaler Gabe Atemdepression möglich	Einmalige Gabe unbedenklich, bei wiederholter Gabe Kumulationsgefahr
Phenylbutazon	Ambene® exrheudon® OPT	Potenziell toxisch	Einzelgaben möglich, bei längerfristiger Einnahme vom Stillen abraten
Diclofenac	Diclac® Voltaren®	1. Trimenon unbedenklich, ab dem 2. Trimenon potenziell toxisch, Einzeldosen möglich	Nur Einzeldosen

Antiallergika, Antihistaminika Loratadin, Cetirizin, Clemastin.

Antibiotika
- **Penicilline:** gehören zu den Antibiotika der Wahl in Schwangerschaft und Stillzeit.
- **Cephalosporine:** s. Penicilline.
- **Makrolide** (z. B. Erythromycin-Wolff®): bei Infektionen mit grampositiven Keimen und Chlamydien. Dosierung: 250–500 mg alle 6 h p. o. Können indikationsgerecht eingesetzt werden, z. B. bei Chlamydieninfektion.

> Kontraindizierte Antibiotika: Tetrazykline, Aminoglykosidantibiotika, Chloramphenicol.

Antihypertensiva ▶ Tab. 15.6.
- Alpha-Methyldopa: Mittel der Wahl
- Nifedipin retard: eingeschränkt geeignet
- Selektive β1-Rezeptorblocker (Metoprolol): eingeschränkt geeignet
- Dihydralazin

> Kontraindizierte Antihypertensiva: Diuretika, ACE-Hemmer, AT1-Antagonisten (Sartane).

Antihypotonika ▶ Tab. 15.7.

Tab. 15.6 Antihypertensiva in Schwangerschaft und Stillzeit

Freiname	Handelsname (Auswahl)	Schwangerschaft	Stillzeit
α-Methyldopa	Presinol®	Mittel der Wahl	Keine Bedenken bekannt
Clonidin	Catapresan®	Möglichst in Schwangerschaft nicht einsetzen	Keine Bedenken bekannt
Dihydralazin	Nepresol®	Kann angewandt werden, maternal häufig vasomotorische NW	Keine Bedenken bekannt
Metoprolol	Beloc®	Ind.: Hochdrucktherapie in der Schwangerschaft, bei Langzeitgabe Wachstumsretardierung, neonatale Hypoglykämie, Herzfrequenzsenkung beim Neugeborenen möglich	Schädigungen beim Säugling nicht bekannt, Kreislaufkomplikationen und Hypoglykämien beim Neugeborenen möglich
Nifedipin	Adalat®	Gehört ab dem 2. Trimenon zu den Mitteln der Wahl, nicht zusammen mit Mg i. v.	Keine Bedenken bekannt
Propranolol	Dociton®	Ind.: Hochdrucktherapie in der Schwangerschaft, bei Langzeitbehandlung Wachstumsretardierung, neonatale Hypoglykämie, Herzfrequenzsenkung beim Neugeborenen möglich	Keine Bedenken bekannt
Rauwolfia-Alkaloide	Reserpin® Serpasil®	Möglichst in Schwangerschaft nicht einsetzen	Nicht geeignet, Med. umstellen
Urapidil	Ebrantil®	Nur zur i.v. RR-Senkung im Notfall	Nicht geeignet, Med. umstellen

Tab. 15.7 Antihypotonika in Schwangerschaft und Stillzeit

Freiname	Handelsname (Auswahl)	Schwangerschaft	Stillzeit
Dihydroergotamin	Dihydergot®	Nur bei zwingender Indikation p.o., nicht in den letzten SSW	Keine Bedenken bekannt
Etilefrin	Effortil®	Nicht im 1. Trimenon	Abzuraten

15.12 Sexueller Missbrauch an Frauen

Sexualisierte und häusliche Gewalt sind weit verbreitet. Fast jede siebte Frau in Deutschland wird nach einer Statistik des Bundesministeriums für Familie, Senioren, Frauen und Jugend Opfer einer sexuellen Nötigung oder Vergewaltigung.

Frauen, bei denen der Verdacht auf einen sexuellen Missbrauch besteht, befinden sich in einer psychischen Ausnahmesituation und sollten deshalb besonders behutsam ärztlich versorgt werden.

- Nach der psychologischen Notfallversorgung möglichst zeitnah Einleitung einer professionellen gynäkologischen Versorgung und Spurensicherung (DNA ist bis 72 h nach der Tat nachweisbar).
- Zur Beweissicherung sollte die Pat. vor der Untersuchung nicht duschen oder die Kleidung wechseln. Auch Taschentücher und Hygieneartikel, wie z. B. Tampons oder Binden sollten nicht weggeworfen werden.
- Jede/r approbierte Arzt/Ärztin darf aus forensischer Sicht untersuchen, ideal ist eine fachärztliche gynäkologische Untersuchung in der Klinik, in einigen größeren Kliniken sind zusätzlich Rechtsmediziner/innen vor Ort.

> **!** Es muss in jedem Fall gewährleistet sein, dass die Frau ärztlich und möglichst auch psychologisch versorgt wird!

- Die Erstattung einer Strafanzeige ist keine zwingende Voraussetzung für die ärztliche Versorgung und Spurensicherung nach Vergewaltigung.
- Es bleibt jeder Frau freigestellt, wie sie sich entscheidet. Sollte sie sich aber zu einem späteren Zeitpunkt für eine Strafanzeige entscheiden, ist es sinnvoll zeitnah Beweise und Spuren zu sammeln und zu dokumentieren.
- Es besteht Schweigepflicht, solange die Betroffene dies nicht anders entscheidet.
- Entscheidet sich die Frau für eine Spurensicherung, sollte sie möglichst Wechselkleidung mitbringen (lassen), da die während der Tat getragene Kleidung für eine mögliche gerichtsmedizinische Untersuchung einbehalten wird.

> **!** Ohne das Einverständnis der Betroffenen darf die Polizei nicht informiert werden. Dies gilt auch für die Sicherstellung von Beweismitteln.

Umgang mit dem Verdacht auf sexuelle Gewalt Um der betroffenen Frau sowohl körperlich als auch psychisch nicht noch mehr Schaden zuzufügen und um eine forensisch einwandfreie Dokumentation zu gewährleisten, empfiehlt es sich standardisiert vorzugehen: Umfassende Informationen und Dokumentationshilfen findet man unter https://www.soforthilfe-nach-vergewaltigung.de.

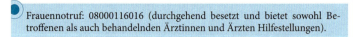
Frauennotruf: 08000116016 (durchgehend besetzt und bietet sowohl Betroffenen als auch behandelnden Ärztinnen und Ärzten Hilfestellungen).

Entscheidet sich die Frau direkt für eine Anzeige bei der Polizei, erfolgt die Befunderhebung im Auftrag der Polizei, die entweder an eine geeignete Klinik verweist oder entsprechendes Untersuchungsmaterial zur Verfügung stellt.

Dokumentation Alle notwendigen Unterlagen für die Dokumentation nach Körperverletzung stehen als PDF-Datei „Dokumentation und Untersuchung bei sexualisierter Gewalt" zum Download zur Verfügung unter https://www.soforthilfe-nach-vergewaltigung.de/fileadmin/redaktion/pdf/FRAUENNOTRUF-FFM-Aerztliche-Dokumentation-bei-haeuslicher-Gewalt-online-2012.pdf.
Weitere Materialien für Fachkräft finden Sie auch unter https://www.signal-intervention.de/sites/default/files/2019-02/Infothek_Empfehlungen_Doku_2018_1.pdf.

15.12 Sexueller Missbrauch an Frauen

Spurensicherungs-Kit
- Vordrucke für den Befundbericht
- Einmalhandschuhe, Mundschutz
- Wattestieltupfer selbsttrocknend
- Nagelschere, Nissenkamm, Pinzette
- Briefumschläge für getrocknete Spurenträger
- Aquadest für Abstriche an trockenen Arealen (Haut)
- Monovetten für Blut- und Urinproben
- Eppendorf-Gefäße für Nägel und Abriebe
- Beschriftungsetiketten und wasserfester Stift für die Beschriftung
- Große Papiertüten für die Verpackung von Kleidungsstücken (einzeln verpacken)
- Fotoapparat (Digitalkamera)
- Kleines Lineal für die Fotodokumentation

Alternativ Anschaffung eines fertig zusammen gestellten Untersuchungssets inklusive Dokumentationsbögen, z. B. „Hessen-Kit" (Voigtlaender Kriminaltechnik).

Untersuchung
- Untersuchung möglichst in gynäkologischer Klinik / Praxis, damit eine adäquate Versorgung gewährleistet ist.
- Besteht keine andere Möglichkeit, Befunde nach Dokumentationsplan „Dokumentation und Untersuchung bei sexualisierter Gewalt" erheben (s. o.).
- Ruhige und störungsfreie Atmosphäre, ggf. Pausen einlegen.
- Anamnese.
- Aufklärung über die Untersuchung, Einwilligung, ggf. Schweigepflichtentbindung.
- Verletzungen abklären, Ganzkörperuntersuchung (äußere und innere Untersuchung), Abstriche von Haut + Schleimhäuten, vaginal, ggf. auch oral und anal.
- Sorgfältige Dokumentation auf Erhebungsbogen, Fotodokumentation wenn nötig.
- Blutabnahme: Hep. B + C, HIV, ggf. Lues, allgem. Geschlechtskrankheiten, ggf. chemisch-toxikologische Untersuchung z. B. bei V. a. K.O.-Tropfen (Blut- und Urinprobe).
- Ggf. "Pille danach" (▶ 15.4).
- Sicherung von Spuren (Kleidung, Binden, Tampons, Kondom etc.).
- Ggf. Impfauffrischung, Postexpositionsprophylaxe.
- Aufklärung über Kontrolluntersuchungen in 2 Wo., 3 und 6 Mon.; bei der behandelnden Gynäkologin möglich.
- Psychosoziale Beratung, Kontakte zu Netzwerken in der Region vermitteln.

> Infomaterialien über regionale Beratungsmöglichkeiten für Opfer sexueller Gewalt vorbereiten und Kopien mitgeben.

Schutzbedürfnis klären:
- Stationäre Aufnahme?
- Suizidgefahr?
- Schutzeinrichtung (Frauenhaus)?

16 Psychiatrische Probleme und neurologische Notfälle

Gabriele Fobbe, Christoph Gerhard und Eva Strüwer

16.1 Psychiatrische Probleme
Eva Strüwer 424
16.1.1 Anamnese und Gesprächsführung 424
16.1.2 Psychopathologische Befunderhebung 424
16.1.3 Körperliche Untersuchung 426
16.1.4 Therapie mit Psychopharmaka 426
16.1.5 Depressive Störungen 428
16.1.6 Suizidalität 430
16.1.7 Erregungszustände 431
16.1.8 Delir 436
16.1.9 Verwirrtheit 437
16.1.10 Stuporöse Zustände 439
16.1.11 Schlafstörungen 441
16.1.12 Demenz 442
16.1.13 Suchtpatienten 444
16.2 Neurologische Notfälle
Gabriele Fobbe, Christoph Gerhard und Eva Strüwer 448

16.2.1 Ischämischer Schlaganfall
Eva Strüwer 448
16.2.2 Epileptische Anfälle
Gabriele Fobbe 450
16.2.3 Bakterielle Meningitis
Gabriele Fobbe 453
16.2.4 Multiple Sklerose
Christoph Gerhard 454
16.2.5 Parkinson-Krise
Christoph Gerhard 455
16.2.6 Migräne
Eva Strüwer 456
16.2.7 Periphere Fazialisparese
Gabriele Fobbe 457
16.2.8 Postherpetische Neuralgie (Zosterneuralgie)
Gabriele Fobbe 458

16.1 Psychiatrische Probleme

Eva Strüwer

16.1.1 Anamnese und Gesprächsführung

Der psychiatrische Notfall erfordert v. a. Zeit, Geduld und eine möglichst ungestörte Gesprächssituation. Eine nicht wertende, offene und freundliche Grundhaltung ist Voraussetzung für eine erfolgreiche Behandlung. Der Pat. sollte spüren, dass der Arzt versucht, seine subjektive Sicht der Dinge zu verstehen.

> Keine korrigierenden oder herabsetzenden Äußerungen! Auch nicht, wenn der Pat. sich gegenüber dem Bereitschaftsdienst so äußert.

- Vorerkr.: Organische, z. B. Hyperthyreose; psychische, z. B. depressive Episoden, Suizidversuche
- Aktuelle Erkr.: Beginn, Auslöser, Symptome? Stürze?
- Aktuelle Medikation?
- Drogenkonsum?
- Aktuelle Lebenssituation, z. B. in Schule, Beruf, Ehe, Beziehung, Familie
- Kurzbiografie: nach wichtigsten Lebensstationen fragen, traumatische Erlebnisse?
- Hinweise auf andauernde, das Leben bestimmende Konflikte?
- Ggf. kurze Sexualanamnese
- Psychiatrische Erkr. in der Familie (bei Verwandten 1. Grades)
- Fremdanamnese: Angehörige, Freunde, hinzugerufene Personen (z. B. Polizei, Sanitäter)

Nicht immer lassen sich in einer Notfallsituation alle genannten Bereiche lückenlos ausleuchten.

> Bei Bewusstseinsstörungen oder mangelnder Fähigkeit / Bereitschaft des Pat. zum Gespräch:
> - Fremdanamnese erheben
> - Besonders sorgfältige schriftliche Beurteilung und Dokumentation des aktuellen Zustands

16.1.2 Psychopathologische Befunderhebung

Bewusstseinslage Reaktion auf Ansprache, Aufforderungen oder Schmerzreize:
- Pat. wach und ansprechbar (Normalbefund)
- **Somnolenz:** Pat. schläfrig, Augenöffnung auf lautes Anrufen, Befolgen einfacher Anweisungen
- **Sopor:** tiefschlafähnlicher Zustand, Pat. nur durch starke Schmerzreize für kurze Zeit erweckbar, kein Befolgen von Anweisungen mehr
- **Koma:** Pat. nicht erweckbar (▶ 5.10)

Orientierung Nach Namen, Wochentag oder Datum, Ort fragen: Erkennt der Patient die Situation korrekt? Unscharf orientiert? Desorientiert?

Aufmerksamkeit und Gedächtnis Störung z. B. bei Psychosen und hirnorganischen Erkr. möglich → einfache Rechenaufgaben, Erklären von Sprichwörtern:

Auffassungsstörung? Konzentrationsstörung? Störung des Gedächtnisses? Konfabulationen?

Denkstörungen
- **Formale Denkstörung:** z. B. bei Psychosen → Wie spricht der Pat.? Ist das Gesagte zusammenhängend und logisch? Unterbrechungen des Gedankenablaufs?
  - Gehemmt, verlangsamt, umständlich, eingeengt.
  - Perseveration, Ideenflucht, Vorbeireden.
  - Zerfahren, inkohärent, Gedankenabreißen.
- **Inhaltliche Denkstörung:** Wahn z. B. Verfolgungswahn, Beziehungswahn, Eifersuchtswahn, Größenwahn, Verarmungswahn, hypochondrischer Wahn.
  - **Wahnstimmung:** Vorstadium des Wahns mit eigentümlicher emotionaler Gespanntheit, Außenwelt wird als verändert erlebt.
  - **Wahnwahrnehmung:** Einer realen Wahrnehmung wird eine abnorme Bedeutung beigemessen und in Beziehung zur eigenen Person gesetzt.
  - **Systematisierter Wahn:** Einzelne Wahngedanken werden durch Verknüpfungen zu einem komplexen Wahngebäude ausgestaltet.

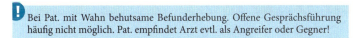
Bei Pat. mit Wahn behutsame Befunderhebung. Offene Gesprächsführung häufig nicht möglich. Pat. empfindet Arzt evtl. als Angreifer oder Gegner!

Wahrnehmung
- **Halluzinationen** (optisch, akustisch, olfaktorisch): Wahrnehmung ohne existierendes Objekt oder real vorkommende Begebenheit.
- **Illusionen:** Sinnestäuschungen, durch die Wahrnehmungen realer Objekte oder Begebenheiten krankhaft verfälscht werden.

Befürchtungen, Zwang
- **Zwangsdenken, Zwangshandlungen:** Muss der Pat. bestimmte Dinge immer wieder denken oder tun, obwohl er weiß, dass sie eigentlich unsinnig sind?
- **Hypochondrie:** Zustand krankhafter Neigung zur Selbstbeobachtung und ängstlich getönter Beziehung zum eigenen Körper.
- **Phobie:** exzessive Angst vor bestimmten Situationen (z. B. auf die Straße zu gehen) oder Objekten (z. B. Spinnen, Mäuse).
- **Panikstörung:** durch (vermeintliche) Gefahr hervorgerufene Angst, die den Pat. derart lähmt, dass es zu einem Zusammenbruch des gesamten Denkens und Handelns kommt.

Stimmung, Affekt
Wie wirkt der Pat.? Ist der gezeigte Affekt situationsangemessen? Wie schätzt der Pat. selbst seine Stimmung ein?
- Niedergeschlagen, freudlos, Gefühl der inneren Leere
- Innere Unruhe, Gereiztheit
- Dysphorie
- Klagsam, Insuffizienz- und Schuldgefühle
- Euphorie, gesteigertes Selbstwertgefühl
- Affektstarr, affektlabil, mangelnde Affektkontrolle
- Ambivalent: Zwiespältigkeit, innere Zerrissenheit (z. B. Gefühle von Liebe und Hass gleichzeitig)

Antrieb
- Antriebsarm, gehemmt, **Stupor** (motorische Bewegungslosigkeit)
- **Mutismus** (Pat. spricht nicht), z. B. bei Entwicklungsverzögerung, Autismus, Psychosen, depressiven Störungen

- Antriebssteigerung, motorische Unruhe, Logorrhö, z. B. bei Manie, agitierter Depression, Alkoholentzug
- Stereotypien, Automatismen, z. B. bei Demenz

Ich-Erleben Hat der Pat. Veränderungen an sich oder seiner Umgebung bemerkt? Glaubt er, von außen beeinflusst zu werden?
- **Depersonalisation:** Pat. empfindet die eigene Person als merkwürdig verändert, unwirklich und fremd.
- **Derealisation:** Umgebung erscheint dem Pat. fremd und verändert.
- **Gedankenausbreitung** (andere Personen können Gedanken des Patienten lesen), Gedankenentzug, -eingebung.
- **Andere Fremdbeeinflussungserlebnisse:** Gefühl der Bestimmung eigener Gefühle und eigenen Handelns von außen.

Selbst- und Fremdgefährdung
- **Suizidalität:** gezielte Exploration der Gefährdung für eine Suizidhandlung (▶ 16.1.6)
- **Selbstbeschädigung:** Verletzung des eigenen Körpers ohne Suizidabsichten, z. B. gegen Wände schlagen, Schnittverletzungen mit Rasierklingen, oft in Zusammenhang mit Anspannung
- **Aggressivität:** Beschimpfungen, Zerstörung von Gegenständen, Gewalt gegen Personen

16.1.3 Körperliche Untersuchung

Auch eine körperliche Untersuchung (orientiert an der „allgemeinmedizinischen Basisuntersuchung", ▶ 3.1.1, und „neurologischen Zusatzuntersuchung", ▶ 3.1.2) gehört zur vollständigen Analyse einer „psychiatrischen Notfallsituation". Dabei sollte besonders auf folgende Aspekte geachtet werden:
- Verletzungszeichen: insbes. Hinweise auf Schädelprellungen? Selbstverletzungen, z. B. Schnitte an den Handgelenken
- Hinweise auf Intoxikation (▶ 8): Einstichstellen?
- Neurologische Herdzeichen, z. B. Anisokorie, Hemiparese, Aphasie, Apraxie
- Hinweise auf metabolische Störungen, z. B. Hypoglykämie (▶ 18.12)
- Ateminsuffizienz, Störungen der Herzleistung, Blutdruck (z. B. Bewusstseinsstörungen durch Hypotonie, Verwirrtheit durch Hypoxie oder Exsikkose)
- Anämiezeichen (blasse Schleimhaut der Unterlidinnenseiten).
- Bei V. a. Intoxikation Blut und Urin asservieren

> Ein folgenschwerer Fehler ist es, bei einer auf den ersten Blick scheinbar eindeutigen „psychiatrischen Notfallsituation" eine somatische Ursache zu übersehen!

16.1.4 Therapie mit Psychopharmaka

Bei der medikamentösen Therapie mit Psychopharmaka müssen Begleiterkr. und psychiatrische wie internistische Vormedikation im Hinblick auf mögliche Kontraindikationen / Wechselwirkungen berücksichtigt werden.
- Daher auf wenige vertraute Substanzen mit geringem NW-Potenzial beschränken.

16.1 Psychiatrische Probleme

- Wenn möglich, Anwendung p. o. bevorzugen (Beteiligung des Patienten, geringere NW). Ggf. Schmelztabletten einsetzen (▶ Tab. 16.1).
- Vor allem wenn Suizidalität oder Substanzmissbrauch nicht auszuschließen sind, nur Kleinpackungen verordnen.

Tab. 16.1 Empfohlene Psychopharmaka im Bereitschaftsdienst

Wirkstoff	Handelsnamen z. B.	Applikationsform u. a.	Auswahl einiger NW/WW
Diazepam[1]	Diazepam-ratiopharm®	• 5 mg Tbl. • 10 mg/2 ml Injektionslsg.	• Lange HWZ, Abhängigkeitsrisiko • Bei i. v. Gabe Atemdepression, nicht i. v. geben unter Clozapin-Therapie
Lorazepam[1]	• Tavor® Expidet • Tavor® 1,0	• 1 und 2,5 mg Schmelztbl. • 1 mg Tbl.	Abhängigkeitsrisiko
Opipramol	Opipramol AL®	50 mg Tbl.	QTc-Zeit ↑[2], nicht mit MAO-Hemmern kombinieren, kein Abhängigkeitspotenzial
Zopiclon	Zopiclon CT®	7,5 mg Tbl.	Abhängigkeitsentwicklung seltener als bei Benzodiazepinen
Zolpidem	Zolpidem 1A®	10 mg Tbl.	
Haloperidol[1]	Haldol®-Janssen	• 5 mg Tbl. • Lsg. zum Einnehmen 2 mg/1 ml = 20 Tr. • 5 mg/1 ml Injektionslsg.	• Extrapyramidalmotorische Störungen, KI: M. Parkinson, Hypotonie, QTc-Zeit ↑[2], • Injektion nur i. m., nicht i. v.!
Olanzapin[1]	Zyprexa® Velotab	5 und 10 mg Schmelztbl.	Extrapyramidalmotorische Störungen seltener, KI: Parkinson, QTc-Zeit ↑[2]
Risperidon	Risperidon ratiopharm®	• 0,5 Schmelztbl. • 0,5 und 1 mg Tbl. • Lsg. zum Einnehmen 1 mg/1 ml	Zur Kurzzeittherapie von Verhaltensstörungen bei Demenz, extrapyramidalmotorische Störungen seltener, Hypotonie
Promethazin	Atosil®	Tr. zum Einnehmen: 20 mg = 1 ml = 20 Tr.	Sedierendes Antihistaminikum, QTc-Zeit ↑[2]; nicht bei alten Pat.
Melperon	Melperon-CT®	• 25 mg Tbl. • Lsg. zum Einnehmen 25 mg/5 ml	QTc-Zeit ↑[2], Hypotonie
Mirtazapin	Mirtazapin beta®	15 mg Tbl.	Sedierendes Antidepressivum, QTc-Zeit ↑[2], keine Kombination mit MAO-Hemmern

[1] Arzneimittel ggf. zur Sofortanwendung in oraler und/oder parenteraler Applikationsform im Koffer mitführen
[2] QTc-Zeit ↑ = keine Kombination mit QTc-Zeit-verlängernden Arzneimitteln

16.1.5 Depressive Störungen

Depressionen entstehen durch ein Zusammenspiel von biologischen und psychosozialen Faktoren. Nach dem aktuellen „Vulnerabilitäts-Stress-Modell" treffen dabei ungünstige Lebensumstände auf eine anlagebedingte Verletzlichkeit.

Differenzialdiagnostischer Überblick
- **Akute Belastungsreaktion (z. B. Trauerreaktion):** depressive Verstimmung, Angst, Antriebsdefizit, Verlangsamung der Denkabläufe, mangelndes Selbstwertgefühl, vegetative Symptome. **Cave:** häufig im ärztlichen Bereitschaftsdienst.
- **Organische Erkrankungen mit depressiver Symptomatik:** depressive Verstimmung ist Symptom der Erkr. (z. B. Hypothyreose, Erkr. des ZNS) oder Reaktion auf die damit verbundene Ausweglosigkeit der Lebensumstände (z. B. Suchterkr. (▶ 16.1.13), HIV, terminale Herzinsuff. oder COPD, chron. Schmerzzustände).
- **Arzneimittelnebenwirkungen, Intoxikation** (▶ 8): Drogen; Medikamente (z. B. Betablocker, Moxonidin, Antiepileptika).

Depressionen im engeren Sinne werden im ICD-10 deskriptiv nach dem Schweregrad und dem Verlauf eingeteilt:
- **Depressive Episode** (leicht, mittel, schwer): affektive Symptome, ggf. auch somatische und psychotische Symptome
- **Manische Episode:** gehobene Stimmung, gesteigerte Aktivität
- **Rezidivierende depressive Störung:** wiederkehrende depressive Episoden, keine manischen Phasen
- **Bipolare affektive Störung:** manisch depressive Erkrankung mit Wechsel von manischen und depressiven Phasen. **Cave:** suizidales Risiko bei Phasenwechsel
- **Dysthymia** bzw. **Zyklothymia:** leichtere Erkrankungen mit lang andauernder depressiver bzw. schwankender Stimmungslage

Symptome
- Depressive Verstimmung: z. B. Herabgestimmtheit, Freudlosigkeit, Gefühllosigkeit, Versteinerung
- Angst: z. B. vor der Zukunft, vor Versagen im Alltag, vor Verlust von Personen
- Kognition: z. B. Verzerrung in der Bewertung von Ereignissen und Fähigkeiten; Verlangsamung der Denkabläufe bis zur Denkhemmung; Störungen bei der Aufnahme und Verarbeitung neuer Informationen
- Antriebsstörung: z. B. Verlust von Schwung und Initiative, Antriebshemmung; aber auch innere Unruhe, Rastlosigkeit, Agitiertheit
- Vitalstörung: z. B. Druck- und Engegefühl in der Brust, Schweregefühl des Körpers, Schmerzen
- Vegetative Störungen: z. B. Schlafstörungen, Herzrhythmusstörungen, Appetitverlust, Gewichtsabnahme, Libidoverlust
- Zusätzlich psychotische Symptome: Wahn mit stimmungskongruenten Themen, z. B. Verschuldung, Verarmung, Versündigung, selten Halluzinationen; depressiver Stupor
- Suizidalität (▶ 16.1.6)

Anamnese
- Auslöser eruierbar?
- Treten diese Störungen häufiger auf?

16.1 Psychiatrische Probleme

- Bereits in psychiatrischer / psychotherapeutischer Behandlung?
- Sind in der Familie derartige Störungen bekannt?
- Medikamenteneinnahme?
- Drogen- / Alkoholabusus?
- Suizidversuch in der Vorgeschichte?
- Chronische organische Erkr. bekannt (z. B. HIV, Diab. mell.)?

Allgemeine Maßnahmen bei depressiven Störungen
! Somatische Grunderkrankung behandeln.
- **Psychotherapeutisches Gespräch** (▶ 16.1.1): Behutsame Exploration. Kein vordergründiger Trost, keine unhaltbaren Versprechungen (z. B. „Morgen sieht alles schon ganz anders aus").
- Möglichkeiten der Betreuung des Patienten durch die soziale Umgebung erkunden und organisieren.

Medikamentöse Therapie:

> Bei der Auswahl der geeigneten antidepressiven Therapie müssen neben der Art der affektiven Störung Vorerkrankungen und -medikation sowie zu erwartende NW berücksichtigt werden; mit dem Eintritt der stimmungsaufhellenden Wirkung ist frühestens nach 14 d zu rechnen. Daher wird man sich im Bereitschaftsdienst i. d. R. auf die **Behandlung der akuten Symptomatik** und die Besprechung / Organisation des weiteren Prozedere beschränken.

- Bei **Angst und/oder Agitiertheit:**
  - **Benzodiazepine:** Lorazepam 1–2 mg als Schmelztbl. Tavor® Expidet 1,0 oder, stärker und länger wirksam, Diazepam 5–10 mg p. o. oder i. m., ggf. zur Überbrückung für wenige Tage Weiterverordnung von Diazepam bis zu 10 mg / d. **Cave:** fehlende Fahrtüchtigkeit.
  - **Niederpotente Neuroleptika:** Promethazin 20–30 mg p. o. zur Nacht, bei ungenügender Wirksamkeit 40–100 mg / d verteilt auf mehrere Einzeldosen (z. B. Atosil®, Promethazin-neuraxpharm®), nicht bei älteren Pat.
- Bei **Schlafstörungen:** sedierendes Antidepressivum z. B. Mirtazapin 7,5–15 mg zur Nacht, Vormedikation beachten!
- Bei **Wahnsymptomatik** (z. B. Schuld, Hypochondrie): Haloperidol 5–10 mg p. o.

> **Bei alten Patienten** nur ausnahmsweise Benzodiazepine, dann kurz wirksame Substanzen (z. B. Lorazepam) bevorzugen. NW: Sturzgefahr, paradoxe Reaktion.

Klinikeinweisung:
- Bei psychotischer Symptomatik oder depressivem Stupor in eine psychiatrische Klinik, bei Suizidalität in die geschlossene Abteilung
- Bei V. a. eine organische Genese zur weiteren Abklärung in internist. oder neurol. Fachabteilung

Abwendbar gefährlicher Verlauf
- Suizidalität unterschätzt.
- Erhöhte Suizidgefahr kann auch während der ersten 3 Wo. der Neueinstellung mit Antidepressiva bestehen, wenn die antriebssteigernde Wirkung vor der stimmungsaufhellenden eintritt. In dieser Phase ggf. Komedikation mit Benzodiazepinen.

Maßnahmen bei Trauerreaktion
- **Stützendes Gespräch. Zuhören!** (▶ 16.1.1).
- Mit Einwilligung des Trauernden Angehörige oder Bekannte hinzuziehen, die sich um ihn kümmern (z. B. auch über Nacht bleiben).
- **Medikamentöse Therapie:**
  - ! Psychopharmaka zurückhaltend einsetzen (wirken einem normalen Trauerablauf entgegen).
  - **Tranquilizer:** evtl. für wenige Tage, z. B. Diazepam 2,5–10 mg/d p. o. (**cave:** suchtgefährdete Pat.!). Alternativ Opipramol 3 × 50 mg/d p. o., ggf. auch 50 mg morgens und 100 mg zur Nacht. Kein Abhängigkeitspotenzial, kann ggf. vom HA über einige Wochen fortgeführt werden.
  - Bei **Schlafstörungen** z. B. Zolpidem 5–10 mg oder, mit etwas längerer Wirkdauer, Zopiclon 3,75–7,5 mg zur Nacht.

16.1.6 Suizidalität

Etwa 90 % aller Suizide und Suizidversuche sind **Folge einer psychischen Erkrankung**; daneben gibt es aber auch sog. **„Bilanzsuizide"** psychisch gesunder Menschen in schweren Lebenskrisen. Etwa 10 % aller Suizidversuche enden tödlich.

- **Psychiatrische Erkrankungen mit hohem Suizidrisiko:** schwere depressive Störungen (bes. mit psychotischen Symptomen), Anorexie, Borderline-Persönlichkeitsstörungen, Suchterkrankungen.
- **Weitere Risikomerkmale:** frühere Suizidversuche, höheres Lebensalter, männliches Geschlecht, fehlende soziale Bindungen.

Es ist schwer, einen Suizid oder Suizidversuch bei einem gegebenen Patienten vorherzusagen. Die Erhebung der genannten Faktoren liefert lediglich eine Entscheidungshilfe zur Einschätzung des Suizidrisikos.

Symptome
- Einengung der Gedanken und Gefühle sowie der zwischenmenschlichen Beziehungen
- Depressive Verstimmung (▶ 16.1.5), Resignation, Verbitterung, Hoffnungslosigkeit
- Zukunftsangst, Versagensangst
- Mangelndes Selbstwertgefühl, Gedanken eigener Schuld
- Ängstlich-agitiertes Verhalten
- „Unheimliche Ruhe" nach Gespanntheit oder Suiziddrohung

Anamnese
- Psychiatrische Grunderkr., Suchterkr.?
- Schwere körperliche Erkr.?

- Persönliche Krisensituation: z. B. vom Partner verlassen worden?
- Depressive Verstimmtheit in der Vergangenheit?
- Frühere Suizidversuche? Suizidversuche in der Familie?
- Suizidgedanken? Äußert der Pat. Suiziddrohungen oder genaue Vorstellungen von der Durchführung eines Suizids (konkret danach fragen)?
- Qualität der Beziehungen zur Familie und zu Bekannten, Nachbarn?
- Hat der Pat. Hoffnung auf Hilfe? Sieht er Chancen für Veränderung?

> Die Angst, dass das **Ansprechen der Suizidalität** einen Suizidversuch auslöst, ist unberechtigt. Im Gegenteil: Es wirkt eher entlastend. Suizidgedanken am besten dann ansprechen, wenn Pat. von innerem Leid durch seine Lebenssituation spricht, z. B.: „Nach allem, was Sie mir erzählt haben, kam Ihnen da schon mal der Gedanke, am liebsten morgens gar nicht mehr aufwachen zu wollen?"

Maßnahmen
- Therapeutisches Gespräch, möglichst mit dem Pat. allein.
- Ggf. Vermittlung eines zeitnahen ambulanten Therapieangebots.
- Unterstützend medikamentöse Therapie mit Lorazepam 2–4 mg/d p. o. erwägen.
- Die Herstellung einer tragfähigen Beziehung, die den Patienten in der suizidalen Krise stützt, ist im Bereitschaftsdienst nur schwer möglich. Da die Sicherheit des Patienten im Vordergrund steht, wird man sich im Zweifelsfall für eine stationäre Einweisung entscheiden.

> **Klinikeinweisung:**
> - Immer bei akuter Suizidalität, möglichst mit Einverständnis des Pat. Dabei Respekt vor Selbstbestimmung zum Ausdruck bringen, z. B.: „Ich verstehe, dass Sie im Augenblick keine andere Möglichkeit für sich sehen, aber geben Sie sich die Chance, Ihre momentane Situation noch einmal mit einem Arzt in der Klinik zu besprechen."
> - Verweigert Pat. sein Einverständnis: Zwangseinweisung (▶ 2.5.2).

> **Abwendbar gefährlicher Verlauf**
> Gefahr einer konkreten Suizidhandlung unterschätzt.

16.1.7 Erregungszustände

Akut psychotische Symptomatik
Psychotische Pat. machen meist einen verstörten und ängstlichen Eindruck und sind oft gar nicht oder nur bedingt durch Ansprache erreichbar.

Differenzialdiagnostischer Überblick
- **Organische Psychose:** Erkrankungen des ZNS, z. B. Enzephalitis; Stoffwechselstörungen, z. B. hepatische Enzephalopathie, thyreotoxische Krise (▶ 5.10.9).
- **Psychotische Symptomatik bei Demenz** (▶ 16.1.12): Verfolgungs- oder Bestehlungswahn, wahnhaft erlebte Blicke oder Einflüsse, wahnhafte Begegnungen mit bereits verstorbenen oder nicht anwesenden Personen.

- **Alkoholentzugsdelir** (▶ 16.1.8): Unruhe, Erregung, gesteigerte psychomotorische Aktivität, Halluzinationen, Wahnsymptomatik, Bewusstseinsstörungen, Desorientierung, Tremor, Sprachstörungen, Schwitzen, Tachykardie.
- **Schizophrene Psychose:** formale Denkstörungen (z. B. Gedankenabreißen, Wortneubildungen), inhaltliche Denkstörungen (z. B. Wahnstimmung, Wahnwahrnehmung), Ich-Störungen (z. B. Fremdkontrolle des Willens, leibliche Beeinflussung), Halluzinationen.
- **Manische Phase** bei manisch-depressiven Erkrankungen.
- **Durch Drogen oder Medikamente** (z. B. Kortison, Anticholinergika, Anti-Parkinson-Medikamente, Gyrasehemmer) bedingte Psychose, **Alkoholhalluzinose.**
- **Psychotische Episode** bei Pat. mit paranoider oder Borderline-Persönlichkeitsstörung.
- **Akute vorübergehende psychotische Störung:** entsteht manchmal nach einer akuten Belastung (Trauerfall, Krieg, sprachfremde Umgebung, aber auch Heirat).
- **Wochenbettpsychose** (▶ 15.9.4)

Symptome
- Unruhe, Erregtheit.
- Halluzinationen: optisch, akustisch, olfaktorisch.
- Wahnsymptome: z. B. Verfolgungswahn, Beziehungswahn, Eifersuchtswahn, Größenwahn, Verarmungswahn, hypochondrischer Wahn, Beeinflussungswahn.
- Formale Denkstörungen: z. B. Zerfahrenheit des Denkens, Gedankenabreißen, Ideenflucht.
- Katatoner Stupor (▶ 16.1.10): Pat. liegt unbeweglich im Bett und sagt kein Wort.

Anamnese
- Zeitpunkt des Auftretens der Symptome?
- Vorerkr. und -behandlungen (insbes. psychiatrische)?
- Vorangegangene Traumata (z. B. SHT)?
- Medikation: z. B. können Parkinson-Medikamente wie Amantadin, Levodopa oder Dopaminagonisten eine derartige Symptomatik auslösen.
- Drogen-, Alkoholkonsum? Koffein (ab etwa 1,5 l Cola oder 15 Tassen Kaffee tgl.)
- Ggf. Fremdanamnese

Diagnostik
- Psychopathologischer Befund (▶ 16.1.2)
- Körperliche Untersuchung (▶ 3.1.1), neurologische Zusatzuntersuchung (▶ 3.1.2), scheitert oftmals am Widerstand des Pat.
- Fieber, Exsikkose (stehende Hautfalten, trockene Zunge)?

Allgemeine Maßnahmen

> **Klinikeinweisung:**
> - Grundsätzlich in psychiatrische Klinik. Besonderheiten bei dementen Pat. (▶ 16.1.12).
> - Mögliche organische Ursachen müssen stationär ausgeschlossen werden.
> - Bei Eigen- oder Fremdgefährdung ggf. Zwangseinweisung (▶ 2.5.2).

16.1 Psychiatrische Probleme

Medikamentöse Behandlung

- Keine voreilige Medikation! Gabe von Psychopharmaka vor Klinikeinweisung möglichst nur bei bekannter Genese, da insbes. bei Intoxikationen, Delir oder organischer Grunderkrankung Gefahr von NW: RR ↓, Atemdepression.
- Ist die Gabe einer sedierenden Substanz bei **ätiologisch unklarem Erregungszustand** aber dringend, ist bei Haloperidol (5–10 mg p. o. oder i. m.) die Gefahr zusätzlicher Komplikationen am geringsten.

- **Manische oder schizophrene Psychose:** Olanzapin 10 mg (bei alten Pat. 5 mg) p. o. als Schmelztbl. (z. B. Zyprexa® Velotab). Alternativ Haloperidol 5–10 mg p. o. als Tr.; bei Notwendigkeit der parenteralen Applikation Haloperidol 5–10 mg i. m. (bei alten Pat. 0,5–2 mg p. o. oder i. m.). Haloperidol kann bei Bedarf zur stärkeren Sedierung mit Lorazepam 1–2 mg p. o. als Schmelztbl. (Tavor® Expidet 1,0) kombiniert werden.
- **Psychotische Symptomatik bei Demenz** (▶ 16.1.12): Risperidon 0,25–1 mg p. o. / d in 2 Einzeldosen.
- **Psychosen durch Suchtmittelabusus:** Haloperidol 5 mg p. o. oder i. m.

Abwendbar gefährlicher Verlauf
Selbst- und / oder Fremdgefährdung unterschätzt.

Akute Angst / Panik
Angst und / oder Panik können bei sehr vielen Erkr. und Syndromen symptomatisch auftreten. „Angstpatienten" sind im ärztlichen Bereitschaftsdienst sehr häufig.
- **Angst:** Affektzustand in einer tatsächlichen oder vermeintlichen Gefahrensituation.
- **Panik:** anfallsartig auftretende, massive Angst. Der Betroffene verliert die Kontrolle über Denken und Handeln.

Differenzialdiagnostischer Überblick
- Nahezu alle psychiatrischen Erkr.
- **Angststörungen:**
  - **Spezifische Phobie:** übermäßige Angst vor klar umgrenzten Objekten oder Situationen
  - **Panikstörung:** unerwartet auftretende Panikattacken mit Todesangst; häufig verbunden mit Agoraphobie (Angst in Menschenmengen)
  - **Generalisierte Angststörung:** Angstgefühle, die ohne äußeren Grund auftreten, sowie ständige Besorgnisse und Vorahnungen
- **Entzug** (▶ 16.1.8): z. B. Alkohol, Drogen, Psychopharmaka
- **Medikamente,** v. a. bei Überdosierung (▶ 8): z. B. Neuroleptika, Digitalis, Antidepressiva, Anticholinergika, Sympathomimetika, Parkinsonmedikamente
- **Psychotrope Substanzen:** Koffein, Cannabis, Kokain, andere Psychostimulanzien
- **Herz-Kreislauf-Erkr.:** z. B. Herzinsuffizienz, Angina pectoris, Herzinfarkt, Herzrhythmusstörungen, hypotone Kreislaufdysregulation
- **Hypoxie** (▶ 5.10.6): z. B. Asthmaanfall, COPD

Symptome
- Unruhe, Angespanntheit
- Affektlabilität, Agitiertheit bis hin zum Zustand höchster Erregung, Reizbarkeit, Aggressivität
- Gefühl des drohenden Unheils, Sorgen, Schlafstörungen, Albträume
- Bei chron. Angstzuständen auch Freudlosigkeit, Resignation, Verzweiflung
- Vegetative Beschwerden: z. B. Kopfschmerz oder -druck, Ohrensausen, Schwindel (Angst vor plötzlicher Ohnmacht), Herzrasen, Herzstolpern, Gefühl der Brustenge, Globusgefühl, Atemnot, Erstickungsangst, Verschwommen-Sehen, Kribbelparästhesien
- Zittern, Anstieg von Blutdruck, Herzfrequenz, ggf. Hyperventilation
- Stupor (selten) ohne jede Reaktion auf Reize von außen

Anamnese
- Angst oder Panik schon einmal aufgetreten?
- Kann Pat. Auslöser benennen? Angst kann auch eine angemessene Reaktion auf eine real existierende Bedrohung sein.
- Begleitsymptome?
- Drogen, Alkohol, Medikamente?

Diagnostik
- Allgemeinmedizinische Basisuntersuchung (▶ 3.1.1)
- Neurologische Zusatzuntersuchung (▶ 3.1.2)
- Psychopathologische Befunderhebung (▶ 16.1.2)

Maßnahmen
- Ggf. Behandlung der Grunderkrankung.
- **Therapeutisches Gespräch** (▶ 16.1.1): Ruhe bewahren und vermitteln (Talking Down), sachlich bleiben, Sicherheit geben.
- **Symptomatische medikamentöse Therapie,** wenn Gespräch allein nicht ausreicht:
  – Lorazepam 1–2 mg als Schmelztbl. (Tavor® Expidet 1,0).
  – Alternativ mit längerer Wirkdauer Diazepam 5–10 mg p. o. oder i. m.
  Cave: keine i. m. Injektion bei V. a. Myokardinfarkt.
- Hilfe durch soziales Umfeld organisieren.

Klinikeinweisung:
- Wenn bedrohliche organische Ursache nicht sicher ausgeschlossen werden kann (z. B. Myokardinfarkt).
- Bei Eigen- oder Fremdgefährdung (ggf. Zwangseinweisung ▶ 2.5.2).

Abwendbar gefährlicher Verlauf
- Organische Ursache übersehen
- Eigen- oder Fremdgefährdung nicht erkannt

Psychomotorische Erregtheit und Aggression
Erregtheit ist ein Symptom zahlreicher psychischer Erkr. und oft mit Angst kombiniert.

Differenzialdiagnostischer Überblick
- Überschießende Reaktion bei Auseinandersetzungen
- Drogen-/Alkoholrausch (häufig; ▶ 16.1.13), Intoxikationen (▶ 8)

- Delir unterschiedlicher Genese (▶ 16.1.8)
- Schizophrenie (▶ 16.1.7), agitierte Depression (▶ 16.1.5), Manie
- Hirnorganische Erkr.: z. B. Demenz, Z. n. Hirnschädigung, Intelligenzminderung
- Zerebrales Anfallsleiden (z. B. postiktale Psychose)
- Impulsdurchbruch bei Persönlichkeitsstörungen (z. B. Borderline-Störung)

Symptome Aggressives, tobendes Verhalten, Attackieren von Personen, Beschädigen von Gegenständen.

Anamnese
- Ggf. Fremdanamnese
- Erregungszustände schon einmal aufgetreten?
- Frage bzw. Suche nach weiteren Symptomen
- Auslöser? Vorerkr.?
- Drogen- / Alkoholabusus? Medikamente?
- Fehlendes Schlafbedürfnis (→ V. a. Manie)

Maßnahmen
- Gefährdete Personen in Sicherheit bringen
- Evtl. Beteiligte an einem vorangegangenen Streit wegbringen lassen
- Beruhigende und sachliche Gesprächsführung (Talking down), Verständnis signalisieren (therapeutisches Gespräch, ▶ 16.1.1)
- Bestimmt, aber nicht aggressiv auftreten
- Hinzuziehen von Hilfspersonen (z. B. Polizei, Familie, Nachbarn), falls erforderlich

> - Keine voreilige Medikation! Bes. bei Intoxikationen, Delir oder organischer Grunderkrankung Gefahr von NW: RR ↓, Atemdepression.
> - Ist die Gabe einer sedierenden Substanz bei **ätiologisch unklarem Erregungszustand** aber dringend, ist bei Haloperidol (5–10 mg p. o. oder i. m.) die Gefahr zusätzlicher Komplikationen noch am geringsten.

Medikamentöse Therapie:
! Oft wird eine Medikamentengabe vor Ort misslingen und erst in der Klinik möglich sein.
- **Bei reaktiven Erregungszuständen und Persönlichkeitsstörungen:** Lorazepam 1–2 mg als Schmelztbl. (Tavor® Expidet 1,0), alternativ mit längerer Wirkdauer Diazepam 5–10 mg p. o. oder i. m.
- **Bei Alkoholintoxikation:** Haloperidol 5–10 mg p. o. als Tr. oder i. m. Keine Benzodiazepine. Cave: Atemdepression.
- **Bei demenziellen Erkr.:** Melperon 25(– 50) mg p. o. als Initialdosis (z. B. Melperon-CT® 25 mg / 5 ml), dann in Abhängigkeit vom Ansprechen 25–100 mg / d in 1–3 Einzeldosen.
- **Bei Erkr. aus dem schizophrenen Formenkreis oder Manie:** Olanzapin 10 mg (bei alten Pat. 5 mg) p. o. als Schmelztbl. (z. B. Zyprexa® Velotab). Alternativ Haloperidol 5–10 mg p. o. als Tr.; bei Notwendigkeit der parenteralen Applikation Haloperidol 5–10 mg i. m., evtl. nach 30 Min. wiederholen (bei alten Pat. 0,5–2 mg p. o. oder i. m.). Haloperidol kann bei Bedarf zur stärkeren Sedierung mit Lorazepam 1–2 mg p. o. als Schmelztbl. (Tavor Expidet® 1,0) kombiniert werden.

Klinikeinweisung:
- In psychiatrische Klinik bei V. a. Erkr. aus dem schizophrenen Formenkreis, V. a. Manie, nicht beherrschbaren Erregungszuständen.
- Bei V. a. organische Genese in entsprechende Fachklinik zur weiteren Diagnostik.
- Ggf. Zwangseinweisung (▶ 2.5.2).

Abwendbar gefährlicher Verlauf
- Eigen- oder Fremdgefährdung unterschätzt.
- Selbstschutz ist wichtiger als Patientenbehandlung!

16.1.8 Delir

Relativ akut auftretende psychische Störung auf dem Boden einer organischen Ursache, häufig auch multifaktoriell. Kennzeichnend ist der fluktuierende Verlauf. Das hypoaktive Delir ist besonders schwer zu diagnostizieren.

Differenzialdiagnostischer Überblick
- **Alkoholentzugsdelir** („Delirium tremens"): **häufig!** Auslöser: oft interkurrente Erkr., Beginn meist 3–4 d nach Abstinenz: ausgeprägte vegetative Symptome: Schwitzen, Tremor, Tachykardie, Hypertonie, Erbrechen. Evtl. zerebrale Krampfanfälle
- **Delir des älteren Menschen:** „akuter Verwirrtheitszustand", häufigste psychische Störung im Alter!
  - **Risikofaktoren:** vorbestehende kognitive Beeinträchtigung, Multimorbidität, Polypharmazie, Benzodiazepine, Seh- und Hörstörungen, soziale Isolation
  - **Auslöser:** Operationen („Durchgangssyndrom"), anticholinerge Medikamente, Psychopharmaka, akute Infektionen (z. B. HWI), Hyponatriämie, Exsikkose, Hypoxie, Schmerzen bei Harnverhalt oder Frakturen, Immobilisierung
- **Arzneimittelnebenwirkungen** (▶ 8): z. B. Amphetamine, Psychopharmaka (insbes. Neuroleptika, Barbiturate, Antidepressiva), Opiate, Koffein, Anticholinergika
- **Intoxikationen** (▶ 8): Drogen, Medikamente, Alkohol
- **Entzug psychotroper Substanzen:** z. B. Benzodiazepine, Amphetamine, Kokain
- **Neurologische Erkr.:** z. B. Meningitis/Enzephalitis (▶ 5.5.6), Hirnabszess, Neoplasien des ZNS, SAB (▶ 5.5.7), subdurales Hämatom (▶ 5.10.3), postiktal bei Epilepsie
- **Endokrine und metabolische Störungen:** z. B. hepatische Enzephalopathie (▶ 5.10.5), (v. a. akute) Elektrolytstörung, Ketoazidose, Urämie, Hyperthyreose

Symptome
- Unruhe, Schreckhaftigkeit, gesteigerte psychomotorische Aktivität (z. B. Nesteln), Wechsel zwischen Übererregbarkeit und Ruhe
- Wechselnde Bewusstseinslage (leichte Schläfrigkeit bis Koma)
- Kognitive Beeinträchtigung: Weitschweifigkeit, leichte Ablenkbarkeit, Desorientierung

16.1 Psychiatrische Probleme 437

- Wahrnehmungsstörungen mit meist optischen Halluzinationen (z. B. „kleine krabbelnde Tiere" in der Umgebung des Pat.)
- Wahnideen (Pat. kann sich bedroht oder verfolgt fühlen)
- Schwere Schlafstörungen, Albträume
- Vegetative Symptome: Tachykardie, Hypertonie, Schwitzen
- Evtl. zerebrale Krampfanfälle

Das Delir ist ein lebensbedrohlicher psychiatrischer Notfall!

Anamnese
- Seit wann besteht die Symptomatik?
- Auslöser bekannt?
- Vor- und Begleiterkr., vorbestehende kognitive Einschränkung? Infekte?
- Drogen- und Alkoholkonsum, „normale" Menge, letzte Einnahme, Entzug möglich?
- Trauma, insbes. SHT (subdurales Hämatom)?
- Intoxikationen, Arzneimittelnebenwirkungen möglich?

Diagnostik
- Psychopathologischer Befund (▶ 16.1.2)
- Allgemeinmedizinische Basisuntersuchung (▶ 3.1.1), insbes. Fieber und BZ messen!
- Neurologische Zusatzuntersuchung (▶ 3.1.2), insbes. Pupillengröße: Miosis, z. B. durch Sympathikolytika, Parasympathikomimetika; Mydriasis, z. B. durch Kokain, Alkohol, Parasympatholytika

Maßnahmen

Klinikeinweisung sofort mit NAW.

Überwachung der Vitalparameter, ggf. **Sedierung** vor Transport:
- Alkoholentzugsdelir: Diazepam 5–10 mg i. m. oder langsam i. v.
- Andere Delirformen und Intoxikationen (Alkohol, Benzodiazepine etc.): Psychopharmaka zurückhaltend einsetzen, v. a. bei älteren Patienten; ggf. Haloperidol 2–10 mg p. o. oder i. m.

Abwendbar gefährlicher Verlauf
- Komplikationen: Aspiration, Exsikkose, Hyperthermie, Krampfanfälle
- Beim Alkoholentzugsdelir andere, gleichzeitig bestehende lebensbedrohliche Erkrankungen übersehen wie z. B. SHT, Sepsis, Hypoglykämie!

16.1.9 Verwirrtheit

Differenzialdiagnostischer Überblick
- **Nächtliche Verwirrtheit bei älteren Menschen** durch RR-Abfall und zerebrale Hypoxie sowie verminderte Orientierungsfähigkeit im Dunkeln, verstärkt durch abendliche Gabe von Sedativa.
- **Demenz** (▶ 16.1.12): z. B. Alzheimer-Krankheit, vaskuläre Demenz: anfänglich Vergesslichkeit, Verlangsamung, Initiative ↓, Interesse ↓, inhaltliche

Einengung der Gedanken, Depression. Später zunehmende Vernachlässigung, Desorientiertheit, Konfabulation / Perseveration, Antriebslosigkeit oder Unruhe. Im fortgeschrittenen Stadium psychotische Symptome und neurologische Ausfallerscheinungen möglich. Akute Verschlechterung als Ausdruck eines **Delirs bei Demenz** (▶ 16.1.8) möglich.

- **Psychosen** (▶ 16.1.7): Unruhe, Erregtheit, Halluzinationen, Wahnsymptome, formale Denkstörungen (z. B. Zerfahrenheit des Denkens, Gedankenabreißen, Ideenflucht).
- **Delir** (▶ 16.1.8): v. a. **Alkoholentzugsdelir:** Unruhe, Erregtheit, vegetative Symptome (z. B. Schwitzen, Tachykardie, Zittern), evtl. zerebrale Krampfanfälle, Halluzinationen (z. B. „kleine krabbelnde Tiere"), Wahnsymptomatik (Pat. kann sich bedroht oder verfolgt fühlen), Bewusstseinsstörung, Desorientierung.
- **Intoxikationen, Arzneimittelnebenwirkungen** (▶ 8): z. B. Digitalis, Antihypertensiva, als paradoxe Reaktion auf Psychopharmaka (z. B. Benzodiazepine), Diuretika, Anticholinergika, Parkinson-Medikamente (▶ 16.2.5).

Neurologische Erkrankungen:
- **Posttraumatisch:** chronisch subdurales Hämatom (noch nach Mon., v. a. bei älteren Pat. daran denken), epi- / subdurales Hämatom (▶ 5.10.3), Commotio / Contusio cerebri (▶ 7.1.3).
- **Zerebrale Ischämie** (▶ 16.2.1): mit neurologischem Defizit (z. B. Aphasie, Paresen).
- **Transiente globale Amnesie (amnestische Episode):** akut beginnende, 1–24 h andauernde Neugedächtnisstörung. Pat. ist wach, kontaktfähig, ratlos, beunruhigt, desorientiert zu Zeit und Situation. Keine fokal-neurologischen Störungen, kein vorangegangenes Trauma oder Epilepsie. Genese unklar.
- **Krampfanfälle** (▶ 16.2.2): z. B. Temporalhirnepilepsie, Absencen, postiktaler Verwirrtheitszustand.
- **Meningitis / Enzephalitis / Hirnabszess** (▶ 5.5.6): Meningismus, Übelkeit, Erbrechen, evtl. Infekt in der Vorgeschichte.
- **Hirntumoren / Metastasen** (▶ 5.10.7): Tumoranamnese, evtl. Lähmungen, Erbrechen, Kopfschmerzen, Eintrübung.
- **Sinusvenenthrombose** (▶ 5.5.9): Kopfschmerzen, Übelkeit, Erbrechen, evtl. Infekt in der Vorgeschichte, Agitiertheit, Verlangsamung, evtl. generalisierte Krampfanfälle.

Internistische Erkrankungen:
- **Hypoxie:** Begleitsymptome je nach Genese, z. B. Dyspnoe, Tachypnoe, Tachykardie, Blässe bei begleitender Anämie.
- **Elektrolytentgleisungen:** v. a. bei älteren Pat. an Exsikkose denken (▶ 5.10.12).
- **Hypoglykämie** (▶ 18.12): Konzentrationsstörungen, Unruhe, Gereiztheit, Schwitzen, Tremor, Tachykardie. Aber auch Hemiparese, paranoide Symptomatik möglich. Kann fast jede neurologisch-psychiatrische Störung imitieren, daher immer ausschließen!
- **Hyperglykämie** durch begleitende Exsikkose.

Symptome Allgemeine Verlangsamung, dabei aber oft vermehrter Bewegungsdrang, Unsicherheit, Desorientierung, situationsinadäquate Handlungen, Anspannung, Gereiztheit bis hin zu Aggression.

Anamnese
- Seit wann besteht die Symptomatik?
- Auslöser bekannt? Fieber?

- Vor- und Begleiterkr., auch Infekte?
- Drogen- und Alkoholkonsum, „normale" Menge, letzte Einnahme, Entzug möglich?
- Nahrungs- und Flüssigkeitsaufnahme? Medikamenteneinnahme? Insulin?
- Trauma vorangegangen (insbes. SHT)?

Diagnostik
- Psychopathologischer Befund (▶ 16.1.2)
- Allgemeinmedizinische Basisuntersuchung (▶ 3.1.1)
- Neurologische Zusatzuntersuchung (▶ 3.1.2)

Maßnahmen

Ältere und/oder chronisch kranke Pat., deren Erkr. bereits ausreichend diagnostisch abgeklärt ist, sollten bei Verwirrtheit (auch in Kombination mit Angst oder Erregung) wenn möglich in ihrer häuslichen und vertrauten Umgebung belassen werden!

- Organische Grunderkr./Auslöser suchen. Medikation und Medikamentendosierung überprüfen (Nieren-/Leberinsuffizienz? Medikamenteninteraktionen?).
- Soweit möglich, org. Grunderkrankung amb. behandeln bzw. Auslöser beseitigen.
- Eine ggf. notwendige symptomatische **medikamentöse Therapie** richtet sich nach der o.g. Grunderkrankung sowie der führenden Symptomatik → siehe entsprechende Kapitel.

Klinikeinweisung zur Abklärung eines akuten Verwirrtheitszustands unklarer Genese in internistische/neurologische Abteilung mit Intensivstation, bei bek. psychiatrischer Grunderkrankung in psychiatrische Klinik.

Abwendbar gefährlicher Verlauf
Eigen- oder Fremdgefährdung unterschätzt. Verschlimmerung der Grunderkr., z.B. Hypoglykämie bei Diab. mell., Zunahme der Exsikkose mit Koma.

16.1.10 Stuporöse Zustände

Stupor ist der Extremfall einer Antriebshemmung, der Pat. ist erstarrt und regungslos, innerlich aber ausgeprägt erregt und angespannt. Trotz wacher Bewusstseinslage gelingt es nicht, mit dem Pat. Kontakt aufzunehmen.

Differenzialdiagnostischer Überblick
- **Psychiatrische Erkrankungen,** z.B.:
  - **Katatone Schizophrenie,** kann im Extremfall lebensbedrohlich sein.
  - **Depressiver Stupor** im Rahmen einer schweren depressiven Episode.
  - **Dissoziativer Stupor** („Totstellreflex") im Rahmen von Konversionsstörungen: plötzliches Auftreten nach belastendem Ereignis (Fremdanamnese), häufig liegt eine auffällige Persönlichkeitsstruktur zugrunde.

- **Arzneimittelnebenwirkungen:** z. B. **malignes neuroleptisches Syndrom:** gefürchtete, wenn auch seltene Komplikation der Therapie mit hochpotenten typischen Neuroleptika (z. B. Haloperidol, Benperidol); kann aber auch unter den atypischen Antipsychotika auftreten. Meist nach Neuansetzen oder Dosissteigerung.
- **Intoxikationen** (▶ 8): z. B. Halluzinogene.
- **Metabolische Störungen,** z. B.:
  - Hypoglykämie.
  - Enzephalopathie bei Leberinsuffizienz (▶ 5.10.5).
  - Elektrolytstörungen: z. B. Addison-Krise, hyperkalzämische Krise.
- **Neurologische Erkrankungen,** z. B.:
  - **Akinetische Krise** bei Parkinson-Syndrom (▶ 16.2.5): meist ausgelöst durch Absetzen, Reduktion oder Wirkungsabschwächung der Parkinson-Medikation.
  - Frontal- oder Temporallappenläsion des ZNS, z. B. durch Tumoren.
  - Akute Enzephalitis (▶ 5.5.6).
  - Epilepsie (▶ 16.2.2), z. B. Petit-Mal-Status, postiktaler Dämmerzustand.

Symptome
- Starrer Gesichtsausdruck, Fehlen jeglichen Gefühlsausdrucks, Pat. spricht nicht.
- Pat. sitzt oder liegt regungslos.
- Rigor.
- Evtl. Fieber, Tachykardie, Tachypnoe (v. a. bei malignem neuroleptischem Syndrom).

Anamnese
- Seit wann besteht die Symptomatik?
- Auslöser bekannt?
- Vor- und Begleiterkr. (z. B. Parkinson, Leberinsuff., Alkoholabusus, Diab. mell.).
- Aktuelle Medikation (Neuroleptika?).
- Intoxikation möglich?

Diagnostik
- Psychopathologischer Befund (▶ 16.1.2)
- Allgemeinmedizinische Basisuntersuchung (▶ 3.1.1)
- Neurologische Zusatzuntersuchung (▶ 3.1.2)
- BZ messen

Maßnahmen
- Sicherung und Stabilisierung der Vitalfunktionen (▶ 4.4).
- Bei organischer Genese: Therapie der Grunderkrankung, ggf. Klinikeinweisung.
- Bei **malignem neuroleptischem Syndrom:** sofortiges Absetzen der Neuroleptika, venöser Zugang, Infusion von Elektrolytlösungen.
- Nach Ausschluss organischer Ursachen und Intoxikationen bei bekannter psychiatrischer Erkr.: bei **schizophrenen Störungen** und **depressivem Stupor** Akutbehandlung mit Lorazepam p. o. 1–2 mg (als Schmelztabl. Tavor® Expidet 1,0).
- Bei **dissoziativem Stupor** als Reaktion auf Trauma/Belastung: Reaktionen nicht mit Gewalt erzwingen, alle diagn. Maßnahmen ankündigen, Pat. abschirmen, Gespräch in ruhiger Umgebung suchen, ggf. Lorazepam p. o. 1–2 mg (als Schmelztabl. Tavor® Expidet 1,0) zur Anxiolyse. Stationäre Aufnahme zum Ausschluss organischer Ursachen aber oft notwendig.

- **Klinikeinweisung** immer bei nicht gesicherter Diagnose sowie bei malignem neuroleptischem Syndrom (mit NAW).
- Stuporöse Zustandsbilder im Rahmen von **psychiatrischen Erkrankungen** stellen eine schwere Zuspitzung der Grundkrankheit dar und müssen daher i. d. R. stationär weiterbehandelt werden → **Einweisung in psychiatrische Klinik** mit ärztlicher Begleitung.

Abwendbar gefährlicher Verlauf
Grunderkr. übersehen.

16.1.11 Schlafstörungen

Differenzialdiagnostischer Überblick
- Äußere Ursachen:
  - **Ungünstiger Schlafrhythmus:** Schichtarbeit, Jetlag, Nickerchen am frühen Abend.
  - Störende Einflüsse: Licht, Lärm (schnarchender Partner!).
  - Schwere Mahlzeiten, aufregende Aktivitäten, Alkohol oder Kaffee am Abend.
- **Psychosoziale Belastungsfaktoren:** beruflicher Stress, Prüfungen, Paarkonflikt, persönlichkeitsbedingtes Nichtabschaltenkönnen. Bei Kindern Schulangst.
- **Organische Erkrankungen:**
  - **Nächtliche Dyspnoe** bei Herzinsuff., Asthma, COPD.
  - **Nykturie** bei Prostatahyperplasie, Reizblase, Herzinsuff., Diab. mell.
  - **Schmerzen** jeglicher Genese, nachts bes. bei rheumatischen Erkrankungen, PNP.
  - Unruhe bei Hyperthyreose, **Restless-legs-Syndrom.**
- **Psychiatrische Erkrankungen:** Depressionen, Manie, Angststörungen, Schizophrenie, posttraumatische Belastungsstörung, Demenz, Medikamenten- und / oder Suchtmittelabusus (▶ 16.1.13).
- **Arzneimittelnebenwirkungen:** z. B. Bronchodilatatoren, Theophyllin, Kortison, antriebssteigernde Antidepressiva, Parkinson-Mittel, Antidementiva; Rebound-Phänomen nach plötzlichem Absetzen von Benzodiazepinen.

Symptome
- **Einschlafstörung:** Pat. liegt vor beabsichtigtem Schlaf länger als 30 Min. wach, häufig bei akuten psychosozialen Belastungssituationen.
- **Durchschlafstörung:** häufiges Aufwachen nach dem ersten Einschlafen, oberflächlicher, wenig erholsamer Schlaf, häufiger bei chron. Schlafstörungen.
- Nach frühmorgendlichem Erwachen kein erneutes Einschlafen möglich, häufig bei Depressionen.
- Gestörte Tagesbefindlichkeit: Müdigkeit, Konzentrationsstörung, depressive Verstimmung, Muskelschmerzen.

Anamnese
- Schlafzeiten und -dauer der letzten Tage und Wochen?
- Begleitsymptome wie z. B. Schmerzen, Angst, Luftnot, Nykturie, unruhige Beine, Herzpalpitationen?
- Mögliche äußere Ursachen für Schlafstörung erfragen

- Internistische, neurologische oder psychiatrische Vorerkrankungen?
- Medikamentenanamnese
- Bisherige Therapieversuche durch Pat. oder Arzt?

Diagnostik
- Allgemeinmedizinische Basisuntersuchung (▶ 3.1.1)
- Neurologische Zusatzuntersuchung (▶ 3.1.2)

Maßnahmen Behandlung einer zugrunde liegenden organischen oder psychischen Erkr. einleiten bzw. veranlassen.

- Nicht jede schlaflose Nacht erfordert eine medikamentöse Behandlung.
- Maßnahmen zur Schlafhygiene mit Pat. besprechen: Beratung über erforderliche Schlafdauer, Lebensführung, regelmäßige Schlafzeiten, angenehme Schlafbedingungen.
- Gespräch über belastende und damit möglicherweise auslösende Lebenssituation.

Medikamentöse Therapie
- Bei leichten Störungen Versuch mit pflanzlichen Präparaten, die Baldrian und Hopfen enthalten (z. B. Ardeysedon Nacht®, Baldrian Dispert Nacht®).
- Zolpidem 5–10 mg oder, mit etwas längerer Wirkdauer, Zopiclon 3,75–7,5 mg zur Nacht.
- Möglichst keine Benzodiazepine (**cave:** Abhängigkeitsentwicklung!). Bei hartnäckigen Durchschlafstörungen trotz Zolpidem oder Zoplicon: Temazepam 10–20 mg zur Nacht (z. B. Temazep-CT® 10 mg, Remestan® mite 10 mg).
- Nächtliche Unruhezustände bei geriatrischen Pat. (▶ 18.9): Melperon 25–50 mg p. o. zur Nacht (z. B. Melperon-CT® 25 mg/5 ml).
- Schlafstörung im Rahmen einer Depression: sedierendes Antidepressivum, z. B. Mirtazapin 7,5–15 mg zur Nacht.
- Psychotische Störung mit begleitender Schlafstörung: zunächst Umverteilung der Antipsychotika, abendliche Dosis erhöhen.

- Erklären, dass die Einnahme von Schlafmitteln eine vorübergehende Maßnahme ist.
- Auf mögliche Einschränkung der Fahrtüchtigkeit hinweisen.
- Vorstellung beim HA bei Fortbestehen des Problems empfehlen: Umstellung der Medikation, Einleitung anderer Therapiemaßnahmen, z. B. Erlernen eines Entspannungsverfahrens.

16.1.12 Demenz

Grundlagen
Als Folge einer chron. Krankheit des Gehirns auftretendes Syndrom mit Störung vieler höherer kortikaler Funktionen, die zur Einschränkung der Alltagskompetenz führt: Abnahme der Gedächtnisleistung, des Denk- und Lernvermögens und der Urteilsfähigkeit, später auch Beeinträchtigung der Orientierung, Verminderung des Antriebs und der Affektkontrolle, Vergröberung des Sozialverhaltens. Das Bewusstsein ist nicht getrübt. Die Symptome müssen für die Diagnosestellung mind. 6 Mon. vorliegen.

In Deutschland leben ca. 1,7 Mio. Demenzkranke, Prävalenz altersabhängig, von den 80- bis 84-Jährigen sind ca. 15 % betroffen.

Differenzialdiagnostischer Überblick
- **Mild Cognitive Impairment (MCI):** leichte kognitive Störung ohne Alltagsbeeinträchtigung.
- **Alzheimer-Demenz:** primär degenerative Erkrankung mit charakteristischen neuropathologischen Merkmalen.
- **Vaskuläre Demenz:** Folge zerebrovaskulärer Veränderungen, z. B. mehrere Insulte oder chron. Marklagerschädigung durch art. Hypertonie.
- **Lewy-Body-Demenz:** Fluktuation der Kognition, optische Halluzinationen, Parkinson-Symptome. **Cave:** ausgeprägte Neuroleptikaüberempfindlichkeit.
- **Demenz bei Parkinson:** betrifft im Verlauf der Erkrankung ca. 30 % der Patienten.
- Sekundäre Demenzformen, potenziell reversibel: Normaldruckhydrozephalus, Hypothyreose, Vit. B_{12} Mangel u. a.

> **Hinweise für den Umgang mit Demenzkranken**
> - In einfachen, kurzen Sätzen sprechen; langsam, aber deutlich und bestimmt
> - Wichtige Informationen bei Bedarf wiederholen
> - Dem Patienten Zeit lassen, zu reagieren
> - Nicht mit dem Patienten diskutieren; ggf. ablenken

Häufige Probleme bei dementen Patienten
Demenzassoziierte Verhaltensstörungen
Nächtliche Unruhe, zielloses Umherlaufen, Agitiertheit oder psychotische Symptome können zu einer erheblichen Belastung der Pflegenden führen.

Diagnostik
- Allgemeinmedizinische Basisuntersuchung (▶ 3.1.1), insbes. auf Hypotonie, Exsikkosezeichen; Infekt, z. B. Pneumonie, HWI; Harnverhalt, Obstipation; Dekubitus (Rücken, Gesäß, Fersen inspizieren); Schmerzen
- Medikationsplan auf mögliche Auslöser durchsehen: z. B. neu verordnete Antidementiva, Digitalis, Antihypertensiva, paradoxe Reaktion auf Psychopharmaka (z. B. Benzodiazepine), Diuretika, Anticholinergika, Parkinson-Medikamente (▶ 16.2.5)

> Sowohl Agitiertheit als auch Vigilanzminderung können Ausdruck eines **Delirs bei Demenz** sein, ausgelöst durch eine interkurrente Erkrankung (▶ 16.1.8). Daher gründliche körperliche Untersuchung.

Maßnahmen
- Behandlung von auslösenden Erkr.: Schmerztherapie, Exsikkoseausgleich, Antibiose
- Bei V. a. Medikamentennebenwirkung: verantwortliches Medikament absetzen oder reduzieren (wenn medizinisch vertretbar)
- Nicht-medikamentöse Maßnahmen mit den Pflegenden besprechen: Zuwendung, Orientierungshilfen, Tagesstrukturierung, Möglichkeit zur Bewegung geben
- Symptomatische medikamentöse Therapie:

- **Schlafstörungen:** Melperon 25–50 mg, Mirtazapin 7,5–15 mg zur Nacht
- **Leichte bis mittelgradige psychomotorische Unruhe:** Melperon 50–100 mg/d, verteilt auf mehrere Einzeldosen
- **Paranoid-halluzinatorische Symptome, schwere Agitiertheit, Aggression:** Risperidon 0,25–1 mg/d in 2 Einzeldosen, als Lsg. zum Einnehmen oder Schmelztbl. **Cave:** nicht bei Parkinson oder Lewy-Body-Demenz

Benzodiazepine nur in Ausnahmefällen (dann als Einzeldosis), Risiko der starken Sedierung, Sturzgefahr, paradoxe Reaktion.

Klinikeinweisung: Ältere Patienten mit kognitiven Einschränkungen sollten wenn möglich in ihrer häuslichen und vertrauten Umgebung belassen werden! Die Krankenhausaufnahme an sich kann schon ein Delir auslösen.

Mangelnde Nahrungs- und Flüssigkeitsaufnahme
Häufiges Problem bei fortgeschrittener Demenz, bes. bei interkurrenten Erkrankungen oder hohen Außentemperaturen im Sommer. Problematisch ist i. d. R. eine Trinkmenge < 1 000–1 500 ml über mehrere Tage.

Diagnostik
- Bei Vigilanzminderung auslösende Ursache suchen: Infekt? Exsikkose? Sedierende Medikation?
- Stomatitis? Schlecht sitzendes Gebiss?
- Schluckstörung? Pat. aufsetzen und vorsichtig schluckweise Wasser geben. Bei V. a. Aspiration keine orale Zufuhr mehr.

Maßnahmen
- Ursächliches Problem behandeln
- Zur Überbrückung für einige Tage Flüssigkeitsdefizit durch s. c. Gabe ausgleichen: 500–2 000 ml/d NaCl 0,9 % oder Ringerlösung, ca. 100 bis max. 250 ml/h über Butterfly oder dünne Venenverweilkanüle in Bauchhaut (bevorzugt li. Unterbauch) oder Oberschenkel

Klinikeinweisung: bei ambulant nicht behandelbarer Begleiterkrankung, schwerer Exsikkose oder neu aufgetretener Schluckstörung.

16.1.13 Suchtpatienten

Alkoholabhängigkeit
Etwa 1,3 Mio. Menschen in Deutschland gelten als alkoholabhängig.

Differenzialdiagnostischer Überblick:
- **Akute Intoxikation (Rausch):** tritt je nach Gewöhnung ab 0,5–2 ‰ auf. Alkoholgeruch („Fahne"), Enthemmung, Erregtheit oder Sedierung; Koordinationsstörung beim Sprechen und Gehen, Gesichtsrötung, Tachykardie, Übelkeit, Erbrechen; bei höheren Dosen Bewusstseinsstörung: Benommenheit bis Koma.
- **Pathologischer Rausch:** seltene Form des Alkoholrausches, häufiger bei Jugendlichen, Vorkommen schon bei relativ geringer Alkoholmenge: Desorientiertheit, Aggressivität, anschließend Dämmerzustand mit schlagartigem Beginn.

- **Abhängigkeitssymptome:** starkes Verlangen nach Alkohol, Toleranzentwicklung, heimliches Trinken, oft schon morgens, Entzugssymptome bei Alkoholkarenz.
- **Entzugssymptome:** Tachykardie, Tremor, Schwitzen, Durchfälle, Schlafstörungen, Unruhe, ggf. Halluzinationen, Krampfanfall. Gefahr eines **Alkoholentzugsdelirs** (▶ 16.1.8).

> **Hinweise für den Umgang mit alkoholisierten Patienten**
> - Pat. durch besänftigende Sprechweise (den gesprochenen Inhalt erfasst er oft nicht) beruhigen, nicht die Stimme heben, nicht offen widersprechen
> - Während der Behandlung alle Tätigkeiten ankündigen und positiv kommentieren

Häufige Probleme bei alkoholabhängigen Patienten

Aggression
- Gespräch mit Pat. über Einweisung zur sofortigen stationären Entgiftung.
- Bei akuter Fremdgefährdung (durch aufbrechende familiäre / soziale Konflikte) evtl. Zwangseinweisung (▶ 2.5.2).
- Evtl. Unterbringung von Frau und Kindern in einem Frauenhaus oder bei Bekannten / Verwandten.
- Bei „Erregung öffentlichen Ärgernisses" ist die Polizei evtl. bereit, den Pat. nach Bescheinigung der Haftfähigkeit (▶ 2.6.8) in eine Ausnüchterungszelle zu verbringen. Die Polizei kann dem aggressiven Pat. evtl. Hausverbot erteilen.

Unfälle
- Folgen der analgetischen Wirkung von Alkohol: Pat. realisiert Verletzungen und Schmerzen erst spät und nach Absinken des Alkoholspiegels (häufig in den frühen Morgenstunden), dann ist der Unfallhergang oft schwer zu rekonstruieren → gründliche Untersuchung, genaue Dokumentation.
- Pat. hält z. B. Frakturen (z. B. Beine, Thorax) nicht ruhig → sekundäre Schäden (z. B. Dislokation, Hautdurchspießung, Hämatothorax).
- Alkoholkranke haben häufig Gerinnungsstörungen (hämorrhagische Diathese bei Leberschaden) → nach Stürzen muss Pat. sorgfältig überwacht werden (Gefahr eines subduralen Hämatoms, des Verblutens durch innere Verletzungen).

Medikamentenverordnung bei Alkoholabhängigen
- Keine sedierende Medikation bei Alkoholintoxikierten (Gefahr der Atemlähmung durch Summationseffekt).
- Antihypertonika: führen in Verbindung mit Alkohol häufig zum Kollaps.
- Diabetestherapie: Übermäßiger Alkoholgenuss kann Hypoglykämien verschleiern oder auslösen (Hemmung der Glukoneogenese). Zudem fehlen häufig regelmäßige Mahlzeiten. Bei vermehrten Konsum höhere BZ-Zielwerte anstreben (200 mg / dl).
- Antikoagulanzien: Durch mangelnde Patientencompliance und bei Leberschaden kann es zu lebensbedrohlichen Blutungen kommen.

„Katzenjammer" Häufiges Problem im Bereitschaftsdienst: Mäßig angetrunkener Alkoholiker jammert über sein Schicksal und will aufhören zu trinken. Suchtklinik will ihn nicht aufnehmen, da diese Therapiemotivation meist nicht lange anhält → Arzt soll Aufnahme für den Patienten durchsetzen.

Maßnahmen: Einzige Möglichkeit ist ein beratendes Gespräch, aber nur im Beisein einer Bezugsperson (Pat. wird sich am nächsten Tag nicht mehr daran erinnern):

- Geklagte Probleme ernst nehmen (es zerbrechen Familie, Arbeitsverhältnis und Selbstachtung)
- Erklären, dass der Entschluss zur Therapie nur in völlig nüchternem Zustand hinreichend sicher gefasst werden kann
- Möglichst Kontakt zu einer Selbsthilfegruppe / Beratungsstelle bahnen, am besten Name und Telefonnummer der Kontaktperson aushändigen

Entzugskrampf
- Bei langjähriger Alkoholabhängigkeit sehr häufig
- Beim einzelnen Anfall Maßnahmen ausreichend (Pat. vor Selbstgefährdung schützen, Atemwege frei halten, ggf. venöser Zugang); bei Anfallsserie oder Status zusätzliche medikamentöse Ther. erforderlich (▶ 16.2.2)
- Immer Klinikeinweisung zur Überwachung

Drogennotfall

Neben dem i.v. Drogenkonsum von Opiaten spielen heute Kokain und andere Psychostimulanzien (Amphetamine, Crystal Meth, Ecstasy u.a.), die überwiegend oral konsumiert werden, eine wesentliche Rolle. Gamma-Hydroxybuttersäure (GHB) findet als Partydroge sowie als „K.O.-Tropfen" Verwendung.

Der ärztliche Bereitschaftsdienst wird gerufen bei Intoxikation / Überdosierung, bei Entzugserscheinungen, dem Wunsch nach sofortigem Entzug, Allgemeinerkr. (häufig durch Verwahrlosung begünstigt).

> **Hinweis für den Umgang mit Drogenabhängigen**
> - Gleich zu Beginn des Besuchs klären: „Keine Verschreibung von Schlafmitteln!"
> - Medikamente und Rezepte immer im Auge behalten.
> - Freie Zeilen auf Rezepten schließen.
> - Angehörige und Begleitpersonen (die oft sehr fordernd und drängend auftreten) informieren:
>   – Kontaktaufnahme zu Suchtberatungsstellen, z.B. die freien Wohlfahrtsträger (Caritas, Diakonie u.a.) empfehlen, ggf. sozialpsychiatrischer Dienst der Gesundheitsämter.
>   – Auf nötige Begleitung bei einem Besuch dort hinweisen (Angehörige „wollen etwas tun"). Über Selbsthilfegruppen für Angehörige informieren.
>   – Erklären, dass nur Langzeitmaßnahmen tatsächlich Hilfe versprechen und die einmalige Verordnung von Sedativa das Problem nur verstärken würde.
> - Bei Wunsch des Abhängigen nach sofortigem Entzug: Qualifizierte Entzugsbehandlung erfolgt in suchtmedizinischen Abteilungen, sind meist psychiatrischen Kliniken angegliedert. An Beratungsstellen bzw. den HA zur Weitervermittlung verweisen.

Häufige Krankheitsbilder bei Drogenabhängigen
- Pneumonie (▶ 5.6.5)
- Herzrhythmusstörungen (**cave:** häufig Endokarditis, ▶ 5.1.8)
- Abszesse (**cave:** immer Gefahr der Sepsis)
- Fieber unklarer Ursache (**cave:** an Hepatitis und HIV denken!)
- Epileptische Anfälle (▶ 16.2.2)

- Bewusstseinsstörungen / Bewusstlosigkeit (▶ 5.10), DD: Intoxikation anderer Genese (▶ 8)

Maßnahmen bei V. a. Drogennotfall
- Bewusstseinsgetrübte / bewusstlose Pat. (▶ 5.10.2) mit V. a. Heroinüberdosierung:
  - Stabile Seitenlage, Guedel- / Wendl-Tubus, ggf. Intubation und Beatmung.
  - Alternativ zur Behebung der Ateminsuffizienz: Naloxon 0,4 mg i. v. (z. B. Naloxon ratiopharm® 0,4 mg / ml in 0,9% NaCl 1:10 verdünnt). **Cave:** häufig schlagartiges, ungeordnetes Erwachen → unkooperativer Patient. Daher niedrigstmögliche Dosis (am besten titriert) i. v., bei Wiedererlangen der Spontanatmung Antidotgabe unterbrechen. **Cave:** kurze Wirkdauer, innerhalb von 45–90 Min. erneute Eintrübung möglich.
- Erregungszustand bei Einnahme von Kokain oder anderen Psychostimulanzien:
  - Kontaktaufnahme und beruhigendes Sprechen (Talking down).
  - Wenn notwendig, Sedierung mit Diazepam 5–10 mg p. o., i. m. oder i. v., ggf. zusätzlich Haloperidol 0,5–5 mg p. o. oder i. m.

> Versuchen, die Substanz sicherzustellen oder Urin aufzufangen. Im Urin können Substanzen rasch durch Schnelltests nachgewiesen werden. Die Verweildauer im Blut hingegen beträgt bei manchen Substanzen nur wenige Min.

> **Klinikeinweisung** immer, da sich Krankheitsbilder rasch verschlechtern können. Außerdem müssen mögliche Entzugssymptome behandelt werden.

Medikamentenabhängige

Sehr oft versuchen Medikamentenabhängige, sich beim Bereitschaftsdienst Rezepte zu besorgen, um das Ausmaß des Missbrauchs vor ihrem HA (oder mehreren verschreibenden Ärzten) zu verbergen. Häufig „fordern" die Pat.: Tranquilizer, schwache Opioidanalgetika wie Tramadol oder Tilidin, v. a. in Tropfenform (höheres Suchtpotenzial als Retardpräparate), codeinhaltige Präparate, Pregabalin, Gabapentin. Es werden wohlerprobte und herzerweichende Geschichten erzählt, in denen vergessene Medikamente, verlorene Koffer und plötzlich unerträgliche Schmerzen vorkommen und nur ein bestimmtes Präparat „hilft".

> **Hilfen zur Unterscheidung: chronischer Schmerzpatient versus Medikamentenabhängigkeit**
> - Entlassungsberichte zeigen lassen: z. B. Tumordiagnose, Indikation zur Schmerztherapie.
> - Evtl. schriftlicher Medikamentenplan vom Hausarzt.
> - Operationsnarben, z. B. nach Tumor- oder Bandscheibenoperationen.
> - Vegetative Entzugssymptome: z. B. Tremor, Schwitzen, enge Pupillen (bei Benzodiazepinabusus noch Wochen nach Absetzen).
> - Psychische Entzugssymptome: z. B. „Craving" (drängendes, unstillbares Verlangen). Das Medikament „hilft gegen Unwohlsein" (= Entzug).
> - Negieren der Abhängigkeit, Beschönigen.
> - Angebotene Klinikeinweisung wird abgelehnt, da es nur um Beschaffung eines Suchtmittelrezepts geht.

Maßnahmen
- Höchstens Verordnung einer Kleinpackung, retardierte Präparate bevorzugen
- Rezept so ausstellen, dass es nicht verändert oder ergänzt werden kann
- Im Gespräch erwähnen, dass man am nächsten Werktag mit dem HA telefonieren wird

16.2 Neurologische Notfälle
Gabriele Fobbe, Christoph Gerhard und Eva Strüwer

16.2.1 Ischämischer Schlaganfall
Eva Strüwer

Akutes fokales neurologisches Defizit aufgrund einer umschriebenen Durchblutungsstörung des Gehirns. Eine potenziell kurative Behandlung in Form einer rekanalisierenden Therapie ist nur in den ersten Stunden nach Symptombeginn in einer Klinik mit **Stroke Unit** möglich. Indikationen, Zeitintervalle und KI sind dabei im Fluss.

„Time is brain": Der Schlaganfall ist ein medizinischer Notfall. Das Zeitfenster für eine mögliche rekanalisierende Therapie ist schmal. Schnelles Handeln ist daher vordringlich.
- Systemische (i. v.) Thrombolyse bis 4,5 h nach Symptombeginn, bei ausgewählten Pat. auch später
- Mechanische Thrombektomie bei Verschlüssen großer intrakranieller Gefäße bis 6 h nach Symptombeginn, bei ausgewählten Pat. auch später

Differenzialdiagnosen
- **Zerebrale Blutung (15–20 % der Schlaganfälle)** (▶ 5.10.3): klinisch kaum von einer Ischämie zu unterscheiden, meist zusätzlich Kopfschmerzen, Übelkeit, Erbrechen, Bewusstseinsstörung
- **Hirntumor / Metastase** (▶ 5.10.7): meist bekanntes Tumorleiden, Kopfschmerzen, Übelkeit, Erbrechen
- **Meningitis / Enzephalitis / Hirnabszess** (▶ 5.5.6): Fieber, Kopfschmerzen, Meningismus, Übelkeit, Erbrechen, evtl. Bewusstseinsstörungen
- Postiktale Parese bei Epilepsie (▶ 16.2.2)
- Periphere Paresen, insb. periphere Fazialisparese (Stirnast bei zentraler Lähmung nur minimal betroffen (▶ Abb. 3.1, ▶ 3.1.2)
- Hypoglykämie (kann mit Paresen einhergehen) (▶ 18.12)

Symptome
▶ Tab. 16.2.

Anamnese
- Wann genau hat die Symptomatik begonnen? Wenn nicht bekannt: Wann war der Pat. zuletzt wie vorher?
- Früher schon mal flüchtige Lähmungen?
- Risikofaktoren: absolute Arrhythmie bei Vorhofflimmern, arterielle Hypertonie, Diab. mell., Rauchen, Fettstoffwechselstörung?
- Medikamentenanamnese: Antikoagulanzien?
- Vorerkr. / Begleitsymptome, die an andere Ursache denken lassen: Kopfschmerzen, Erbrechen, Bewusstseinsstörung, Fieber, Malignom, Epilepsie?

16.2 Neurologische Notfälle

Tab. 16.2 Neurologische Ausfälle bei ischämischem Schlaganfall

Lokalisation	Symptome
Großhirn	Kontralaterale Hemiparese, zunächst schlaff, später spastisch mit MER ↑ und pos. Babinski, Hemianopsie, Aphasie, Sensibilitätsstörungen, Fazialis-Mundastschwäche; bei kleinerer Läsion auch Monoparese möglich
Hirnstamm	Pupillenstörung, Augenmuskel- und Blicklähmung, Nystagmus, Parese der mimischen Muskeln, Schluckstörung, Dysarthrie, Hemiparese kontralateral bei einseitiger Hirnstammläsion, Tetraparese bei bilateraler Hirnstammläsion, rasche Progredienz mit Bewusstseinsstörung möglich
Kleinhirn	Koordinationsstörung, Ataxie, Dysarthrie

- Mögliche KI für eine Lysebehandlung: z. B. kürzlich zurückliegende Operation oder Schlaganfall, wirksame Antikoagulation, fortgeschrittenes Malignom

Diagnostik
- Vitalparameter: RR, HF (Arrhythmie?), BZ, Temp.
- Orientierende neurologische Untersuchung (▶ 3.1.2), genaue Zuordnung der Symptomatik zu einer Hirnregion vor Ort nicht notwendig

Maßnahmen
- Atemwege freihalten
- Oberkörperhochlagerung um 30°, bei Bewusstseinsstörung stabile Seitenlage
- Rettungsdienst für einen schnellen Transport in eine Klinik mit Stroke Unit rufen
- Wenn vorhanden, O_2-Gabe per Nasensonde, 2–4 l/min
- Peripher-venöser Zugang, langsame Infusion von z. B. NaCl 0,9 %. **Cave:** Traumatisierung der betroffenen Seite durch i. v. Zugang, Blutdruckmanschette oder Lagerung vermeiden
- Für weitere Therapieentscheidung wichtige Informationen schriftlich mitgeben: Dauer der Symptomatik, klinisches Bild beim Eintreffen des Bereitschaftsdienstes, Vormedikation, mögliche KI für eine Lyse
- Pat. telefonisch in der Klinik ankündigen
- Blutdruckkontrolle, moderate Blutdrucksenkung nur, wenn bei **mehrfachen** Messungen **systol. RR > 220 mmHg** und/oder **diastol. RR > 120 mmHg** oder bei kardialen Komplikationen wie Angina pectoris oder Lungenödem:
  - Uradipil, fraktioniert 10–50 mg i. v. (z. B. Ebrantil i. v. 50 mg, 1 ml = 5 mg) **oder**
  - Nitrendipin 5 mg oral (z. B. Bayotensin® akut)
- Bei Hyperglykämie moderate Senkung des Blutzuckers mit (patienteneigenem) kurzwirksamem Insulin s. c. (beginnend mit 2–4 IE bei BZ > 200 mg/dl), BZ-Kontrollen

> Keine Gabe von ASS, Heparin, Steroiden, keine i. m. Injektion.

> **Klinikeinweisung** sofort mit RTW in eine Klinik mit Stroke Unit, bei Bewusstseinsstörung/respiratorischen Störungen/instabiler Situation mit Notarzt.

Transiente neurologische Symptomatik

Viele klinisch voll reversible ischämische Attacken (TIA, PRIND) gehen bei Anwendung sensibler Methoden mit nachweisbaren Läsionen im Gehirn einher. Oft folgen bald darauf neue, schwerere und nicht mehr reversible Ausfälle. Die flüchtige Ischämie ist daher ein **wichtiges Warnsignal**.

Symptome Neurologische Untersuchung unauffällig.

Anamnese
- Pat. berichtet über umschriebene neurologische Ausfallsymptomatik, die sich innerhalb von Minuten / Stunden / Tagen komplett zurückgebildet hat.
- Risikofaktoren: absolute Arrhythmie bei Vorhofflimmern, arterielle Hypertonie, Diabetes mellitus, Rauchen, Fettstoffwechselstörung?

Diagnostik
- Vitalparameter: RR, HF (Arrhythmie?)
- Neurologische Untersuchung unauffällig

> **Klinikeinweisung:** zeitnah in eine neurologische Klinik zur differenzialdiagnostischen Abklärung und Einleitung einer Rezidivprävention.

> **Abwendbar gefährlicher Verlauf**
> - Zeitfenster für therapeutische Maßnahme verpasst
> - Aspiration bei Bewusstseinstrübung
> - Großer Schlaganfall nach flüchtiger Ischämie

16.2.2 Epileptische Anfälle

Gabriele Fobbe

Vorübergehende Fehlfunktion des ZNS mit pathologischer neuronaler Aktivität. Variable Klinik von nur sekundenlangen motorischen oder sensiblen Phänomenen bis zu tonisch-klonischen Anfällen. Auftreten als Gelegenheitskrampf (einmaliges Ereignis, 5 % der Bevölkerung haben in ihrem Leben einen Krampfanfall) oder als Epilepsie.

Ätiologie
- **Genetisch:** meist bekanntes Anfallsleiden
- **Strukturell:**
  - Bei perinataler Schädigung
  - Nach Trauma: SHT (▶ 7.1.3); chronisch subdurales, epi- / subdurales Hämatom (▶ 5.10.3)
  - Hirntumoren / -metastasen (▶ 5.10.7)
  - Zerebrale Blutung (▶ 5.10.4)
- **Infektiös:** Meningitis / Enzephalitis (▶ 5.5.6)
- **Metabolisch:**
  - Metabolische und endokrine Störungen, z. B. Hypoxie (▶ 5.10.6), Urämie (▶ 5.10.4), Hypoglykämie (▶ 18.12), schwere Hepatosen (▶ 5.10.5), Hyperthermie (▶ 5.10.8)
  - Exsikkose (▶ 5.10.12)
- **Immunologisch:** Neurosarkoidose
- **Eklampsie** (▶ 15.6.6)
- **Ungeklärte Ursache**

Provozierte Anfälle
Haben einen Trigger, dessen Vermeidung Anfallsfreiheit garantiert:
- Schlafentzug
- Flickerlicht
- Drogenabusus (▶ 8), Alkohol, Alkoholentzug (▶ 16.1.13)
- Medikamentennebenwirkung

Anfallsformen
Fokale Anfälle
Mit oder ohne Einschränkung des Bewusstseins oder der Aufmerksamkeit.
- **Beginn mit motorischen Symptomen:** beobachtbare motorische oder autonome Komponenten: tonisch-klonisch, lokal umschrieben, z. B. Jackson-Anfall. Oromandibuläre Automatismen wie Schmatzen, Schlucken, Nesteln
- **Beginn mit nicht-motorischen Symptomen:** subjektive sensible oder sensorische Komponenten (Aura): Dys-, Parästhesien, Übelkeit, Schwindel, akustische, visuelle, olfaktorische Sensationen

Generalisierte Anfälle
- Motorisch:
  - Tonisch-klonisch:
    - In 90 % abrupter Sturz, oft Initialschrei
    - Tonische Phase (10–30 s): Strecktonus der Arme und Beine, Opisthotonus, Zungenbiss, apnoebedingte Gesichtszyanose, Pupillen weit, lichtstarr
    - Klonische Phase (30–50 s): rhythmische Zuckungen, häufig vermehrte Speichelproduktion mit Schaumbildung, evtl. Einnässen
    - Postiktal: Terminalschlaf, Muskelkater, Amnesie
  - Klonisch
  - Atonisch
- Nichtmotorisch:
  - Absencen: 6.–10. LJ., starrer, abwesender Blick, Lidmyoklonien, Bewusstseinsstörungen, Amnesie
  - Myoklonisch: 12.–14. LJ., einzelne oder salvenartige, kurze Kontraktionen, v. a. der Schultern und Arme („Tasse fällt aus der Hand"), Bewusstsein erhalten, Generalisierung häufig

> Ein Krampfanfall nach dem 25. Lj. sollte immer als symptomatisch angesehen werden. Eine strukturelle Veränderung des Gehirns bzw. Grunderkrankung ist wahrscheinlich.

Status epilepticus
- Generalisierter konvulsiver Anfall > 5 Min.
- 2 Grand-Mal-Anfälle ohne Wiedererlangen des Bewusstseins

Akute symptomatische Anfälle
- Während einer akuten allgemeinen Krankheitssituation, z. B. Hypoglykämie
- Fieberkrämpfe
- Mit engem zeitlichen Zusammenhang (bis zu einer Woche) zu einer Schädigung des Gehirns

Anamnese
- Bekannte Epilepsie
- Antikonvulsiva: Einnahme unterbrochen bzw. gestört (Gastroenteritis)

- Begleitsymptome: Fieber, Kopfschmerzen, Übelkeit, Erbrechen
- Vorerkrankungen: Trauma (evtl. auch vor Monaten), Tumorerkrankung, Hirnschäden, Stoffwechselkrankheiten, Alkohol-/Drogenabusus
- Weitere Vormedikation

Symptome
- Dauer < 2 Min.
- Augen offen, starr, leer oder verdreht
- Postiktale Reorientierung
- Muskelkater am Folgetag

> SUDEP (Sudden Unexpected Death in Epilepsy) ist die häufigste Epilepsie-assoziierte Todesursache. Vegetative und kardiovaskuläre Dysfunktionen führen zu Herzrhythmusstörungen und respiratorischer Insuffizienz.

Diagnostik
- Beurteilung der Bewusstseinslage (▶ 3.1.2): oft postiktaler Zustand
- Inspektion: Zungenbiss, Einnässen, Sturzverletzungen
- Vitalparameter bestimmen: RR, HF, AF, BZ, Temp., O_2-Sättigung
- Neurologische Untersuchung (▶ 3.1.2)

Maßnahmen
- Beim einzelnen Anfall Maßnahmen ausreichend:
  - Pat. vor Selbstgefährdung schützen
  - Atemwege frei halten
  - Ggf. venöser Zugang

> **Cave:** keine medikamentöse Behandlung zur Unterbrechung eines einzelnen Anfalls.

- Bei Status epilepticus (generalisierter Anfall > 5 Min.):
  - Pat. vor Selbstgefährdung schützen
  - Atemwege frei halten
  - Ggf O_2-Gabe
  - I.v. Zugang, Gabe von NaCl 0,9 %
  - Clonazepam 0,015 mg/kg KG langsam i.v., 0,5mg/min (z.B. Rivotril®), Diazepam 5 mg i.v. (z.B. Diazepam ratio®) oder 10 mg rektal (z.B. Diazepam Desitin®), Midazolam 5 mg intranasal oder 2,5 mg bukkal (z.B. Buccolam® 2,5 mg). **Cave:** Atemdepression

- **Klinikeinweisung** immer bei Status epilepticus, anhaltender postiktaler Bewusstseinsstörung, Erstanfall, bei strukturell/metabolischer Genese, bei fehlender Überwachung durch Drittpersonen
- **Vorstellung** beim Neurologen bei bekanntem Krampfleiden zur Kontrolle des Medikamentenspiegels

Abwendbar gefährlicher Verlauf
Status epilepticus.

16.2.3 Bakterielle Meningitis

Gabriele Fobbe

Erreger meist Meningokokken, Pneumokokken, seltener Haemophilus influenzae, Listerien, auch hämatogene Streuung oder kontinuierliche Ausbreitung bei Infektionen im Nasen-Rachen-, Augen- oder Ohrenbereich.

Symptome
- Fieber
- Kopfschmerzen
- Meningismus
- Übelkeit, Erbrechen
- Lichtscheu
- Verwirrtheit
- Vigilanzstörungen
- Fokal-neurologisches Defizit
- Makulopapulöse oder petechiale Exantheme

Bei Kindern, immunsupprimierten und älteren Patienten können typische Symptome fehlen oder nur gering ausgeprägt sein.

Anamnese
- Vorerkrankungen, Immundefizienz
- Reisen in epidemische Länder
- Akuter Krankheitsverlauf mit schwerem Krankheitsgefühl

Diagnostik
- Notfallcheck (▶ 4.3.1)
- Neurologische Untersuchung (▶ 3.1.2)
- Meningismus-Prüfung, Brudzinski-Zeichen
- Inspektion der Haut

Maßnahmen

- Barrieremaßnahmen zum Eigenschutz beachten!
- Strikte Händehygiene, Schutzhandschuhe, Atemschutz, Schutzkittel

- 30°-Oberkörperhochlagerung
- I. v. Zugang

Klinikeinweisung unverzüglich mit RTW.
In der Klinik:
- Erregernachweis in Liquor und / oder Blut, Schnittbilddiagnostik
- Fokussuche: HNO-Infektion
- Hoch dosierte Dexamethasongabe 10 mg i. v., empirische Antibiotikatherapie i. v., z. B. Ceftriaxon plus Ampicillin

Die Antibiotikagabe muss bei V. a. bakterielle Meningitis ohne Verzögerung begonnen werden.

- Antimikrobielle Prophylaxe für enge Kontaktpersonen: Ciprofloxacin 500 mg als Einmalgabe oder Rifampicin 600 mg alle 12 h für 2 d, Kinder erhalten entsprechend 10 mg / kg KG.
- Ansteckungsfähigkeit besteht bis zu 7 d vor Beginn der Symptomatik.
- Information von Kontaktpersonen über Frühsymptome (Schüttelfrost, Fieber, Kopfschmerzen).
- Postexpositionelle Impfung bei Meningokokken-Infektion der Serogruppen A, C, W, Y.

16.2.4 Multiple Sklerose

Christoph Gerhard

Häufigkeit: ca. 150 Erkrankungsfälle pro 100 000 Einwohner. Erkrankungsalter zwischen 20. und 45. Lj. Ungeklärte Ätiologie. Verlaufsformen: Schubförmig mit Remission (RRMS, 85 %) mit vollständiger, unvollständiger Rückbildung oder sekundärer Progredienz (SPMS), primär chronisch progredient (15 %).

Symptome Nach Häufigkeit im Krankheitsverlauf:
- Sensibilitätsstörungen (86 %)
- Lähmungen (85 %)
- Spastik (85 %)
- Koordinationsstörungen (79 %)
- Sehnervenentzündung (62 %)
- Blasen- oder Mastdarmstörung (61 %)
- Psychische Störungen (39 %)
- Augenbewegungsstörungen (36 %)
- Befall des N. trigeminus oder N. facialis (30 %)

Anamnese
- Seit wann bekannt?
- Aktuelle MS-Therapie?
- Harnwegsinfekt?
- Pneumonie?
- Fieber?

Diagnostik
- Neurologische Zusatzuntersuchung (▶ 3.1.2)
- Fieber?
- Exsikkose?

Maßnahmen Ggf. Fiebersenkung, Verhinderung von Aspiration, Flüssigkeitsgabe.

Klinikeinweisung bei V. a. erneuten Schub oder starke Progredienz. Rücksprache mit der Klinik sinnvoll.

Abwendbar gefährlicher Verlauf
Aspiration, Ateminsuffizienz, rasch progredienter Schub.

16.2.5 Parkinson-Krise

Christoph Gerhard

Vital gefährdende Komplikation bei Pat. mit fortgeschrittener Parkinson-Erkrankung durch Unterbrechung oder Wirkungsabschwächung der Medikation.

Symptome
- Pat. liegt unbeweglich und steif im Bett.
- Schluckstörung führt zu Unfähigkeit, die Medikamente einzunehmen, und Exsikkose.
- Fieber bis 40 °C.

Anamnese
- Seit wann bekannter Morbus Parkinson?
- Akute Medikationsunterbrechung, z. B. durch Brechdurchfall?
- Plötzliche oder schleichende Entwicklung?

Diagnostik
- Neurologische Zusatzuntersuchung (▶ 3.1.2)
- Ausschluss Aspirationspneumonie
- Ausschluss anderer akuter neurol. Erkr. (z. B. Schlaganfall)

Maßnahmen Kapselinhalt Madopar® 125–250 mg mit etwas Flüssigkeit in den Mund geben, falls Pat. noch sicher schlucken kann.

Klinikeinweisung, wenn Medikamenteneinnahme nicht möglich ist.

Abwendbar gefährlicher Verlauf
Tödlicher Verlauf, Aspirationspneumonie, Exsikkose.

Weitere Parkinson-Probleme
- **On-off-Phänomen:** plötzliche Unbeweglichkeit für Sekunden oder Minuten (führt möglicherweise sogar zum Sturz beim Gehen) → Dosiserhöhung z. B. durch Kombinationstherapie mit COMT-Hemmern oder länger wirksamen Dopaminagonisten.
- **End-of-dose-Akinese:** Medikamentenwirkung endet vor der nächsten Dosis → kürzere Dosisintervalle (z. B. alle 3 statt alle 4 h), Kombination mit COMT-Hemmern, lang wirkendem Dopaminagonisten.
- **Peak-dose-Dyskinesien:** Hyperkinese durch passager zu hohe L-Dopa-Konzentration → kürzere Dosisintervalle mit niedrigerer L-Dopa Dosis, Kombinationen mit COMT-Hemmern, lang wirkenden Dopaminagonisten.
- **Psychotische Nebenwirkungen:** optische, szenische Halluzinationen, Erregung, Verwirrtheit bei höherer Dosierung aller Parkinson-Medikamente möglich. Problem: Alle antipsychotischen Medikamente verschlechtern die Parkinson-Symptomatik, Außnahme Clozapin oder Quetiapin.
- **Schlafstörungen:**
  - Durch Akinese → retardiertes L-Dopa zur Nacht oder / und lang wirksame Dopaminagonisten.
  - Durch psychotische Albträume → Therapie mit Clozapin (Leponex®) oder Quetiapin, ggf. Melperon.

16.2.6 Migräne

Eva Strüwer

Symptome Attackenartig auftretende, heftige, pulsierend-pochende Kopfschmerzen, häufig einseitig, bei ⅓ der Patienten holokraniell, oft begleitet von Übelkeit, Erbrechen, Lichtscheu und Geräuschempfindlichkeit.
Migräne mit Aura (10–20 %): < 60 Min. vor dem Kopfschmerz treten Lichtblitze, Gesichtsfeldeinschränkungen, Sprach- oder Sensibilitätsstörungen, selten Hemiparesen, auf.

Anamnese Siehe auch Leitfragen bei Kopfschmerzen (▶ 5.5.1).
- Migräne bekannt? Neigung zu Kopfschmerzen? Familienanamnese?
- Trauma vorausgegangen? Infekt?
- Medikamentenanamnese

Diagnostik Neurologische Zusatzuntersuchung (▶ 3.1.2), speziell Meningismus prüfen, Pupillomotorik. Evtl. allgemeinmedizinische Basisuntersuchung (▶ 3.1.1).

Maßnahmen
Dunkle Räume, möglichst wenig visuelle und / oder akustische Reize.
Bei gleichzeitig bestehender Übelkeit Metoclopramid 5–10 mg p. o. (z. B. Mcp AL® 10) oder 10 mg als Supp. (z. B. Mcp ratiopharm® 10 mg Zäpfchen).
- **Analgetika:**
  - Ibuprofen 400-600 mg p. o., am besten in löslicher Form (z. B. Ibuprofen Puren® 400 mg Granulat) **oder**
  - Acetylsalicylsäure 1 000 mg p. o. (als Brausetbl. z. B. Aspirin® Migräne 500 mg)
  - **Bei KI gegen NSAID:** Paracetamol 1000 mg (2 Tbl. Paracetamol 500 oder 1 Supp. Paracetamol 1000) **oder** Novaminsulfon 1000 mg (z. B. Novalgin® 2 Tbl. oder 40 Tr. p. o. oder 1 Supp.). **Cave:** Vorher nach Allergie fragen
- Bei (mittel-)schwerer Migräneattacke und bei (bekanntem) fehlendem Ansprechen auf Analgetika **Triptane**: spezifische Migränemedikamente mit guter Wirksamkeit und Verträglichkeit bei Beachtung der **KI**: u. a. KHK, pAVK, TIA, Schlaganfall, unzureichend behandelte Hypertonie, Schwangerschaft
  - **Schneller Wirkeintritt** (ca. 1 h): Rizatriptan 10 mg Schmelztbl. (z. B. Maxalt® lingua, Generika), Eletriptan 40 mg (z. B. Relpax® 40 mg)
  - **Längere Wirkdauer:** Sumatriptan 50 mg (Generika), Naratriptan 2,5 mg (z. B. Naramig® 2,5 mg, Generika; als Kleinstpackung frei verkäuflich z. B. Naratriptan AL akut)
  - Bei Migräne mit Aura Triptane erst nach Abklingen der Aura einnehmen!
  - Bei unzureichender Wirkung eines Triptans Kombination mit NSAID
  - Bei **Wiederkehrkopfschmerz** nach Triptan 2. Dosis frühestens nach 2 h möglich, max. 2 Dosen in 24 h, oder initiale Kombinationsther. Triptan + zeitlich versetzt langwirksames NSAID (z. B. 250–500 mg Naproxen)
- Pat., die den Bereitschaftsdienst wegen Migräne aufsuchen, haben zuvor meist orale Medikamente ohne Erfolg eingenommen. Als Notfallmedikation eignet sich:
  - Bei Übelkeit Metoclopramid 10 mg i. v. (z. B. Paspertin® 10 mg/ 2 ml Amp.)
  - ASS 1 000 mg i. v. (z. B. 2 Amp. Aspirin i. v. 500 mg) **oder**
  - Bei Fehlen von KI Sumatriptan 6 mg s. c. (z. B. Imigran inject®); nach tagelanger Einnahme oraler Triptane ist aber kein wesentlicher Erfolg mehr zu erwarten

> Therapie des **Status migraenosus** (Attacke > 72 h): zusätzlich einmalig 50–100 mg Prednison p. o.

> **Klinikeinweisung** i. d. R. nicht erforderlich.

> **Abwendbar gefährlicher Verlauf**
> Sekundäre Kopfschmerzursache übersehen.

16.2.7 Periphere Fazialisparese

Gabriele Fobbe

Neben der **idiopathischen Fazialisparese** sind bis zu 40 % der peripheren Fazialisparesen nicht idiopathischer Genese.

Nicht ideopathisch:
- Entzündlich
  - Neuroborreliose
  - Zoster oticus
  - Andere Virusinfektionen
- Traumatisch: Felsenbeinfraktur
- Neoplastisch

Symptome
- Unvollständiger Lidschluss.
- Stirn kann nicht in Falten gelegt werden.
- Schmeckstörung.
- Hyperakusis.
- Verminderte Tränensekretion.
- Missempfindungen im Bereich der gleichseitigen Wange.

Anamnese
- Grunderkrankungen: Diab. mell., maligne Erkrankung, Zeckenbiss
- Hinweise auf nicht-idiopathische Fazialisparese:
  - Neuropathische Schmerzen → Zoster oticus
  - Langsame Progredienz → Tumor
  - Weitere Ausfälle, vaskuläre Risikofaktoren → zentrale Ursache

Diagnostik
- Gehörgangsinspektion: Zoster-Effloreszenzen
- Borelliose-Serologie, Varizella-Zoster-Serologie
- Liquordiagnostik
- Zerebrale Bildgebung bei V. a. zentrale Ursache

> **Klinikeinweisung** bei V. a. nicht idiopathische Fazialisparese.

Maßnahmen
- Augensalbe, z. B. Bepanthen® Augen- und Nasensalbe, Tränenersatzmittel (z. B. Hylo-Comod® Augentropfen)
- Uhrglasverband, z. B. Pro-ophta® Augenverband zum Korneaschutz

- Bei idiopathischer Parese: Prednisolon 60 mg/d für 5 d, dann Reduktion um 10 mg/d, (z. B. Prednisolon Jenapharm® 20 mg)
- Bei Zoster oticus: antivirale Therapie: Aciclovir 5 × 800 mg/d für 7 d (z. B. Aciclo Basics® 800 mg); Brivudin 1 × 125 mg/d für 7 d (z. B. Brivudin Aristo® 125 mg)

16.2.8 Postherpetische Neuralgie (Zosterneuralgie)

Gabriele Fobbe

Anhaltende neuropathische Schmerzen nach Herpes-zoster-Infektion.

Symptome
- Stechende oder brennende, gelegentlich auch einschießende Spontanschmerzen
- Dysästhesie im Dermatom des abgeheilten Zosters

Diagnostik Berührungs- und Schmerzempfinden: Hyperpathie, Allodynie, Dysästhesie.

Maßnahmen
- Akute Herpes-zoster-Inf.: Aciclovir 5 × 800 mg/d für 7 d, Brivudin 1 × 125 mg/d (z. B. Zostex®)

> In der frühen Phase der Zoster-Erkrankung ist eine konsequente Schmerztherapie erforderlich, um eine Neuralgie zu verhindern.

- Postzosterische Neuralgie:
  - Opioide WHO Stufe 2/3, auch über längere Zeit
  - Bei Dauerschmerzen, bes. mit Hyperpathie: Amitriptyllin bis 75 mg/d, ggf. SSNRI, z. B. Duloxetin bis 60 mg/d
  - Bei einschießenden Schmerzen Gabapentin einschleichend bis 3 × 100–800 mg/d, Pregabalin bis 2 × 300 mg/d (z. B. Lyrica®)
  - TENS bei erhaltener Hautsensibilität wirksam
  - Kutanes Capsaicin-Pflaster (z. B. Qutenza®), vor Anwendung Oberflächenänsthesie mit Lidocain-Gel (z. B. Gelicain-Gel®), 30 Min. auf der Haut belassen, Wiederholung der Applikation frühestens nach 90 d
  - Lidocain-Pflaster (z. B. Versatis®) 1–3 Pflaster à 700 mg im Schmerzareal für 12 h applizieren, dann mind. 12 h applikationsfreies Intervall. **NW:** Erythem, Unverträglichkeiten, bei Capsaicin Blutdruckanstieg. **KI:** Hautverletzung

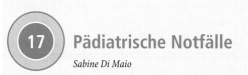

17 Pädiatrische Notfälle
Sabine Di Maio

- **17.1 Besonderheiten bei Kindern** 460
- **17.2 Kindliche Entwicklung** 461
- **17.3 Pädiatrische Untersuchung** 461
  - 17.3.1 Allgemeine Regeln 461
  - 17.3.2 Anamnese, Fremdanamnese bei Kindern 463
  - 17.3.3 Ersteindruck des kranken Kindes 465
  - 17.3.4 Klinische Untersuchung beim Kind 467
- **17.4 Infektionskrankheiten** 471
  - 17.4.1 Fieber 471
  - 17.4.2 Infektionskrankheiten ohne Exanthem 474
  - 17.4.3 Infektionskrankheiten mit Exanthem 479
- **17.5 Verdauungstrakt** 482
  - 17.5.1 Erbrechen 482
  - 17.5.2 Durchfall 486
  - 17.5.3 Bauchschmerz 488
- **17.6 Husten und Atemnot** 491
  - 17.6.1 Differenzialdiagnostischer Überblick 491
  - 17.6.2 Viraler Infekt der Atemwege 491
  - 17.6.3 Akute Bronchitis 492
  - 17.6.4 Pneumonie (ambulant erworben)/pCAP 493
  - 17.6.5 Asthma bronchiale 494
  - 17.6.6 Krupp-Syndrom/Epiglottitis 495
- **17.7 Haut / allergische Reaktionen** 497
  - 17.7.1 Allergische Hautreaktionen 497
  - 17.7.2 Infektiöse Haut-/Schleimhautveränderungen 497
  - 17.7.3 Nichtinfektiöse Hautveränderungen 500
  - 17.7.4 Anaphylaktische Reaktion 502
- **17.8 Neurologie** 503
  - 17.8.1 Krampfanfall 503
  - 17.8.2 Maßnahmen bei Krampfanfällen 505
  - 17.8.3 Bewusstseinsstörung und Bewusstlosigkeit 506
  - 17.8.4 Commotio/Schädel-Hirn-Trauma 507
  - 17.8.5 Kopfschmerz 508
  - 17.8.6 SID (plötzlicher Kindstod) und Near-missed SID 509
- **17.9 Kindesmisshandlung** 510

17.1 Besonderheiten bei Kindern

- Kinder sind keine kleinen Erwachsenen.
- Kinder zeigen ihre Symptome meist ehrlich und offen.
- Ein spielendes lachendes Kind, das isst und trinkt, ist **kein** Notfallpatient, es sei denn, es hat schon Ibuprofen oder Paracetamol bekommen.
- Eltern schildern im Notfall sehr unterschiedlich von massiver Untertreibung bis zur Panikmache → genau auf das Kind schauen!
- Kinder mit schlechtem AZ immer zügig in pädiatrische Versorgung, je jünger das Kind, umso schneller.
- Kleine Kinder können Beschwerden nicht in Worte fassen, daher komplette Untersuchung obligat! Einige Bauchschmerzen sind eine Otitis, Pneumonie oder ein Scharlach.

Klinikeinweisung: bei bedrohlich erscheinender Erkrankung Vitalfunktionen sichern und Transport mit NAW (wenn vorhanden ggf. Baby-NAW). Bei Unsicherheit telefonischen Rat bei pädiatrischem Kollegen in nächster Kinderklinik holen.

Umgang mit Kindern und Eltern

- Kinder lieben klare freundliche ehrliche Worte und verzeihen keine Lügen. Sie haben in fremder Umgebung meist Angst und suchen Sicherheit bei den Eltern. Eltern immer beim Kind lassen → Kinder lassen sich auf dem Schoß besser untersuchen.
- Im Untersuchungsgang dem Kind anpassen (Abhören, wenn Kind möglichst ruhig, Racheninspektion am Schluss etc.). Kind möglichst nicht festhalten lassen, damit Untersuchung möglich wird, jedoch nicht von Abwehr des Kindes von nötigen Untersuchungen abbringen lassen.
- Eltern reagieren in Sorge und Stress manchmal abwehrend und aggressiv, auf jeden Fall aber nervös → auf eigene ruhige Sprache achten und verständlich die Notwendigkeit der Maßnahmen erklären. Höflich bleiben.
- Verständnis zeigen und Sorgen ernst nehmen → Aussagen der Eltern bewahren oft vor entscheidenden Fehlern!
- Eltern fremder Kulturkreise haben mit ihren Kindern spezielle Erwartungen, häufig Antibiotikawunsch, viele Medikamente = gute Medizin, genauere Erklärungen häufig schwierig (▶ 2.3.1).
- Bei unsicherer Diagnose oder Sorge auf AZ-Verschlechterung klare Angaben an die Eltern: wann wieder vorstellen, wann direkt in die Klinik, wie viel muss das Kind trinken.

Pädiatrische Therapien

- **Altersentsprechende Darreichungsformen:** Zäpfchen für Säugl., Säfte/Tropfen bis ins Schulalter, Tabletten i. d. R. ab 12 J. Altersentsprechende Inhalierhilfen für Säuglinge, Kinder und Jugendliche. Eltern müssen die Medikamente verabreichen können. Für Compliance entscheidend: gut schmeckend, einfach zu geben, sichere Dosierung (möglichst in ml) und mögl. seltene Frequenz.
- **Medikamentenverordnung** immer nach Körpergewicht:
  - Wirkstoffmengen sind in verschiedenen Säften unterschiedlich, selbst Messlöffel unterscheiden sich.

- Rezeptierung im Bereitschaftsdienst mit Angabe der Dosis (z. B. Amoxicillin 3 × 500 mg/d für 7 d), für die Eltern auch wie oft pro Tag und in Messlöffeln oder ml (z. B. 7 Tage lang 3 × 1 Messlöffel oder 3 × 5ml nach dem Essen).
- Viele Medikamente haben für die ersten Lebensjahre keine Zulassung. Einige sind altersentsprechend kontraindiziert (z. B. Aspirin®, Codein®, MCP®, Tetrazykline etc.). Andere (z. B. Decortin®) haben deutlich höhere Dosierungen. **Cave:** Kind ≠ ½ Dosis!
- Antibiosen sehr zurückhaltend und möglichst schmal einsetzen (möglichst kein Breitband). Je nach Alter verschiedene Erreger (z. B. 1. Lj. staphylokokkenwirksam, Kleinkind meist Amoxicillin, Schulkind evtl. Mykoplasmen -> Makrolide).
- Kinder reagieren auf Elektrolyt- und Flüssigkeitsverschiebungen viel schneller.
- Schmerztherapie wird meist zu zurückhaltend durchgeführt, Antipyrese und Antibiose dagegen meist zu viel. Auch kindlicher Juckreiz wird eher unterschätzt.
- **Beatmung** eines Säuglings / Kleinkinds über gute Maskenbeatmung und 100 % Sauerstoff besser als ungeübte Intubationsversuche (an Magenablaufsonde denken).
- **Infusionen** können bei Säuglingen gut an Kopf- oder Handvenen (zwischen 3. und 4. Strahl) gelegt werden. Alternativ intraossärer Zugang, Tibiapunktion (▶ 3.4.3).
- **Reanimation:** Erwachsenentypische Herz-Kreislauf-Probleme treten selbst bei Kindern mit Herzfehlern selten auf. Das Myokard ist gesund. Ein Kreislaufstillstand ist fast immer hypoxisch bedingt, daher vorrangiges Ziel effektive Sauerstoffbeatmung. Eine Reanimation bei Kindern ist in der Praxis extrem selten, hat dann aber schlechte Erfolgsaussichten (▶ 4.4.6).

> Im Notfall immer zügig Hilfe anfordern und eigene Fähigkeiten nicht überschätzen.

17.2 Kindliche Entwicklung

Kinder werden in verschiedene Altersstufen eingeteilt, weil sie jeweils ihre eigene Physiologie haben und sich die Arzneimittel- und Flüssigkeitstherapie streng nach Alter und Gewicht richtet (▶ Abb. 17.1):
- Neugeborenes: ≤ 28 d
- Säugling: ≤ 1 J.
- Kleinkind: 1–5 J.
- Schulkind: 6–12 J.

17.3 Pädiatrische Untersuchung

17.3.1 Allgemeine Regeln

Kleine Kinder kühlen schnell aus, sind dann unruhig und lassen sich schlechter untersuchen (auch keine Venen mehr) → lange bekleidet lassen, zudecken und mit Heizung oder Wärmelampe warme Umgebung schaffen. Man kann auch unter dem Pulli abhören und dann erst entkleiden. Warme Hände und Instrumente. Zügig untersuchen und möglichst immer gleiches Schema einhalten, um nichts zu übersehen. Immer komplette Untersuchung! Symptome können sehr

17 Pädiatrische Notfälle

	Krabbeln Sitzen Laufen	Greifen/ Feinmotorik	Sprechen	Umgebungs-wahrnehmung, Soziales
Neugeborenes (U1/U2)	Gebeugte Haltung in Bauch- und Rückenlage, keine Kopfkontrolle	Ausgeprägter Greifreflex	Schreien bei Unlust, Hunger, Schmerzen	Wahrnehmung vorwiegend durch Tastsinn; kann Licht oder Gesicht fixieren
2. Monat (U3)	Kann Kopf in Bauchlage kurzzeitig anheben 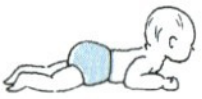		1. Lallperiode, Kehllaute und Vokale	Fixiert einen bewegten Gegenstand und folgt ihm, reagiert auf Geräusche
3. Monat	Stützt sich auf Unterarme	Greifreflex verschwindet	rrr-Ketten	Ab 6. LWo. „soziales Lächeln"; aufgeregt, wenn es Angenehmes erkennt (z. B. Flasche)
4. Monat (U4)	Hebt den Kopf in Bauchlage über längere Zeit an 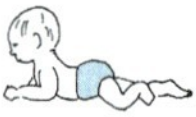	Spielt mit den eigenen Fingern	Stimmhaftes Lachen	Lacht, freundlich gegenüber Fremden
6. Monat (U5)	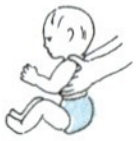 Sitzt mit Unterstützung, kann sich umdrehen	Greift mit der ganzen Hand, spielt mit Knien	2. Lallperiode, Plaudern durch deutliche Silben bei wechselnder Lautstärke und Tonhöhe	Unterscheidet Bekannte und Unbekannte
8. Monat	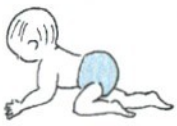 Krabbelt	Greift nach Zehen		Reagiert freudig auf Versteckspiele, verfolgt Tätigkeiten der Bezugsperson
9.–10. Monat	Sitzt frei und steht mit Unterstützung 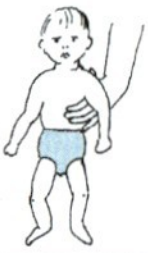 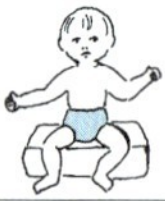	Scherengriff	Silbenverdopplung, Imitation der Laute der Muttersprache	Sucht auf Befragen nach Person oder Gegenstand durch Kopfdrehen, deutliches Fremdeln, versteht „nein"
12. Monat (U6)	Läuft mit Festhalten an einer Hand 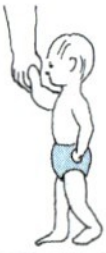	Pinzettengriff	Erste aktive Worte, z.B. Mama	Befolgt einfache Aufforderungen (z.B. Gegenstand reichen), reagiert auf Verbote

Abb. 17.1 Meilensteine der Entwicklung [L190]

	Laufen	Greifen/Feinmotorik	Sprechen	Umgebungswahrnehmung, Soziales
18 Monate	Läuft frei, Treppensteigen mit Festhalten	Wirft Ball, isst gut mit Löffel	> 3 verständliche Wörter	Zeigt auf genannten Körperteil, imitiert Hausarbeit
2 Jahre (U7)	Kann rennen, steigt Treppen (2 Füße/Stufe)	Baut Turm aus mehreren Klötzchen, krikelt	2-Wort-Sätze, Wortschatz: 150 Wörter, sagt „nein"	Folgt einfachen Instruktionen, beachtet Handlungsresultat, bittet um Hilfe
3 Jahre (U7a)	Beidbeiniges Hüpfen von der Stufe, Treppensteigen	Buchseiten werden einzeln umgeblättert, schneidet Papier	Trennung von Eltern für einige Stunden möglich, spielt gerne mit Gleichaltrigen	Mehrzahl einiger Wörter, kann einfache Gegenstände erklären, verwendet eigenen Vornamen
4 Jahre (U8)	Kann 2–3 s auf 1 Bein stehen, steigt Treppe mit 1 Fuß/Stufe	Handpräferenz (Rechts- bzw. Linkshändigkeit) ausgebildet, kopiert Kreise	Ganze Sätze, kennt sein Geschlecht, benutzt Mehrzahl	Zieht sich aus und unter Anleitung an, kann Hände waschen, beginnt mit anderen Kindern zu spielen
5 Jahre (U9)	Kann 10 s auf 1 Bein balancieren und auf 1 Bein hüpfen, Fersen-Zehen-Gang möglich	Hält Bleistift mit 3 Fingern, malt Männchen aus 3–6 Teilen	Spricht fließend, kennt seinen Vor- und Zunamen, Alter, Adresse	Sauber und trocken Tag und Nacht, kleidet sich ohne Aufsicht an und aus

Abb. 17.1 *(Forts.)*

unterschiedliche Ursachen haben (z. B. Erbrechen bei Otitis). Bewährter Untersuchungsablauf: erst Auskultation und Bauchuntersuchung, dann von Kopf nach Fuß, zum Ende Ohren/Rachen und Meningismusprüfung.

Untersuchungstipps bei Kindern
- Im 1. Lj.: Satte Kinder sind am ausgeglichensten.
- Ab 6. Mon. bis 4. J.: Untersuchung am besten auf dem Schoß oder über der Schulter der Begleitperson.
- 1–4 J.: spielerische Einbeziehung des Kindes (z. B. Untersuchung an sich selbst oder Teddy zeigen bzw. durchführen lassen).
- 3–6 J.: Komplimente! Erzählen lassen. Alles erklären, auch wenn nicht alles verstanden wird. Keine falschen Versprechungen.
- > 7 J.: Untersuchungsschritte erklären. Oft Untersuchung wie bei Erwachsenen möglich.

17.3.2 Anamnese, Fremdanamnese bei Kindern

- Aktueller Vorstellungsgrund?
- Was ist anders, seit wann Beschwerden, Verschlechterung?
- Ess-/Trinkverhalten, wie viel, wann getrunken, was, wann zuletzt gegessen?
- Verhalten anders als sonst? Schlapper, weinerlich oder „fit wie immer"?
- Symptome direkt abfragen, z. B. Fieber, Erbrechen, Durchfall, Husten etc.

Tab. 17.1 Impfkalender Standardimpfungen (RKI, Stand 08/19)

Impfung	Alter in								
	Wo.	Monaten					Jahren		
	6	2	3	4	11–14	15–23	5–6	9–14	15–16
Tetanus		G1	G2	G3	G4		A1	A2	
Diphtherie		G1	G2	G3	G4		A1	A2	
Pertussis		G1	G2	G3	G4		A1	A2	
HiB		G1	G2[c]	G3	G4				
Poliomyelitis		G1	G2[c]	G3	G4			A1	
Hepatitis B		G1	G2[c]	G3	G4				
Pneumokokken[a]		G1		G2	G3				
Rotaviren	G1[b]	G2	(G3)						
Meningokokken C					G1 (ab 12 Monaten)				
Masern					G1	G2			
Mumps, Röteln					G1	G2			
Varizellen					G1	G2			
HPV								G1[d], G2[d]	

Erläuterungen:
G = Grundimmunisierung (in bis zu vier Teilimpfungen G1–G4)
A = Auffrischung
[a] Frühgeborene erhalten eine zusätzliche Impfstoffdosis im Alter von 3 Mon., d. h. insgesamt 4 Impfstoffdosen
[b] Die erste Impfung sollte bereits ab einem Alter von 6 Wo. erfolgen. Je nach verwendetem Impfstoff sind zwei bzw. drei Impfstoffdosen im Abstand von mind. 4 Wo. erforderlich.
[c] Bei Anwendung eines monovalenten Impfstoffs kann diese Dosis entfallen.
[d] Standardimpfung für Mädchen und Jungen im Alter von 9–14 J. mit zwei Impfstoffdosen im Abstand von mind. 5 Mon.

- Fieber: Seit wann und wie hoch? Wo gemessen? Durch Antipyretika beeinflussbar?
- Zyanotischer Herzfehler oder herzoperiertes Kind: Indikation der Endokarditisprophylaxe abfragen.
- Urin/Stuhl: letzter Abgang, Farbe, Geruch?
- Vorerkrankungen/Allergien (z. B. Medikamentenunverträglichkeiten)?
- Welche Maßnahmen/Medikamentengaben bereits durchgeführt?
- Impfstatus (▶ Tab. 17.1): „Alles geimpft" heißt nicht kompletter Impfschutz! Impfpass zeigen lassen. **Cave:** Pertussisschutz erst nach der 4. Impfung komplett, Varizellenschutz nur etwa 80–90 %.

> Eltern mit erstem Kind und insbesondere Säuglingen haben keinen Vergleich und sind meist ängstlicher.

17.3.3 Ersteindruck des kranken Kindes

Bereits bei der Anamnese Kind beobachten.
- Passt das Alter zu den Reaktionen des Kindes (▶ 17.1, ▶ 17.2)?
- Fallen direkt akute Probleme auf (Atemstörung, Zyanose, Bewusstseinsstörung)?
- Wie gehen die Eltern mit dem Kind um (sehr ängstlich oder eher verharmlosend)?

Zeichen für guten AZ
- Gutes Trink- und Essverhalten.
- Säuglinge: rosig, zufrieden.
- Kleinkind: spontanes Spielverhalten, Essen und Trinken (▶ Abb. 17.2).
- Fieber auch > 40 °C ist bei Kindern nicht selten und stellt allein keine vitale Bedrohung dar.

- Bei stillen teilnahmslosen Kindern ist höchste Vorsicht geboten.
- Kinder haben erstaunliche Kompensationsfähigkeiten, daher kann es zu kurzfristiger Dekompensation mit rascher AZ-Verschlechterung kommen.
- Auskühlung: Je kleiner ein Kind ist, umso schneller kühlt es durch die große Körperoberfläche aus. Die meiste Wärme verliert der Kopf.

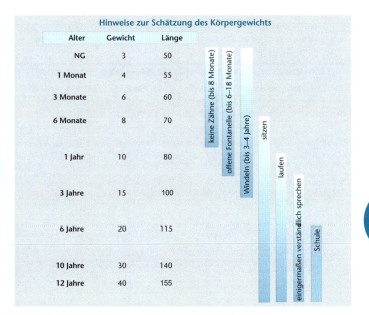

Abb. 17.2 Hinweise zur Schätzung des Körpergewichts [A300]

Zeichen für schlechten AZ
- Klagendes Wimmern oder schrilles Schreien.
- Lustlose, in sich zusammengesunkene Kinder, kaum Kontaktaufnahme möglich.
- **Appetitlosigkeit:** v. a. bei Säuglingen (▶ Abb. 17.2).
- **Trinkschwäche:** Das Kind trinkt mehrere Mahlzeiten hintereinander nicht ausreichend.
- **Apathie:** Kind schwer weckbar, wacht bei Hunger nicht auf. **Cave:** Alarmzeichen!
- **Tachypnoe:**
    - Normale Frequenz 30–60 / Min. bis 6. LWo., 25–40 / Min. mit 6 Mon., 20–40 / Min. mit 1 J., 20–30 / min mit 3 J., 20–25 / Min. mit 6 J., 15–20 / Min. mit 10 J. (▶ Tab. 17.2); beim Schreien viel höher
    - Verdächtig ist eine Ruhefrequenz von ≥ 60 / Min. bis 6. LWo., > 50 / Min. mit 6 Mon., > 40 / Min mit 1–3 J., > 30 / Min. mit 6–10 J. (Hinweis auf Pneumonie, Asthma, Sepsis, seltener Herzinsuffizienz bei Vitium, Ketoazidose)
- **Atemsynchrone Einziehungen** des Sternums, interkostal, jugulär → Hinweis auf respiratorische Insuffizienz.
- **Haut:**
    - Grau-blass: Hinweis auf gestörte Mikrozirkulation bzw. Hypoxämie z. B. bei Schock, Sepsis, Hypoglykämie, Anämie; erstes Zeichen ist oft ein leicht bläuliches Munddreieck (Bereich zwischen Nase, Nasolabialfalten und Oberlippe), später auf Extremitäten und Stamm übergreifend.
    - Blass: Schock, Anämie.
    - Zyanose: periphere Zyanose bei hohem Fieber häufig durch Zentralisation, aber z. B. auch als Hinweis auf Hypothermie, evtl. Sepsis. Stets alarmierend ist eine zentrale Zyanose (auch Körperstamm und Zunge

Tab. 17.2 Tolerable Grenzen für Herz- und Atemfrequenz				
	Alter	**Wachzustand**	**Schlafzustand**	**Bei Anstrengung / Fieber**
Herzfrequenz	Neugeborenes	100–180	80–160	< 220
	1 Wo.–3 Mon.	100–220	80–200	< 220
	2 Mon.–2. Lj.	80–150	70–120	< 220
	2.–10. Lj.	70–110	60–90	< 220
	> 10. Lj.	55–90	50–90	< 220
Atemfrequenz	Neugeborenes	50–60	40–50	
	6–12 Mon.	58–75	22–31	
	1.–2. Lj.	30–40	17–23	
	2.–4. Lj.	23–42	16–25	
	4.–6. Lj.	19–36	14–23	
	6.–8. Lj.	15–30	13–23	
	8.–10. Lj.	15–31	14–23	
	10.–12. Lj.	15–28	13–19	
	12.–14. Lj.	18–26	15–18	

blau), Hinweis auf respiratorische Insuffizienz oder zyanotischen Herzfehler.

17.3.4 Klinische Untersuchung beim Kind

Thorax / Lunge
Zu Beginn der Untersuchung, da Kind meist noch am ehesten ruhig. Lunge und Herz können auch **unter** dem Pulli oder „Body" auskultiert werden, anschließend Thoraxbeurteilung. Kind von Eltern ausziehen lassen. Bei einem Kind, das auf dem Arm der Mutter schreit, Inspiration zur Beurteilung nutzen.

 Perkussion bei kleineren Kindern wenig sinnvoll.

- **Atemgeräusche** bei Säuglingen und Kleinkindern intensiver, mehr bronchial, Ausatmung länger. **Cave:** Bronchialatmen beim Säugling nicht mit Pneumonie verwechseln.
- **Atemfrequenz** altersangepasst beurteilen (▶ Tab. 17.2).
  - Erhöht: Pneumonie, Asthma, Hyperventilation, Atemnotsyndrom beim Neugeb.
  - Erniedrigt: Meningitis, Hirnödem, Hirnblutung, Intoxikation, neuromuskuläre Erkrankungen, Schock.

Zeichen akuter Atemnot
- Neugeb. / Säugl.: thorakale und juguläre Einziehungen, Nasenflügeln, Tachypnoe (▶ Tab. 17.2), Blässe / Zyanose. **DD:** obstruktive Bronchitis, RS-Virus-Bronchiolitis (Nov. – März), Pneumonie, Sepsis, Atemnotsyndrom, bronchopulmonale Fehlbildungen, Zwerchfellhernie, persistierender fetaler Kreislauf.
- Ältere Kinder: thorakale und juguläre Einziehungen, Tachypnoe (▶ Tab. 17.2), Atemhilfsmuskulatur, Orthopnoe, Blässe / Zyanose. **DD:** Asthma, Pneumonie, Krupp-Syndrom, Fremdkörper, Atelektase, Pneumothorax, Pleuraerguss. **Cave:** bei Jugendlichen nicht mit Hyperventilation verwechseln.

Pathologische Befunde bei der Lungenauskultation
- Feuchte RG: häufig; meist fortgeleitet aus den oberen Luftwegen → auf Seitenunterschiede achten.
- Feinblasige RG: v. a. bei Einseitigkeit Hinweis auf bakterielle Bronchitis / Pneumonie (▶ 17.6.3 und ▶ 17.6.4).
- Exspiratorisches Giemen / Keuchen bei obstruktiver Bronchitis / Asthma bronchiale (▶ 17.6.5).
- Verlängerte Exspiration bei obstruktiver Bronchitis / Asthma bronchiale (▶ 17.6.5), Dyspnoe?
- Allgemein abgeschwächtes Atemgeräusch. **Cave:** Notfall! Stille Obstruktion.
- Einseitig abgeschwächtes Atemgeräusch: Pneumonie (▶ 17.6.4), Aspiration (▶ 5.6.12), Atelektase, Pneumothorax (▶ 5.6.11), Erguss (▶ 5.7.6).
- Lokal oder einseitig verschärftes Atemgeräusch: Pneumonie, Fremdkörper (▶ 5.6.12).
- Inspiratorisch pfeifendes Atemgeräusch (Stridor): Krupp-Syndrom / Epiglottitis (▶ 17.6.6), Laryngitis, Tracheitis, Fremdkörper, Tonsillitis, beim Säugl. Tracheomalazie.

Herz / Kreislauf
- **Auskultation** (▶ Tab. 17.2):
  - Von der hohen Herzfrequenz beim Säugling und auch bei Fieber nicht verwirren lassen!
  - Akzidentelles Systolikum bei Kleinkindern v. a. bei Fieber häufig, Kontrolle beim Kinderarzt.
  - Extrasystolen (bis 5 / Min.) sind meist supraventrikulären Ursprungs und ungefährlich.
  - Ausgeprägte atemabhängige Sinusarrhythmien sind insbes. beim Schulkind / Jugendlichen normal.
  - Sonst Befunderhebung wie beim Erwachsenen.
- **Inspektion:** Hautdurchblutung beurteilen, periphere Pulse tasten, Blutdruck nur mit altersangepasster Manschette (!) beurteilbar.
- **Exsikkose** (▶ Tab. 17.3)**:** Urinproduktion, Urinmenge?

Abdomen
Bei Säuglingen und Kleinkindern ist die Beurteilung des Bauchs oft schwierig. Bei angehobenem Oberkörper und mit gebeugten Beinen entspannt sich die Bauchdecke und die Palpation wird möglich, ggf. Phase der Einatmung nutzen. Mit warmen Händen untersuchen.
- **Inspektion:**
  - Bauch gebläht, eingefallen, ausladend, Diskrepanz Ober- / Unterbauch (▶ 17.5.1)
  - Säuglingsbauch eher luftgefüllt, v. a. seitlich ausladend; Kleinkind häufig „dick", aber nicht überbläht
  - Hernien (v. a. Leistenregion)?
  - Nabel: nässend? Hinweis auf Infektion? **Cave:** bei Neugeb. ggf. Sepsisgefahr!
- **Auskultation:**
  - Plätschernde Darmgeräusche als möglicher Hinweis auf eine beginnende Gastroenteritis
  - Vermehrte Darmgeräusche: beim Säugling durch Meteorismus normal, oft bei hungrigen Kindern

Tab. 17.3 Schweregrade des Flüssigkeitsverlusts im Kindesalter

Dehydratation	Leicht	Mittelschwer	Schwer
Gewichtsverlust	< 5 %	9 %	> 9 %
Allgemeinzustand	Wach, unruhig, durstig	Sehr unruhig oder schwach	Somnolent, peripher kalt
Puls	Normal	Erhöht	Tachykard
Hautturgor	Normal bis gering reduziert	Reduziert	Stehende Hautfalten
Schleimhäute	Feucht	Trocken	Sehr trocken
Fontanelle	Im Schädelniveau	Leicht eingesunken	Deutlich eingesunken
Augen	Im Niveau	Eingesunken	Haloniert
Tränen	Normal	Fehlend	Fehlend
Urinproduktion	Normal	Oligurie, konzentrierter Urin	Oligo-, Anurie

- Sonst Zeichen wie beim Erwachsenen
- **Palpation:**
  - Abwehrspannung? Druckschmerz (diffus, lokal, Intensität)?
  - Vermehrte Flüssigkeit, quatschende Darmschlingen?
  - Pathologische Resistenzen?
  - Leber: beim Säugling meist 1–2 cm unterm Rippenbogen. Scheinbare Vergrößerung durch tief stehendes Zwerchfell möglich, z. B. bei Atemwegsobstruktion.
  - Milz: normalerweise nur bei tiefer Inspiration tastbar, sonst Vergrößerung.
  - Schwappendes Gefühl bei Aszites?
- **Perkussion:** Meteorismus? Nierenlager klopfschmerzhaft?

> Bei obstipierten Kindern oft Skybala im linken Unterbauch tastbar.

Kopf und Hals

- Verletzungen? Asymmetrie des Schädels?
- Fontanellen: Größe, pathologisch: vor 6 Mon. geschlossen, über 18 Mon. offen, Niveau. **Cave:** Spannung erhöht bei Hirndruck, z. B. Meningitis – aber nicht immer! Eingesunkene Fontanelle ist Spätsymptom der Exsikkose. Leichte Pulsationen sind normal.
- **Meningismusprüfung:** immer bei Fieber, Kopfschmerzen, neurologischen Symptomen. Je kleiner das Kind, desto unzuverlässiger!
  - Nackensteifigkeit: Schmerzen und Widerstand beim passiven Anheben des Kopfs in Rückenlage (▶ Abb. 17.3), Gesamtreaktion beachten. DD: bei hoch fiebernden Kindern manchmal nicht sicher klinisch auszuschließen (LP bringt Sicherheit), Tonsillitis/Lymphadenitis colli zeigen manchmal scheinbare Nackensteifigkeit (auch bei Seitneigung).

  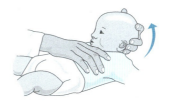

  Abb. 17.3 Untersuchung auf Nackensteifigkeit [L157]

  - Kniekuss: beim älteren Kind aktiv (Kind soll sein Knie küssen), beim kleineren Kind passiv (Kind wird in den Kniekehlen und im Nacken gefasst und passiv gebeugt, bis die Stirn die Knie berührt) → nicht möglich/Schmerzensschreie des Säuglings gelten als Hinweis auf Meningismus.
  - Weiterer Hinweis: Kind will seitlich liegen → evtl. opisthotone Kopfhaltung.

> - Bei Säuglingen ist häufig kein Meningismus auslösbar. Hinweise auf Meningitis → schlechter AZ, blasses Hautkolorit, Berührungsempfindlichkeit, Apnoe, Wimmern, Bewusstseinsstörungen, Krampfanfälle.
> - Meningismus → V. a. Meningitis oder Enzephalitis (andere Ursachen z. B. Subarachnoidalblutung, Hirntumoren sind selten!).

> **Klinikeinweisung:** bei Meningismus direkt und möglichst mit Voranmeldung in Pädiatrie, bei reduziertem AZ mit NAW.

Nervensystem
- Beobachtung: Hypo-/Hyperkinesie, Apathie, Unruhe, Hyperexzitabilität, neugierig oder desinteressiert, Haltung, Spontanbewegungen, Muskeltonus.
- Hirnnerven, Fremd- und Eigenreflexe prüfen.

Haut
- Turgor: stehende Hautfalten bei Exsikkose.
- Exanthem: Ekzeme oder andere chron. Hauterkr., z. B. atopische Dermatitis, Nävi, Mongolenflecken.
- Petechien: bei schlechtem AZ Hinweis auf Sepsis, Meningitis! Im Gesicht durch massives Husten (z. B. bei Pertussis) oder Erbrechen. Am Körper Gerinnungsproblematik (z. B. idiopath. thrombozytopen. Purpura, ITP).
- **Hämatome:** hämorrhagische Diathese, Sepsis, Leukämie, Misshandlung? Bei Kleinkindern ab etwa 10 Mon. bis 2 J. häufig Hämatome an der Stirn durch „normale" Stürze; bei Kleinkindern bis etwa 5 J. meist Hämatome an der Vorderseite der Unterschenkel. Hämatome an Rücken, Gesäß und Hinterkopf bedürfen glaubhaftem Unfall, hier an Misshandlung denken, insbes. wenn versch. alte Hämatome und keine glaubhafte Ursache, im Zweifel stationär abklären.

Windeluntersuchung
Obligatorisch!
- **„Wasserpegel":** Ist er hoch, droht zumindest keine Exsikkose. Ist die Windel trocken, fragen, wann zuletzt gewechselt wurde. Ist sie beim Säugling länger als 6 h trocken, kann dies auf eine Exsikkose hinweisen → Trinkanamnese, Durchfall, Erbrechen?
- **Stuhlgang:** wässriger, grünlich breiiger oder auffallend stinkender Stuhl als Hinweis auf Gastroenteritis. Beim gestillten Säugling sind breiige Stühle normal (dann meist senfgelb mit kleinen Bröckchen). Je nach Flaschennahrung (HA) kann grüner Stuhl aber auch normal sein. Die Stuhlfrequenz ist bei gestillten Kindern weniger aussagekräftig: Zwischen 1 × in 10 Tagen und 5 × an einem Tag ist normal.
- Auch Penis (inkl. Unterseite) und Schamlippen anschauen, schmerzhafte Hautmazeration möglich. **Cave:** Windeldermatitis/Soor.

Genitale
- **Mädchen:** Infektionen, Fehlbildungen, Fremdkörper, Hinweise auf Misshandlung? Grad der Pubertätsentwicklung.
- **Jungen:** Infektionen, Fehlbildungen, Hoden deszendiert (obligat zum 1. Geburtstag.), Phimose bis etwa zum 6. Lj. physiologisch! Hinweise auf Misshandlung? Grad der Pubertätsentwicklung.

Ohren
- Kind gut fixieren, tobende Kinder am besten flach hinlegen, damit sie leichter festgehalten werden können. Beim Ohrenspiegeln mit abgespreizten Fingern gut am Schädel des Kindes abstützen, um Verletzungen durch plötzliche Bewegungen zu vermeiden.

17.4 Infektionskrankheiten

- Bei älteren Kindern Ohr nach hinten oben ziehen, beim Säugling kaum Zug am Ohr nötig, aber entsprechend kleine Ohrtrichter verwenden.
- Achten auf: gerötete Trommelfelle (TF) einseitig/beidseitig, Paukenerguss, mattes TF als Zeichen einer Tubenbelüftungsstörung, eitriger Ausfluss oder nur Cerumen, Retraktion, Narben, Fremdkörper. Leichte Rötung nach längerem Schreien und bei hohem Fieber ist normal.

Mundhöhle, Rachen
- Bei älteren Kindern klappt es meist gut mit den Anweisungen: „Aah sagen", „Zunge raus wie ein Löwe", bei Kleinkindern selbst vormachen.
- Bei jüngeren Kindern wird fast immer Würgreflex ausgelöst → mit Händen an den Wangen abstützen und Mundspatel ggf. erst seitwärts zwischen den Zähnen einführen, Hinterkopf von Mutter stützen lassen oder hinlegen. Bei manchen Kindern kann man beim Schreien den Rachen ausreichend beurteilen. Ein kurzer Blick muss meist genügen.
- Weiße Beläge beim Säugling durch Soor (nicht abstreifbar) (**cave:** nicht mit Milchresten nach Trinken verwechseln), geröteter Rachenring/Pharynx, z. B. bei Virusinfekt. Beim älteren Kind vergrößerte Tonsillen bei vielen Infekten, tiefroter Rachen mit hoch fieberndem Kind bei Streptokokkenangina, extreme Vergrößerung bei einer Epstein-Barr-Virusinfektion (EBV). Flächige Beläge bei schwerer bakterieller Angina oder EBV.
- Bei V. a. Epiglottitis (▶ 17.6.6): schwer krankes Kind, hohes Fieber, starker Speichelfluss, Schluckstörungen, meist starke Halsschwellung. **Cave:** keine Racheninspektion, da reflektorisch Herz-/Atemstillstand ausgelöst werden kann.

Zunge
- Erdbeer- oder Himbeerzunge (vorstehende, leuchtend rote Papillen) typisch bei Scharlach, kommt aber auch bei anderen Infektionen vor.
- Belegte Zunge: unspezifisches Krankheitszeichen.
- Landkartenzunge: anlagebedingt, kein Krankheitswert

17.4 Infektionskrankheiten

17.4.1 Fieber

Fieber ist das wirksamste antivirale Mittel der Kinder. Die Fieberursache und die Gefahr der Exsikkose können gefährlich sein, nicht das Fieber! Oft > 40 °C bei Kleinkindern und banalen viralen Infekten. Klare Diagnose. Eltern von der Notwendigkeit des Fiebers überzeugen. Antipyretika nur zu Verbesserung der Lebensqualität.

> **Fieber beim Säugling**
> ≤ 38,0 °C normal, ≤ 38,5 °C erhöhte Temperatur, > 38,5 °C Fieber, > 41 °C Hyperpyrexie.

Diagnostik, Befunde
- Ziel: Fieberursache klären, dabei Ausschluss von Erkrankungen mit akutem, bedrohlichem Verlauf
- Trinkverhalten/Exsikkosegrad des Kindes beurteilen

17 Pädiatrische Notfälle

- Immer selbst Temperatur kontrollieren → rektale Messung am zuverlässigsten (v. a. bei Säuglingen). Im Bereitschaftsdienst auch Messung im Gehörgang bei Kindern ausreichend und hygienischer
- Im Fieberanstieg: Frösteln, Peripherie kühl, Bauch warm (Kreislaufzentralisation), im Fieberabfall: Schwitzen, gesamter Körper warm

> Nahrungsaufnahme, emotionale Erregung und körperliche Aktivität können die Temperatur leicht erhöhen.

Alarmzeichen

> - Bewusstseinsstörungen: z. B. bei Sepsis, Enzephalitis, Meningitis
> - Nackensteifigkeit und Schonhaltung des Kopfs (Meningismus): z. B. Meningitis
> - Krampfanfälle und Krampfbereitschaft, Übererregbarkeit, erhöhter Muskeltonus, Lichtscheu: z. B. bei Meningitis und Enzephalitis
> - Petechien: V. a. septischen Verlauf mit Mikroembolie oder Thrombozytopenie, z. B. bei Meningokokkensepsis, Leukämie
> - Schocksymptomatik mit kühler, marmorierter Haut, schwachem Puls: z. B. bei septischem Schock oder bei Exsikkose (bei länger bestehenden Infektionskrankheiten nicht so selten)
> - Anhaltendes Erbrechen

Maßnahmen
Physikalische Antipyrese:
- Möglichst häufig und viel trinken lassen, auch kalte Getränke.
- Leichte Bekleidung, nur dünne Decke, frische Luft (kein Zug!).
- Waden-, Bein-, Bauch- oder Brustwickel mit angenehm lauwarmen Wasser 25–30 °C, Umschläge regelmäßig wechseln, auch feuchtes T-Shirt bringt Verdunstungskälte (oft alleinig ausreichend).

Medikamentöse Antipyrese:
Bei Fieber und stark beeinträchtigtem Allgemeinbefinden (meist in den Abendstunden), je nach Alter und Empfindlichkeit (▶ Tab. 17.4).
- **Paracetamol** (z. B. ben-u-ron®): max. alle 6 h, nicht < 3 kg, **cave:** Leber, Niere, Morbus Meulengracht. Richtdosis 10–15–20 mg/kg KG ED alle 6 h, **cave:** Tagesmaximaldosis 50–75 mg/kg KG/d, darüber schwere Lebertoxizität
- **Ibuprofen:** max. alle 6 h, nicht < 3 Mon., KI: Magen-Darm-Ulzera, Blutbildungsstörung, Porphyrie, Hypertonie, Kollagenose, Leber-/Niereninsuffizienz. **Cave:** bei Allergie/Asthma < 6 J.
    - **Saft** (z. B. Nurofen®, Ibuflam®, Ibuhexal®, Dolormin®): Dosierung: 7 mg/kg KG als ED bzw. 20 mg/kg KG/d in 3 ED. **Cave:** Saft als 2-prozentige (100 mg/5ml) und 4-prozentige (200 mg/5ml) Lösung erhältlich
    - **Tabletten:** Schulkinder/Jugendliche > 6 J. → ca. 7 mg/kg KG/Gabe. Tabletten als 200, 400, 600 mg, auch Schmelztabletten 200 mg

> Bei hohem, anhaltenden Fieber/Schmerzzuständen: Ibuprofen und Paracetamol alle 4 h im Wechsel, um Tagesrichtdosen nicht zu überschreiten!

17.4 Infektionskrankheiten

Tab. 17.4 Medikamentöse Antipyrese bei Kindern

	Gewicht (~Alter)	Dosierung
Paracetamol-Zäpfchen (75 mg/125 mg/250 mg)	3–4 kg	2 × 75 mg/d
	4–5 kg	3 × 75 mg/d
	5–6 kg	4 × 75 mg/d
	7–8 kg (~6–9 Mon.)	3 × 125 mg/d
	9–12 kg (~9 Mon.–2 J.)	4 × 125 mg/d
	13–16 kg (~2–4 J.)	3 × 250 mg/d
	17–25 kg (~4–8 J.)	4 × 250 mg/d
Saft/Lösung (200mg/5ml): ab 7–9 kg KG	7–9 kg (~6–12 Mon.)	3–4 × 2,5 ml
	10–12 kg (~1–2 J.)	3–4 × 3,75 ml
	13–18 kg (~2–5 J.)	3–4 × 5 ml
	19–25 kg (~5–8 J.)	3–4 × 7,5 ml (max. TD 30 ml)
	26–32 kg (~8–11 J.)	3–4 × 10 ml (max. TD 40 ml)
	33–43 kg (~11–12 J.)	4 × 12,5 ml (max. TD 50 ml)
Tabletten (500 mg)	20–32 kg (~6–11 J.)	4 × ½ Tbl. = 4 × 250 mg, i.d.R. besser Saft
	33–43 kg (~11–12 J.)	3–4 × 1 Tbl. = 3–4 × 500 mg
	> 43 kg (ab 12 J.)	4 × 1 Tbl. = 4 × 500 mg
Zäpfchen (z.B. Nurofen-Supp®)	6–8 kg (~3–9 Mon.)	1–3 × 60 mg supp.
	8–12,5 kg (~9 Mon.–2 J.)	1–4 × 60 mg supp.
	12–17 kg (~2–4 J.)	1–3 × 125 mg supp.
	18–20,5 kg (~4–6 J.)	1–4 × 125 mg supp.
Ibuprofen Beispieldosierung 4-prozentiger Saft	8–10 kg (6–12 Mon.)	3–4 × 1,25 ml (50 mg)
	10–15 kg (1–3 J.)	3–4 × 2,5 ml (100 mg)
	15–20 kg (3–6 J.)	3–4 × 3,75 ml (150 mg)
	20–30 kg (6–9 J.)	3–4 × 5 ml (200 mg)
	30–40 kg (9–12 J.)	3–4 × 7,5 ml (300 mg)

- **Metamizol** (z.B. Novalgin®): nur Reservemittel. Tropfen: 500 mg in 1 ml bzw. 20 Tropfen! 1 Tropfen ≙ 25 mg. Mittlere Dosis 10–15 mg/kg KG/ED alle 6 h (Tropfen!).

Prophylaxe bei fieberkrampfanfälligen Kindern:
- Meist vorgegeben vom behandelnden Arzt.
- Aktuelle Studien zeigen keinen Effekt der frühzeitigen Fiebersenkung, Eltern fühlen sich aber sicherer. Ab 38 °C physikalische und medikamentöse Antipyrese (▶ Tab. 17.4).
- Bei strenger Indikation (komplizierter Fieberkrampf mit ≥ 2 komplizierenden Faktoren / Vorschädigungen) prophylaktisch Diazepam 0,3 mg/kg KG Rektiole alle 12 h für max. 72 h oder 0,3 mg/kg KG p.o. alle 8 h über < 48 h.

Akuttherapie bei Fieberkrämpfen:
- Nicht akut lebensbedrohlich! Ruhe bewahren!
- Verletzungsgefahren verhindern, Atemwege sichern, stabile flache Seitenlage.

- Anfall über 3 Min.: Diazepam rektal 0,3–0,5 mg/kg KG (z. B. Diazepam Desitin rectal tube® 5 oder 10 mg): Neugeborene → 2,5 mg; Kinder ≤ 15 kg → 5 mg; Kinder > 15 kg/ > 3. Lj. → 10 mg. **Cave:** atemdepressive Wirkung (rektal deutlich geringer als i. v.).
- Wenn nicht gerade erfolgt, bei Fieber Antipyrese (rektal) (▶ Tab. 17.4).
- Bei anhaltendem Krampf: NAW-Ruf und nach 5–10 Min. erneut Diazepam (▶ 17.8.2).
- Kinder < 18 Mon. → Klinik.
- Bei 2–3 % aller fieberhaften Anfälle Meningitis/Enzephalitis als Ursache.

Klinikeinweisung zum Ausschluss anderer Ursachen.

17.4.2 Infektionskrankheiten ohne Exanthem

- Viraler Atemwegsinfekt ▶ 17.6.2
- Gastroenteritis ▶ 17.5.1
- Bronchitis ▶ 17.6.3, Pneumonie ▶ 17.6.4
- Epiglottitis ▶ 17.6.6

Tonsillitis/Tonsillopharyngitis

Symptome Rötung, Schwellung der Gaumenmandel/Waldeyer-Rachenring, Fieber, Halsschmerzen, Schluckbeschwerden, Nahrungsverweigerung.

Ätiologie Bis zu 95 % viral! (Husten, Schnupfen, zusätzlich Gastroenteritis?). Wenn bakteriell, dann in 20–30 % d. F. Streptokokken Gr. A.

Differenzialdiagnosen
- Herpangina: Wasserbläschen auf Rachenring (Coxsackie, Sommer/Herbst)
- EBV: dicke, weißlich-graue Beläge, Kissing Tonsils, LK-Schwellung, ggf. Hepatosplenomegalie
- Angina Plaut-Vincent (selten): einseitig eitriger Belag (Anaerobier)
- Streptokokkenangina: tiefroter blutiger Rachen mit roten oder eitrigen Mandeln, deutlich verschlechterter AZ (Scharlach ▶ 17.4.3)

Maßnahmen
- Lokal lindernde Medikamente (Tonsipret®, Dobendan Dolo®, Isla Junior® etc.)
- Antipyrese
- Antibiose nur bei schlechtem AZ, schwerem Verlauf, Superinfektion (Amoxicillin 50 mg/kg KG/d) und/oder bei Streptokokken (Penicillin G 100 000 IE/kg KG/d für 10 d). **Cave:** kein Amoxicillin bei V. a. EBV (massives Exanthem)

Laryngitis

Symptome Heiserkeit, trockener Husten, ggf. mit Stridor (▶ 17.6.5).

Maßnahmen Ausschluss Asthma und Epiglottitis, viel Flüssigkeitszufuhr, feuchte Tücher, Thymian-Hustensaft, Nasentropfen, Antipyrese.

Aufklärung der Eltern über nächtliche Gefahr des Krupp-Syndroms (▶ 17.6.6).

Akute Otitis media (AOM)

Symptome Trommelfell gerötet und vorgewölbt, Erguss, evtl. Fieber, Ohrenschmerz.

Diagnostik, Befunde Otoskopie: TF einseitig → zu 80 % viral, beidseitig → eher bakteriell.

Maßnahmen
- Schmerzstillung, abschwellende Nasentropfen.
- **Antibiotika:** Amoxicillin 50 mg/kg KG/d in 2–3 Dosen; wenn keine Besserung nach 48–72 h: Amoxicillin + Clavulan oder Amoxicillin + Cefpodoxim, bei Penicillinallergie: Erythromycin, Clarithromycin oder Azithromycin
- **Dauer der Antibiose**
  - **Kinder ohne Risikofaktoren:** < 6 Mon. für 10 d, perforierte AOM für 10 d; 6–23 Mon. nur bei sicherer Diagnose für 7 d; > 23 Mon. nur bei schwerer AOM (Fieber > 39 °C, Otalgie, ausgeprägte Krankheitszeichen) für 7 d
  - **Kinder mit Risikofaktoren** (Cochleaimplantat, Immundefizienz, schwere Grunderkrankung, rezidivierende AOM): über 7–10 d

Sinusitis

Im Kleinkindesalter selten, Keilbeinhöhlen erst mit 3–7 J., Stirnhöhlen erst mit 7–12 J. ausgebildet.

Symptome Fieber, Rhinitis, Kopfschmerz verschlechtert sich bei Vornüberbeugen, Druckschmerz über Sinus maxillaris oder Nasenwurzel (Siebbeinzellen).

Maßnahmen Initial abschwellende Nasentropfen, Analgesie. Bei größeren Kinder Sinupret® und Feuchtinhalation. Bei Persistenz Antibiose (Amoxicillin).

Pertussis

Durch Impfung seltener geworden, Infektionsgefahr bei Säuglingen mit noch nicht ausreichendem Impfschutz und Jugendlichen mit fehlendem oder nicht aufgefrischtem Impfschutz.

Inkubationszeit 7–10 d (5–21 d).

Symptome
- Initial unspezifische Infektzeichen (1–2 Wo.), z. B. subfebrile Temperaturen, Abgeschlagenheit, Rhinitis, Konjunktivitis, uncharakteristischer Husten wie bei akuter Bronchitis (▶ 17.6.3).
- Ab 3. Wo. anfallsartiger abgehackter Husten (Stakkato) gefolgt von inspiratorischem Juchzen/Keuchen, Hochwürgen von zähem Schleim und Erbrechen (**cave:** bei Säugl. oft keine Hustenattacken, sondern Apnoeanfälle!). Müde, aufgedunsenes Gesicht (Facies pertussica), subkonjunktivale Blutungen, Petechien im Gesicht. Dauer 4–6 Wo.

- Bei > 1 Wo. heftiger Hustenanfälle/Stridor/Erbrechen von Schleim immer an Pertussis denken. Bei Säugl. Apnoen! Bei geimpften Kindern auch Bordetella parapertussis mit insgesamt milderem Verlauf möglich.
- Husten kann bis zu 12 Wo. dauern.
- Meldepflicht bereits bei Verdacht auf Pertussis.
- Nach Kontaktpersonen (v. a. Säugl.) suchen.

Maßnahmen
- Antibiose, sinnvoll bei Erregernachweis durch PCR, Alter > 1 Mon.: Erythromycin 40–50 mg/kg KG/d über 14 d. Alternativ Clarithromycin oder Azithromycin. Viel Flüssigkeit. Kleinere Mahlzeiten, dafür öfters.
- Salbutamol und Glukokortikoide ohne nachgewiesene Wirksamkeit auf die Hustenattacken bei Pertussis.

> **Klinikeinweisung** von Säuglingen bei V. a. Pertussis wegen Apnoegefahr zur Monitorüberwachung.

Mumps (Parotitis epidemica)
Durch Impfung selten geworden.

Inkubationszeit   12–25 Tage (16–18 Tage).

Infektiosität   3–(7) Tage vor Ausbruch der Erkrankung bis 9. Tag nach Ausbruch.

Symptome
- Einseitige (20–30 %) oder doppelseitige (70–80 %) schmerzhafte, teigige Schwellung im Bereich einer Speicheldrüse, meist nur leichtes Fieber.
- Evtl. Hals- und Kopfschmerzen (aseptische Meningitis?), Bauchschmerzen (Pankreatitis?), Erbrechen. Während/nach Pubertät Orchitis/Epididymitis, vorher selten.

Maßnahmen   I. d. R. nur symptomatische Maßnahmen evtl. Antipyrese, lokale Kühlung, ggf. Analgesie.

> - **Klinikeinweisung** bei V. a. Meningitis/Pankreatitis
> - **Vorstellung** beim Kinderarzt (Voranmeldung)
> - **Meldepflicht** bereits bei V. a. Erkrankung

Diphtherie
Inkubationszeit   2–5 d.

Symptome
- Halsschmerzen, festhaftende pseudomembranöse Beläge auf den Tonsillen (konfluierend grau-weiß, später bräunlich) oder im Nasen-Rachen-Raum, deutlich red. AZ, ggf. Fieber
- Kopfschmerzen, Übelkeit, Erbrechen, Kehlkopf: Heiserkeit, Aphonie, Dyspnoe, inspirator. Stridor, Zyanose, süßlich-fauliger Mundgeruch, evtl. blutig-seröser Schnupfen
- Auch Nabel-/Wunddiphtherie (Ekthymata) außerhalb des Rachens möglich
- Plötzliche Todesfälle durch obstruierende Membranen
- Hirnnervenlähmung, Myokarditis

Diagnostik, Befunde
- Auf Tonsillen grau-gelbe, spinnwebenartige, bei Entfernung blutende Beläge (Pseudomembranen) mit Übergreifen auf Gaumen
- Auf Zurückbleiben des Gaumensegels beim „Aah!"-Sagen achten (Gaumensegellähmung)

Maßnahmen

Sofort **Klinikeinweisung** schon bei Verdacht zur Isolation und Gabe von Diphtherie-Antitoxin (kein Antitoxin bei Hautdiphtherie).

- Penicillin G 100 000 IE/kg KG/d parenteral, bei Penicillinallergie: Erythromycin 50 mg/kg KG/d in 2 ED
- Bei Kontaktpersonen für Einleitung einer Chemoprophylaxe und Impfung sorgen

Meldepflicht bei Verdacht, Erkrankung, Tod.

Meningitis

Meist virale Meningitisform, jedoch Ausschluss erst durch Lumbalpunktion. Vor allem eine bakterielle Meningitis ist ein akut bedrohliches Krankheitsbild mit hoher Letalität und häufigen Folgeschäden.

Symptome
- Kopfschmerz, Übelkeit, Erbrechen, Fieber, Meningismus, Nackensteifigkeit. **Cave:** Entwicklung vom „banalen Infekt" zum Vollbild in kürzester Zeit (½ h) möglich.
- Zusätzlich bei bakterieller Meningitis: gestörte Mikrozirkulation, wächsern aussehende Hände und Füße, schneller Beginn, Petechien, sehr starker Meningismus.
- Zusätzlich bei viraler Meningitis: eher schleichender Beginn, vorangehende katarrhalische Zeichen, hohes Fieber ohne Zentralisierung, neurologische Begleitsymptome (z. B. Augenmuskelstörungen).

Diagnostik, Befunde
- Komplette neurologische Untersuchung
- Meningismusprüfung: Kniekuss nicht möglich (▶ 17.3.4), Lasègue pos., Glasgow Coma Scale (modifiziert für Kinder, ▶ Tab. 22.3)

Maßnahmen Bei fulminantem Verlauf Sicherung der Vitalfunktion (▶ 4.4.2), venösen Zugang legen, NAW rufen.

Klinikeinweisung unverzüglich bei jedem noch so kleinen V.a. Meningitis zur Lumbalpunktion, bei septischem Schock (▶ 4.6) mit NAW.

Möglichst keine Antibiotikagabe vor Sicherung der Keime (durch Liquorpunktion).

Abwendbar gefährlicher Verlauf
Septischer Schock, Waterhouse-Friderichsen-Syndrom, Krampfanfälle, Hirnabszess, bleibende Hirnschäden, Tod.
Meldepflicht bei Verdacht, Erkrankung, Tod.

Enzephalitis
Selten.

Symptome
- Meist hohes Fieber, Kopfschmerzen, Übelkeit und Erbrechen
- Im Gegensatz zu Meningitis meist neurologische Auffälligkeiten, besonders in der Motorik; Fazialisparese; bei überwiegendem Befall des Kleinhirns evtl. nur Ataxie
- Krampfanfälle, Bewusstseinsstörungen, Koma

Diagnostik, Befunde
- Infekt vorausgegangen oder bestehend (Masern, Mumps, Röteln u. a.)?
- Komplette neurologische Untersuchung
- Meningismusprüfung: Kniekuss nicht möglich (▶ 17.3.3), Lasègue pos., Glasgow Coma Scale (modifiziert für Kinder, ▶ Tab. 22.3)

Maßnahmen Antipyrese (▶ 17.4.1, ▶ Tab. 17.4), Sicherung der Vitalfunktion (▶ 4.4.1).

Klinikeinweisung mit NAW.

Abwendbar gefährlicher Verlauf
Krampfanfälle, Bewusstseinsstörungen, Koma, septischer Schock, Hirnabszess, bleibende Hirnschäden, Tod.
Meldepflicht bei Verdacht, Erkrankung, Tod.

Sepsis
▶ 5.1.3.
Jenseits des Neugeborenenalters selten; beim älteren Kind häufig Risikofaktoren, wie Thalassämie, Z. n. Milzentfernung, Glukokortikoidtherapie. Bestimmte Erreger: z. B. Meningokokken.

Symptome
- Somnolenz, rascher körperlicher Verfall bis hin zum septischen Schock (▶ 4.6).
- Schüttelfrost; sehr hohes Fieber; oft Erbrechen, Durchfall, uncharakteristische Exantheme.
- Blutungen (petechial oder großflächig) sind Alarmzeichen und Hinweis auf eine beginnende Verbrauchskoagulopathie. Evtl. Hepatosplenomegalie.

Klinikeinweisung mit NAW.

Harnwegsinfekt

Bei jedem unklaren Fieber UrinStix (bes. < 4 J.)!

Symptome Dysurie, Polyurie, auch nur „komisch riechender Urin", Einnässen; zusätzl. Fieber / Flankenschmerz → V. a. Pyelonephritis

Diagnostik Uringewinnung mit Klebebeutel oder Clean Catch (bei Säugl.); bei größeren Kindern Mittelstrahlurin, bei Unklarheit Katheterurin durch Kinderarzt; Inspektion Genitalbereich z. A. einer Vulvitis / Balanitis.

Maßnahmen
- Zystitis > 6 Mon.: Trimethoprim / Trimethoprim-Sulfamethoxazol 5 mg / kg KG / d in 2 ED über 3–5 d (Infectotrimet-Saft® / Cotrim®), alternativ 20 mg / kg KG / d Cefaclor
- Unkomlizierte Pyelonephritis bei Kindern > 6 Mon.: Cefixim 8mg / kg KG / d in 2 ED (max. 2 × 200 mg) oder Amoxicillin + Clavulansäure über 7–14 d

> **Klinikeinweisung** bei Neugeb. / Säugl. < 6 Mo., komplizierter Pyelonephritis (Rezidive / Fehlbildung der Harnwege).

17.4.3 Infektionskrankheiten mit Exanthem

Differenzialdiagnostik der Exantheme
- **Makulös / makulopapulös:** HHV6 (Dreitagefieber), Streptokokken (Scharlach), Coxsackie (Hand-Fuß-Mund-Erkr.), Parvoviren (Ringelröteln), Masern, Röteln, CMV
- **Urtikariell:** unspezifisch bzw. pseudoallergisch, EBV, Mumps, Mykoplasmen, alle Wurm- und Parasitenerkr.
- **Vesikulär:** Windpocken, Herpes-simplex-Infektion, Staphylokokken, Coxsackie-Viren, Streptokokken
- **Papulös / nodulär:** Warzen, HBV, Mykobakterien, Parasiten, Candida
- **Petechial / Purpura:** (**cave:** Meningitisformen) Schoenlein-Henoch (Vaskulitis), CMV, Coxsackie-Viren, Rotaviren, RSV, Masern, Mykoplasmen, Haemophilus influenzae, Borrelien
- **Erythema multiforme:** Herpes simplex, EBV, Streptokokken, Coxsackie-Viren, Mykoplasmen, Mumps, Influenza A, Polio, Salmonellen
- **Erythema nodosum:** Streptokokken, Tuberkulose, Herpes simplex, Chlamydien, Campylobacter, Yersinien, Wurmerkr., Salmonellen.

> Virusinfekte treten im Säuglings- / Kleinkindesalter oft mit flüchtigen, teils wandernden Exanthemen auf. Meist durch ECHO- oder Coxsackie-Viren. Geringer Leidensdruck, relativ guter AZ, wenn keine andere DD → harmlos.

Windpocken (Varizellen)
Inkubationszeit 14–16(–21) d.

Infektiosität 2 d vor Ausbruch bis Abfallen der Krusten (i. d. R. 5–7 d nach Exanthemausbruch).

Symptome
- Relativ gesundes Kind, generalisierte kleine blassrote Flecken, die sich zu Bläschen und Pusteln entwickeln („Sternenhimmel"), frische und ältere Effloreszenzen, wenn am behaarten Kopf, dann so gut wie beweisend.
- Starker Juckreiz, geringer Rachenbefund.
- Durch Impfung selten geworden und häufiger leichte Verlaufsformen.

Maßnahmen Juckreiz stillen (Tannosynth®, Tannolact®, Anaesthesulf®-Lotio, ggf. Fenistil®), nicht baden.

- Meldepflicht bei Verdacht, Erkrankung und Tod
- Keinen Kontakt mit anderen Kindern
- Kontakt zu schwangerer Frau (**cave:** fetales Varizellensyndrom)?
- **Cave:** Superinfektion, Immundefekte und Komplikationen: Zerebellitis, Enzephalitis, Meningitis, Fazialisparese

- **Klinikeinweisung** i. d. R. nicht erforderlich; **cave:** Superinfektion, bei Neurodermitis
- Frühg. / Neugeb. / Säugl. bis 6. LWo. bei Kontakt zu Varizellen → Klinik (VZV-Immunglobulingabe)
- **Vorstellung** beim Kinderarzt bei Verschlechterung, Voranmeldung durch Eltern!

Scharlach

Inkubationszeit 2–4 d.

Symptome
- Plötzlicher Beginn: reduzierter AZ, hohes Fieber, Hals- und Schluckbeschwerden
- Tiefrotes Rachenenanthem auf Gaumen übergreifend, weiß belegte bis „Himbeerzunge" (hochrot), kleinstfleckiges „schleifpapierartiges" Exanthem beginnend in Leiste, dann Stamm, perioral auffallend blass („Milchbart"), ab 7 d Hautschuppung (v. a. Hände / Füße)

Maßnahmen   Antibiose im Regelfall empfohlen: Penicillin V 100 000 IE / kg KG / d 3 ED (TMD Kinder 2 Mio. IE p. o. in 3 ED) p. o. (z. B. Infectocillin®) für 7 d. Alternativ Erythromycin-Estolat 40 mg / kg KG / d p. o. in 3 ED (z. B. Infectomycin®) über 5 d (**cave:** Resistenzlage). Bei fehlendem Ansprechen: Cefadroxil über 5 d.

Meldepflicht bei Erkrankung und Tod in Sachsen und Thüringen.

- **Klinikeinweisung** nicht erforderlich
- Mit Antibiose nach (24 –)72 h nicht mehr ansteckend

Dreitagefieber (Exanthema subitum)

Erreger   Humanes-Herpesvirus-6.

Symptome
- Für 3–5 d hohes Fieber, evtl. zusätzl. Gastroenteritis, Lidödeme, Papeln auf Gaumen und Uvula, Bronchitis / Bronchiolitis, LK-Schwellung, Fieberkrämpfe (8 %).
- Bei Entfieberung Auftreten eines meist flüchtigen feinfleckigen blassroten Exanthems an Stamm / Nacken, kann sich ausbreiten auf Extremitäten / Gesicht.

Häufig durch raschen Fieberanstieg Fieberkrämpfe.

Maßnahmen   Flüssigkeitszufuhr, Antipyrese.

Ringelröteln (Erythema infectiosum)

Erreger Parvovirus-B19.

Inkubationszeit 4–14 d.

Symptome
- Prodromalstadium: Fieber, Abgeschlagenheit, Muskel- und Kopfschmerzen
- Nachfolgend eine symptomfreie Woche
- Danach schmetterlingsförmiges Exanthem an Wangen, konfluierendes girlandenförmiges Exanthem an Schulter, Oberarm, Oberschenkel und Gesäß
- Im Exanthemstadium praktisch nicht mehr infektiös

Maßnahmen Symptomatisch.

> Cave: während der Schwangerschaft Abortrisiko! Fetus: Anämie → Hydrops fetalis → Tod. Bei Kontakt einer Schwangeren zu einem Erkrankten 8–10 d vor Ausbruch des Exanthems diese zum Gynäkologen schicken!

Hand-Fuß-Mund-Krankheit / Herpangina

Erreger Coxsackie A 16 / A 6, meist Sommer / Herbst.

Inkubationszeit I. d. R. 3–6 d.

Symptome Flüchtiges makulopapulöses Exanthem am Körper, manchmal auch Bläschen, in Hand- und Fußinnenflächen sowie perioral, auch Gesäß, Knie, Ellenbogen. Rachen deutlich gerötet mit papulovesikulösen Effloreszenzen, Fieber, evtl. Juckreiz.

Maßnahmen Analgesie, Flüssigkeitszufuhr.

Masern (Morbilli)

Durch Impfung selten geworden, Kinder < 1 Jahr i. d. R. ungeimpft! Immer wieder lokale Ausbrüche. DD: Kawasaki-Syndrom.

Inkubationszeit 8–12 d, hochkontagiös.

Symptome
- Zweiphasiger Fieberverlauf
- Prodromalstadium über 3–4 d: Fieber, Konjunktivitis (Lichtscheu), trockener Husten, Schnupfen, Halsweh, Heiserkeit, Enanthem, Koplik-Flecken (feine kalkweiße Stippchen, bevorzugt Wangeninnenseite), Gumann-Flecken auf Tonsillen
- Exanthemstadium: erneut Fieber (hoch), Exanthem: makulopapulös, konfluierend, leicht erhaben, braun-rot, beginnt hinter den Ohren / Gesicht → Körper (4–7d), oft generalisierte LK-Schwellung

> Komplikationen: Enzephalitis (1:500–2000) mit Krampfanfällen, Otitis, Pneumonie, Krupp-Syndrom, subakute sklerosierende Panenzephalitis.

Maßnahmen
- Bettruhe, Antipyrese, Schutz vor Superinfektion; Isolation
- Postexponentielle aktive Impfung bis 72 h nach Kontakt möglich

> Meldepflicht bei Verdacht, Erkrankung, Tod.

- **Klinikeinweisung** meist nicht erforderlich
- **Vorstellung** am Folgetag beim Kinderarzt mit Voranmeldung durch Eltern (hoch infektiös)
- **Isolierung** bei Unterbringung in Gemeinschaftseinrichtungen

Röteln (Rubella)

Durch Impfung selten, **cave:** Kinder < 1 J. noch nicht geimpft.

Inkubationszeit 14–21 d.

Infektiosität 7 d vor Ausbruch bis 7 d nach Auftreten des Exanthems.

Symptome 2 d katarrhalische Symptome, subfebrile Temp., nuchale und retroaurikuläre LK-Schwellungen, dann Exanthem (über 1–3 d): Beginn Gesicht → Rumpf, hellrot, feinfleckig makulös, **nicht** konfluierend („Stecknadelköpfe"), leicht erhaben, Enanthem, Splenomegalie (50 % d. F.), Jugendliche: Arthralgie / Arthritis (auch ohne Ausschlag), selten: Enzephalitis.

Maßnahmen Antipyrese, Bettruhe, Kontakt zu Schwangeren meiden!

Cave: Schwangerschaft! Rötelnembryopathie (erste 4 SSMon.). Schwangere mit Viruskontakt zeitnah zum Gynäkologen schicken.

Meldepflicht bei Verdacht, Erkrankung, Tod.

EBV-Infektion (Pfeiffer-Drüsenfieber, Mononukleose, Kissing Disease)

Erreger Epstein-Barr-Virus (EBV).

Inkubationszeit 10–50 d.

Symptome Hohes Fieber, Abgeschlagenheit, exsudative Angina mit u. U. flächigen, gelblich-gräuliche Beläge (pseudomembranös), generalisierte LK-Schwellungen, Splenomegalie. Komplikationen an allen Organen möglich. Nach Akutphase oft lange Abgeschlagenheit wie bei Chronic Fatigue Syndrom (CFS).

Maßnahmen Antipyrese mit Ibuprofen (kein Paracetamol), Bettruhe, Schonung.

Cave: ausgeprägtes Arzneimittelexanthem bei Gabe von Amoxicillin bei EBV-Infektion!

17.5 Verdauungstrakt

17.5.1 Erbrechen

Differenzialdiagnostischer Überblick

Mögliches Begleit- oder Initialsymptom fast aller Krankheiten.

- **Gastroenteritis:** häufigste Ursache, meist viral, erst Erbrechen, dann Durchfall, Exsikkosegefahr besonders bei Säuglingen.

- **Infekterbrechen:** Begleitsymptom bei Angina, Otitis etc.
- **Nahrungsmittelintoxikation:** selten! Oft sind im Umfeld weitere Personen erkrankt, meist in engem zeitlichem Zusammenhang mit Nahrungsaufnahme.
- **Nahrungsmittelintoleranzen / -allergien:** im Säuglings- und Kleinkindesalter häufig vorübergehend, aber auch Laktose, Fruktose, Kuhmilchprotein, Gluten (Zöliakie).
- **Gastroösophagealer Reflux:** „Spucken" nach den Mahlzeiten, kleine Mengen, nicht im Schwall, bei guter Gewichtsentwicklung und zufriedenem Säugl. im ersten Lj.. Manchmal falsche Fütterteechnik, häufiger kleinere Mahlzeiten (statt 4–6, evtl. 6–8), Andicken der Nahrung mit pflanzlichem Bindemittel (z. B. 1 % Nestagel®, Anti-Reflux(AR)-Nahrung), Säugling regelmäßig aufstoßen lassen („Bäuerchen"), richtiges Saugersystem.
- **Pylorushypertrophie** Säugl. 3. LWo. bis ca. 3.–4. LMon., schwallartiges Erbrechen, s. u.
- **Invagination / Volvulus** s. u.
- **Appendizitis** (▶ 5.2.4): Abdominalschmerzen, Fieber, Diarrhö, Tachykardie, lokale Abwehrspannung, Loslassschmerz.
- **Trauma:** bei jedem unklaren Erbrechen an Schädelverletzungen (▶ 17.8.5) denken (Unfall, Sturz, Misshandlung), auch nach banalen Unfällen bis zum Beweis des Gegenteils V. a. Commotio mit stationärer Überwachung zum Ausschluss Hirnblutung.
- **Meningitis** (▶ 17.4.2), **Enzephalitis** (▶ 17.4.2): Fieber, Kopfschmerz, Meningismus (▶ 17.3.3). Bei Pneumonie (▶ 17.6.4) / Pertussis (▶ 17.4.2) ist schleimiges Erbrechen häufig, auch bei Otitis media (▶ 17.4.2) oder Harnwegsinfekten.
- **Erhöhter Hirndruck:** bei Sonnenstich, Hirntumoren oder Kindern mit verstopfter Shuntableitung häufig Erstsymptom. Nüchternerbrechen?
- **Vergiftung:** Antikonvulsiva, Digitalis, Zytostatika, viele Pflanzenteile lösen Bauchschmerz und Brechreiz aus, einige Medikamente haben emetische Zusätze.
- **Diabetische Ketoazidose:** Bei unklarer Ursache BZ-Stix.
- **Migräne** (▶ 17.8.5): meist ab Schulkindalter.
- **Angeborene metabolische Ursachen:** z. B. adrenogenitales Syndrom mit Salzverlust, Organoazidurien, Niereninsuffizienz.

Anamnese, Fremdanamnese
- Seit wann, wie oft erbrochen?
- Welche Menge (meist von Eltern überschätzt)?
- Wie wird erbrochen (schlaff, schwallartig, direkt / mit Abstand zur Nahrung)?
- Was wird erbrochen (schleimig, Nahrung unverdaut, sauer, gallig-gelb, blutbeigemengt)?
- Trinkverhalten?
- Weitere Symptome: z. B. Fieber?, Durchfall? Unfallgeschehen?

Diagnostik
- Pädiatrische Untersuchung (▶ 17.3), insbes. Ausmaß des Flüssigkeitsverlusts abschätzen (▶ Tab. 17.3)
- Temperatur messen, Urinmenge?
- Ausschluss einer Meningitis (▶ 17.4.2), Enzephalitis, Meningitis
- Ausschluss eines akuten Abdomens (▶ 17.5.3)

Maßnahmen bei Erbrechen im Kindesalter

Orale Rehydratation bei Exsikkose nach Erbrechen oder Durchfall
Indikationen: bei leichter bis mittelgradiger Exsikkose (Verlust < 5 bis max. 9 % des KG), jenseits des 6. Lebensmonats, sonst immer stationäre Therapie.

Durchführung:
- Vorrangiges Ziel: Flüssigkeitsverlust ausgleichen, d. h. normale Trinkmenge + Erbrochenes + Durchfall + Fieberverluste = benötigte Flüssigkeitsmenge, bei Säugl. am ersten Tag eine Trinkmenge von 150–170 ml/kg KG anstreben, bei größeren Kindern 120–150 ml/kg KG.
- Nur bei gleichzeitigem Durchfall: orale Rehydratationslösung (z. B. Oralpädon® Banane/Apfel oder Erdbeere, InfectoDyspept®, Santalyt®) in kleinen Einzelportionen. Säugl./KK: über den Tag verteilt 3–5 Btl.; Kind: nach jedem ungeformten Stuhl 1 Btl.
- Nach 6 h Exsikkose-/Gewichtskontrolle. Bei mangelnder Besserung oder gar Verschlimmerung → Klinikeinweisung. Bei noch leichter Dehydratation erneut oraler Rehydratationsversuch für 4–6 h.
- Frühzeitiger Beginn des oralen Nahrungsaufbaus, Vermeiden: Milch, kochzuckerhaltige Getränke.
- Anhaltendes Erbrechen: Dimenhydrinat (Vomacur®, Vomex A®): > 8 kg: 5 mg/kg KG/d in 1–3 ED; 8–15 kg: 1 × 40 mg/d supp.; 16–24 kg: 2 × 40 mg/d supp.; 14–28 kg: 1 × 70 mg/d supp.; > 28 kg: 2 × 70 mg/d supp. Mögliche NW: Sedierung bis hin zur Bewusstseinsstörung, Exzitation, auch Krampfanfälle mögl.

> **!**
> - Kinder trinken bekannte Getränke besser oder verweigern die theoretisch guten Rehydratationslösungen. Individuelle Mischungen, z. B. mit wenig (!) leichter Apfelschorle getrunken, sind besser als nichts! Auch löffelweise können ordentliche Trinkmengen erreicht werden.
> - Cola und Salzstangen sind wegen hoher Osmolarität nicht empfehlenswert. WHO-Tee oder Elotrans® ist für hohe Salzverluste konzipiert, z. B. bei Cholera.

Realimentation nach Erbrechen oder Durchfall
- **Brustkinder:** nach Bedarf weiterstillen. Bei Durchfall orale Rehydratationslösung zusätzlich.
- **Flaschenkinder:** Babymilch unverdünnt oder verdünnt mit ORL (wenn Durchfall), Nahrungsanteil in der Folge immer mehr steigern.
- **Ältere Säuglinge und Kleinkinder:** Tee sowie leichte Kost, z. B. Frühkarotten, Zwieback, Salzstangen, Reis, Kartoffel, Nudeln; Vorsicht bei Milch (postenteritische Laktoseunverträglichkeit), keine Fruchtsäfte; Ziel: rasch wieder altersgemäße Kost.

> **!**
> - Nahrungsaufbau schrittweise je nach Erkrankungsschwere über 2–5 d.
> - Weiterbestehende dünne Stühle sind nicht entscheidend, der Flüssigkeitsverlust sollte jedoch ausgeglichen sein.
> - Heilnahrungen bringen keinen Vorteil.
> - Bei anhaltendem Erbrechen kommt es v. a. bei Säuglingen schnell zur Exsikkose → Hydratationszustand beachten (v. a. regelmäßig wiegen), Urinmenge, auf Schockzeichen gefasst sein.

Klinikeinweisung ab 5–9 % Gewichtsverlust erwägen; immer bei Flüssigkeitsverlust ≥ 9 % des KG, bei persistierendem Erbrechen, blutigen Durchfällen, hohem Fieber und schlechtem AZ.

Gastroenteritis

Symptome Bauchschmerzen, Erbrechen, Durchfall, ggf. Fieber. Wichtig ist der Ausschluss nicht infektiöser Ursachen.

Maßnahmen
- Genügend Flüssigkeitszufuhr (Vermeidung einer Exsikkose)
- Schonkost, schnell wieder altersgemäße Kost
- Antiemetika bei Übelkeit / Erbrechen > 8 kg (z. B. Vomex®, Vomacur®) als Supp.
- Elektrolytlösungen (Oralpädon®), Probiotika (Perenterol®, Omniflora®, Lacteol® etc.) zur Verkürzung der Durchfallzeit, bei Schulkindern / Jugendlichen Buscopan® bei Bauchkrämpfen

Invagination

Einstülpung eines höheren Darmabschnitts in einen tieferen, Abschnürung der Darmgefäße ! Prädispositionsalter: 1.–2. Lj. (80 % zwischen 6.–12. LMon.), m > w (3 : 2).

Symptome
- Plötzlich beginnend, schwere kolikartige Bauchschmerzen und Erbrechen (später gallig), symptomfreie Intervalle, Blässe, Apathie, schockartiges Bild, schweißbedeckte Haut
- Blutig schleimiger Stuhl als Spätsymptom

Diagnostik, Befunde
- Bei jedem Kind mit akuten starken Schmerzen daran denken!
- Klinische Untersuchung (walzenförmiger Tu evtl. sogar tastbar) mit Rektaluntersuchung (blutiger Schleim am Fingerling)
- Sonografie: schießscheibenförmige Kokarde darstellbar

Klinikeinweisung bei V. a. Invagination immer sofort zur hydrostatischen Reposition bzw. Operation.

Abwendbar gefährlicher Verlauf
Ileus, Perforation, Peritonitis → immer wieder Todesfälle durch zu späte Behandlung.

Azetonämisches Erbrechen

Kleinkind- und frühes Schulalter, infektassoziiert. Meist schlanke Kinder betroffen.

Symptome Unstillbares Erbrechen.

Diagnostik, Befunde
- Azetongeruch in der Atemluft
- Im Urin stark positive Ketonprobe ohne Glukosurie (DD: Diabetes mellitus)
- Exsikkosezeichen?

Maßnahmen Möglichst rasch katabole Stoffwechsellage durchbrechen:
- Löffelweise Tee mit Maltodextrin (25 g auf 100 ml)
- Ggf. Antiemetika: Dimenhydrinat
  - Ab 8 kg: 40 mg supp.
  - > 6 J.: 70 mg supp. oder 50 mg Tbl. (z. B. Vomex A®)
- Kost (kohlenhydratreich): z. B. Banane, Reis

Klinikeinweisung bei ausbleibendem Erfolg oder deutlichen Exsikkosezeichen zur i. v. Glukose-Elektrolyt-Infusion.

Pylorushypertrophie
Spasmus und Hypertrophie des Pylorus in der 3. LWo. bis ca. 3.–4. LMon., m : w = 4 : 1.

Symptome
- Erbrechen im Strahl oder Bogen kurz nach der Mahlzeit
- Erbrochenes: riecht stark sauer, **nicht** gallig; gelegentlich Hämatinbeimengung
- Säugl.: greisenhaft, Stirnrunzeln
- Schlechtes Gedeihen bis Gewichtsabnahme, oft Exsikkose
- Durch Verlust der Magensäure hypochlorämische metabolische Alkalose mit reduzierter Atemfrequenz

Diagnostik, Befunde
- Inspektion und Palpation Oberbauch: manchmal sichtbare Magenperistaltik, manchmal „Olive" tastbar
- Inspektion der Haut: Exsikkosezeichen? Dystrophiezeichen?
- Sonografisch zu sichernde Diagnose

Maßnahmen Häufig kleine Mahlzeiten, Ausschluss anderer Ursachen, frühzeitiges Erkennen einer Alkalose, meist OP nötig.

Klinikeinweisung großzügig bei Verdacht und v. a. bei Alkalose / Exsikkose zur i. v. Rehydratation und Operation.

17.5.2 Durchfall

Differenzialdiagnostischer Überblick
- **Gastroenteritis:** häufigste Ursache, meist viral (Noro-, Rota-, Adenoviren), seltener bakt. (Salmonellen, Shigellen, E. coli, Campylobacter), schnelle Exsikkosegefahr besonders bei Säugl. Im Umfeld sind häufig weitere Personen erkrankt.
- **Nahrungsmittelintoxikation:** selten! Meist sind im Umfeld weitere Personen erkrankt, oft in engem zeitlichem Zusammenhang mit Nahrungsaufnahme.
- **Nahrungsmittelunverträglichkeiten:** postinfektiöse Malabsorption, Kuhmilchproteinintoleranz, IgE-vermittelte Nahrungsproteinintoleranz, Laktoseintoleranz, Fruktosemalabsorption, Zöliakie.
- **Chronische Erkrankungen:** Mukoviszidose, Morbus Crohn, Colitis ulcerosa, irritables Kolon des Kleinkindes.
- **Begleiterscheinung bei extraintestinalen Infektionen,** z. B. Otitis media (▶ 17.4.2), Pyelonephritis (▶ 14.1.2).

- **Appendizitis** (▶ 5.2.4): Abdominalschmerzen, Fieber, Erbrechen, Tachykardie, lokale Abwehrspannung. Loslassschmerz.
- **Hämolytisch urämisches Syndrom:** Tritt nach E.-coli- oder Shigelleninfektion auf. Oligurie, blutige Diarrhö.
- **Pseudomembranöse Enterokolitis:** durch Clostridium difficile unter Antibiotika, Fieber, blutige Diarrhö (**cave:** leichte Diarrhö bei Antibiotika häufig).
- **Obstipation mit Überlauf-Kopresse,** z. B. bei Hirschsprung-Krankheit.

Anamnese, Fremdanamnese
- Seit wann, wie oft?
- Konsistenz / Farbe / Geruch (wässrig, schleimig, blutig, entfärbt, übel riechend)?
- Trinkverhalten?
- Begleitende Übelkeit, Bauchschmerz, Erbrechen, Fieber etc.?
- Allgemeinzustand, z. B. Kind weinerlich, Nahrungsverweigerung, Blässe?
- Fieber?
- Gebläht, hyperperistaltisches Abdomen?
- Fütterungs- und Ernährungsgewohnheiten, Diätfehler?
- Infektionsmöglichkeiten: Erkrankte in der Umgebung, Reisen?
- Medikamenteneinnahme, z. B. Antibiotika?
- Begleitende Erkrankungen, z. B. Ohrenschmerzen?

Diagnostik, Befunde
- Ausmaß des Flüssigkeitsverlusts abschätzen (▶ Tab. 17.3).
- Inspektion des Stuhls:
    - Blutspuren im Stuhl deuten auf invasive (häufig bakterielle) Erreger.
    - Schaumig-saure Stühle deuten auf Gärungsprozesse (Malabsorption).

Maßnahmen bei Durchfall im Kindesalter
Die Therapie bei Durchfall der viralen Gastroenteritis ist rein symptomatisch. Wichtigstes Ziel ist die Verhinderung lebensbedrohlicher Wasser- und Elektrolytverschiebungen.
- Rehydratation, Realimentation (▶ 17.5.1).
- Probiotika verkürzen die Krankheitsdauer.
- Muttermilch wird immer vertragen.
- Fett- / zucker- / laktosearme Kost. Zügig wieder altersentsprechende Kost.
- Bei ausgeprägter Exsikkose: i. v. Zugang und Infusion (erst physiolog. Kochsalzlösung), dann adaptiert an BGA-Ergebnis

> Keine Gabe von Antibiotika, motilitätshemmenden Substanzen, Adsorbenzien, oder Sekretionshemmern.

- **Klinikeinweisung:** Säugl. < 2 Mon., Säugl. und KK mit Gewichtsverlust ≥ 9 %, Schock, neurologischen Symptome, schwerer Grunderkrankung, Hinweis auf Ileus, anhaltend blutigen Stühle, gescheiterter orale Rehydratation
- **Vorstellung:**
    - Noch während des Bereitschaftsdienstes, wenn Entwicklung nicht abzusehen ist
    - Am nächsten Werktag beim Kinderarzt zum Ausschluss einer sich entwickelnden Exsikkose

17.5.3 Bauchschmerz

Differenzialdiagnostischer Überblick

Intestinale Ursachen
- **Akute Gastroenteritis:** Insbesondere größere Kinder und Jugendliche haben kolikartige Bauchschmerzen bei Gastroenteritis, hyperperistaltisches geblähtes Abdomen, Fieber, Diarrhö (oft mit Verzögerung, teils auch als Obstipation), Erbrechen → Maßnahmen.
- **Appendizitis** (▶ 5.2.4): häufige Ursache! Initial Bauchschmerz über gesamtem Abdomen, später rechter Unterbauch, dann Abwehrspannung, bei kleineren Kindern häufig Lanz/McBurney nicht eindeutig, Erbrechen, Fieber, Diarrhö, Tachykardie.
- **Akute Obstipation:** häufige Ursache im Kleinkindesalter, nach Nahrungsumstellungen, Druckschmerz im li. Unterbauch, meist Skybala tastbar. Stuhlanamnese! Nach Klistier (Microlax®, Babylax®, bei größeren Kindern evtl. ½ Klistier) spontane Besserung, im weiteren Verlauf Laktulose, Macrogol (Movicol junior®), Wiedervorstellung zur weiteren Abklärung beim Kinderarzt.
- **Invagination:** Einstülpung eines höheren Darmabschnitts in einen tieferen, meist im 1. und 2. Lj. (▶ 17.5.1).

Seltene Ursachen:
- **Nahrungsmittelintoxikation:** Umgebungserkr., Erbrechen, Diarrhö → Maßnahmen (▶ 17.5.1)
- **Peritonitis** (▶ 5.2.3): vorgewölbtes Abdomen, diffuse Abwehrspannung, Fieber, geringe Peristaltik
- **Mechanischer Ileus** (▶ 5.2.5): Briden, voroperierte Patienten, bei Fehlbildungen, metallisch klingende Darmgeräusche
- **Paralytischer Ileus** (▶ 5.2.5): nach OP oder bei Hypokaliämie
- **Nahrungsmittelintoleranz / -allergie:** meist auf Kuhmilch; Erbrechen, Diarrhö → Vorstellung beim Kinderarzt am nächsten Werktag

Extraintestinale Ursachen
- **Pyelonephritis:** Fieber, Erbrechen, Schmerzen im Nierenbereich, Ausstrahlung ins Abdomen möglich. Immer Urin-Stix!
- **Pneumonie:** Husten, Fieber, reduzierter AZ, erhöhte Atemfrequenz, geblähtes Abdomen („Pneumoniebauch"), auskultatorisch Knistern, feinblasige RG.
- **Ketoazidose:** Bauchschmerzen bis zur Pseudoperitonitis diabetica.
- **Hodentorsion:** Vernichtungsschmerz, Übelkeit, Erbrechen, Anheben des Testis bringt keine Entlastung. Akute Einweisungsindikation.

Bei Neugeborenen
- **Pylorushypertrophie** (▶ 17.5.1): schlechtes Gedeihen, Erbrechen im Schwall, Exsikkose → Klinikeinweisung.
- **Darmatresien und -stenosen:** mechanischer Ileus (▶ 5.2.5) → Klinikeinweisung bei Verdacht!
- **Mekoniumileus:** bei Mukoviszidose → Klinikeinweisung bei Verdacht!
- **Volvulus:** galliges Erbrechen, Fieber, vorgewölbtes Abdomen, akuter Beginn → Klinikeinweisung.
- **Nekrotisierende Enterokolitis:** meist zwischen 3. und 10. Lebenstag, gallige Magenreste, geblähtes Abdomen, blutig schleimige Diarrhö, Darmgeräusche vermindert → Klinikeinweisung in Kinderchirurgie!
- **Gallenwegszysten, Cholangitis:** Fieber, Ikterus; häufig bei sklerosierender Cholangitis oder Gallengangsanomalien → Klinikeinweisung bei Verdacht!

Anamnese, Fremdanamnese
- Seit wann?
- Schmerzcharakter („mal schlimm, mal besser", „die ganze Zeit", „wird immer schlimmer")?
- Lokalisation (um Bauchnabel eher harmlos, je lateraler, umso ernster)?
- Ess- und Trinkverhalten?
- Durchfall (▶ 17.5.2), Übelkeit / Erbrechen (▶ 17.5.1), Fieber? Durchschlafen?
- Fütterungs- und Ernährungsgewohnheiten, Diätfehler?
- Infektionsmöglichkeiten: Erkrankte in der Umgebung, Reisen?
- Medikamenteneinnahme, z. B. Antibiotika?
- Begleitende Erkrankungen, z. B. Ohrenschmerzen?

> - Anhaltendes, aber auch intermittierendes Schreien eines Säuglings, das sich nicht unterbrechen lässt, ist bis zum Beweis des Gegenteils verdächtig auf ein akutes Abdomen. Andererseits können gerade beim Säugling auch lebensbedrohliche Störungen im Bereich des Abdomens ohne wesentliche klinische Symptome auftreten.
> - Akuter Bauchschmerz mit reduziertem AZ benötigt immer eine zeitnahe Abklärung.
> - Bauchschmerz seit Tagen / Wochen mit gut essendem Kind ohne Durchfall, das nachts durchschläft und den Schmerz paraumbilikal angibt, ist fast immer funktionell und harmlos.
> - Kleinere Kinder können den Schmerz nicht lokalisieren (Bauchschmerz bei Otitis).
> - Wichtig ist der Ausschluss akut bedrohlicher Erkrankungen. Oft ergibt sich die Ursache erst im Verlauf. Daher großzügig Wiedervorstellung empfehlen.

Maßnahmen bei Bauchschmerz im Kindesalter
- Bauchmassage im Uhrzeigersinn
- Wärme / ggf. auch Kälte nach Empfinden des Kindes
- Schonkost (fett- und zuckerarm)
- Viel Flüssigkeit (Kamille- / Fenchel- / Kümmeltee)
- Krampflösung mit Butylscopolamin (z. B. Buscopan®, BS-ratiopharm®) als Supp. oder Tbl. ab Schulalter, sonst Spascupreel®-Supp. und Tbl.
  Cave: Metoclopramid (MCP) bei Kindern kontraindiziert!

Säuglingskoliken
Ausschlussdiagnose! Bei enormer Trinkmenge und noch uneffektiver Darmperistaltik in den ersten 3–6 Lebensmonaten.

Symptome Häufig schmerzhafter Meteorismus. Krümmen, Anziehen der Beine, Schreien.

Diagnostik, Befunde
- Hochnehmen und bäuchlings über die Schulter legen → Kind beruhigt sich.
- Wieder hinlegen → Symptome treten wieder auf.

Maßnahmen
- Eltern beruhigen
- Bauchmassage im Uhrzeigersinn am effektivsten (mit Beinen „Fahrrad fahren"), Kind häufig tragen („Fliegergriff") und schaukeln lassen, evtl. Tragetuch einsetzen

- Medikamente: Simeticon (z. B. sab simplex®), Kümmelzäpfchen (z. B. Carum carvi supp.®), Kümmel-, Anis- oder Fencheltee

- **Klinikeinweisung** nicht erforderlich
- **Vorstellung** in den nächsten Tagen beim Kinderarzt zur weiteren Betreuung

Volvulus
Drehung des Darms um seine Achse; meist Dünndarm, 1. Häufigkeitsgipfel im Neugeborenen- und frühen Säuglingsalter, 2. Häufigkeitsgipfel bei Schulkindern.

Symptome
- Meist akuter Beginn. Reduzierter AZ, blasses, schwer krankes Kind, Schmerzen, galliges Erbrechen
- Evtl. peritonitische Zeichen: Fieber, vorgewölbtes Abdomen

Diagnostik, Befunde
- Rektale Untersuchung: Blut am Fingerling
- Bei Schulkindern (vorwiegend Jungen) oft Sigmoid betroffen: Druckschmerz in der Sigmaregion (ohne Abwehrspannung, ohne Ausstrahlung)

Klinikeinweisung sofort.

Leistenhernie
Im Kindesalter meist indirekte Leistenhernien. 1–2 %, bei FG bis 25 %, m > w (9:1).

Häufig werden Kinder erst nach Inkarzeration auffällig.

Symptome
- FG / Neugeb. / Säugl.: Schwellung (sichtbar / tastbar) in der Leistengegend, meist schmerzlos (Zufallsbefund), Schwellung beim Schreien, Rückbildung in Ruhe
- Ältere Kinder: Schmerzen in Leiste, Schwellung bei körperlicher Belastung / Husten / Pressen
- Einklemmung: starke Bauchschmerzen, Erbrechen. **Cave:** Ileus

Diagnostik Palpation, Sonografie mit Duplex.

Maßnahmen Sanfter Repositionsversuch bei Jungen möglich, bei Mädchen **auf keinen Fall** manipulieren, da möglicherweise Ovar im Bruchsack!

- **Klinikeinweisung** bei ausbleibender Reposition / V. a. Inkarzeration zur dringenden OP, Mädchen bei sichtbarer / tastbarer Schwellung in der Leiste (kein Repositionsversuch)
- **Vorstellung** beim Kinderarzt / Kinderchirurg nach erfolgreicher Reposition am nächsten Werktag zur OP-Planung
- **Direkte Wiedervorstellung** bei erneuter Schwellung im Leistenbereich

17.6 Husten und Atemnot

17.6.1 Differenzialdiagnostischer Überblick

- **Viraler Luftwegsinfekt** (▶ 17.6.2): Fieber, katarrhalische Symptomatik, Unruhe, Trinkschwäche.
- **Bronchitis** (▶ 17.6.3): leichtes Fieber, Husten mit Auswurf, Gefahr der bakteriellen Superinfektion.
- **Pneumonie** (▶ 17.6.4): erhöhte Atemfrequenz! Fieber, Auskultation: Knistern, feinblasige RG, häufig Seitendifferenz.
- **Asthma bronchiale** (▶ 17.6.5): Dyspnoe, Auskultation: Giemen, Brummen, verlängertes Exspirium; Atemgeräusch evtl. abgeschwächt oder fehlend.
- **Tracheitis / Laryngitis:** Heiserkeit, trockener Husten.
- **Krupp-Syndrom** (▶ 17.6.6): meist guter AZ, bellender Husten, inspiratorischer Stridor, Tachypnoe, Tachykardie.
- **Fremdkörperaspiration:** asymmetrisches Atemgeräusch, lokalisierter Stridor bzw. Giemen.
- **RSV-Bronchiolitis:** akut obstruktiv hustender Säugling, insbes. Frühgeborene Okt. – März.
- **Pertussis** (▶ 17.4.2): stakkatoartiger Husten. Selten, Impfstatus!
- **Pneumothorax:** akuter Thoraxschmerz, Tachy- / Dyspnoe.
- **Pleuritis:** atemabhängige Schmerzen, Pleurareiben.
- **Lungenödem:** bei entspr. Grundkrankheit, feinblasige RG, Dyspnoe.
- **Tumor:** Thymom, Hodgkin-Lymphom, Rundherde.
- **Epiglottitis** (▶ 17.6.6): schwer krankes Kind, hohes Fieber, Halsschmerzen, Schluckbeschwerden, starker Speichelfluss, zunehmende Atemnot, selten Husten.
- **Kehlkopfdiphtherie** (▶ 17.4.2): Heiserkeit, Stridor, Atemnot. Impfstatus!
- **Mukoviszidose:** obstruktive Atemwegserkrankung, häufige Infekte; reichlich zähes Sekret, durch Schweißtest auszuschließen. Neugeborenenscreening erfolgt?

17.6.2 Viraler Infekt der Atemwege

Symptome
- Katarrhalische Entzündung der oberen Luftwege, seröser Schnupfen
- Fieber, Husten, Halsweh, Abgeschlagenheit
- Evtl. Trinkschwäche, Unruhe

Diagnostik, Befunde Körperliche Untersuchung (▶ 17.3.4) → AZ gut, fortgeleitete RG.

Maßnahmen
- Viel Flüssigkeit
- NaCl-Nasentropfen großzügig, abschwellende Nasentropfen bei Tubenbelüftungsstörung oder Trinkschwierigkeiten (z. B. Nasivin® 0,01 % Baby, 0,025 % Kleinkind, 0,05 % Schulkind)
- Bei Tonsillitis / Pharyngitis Linderung mit Salbeitee, Thymiansaft (z. B. als Melrosum®, Aspecton®, Bronchicum®), Meditonsin®, Tonsipret® Tabletten
- Bei ausgeprägtem Halsschmerz lokale Schmerzstillung (z. B. Tantum verde®, Dobendan®) und systemisch mit Paracetamol oder Ibuprofen (▶ 17.4.1). DD: Streptokokkenangina

- Obere Atemwege: sekretolytisch Thymiansaft (z. B. als Melrosum®, Aspecton®, Bronchicum®)
- Frischluft, körperliche Schonung
- Ggf. Antipyrese (▶ 17.4.1, ▶ Tab. 17.4)
- Möglichst keine Antitussiva, freie Nase und feuchte Luft zur Nacht sehr effektiv; nur in Ausnahmen und nicht unter 2 J.: Neo-Tussan®, Sedotussin-Hustenstiller®, Capval®, Quimbo®

> - **Klinikeinweisung** nicht erforderlich, außer bei ausgeprägter Trinkschwäche und drohender Exsikkose
> - **Vorstellung** beim Kinderarzt, falls keine Befundbesserung eintritt

Abwendbar gefährlicher Verlauf
Bronchitis, Otitis, Pneumonie, Sinusitis.

17.6.3 Akute Bronchitis

Häufig, meist viral, nur 10 % primär bakteriell, häufig mehrmals im Jahr, im Anschluss an Infekt der oberen Atemwege.

Symptome
- Meist nur leichtes Fieber für wenige Tage
- Anfangs trockener Reizhusten, evtl. zusätzl. retrosternale Schmerzen, zusätzl. Rhinopharyngitis, dann produktiver Husten mit weißlichem Auswurf, bei bakterieller Superinfektion gelb-grünlicher Auswurf (wird meist heruntergeschluckt)
- Bei Säuglingen und disponierten Kindern nach dem Husten Erbrechen (nur Schleim, aber auch mit Nahrung) und Bauchschmerz

Anamnese, Fremdanamnese
- Beginn der Symptome?
- Anfangs Schnupfen? Fieber? Reizhusten?
- Trinkverhalten, spielt das Kind?
- Infektneigung, häufige Antibiosen?
- Kind hat bereits inhaliert? Asthma bronchiale?

Diagnostik, Befunde
- Auskultation: evtl. verschärftes Atemgeräusch
- Mit der Sekretproduktion einhergehend mittel- bis grobblasige, nicht klingende RG, die nach Abhusten verschwinden! (Kind husten lassen, wenn möglich)
- Ggf. passager diskretes Giemen und Brummen, nicht mehr hörbar nach Abhusten. **Cave:** sonst Bronchitis mit (!) Obstruktion (▶ 17.6.5)

Maßnahmen
- Viel Flüssigkeit
- Wenn vorhanden auch NaCl-Inhalation hilfreich
- Sekretolytisch unterstützend mit Efeu (z. B. Prospan®, Efeu-ratiopharm®); schwache Evidenz: Acetylcystein (z. B. Fluimucil®), Ambroxol (z. B. Ambroxol-ratiopharm®)
- Antitussiva bei schleimigem Husten kontraindiziert (Sekretretention)
- Bei Giemen Salbutamol-Inhalation über Spacer (▶ 17.6.5)
- Frischluft, körperliche Schonung

- Ggf. Antipyrese (▶ 17.4.1, ▶ Tab. 17.4).
- Lavendel-Brustwickel, Kamillen-/Salbeitee beruhigen.
- Antibiotika nur bei komplizierter Bronchitis, eitrigem Sekret, schwerer Grundkrankheit, Fieber > 3 d und „bakteriellem" Labor; Antibiose entsprechend ambulant erworbener Pneumonie (▶ 17.6.4).

> Sekretolytika und Mukolytika nicht mit Antitussiva kombinieren.

> **Klinikeinweisung** bei schwerem Verlauf, Nahrungsverweigerung (insbes. bei Säuglingen oder Kleinkindern).

> **Abwendbar gefährlicher Verlauf**
> Obstruktion der Atemwege, Pneumonie, Nahrungsverweigerung, Fehldeutung einer Fremdkörperaspiration (▶ 5.6.12).

17.6.4 Pneumonie (ambulant erworben)/pCAP

66 % viral, 10 % primär bakteriell (meist S. pneumoniae), 7 % gemischt, Pilzpneumonie äußerst selten.

Symptome
- Husten (kann initial fehlen), Atemnot (Einziehungen), thorakale Schmerzen, Fieber, erhöhte Atemfrequenz (> 60/min bei 2–11 Mon., > 40/min bei 1–5 J., > 20/min bei > 5 J., ▶ Tab. 17.2).
- Hinweis auf bakt. Ätiol.: Fieber > 39 °C, stark red. AZ, Hypoxämie, initial fehlender Husten.
- Hinweis auf virale Ätiol.: nur leicht erhöhte Temp., Rhinitis, exspiratorisches Giemen (mit Obstruktionssymptomen).
- Hinweis auf Mykoplasmen: trockener Reizhusten, Dyspnoe, cave: freie Lunge, evtl. zusätzl. Exanthem, Arthralgien.
- Bauchschmerzen bei basaler Pneumonie mögl., Nackensteifigkeit bei Oberlappenpneumonie mögl.
- Neugeb., junge Säugl.: Hypothermie, Apnoen, vorgewölbtes Abdomen, Blässe, Trinkschwäche
- Atemnot: jegliche Einziehungen, Stöhnen, Nasenflügeln, Zyanose

> Säugl. (1–4 Mon.) mit Tachypnoe: an Chlamydien denken (evtl. vorausgegangene Konjunktivitis?)

Anamnese, Fremdanamnese Infekt der oberen Luftwege vorausgegangen?

Diagnostik Auskultation: Inspiratorisch feinblasige RG, Klopfschall-Dämpfung bei Älteren, abgeschwächtes Atemgeräusch, Bronchialatmen (Säugl., KK).

Maßnahmen
- Viel Flüssigkeit, (Bett-)Ruhe
- Ggf. Antipyrese (▶ 17.4.1, ▶ Tab. 17.4)
- Lagerung mit leicht erhöhtem Oberkörper (bei Säuglingen keine Bauchlage), häufiger Lagerungswechsel zur Sekretmobilisierung

- Nicht-schwere pCAP ohne Fieber bzw. Obstruktion im Vordergrund: keine Antibiose, ggf. antiobstruktive Therapie (▶ 17.6.5)
- Bei Fieber: ggf. Antibiotikum p. o.
  - Amoxicillin ab 3 Mon. (z. B. Infectomox®, Amoxihexal®) (50–80 mg/kg KG/d in 3 ED, max. 6 g/d) **oder**
  - Makrolide (bei V. a. Mykoplasmen): Clarithromycin ab 3 Mon. (z. B. Klacid®, 10 - 15 mg/kg KG/d in 2 ED, max. 1g/d) oder Erythromycinestolat ab 3 Mon. (z. B. Infectomycin®, 30 – (50) mg/kg KG/d in 2 ED, max 2g/d)
  - Bei Penicillinallergie: Cephalosporin: Cefuroxim (z. B. CefuHexal®) 20–30 mg/kg KG/d in 2 ED, max. 1 g/d
  - > 9 J. auch Doxycyclin möglich

> - **Klinikeinweisung** bei stark red. AZ, Nahrungsverweigerung, Dehydratation, Somnolenz, Zyanose, Apnoen, Hypothermie, schwerer Grunderkrankung, Zentralisation, ausgeprägter Dyspnoe und immer bei Kindern < 1 J.
> - **Sonst Vorstellung** zur Kontrolle beim Kinderarzt am Folgetag

17.6.5 Asthma bronchiale

Reversible Atemwegsobstruktion bei hyperreagiblem Bronchialsystem durch verschiedene Auslöser (Allergene, respiratorische Virusinfekte, körperliche Anstrengung, kalte Luft, inhalative Schadstoffe (Rauchen!) und Reizstoffe, psychische Auslöser). Im Säuglingsalter meist infektgetriggert, mit zunehmendem Alter eher allergisch und durch Irritation bedingt.

Symptome
- Nächtlicher trockener Husten. Anfallsartig.
- Erschwerte Ausatmung mit exspiratorischem Pfeifen.
- Verschlechterung unter Anstrengung.
- Bauchschmerzen (besonders bei Kleinkindern) durch vermehrte Atemarbeit.
- Juguläre, interkostale und subkostale Einziehungen.
- Dyspnoe, Zyanose, Tachy-/Orthopnoe.
- Veränderte Bewusstseinslage: Unruhe, Somnolenz.
- Erschwertes Sprechen, nur in kurzen Sätzen, einzelnen Worten.

Anamnese, Fremdanamnese
- Seit wann erschwerte Ausatmung?
- Nachts deutlich schlechter? **Cave:** Nächste Nacht wird wieder schlechter.
- Kam es zu einer schnellen Verschlechterung?
- Obstruktionen der Atemwege bereits bekannt?
- Bereits β_2-Mimetika inhaliert oder Dauertherapie?
- Fieber, sonstige Symptome (DD Pneumonie)?
- Allergien?
- Häufigkeit der Exazerbationen, d. h. wie oft zum Kinderarzt, in die Klinik in letzter Zeit?
- Frühere schwere Anfälle mit Notarzt/Intensivstation/Beatmung?

Diagnostik, Befunde
- Inspektion: juguläre, interkostale und sternale Einziehungen, verlängertes „pumpendes" Ausatmen, Nasenflügeln, Distanzgiemen ohne Stethoskop zu hören

- Auskultation: verlängertes Exspirium mit exspiratorischem Brummen und Giemen, d. h. pfeifendes, quietschendes, sehr wechselndes RG über beiden Lungen durch schwingende Sekretfäden. **Cave:** im schweren Asthmaanfall Atemgeräusch abgeschwächt oder fehlend
- Kreislaufkontrolle (Puls, RR)
- Bei red. AZ, wenn möglich, Pulsoxymetrie

Maßnahmen
- Inhalation mit Salbutamol-Spray über Spacer (Aerochamber®, Vortex®, Babyhaler®) mit Maske (Säugl.) oder Mundstück (ältere Kinder), 1 Hub / 10 Atemzüge 2(– 4)-mal, je nach Grad der Obstruktion und Wirkung des Salbutamols, dann alle 3–4 h 1–2 Hub oder bei Jugendlichen mit gutem Atemzug: Pulverinhalator 1 Zug (z. B. Ventilastin® Novolizer), nach 5–10 Min. wiederholbar, anschließend max. 4 × / 24 h.
- Kortison: 1 Zäpfchen à 100 mg (Rectodelt®, Klismacort®) oder ab 2 J.: Saft (Dexamethason 2 mg / 5 ml, z. B. Infektodexakrupp®, Dos.: 0,15–0,3 mg / kg KG = 0,4–0,75 ml Lösung / kg KG als ED) oder intravenös: Prednisolon 2 mg / kg KG als ED.
- Bei Hypoxämie O_2-Gabe.
- Ggf. (auf keinen Fall Mittel der ersten Wahl, z. B. in der Klinik) Theophyllin i. v. (Euphylong®) 4–5 mg / kg KG über 30 Min. i. v., nicht < 6 Mon.
- Lagerung: sitzende Position, Unterstützung der Atemhilfsmuskulatur.
- Inhalationen mit Feuchtverneblern (5 Tr. + 1 Tr. / Lj.) Salbutamol (max. 15 Tr. auf [1 –]2 ml NaCl) möglich, jedoch kein Wirkvorteil zur Spacerinhalation.
- Antibiotika bei bakterieller Superinfektion, z. B. Amoxicillin + Clavulansäure, Azithromycin.

> Inhalative Glukokortikoide und Leukotrienantagonisten haben akut eher geringe Wirkung, sind aber wichtig bei der Anfallsprophylaxe.

> **Klinikeinweisung** bei ausgeprägter Dyspnoe trotz Therapie, bei akuter Atemnot mit NAW.

> **Abwendbar gefährlicher Verlauf**
> Fehleinschätzung des Schweregrads, verzögerte stationäre Einweisung.

17.6.6 Krupp-Syndrom / Epiglottitis

> Bei V. a. Epiglottis besteht akute Lebensgefahr, jede weitere Manipulation nur auf Intensivstation unter Intubationsbereitschaft.

Krupp-Syndrom (subglottische Laryngitis / Pseudokrupp)
Vorwiegend viral; begünstigend: Luftverschmutzung, Witterungseinflüsse, passives Rauchen. Gehäuft Oktober bis März. Alter: meist < 3 J., selten < 6 Mo., selten > 6 J.

Symptome
- Meist akuter Beginn nachts und in den frühen Morgenstunden
- Heiserkeit, bellender Husten, Atemnot mit inspiratorischem Stridor
- Guter AZ, leichte Temperaturerhöhung, evtl. vorausgegangener banaler Infekt
- Einteilung:
  - **Grad I:** bellender Husten, Heiserkeit, leichter inspiratorischer Stridor bei Belastung, keine Atemnot, AZ normal
  - **Grad II:** inspiratorischer Stridor in Ruhe, leichte Atemnot mit interkostalen, jugulären Einziehungen, AZ etwas beeinträchtigt
  - **Grad III:** starker Stridor (in- und exspiratorisch), verlängertes Exspirium, Ruhedyspnoe, Einziehungen, Unruhe, Ängstlichkeit, Hypoxie
  - **Grad IV:** leiser Stridor (in- und exspiratorisch), ausgeprägte Dyspnoe, Zyanose, beginnende Ateminsuffizienz, eingetrübt, schlapp

Maßnahmen nach Schwere des Anfalls
- Aufregung für das Kind vermeiden, keine unnötigen Untersuchungen, möglichst keine i. v. Zugänge, Oberkörperhochlagerung
- **Grad I:** frische kühle, feuchte Luft (z. B. auf Balkon gehen), Beruhigung des Kindes, Antipyrese (Paracetamol), ggf. Kortison als Zäpfchen (Rectodelt® 100 mg) oder als Saft (Infectodexakrupp® 2 mg/5 ml, 0,15 mg/kg KG ≙ 0,4 ml/kg KG)
- **Grad II–III:**
  - Auf jeden Fall Kortison: Prednison (Rectodelt®) 100 mg/Prednisolon (Klismacort®-Zäpfchen) oder Dexamethason (Infectodexakrupp® Saft 0,15 mg/kg KG)
  - Adrenalin-Inhalation: 5 ml Adrenalin 1:1000 verdünnen mit 5 ml NaCl 0,9%, 1 ml/kg KG, zunächst 2–4 ml, nach Wirkung (max. 10 ml) vernebeln oder Epinephrin (InfektoKrupp Inhal®) 7–14 Hübe = 1–2ml = 4–8 mg Epinephrin im Vernebler oder 2 Hübe direkt in den Rachen, je nach Klinik wiederholen
  - O_2 bei Sättigung < 93 %
- **Grad IV:**
  - 100 % O_2 über Maske
  - Prednisolon/Methylprednisolon i. v. (2–4 mg/kg KG)
  - Zusätzl. Adrenalin-Inhalation: 5 ml Adrenalin 1:1000 mit 5 ml NaCl 0,9 % verdünnen, nach Wirkung, max. 10 ml
  - Zusätzl. getrennt Budenosid-Inhalation 2 mg
  - Intensivüberwachung, Intubation nur im Notfall

> **!** Die meisten Anfälle (Grad I–II) sind mit einfachen Maßnahmen zu beherrschen, Grad III und IV sind selten.

> **+ Klinikeinweisung** bei Grad III und IV, bei Grad IV mit NAW.

> **⚡ Abwendbar gefährlicher Verlauf**
> Krupp verschlechtert sich durch Stress → Aufregungen vermeiden!

Epiglottitis (supraglottische Laryngitis)

Erreger Meist Haemophilus influenzae B, seit Impfung selten. Ganzjährig, ganztägig, meist 2–6 J., hohe Mortalität bei nicht sachgerechter Therapie.

Symptome
- Schwerkrank, blass-zyanotisch, auffallend ruhig, akute Atemnot, inspiratorischer Stridor, hohes Fieber (39–40 °C)
- Starker Speichelfluss, kaum Heiserkeit und Husten (kein bellender Husten)
- Starke Halsschwellung, Schluckstörung, leise kloßige Sprache
- Schwacher, tachykarder Puls weist auf die Bedrohlichkeit des Krankheitsbilds hin.

Diagnostik
- Trinken kurz zuvor spricht gegen Diagnose.
- Racheninspektion nur unter Intubationsbereitschaft (besser in Klinik).

Maßnahmen

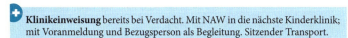

Klinikeinweisung bereits bei Verdacht. Mit NAW in die nächste Kinderklinik; mit Voranmeldung und Bezugsperson als Begleitung. Sitzender Transport.

- Kind in jedem Fall nüchtern lassen (Aspirationsgefahr bei evtl. später erforderlicher Intubation).
- O_2-Gabe.
- Lagerung in der Haltung, die dem Kind am angenehmsten ist, z. B. auf dem Schoß der Mutter sitzen lassen.
- Bei Atemstillstand bzw. schwerer Dyspnoe mit Zyanose: Maskenbeatmung (▶ 4.4.6), ggf. Koniotomie, Tracheotomie durch Notarzt.

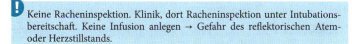

Keine Racheninspektion. Klinik, dort Racheninspektion unter Intubationsbereitschaft. Keine Infusion anlegen → Gefahr des reflektorischen Atem- oder Herzstillstands.

17.7 Haut/allergische Reaktionen

17.7.1 Allergische Hautreaktionen

- Ein Exanthem wird erst durch einen schlechten Allgemeinzustand „gefährlich".
- Auch allergische Hautreaktionen sind ohne weitere Symptome (▶ 4.6) nicht akut bedrohlich.
- Bei gutem AZ ist selten eine akute Intervention nötig. Bei plötzlichem Auftreten rufen Eltern aber doch öfter den ärztlichen Bereitschaftsdienst.
- Immer das gesamte Integument inkl. Mundschleimhaut und Genitalien untersuchen. **Cave:** schwere Schleimhautveränderungen.

17.7.2 Infektiöse Haut-/Schleimhautveränderungen

Exanthem bei Kinderkrankheiten (▶ 17.4.3).

Windeldermatitis/Soor
Auf den Windelbereich beschränkte entzündliche Reizung, toxisch-irritativ (Dermatitis) oder infektiös (Soor).

Symptome Rötung, Papeln, Mazeration, Erosionen und ekzemähnliche Hautveränderung. Bei Soor-Befall typische randständige Schuppung, evtl. mit Mundsoor.

Anamnese, Fremdanamnese
- Bereits häufiger aufgetreten?
- Verwendete Hautsalben?
- Ernährung? Säfte?

Maßnahmen
- Bei V.a. Soor: Nystatin (z. B. Nystatin®, Mykoderm®) oder Miconazol (z. B. Miconazol®, Micotar®, Infektosoor®) hauchdünn auftragen und nach Abheilen noch 3–4 d weiter behandeln. Immer Mundsoor ausschließen oder mitbehandeln.
- Keine Feuchttücher, trocken halten, Kind oft nackt lassen.
- Häufiger Windelwechsel.
- Reinigen mit Wasser oder schwarzem Tee.
- Pflege mit Zinkpaste (z. B. Mirfulan®).
- Bei massivem Befall an Vernachlässigung denken.

> **Vorstellung** beim Kinderarzt, falls keine Besserung eintritt, ebenso bei Superinfektion, rezidivierendem Auftreten.

Mundsoor
Hefepilzbefall der Mundhöhle. Bei jungen Säuglingen häufig.

> Immer nach gleichzeitigem Windelsoor suchen, bei größeren Kindern auch an Begleiterkr. und Abwehrschwäche denken.

Symptome Weiße, konfluierende Beläge in den Wangen, Lippen und auf der Zunge, die sich mit Mundspatel nicht abschaben lassen (DD zum Milchbelag).

Maßnahmen
- Lokale Anwendung von Nystatin (z. B. Nystatin® oder Nystaderm® Mundgel) oder Miconazol (z. B. Mycoderm-Mundgel®): nach der Mahlzeit (3–6 × tgl.) in den Mund geben bis 4 d keine Effloreszenzen mehr zu sehen sind.
- Bei stillenden Müttern Brustwarzen mit gleichem Medikament behandeln, Sauger und Schnuller auskochen oder austauschen.

Stomatitis aphthosa
Syn.: Mundfäule, Gingivostomatitis herpetica. Herpes-simplex-Erstinfektion (HSV1). Häufigkeitsgipfel 10 Mon. bis 3 J. DD: Herpangina (Coxsackie-A-Virus, ähnlicher Verlauf, gleiche Therapie).

Symptome
- Meist hohes Fieber, red. AZ, Schluckbeschwerden, Nahrungsverweigerung.
- LK-Schwellung im Kieferwinkel.
- Geschwollene, stark gerötete, bei Berührung leicht blutende Mundschleimhaut / Zahnfleisch und Lippenschleimhaut.
- Im gesamten Mundhöhlenbereich innerhalb von Stunden schubweise auftretende, gruppierte Bläschen, die spontan rupturieren und schmerzhafte, weißlich belegte, linsengroße Ulzera mit gerötetem Hof (Aphthen) hinterlassen.
- Fötider Mundgeruch.

Maßnahmen
- Flüssigkeit (alles, was geht), breiige, kühle Nahrung sowie Analgesie systemisch (Paracetamol und Ibuprofen ▶ 17.4.1, ▶ Tab. 17.4) und lokal (Dynexan-Gel®, Infectogingi® Mundgel).
- Salbeitee trinken oder Dexpanthenol (z. B. Bepanthen®-Lösung) pinseln.
- Bei Superinfektion: Cephalosporin p. o. (Cefaclor®-Saft).
- Bei ausgeprägter Verlaufsform und/oder Neugeb./jungem Säugl. in die Klinik zur i. v. Therapie mit Aciclovir.

- **Klinikeinweisung:** immer bei Neugeb./jungen Säugl., bei Exsikkose durch Nahrungsverweigerung zur Rehydrierung, bei Immunsuppression, bei V. a. Enzephalitis, bei massiver Ausprägung
- **Vorstellung** am nächsten Werktag zur Kontrolle beim Kinderarzt
- **Vorstellung** Augenarzt, wenn Auge beteiligt

Erysipel (Wundrose)
Erreger: Streptokokken der Gruppe A.

Symptome Überwärmtes Erythem, scharf begrenzt mit flammenförmigen Ausläufern, Schwellung/Induration, Fieber mögl. **Cave:** Lymphangitis, LK-Schwellung, Sepsis.

Maßnahmen Antiseptische Lokaltherapie (z. B. Rivanol®), Ruhigstellung, Antibiose: Penicillin V, Cefadroxil

- **Vorstellung** am nächsten Tag beim Kinderarzt, ggf. auch zur lokalen Sanierung.
- **Klinikeinweisung** bei ausgeprägtem Befund, Fieber, Lymphangitis, red. AZ zur i. v.-Therapie.

Impetigo contagiosa (Borkenflechte)
Vor allem bei Kleinkindern; Staphylokokken, Streptokokken, Schmierinfektion.

Symptome Oberflächliche, rasch erodierte Blasen und Pusteln mit honiggelber Kruste, perifokale Rötung.

Maßnahmen
- Kleinflächige Läsionen initial lokal desinfizieren (z. B. Fucidine®, Tyrosur®, Infecto-Pyoderm®).
- Bei stärkerer Ausbreitung frühzeitig staphylokokkenwirksame Antibiotika wie Amoxicillin + Clavulansäure (z. B. Amoclav®, Augmentan®) oder Cephalosporin (z. B. Cefalexin, Cefadroxil).

Vorstellung am nächsten Werktag beim Kinderarzt zur weiteren Betreuung. Kein Kindergarten oder Schule.

Bei grobblasigen Hautveränderungen an Lyell-Syndrom (▶ 10.2.2) denken.

Insektenstiche / Flohbisse

Mücken, Flöhe, Wanzen und Milben können zu Stichen / Bissen führen.

Symptome Häufiges Kratzen, juckende Papeln mit zentralem Einstich (evtl. Punktblutung) und perifokaler Rötung, teils in Gruppen, beim Floh in „Straßen" (in Reihen).

Maßnahmen Juckreiz stillen lokal (Fenistil® Gel oder Kühl Roll-on), bei starker Schwellung: Komb. mit Cortisonexterna (Fenistil Hydrocort® Gel) und ggf. systemisch (Fenistil® Tropfen, Cetirizin® Saft / Tabletten), Behandlung einer Superinfektion, Umgebungssanierung (Haustiere, Polster etc.).

> **Vorstellung** am nächsten Werktag beim Kinderarzt zur weiteren Betreuung.

Skabies

Symptome Stark durch Juckreiz zerkratzte Papeln, Bläschen, Pusteln und gerötete Flecken vermehrt in Fingerzwischenräumen und Beugegelenken, axillar, anogenital, aber generell überall möglich. Säugl. / KK auch behaarter Kopf und Gesicht. Kommaförmige Milbengänge.

Maßnahmen 5 % Permethrin ab 2 Mon. (Infectoscab®) lokal (behandelnde Person muss Handschuhe anziehen) und ggf. systemisch Antipruriginosa (Fenistil®-Tropfen, Cetirizin®-Saft), Mitbehandlung der Familie, hoch kontagiös, Umgebungssanierung.

> **Vorstellung** am nächsten Werktag beim Kinderarzt / Hautarzt mit Voranmeldung durch die Eltern.

Pediculosis (Läusebefall)

Symptome Juckende Kopfhaut, Nissen im Haar (meist retroaurikulär / Nacken), teils lebende Läuse sichtbar.

Maßnahmen Dimeticon (Dimet 20® ab 6 Mon., Jacutin Pedicul® ab Geburt), Permethrin ab 2 Mon. (Infectopedicul®), diese Präparate 2-mal anwenden, im Abstand von 8–10 d noch mal, mit Metallkamm Nissen entfernen und ggf. systemisch Antipruriginosa (Fenistil®, Cetirizin®), Familienmitglieder kontrollieren, Therapie nur bei Befall.

> **Vorstellung** nach Behandlung beim Kinderarzt.

17.7.3 Nichtinfektiöse Hautveränderungen

Differenzialdiagnostischer Überblick

- **Petechien:** bei gutem AZ im Gesicht / Augenbereich meist harmlos. Bei Erbrechen und Husten häufig. An Beinen und am Gesäß V. a. Purpura Schoenlein-Henoch (allergische Vaskulitis). Bei reduziertem AZ oder Fieber Alarmsignal → V. a. beginnende Verbrauchskoagulopathie (▶ 6.1). Petechien mit Ekchymosen oder Ulzerationen → V. a. Waterhouse-Friderichsen-Syndrom bei Meningokokkensepsis → sofort NAW und Klinikeinweisung.

- **Seborrhoische Säuglingsdermatitis:** unklare Ätiologie. Gelblich schuppende Hautrötung v. a. am Kopf, selbst ausheilend, nur bei Superinfektion Handlungsbedarf.
- **Verbrennungen / Verbrühungen:** primär mit Wasser (15–20 °C) kühlen, je größer das Areal umso kürzer, und Analgesie. Steril und feucht abdecken. Auch bei kleinen Läsionen immer pädiatrische Vorstellung (▶ 7.2.1).
- **Hitzeausschlag:** kleine juckende, wasserhelle Bläschen, evtl. mit rotem Hof; oder rötliche, leicht erhabene Papeln. Tritt v. a. nach erhöhter Wärmeexposition bei Säuglingen auf. **Therapie:** kühle Luft, wirkstofffreie Externa, z. B. Lotio Zinci, ggf. Fenistil® Tropfen bei starkem Juckreiz.
- **Urtikarielle Effloreszenzen:** flüchtige meist nur wenige Stunden bestehende Ödeme mit Rötung und Juckreiz. Häufig virale Auslöser, Medikamentenunverträglichkeit, Nahrungsmittel, sonstige allergische Genese, weitere Hinweise eines anaphylaktischen Schocks (▶ 17.7.3) ausschließen. **Therapie:** Juckreiz stillen lokal und ggf. systemisch (z. B. Fenistil®, Cetirizin®).

Atopische Dermatitis (Neurodermitis)

Stark juckende, ekzematöse Hautreaktion mit familiärer Häufung. Schübe. Ursache: Mutation im Filaggrin-Gen mit unterschiedlicher Ausprägung, jedoch langfristig mit guter Prognose. Diagnose ist meist bekannt. Eltern kommen i. d. R. nur bei akuter Exazerbation zum ärztlichen Bereitschaftsdienst.

Symptome
- Starker Juckreiz
- Chronischer Verlauf
- Meist in den Beugen von Gelenken
- Typische Effloreszenzen: makulopapulös; Rötung, Schuppung, Nässen (bei gleichzeitig trockener Haut); Krustenbildung; Exkoriationen, Kratzeffekte
- Gefahr der Superinfektion (bakteriell meist Staphylokokken, viral Herpes simplex)

Anamnese, Fremdanamnese
- Warum Vorstellung? Befundverschlechterung?
- Fieber?
- Allergien bekannt?
- Welche Medikamente / Salben bereits angewendet?

Maßnahmen
- Feuchte Haut braucht feuchte Therapie, trockene Haut braucht fette Therapie.
- Basispflege je nach Jahreszeit / Hautbefund von Fett-Salbe über Creme (weniger Fett) bis feuchte Lotion (noch weniger Fett), z. B. Neuroderm®, Linola®, Neuroderm Lipo®, Linola Fett®.
- Feuchte Stellen mit Schwarzteeumschlägen 24–48 h, anschließend hydrophile Creme.
- Juckreiz durch kühle Umschläge (kein Eis) lindern.
- Antiinflammatorisch mit lokalen Glukokortikoiden: je nach Entzündungsgrad:
  - Klasse I: Prednisolon, Hydrocortison
  - Klasse II: Prednicarbat (Dermatop®), Triamcinolonacetonid, Methylprednisolonaceponat (Advantan®)
  - Klasse III: Mometasonfuroat, Betamethason
  - Klasse IV: Clobetasol, 1 × tgl. dünn auftragen insgesamt max. über 5 d, dann Kontrolle.

> Kortison nicht ins Gesicht, nicht in den Genitalbereich, nicht als Dauertherapie.

- Evtl. Tacrolismus (Protopic®), Pimecrolimus (Elidel®) statt Kortison. GKV-Erstattung erst ab 2 J., kann Kinderarzt am nächsten Werktag entscheiden.
- Antiseptisch bei Superinfektion (häufig, meist Staph. aureus) lokal desinfizierend (z. B. Fucidine®, Infecto-Pyoderm®).
- Bei leichteren Schüben auch Nachtkerzensamenöl (z. B. Linola-Gamma®).
- Harnstoffpräparate wirksam, aber bei Kindern häufig Brennen (z. B. Linola-Urea®), nicht bei Säugl.
- Bei massivem klinischem Bild systemische Antibiotika, wie Amoxicillin + Clavulansäure (z. B. Amoclav®, Augmentan®) oder Cephalosporin (z. B. Cefaclor®).
- Antihistaminika ohne Nutzen.
- Meiden von Auslösern.

> Die atopische Dermatitis erfordert immer individuelle Therapie. Jedes Kind hat seine Creme, die hilft. Deswegen in diesem Fall evtl. auf spezielle Rezeptwünsche der Eltern eingehen.

- **Klinikeinweisung** bei Superinfektion und schlechtem AZ, insbes. bei V. a. Herpes-simplex-Infektion
- **Vorstellung** beim Kinderarzt am nächsten Werktag zur Therapieoptimierung

Abwendbar gefährlicher Verlauf
Superinfektion; therapiebedingte Komplikationen, z. B. Kortikoidfolgen.

17.7.4 Anaphylaktische Reaktion

IgE-vermittelte allergische Sofortreaktion, durch Insektenstiche, Nahrungsmittel (Fisch, Erdnüsse), Medikamente (Antibiotika, Lokalanästhetika, Kontrastmittel), Hyposensibilisierungslösung, Blutprodukte. Trigger-Exposition → plötzliches sich rasch entwickelndes Bild mit Störung der Atmung, des Kreislaufs, meist zusätzl. Veränderung der Haut: lebensbedrohliche Anaphylaxie!

Symptome
- **Stadium I:** Allgemeinsymptome: Juckreiz, v. a. an Händen/Füßen, Kribbeln im Hals!, Schwindel, Kopfschmerz, Tremor, Erythem, Flush, Urtikaria, Schwellung Lippen/Gesicht (Angioödem/Quincke), Heiserkeit, Nase laufen, Unruhe, Angstgefühl
- **Stadium II:** zusätzl. Übelkeit/Erbrechen, RR ↓, Tachykardie, Arrhythmie, Stridor, Atemnot, Diarrhö
- **Stadium III:** zusätzl. Bronchospasmus, Schock, zerebrale Anfälle, Synkope
- **Stadium IV:** Herzkreislaufstillstand

> Bei Juckreiz und Urtikaria mit Schluckbeschwerden, Stridor oder verlängertem Exspirium immer daran denken! Die anaphylaktische Reaktion kann mit jedem Schweregrad beginnen und sich schnell verschlechtern! Handeln!

Akutmaßnahmen (▶ 4.6.3)
- Sofort Antigenzufuhr stoppen, Atemwege frei machen / halten, direkter NAW-Ruf
- Lagerung: Bewusstlos → stabile Seitenlage, Hypotonie → Schocklage, Atemnot → Oberkörperhochlagerung
- O_2-Gabe über Maske mit max. Flow (mind. 8–12 l / Min.)
- **Adrenalin:**
  - Sicher und einfach: **intramuskulär**: < 6 J.: 150 µg, 6–12 J 300 µg, > 12 J 500 µg; alternativ über Autoinjektor (z. B. bei < 25 kg: Fastjekt junior®, Emerade® 150; bei > 25 kg: Fastjekt®, Emerade® 300)
  - Larynxödem, Quincke, Bronchospasmus: über O_2-Vernebler **Adrenalin-Inhalation** (1 Amp. = 1 ml = 1 mg) 2–4 ml unverdünnt bis zur Symptombesserung, 2 Hub Salbutamol (wiederholbar nach 5 Min.)
  - Bei schwerem Schock: **Adrenalin i. v.** (nur durch Erfahrene): Adrenalin 1 ml + 9 ml NaCl 0,9 % mischen, vom verdünnten Adrenalin Säugl. 0,5–1 ml, KK 1–2 ml, Schulkind 3–4 ml langsam i. v., ggf. wiederholen
- **Volumengabe:** frühzeitig i. v. Zugang mit hoch dosierter Infusion von NaCl 0,9 % (20 ml / kg KG über 5–30 Min.) oder Ringer-Laktat
- **Kortison:**
  - **Prednisolon i. v.** (Solu Decortin H®): Anfangsdosen: Säugl. 25 mg, KK 50 mg, Schulkind 100 mg, > 12 J. 150 mg
  - Oder **Prednison rektal** Rectodelt 100 mg supp.
  - Oder **Dexamethason p. o.** (Infectodexakrupp® Saft) 0,4–1,1 ml / kg KG
  - Bei Bienen- und Wespenstich: Betamethason (Celestamine N 0,5 liquidum®) **per os:** < 15 kg 0,5 mg / kg = 1 ml / kg (⅓ – ½ Flasche), 15–30 kg 7,5 mg (½ Flasche), > 30 kg 15 mg (1 Flasche).
- Antihistaminika:
  - Dimentinden (Fenistil®) ab 1 J.:
    – **p. o.:** Fenistil® Tropfen (1mg / ml): 1 J.: 7 Tr., 3 J.: 10 Tr., 5 J.: 14 Tr., 8 J.: 20 Tr., > 12 J.: 20–40 Tr. ED
    – **i. v.:** 0,025-0,05-0,1 mg / kg KG ED (Fenakut®, Histakut®)
  - Clemastin ab 1 J.: i. v., z. B. Tavegil® 0,03 mg / kg KG, unter Herzfrequenzkontrolle, **cave:** hohe Toxizität bei Kindern
- **Intubation:** Frühzeitig besonders bei Larynxödem oder respiratorischer Insuffizienz.

> - Frühdiagnose und sofortige Therapie entscheidend! Medikamente wie Kortison oder Antihistaminika wirken erst mit 15–30 Min. Verzögerung.
> - I. v. Kalzium ist obsolet, da Adrenalinwirkung verzögert wird.

Klinikeinweisung wegen akuter Lebensgefahr sofort mit NAW.

17.8 Neurologie

17.8.1 Krampfanfall

Ein Krampfanfall ist ein relativ häufiges Ereignis bei Kindern, betroffen sind v. a. Kinder ≤ 5 J.

- **Prolongierter Krampfanfall:** länger als 2 Min.
- **Status epilepticus:** länger als eine ½ h oder wiederholte Krämpfe, ohne dass zwischendurch das Bewusstsein wiedererlangt wird.
- **Fieberkrampf:** durch Fieber ausgelöster Krampfanfall ohne nachweisbare Gehirnschäden oder -erkrankung.

Differenzialdiagnostischer Überblick
- **Affektkrämpfe:** V. a. Kleinkinder (6 Mon. – 3 J.). Auslöser: Wut, Angst, Schmerz, Schrecken, Trotz, seelische Erregung. Kurzes Aussetzen der Atmung während erregten Schreiens; nachfolgend Zyanose, evtl. Zuckungen oder Erschlaffung, meist „sofort wieder da", dann aber müde, häufig in Verwandtschaft bereits vorkommend.
- **Einfacher Fieberkrampf** (▶ 17.4.1): Alter ≥ 6 Mon. bis ≤ 5 J., Dauer < 15 Min. (meist 1–2 Min.), tritt meist im Fieberanstieg zu Beginn eines Infekts auf, generalisiert tonisch-klonischer Anfall, kein Rezidiv innerhalb von 24 h, kein postiktales neurolog. Defizit
- **Komplizierter Fieberkrampf:** Alter < 6 Mon. oder > 5 J., Fieberkrampf mit fokalen Symptomen, > 15 Min. Dauer, mehr als 1 Anfall / 24 h, postiktales neurolog. Defizit.
- **SHT:** z. B. Sturz vom Wickeltisch, „Schütteltrauma".
- **Meningitis, Enzephalitis** (▶ 17.4.2): Fieber, Kopfschmerz, Meningismus.
- **Epilepsie:** bei bekannter Epilepsie evtl. nicht ausreichender Medikamentenspiegel der Dauerantiepileptika (Durchfall, Compliance, aus Dosis herausgewachsen, schwer einstellbares Krampfleiden).
- **Zerebrale Raumforderung:** Hydrozephalus, Tumor, Abszess.
- **Metabolische Entgleisung** (▶ 18.12): z. B. bei Diab. mell.
- **Intoxikation** (▶ 8): z. B. Alkohol.
- **Überwässerung** bei Desmopressin-Therapie.
- **Pavor nocturnus:** Kleinkinder, wachen meist in 1. Nachthälfte in Panik auf, mit großer motorischer Unruhe, reagieren nicht auf Ansprache, allmähliche Beruhigung und wieder Einschlafen, tags darauf wissen sie nichts davon, häufig von Eltern als Epilepsie angesehen, ungefährlich → Ausschluss anderer Ursachen und Aufklärung.

Anamnese, Fremdanamnese
- Alter des Kindes? Typischer Fieberkrampf: ≥ 6 Mon. oder ≤ 5 J.
- Rezidiv oder Erstmanifestation?
- Anfallsbeschreibung: Beginn, Ablauf, Dauer des Anfalls?
- Häufigkeit der Anfälle: einzeln, Serie, Status?
- Bewusstseinsstörungen, Sprachäußerungen?
- Bestehender Infekt, Fieber, vorausgehende Erkrankung, Trauma?
- Dauermedikation, regelmäßige Einnahme, Erbrechen, Durchfall (Spiegel ↓)?
- Hinweise auf Intoxikation, z. B. Alkoholfötor, Medikamentenschachtel, Insektizidpackung?
- Medikamentöse Behandlung wegen Enuresis mit Desmopressin?

Leitbefunde
- Stuhl- und / oder Urinabgang?
- Atmung, Zyanose, Blässe?
- Temperaturmessung

- Neurologische Untersuchung (▶ 3.1.2): Vigilanz und Verhalten, Schmerzreaktion, Pupillen- und Bulbusmotorik, Meningismus (▶ 17.3.4), Seitendifferenz bei Reflexen, pathologische Reflexe, Tonus und Stellung der Extremitäten, Paresen, vegetative Symptome?
- Zungenbiss? Sonstige Verletzungen?
- Exsikkosezeichen?
- Blutzuckerstix

> Ein Krampfanfall ist akut nicht lebensbedrohlich, bei länger anhaltendem Krampf (Status epilepticus) ist er es jedoch und eine intensivmedizinische Behandlung bis hin zur Beatmung angezeigt. Akute Bedrohung auch durch den Auslöser des Krampfs (Meningitis, Tumor, metabolische Entgleisung etc.).

17.8.2 Maßnahmen bei Krampfanfällen

Kind krampft
- Ruhig arbeiten, das Kind ist im Krampf i. d. R. in den ersten Minuten nicht akut gefährdet.
- Verletzungsgefahr minimieren, auf den Boden legen, gefährliche Teile wegräumen, ggf. weiche Unterlage.
- Atemwege frei machen / halten.
- Stabile Seitenlage, wenn motorische Zuckungen sistieren.
- Diazepam rektal (z. B. Diazepam Desitin rectal tube®): Neugeborene 2,5 mg = ½ Rektiole 5 mg, Säuglinge oder 5–15 kg: 5 mg, Kleinkinder oder ≥ 15 kg: 10 mg. Kann nach 5 Min. einmal wiederholt werden, max. Dosis 20 mg, Risiko der Atemdepression bei rektaler Gabe eher gering, dennoch Überwachung.
- Bei weiterem Krampfen trotz Diazepam → NAW-Ruf.
- I. v. Zugang, Infusion.
- BZ-Messung.

Bei fortdauerndem Anfall (sobald venöser Zugang vorhanden)
- Midazolam (Dormicum®) 0,05–0,15 mg/kg KG i. v. (max. 2,5 mg/ED) und evtl. anschließende Dauerinfusion (0,03–0,06–0,12 mg/kg KG/h), je jünger desto niedriger dosieren
- Bei Versagen: Clonazepam (Rivortril®) 0,01–0,05 mg/kg KG i. v. langsam spritzen
- Bei Versagen Phenobarbital (Luminal®) 5–10 mg/kg KG i. v. langsam spritzen
- Bei Hypoglykämie Glukose 20 % 2–5 ml/kg KG i. v.
- Bei weiterer Erfolglosigkeit Therapie auf Intensivstation.

> Diazepam, Clonazepam und Phenobarbital wirken atemdepressiv. Intubationsbereitschaft.

Anfall bei Eintreffen bereits spontan sistiert
- Beruhigung der Eltern! Eltern berichten häufig unter Schock „Ich dachte mein Kind stirbt".

- Gute körperliche Untersuchung!
- Bei Temperatur ≥ 38,5 °C Antipyretika: Paracetamol Supp., Ibuprofen (▶ 17.4.1, ▶ Tab. 17.4), Diazepam für erneuten Krampfanfall bereithalten.
- Bei Exsikkose oder unklarer Situation i. v. Zugang mit Infusion, z. B. Ringer-Lsg. und BZ-Bestimmung.
- Bei Hypoglykämie: Glukose 0,5–1 g/kg KG (= 2–5 ml/kg KG Glukose 20 %) i. v.

Klinikeinweisung immer zur Diagnostik (Meningitis, Tumor, Blutung etc.), Überwachung und ggf. Therapie. Bei weiteren neurologischen Auffälligkeiten immer im NAW. Indikation zur stationären Aufnahme bei erstem Fieberkrampf großzügig stellen.

17.8.3 Bewusstseinsstörung und Bewusstlosigkeit

Differenzialdiagnostischer Überblick
- **Infektionen:** Meningitis, Enzephalitis, Sepsis.
- **SHT** (▶ 17.8.5): z. B. Sturz von Wickeltisch, „Schütteltrauma".
- **Krampfanfälle** (▶ 17.8.1): intra- und postiktal.
- **Medikamenten- oder Genussmittelintoxikation:** z. B. Schlafmittel oder Alkohol, sehr selten CO-Vergiftung.
- **Metabolische Ursachen:** z. B. Hypoglykämie, Hyperglykämie, diabetische Ketoazidose, Laktatazidose, angeborene Stoffwechselerkrankungen, akute NNR-Insuffizienz, Urämie (selten).
- **Intrakranielle Raumforderung:** Hirntumoren, -abszesse, Hydrozephalus.
- **Schock und Insult:** akute Ischämie, akute intrakranielle Blutung.
- **Psychiatrische Erkrankungen:** im Kindesalter selten.

Anamnese, Fremdanamnese
- Chronische Krankheit, z. B. Diabetes, Epilepsie, Hydrozephalus, bekannt?
- Kürzlich zurückliegender Unfall, auch „Bagatellunfälle"? (Ödem, Hirnblutung)
- Zugang zu Giften oder Drogen? Medikamentenschrank, Putzmittel?
- Gesundheitszustand in den letzten 24 h?
- Begleitsymptome, z. B. Krampfanfall?

Leitbefunde
- Atmung: Zyanose, Atemexkursionen?
- Kreislauf: kapilläre Füllungszeit, Puls, RR
- Grad der Bewusstseinsstörung, evtl. nach Glasgow Coma Scale (▶ Tab. 22.3)
- Pupillenstatus, Lichtreaktion, Reflexstatus
- Fontanelle: eingesunken bei Exsikkose, prominent bei Hirndruck
- Körpertemperatur: Fieber, z. B. bei Meningitis (▶ 17.4.2), Exsikkose; Hypothermie, z. B. bei Auskühlung, Ertrinkungsfall
- Hinweise auf Trauma: Verletzungen im Kopfbereich (Blutung), Palpation des Schädels: Stufe/Impression in der Kalotte (Fraktur), weitere Verletzungszeichen am Körper (Schütteltrauma, „battered child")
- Hinweise auf metabolische Störung: Geruch (V. a. Ketoazidose, Intoxikation), Kußmaul-Atmung (V. a. Hyperglykämie), BZ-Stix (Hypo-/Hyperglykämie)
- Cheyne-Stokes-Atmung: z. B. bei Enzephalitis, Hypoxie
- Exanthem, Purpura: Meningokokkensepsis

Maßnahmen bei Bewusstlosigkeit

 Klinikeinweisung sofort mit NAW.

Vitalfunktionen sichern (ABC-Regel)
- **Airway:** Atemwege frei machen, ggf. Erbrochenes, Fremdkörper entfernen, bei Säugl. Kopf in Neutralposition mit angehobenem Kinn, bei Kind Kopf nur leicht überstrecken, ab 12 J. überstrecken wie beim Erwachsenen.
- **Breathing:** Atemfrequenz, Atemtiefe, Zyanose beurteilen und ggf. bei V. a. Insuffizienz großzügige O_2-Gabe und ggf. Beatmung Säugl. 25–40 / Min., KK 20–25 / Min., Schulkind 16–20 / Min., ab 12 J. wie Erwachsene bis zum ausreichenden Heben und Senken des Thorax. Gute Maskenbeatmung mit ggf. Absaugung besser als lange Intubationsversuche!
- **Circulation:** bei unklarer Pulslage und fehlenden weiteren Lebenszeichen (Würgen, Husten, Abwehrbewegungen) direkter Beginn der Herz-Lungen-Wiederbelebung: immer möglichst 100 % O_2. Kinder haben immer ein Ventilations-, fast nie ein Myokardproblem. Druckpunkt ist das mittlere bis untere Sternumdrittel. Initial 5 Beatmungen, dann 15 × Thoraxkompressionen: 2 Beatmungen mit mögl. HF 120 / Min. Bei Neugeborenen Thoraxkompression : Beatmung = 3 : 1. Weiterführen bis Eintreffen NAW (▶ 4.4.6).

Bei suffizienter Atmung und gutem Puls
- Stabile Seitenlage, laufende Kontrolle der Vitalfunktionen, Wärmeverlust verhindern (z. B. Alufolie).
- Wenn vorhanden, O_2-Gabe.
- I. v. Zugang mit Infusion (z. B. NaCl 0,9 %, Ringer-Laktat-Lsg.).
- Bei V. a. Hypoglykämie und kein BZ-Stix verfügbar probatorisch 1 ml / kg KG Glukose 20 %. Bei gesicherter Hypoglykämie 2 ml / kg KG Glukose 20 % langsam i. v., BZ-Nachkontrolle, wenn vorhanden kontinuierliche Infusion von Glukose 10 %.
- Bei V. a. Vergiftungen ▶ 8.
- Bei Krampfanfall ▶ 17.8.1.

17.8.4 Commotio / Schädel-Hirn-Trauma

Anamnese, Fremdanamnese
- Unfallhergang (mögl. vom Kind schildern lassen)?
- Dauer der Bewusstlosigkeit und der Amnesie?
- Kopfschmerz, Übelkeit / Erbrechen, Verhaltensauffälligkeiten?
- Bekannte Gerinnungsstörung ?

Diagnostik
- Körperl. Untersuchung mit neurologischem Status, Liquoraustritt Nase / Ohr, Fraktur?
- Einteilung nach Glasgow Coma Scale (▶ Tab. 17.5, ▶ Tab. 22.3)

Komplikationen Schädelfraktur, Kontusion, sub- und epidurales Hämatom, intrazerebrale Blutung, Hirndruck, Hirnödem, Herniation, Krampfanfall.

Maßnahmen
- < 1 J. stationäre Überwachung. > 1 J. und ohne neurologische Auffälligkeiten und zuverlässigen Eltern ist eine 48-stündige Überwachung durch die Eltern

Tab. 17.5 Schweregradeinteilung Schädel-Hirn-Trauma

Grad	Klinik	Glasgow Coma Score
I (leicht)	• Bewusstseinsstörung ≤ 1 h • Vollständige Erholung • Kein fokales neurologisches Defizit	14–15
II (mittelschwer)	• Bewusstseinsstörung ≤ 24 h • Fokales neurologisches Defizit möglich	9–13
III (Schwer)	• Bewusstlosigkeit > 24 h; Bewusstlosigkeit < 24 h mit Zeichen der Hirnstammdysfunktion • Hirnorganisches Psychosyndrom > 24 h	3–8

(nachts Kind alle 2 h wecken) ambulant möglich. Bei jeder Auffälligkeit direkte Vorstellung in der Kinderklinik.
- Bei Unklarheiten, Erbrechen, neurologischen Auffälligkeiten, v. a. nasaler / otogener Liquorfistel, Gerinnungsstörung, starken Kopfschmerzen immer stationäre Überwachung.

Klinikeinweisung:
- Kinder mit mittelschwerem / schwerem SHT sind NAW-Indikation und benötigen intensive stationäre Therapie (Schockbehandlung, frühzeitige Intubation, enges Flüssigkeits- und BZ-Regime).
- Säuglinge werden über 24 h stationär überwacht.

17.8.5 Kopfschmerz

Kopfschmerz ist die häufigste Gesundheitsstörung im Kindes- und Jugendalter, 35 % der Kinder mit 7 J. haben wiederholte Kopfschmerzepisoden.

Differenzialdiagnostischer Überblick
- **Spannungskopfschmerz:** diffuser oder frontookzipitaler Dauerschmerz, meist > 10. LJ, nachmittags, abends, bei Stress, keine Besserung im Schlaf
- **Migräne:** akut einsetzende meist halbseitige, frontal betonte Kopfschmerzen über mehrere Stunden mit Licht- und Geräuschempfindlichkeit, meist mit Pubertät beginnend, aber auch schon im Kleinkindesalter möglich, Besserung im Schlaf, häufig auch Übelkeit, Erbrechen, visuelle Aura, bis 80 % positive Familienanamnese, im Kindesalter häufig Mischtypen von Spannungs- und Migräne-Typ
- **Fortgeleiteter Schmerz:** Sinusitis, Otitis, Augenanomalien, Zahnprobleme, HWS-Beschwerden, Pharynxprobleme
- **Akuter Hirndruck:** Schädel-Hirn-Trauma, akute Blutung, verstopfter zerebroabdominaler Shunt, intrakranielle Gefäßanomalie, hypertensive Krise
- **Chronisch erhöhter Hirndruck:** Hydrozephalus, Hirntumor, posttraumatische Blutung, chron. Subduralhämatom, Hirnabszess, Sinusvenenthrombose (auch akut), Pseudotumor cerebri
- **Infektionen:** Meningitis, Enzephalitis, Sepsis
- **Psychosomatisch:** Depression, Angst, Konversionssymptomatik

Anamnese / Fremdanamnese
- Kopfschmerzform (dumpf, drückend, pulsierend, bohrend, hämmernd, stechend)?

- Wann und wie Beginn des Kopfschmerzes? Trauma?
- Kopfschmerz gleichbleibend, zunehmend, wiederkehrend?
- Dauer der Kopfschmerzepisode?
- Lokalisation?
- Fieber, Infektsymptome?
- Begleitsymptome (Übelkeit, Erbrechen, Aura, vegetative Symptome)?
- Medikamenteneinnahme (Analgetika, Ritalin®, Pille)?
- Familienanamnese?

Diagnostik
- Komplette körperliche Untersuchung (Ursachen des fortgeleiteten Schmerzes)
- Neurologische Untersuchung mit Hirnnervenprüfung und Meningismus-Ausschluss
- Blutdruckmessung

Maßnahmen
- **Spannungskopfschmerz:** Entspannungstechniken (progressive Muskelrelaxation), Pfefferminzöl 10 % (bei größeren Kindern) auf Schläfen und retroaurikulär, Paracetamol, Ibuprofen (Dosis ▶ 17.4.1, ▶ Tab. 17.4), **cave:** Schmerzmittelabusus durch medikamenteninduzierte Kopfschmerzen
- **Migräne:** Ruhe, dunkler Raum, kühle Umschläge, Ibuprofen, Paracetamol (Dosis ▶ 17.4.1, ▶ Tab. 17.4), Dimenhydrinat (z. B. Vomex®), Metamizol als 2. Wahl (z. B. Novalgin®), Triptane (z. B. Sumatriptan®)
- **Maßnahmen:** Kopfschmerztagebuch führen, Tages- / Schlafrhythmus, Biofeedback-Techniken, Fernseh- / Computerkonsum minimieren.

Klinikeinweisung, falls neurolog. Symptome, Meningismus oder anhaltendes Erbrechen.
Vorstellung beim Kinderarzt bei anhaltenden Beschwerden → HNO-Status, Augenhintergrund, kinderneurologische Diagnostik und EEG, ggf. MRT.

Bis zum Ausschluss immer an akut bedrohliche Ursachen (Meningitis, Tumor etc.) denken. Ggf. auch akute stationäre Abklärung einleiten!

17.8.6 SID (plötzlicher Kindstod) und Near-missed SID

- **SID (Sudden Infant Death):** Plötzlicher Tod eines Säuglings, der aufgrund der Vorgeschichte unerwartet eintritt und bei dem eine sorgfältige Obduktion keine adäquate Todesursache erbringt (Häufigkeitsmaximum 1. + 2. LT sowie 2.–4. LMo). Ca. 120 Todesfälle pro Jahr in Deutschland.
- **Near-missed SID:** ALTE (**A**pparent **L**ife **T**hreatening **E**vent), ALE (**a**nscheinend **l**ebensbedrohliches **E**reignis): akutes Apnoe-Ereignis im Säuglingsalter mit ausgeprägter Blässe oder Zyanose, hypotonem Muskeltonus und Bradykardie. Risiko für SID nach ALTE um 10–40 % erhöht.

Risikofaktoren
- Schlafen in Bauchlage oder Seitenlage, im Elternbett. Rauchen in der Familie. Säuglinge drogenabhängiger oder in Schwangerschaft rauchender Mütter. Überwärmtes Zimmer.
- Bruder / Schwester an plötzlichen Kindstod verstorben. Z. n. Near-missed SID.

- Ehemalige Frühgeborene, besonders bei Geburtsgewicht ≤ 1 500 g, bronchopulmonaler Dysplasie, symptomatischen Apnoen und Bradykardien.
- Niedriger sozioökonomischer Status der Familie.

Differenzialdiagnosen
- Kindesmisshandlung (▶ 17.9)
- Intoxikation, Botulismus im Säuglingsalter (Honig, Ahornsirup)
- ZNS-Erkrankung (intrakranielle Blutung, Krampfanfall), **cave:** Kindesmisshandlung
- Infektion (Sepsis, Meningitis, Enzephalitis, RSV, Pertussis)
- Angeborener Herzfehler oder Herzrhythmusstörungen (Long-QT-, WPW-Syndrom)
- Atemwegsobstruktion, **cave:** Ersticken (Kindesmisshandlung)
- Stoffwechselerkrankungen (Hypoglykämie, Fettsäure-Oxidations-Defekt)

Maßnahmen
- NAW rufen!
- Kreislaufkontrolle und **direkte Reanimationsmaßnahmen**
- Near-missed SID: starke Stimulation, suffiziente O_2-Beatmung
- Wärmeverlust ausgleichen („Nobody is dead, until he is warm and dead!")

> - Bei fehlender Erholung unter Reanimation eigene Maßnahmen prüfen und fortführen.
> - Vor allem kleine Kinder haben besonders bei Unterkühlung enorme Reserven und auch nach längeren Zeiten Reanimationschancen → nicht zu früh aufhören und keine voreiligen Schlüsse ziehen.
> - Beendigung der Reanimation möglichst erst auf der Kinderintensivstation!

Klinikeinweisung sofort mit NAW.

Psychologische Aspekte
- Eine Säuglingsreanimation wird schon aus psychologischen Gründen möglichst erst in der Klinik beendet (sofern nicht direkte Todeszeichen vorhanden). Damit wurde für das Kind alles Mögliche getan und es ist nicht in der elterlichen Wohnung verstorben.
- Eine häufige DD des plötzlichen Kindstodes ist die Kindesmisshandlung, daher wird in dieser Situation in jedem Fall die Polizei eingeschaltet. Todesursache ungeklärt.
- Eine gerichtsmedizinische Obduktion sollte erfolgen. Dies muss den Eltern bei Beendigung der Reanimation mit Empathie und Mitgefühl, aber klar und verständlich mitgeteilt werden. Auch für die Eltern ist eine Obduktion die Möglichkeit der Ursachenfindung und endgültigen Entlastung.

17.9 Kindesmisshandlung

Keine verbindliche Definition! Verhalten gegenüber einem Kind, das außerhalb der Norm liegt und ein beträchtliches Risiko für einen körperlichen oder seelischen Schaden birgt oder diesen bereits herbeigeführt hat. In Familien, aber auch in Institutionen. Arten: körperlicher Missbrauch, sexueller Missbrauch,

17.9 Kindesmisshandlung

seelischer Missbrauch, Vernachlässigung. Ursachen: multifaktoriell. Kommt in allen sozialen Schichten vor, Armut ist Risikofaktor. Täter: meist Väter / Lebensgefährten der Mutter, seltener Mütter, Babysitter etc.
Häufigkeit in Deutschland: ca. 100-200 Fälle / Jahr (hohe Dunkelziffer). Letalität bis 30 %! Langzeitschäden 62–90 %. Beide Geschlechter betroffen. Je jünger, umso gefährdeter (Gipfel: Säugl. / KK). Entwicklungsgestörte Kinder gefährdeter.

> Immer an Kindesmisshandlung denken!

Verdacht auf Kindesmisshandlung
- Verzögertes Aufsuchen des Arztes trotz schwerer Verletzung / Krankheit.
- Häufiger Kinderarztwechsel.
- Unangebrachte Reaktion der Eltern auf die Schwere der Verletzung (zu besorgt oder zu gleichgültig).
- Unterschiedliche oder nicht plausible Angaben zum Verletzungshergang.
- Ungeschicklichkeit oder andere Kinder werden für Verletzung verantwortlich gemacht.
- Passt Verletzung zum Entwicklungsstand des Kindes?
- Sind mehrzeitige Verletzungen vorhanden, die von verschiedenen Unfällen herrühren müssen?
- Kind < 1 J. mit Fraktur (75 % sind von außen zugefügt).
- Frakturen bei nicht gehfähigen Kindern.
- Schwere Kopfverletzung im Säuglingsalter (bis zu 95 % Misshandlung, immer massive Gewalteinwirkung)
- Frakturen außer Klavikula-, Tibia- und Radiusfrakturen enstehen beim Spielen äußerst selten.
- Intrakranielle Verletzung bei Fallhöhe < 1,5 m.
- Sexuell übertragbare Erkrankung bei Kind < 12 J., Schwangerschaft?
- Verhalten des Kindes: oft furchtsam, reizbar, depressiv, gewalttätig, suizidales Verhalten; bei seelischer Misshandlung: passiv und äußerst bemüht zu gefallen.

Befunde bei Kindesmisshandlung
- Schlechter Pflegezustand, Gedeihstörung, Übermüdung, Fehlen geeigneter Kleidung (Vernachlässigung)
- Alte und frische Verletzungen (auch Frakturen) nebeneinander (DD: Osteogenesis imperfecta, kongenitale Syphylis)
- Verletzung vor allem an „geschützten" Körperteilen (Gesäß, Rücken, Unterarmbeugeseite, Ohren, Wangen, Mund, oben mittig auf Schädel)
- Verletzung der Lippenbändchen, Mund, Zähne (gewaltsames Füttern möglich), blaue Flecken um den Mund (sexueller Missbrauch?)
- Fleckige Alopezie mit unterschiedlichen Haarlängen (Ausreißen), Einrisse der Ohrläppchen (am Ohr ziehen, DD: Neurodermitis)
- Handabdrücke, ovale Fingerspitzenabdrücke, Profilabdruck Schuh (Fußtritte), streifenförmige Rötung / Hämatome (Gürtel?), Doppelstriemen (Stockschläge), Abschürfung / Rötung / Hämatom an Hand- und / oder Fußgelenk (Fesselung)
- Mehrere kleine Verbrennungen (Zigaretten?)
- Symmetrische, klar begrenzte Verbrühungen an Extremitäten, Verbrühung Gesäß (durch Eintauchen)

- Bissspuren
- Petechien im Gesicht / Hals (Würgen, DD: Erbrechen, heftige Hustenanfälle)
- Frakturen: Rippenfrakturen, Wirbelkörperfraktur oder Wirbelkörperfortsätze, Sternalfraktur, (metaphysäre Fraktur), multiple, komplexe Frakturen, mehr als ein Schädelknochen betroffen
- **Schütteltrauma:** (subdurales Hämatom, Retinablutung, diffuser Hirnschaden): Irritabilität, Trinkschwierigkeiten, Somnolenz, Apathie, zerebrale Krampfanfälle, Apnoe, Temperaturregulationsstörung, Erbrechen bei Hirndruck, als Shaken-Impact-Syndrome + Aufschlagen des Kopfes auf harter Oberfläche
- Frische anogenitale Verletzungen, vergrößerte Hymenalöffnung mit Hymenruptur, Schwierigkeiten beim Gehen oder Sitzen, Hämatome / Risse, vaginale Blutung, Condylomata acuminata (Feigwarzen) im Anogenitalbereich
- **Cave:** Bauchtritte → äußerlich oft keine Verletzung
- Sonderform: **Münchhausen-Syndrom by proxy**: Bezugspersonen produzieren / verfälschen körperliche und psychische Symptome beim Kind mit der Folge unnötiger Therapien

Diagnostik
- Immer vollständige körperliche Untersuchung, Art der Verletzung
- Anamnese und Befund passen nicht zusammen, offene Fragen stellen

Maßnahmen
- **Wenn Anamnese nicht mit Befund übereinstimmt → Klinikeinweisung.** Gegenüber den Eltern den Verdacht zunächst nicht äußern, sondern einen medizinischen Grund für stationäre Therapie nennen (z. B. muss geröngt werden, Gerinnungskrankheit möglich).
- Telefonat mit zuständigem Arzt über den V. a. Kindesmisshandlung (Meldung Jugendamt, Anzeige bei Polizei / Staatsanwaltschaft nach weiterer Diagnostik über Klinik, darauf hinweisen und dokumentieren). Klinik kann Gynäkologie, Rechtsmedizin etc. einbeziehen.
- An genaue Dokumentation denken (Anamnese, körperliche / psychische Befunde, ggf. Fotos)! Geschehensablauf laut Eltern / Kind notieren, auch wörtliche Zitate der Eltern / des Kindes.
- Evtl. bei „leichten Fällen": Gespräch mit den Eltern, bei Kooperationsbereitschaft der Eltern Vorstellung beim Kinderarzt am nächsten Tag mit allen Kindern, telefonische Information an den behandelnden Kinderarzt, Meldung an das Jugendamt, Eltern darüber informieren.

> **Probleme bei einer Meldung:** immer Risiko des diagnostischen Irrtums. Trotz Schweigepflicht (§ 203 StGB), Meldung möglich → rechtfertigender Notstand „das höherwertige Rechtsgut". Straftat des Misshandelnden: Körperverletzung / ggf. mit Todesfolge.

18 Geriatrische Notfälle

Dorothea Dehnen und Gabriele Fobbe

18.1	**Besonderheiten** *Gabriele Fobbe* 514	18.10	**Unruhe** *Gabriele Fobbe* 523
18.2	**Chronische Schmerzen** *Gabriele Fobbe* 515	18.11	**Infektionen** *Gabriele Fobbe* 523
18.3	**Schwindel** *Gabriele Fobbe* 516	18.11.1	Altersassoziierte Probleme 523
18.4	**Stürze** *Gabriele Fobbe* 517	18.11.2	Harnwegsinfektion 523
18.5	**Obstipation** *Gabriele Fobbe* 518	18.11.3	Pneumonie *Gabriele Fobbe* 525
18.6	**Diarrhö** *Gabriele Fobbe* 519	18.12	**Diabetes mellitus** *Dorothea Dehnen* 526
18.7	**Exsikkose** *Gabriele Fobbe* 520	18.12.1	Entgleisung des Blutzuckers 526
18.8	**Malnutrition** *Gabriele Fobbe* 520	18.12.2	Häufige Komplikationen bei Diabetikern 528
18.9	**Schlafstörungen** *Gabriele Fobbe* 522	18.13	**Gewalt gegen alte Menschen** *Gabriele Fobbe* 529

18.1 Besonderheiten

Gabriele Fobbe

- Funktionelle Syndrome, die geriatrischen „I" – Immobilität, Instabilität, Intellektueller Abbau, Inkontinenz und Iatrogene Schädigung – sind häufig.
- Krankheitssymptome sind weniger typisch, sie werden weniger intensiv erlebt und geschildert, sie können organfern auftreten.
- Funktionelle Störungen als Krankheitssymptom nehmen zu.
- Nicht die gesamte Multimorbidität kann behandelt werden. Eine Hierarchisierung der Probleme unter Berücksichtigung der persönlichen Ziele der Patienten ist sinnvoll.
- Entscheidungen für oder gegen diagnostische und therapeutische Maßnahmen sind nicht allein am kalendarischen Alter, sondern auch an funktionellen Parametern zu orientieren.

> Kalendarisches Alter allein rechtfertigt keinen Therapieverzicht.

- Palliative Situationen sind gekennzeichnet durch:
  - Verschlechterung des Allgemeinzustands
  - Verlust oder deutliche Einschränkung der Mobilität, Bettlägerigkeit
  - Anhaltende belastende Symptome
  - Gewichtsverlust
  - Häufung ungeplanter Krankenhauseinweisungen
  - Wunsch des Patienten nach Therapiebegrenzung

Pharmakotherapie

Ältere Menschen sind eine besonders vulnerable Patientengruppe. Sie erleiden mehr unerwünschte Arzneimittelereignisse (UAE) als Jüngere. Ein besonders hohes Risiko besteht für Menschen, die in Pflegeeinrichtungen leben.

Einflussfaktoren auf die Arzneimitteltherapie im Alter

- Multimorbidität
- Einschränkung von Kognition, Motorik und Koordination, des Sehvermögens
- Schluckstörungen, verminderter Speichelfluss, vermindertes Durstgefühl

> Bei Neuverordnung eines Medikaments immer die bestehende Medikation überprüfen.

Unspezifische Symptome unerwünschter Arzneimittelwirkungen

- Schwindel
- Schläfrigkeit
- Verwirrtheit, Delir
- Stürze
- Mundtrockenheit
- Harnverhalt, Obstipation

- FORTA (**F**it f**OR** **T**he **A**ged): Positiv-Negativ-Kategorisierung von Arzneimitteln
- PRISCUS-Liste: potenziell inadäquate Medikation im Alter
- Dosierung von Arzneimitteln bei eingeschränkter Nierenfunktion https://www.dosing.de

Strategien bei älteren und alten Patienten
- Start low, go slow: Anpassung der Arzneimitteldosis an das Lebensalter
- Keep it simple: einfaches Einnahmeschema
- Handhabbarkeit von Inhalationssystemen, Tablettenblistern, Tropfflasche bedenken
- Psychosoziale Situation einbeziehen: Klärung, ob Unterstützung erforderlich, gewünscht, vorhanden ist

18.2 Chronische Schmerzen

Gabriele Fobbe

Chronische Schmerzen bei älteren und alten Patienten sind häufig. Die Schmerzschwelle erhöht sich bei gleichzeitig herabgesetzter Schmerztoleranz.
Ursachen sind in den meisten Fällen degenerative Gelenkerkrankungen und WS-Veränderungen.
Es gelten die Regeln der allgemeinen Schmerztherapie (▶ 19). Schmerzfreiheit als Therapieziel ist unrealistischer als in jüngerem Lebensalter.

Symptome
- Schlafstörungen
- Appetitlosigkeit
- Immobilität
- Sozialer Rückzug
- Depressive Entwicklung

Anamnese
- Trauma
- Einnahme frei verkäuflicher Analgetika
- Depressive Stimmungslage

Diagnostik Bei nicht mehr kommunikationsfähigen Menschen Beurteilungsbögen zur Schmerzeinschätzung durch Verhaltensbeobachtung verwenden:
- BESD-Skala (Beurteilung von Schmerzen bei Demenz), ▶ Abb. 22.2: Atmung, neg. Lautäußerungen, Körperhaltung, Mimik, Reaktion auf Trost
- Doloplus-2-Skala: verbaler Schmerzausdruck, Schonhaltung in Ruhe, Schutz von schmerzhaften Körperzonen, soziale Aktivität, Verhaltensstörung

Maßnahmen
- Grundsätze der Schmerztherapie beachten (▶ 19.2)
- Kombination peripher und zentral wirkender Substanzen
- Nicht medikamentöse Maßnahmen: Kälte, Wärme, körperliche Aktivität

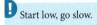
Start low, go slow.

Tab. 18.1 Schmerzmittel im Alter

Substanz	Dosierung bei Behandlungsbeginn	Bewertung nach FORTA©	Vorteile / Nachteile im Alter
Paracetamol	3–4 × 1000 mg/d	A	• Geringe gastrointestinale Toxizität • Geringe Wechselwirkungsrate
Metamizol	4 × 500–1000 mg/d	B	• Spasmolytische Wirkung • Kurzes Dosierungsintervall
NSAID, z. B. Ibuprofen	2–4 × 600 mg/d	D	• Gastrointestinale Läsionen häufig • KI: schwere Niereninsuffizienz
Cox-II-Hemmer, z. B. Celecoxib	1 × 200 mg/d	D	• Gehäufte Inzidenz Apoplex/Herzinfarkt • KI: Herzinsuffizienz
Tilidin/Naloxon	2 × 50 mg ret./d	C	Keine Dosisanpassung bei eingeschränkter Nierenfunktion
Tramadol	2 × 100 mg ret./d	C	Häufig Schwindel
Hydromorphon	2 × 4 mg ret.	B	Geringere Berücksichtigung einer verringerten Nierenfunktion
Buprenorphin	3–4 × 0,2 mg/d	B	Geringeres Sturzrisiko
Morphin	2 × 10 mg ret./d	C	Hypotension, Müdigkeit
Oxycodon/Naloxon	2 × 10/5 mg ret./d	C	Schwindel

Kategorie A: unverzichtbar, Kategorie B: vorteilhaft, Kategorie C: fragwürdig, Kategorie D: vermeiden

18.3 Schwindel

Gabriele Fobbe

Schwindel im Alter häufig ohne klar erkennbare Ursache, Störung der Gleichgewichtswahrnehmung und Verarbeitung.

Symptome
- Allgemeine körperliche Unsicherheit
- Gangunsicherheit
- Benommenheit
- Angst

Anamnese
- Schwindelart und zeitliche Dauer (▶ 5.8)
- Begleitsymptome: Übelkeit, Kopfschmerzen
- Hör- und Sehstörungen
- Muskuloskelettale Erkrankungen: Sarkopenie, Arthrose
- Polyneuropathie, Morbus Parkinson
- Kognitive und psychische Störungen

- Medikation: Antihypertensiva, Hypnotika, sedierende Antidepressiva / Antipsychotika, Antikonvulsiva
- Alkoholkonsum

Diagnostik
- Allgemeinmedizinische Basisuntersuchung (▶ 3.1.1)
- Kreislaufkontrolle: RR, Herzauskultation
- Neurologische Zusatzuntersuchung (▶ 3.1.2)
  - Rombergtest, Tandemstand
  - Diadochokinese
  - Gangprüfung: Gehen in drei Geschwindigkeiten (langsam bis schnell)
  - Muskelkraft
  - Sensibilität, Vibrationsempfinden

> Schwindel kann auch Symptom eines zentralen zerebrales Ereignisses sein: Hirnstamm- oder Kleinhirnischämie.

Maßnahmen
- Behandlung spezifischer Schwindelursachen (▶ 5.8)
- Beruhigen
- Kurzfristig Antiverginosa: Cinnarizin plus Dimenhydrinat (z. B. Vertigo Vomex®) 20 / 40 mg Tbl. bis zu 3 × tgl. / d; **cave:** Nierenfunktion, Einnahme von QT-Zeit verlängernden Medikamente; Betahistin. Homöopathikum Vertigoheel® 3 × 1 Tbl. / d im Mund zergehen lassen.

> **Klinikeinweisung** bei Bewusstseinsstörung, neurologischen Begleitsymptomen

18.4 Stürze

Gabriele Fobbe

Stürze und Frakturen führen zu Hospitalisierung und Abnahme funktioneller Fähigkeiten.

Symptome
- Bewusstlosigkeit
- Sichere und unsichere Frakturzeichen (▶ 7.1.8)
- Sturzangst

Anamnese
- Sturzhergang, ggf. Fremdanamnese
- Sturzrisikofaktoren
  - Gangstörung, Gleichgewichtsstörung
  - Sarkopenie
  - Inkontinenz
  - Sehstörung
- Einnahme von „Fall risk increasing drugs" (FRID): Hypnotika, Antihypertensiva, Nitrate, Anticholinergika, Diuretika, Antiarrhythmika, Opioide
- Stürze in der Vorgeschichte
- Bekannte Osteoporose

18 Geriatrische Notfälle

Diagnostik
- Basisuntersuchung (▶ 3.1.1): RR, HF, Herzrhythmus, Prellmarken, WS-Klopfschmerz
- Bewusstseinslage, Orientierung, Pupillenreaktion (▶ 3.1.2)
- Frakturzeichen: WS, Becken, Femur, Humerus, Unterarm
- Assessment zur Einschätzung des Sturzrisikos: Gangbild, Einbeinstand, Tandemstand

> Das zunehmende Lebensalter ist ein eigenständiger Risikofaktor für Frakturen.

Maßnahmen
- Reduktion / Absetzen / Ersetzen sturzbegünstigender Medikamente
- Wundversorgung (▶ 3.9)
- Tetanusschutz überprüfen
- Bei Frakturverdacht: Rö-Diagnostik
- Bei Einschränkung der Mobilität: Thrombembolieprophylaxe: Certoparin, z. B. Mono Embolex 3000 IE Prophylaxe® 1 × tgl. s. c.
- Bei Schädelprellung: engmaschige Überprüfung von Bewusstsein, Vigilanz und Pupillenreaktion

Klinikeinweisung bei Frakturverdacht.

Abwendbar gefährlicher Verlauf
Entwicklung sub- und epiduraler Hämatome nach Schädelprellung.

18.5 Obstipation

Gabriele Fobbe

Symptome
- Weniger als 3 Stühle / Wo.
- Starkes Pressen
- Subjektiv unvollständige Entleerung
- Harter Stuhl

Anamnese
- Medikation: Diuretika, Opiate, Anticholinergika, trizykl. Antidepressiva, Antiepileptika
- Vorerkr.: Morbus Parkinson, Encephalitis disseminata, autonome Neuropathie bei Diab. mell., RM-Querschnitt, Hypothyreose
- Mangelnde Bewegung, Bettlägerigkeit
- Unzureichende Flüssigkeitsaufnahme
- Akute fieberhafte Erkrankung
- Beckenbodensenkung

Diagnostik Körperliche Untersuchung, ggf. Abdomen-Sonografie.

Maßnahmen
- Tgl. Trinkmenge von 1,5–2 l

- Erhöhung der Ballaststoffzufuhr: Weizenkleie, Flohsamenschale (z. B. Mucofalk®)
- Macrogol, z. B. Movicol Aromafrei® 1–3 Btl. / d, Natriumpicosulfat z. B. Laxaberal Abführ Tropfen® 10–18 Tr. 1 × tgl., Bisacodyl, z. B. Dulcolax Dragees-Eurimpharm® 1–2 Drg. abends oder Laxans ratio® 10 mg Supp. 1 × tgl., kurzfristig Klysma salinisch® 1 × tgl.
- Bei nicht ausreichender Wirkung: Prucaloprid, Resolor® 1 mg Tbl. 2 mg / d
- Bei Koprostase mit Skybala- Bildung: digitale Ausräumung (▶ 3.14)

> Die Verordnung von Abführmitteln zu Lasten der GKV ist nur in Ausnahmefällen möglich. Ausnahmen sind: Tumorleiden, Opiattherapie, Divertikulitis, Divertikulose, neurogene Darmlähmung.

18.6 Diarrhö

Gabriele Fobbe

Durchfälle können akut oder chronisch auftreten. Akute Diarrhö tritt meist im Rahmen einer akuten infektiösen Gastroenteritis auf. Chronische Durchfälle beruhen meist auf einer nicht-infektiösen Genese (▶ 5.4).

Symptome
- Mehr als 3 Stühle / d
- Erhöhtes Stuhlgewicht
- Erhöhter Wasseranteil > 75 %
- Unfreiwilliger Stuhlabgang

Anamnese
- Übelkeit, Erbrechen, Fieber
- Laxanzien-Einnahme
- Antibiotika-Therapie in den letzten 4–8 Wo.: Clostridium difficile
- NSAID: Kolitis mit wässriger, teilweise blutiger Diarrhö
- Genuss von Süßstoffen
- Weitere Krankheitsfälle im sozialen Umfeld: Noro-Virus, Salmonellen

Diagnostik
- Körperliche Untersuchung inkl. digital-rektaler Untersuchung
- Stuhlvisite

Maßnahmen
- Engmaschige klinische Kontrolle
- Flüssigkeits- und Elektrolyt-Substitution (▶ 18.7)
- Schonkost:
  - ✗ Kaffee, Säfte, Limonade, fettige Speisen
  - ✓ Reis, Bananen, Zwieback, Tee
- Kurzfristig antiemetische Medikation
- Motilitätshemmnung: Loperamid, 2 bis max. 6 mg / d, **cave:** Ileus, Megacolon
- Flohsamenschale bei chronischer Diarrhö Flohsamenschale, z. B. Mucofalk® Btl. 2 × tgl.
- Stuhlhygiene bei infektiöser Gastroenteritis
- Antibiotikagabe nur bei Immunsuppression, schweren, fiebrigen und langwierigen Verläufen, Clostridium-difficile-Infektion

18.7 Exsikkose

Gabriele Fobbe

Begünstigende Faktoren
- Abnahme des Körperwassers
- Vermindertes Durstgefühl
- Schluckstörungen
- Wunsch, Toilettengänge zu vermeiden

Symptome
- Verminderter Hautturgor
- Verminderte Jugularvenenfüllung
- Reduzierte Speichelproduktion
- Reduzierte Schweißproduktion → trockene Achselhöhlen
- Verminderte Urinmenge
- Reduzierte kognitive Fähigkeiten, Aufmerksamkeitsstörung
- Gangunsicherheit

Anamnese
- Medikamenteneinnahme: Diuretikum?
- Trinkprotokoll

Komplikationen
- Delir
- Akutes Nierenversagen

Diagnostik Ggf. Sonografie der V. cava.

Maßnahmen
- Flüssigkeitsbedarf liegt bei ca. 30 ml Flüssigkeit / kg KG.
- Strukturiertes Trinkregime.
- Subkutane Infusion zur Flüssigkeitsgabe (▶ Abb. 18.1).

> **Subkutane Infusion**
> - **Wo:** Flanke, Oberschenkel
> - **Was:** Tutofusin® Lsg.
> - **Wie rasch:** max. 1 l in 4–6 h, 1 Tr. / Sek.
> - **KI:** Schock, massive Ödeme, Antikoagulation, Sterbephase
> - **KO:** selten ernste Komplikationen, Schwellung an der Einstichstelle möglich

> Behandlungsziel in der Geriatrie ist die Erhaltung und Förderung der Selbstständigkeit und Selbstversorgungsfähigkeit → die ambulante Behandlung ist grundsätzlich der Klinikeinweisung vorzuziehen.

18.8 Malnutrition

Gabriele Fobbe

Unter- und Fehlernährung begünstigen Gebrechlichkeit (Frailty) und den Verlust von Muskelmasse und Kraft (Sarkopenie).

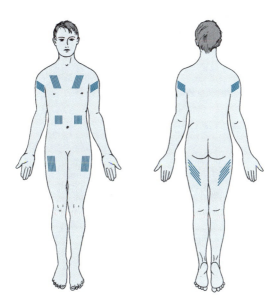

Abb. 18.1 Geeignete Körperareale zur subkutanen Flüssigkeitsgabe [L157]

Symptome
- Abnahme des Oberarm- und Unterschenkelumfangs (Oberarm < 22 cm, Unterschenkel < 31 cm)
- Verminderte Handkraft
- Schnelle Erschöpfung

Anamnese
- Kau- und/oder Schluckstörungen
- Appetitlosigkeit
- Schmerzen bei der Nahrungsaufnahme
- Tremor, Paresen, dementielle Entwicklung
- Unverträglichkeiten

Diagnostik
- Zahnstatus, Sitz der Zahnprothese: Druckstellen, Stomatitis
- Inspektion der Schleimhaut: Soor, Aphthen

Maßnahmen

> Kein „Überreden" zum Essen, kein Zwang.

- Regelmäßiges Anfeuchten der Mundschleimhaut.
- Fingerfood anbieten, die Geschmacksqualität „süß" wird am besten wahrgenommen.

- Prothesenstomatitis: Reinigung der Prothese mit Chlorhexidin-Lsg. (z. B. Chlorhexamed Fluid®).
- Subkutane Flüssigkeitsgabe.

> Careful Hand-feeding als perorale Ernährungsunterstützung ist einer Sondenernährung vorzuziehen.

18.9 Schlafstörungen

Gabriele Fobbe

Schlafstörungen bei älteren Menschen sind häufig. Mehr als 50 % aller Patienten, ♀ > ♂, berichten über Ein- und Durchschlafstörungen oder Früherwachen, die zu einer relevanten Beeinträchtigung der Befindlichkeit führen.
Lange Bettliegezeiten, z. B. in Senioreneinrichtungen oder zu frühes Zubettgehen stören die zirkadiane Rhythmik.

Symptome
- Sorgen um Schlafmangel und Grübeln über Folgen
- Müdigkeit
- Stimmungsschwankungen
- Depressivität, Ängstlichkeit

Anamnese
- Gesamtschlafzeit < 6–8 h
- Einschlaflatenz > 30 Min.
- Wachliegezeit > 2 h
- Aufwachereignisse pro Nacht > 2–4
- Tagesmüdigkeit
- Ungewolltes Einschlafen am Tag
- Komorbide Insomnie bei Herzinsuffizienz, demenzieller Entwicklung, Schmerzsyndrom, Depression, Inkontinenz
- Medikation mit ungünstigem Einfluss auf den Nachtschlaf: Kortikoide, Diuretika, aktivierende Antidepressiva, Levodopa
- Alkohol, Kaffee, Tee

Diagnostik
- Grunderkrankungen, die Insomnie begünstigen
- Medikation prüfen: schlafstörende Medikamente

Maßnahmen
- Bettliegezeiten reduzieren
- Beratung zur Schlafhygiene
- Bei komorbider Insomnie Grunderkrankung behandeln
- Pharmakotherapie
  - Phytotherapeutika: Baldrian, hochdosiert: in Kombination mit Hopfen, z. B. Baldrian Dispert Nacht® 1 Tbl. zur Nacht, in Kombination mit Melisse Sedariston Tropfen F D Nacht® 1,5–3 ml zur Nacht
  - Nur kurzfristig Hypnotika. **Cave:** Stürze, Frakturen, erhöhte Hospitalisierungs-und Sterblichkeitsrate
  – Kurzwirksame Benzodiazepine: Temazepam, z. B. Temazep-CT® 10 mg Kapseln, 1 Kps. zur Nacht
  – Zolpidem, z. B. Zolpidem AL® 5mg, 1 Tbl. zur Nacht

18.10 Unruhe

Gabriele Fobbe

Symptome
- Ruhelosigkeit, Nesteln, Störung des Tag-Nacht-Rhythmus.
- Manipulation an Infusionsleitungen, Kathetern.
- Sieht, hört, riecht Dinge, die nicht da sind.

Anamnese Dementielle Entwicklung, akute Infektionen, Exsikkose, Medikamenten-UAW, Harnverhalt, Schmerzen.

Diagnostik
- Fremdanamnese
- RR, BZ
- Allgemeinmedizinische Basisuntersuchung (▶ 3.1.1)

Maßnahmen
- Orientierung erleichtern: Brille und Hörgeräte benutzen
- Ansprache
- Mobilisation
- Geregelter Schlaf-wach-Rhythmus
- Einbindung von Angehörigen

> Die Anwendung von Medikamenten sollte erst dann erfolgen, wenn nichtpharmakologische Maßnahmen versagen und Fremd- oder Eigengefährdung vorliegt.

- Medikation: Pipamperon-Lsg. (z. B Pipamperon-Neurax® Saft) 20 mg = 5 ml zur Nacht, kann wiederholt werden; Melperon-Lsg. (z. B. Melperon-CT®) 25 mg = 5 ml, kann wiederholt werden

18.11 Infektionen

Gabriele Fobbe

18.11.1 Altersassoziierte Probleme

Das klinische Bild der Infektion kann abgeschwächt oder atypisch sein. Häufig stehen unspezifische Symptome wie Verwirrtheit, allgemeine Schwäche, Lethargie, plötzliche Sturzhäufung im Vordergrund.

> Bei ambulanter Behandlung sind neben der Schwere der Erkrankung weitere Faktoren zu berücksichtigen:
> - Ist eine orale Medikation sicher möglich?
> - Ist die Versorgung sicher gestellt oder ist die soziale Situation unsicher?

18.11.2 Harnwegsinfektion

Häufigste Erreger sind E. coli, S. saprophyticus, Klebsiella pneumoniae, Proteus mirabilis.

Symptome
- Bei unterer Harnwegsinfektion / Zystitis (▶ 14.1.2):
  - Dysurie, Algurie
  - Imperativer Harndrang
  - Pollakisurie
  - Schmerzen über der Symphyse

 Eine Zystitis kann zu Dranginkontinenz mit ungewolltem Urinverlust führen.

- Bei oberer Harnwegsinfektion / Pyelonephritis:
  - Flankenschmerzen
  - Klopfschmerzhaftes Nierenlager
  - Fieber

Anamnese
- Harnabflussstörung bekannt
- Dauerkatheter
- Diabetes mellitus, **cave:** Verschlechterung einer instabilen Stoffwechsellage
- Niereninsuffizienz, **cave:** Progredienz der Niereninsuffizienz
- Immunsuppression

Diagnostik
- Körperliche Untersuchung
- Urinteststreifen: Nachweis von Nitrit und / oder Leukozyten; Nitrit neg. z. B. bei Klebsiellen-Infektion
- Urinkultur aus Mittelstrahlurin, wenn die Probe nicht unmittelbar zu verarbeiten ist, gekühlte Lagerung bei 2–8 °C

Maßnahmen

 Bei asymptomatischer Bakteriurie keine Antibiotikatherapie!

Unkomplizierte Harnwegsinfekte
Postmenopausale Frauen ohne relevante Begleiterkrankungen:
- Bei leichten Beschwerden: symptomatische Therapie mit Ibuprofen 400 mg
- Fosfomycin 3 g, z. B. Fosfomycin AL® 1 Beutel als ED
- Pivmecillinam 3 × 400 mg / d für 3 d (z. B. X Systo® Tbl.)
- Nitrofurantoin 2 × 100 mg / d für 5 d (z. B. Furadantin Retard® Tbl.)
- Nitroxolin 3 × 250 mg / d für 5 d (z. B. Nitroxolin forte® Tbl.)

Komplizierte Harnwegsinfekte
- **Männer:**
  - Kultur anlegen
  - Nitrofurantoin 2 × 100 mg / d für 7 d (z. B. Furadantin Retard® Tbl.)
- **Mit liegendem Urinkatheter:**
  - Katheter wechseln, Urinkultur aus neuem Katheter anlegen
  - Nitrofurantoin 2 × 100 mg / d für 7 d, z. B. Furadantin Retard® Tbl.
- **Akute Pyelonephritis:**
  - Ciprofloxacin 2 × 500 mg / d für 7d (z. B. Ciprofloxacin Aristo®)
  - Cefpodoxim 2 × 200 mg / d für 10 d (z. B. Cefpo Basics®)

Klinikeinweisung bei schwerem Krankheitsverlauf, AZ-Reduktion, Stoffwechselentgleisung, Immundefizienz.

18.11.3 Pneumonie

Gabriele Fobbe

Erreger meist S. pneumoniae, bei schweren Komorbiditäten oder in Pflegeheimen auch E. coli, Klebsiellen und S. aureus. Zur Risikostratifizierung und zur Entscheidungsfindung über das Behandlungssetting kann der CRB-65 Score (▶ Tab. 22.8) verwendet werden.
Siehe auch ▶ 5.6.5.

Symptome
- Atemwegssymptome: Husten, Auswurf, Dyspnoe, erhöhte Atemfrequenz, Thoraxschmerz
- Allgemeinsymptome: Fieber, Krankheitsgefühl, Bewusstseinsstörung, Desorientiertheit
- Fehlende Rhinorrhö

Anamnese
- Komorbidität: Herzinsuffizienz, ZNS-Erkrankungen, COPD, Bronchiektasen, Bettlägerigkeit, Schluckstörungen, PEG
- Immunsuppression

Diagnostik
- RR, HF, Atemfrequenz
- Auskultation: inspiratorische RG, Bronchialatmen
- Bewusstseinszustand
- Fähigkeit zur oralen Nahrungsaufnahme
- Sauerstoffsättigung

Maßnahmen

Bei klinischer Besserung und Entfieberung sollte die antibiotische Therapie max. 7 d dauern.

- Amoxicillin 3 × 750–1000 mg / d (z. B. Amoxi-CT® Filmtbl.)
- Doxycyclin 200 mg am 1. Tag, dann 100 mg / d, bei > 70 kg KG: 200 mg / d (z. B. Doxy M ratiopharm®)

Bei Komorbidität
- Amoxicillin / Clavulansäure, z. B. Amoxiclav Sandoz® 875 / 125 mg Tbl. 2 × tgl.
- Moxifloxacin, z. B. Moxifloxacin TAD® 400 mg, 1 Tbl. / d

Abwendbar gefährlicher Verlauf
Fehlendes Ansprechen auf die Therapie. Immer klinische Reevaluation nach 48 h.

Kriterien zur Risikoprädiktion: CRB-65-Index
- **C** = Confusion: Bewusstseinseintrübung
- **R** = Respiratory Rate: Atemfrequenz ≥ 30 pro Min.

- **B** = Blood pressure: diastolischer Blutdruck ≤ 60 mmHg oder systolischer Blutdruck ≤ 90 mmHg
- **65** = Alter ≥ 65 J.
- Individuelle Risikofaktoren: instabile Komorbidität, chronische Bettlägerigkeit

≥ 1 Kriterium positiv: Klinikeinweisung erwägen

18.12 Diabetes mellitus

Dorothea Dehnen

18.12.1 Entgleisung des Blutzuckers

Angestrebte Blutzuckereinstellungen (Zielwerte, venös)
- Junge Pat.: 100–125 mg/dl nüchtern und < 200 mg/dl postprandial
- Ältere Pat.: 100–180 mg/dl nüchtern (abhängig von Komorbiditäten und Lebenserwartung) und < 250 mg/dl postprandial wegen des Risikos folgenreicher Stürze bei hypoglykämischem Kollaps und der geringeren Relevanz von Spätfolgen

Symptome
- **Hypoglykämie:** Symptome unterschiedlich:
  - Leicht (Selbsthilfe möglich): Heißhunger, Unruhe, Schwitzen, Schwindel, Schwäche, Herzklopfen, Müdigkeit
  - Schwer (Fremdhilfe nötig): Aggressivität, ungezieltes Umhergehen, Verkennen von Personen, inadäquates Verhalten, Somnolenz, Krampfanfall, Koma
- **Hyperglykämie:** Erbrechen, Polydipsie, Polyurie, Exsikkose; Somnolenz, Verwirrtheit, Bewusstlosigkeit; bei Ketoazidose zudem: Azetongeruch, tiefe und starke gleichmäßige Atmung

Das diabetische Koma ist oft die Erstmanifestation der Erkr.!

Anamnese
- Einnahme von oralen Antidiabetika (OAD) mit Hypoglykämierisiko: Sulfonylharnstoffe (z. B. Glibenclamid, Glimepirid, Gliquidon), Repaglinid (nur in begründeten Ausnahmefällen zu GKV-Lasten verordnungsfähig), Nateglinid (GKV-Verordnungsausschluss)?
- Verwendung von Insulinspritzen oder -pen (z. B. Huminsulin® normal, Actrapid®, Insuman® rapid, Huminsulin® basal, Protaphane®, Insuman® basal, Liprolog®, Humalog®, NovoRapid®, Apidra®, Levemir®, Lantus®, Toujeo®, Tresiba®, Actraphane®, Insuman®Comp, Humalog®Mix, NovoMix®)?
- Einnahme von Antidiabetika mit geringem oder keinem Hypoglykämierisiko: z. B. Metformin, Pioglitazon (nur in begründeten Ausnahmefällen zu GKV-Lasten verordnungsfähig), Saxagliptin, Sitagliptin, Vildagliptin, Exenatid, Dulaglutid, Liraglutid, Acarbose, Miglitol, Dapagliflozin, Canagliflozin (zurzeit nicht auf dem dt. Markt erhältlich, Stand: 1/2019), Empagliflozin?

- Einnahme von Medikamenten, die in Kombination mit Sulfonylharnstoffen das Hypoglykämierisiko erhöhen: z. B. Vit.-K-Antagonisten (z. B. Warfarin, Marcumar), Antibiotika (z. B. Clarithromycin, Levofloxacin, Sulfamethoxazol-Trimethoprim, Metronidazol, Ciprofloxacin)?
- Einnahme von Medikamente, die das Hyperglykämierisiko erhöhen: z. B. Glukokortikoide, Ciclosporin, Tacrolimus, Theophyllin, antiretrovirale Medikamente (z. B. Ritonavir, Indinavir, Zidovudin), Statine, Betablocker (v. a. Carvedilol, Propranolol), Thiaziddiuretika?
- Medikamentenverwechselung? Falsche Dosierung?
- Mögliche Diätfehler? Diätform?
- Fieberhafte interkurrente Erkr.? Gastroenteritis? Niereninsuffizienz? Lebersynthesestörung?
- Alkoholkonsum? (DD: alkoholische Ketoazidose)?

Diagnostik BZ-Stix.

> Bei allen optischen Blutzuckermessgeräten gilt: Wenn der Blutstropfen das Messfeld nicht völlig bedeckt, werden extrem niedrige, falsche Werte angezeigt!

Differenzialdiagnosen Alle anderen Komaursachen ▶ 5.10.1, z. B. Apoplex.

Maßnahmen

Hypoglykämie:
- Pat. schnell 4–6 Stück Traubenzuckertabletten oder Würfelzucker essen lassen, hilfsweise Trauben-, Apfelsaft etc. (keine Diabetikersäfte), anschließend Butterbrote o. Ä.
- Bei unkooperativem Pat. zunächst 20–50 ml Glukose 40 % i. v. geben (langsam und bei laufender Infusion verabreichen → gefäßschädigende Wirkung) oder eine Fertigspritze Glukagon i. m. (wirkt nur bei vollen Glykogenspeichern), dann wie vorstehend.
- Bei Insulinpumpenträgern zunächst Katheternadel aus der Haut ziehen!

> **Cave:** keine Glukagongabe bei Sulfonylharnstoffbedingter Hypoglykämie → Gefahr der Verstärkung der Hypoglykämie!

> - Erneuter Blutzuckerabfall bei zuvor verabreichter, noch wirksamer Insulin- oder Sulfonylharnstoffmedikation! → Pat. muss für mind. 12 h von sachkundiger Person (z. B. Ehepartner) beobachtet werden.
> - Auch an Suizidversuch mit Insulin denken.

> **Klinikeinweisung** bei schweren Begleiterkr., z. B. hoch fieberhafter Infekt, oder Bewusstseinsstörung.

BZ 300–500 mg / dl:
- Pat. normal ansprechbar und wach, normale Atmung.
  - Wahrscheinlich „normale" BZ-Entgleisung bei Diätfehler etc. → 2 Fl. Mineralwasser innerhalb von 2 h trinken lassen (**cave:** Herz- und Niereninsuffizienz!).

- Bei insulinspritzenden Diabetiker: Korrektur mit kurz wirksamen Insulin (z. B. Actrapid®, Berlinsulin H Normal®, Huminsulin Normal®, Insuman®Rapid, NovoRapid®, Humalog®, Apidra®) nach Korrekturschema: 1 IE Insulin senkt BZ um ca. 40 mg/dl, Ziel-BZ 120–140 mg/dl (bei geriatrischen Pat. eher höherer Ziel-BZ). Alternativ Erhöhung der Dosis der nächsten Gabe des Mischinsulins (z. B. NovoMix®, Humalog®Mix, Liprolog®Mix, Actraphane®, Insuman®Comb).
  - BZ-Kontrolle mit ggf. erneuter Korrektur nach 2–4 h.
  - Pat. muss von sachkundiger Person überwacht werden (regelmäßige BZ-Kontrollen).
- Pat. somnolent, gesteigerte Atmung oder Azetongeruch: wahrscheinlich Ketoazidose.

Klinikeinweisung bei Bewusstseinsstörung, gesteigerter Atmung, Azetongeruch.

BZ > 500 mg/dl: Auch bei noch wachem und normal ansprechbarem Pat. besteht die Gefahr des raschen Umschlagens in ein hyperosmolares Koma.
- Viel trinken lassen (2 Fl. Mineralwasser) (**cave:** Herz- u. Niereninsuffizienz!)
- Großlumigen i. v. Zugang legen
- Volumenzufuhr mit NaCl 0,9 % (1 l/h) (**cave:** Herz- und Niereninsuffizienz!)

Klinikeinweisung sofort mit NAW.

BZ > 800 mg/dl:
- Gefahr des hyperosmolaren Komas
- Großlumigen Zugang legen
- Volumenzufuhr mit NaCl 0,9 % (1–1,5 l/h)

Klinikeinweisung sofort mit NAW.

Abwendbar gefährlicher Verlauf
Koma, Krampfanfälle mit Verletzungen, bei vorbestehender Herzinsuffizienz Gefahr der Dekompensation durch Volumenzufuhr.

Behandlungsziel bei Altersdiabetes: bei Pat. > 65. J. nach Konsensus:
- Symptomfreiheit und Wohlbefinden
- Normoglykämie nicht um jeden Preis (aber: hohe BZ-Werte nicht unbedenklich)
- Prävention akuter Stoffwechselentgleisungen: keine ständigen postprandialen Hyperglykämien > 250 mg/dl; unbedingt Vermeidung von Hypoglykämie (u. a. Kollaps, Sturz)
- Prävention des diabetischen Fußes

18.12.2 Häufige Komplikationen bei Diabetikern

- **Gespritzt und nicht gegessen:** Compliance-, Verständnis- und Gedächtnisproblem. Häufige Ursache von Hypoglykämien am späten Vormittag mit

und ohne Kollaps (**cave:** bei älteren Pat. Gefahr eines Schenkelhalsbruchs). Schlimmster und folgenreichster Fehler der Diabeteseinstellung bei Senioren. Wenn die Mitarbeit des Pat. nicht sicher ist, lieber vorsichtigere Medikation oder völliger Verzicht auf Medikamente.
- **Autonome diabetische Polyneuropathie mit unregelmäßiger Nahrungsresorption:** Völlig ungeordnete und unregelmäßige Magen- und Darmpassage und -verweilzeiten lassen die Kohlenhydratresorption aus einer definierten Mahlzeit unberechenbar werden.
- **Periphere Polyneuropathie:** Taubheitsgefühl der Füße, Sturzgefahr. Unbemerkte Wunden an den gefühllosen Füßen führen zu Gangrän und sind unbedingt sofort zu behandeln! Wundheilungsstörungen häufig! **Cave:** Frühsymptom der Polyneuropathie sind schweißlose Füße.

18.13 Gewalt gegen alte Menschen

Gabriele Fobbe

Das Phänomen der Gewalt gegen alte Menschen ist vielschichtig:
- Körperliche Gewalt
- Vernachlässigung, Unterlassung
- Psychische und verbale Gewalt, Aggressivität
- Sexualisierte Gewalt
- Problematischer Einsatz von Medikamenten
- Freiheitseinschränkung
- Finanzielle Ausbeutung

Gewalthandlungen finden sich im familiären Bereich und in Einrichtungen der ambulanten und stationären Pflege und Therapie. In den meisten Fällen sind sie Ausdruck von Überforderung und Hilflosigkeit.

Symptome
- Hämatome unterschiedlichen Alters
- Frakturen
- Festhalteverletzungen an Hand- und/oder Fußgelenken
- Wunden, Dekubitalulzera
- Hilfsmittel nicht erreichbar oder nutzbar
- Unangemessenes grobes Verhalten
- Auffälligkeiten in der Medikamentenversorgung (Medikamente zur Ruhigstellung)
- Unzureichende Körperpflege
- Abmagerung, Dehydrierung

Anamnese
- Körperliche Angriffe/Verletzungen, Bedrohung und Zwang durch Andere?
- Risikofaktoren für Gewalt:
  - Ältere Person: hohes Maß an Pflegebedürftigkeit, kognitive Einschränkung, Verhaltensauffälligkeiten, herausforderndes Verhalten
  - Täter: fehlende Unterstützung, Überforderung, Substanzmissbrauch, Abhängigkeit vom Opfer

Diagnostik
- Allgemeinmedizinische Basisuntersuchung (▶ 3.1.1)
- Inspektion von Wunden und Windelbereich

3 Befund

Wo? Was? Wie? Achten Sie auf verschiedene Verletzungen und den allgemeinen Hautzustand. Verwenden Sie für die Lokalisation der Auffälligkeiten das Körperschema auf Seite 3. Nutzen Sie für die Beschreibung, wenn möglich, ein Größenmaß. Hilfe für die Beschreibung finden Sie in der Arbeitshilfe zu diesem Dokumentationsbogen.

a) Verletzungen/Auffälligkeiten am Kopf? ☐ Nein ☐ Nicht betrachtet ☐ Ja, welche:

b) Verletzungen/Auffälligkeiten im Gesicht? ☐ Nein ☐ Nicht betrachtet ☐ Ja, welche:

c) Verletzungen/Auffälligkeiten am Hals? ☐ Nein ☐ Nicht betrachtet ☐ Ja, welche:

d) Verletzungen/Auffälligkeiten am Brustkorb und Bauch? ☐ Nein ☐ Nicht betrachtet ☐ Ja, welche:

e) Verletzungen/Auffälligkeiten im Genitalbereich? ☐ Nein ☐ Nicht betrachtet ☐ Ja, welche:

f) Verletzungen/Auffälligkeiten im Nacken und am Rücken? ☐ Nein ☐ Nicht betrachtet ☐ Ja, welche:

g) Verletzungen/Auffälligkeiten an den oberen Extremitäten? ☐ Nein ☐ Nicht betrachtet ☐ Ja, welche:

h) Verletzungen/Auffälligkeiten an den unteren Extremitäten? ☐ Nein ☐ Nicht betrachtet ☐ Ja, welche:

i) Auffälligkeiten des Hautzustandes allgemein? ☐ Nein ☐ Nicht betrachtet ☐ Ja, welche:

j) **Weitere Beschwerden** *(z. B. Schmerzen, Schlafstörungen, Ängstlichkeit, Appetitlosigkeit, Verschlechterung des Allgemeinzustandes, abwehrendes Verhalten, Einschränkungen in der Bewegungsfähigkeit)*:

Abb. 18.2 Dokumentation auffälliger Befunde bei Pflegebedürftigen (vollständiges Dokument erhältlich unter: https://www.hs-fulda.de/fileadmin/user_upload/FB_Pflege_und_Gesundheit/Forschung_Entwicklung/Safer_Care/Safer_Care_2015_Dokumentationsbogen.pdf) [T1059]

Maßnahmen
- Dokumentation der Befunde, auch Fotodokumentation (▶ Abb. 18.2)
- Stationäre Einweisung zum Schutz der Betroffenen
- Vermittlung von Hilfsangeboten

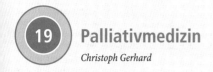

19 Palliativmedizin
Christoph Gerhard

19.1 Notfallsituationen in der Palliativmedizin 532
19.2 Schmerznotfall 532
19.3 Dyspnoeattacken 533
19.4 Übelkeit 533
19.5 Appetitlosigkeit, Fatigue 534
19.6 Rückenmarkkompression 535
19.7 Epileptischer Anfall 535
19.8 Obere Einflussstauung 536
19.9 Sterbephase 536

19.1 Notfallsituationen in der Palliativmedizin

Palliativmedizin ist ein Ansatz zur Verbesserung der Lebensqualität von Patienten und Angehörigen mit einer fortgeschrittenen lebensbedrohlichen Erkrankung (nicht nur Tumorerkrankung!). Ziel der modernen Palliativversorgung ist es, ein Versterben zu Hause zu ermöglichen. Nur wenn dieses Ziel nicht erreichbar ist, stehen Hospize und Palliativstationen zur Verfügung. Es werden in den meisten Gebieten Teams der spezialisierten Palliativversorgung (SAPV) vorgehalten, die auch über eine Notfallnummer 24 Stunden an 7 Tagen der Woche erreichbar sind. Klinikeinweisungen sollten vermieden werden.

Im Bereitschaftsdienst treten beim fortgeschrittenen, palliativ zu versorgenden Erkrankten Notfallsituationen zweierlei Art auf:
- Medizinische Notfallsituationen im engeren Sinne (z. B. akute Blutung, Rückenmarkkompression, epileptischer Anfall).
- Situationen, die von Patienten und Angehörigen als bedrohliche Notfälle erlebt werden, ohne medizinische Notfälle im engeren Sinne zu sein (z. B. Sterbesituation, ausgeprägte Angst etc.).

Es bedarf daher in der Palliativversorgung eines erweiterten Verständnisses des Begriffs Notfallsituation.

Im Sinne einer guten Palliativversorgung ist es wichtig, bedrohliche Situationen bereits vorausschauend zu bedenken, d. h. für mögliche Krisen und Symptomexazerbationen Bedarfsmedikamente bereits im Voraus zu verordnen und Notrufnummern (z. B. SAPV oder Palliativnetz etc.) zu hinterlegen.

Ziel der Palliativversorgung ist eine radikale Patientenorientierung, d. h. die Autonomie der Betroffenen soll uneingeschränkt Berücksichtigung finden. Deshalb ist nach aktuellen Willensäußerungen zu fragen. Bei kognitiver Veränderung oder Bewusstseinsstörung muss nach dem mutmaßlichen bzw. vorausverfügten Willen gezielt gefragt werden (BGB). Entscheidend ist der Dialog mit Vorsorgebevollmächtigten bzw. gesetzlichen Betreuern, die dem Patientenwillen Ausdruck verschaffen. Patientenverfügungen müssen, ebenso wie Äußerungen zum Patientenwillen, durch Vorsorgebevollmächtigte oder gesetzliche Betreuer berücksichtigt werden (▶ 2.4.3).

Gründe für die Überforderung bei Patienten und Angehörigen
- Stark belastende und schlecht beherrschte Symptome
- Psychosoziale Krisen
- Erschöpfung der versorgenden Angehörigen
- Todesangst

19.2 Schmerznotfall

Anamnese
- Vorbekannte Schmerzen?
- Handelt es sich um die gleiche Schmerzart wie bisher?
- Bisherige Schmerzmedikation?
- Schmerz kontinuierlich stark oder vorübergehende Exazerbationen (Breakthrough Pain)?
- Schmerzdurchbrüche durch Bewegung ausgelöst (Incident Pain)?

Diagnostik
- Hinweise auf (pathologische) Fraktur?
- Hinweise auf akutes Abdomen?
- Hinweise auf akute Rückenmarkkompression?

Therapie
- Bei kontinuierlicher Schmerzzunahme vorbekannte Schmerzmedikation steigern. **Cave:** obere Grenzdosen bei Stufe-1- und Stufe-2-Analgetika; ggf. Stufe 2 gegen Stufe 3 austauschen, dann weitersteigern, z. B.: Pat. erhält 600 mg Tilidin und hat darunter starke Schmerzen, deshalb Tilidin absetzen und durch 60 mg Morphin ersetzen (Umrechnung 1 : 10), Morphin dann steigern.
- Bei Schmerzdurchbruch 1/6 des verordneten Opioids bis zu 6 × tgl. als kurz wirksame Einmalgabe (z. B.: Pat. erhält 16 mg Hydromorphon, z. B. Palladon® retardiert, d. h. zur Behandlung des Durchbruchschmerzes bis zu 6 × tgl. Palladon® 2,6 nicht retardiert).
- Bei bewegungsinduzierten Schmerzdurchbrüchen (Incident Pain) wie beim Schmerzdurchbruch kurz wirksame Opioide geben, ggf. schnell wirkendes Fentanylpräparat, cave: nur für Tumorschmerz zugelassen.

19.3 Dyspnoeattacken

Anamnese
- Luftnot auslösende Erkrankung bekannt (Tumorerkrankung, insbesondere Lungenbefall; COPD; Herzinsuffizienz etc.)?
- Luftnot vorbekannt?
- Luftnot kontinuierlich verstärkt oder in Form von Attacken?
- Bisherige Maßnahmen?

Diagnostik Hinweise auf Lungenembolie, Exazerbation Herzinsuffizienz, COPD?

Therapie
- Opioide: vorbekannte Opioidtherapie gegen Schmerzen um 30(– 50) % über die Schmerzdosis steigern; bei Opioid-naiven Pat. neu titrieren (z. B. initial 2 × 2 mg/d ret. Hydromorphon, dann je nach Erfolg steigern), bei Atemnotattacken kurz wirksame Opioide (z. B. Hydromorphon 1,3 mg, ggf. schnell wirksame Fentanylpräparate).
- Sauerstoff hilft nicht gegen Luftnot.
- Benzodiazepine wirken nicht gegen die Luftnot selbst, sie lindern die begleitende Angst und Panik.
- Nicht medikamentöse Therapien berücksichtigen: Handventilatoren sind in ihrer Wirkung evidenzbasiert!

- Sauerstoffgaben bessern Luftnot nicht!
- Opioide sind die Standardtherapie.
- Handventilatoren sind ebenfalls wirksam.

19.4 Übelkeit

Pathophysiologie
- Reizung gastrointestinaler Rezeptoren (z. B. abdominaler Tumor).
- Reizung der Chemorezeptorentriggerzone (z. B. Opioide, Chemotherapie).

- Reizung des Gleichgewichtssystems oder des Brechzentrums (z. B. Hirnmetastasen, Hirndruck).

Therapie
- Basisantiemetika je nach Wirkmechanismus:
  - Gastrointestinal: Metoclopramid, z. B. MCP AL® 10–20 mg p. o., s. c.
  - Chemorezeptorentriggerzone: Haloperidol, z. B. Haloperidol Gry® 3 × 5 Tr. p. o.
  - Gleichgewichtssystem, Brechzentrum: Dimenhydrinat, z. B. Vomex® Supp. 1–2 × 150 mg / d
- Breitspektrumantiemetika: spezielle Neuroleptika: Olanzapin (wirkt auch appetitsteigernd), Levomepromazin.
- Nicht medikamentöse Maßnahmen zielen darauf ab, unangenehme Gerüche vom Pat. fernzuhalten (z. B. bei stark riechenden Wunden Kaffeepulver in einer Schale im Raum aufstellen).

19.5 Appetitlosigkeit, Fatigue

- Ausgeprägte Appetitlosigkeit in fortgeschrittenem Krankheitsstadium löst bei Patienten und Angehörigen oft die Angst vor leidvollem „Verhungern" und „Verdursten" aus. Tatsächlich schwindet das Hungergefühl recht rasch, weshalb die meisten fortgeschritten Erkrankten trotz mangelhafter Ernährung keinen Hunger leiden. Durstgefühle hängen weniger von der zugeführten Flüssigkeitsmenge, sondern eher von der Mundfeuchtigkeit ab. Daher ist eine der wichtigsten Maßnahmen gegen Durst intensive Mundpflege.
- Bei der (Tumor-)Kachexie kommt es zu einer Unfähigkeit des Körpers, angebotene Nahrung zu verwerten. Bloße Ernährung (auch parenteral) ist daher wirkungslos. Die Therapie der der Kachexie zugrunde liegenden immunologischen und endokrinologischen Auslöser mit Dexamethason (z. B. Fortecortin® 4 mg / d, **cave:** wirkt nur kurzzeitig) oder dem Gestagen Megestrol (z. B. Megestat® 160 mg / d) macht daher mehr Sinn.
- Müdigkeit ist i. d. R. Symptom der „Fatigue" und lässt sich ebenso wenig mittels Ernährung, sondern besser mittels angepasster körperlicher Bewegung (z. B. Krankengymnastik, Ausdauersport) behandeln.

Maßnahmen bei Abneigung gegen Speisen Eingehen auf Wünsche (völliger Geschmackswandel ist krankheitstypisch), Bevorzugen leicht verdaulicher Speisen (▶ Tab. 19.1): Süßspeisen, Kohlenhydrate, kalorienreiche Getränke, Dexamethason 1,5–4 mg (z. B. Dexamethason Galen®, Fortecortin®), Megestat® 160 mg / d.

Tab. 19.1 Möglichkeiten hochkalorischer Nahrungszufuhr (Beispiele)	
530 kcal/l	Malzbier, Bier
660 kcal/l	Vollmilch, Joghurt
1 500 kcal/l	Fortimel Energy®
2 050 kcal/l	Eiscreme
3 080 kcal/l	(Schlag-)Sahne mit Kakao, Kaffee, Banane, Erdbeeren etc.
3 680 kcal/kg	Traubenzucker, Haferflocken
7 520 kcal/kg	Butter
9 000 kcal/l	Schmalz, Salatöl

Angehörige wünschen oft zur Ernährung Infusionen: Parenterale Ernährung ist in erforderlicher Konzentration und Menge nur über zentralen Venenkatheter möglich und bedeutet ständiges Angebundensein an Infusionsständer. Ähnliches gilt für nasale Magensonden. Bei ausgeprägter Kachexie kann zudem die zugeführte Nahrung vom Körper gar nicht verwertet werden und führt u. U. nur zu quälender Verschleimung etc. Die (ambulante) Anlage einer PEG ist insbes. bei Ösophaguskarzinom oder Schluckstörungen, z. B. bei ALS, frühzeitig im Krankheitsverlauf sinnvoll. In weit fortgeschrittenen Krankheitsstadien ist sie meist ohne Nutzen, aber keineswegs komplikationslos. Bei Alzheimer-Demenz gibt es aktuell **keine** Evidenzen, die für eine PEG-Anlage sprechen!

Bei akuter Exsikkose (z. B. an heißen Tagen, bei rezidivierendem Erbrechen oder fieberhaften Infekten) kann die Flüssigkeit (500–1 000 ml) problemlos s. c. verabreicht werden (▶ Abb. 18.1).

19.6 Rückenmarkkompression

Ursachen   Wirbelkörpermetastasen, Meningeosis neoplastica.

Anamnese
- Bekannte Tumorerkrankung?
- Bekannte Skelettmetastasierung?
- Rückenschmerzen als Vorboten?
- Leichte Querschnittssymptome als Vorboten (sensibles Niveau, Gangunsicherheit, erschwerte Blasen-Mastdarm-Funktion)?

Maßnahmen
- Dexamethason (z. B. 3 × 4 mg Dexamethason i. v.)
- Je nach Prognose und abhängig davon, wie lange das neurologische Defizit besteht: Krankenhauseinweisung zur Diagnostik, Bestrahlung, Operation

19.7 Epileptischer Anfall

Epileptische Anfälle können selbst in fortgeschrittenen Krankheitssituationen sehr belastend für das Umfeld und die Betroffenen sein. Insbesondere fokal motorische Anfälle sind für die Patienten mitunter sehr schmerzhaft und werden bei vollem Bewusstsein miterlebt. Eine antikonvulsive Therapie ist hier schon aus palliativer Sicht indiziert.

Anamnese
- Klassischer Grand-Mal-Anfall?
- Fokaler Anfall?
- Anfallsserie oder -status?

Diagnostik
- Bei Patienten mit längerer Prognose MRT, EEG; bei Auftreten in oder unmittelbar vor der Sterbephase meist keine weitere Diagnostik sinnvoll
- Infekt, Fieber, Hypoglykämie, Stoffwechselentgleisung, Alkohol- oder Medikamentenentzug (Benzodiazepine) als Auslöser der Anfälle?

Maßnahmen
- Bei Status epilepticus oder Anfallsserie Lorazepam als Notfallmedikament, kann auch s. c. (Tavor pro injectione®) oder sublingual verabreicht werden. Alternativ Midazolam (kann auch s. c. oder intranasal verabreicht werden)

> Zur nasalen Applikation von Lösungen MAD-Applikator (Mucosal Atomization Device) verwenden.

- Zur Dauertherapie sind zahlreiche Substanzen verfügbar. Für das palliative Setting besonders vorteilhaft ist Levetiracetam, das auch als s. c. Infusion verabreicht werden kann, falls der Pat. nicht schlucken kann (z. B. Keppra® 1 000–1 500 mg 2 × tgl.)

19.8 Obere Einflussstauung

Kompression der Vena cava superior und später ggf. auch der benachbarten Arterien und der Trachea durch Tumormassen im Halsbereich (z. B. Bronchialkarzinom, Schilddrüsenkarzinom, pharyngeale Tumoren).

Symptome
- Schwellung im Kopf-Hals-Bereich, sichtbare Venenzeichnung am Hals, Ödem der Konjunktiven
- Ausgeprägte Atemnot, lokale Schmerzen, Kopfschmerzen, Schwindel

Maßnahmen Therapieversuch mit Steroiden, Symptombehandlung (Opioide gegen Atemnot mit Erstickungsgefühl, oft palliative Sedierung mit Midazolam oder Lorazepam erforderlich).

19.9 Sterbephase

Diagnostik Wie erkennen wir, ob der betroffene Patient bald stirbt? Im Gegensatz zu anderen medizinischen Situationen gibt es keine exakten diagnostischen Kriterien. Neben der klinischen Erfahrung kommt es darauf an, auf z. T. subtile Zeichen zu achten:
- Zunehmende Schwäche.
- Vermehrtes Schlafbedürfnis.
- Abnehmendes Interesse an der Umgebung.
- Nahrungs- bzw. Flüssigkeitsaufnahme wird reduziert oder eingestellt.
- Weniger Kontaktaufnahme zur Umgebung.
- Bewusstseinsstörung.
- Abnahme von Organfunktionen.
- Rückgang der Urinausscheidung.
- Röchelnde oder rasselnde Atmung.
- Blutdruckabfall.
- Reduzierter Muskeltonus.
- „Facies hippocratica" mit blassgrauer Gesichtshaut, eingefallener Wangen- und Augenpartie, spitzer Nase und vorgeschobenem Kinn.

Symptome Häufige Symptome in der Sterbephase sind Somnolenz (55 %), Rasselatmung (45 %), Unruhe (43 %), Schmerzen (26 %), Dyspnoe (25 %) und Übelkeit / Erbrechen (14 %).

- **Schmerzen:** Es kann sowohl ein geringerer als auch ein höherer Bedarf an Schmerzmedikamenten vorliegen. Deshalb ist eine Dosisanpassung unter engmaschiger Schmerzerfassung/Beobachtung zwingend erforderlich. Durch Stoffwechselfaktoren wie z. B. eine Hyperkalzämie, Ausdehnung der Grunderkrankung (z. B. Tumor) und vermehrte psychische Anspannung kann es zu einer Schmerzverstärkung kommen. Die meist vorliegende Dehydratation führt zur vermehrten Endorphinausschüttung mit der Folge eines geringeren Schmerzmittelbedarfs. Die Verstoffwechselung und Elimination mancher Analgetika ist in der Sterbephase reduziert, was zu einer stärkeren Wirksamkeit führt.
- **Atemnot:** Durch zunehmende körperliche Schwäche, Ausdehnung der Grunderkrankung kommt es in der Sterbephase häufig zu einer Zunahme der Atemnot.
- **Rasselatmung:** In der Sterbephase geht die Fähigkeit abzuhusten oft verloren, mit der Folge, dass eine Rasselatmung auftritt oder sich verstärkt.
- **Delir:** Durch Multiorganversagen, Ausdehnung der Grunderkrankung sind Delirien in der Sterbephase gehäuft anzutreffen.

Maßnahmen In der Sterbephase bzw. bei Schluckunfähigkeit können fast alle aus palliativer Sicht notwendigen Medikamente s. c. gegeben werden (z. B. mit Spritzenpumpe). Typische Medikamente in der Sterbephase, die alle auch s. c. gegeben werden können, sind:

- Opioide (z. B. Morphin, Hydromorphon) gegen Schmerz und Atemnot, variable Dosis
- Metamizol gegen Schmerz, z. B. Novalgin® 500 mg
- Butylscopolamin gegen Rasselatmung, z. B. Buscopan® 20 mg
- Haloperidol gegen Übelkeit und Delir, z. B. Haloperidol ratiopharm® 2,5 mg
- Midazolam gegen Unruhe, epileptische Anfälle, z. B. Dormicum® 2 mg

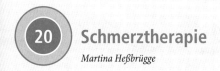

20 Schmerztherapie

Martina Heßbrügge

20.1 **Grundsätze der Schmerztherapie** 540
20.2 **Medikamentöse Schmerztherapie** 541
20.2.1 Applikationsformen von Analgetika 541
20.2.2 Enterale Applikationsformen von Analgetika 541
20.2.3 Parenterale Applikationsformen von Analgetika 543
20.2.4 Salben 545
20.3 **BtM-pflichtige Analgetika** 545
20.3.1 Das Betäubungsmittelrezept 545
20.3.2 BtM-pflichtige Opioide 548
20.4 **Therapie bei besonderen Schmerzen** 553
20.5 **Leitsätze der Schmerztherapie** 555

20.1 Grundsätze der Schmerztherapie

▶ Abb. 20.1.

- Orale Arzneimittelgabe anstreben („by mouth")
- Festes Zeitschema angeben („by the clock")
- Präzise Einnahmeanleitung (vor, zu oder nach den Mahlzeiten) mitteilen
- Möglichst nach Stufenschema behandeln (▶ Abb. 20.1)
- Individuelle Dosierung und kontrollierte Dosisanpassung anstreben
- Primär keine Kombinationspräparate anwenden (individuelle Dosierung von Einzelsubstanzen sonst schwierig)
- Wirkungen und Nebenwirkungen zusätzlicher Medikation beachten
- Komedikation zur Prophylaxe von NW (z. B. Antiemetika und Laxanzien) **und**
- Koanalgetika (z. B. Antidepressiva, Neuroleptika, Kortikoide, Kalzitonin) erwägen
- Bei akuten Schmerzen und Analgetikagabe Verschleierung des Verlaufs beachten
- Bei Kindern mit fieberhaftem Infekt und Schmerzen Paracetamol oder Ibuprofen statt Acetylsalicylsäure (Gefahr Reye-Syndrom)

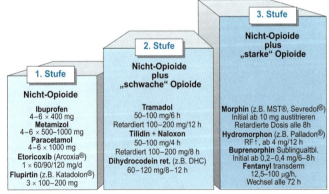

Abb. 20.1 WHO-Stufenschema zur Schmerztherapie [W203]

20.2 Medikamentöse Schmerztherapie

20.2.1 Applikationsformen von Analgetika

▶ Tab. 20.1.

Tab. 20.1 Verschiedene Applikationsformen von Analgetika

Applikationsform	Vorteile	Nachteile
Tabletten, Kapseln	Beste Auswahl, wenn Pat. schlucken kann. Pat. muss möglichst sitzen können und ausreichend Flüssigkeit nachtrinken, um Ösophagusläsionen zu vermeiden	Wirkbeginn nach ½–1 h, Wirkdauer je nach Retardierung 4–12 h
Tropfen, Brausetabletten, Lösungen	Alternative, wenn Pat. schlecht schlucken kann. Oft magenfreundlicher, schnellerer Wirkungseintritt, genauere Dosierbarkeit, evtl. alkoholhaltig	Kaum Retardformen
Zäpfchen	Ausweichmöglichkeit bei Magenproblemen und Brechreiz	Dauerther. wegen Schleimhautreizungen oft unmöglich
• S.c. Injektion, Infusion • I.m. Injektion	Nur wenn orale Medikation unmöglich, in Palliativbehandlung oder als Notfallmedikation	Abhängigkeit vom Pflegedienst, mögl. Blutung oder Infektion, erhöhte Allergie- und Schockgefahr
I.v. Injektion, Infusion	Als Notfallmedikation, schnellster Wirkungseintritt	Abhängigkeit vom Arztbesuch, mögl. Kreislaufreaktion
Tragbarer Perfusor, Port	Gute Dauerlösung für chronische Schmerzen, wenn orale Medikation nicht ausreicht	Nur für ein Medikament (meist Morphin). **Cave:** Infektionen an Einstichstelle
Pflaster	Dauerlösung bei chron. Schmerzkrankheit und Schluckstörungen, akut schlecht steuerbar	Nur für Buprenorphin und Fentanyl erhältlich
Lollipops (Lutscher)	Schneller Wirkbeginn über Mundschleimhaut bei Schmerzspitzen chron. Schmerzkranker	Nur für Fentanyl erhältlich

Vorsicht bei den beliebten (und von Pat. oft geforderten) „Schmerzspritzen" mit Diclofenac etc.! Laut Vorschrift müssen Pat. nach der Injektion 1 h nachbeobachtet werden → stattdessen besser 1–2 schnell auflösende Voltaren dispers® Tbl. geben.

20.2.2 Enterale Applikationsformen von Analgetika

▶ Tab. 20.2, ▶ Tab. 20.3 und ▶ Tab. 20.4.

20 Schmerztherapie

Tab. 20.2 Analgetika in Tabletten- und Kapselform, Tropfen, Saft, Zäpfchen

Substanz	Handelsnamen (Beispiele)	Darreichungsformen	Dosierung (Erw.)	Tages-höchstdosis	Cave
Nicht-Opioide					
Paracetamol	Paracetamol Abz®	Tbl., Kps. à 500 mg	500–1 000 mg alle 4–6 h	4 g	Leberfunktionsstörungen
Acetylsalicylsäure	Aspirin Bayer®	Tbl. à 400, 500 mg	250–1 000 mg alle 4–6 h	4 g	Magenbeschwerden, Gerinnungsstörungen
Ibuprofen	Ibu AL®	Tbl., Drg. à 400, 600, 800 mg	400–600 mg alle 6–8 h	2 400 mg	Blutdruck, Niereninsuffizienz, Magenbeschwerden
Metamizol	Novaminsulfon ratiopharm®	Tbl., Kps. à 500 mg	500–1 000 mg alle 4–8 h	4 g	Agranulozytose, Hypotonie
Etoricoxib	Arcoxia CC-Pharma®	Tbl. à 30, 60, 90, 120 mg	30–120 mg alle 6–24 h	120 mg, max. 8 d	Ödeme, Thrombosen[1]
Indometacin	Indo CT®	Tbl., Kps. à 25–100 mg	100–200 mg alle 12–24 h	200 mg	ZNS-NW, Magenbeschwerden
Diclofenac	Diclo CT®	Tbl., Kps., Drg. à 25, 50, 75, 100, 150 mg	50–150 mg alle 8–24 h	150 mg	Magenulzera, Niereninsuffizienz
Naproxen	Proxen®	Tbl. à 200, 250, 500, 750 mg	250–500 mg alle 12–24 h	1 250 mg	Magenulzera, Niereninsuffizienz. Nicht postop., bei Morbus Crohn, Colitis ulcerosa
Schwache Opioide (nicht BtMVV)					
Tramadol	Tramal®	Kps. à 50, 100, 150, 200 mg	50–100 mg alle 3–5 h	400 mg	• Reaktionsvermögen ↓ **Cave:** Fahrtüchtigkeit, Schwindel, Übelkeit, Miosis, Harnretention, Obstipation, Abhängigkeit • Ind. Tramadol auch bei neuropath. Schmerz • Relative KI bei Suchterkrankungen, chronischer Schmerzkrankheit
	Tramal long Grünenthal®	Retard-Tbl. à 50, 100, 150, 200 mg	50–100 mg alle 3–5 h	400 mg	
Tilidin plus Naloxon	Tilidin Hexal Comp®	Retard-Tbl. à 50/4, 100/8, 200/16 mg	50–300 mg alle 4 h	600 mg	
Dihydrocodein	DHC Mundipharma®	Ret. Tbl. à 60, 90, 120 mg	60–120 mg alle 12 h	240 mg	
Stark wirksame Opioide ▶ 20.3					

[1] Zugelassen nur für Gicht und rheumatische Arthritis und nach Zahn-OP

20.2 Medikamentöse Schmerztherapie

Tab. 20.3 Analgetika in Form von Tropfen, Lösungen, Brausetabletten

Substanz	Handelsnamen, Darreichungsformen (Beispiele)	Dosierung	Tageshöchstdosis	Cave
Nicht-Opioide				
Paracetamol	Paracetamol 1 A Pharma® Saft, P. ratio®	500–1 000 mg alle 4–6 h	4 g	Leberfunktionsstörungen
Acetylsalicylsäure	ASS 500 von CT® Brausetbl.	500–1 000 mg alle 4–6 h	4 g	Magenbeschwerden, Gerinnungsstörungen
Ibuprofen	Dolormin instant® Sachets Granulat 200	400–600 mg alle 6 h	2400 mg	Evtl. Psychosen, Magenbeschwerden
Metamizol	Novaminsulfon Lichtenstein® Tropfen	500–1 000 mg alle 4 h	5 g	Agranulozytose, psych. NW
Schwache Opioide				
Tramadol	Tramal®, Generika 20, 50, 100 ml (1 ml = 40 Tr. = 100 mg)	50–100 mg alle 4 h	400 mg	Reaktionsvermögen ↓, Abhängigkeit, Nierenfunktion ↓
Tilidin plus Naloxon	Valoron®, 10, 20, 50, 100 ml (20 Tr. bzw. 4 Hübe = 0,72 ml = 50 mg)	50–100 mg alle 4 h	600 mg	Reaktionsvermögen ↓, Abhängigkeit, BtM-pflichtig
Stark wirksame Opioide als Tropfen ▶ 20.3				

Tab. 20.4 Analgetika in Form von Zäpfchen

Substanz	Handelsnamen, Darreichungsformen (Beispiele)	Dosierung	Tageshöchstdosis	Cave
Nicht-Opioide				
Paracetamol	Paracetamol-ratio® Supp. 1 000 mg	1 000 mg alle 4–6 h	4 g	Leberfunktionsstörungen
Ibuprofen	Ibuprofen 600 Stada® Supp.	600 mg alle 4 h	2400 mg	Evtl. Psychosen, Magenbeschwerden
Metamizol	Novalgin® Supp. 1 000 mg	1 000 mg alle 4 h	5 g	Agranulozytose

20.2.3 Parenterale Applikationsformen von Analgetika

▶ Tab. 20.5.

Für Pat., die nicht schlucken können bzw. wenn sofortiger Wirkungseintritt erforderlich ist.

Tab. 20.5 Parenterale Applikationsformen von Analgetika

Substanz	Injektionsart	Handelsname, Darreichungsformen (Beispiele)	Dosierung	Tageshöchstdosis	Cave
Peripher wirkende Analgetika					
Acetylsalicylsäure	i. v.	Aspirin® Amp. à 500 mg	500–1 000 mg	5 g	Blutungen, Ulzera
Dexketoprofen	i. m., i. v.	Sympal® Amp. à 50 mg	50 mg	150 mg	Blutungen, Ulzera
Flupirtin	i. m.	Katadolon® Amp. à 100 mg	100 mg	600–900 mg	Lebererkr., Myasthenia gravis
Metamizol	i. v.	Novaminsulfon ratio® Amp. à 1 und 2,5 g	500–2 500 mg	5 g	Langsam injizieren! Kreislaufkollaps; i. m. Injektion möglich, aber recht schmerzhaft!
Diclofenac	i. m.	Voltaren® (und ≥ 30 Generika) Amp. à 75 mg	75 mg	75 mg	Nur einmalig zur Therapieeinleitung erlaubt, 1 h Nachbeobachtung vorgeschrieben!
Piroxicam	i. m.	Pirox CT® Amp. à 20 mg	20 mg	20 mg	Ödeme, RR ↑, Gastrointestinalbeschwerden
Schwach wirksame Opioide					
Tramadol	i. m., i. v.	Tramal® Amp. à 50, 100 mg	50–100 mg	400 mg	Schwindel (mehr bei i. v. Gabe), Übelkeit, Reaktionsvermögen ↓
Stark wirksame Opioide ▶ 20.3					

20.2.4 Salben

Bei oberflächennahen Schmerzen (z. B. Rücken, Rippen, Arme, Beine) ist es oft sinnvoll, ein Analgetikum auf zwei Wegen an den Wirkort zu bringen. Vorteil: Durchblutungsförderung und lokale achtsame Versorgung, geringere Magenschleimhautbelastung und hoher Wirkspiegel. Nicht verschreibungspflichtig (▶ Tab. 20.6).

Tab. 20.6 Analgetische Salben

Substanz	Verordnung (Beispiele)
Diclofenac	Voltaren® Gel, diclophenac-ratiopharm® Gel
Indometacin	Indomet ratiopharm® Gel
Dimethylsulfoxid	Dolobene® Gel (auch zur Iontophorese geeignet)
Ibuprofen	Dolgit® Mikrogel/Creme
Capsaicin (bei zosterartigen Schmerzen)	Rheumamed® Salbe, Caye® Rheuma Balsam (1 Wo. lang starkes Brennen beim Auftragen, danach sehr gute analgetische Wirkung)
Lidocain	Hydrogelpflaster Versatis® bei neuropathischen Schmerzen, z. B. Zosterneuralgie
Ketoprofen	Phardol® Schmerzgel

20.3 BtM-pflichtige Analgetika

20.3.1 Das Betäubungsmittelrezept

Anforderung des arztgebundenen dreiteiligen Formulars unter Mitsendung einer beglaubigten Kopie der Approbationsurkunde beim Bundesamt für Arzneimittel und Medizinprodukte, Bundesopiumstelle, Friedrich-Ebert-Allee 38, 53113 Bonn.

 Die Liste der Medikamente, die der BtMVV unterstehen sowie die verschreibbaren Höchstmengen findet man in der Roten Liste® (rosa Seiten ganz hinten).

Ausstellen eines BtM-Rezepts

Die Zahlen im folgenden Text beziehen sich auf die Kennzeichnung in ▶ Abb. 20.2 und ▶ Abb. 20.3.
- Patientendaten (1): Name, Vorname, Geburtsdatum, Anschrift, ggf. Hinweis „privat" (▶ Abb. 20.2).
- Arztdaten: Name, Berufsbezeichnung, Anschrift, Telefon (möglichst Stempel) (6).
- Im Vertretungsfall Unterschrift und Name des Arztes mit dem Zusatz „in Vertretung".
- Ausstellungsdatum (2), max. Gültigkeit 7 d.
- Eindeutige Arzneimittelbezeichnung (3), Packungsgröße N reicht nicht aus.
- Menge des Arzneimittels in g, ml oder Stückzahl, ggf. Beladungsmenge (z. B. bei TTS).
- Einzel- und Tagesgabe (4), oder „gemäß schriftl. Anweisung", ggf. Reichdauer in Tagen.
- Bei Überschreiten der Höchstmenge/30 d „A" (▶ Abb. 20.3), bei Nachreichen einer Notfallverschreibung „N" (▶ Abb. 20.4 und ▶ Abb. 20.5), bei Substitutionsbehandlung „S" hinzufügen (5).

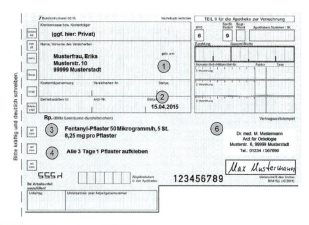

Abb. 20.2 BtM-Normalrezept [W329]

Abb. 20.3 BtM-Ausnahmeverschreibung bei Überschreiten der festgesetzten Höchstmenge (A-Rezept) [W329]

- An einem Tag dürfen zwei Betäubungsmittel auf einem Rezept verordnet werden.
- Verschiedene Darreichungsformen derselben Substanz (Morphin Supp., Tbl., Amp.) können auf demselben Rezept erscheinen.
- Nicht-BtM-Medikamente dürfen mitverordnet werden.
- Änderungen oder Korrekturen mit Unterschrift bestätigen.
- Im Notdienst (z. B. Hausbesuch) kann auf jedem Rezept oder beliebigem Papier mit dem Zusatz „Notfallverschreibung" nur der unmittelbare Notfallbedarf rezeptiert werden. Der Apotheker muss vor der Abgabe mit dem verschreibenden Arzt telefonisch Kontakt aufnehmen. Ein BtM-Rezept, gekennzeichnet mit dem Buchstaben „N" (Notfall), muss nachgereicht werden. Eine Notfallverschreibung für Substitutionsmittel ist nicht möglich.
- BtM-Rezepte persönlich aushändigen, Ausnahme Hospiz, SAPV.

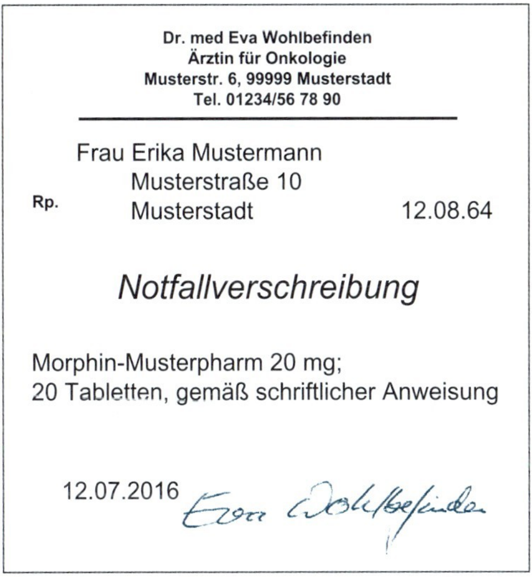

20.3 BtM-pflichtige Analgetika

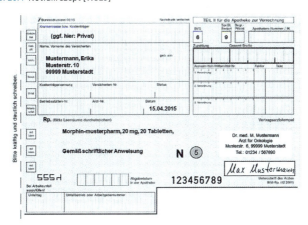

Abb. 20.4 Notfallrezept [W329]

Abb. 20.5 Notfallverschreibung (N-Rezept) (nachgereicht zur Apotheke) [W329]

- Die Substitution und das Rezept für Opiatabhängige erfordert suchttherapeutische Qualifikation.
- Das BtM-Rezept muss innerhalb von 8 Tagen in einer deutschen Apotheke eingelöst werden.

> Ggf. Handy- oder Telefonnummer der Notfallpraxis auf dem Rezept angeben.

20.3.2 BtM-pflichtige Opioide

▶ Tab. 20.7 und ▶ Tab. 20.8.

Tab. 20.7 BtM-pflichtige Opioide

Substanz[1]	Handelsnamen (Beispiele)	Stückzahl in der Packung	BtM-Gehalt je Stück	Max. Stückzahl pro Rezept ohne „A"	Höchstmenge für 30 d
Tabletten und Kapseln					
Buprenorphin	Temgesic® subl. Tbl.	Tbl.: 24 o. 48 Stück	0,216 mg	694	800 mg
	Temgesic forte® Tbl.	Tbl.: 24 o. 48 Stück	0,432 mg	347	
Hydromorphon	Palladon® 1,3 mg Kps.	Kps.: 20 o. 50 Stück	1,3 mg	3 846	5 000 mg
	Palladon® 2,6 mg Kps.		2,6 mg	1 923	
	Palladon® 4 mg Ret. Kps.	Ret. Kps.: 20, 50 o. 100 Stück	4 mg	1 250	
	Palladon® 8 mg Ret. Kps.		8 mg	625	
	Palladon® 16 mg Ret. Kps.		16 mg	312	
	Palladon® 24 mg Ret. Kps.		24 mg	208	
Oxycodon	Oxygesic® 5 mg Ret. Tbl.	Ret. Tbl.: 20, 50 o. 100 Stück		3 000	15 000 mg
	Oxygesic® 10 mg Ret. Tbl.			1 500	
	Oxygesic® 20 mg Ret. Tbl.			750	
	Oxygesic® 40 mg Ret. Tbl.			375	
	Oxygesic® 80 mg Ret. Tbl.			187	
Oxycodon/Naloxon	Targin® 10/5 mg Ret. Tbl.	Ret. Tbl.: 20, 50 o. 100 Stück	9 mg	1 666	15 000 mg
	Targin® 20/10 mg Ret. Tbl.		18 mg	833	15 000 mg

Tab. 20.7 BtM-pflichtige Opioide (Forts.)

Substanz[1]	Handelsnamen (Beispiele)	Stückzahl in der Packung	BtM-Gehalt je Stück	Max. Stückzahl pro Rezept ohne „A"	Höchstmenge für 30 d
Tabletten und Kapseln					
Tapentadol	Palexia® ret. Tbl. 50, 100, 150, 200 mg	Ret. Tbl. 24, 54, 100 Tbl		300, 150, 100, 75	15 000 mg
Fentanyl	Actiq®	Lutschtabletten mit Applikator: 3 o. 30 Stück	200, 400, 600, 800, 1 200, 1 600 µg	5 000, 2 500, 1 666, 1 250, 833, 650	500 mg
Tropfen, Lösungen, Granulat					
L-Methadon	L-Polamidon®	1 Flasche (20 ml)	100 mg	15	1500 mg
Pethidin	Dolantin®	1 Flasche (20 ml)	1 000 mg	10	10 000 mg
Zäpfchen					
Pethidin	Dolantin® Supp.	5 o. 25 Stück	100 mg	100	10 000 mg
Opioidhaltige Pflaster					
Buprenorphin	Transtec® Pro Matrixpflaster	4, 5, 8, 10, 16, 20 Stück	35 µg/h ≙ 20 mg	40 Pflaster	800 mg
			52,5 µg/h ≙ 30 mg	20 Pflaster	
			70 µg/h ≙ 40 mg	15 Pflaster	
Buprenorphin	Norspan® 5/10/20	2, 4, 8 o. 12 Pflaster	5 µg ≙ 5 mg 10 µg ≙ 10 mg 20 µg ≙ 20 mg	160 80 40	800 mg
Fentanyl[2]	Durogesic® SMAT-Matrixpflaster	5, 10 o. 20 Stück	12 µg/h		500 mg
			25 µg/h ≙ 4,2 mg	80	
			50 µg/h ≙ 8,4 mg	40	
			75 µg/h ≙ 12,6 mg	26	
			100 µg/h ≙ 16,8 mg	20	
Ampullen					
Buprenorphin	Temgesic® Amp. Inj.-Lsg. à 0,324 mg	Amp. 5 × 1 ml	0,3 mg	462	800 mg

Tab. 20.7 BtM-pflichtige Opioide *(Forts.)*

Substanz[1]	Handelsnamen (Beispiele)	Stückzahl in der Packung	BtM-Gehalt je Stück	Max. Stückzahl pro Rezept ohne „A"	Höchstmenge für 30 d
Ampullen					
Pethidin	Dolantin®	Amp. 20 × 1 ml	50 mg	200	10 000 mg
		Amp. 5 × 2 ml	100 mg	100	
		Amp. 20 × 2 ml	100 mg	100	
Piritramid	Dipidolor®	Amp. 5 × 2 ml	15 mg	400	6 000

[1] Morphin
[2] Generische Fentanyl-Pflaster enthalten bei gleicher Abgaberate eine unterschiedliche, bis zu 40 % geringere Fentanyl-Menge je Pflaster und haben deshalb eine unterschiedliche Höchstverschreibungsmenge nach BtMVV. Pflasterwechsel i. d. R.: Fentanyl alle 3 d, Transtec alle 4 d, Norspan alle 7 d. **Cave:** Temperaturerhöhung (Fieber, Heizkissen) erhöht Resorptionsrate um bis zu 60 %!

- Die Applikation der Pflaster ist einfach und kann meistens vom Pat. selbstständig durchgeführt werden. Nach Entfernen eines Pflasters enthält die Haut noch ein Wirksubstanzdepot von bis zu 12 h!
- Die Matrixpflaster können – falls kleinere Wirkstoffmengen sinnvoll sind – in kleinere Pflasterteile zerschnitten werden. Hierbei verhindert die Matrixtechnologie eine unkontrollierte Freisetzung der Wirksubstanzen. Off-label use! Für die Dosierung werden 2 feste Wochentage vorgesehen, z. B. dienstags und freitags (Transtec PRO©-Pflaster sollte spätestens alle 96 h ersetzt werden).

Tab. 20.8 Morphin

Handelsnamen (Beispiele)	Stückzahl in der Packung	BtM-Gehalt je Stück	Max. Stückzahl pro Rezept ohne „A"
Tabletten (nicht retardiert)			
Sevredol® 10, 20	20, 50 Stück	10, 20 mg	2 000 à 10 mg, 1 000 à 20 mg
Dragees (retardiert)			
MST 10, 30, 60, 100, 200 Mundipharma®	20, 50 o. 100 Stück	10, 30, 60, 100, 200 mg	2 000, 666, 333, 200, 100
Kapseln (Morphin retardiert)			
M-long® 10, 30, 60, 100	20, 50 o. 100 Stück	10, 30, 60, 100 mg	2 000, 666, 333, 200
lang retardiert: MST Continus® 30, 60, 100, 200	20, 50 o. 100 Stück	30, 60, 100, 200 mg	666, 333, 200, 100

Tab. 20.8 Morphin (Forts.)

Handelsnamen (Beispiele)	Stückzahl in der Packung	BtM-Gehalt je Stück	Max. Stückzahl pro Rezept ohne „A"
Tropfen			
Morphin Merck® Tr. 0,5 %, 2 %	1 Flasche à 50/100 ml	0,5 %: • 50 ml = 250 mg • 100 ml = 500 mg	• 80 • 40
		2 %: • 50 ml = 1 000 mg • 100 ml = 2 000 mg	• 20 • 10
Freie Rezeptur	Rp. Morphinum hydrochlor. 0,2 Carboxymethyl-Zellulose 0,1 Aqua dest. ad 10,0 Dos.: 6 × 10–15 Tr./d einnehmen	200 mg (1 Tr. = 1 mg Morphin)	100 ml
Granulat (Morphin retardiert)			
MST 20, 30, 60, 100, 200 Retard-Granulat®	20 o. 50 Beutel	20, 30, 60, 100, 200 mg	1 000, 666, 333, 200, 100
Ampullen			
Morphin Merck® 10, 20	10 Amp.	10, 20 mg	2 000, 1 000
Morphin Merck 100®	5 Amp.	100 mg (nur für Perfusor)	200
MSI 10/20 Mundipharma®	10 Amp.	10, 20 mg	2 000, 1 000
MSI 100/200 Mundipharma®	5 Amp.	100, 200 mg (nur für Perfusor)	200, 100
Zäpfchen			
MSR 10/20/30 Mundipharma®	10 o. 30 Stück	10, 20, 30 mg	2 000, 1 000, 666

Relative Wirkstärken von Morphin in Abhängigkeit von der Applikationsart (bei Wechsel berücksichtigen)
▶ Tab. 20.9, ▶ Tab. 20.10, ▶ Tab. 20.11 und ▶ Tab. 20.12.

Gleich starke Wirkung haben: 1 200 mg (100 %) p. o. = 400 mg (30 %) i. v. / s. c. = 66,6 mg (5 %) peridural = 7 mg (0,5 %) intrathekal.

Neueinstellung mit transdermalen Opioiden (Fentanyl oder Buprenorphin): In den ersten 12 h nach Pflasterapplikation liegt die Wirkstoffkonzentration unter der gewünschten Zieldosis, daher ist für diesen Zeitraum eine Fortführung der Initialtherapie erforderlich! Nicht mit Pflastern in die Opiattherapie einsteigen!

Die Therapie bei Durchbruchschmerzen orientiert sich an der Dauertherapie: Als diesbezüglich geeigneter Anhaltswert gilt $\frac{1}{6}$ der Tagesdosierung des Retardopioids in einer schnell und kurz wirksamen Form.

Tab. 20.9 Wechsel zwischen Opioiden und Morphin (oral)

Substanz	Wirkbeginn, -maximum, -dauer	Dosisäquivalent zu 10 mg Morphin s. c.	Verhältnis oral zu parenteral
Morphinlsg., oder Tbl., z. B. Sevredol®	20 Min./1 h/4 h	30 mg	3 : 1 bei Einmalgabe, 7 : 1 bei Dauergabe
Morphin retard	1 h/4 h/10 h	30 mg	Nur oral
MST Continus®	1 h/4 h/10 h	30 mg	Nur oral
Buprenorphin (Temgesic®)	15 Min./2 h/7 h	0,4–0,8 mg	1,5 : 1
Levomethadon (L-Polamidon®)	30 Min./1 h/7 h	10 mg	2 : 1
Dihydrocodein (DHC)	30 Min./3 h/10 h	120 mg	I. v. nicht verfügbar
Tramadol	10 Min./1 h/4 h	100 mg	1,2 : 1
Tilidin/Naloxon	10 Min./1,5 h/5 h	70 mg	–

Tab. 20.10 Analgetische Äquipotenz stark wirksamer Opioide

Opioide	Analgetische Äquipotenz
Morphin	1
Oxycodon	1–2
Levomethadon	3–4
Piritramid	0,75–1
Pethidin	0,125
Hydromorphon	5–7
Buprenorphin	10–20
Fentanyl	> 100

Tab. 20.11 Äquivalenzdosierungen stark und schwach wirksamer Opioide

Wirkstoff	Äquivalenzdosierungen			
Dihydrocodein retard	150 mg/d	300 mg/d	450 mg/d	600 mg/d
Tilidin/Naloxon retard	150 mg/d	300 mg/d	450 mg/d	600 mg/ds
Tramadol retard p. o.	150 mg/d	300 mg/d	450 mg/d	600 mg/d
Morphin retard p. o.	30 mg/d	60 mg/d	90 mg/d	120 mg/d
Morphin retard s. c., i. v.	10 mg/d	20 mg/d	30 mg/d	40 mg/d
Hydromorphon p. o.	4 mg/d	8 mg/d	12 mg/d	16 mg/d
Oxycodon p. o.		30 mg/d		60 mg/d
Fentanyl TTS transdermal		25 µg/h		50 µg/h
Buprenorphin sublingual	0,4 mg/d	0,8 mg/d	1,2 mg/d	1,6 mg/d
Buprenorphin s. c., i. v.	0,3 mg/d	0,6 mg/d	0,9 mg/d	1,2 mg/d
Buprenorphin transdermal	35 µg/h	35 µg/h	52,5 µg/h	70 µg/h

Tab. 20.12 Dauertherapie und Akuttherapie von Durchbruchschmerzen mit Opioiden

Substanz	Dauertherapie: Retardopioide (Handelspräparate)	Durchbruchschmerzen: schnell und kurz wirksame Opioide (Handelspräparate)	Mittlere Wirkdauer (h)	Analgetische Äquipotenz zu Morphin
Morphin	Morphin retard®	Morphin Lsg.	8–12(– 24) 4	1
Tramadol	Tramadol retard®	Tramadol Tr.	8–12 4	1/10
Oxycodon	Oxygesic®	Kann wegen raschen Wirkeintritts und anschließender Depotwirkung auch bei Durchbruchschmerzen gegeben werden	8–12	2
Buprenorphin	Temgesic®	Temgesic® sublingual	8–12	40
	Transtec® Pro		48–96	40
Fentanyl	Fentanyl transdermal (Durogesic® SMAT)		72	100
		Fentanyl Lutschtabletten (Actiq®), alternativ Morphin Lsg.	bis 1	100

20.4 Therapie bei besonderen Schmerzen

In alphabetischer Reihenfolge.

Akute Ischialgie Kurzinfusion mit Aspirin® 500 mg und Tramadol® 100 mg je 1 Amp., evtl. mit Dexamethason 4–8 mg (z. B. Dexa CT®). Bei paravertebralem Triggerpunkt: Lidocain (z. B. Lidocain Braun® 2 % 5 ml) infiltrieren. Lagerung im Stufenbett.

Hirnmetastasen
- Hirndruckzeichen, Meningismus:
  – Dexamethason (z. B. Dexa CT): Dosis in Abhängigkeit von Ursache und Schweregrad: initial 8–10 mg (bis 80 mg) i. v., anschl. 16–24 mg/d (bis 48 mg/d) verteilt auf 3–4(6) ED i. v. oder p. o. über 4–8 d. Eine längerfristige, niedriger dosierte Gabe von Dexamethason kann während der Bestrahlung sowie bei konservativen Ther. inoperabler Hirntumoren erforderlich sein.
  – Paracetamol 3 × 1 000 mg/d Supp. (Generika).
- Ggf. Antikonvulsiva, wie Phenytoin 2–4 × 100 mg/d p. o. (z. B. Phenhydan®), Einstellung nach klinischen Erfordernissen und unter Kontrolle der Phenytoin-Plasmakonzentration.

Ischämieschmerz Bei arteriellem oder venösem Verschluss. Falls OP nicht möglich ASS, Vasodilatatoren (Nitrate) zur Förderung der Kollateralenbildung. Bei Akutschmerz vor invasiver Diagnostik und Therapie möglichst parenterale Gabe von Analgetika, wie Morphin 5–10 mg, Metamizol 1 g langsam i. v. (z. B. Novalgin®).

Koliken

> Kein Morphin verabreichen; kann u. U. durch Peristaltiklähmung und härtere Stuhlkonsistenz den Kolikschmerz bei Passagehindernissen verstärken; verursacht selbst Spasmen des Gallen-, Pankreasgangs und der Bronchien sowie Tonusverstärkung der Harnblase. Bei Morphindauertherapie evtl. versuchen, die Dosis zu reduzieren. Möglichst nur Opioide ohne Einfluss auf den Sphincter Oddi (Pankreatitis) wie Buprenorphin (Temgesic®).

- Lokale Wärme (z. B. Wärmflasche) wirkt oft am schnellsten.
- Spasmolyse mit Butylscopolamin (z. B. Buscopan®, 3 × 1 Drg./d, **cave:** Obstipation), Metamizol.
- **Cave:** mechanischer Ileus, Bridenileus!
- Bei Schmerzen, die wie einschießende Neuralgien imponieren, Versuch mit Carbamazepin (z. B. Tegretal®) Beginn mit 200–400 mg, Erhaltungsdosis 400–800 mg.

> Unter Spasmolytikatherapie können in der Rö-Abdomenübersicht im Stehen Spiegel wie bei einem Ileus auftreten! → Medikation immer in der Einweisung angeben!

Knochenmetastasen Schmerzreduzierend wirken häufig Pamidonsäure-Dinatriumsalz 3–4 × 60–90 mg/Wo. i. v. über 2 h (z. B. Aredia®) oder Kalzitonin (z. B. Karil®) als Injektion oder Nasenspray, Dos.: 100 IE/d (= 1 Amp.) über 2–4 Wo. oder z. B. Ostac® 520 2–4 Tbl./d zur Osteoklastenhemmung. Strahlentherapie kann ggf. auch ambulant durchgeführt werden. Bei pathologischen Frakturen: Ruhiglagerung, fixierende Verbände. Bevorzugt periphere Analgetika, zusätzlich Opiate nach Stufenschema.

Magenschmerz Reduktion der NSAID (falls Auslöser) und Gabe von Omeprazol (Generika), evtl. Umstellung auf Opioide, Novaminsulfon. Bei Magenkrämpfen Metoclopramid 10–20 mg i. v. (z. B. Paspertin®).

Muskelschmerz
- **Medikamentöse Therapie:** Methocarbamol (Ortoton K. I. S.®) i. m. oder als Kurzinfusion i. v., Baclofen 2–3 × 10 mg/d p. o. (z. B. Baclofen ratio®), Flupirtin 3 × 100 mg/d p. o. (Katadolon®), evtl. Diazepam 2–2–5 mg/d p. o. (z. B. Valium®), Magnesium
- **Physikalische Therapie:** heiße Packung, Wärmflasche, Krankengymnastik, Bäder

Neuralgie Amitriptylin 25–100 mg/d (z. B. Amitriptylin Neurax®), Carbamazepin 2 × 200 mg/d p. o. (z. B. Carba 200 v. ct®), Gabapentin 3 × 300 mg/d p. o. (z. B. Gabapentin ct®), Phenytoin 3 × 100 mg/d p. o. (z. B. Phenhydan®). Bei oberflächlichem Dauerschmerz lokal Capsaicin-Salbe (z. B. Capsamol Salbe®) oder Lidocain-Pflaster (z. B. Versatis®).

Osteoporotischer Schmerz Kalzitonin s. c. (z. B. Karil 100®) oder Kalzitonin ratio® Nasenspray, Bisphosphonate (z. B. Fosamax®, Actonel®), NSAID.

Phantomschmerz Tastbare, knotige Nervendurchtrennungsstellen: Infiltration mit Lidocain (z. B. Lidocain Braun® 2%, Xylocain® 2%) sinnvoll.

- Akute Schmerzattacke: schwach oder stark wirkende Opioide
- Chron. Schmerzen: Opioide, Amitriptylin 25–50 mg/d p.o. (z.B. Saroten®)
- Einschießende Schmerzen: Carbamazepin 2 × 200 mg/d p.o. (z.B. Tegretal®), transkutane elektrische Nervenstimulation (TENS)

Polyneuropathie Amitriptylin 25–100 mg/d (z.B. Amitriptylin Neurax®), Alphaliponsäure initial 300–600 mg i.v., später 600 mg/d p.o. (z.B. Thioctacid®), evtl. mit Benfotiamin 300 mg/d (z.B. Benfo®) oder kombiniert Neuro Stada uno®, Dos.: 1 × 1, Gabapentin 2–4 × 300 mg/d p.o. (Neurontin®) oder Pregabalin 150–600 mg/d (z.B. Lyrica®).

Sympathische Reflexdystrophie (komplexes regionales Schmerzsyndrom) Versuch mit Kalzitonin, ausreichende Analgesie mit NSAID, schwach oder stark wirkende Opioide, evtl. kurzfristig Sedativa (z.B. Diazepam).

> Soforttherapie bei schwersten Schmerzattacken, Schmerzdurchbrüchen bei Dauertherapie:
> - Morphin 10–20 mg s.c. oder langsam i.v., unter bestehender Morphindauertherapie auch mehr (15% der Tagesdosis)
> - Metamizol zusätzlich 2,5 mg langsam i.v. (z.B. Novalgin®), evtl. Diazepam 10 mg fraktioniert i.v. (**cave:** Atemlähmung)

Zosterschmerz
- **Akut:** frühe Behandlung mit Brivudin 1 × 125 mg/d p.o. für 7 d (z.B. Zostex®) oder Aciclovir 5 × 800 mg/d p.o. für 7 d (z.B. Zovirax®) (**cave:** Kreatinin), dazu z.B. Paracetamol/Codein 3 × 2 Tbl./d (Paracetamol comp. AL®), ggf. zusätzl. Tramadol 200–400 mg/d (z.B. Tramadol CT®), s. Neuralgien.
- **Chronisch:** bei intakter Haut ASS-Schüttelmix auftragen (Rp.: ASS 500–1 000 mg in Diethylether ad 100,0), Lidocain-Hydrogel-Pflaster Versatis®; Amitriptylin 10–150 mg/d p.o. (z.B. Saroten®).

20.5 Leitsätze der Schmerztherapie

Akutschmerz Rasche und ausreichende Schmerzlinderung, ggf. parenterale Applikation. Kombination (z.B. bei Koliken) mit Spasmolytika (z.B. Buscopan®) häufig sinnvoll!

Chronischer Schmerz Analgetikagabe nach festem, pharmakodynamisch begründetem Zeitschema. Applikationsweise wenn möglich p.o., retardiert, da Langzeitwirkung wichtig, Komedikation.

Chronifizierter Schmerz Multimodales Therapiekonzept.

21 Abrechnung und Dokumentation
Hermann C. Römer

21.1 **Gebührenordnungen** 558
21.2 **Arbeitsunfälle und Berufskrankheiten** 558
21.2.1 Arbeitsunfälle 558
21.2.2 Berufskrankheiten 559
21.2.3 Kostenträger 559
21.3 **Standardabrechnungsziffern** 559
21.4 **Abrechnungsprobleme bei Reisenden** 565
21.5 **Abrechnungsbeispiel Totenschein** 565
21.6 **Tipps zur Dokumentation** 566

21.1 Gebührenordnungen

- **EBM:** Primärkassen (AOK, IKK, BKK, LKK, Knappschaft); Ersatzkassen; Polizei; Bundesgrenzschutz; Bundeswehr; Zivildienst; Kriegsopfer (KOV); Auslandsabkommen; Sozialhilfeträger; Postbeamte A; Rheinschiffer.
- **GOÄ:** Privatversicherte; Postbeamte B (Faktor 1,9/1,5/1,15); KVB I–III (Faktor 2,2/1,5/1,15); KVB IV, Kassenpat. mit Kostenerstattungsregelung, nicht Versicherte.
- **UV-GOÄ:** nur für Arbeitsunfälle, Wegeunfälle, anerkannte Berufskrankheiten, Schul-, Kindergarten- und Universitätsunfälle einschl. Wegeunfälle: Arbeiter; Angestellte; freiwillig versicherte Selbstständige; Schüler; Kindergartenkinder; Studenten; Pflegepersonen im Rahmen der gesetzlichen Pflegeversicherung.

> Alle unten angegebenen Ziffern, Punktanzahl, Punktwerte und die daraus abgeleiteten Eurobeträge unterliegen einer ständigen Veränderung. Der **EBM** unterliegt mittlerweile einer Änderungsfrequenz von 1–3×/Quartal, die aktuelle **GOÄ** soll in diesem Jahr überarbeitet und herausgegeben werden. Daher dienen die angegebenen Werte und Abrechnungsbeispiele **nur zur Orientierung**.

21.2 Arbeitsunfälle und Berufskrankheiten

21.2.1 Arbeitsunfälle

Arbeitsunfälle sind grundsätzlich alle durch plötzliche äußere Einwirkung erlittenen Schädigungen, die in Zusammenhang mit der bezahlten Arbeit stehen, sowie dadurch verursachte Verletzungen und Erkr.

> Nicht als Arbeitsunfälle gelten Krankheiten, die in der Veranlagung des Pat. liegen, auch wenn sie sich während der Arbeitszeit manifestieren, z. B. Herzinfarkt, Bandscheibenvorfall, Ischialgie, Gallenkolik.

- **Arbeitsunfälle:** Der Maler, der von der Leiter fällt. Die Krankenschwester, die sich an der Kanüle sticht. Die Nachbarin, die im Rahmen der Pflegeversicherung für eine Pflegebedürftige einkauft und dabei stürzt. Der Schüler, der in der Pause beim Toben hinfällt. Der Medizinstudent, der sich im Praktikum mit Hepatitis infiziert. (Ärztliche Unfallmeldung Ziff. 125 (8,10 €) zzgl. Beratung, Untersuchung etc.)
- **Wegeunfälle:** gelten als Arbeitsunfälle, wenn sie auf dem direkten Weg von der Wohnung (jenseits von Haustür oder Gartentor) bis zur Arbeitsstelle oder zurück passieren. Die (Raucher-)Pause und der Weg zur (Raucher-)Pause sind nicht berufsgenossenschaftlich unfallversichert.

> Bei AU über den Unfalltag hinaus bzw., wenn die Verletzung voraussichtlich nicht nach 1 Wo. abgeheilt ist, muss eine **Überweisung (blau) zum D-Arzt** erfolgen. In allen Fällen sowie bei Schul- und Kindergartenunfällen muss ein Unfallbericht (Muster A13) erstellt werden.

- BG-Rezepte sind für den Pat. zuzahlungsfrei.
- Bei Arbeits- und Wegeunfällen ist die Abrechnung mit der BG Pflicht. Zudem ist sie für den niedergelassenen Arzt durch einen höheren Punktwert günstiger und entlastet sein Gesamtbudget.

21.2.2 Berufskrankheiten

Von der BG anerkannte Folgen von beruflichen Schädigungen (Lärm, Staub, Gase, Strahlung, Chemikalien, mech. Einwirkungen, berufl. Infektionen etc.). Beispiele: Silikose, Lärmschwerhörigkeit, Mesotheliom (Asbestose), Schweißerlunge, Bursitis bei Fliesenlegern, COPD (Vordruck F600/Ziff. 141 (16,44 €) + Ziff. 193 (12,37 €) Übersenden von bestätigten Befundkopien + Porto).

21.2.3 Kostenträger

Kostenträger bei Arbeitsunfällen ist die für den Unfallbetrieb zuständige Berufsgenossenschaft. Kennt der Pat. die zuständige Berufsgenossenschaft nicht: auf Rezepten zunächst vermutete BG eintragen, dann am nächsten Werktag im Personalbüro des Betriebs nachfragen.

Kostenträger bei Schulunfällen, Kindergartenunfällen, Studentenunfällen, Unfällen von nicht professionellen Pflegepersonen im Rahmen der Pflegeversicherung, Klinikpatienten oder Antragstellern beim Arbeitsamt und Wegeunfällen in diesem Zusammenhang ist die Unfallkasse des Landes (Adressen www.DGUV.de).

Folgen anerkannter Berufskrankheiten und Dauerfolgen früherer Arbeitsunfälle sind wie Arbeitsunfälle versichert.

21.3 Standardabrechnungsziffern

Detailliertere Auflistung in den Gebührenhandbüchern ▶ Tab. 21.1, ▶ Tab. 21.2, ▶ Tab. 21.3, ▶ Tab. 21.4 und ▶ Tab. 21.5.

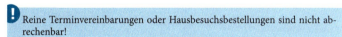
Reine Terminvereinbarungen oder Hausbesuchsbestellungen sind nicht abrechenbar!

Die von der BG festgelegten Sachkosten (3. Tabellenspalte) werden auch von den Privatversicherungen anerkannt und sollten deshalb auch bei GOÄ-Rechnungen angesetzt werden!

Tab. 21.1 Abrechnungsziffern für den Sitzdienst (Stand 1.1.2019)

	EBM	GOÄ (Faktor 2,3/1,8)	UV-GOÄ
Aushändigung RP	01210	2	16 (2,24 €)
Beratung	01210	1 (10,72 €)	11 (2,68 €)
Eingehende Beratung (10 Min.)	01210 7–19 Uhr	3 (20,11 €)	
Beratung außerhalb der Sprechstunde	01212 19–7 Uhr	1-A (10,72 € + 4,08 €; A einfach)	12 (3,73 €)
Notfallkonsultation I (auch telefonisch)	01214 Mo–Fr 7–19 Uhr	1-B (10,73 € + 10,49 €) 20–22, 6–8 Uhr (B einfach)	13 (16,10 €) 20–8 Uhr
Notfallkons. II (auch telefonisch)	01216 Mo–Fr 19–22 Uhr, Sa, So, Fei 7–19 Uhr	1-C (10,73 € + 18,65 €) 22–6 Uhr (C einfach)	13 (16,70 €) 20–8 Uhr
Notfallkons. III (auch telefonisch)	01218 22–7 Uhr		
Beratung Sa (telefonisch)	01100 7–19 Uhr	1-D (10,73 € + 12,82 €) tagsüber 1-D-B (10,73 € + 12,82 € + 10,49 €) frühe Nacht 1-D-C (10,73 € + 12,82 € + 18,65 €) tiefe Nacht (Buchstabe für Zuschläge immer einfach)	15 (5,81 €) Sa ab 12 Uhr 14 (5,81 €) So, Fei
Telefonische Voranmeldung beim Klinikarzt	Ggf. regionale Ziffer aus Hausarzt- oder Palliativvertrag (80230 [4 ×])	60 (16,09 €) Konsiliarische Erörterung zw. 2 Ärzten	60a (8,94 €)
Aufsuchen eines Pat. durch Personal		52 (5,83 €)	52 (6,30 €)

21.3 Standardabrechnungsziffern

Tab. 21.2 Abrechnungsziffern für den Fahrdienst (Stand 1.1.2019)

	EBM	GOÄ (Faktor 2,3/1,8)	UV-GOÄ
Hausbesuch (dringend)	01418	50-E (42,90 € + 9,33 €)	50A (29,82 €)
Dringender Besuch im org. Notfalldienst	01418 + 01210 7–19 Uhr		
Dringender Besuch Sa/So/Fei.	01418 N + 01212 19–7 Uhr	50-H (42,90 € + 19,82 €) 8–20 Uhr	50E (32,80 €) Sa ab 12 Uhr sowie So/Fei
Dringender Nachtbesuch	s.o.	50-F (42,90 € + 15,15 €) 20–22 u. 6–8 Uhr	50C (38,76 €) 20–22 u. 6–8 Uhr
Dringender Nachtbesuch	s.o.	50-G (42,90 € + 26,32 €) 22–6 Uhr	50D (51,44 €) 22–6 Uhr
Dringender Nachtbesuch Sa, So, Fei. (tiefe Nacht)	s.o.	50-F-H (42,90 € + 15,15 € + 19,82 €) 20–22 + 6–8 Uhr	50C (38,76 €) 20–22 u. 6–8 Uhr
Dringender Nachtbesuch Sa/So/Fei.	s.o.	50-G-H (42,90 € + 26,23 € + 19,82 €) 22–6 Uhr	50D (51,44 €) 22–6 Uhr
Dringender Besuch aus der Sprechstunde (sofort ausgeführt)	01412 bis 19 Uhr 01411N ab 19 Uhr	50-E (42,90 € + 9,33 €)	50B (38,76 €)
Besuch im Altenheim etc., am Tag der Anforderung ausgeführt	01415 (nicht im Notdienst)	50 (42,90 €)	50 (23,86 €)
Einfacher Besuch	01410	50 (42,90 €)	50 (23,86 €)
Mitbesuch in derselben sozialen Gemeinschaft (kein Wegegeld dazu)	01413	51 (33,52 €) dazu – Unzeitzuschläge s.o.	51 (18,64 €)
Besuch im Altenheim, regelmäßige Tätigkeit zu vorher vereinbarten Zeiten (Sprechstunde)	01410	48 (16,09 €)	48 (8,94 €)
Wegegeld < 2 km: 7–19 Uhr 19–7 Uhr Wegegeld > 2 km: 7–19 Uhr 19–7 Uhr	1,32 € 2,41 € 1,85 € 2,92 €		

Tab. 21.3 Zusätzlich abrechenbare Gebühren (Stand 1.1.2019)

	EBM	GOÄ (Faktor 2,3 / 1,8)	UV-GOÄ
Schweregradzuschlag I Pat. mit bestimmten Diagnosen 7–19 Uhr	01223		
Schweregradzuschlag II Pat. mit bestimmten Diagnosen 19–7 Uhr	01224		
Schweregradzuschlag III Pat. mit bestimmten schweren Diagnosen und Neugeb., Säugl., KK	01226		
Ganzkörperstatus	–	8 (34,86 €)	Umfassende Unters. 6 (15,66 €) 7 (16,70 €) außerhalb der Sprechstunde 8 (29,67 €) 20–8 Uhr 9 (18,78 €) So, Fei 10 (18,78 €) Sa ab 12 Uhr jeweils + 2,60 €
Untersuchung Thorax- oder Bauchorgane	–	7 (21,45 €)	
Untersuchung mind. eines der folgenden Org.-Systeme (Augen, HNO, Niere u. abl. Harnwege, Gefäßst.)	–	6 (13,41 €)	
Eingehende neurologische Teiluntersuchung	–	800 (26,14 €)	800 (14,54 €)
Fremdanamnese		4 (29,49 €)	835 (4,77 €)
Kinderzuschlag (0–3 J.)	01226 (Schweregradzuschlag III)	K2 (13,68 €) (neben 50/51)	–
Bericht für den Hausarzt	01600	75 (ausführlicher Krankheits-, Befundbericht)	–

Tab. 21.4 Wegegelder

Radius von der Praxis aus (bei GOÄ ggf. auch von der Wohnung aus)[1]	Uhrzeit	GOÄ	BGNT
≤ 2 km	20–8 Uhr	3,58 €	71 (3,87 €)
	8–20 Uhr	7,16 €	72 (7,73 €)
≤ 5 km	8–20 Uhr	6,65 €	73 (7,18 €)
	20–8 Uhr	10,23 €	74 (11,05 €)
≤ 10 km	8–20 Uhr	10,23 €	81 (11,05 €)
	20–8 Uhr	15,34 €	82 (16,57 €)
≤ 25 km	8–20 Uhr	15,34 €	83 (16,57 €)
	20–8 Uhr	25,56 €	84 (27,60 €)

[1] Für den EBM gelten keine bundeseinheitliche Regelung.

21.3 Standardabrechnungsziffern

Tab. 21.5 Sonderleistungen

	EBM	GOÄ	UV-GOÄ
Krisenintervention	–	812 (67,03 €)	812 (37,27 €)
Reanimation	01220 01221 Zuschlag Intubation 01222 Zuschlag Defi	429 (53,62 €), mit Defibrillation: 430 (53,62 €)	429 (29,82 €) + 2,21 € Sachkosten; mit Defibrillation: 430 (29,82 €)
Notfall-EKG	–	Mit Streifen: 650 (15,95 €) Nur Monitor: 431 (13,41 €)	431 (7,45 €)
Infusion (i. v.)	02100	271 (16,09 €) 30 Min.	271 (8,94 €) 30 Min.
		272 (24,13 €) > 30 Min.	272 (13,41 €) > 30 Min.
Bluzuckertest-streifen	–	Visuell 3511 (3,35 €)	Visuell 3511 (3,45 €)
	32057–32089	Gerät 3514 (4,69 €)	Gerät 3514 (4,83 €)
Injektion i.m. oder s.c.	–	252 (5,36 €)	252 (2,98 €)
Injektion i. v.	–	253 (9,38 €)	253 (5,22 €)
Impfung	Regional unterschiedlich	375 (10,72 €, Impfstoff auf Rp.)	375 (3,73 €, Impfstoff auf Rp.)
Lokal-/Leitungsan-ästhesie (Perineural z. B. nach Oberst)	–	493 je (8,18 €)	490 (4,55 € + 1,48 € SK)
Infiltration eines Lokalanästhetikums	–	Klein 490 (8,18 €)	490 (4,55 € + 1,48 € SK)
		Groß 491 (16,22 €)	491 (9,02 € + 6,65 € SK)
Infiltration, auch paravertebral	–	267 (10,72 €)	267 (5,96 €) einmal 268 (9,698,97 €) mehrfach
Quaddeln: Einmal pro Sitzung Umfangreich 3,5-fach nur mit Begründung	–	266 (8,04 €) (3,5-fach 12,24 €)	266 (4,47 €) Med. auf Rp.
Chiropraktische Wirbelsäulenmobi-lisierung	–	3305 (4,69 €)	3305 (2,75 €)
Akupunktur zur Schmerztherapie	–	269 (26,81 €)	269 (14,90 €)
		> 20 Min. 269a (46,92 €)	269a (26,09 €)
Port auffüllen	–	265 (8,04 €)	265 (4,47 €)
Injektion in liegenden Katheter	–	261 (4,02 €)	261 (2,24 €)
Verband	–	200 (6,03 €)	200 (3,50 €) + 1,28 € Sachkosten
Kompressionsver-band	–	204 (12,74 €)	203A (7,08 €) + 3,88 € Sachkosten

Tab. 21.5 Sonderleistungen *(Forts.)*

	EBM	GOÄ	UV-GOÄ
Tape-Verband ein großes Gelenk	–	207 (13,41 €)	209 (11,18 €) + 14,94 € Sachkosten
Notschiene über 1 Gelenk	–	210 (10,05 €)	210 (5,96 €) + 5,43 € Sachkosten
Rektale Untersuchung	–	11 (8,04 €)	18 (4,47 €)
Digitale Mastdarmausräumung	–	770 (18,77 €)	770 (10,43 €)
Reposition/Rektumprolaps	–	3230 (16,09 €)	3230 (8,94 €)
Reposition eingeklemmte Hernie	–	3282 (29,76 €)	3282 (16,55 €)
Magensonde legen	–	670 (16,09 €)	670 (8,94 €)
Behandlung infizierter Wunde Erstversorgung kleine Wunde Erstversorgung große Wunde	Primäre Wundversorgung: 02300	2006 (8,45 €) 2000 (9,38 €) 2003 (17,43 €)	2006 (4,70 €) 2000 (5,22 €) 2003 (9,69 €)
Fremdkörper-, Splitterentfernung Entfernen von Fäden, Klammern	Mit Schnitt: 02301	2009 (13,41 €) 2007 (5,36 €) 3,5-f. begründen (8,16 €)	2009 (7,45 €) 2007 (2,98 €)
Erörterung lebensverändernder Erkr., > 20 Min. (je nach KV umstritten): Feststellung Verschlimmerung, OP-Planung	–	34 (40,22 €)	–
Arbeitsunfähigkeitsbescheinigung	–	70 (5,36 €)	143 (2,96 €)
Transportbegleitung	01416 Unmittelbar zum Krankenhaus je 10 Min.	55 (67,03 €) Psychiatrisch: 833 (38,20 €)	55 (37,27 €)
Verweilgebühr (z.B. auch Rückweg vom Krankenhaus, ohne Erbringung von anderen ärztl. Leistungen, z.B. Infusionsüberwachung)	01440 Nur allein abrechenbar ab 30 Min.	56 (18,89 € je volle ½ h)	56 (je angefangene ½ h 6,71 €) 8–20 Uhr 57 (je angefangene ½ h 13,41 €) 20–8 Uhr
Einleitung und Koordination flankierender therapeutischer **und** sozialer Maßnahmen bei kontinuierlicher Betreuung eines chronisch Kranken		15 (40,22 €) 1 ×/J.	19 (23,37 €) (1 ×/J.)

21.4 Abrechnungsprobleme bei Reisenden

Da oft keine Inkassomöglichkeit im Ausland besteht, empfiehlt es sich, sofort eine Rechnung nach GOÄ zu erstellen und zu kassieren.

Mitgliedsstaaten der Europäischen Union (Belgien, Dänemark, Finnland, Frankreich, Griechenland, Großbritannien, Irland, Italien, Luxemburg, Niederlande, Österreich, Portugal, Schweden und Spanien; Estland, Lettland, Litauen, Malta, Polen, Slowakei, Slowenien, Kroatien, Tschechische Republik, Ungarn, Zypern; Bulgarien und Rumänien), außerdem Island, Liechtenstein und Norwegen, Israel, Marokko, Schweiz, Türkei, Tunesien: Reisende aus diesen Ländern müssen sich mit ihrer ausländ. Krankenversicherungskarte und Ausweis / Reisepass ausweisen. Der Arzt füllt dann die Formulare Muster 80 und 81 (Krankenkasse auswählen, meist AOK Rheinland oder BEK) aus und lässt es vom Pat. unterschreiben (Original bleibt beim Arzt).

> Viele Besucher sind nicht versichert und versuchen z. T. gegen Vorlage der Chipkarte eines versicherten Familienangehörigen behandelt zu werden (EU-Versicherungskarte www.kvwl.de). **Cave:** Betrug wird mit Entzug der Kassenzulassung bestraft!

21.5 Abrechnungsbeispiel Totenschein

Ein Abrechnungsbeispiel ist in ▶ Tab. 21.6 dargestellt.

Tab. 21.6 Abrechnungsbeispiel Leichenschau / Totenschein

Leistungstext	GOÄ-Ziffer	Einfachbetrag	Faktor	Betrag
Leichenschau/-schein	100	14,57 €	2,3	33,51 €
Formular Totenschein	SK	z. B. 1,26 €	3,5[1]	51,00 €
Wegegeld			1	1,26 € (max. 2,50 €)
(UV-GOÄ)	100 + WG	17,26 € + WG	1	
Hausbesuch (Pat. lebte noch zum Zeitpunkt der Anforderung!!!)	50 (EBM 01418, siehe ▶ Tab. 21.1)	18,65 €	2,3	42,90 €
Beratung[2]	1			
Wegegeld am Tag: ≤ 2/5/10/25 km Radius 3,58 €/6,64 €/10,23 €/15,34 €				
Wegegeld in der Nacht: ≤ 2/5/10/25 km Radius 7,16 €/10,23 €/15,34 €/25,56 €				

[1] Die Abrechnung mit Faktor 3,5 erfordert eine besondere Begründung (bereits eingetretene Leichenstarre, sehr stark verschmutzte Leiche, erschwerte Leichenschau, etc.).
[2] Der Patient ist zum Zeitpunkt des Eintreffens noch am Leben oder es findet eine Beratung der Angehörigen statt. Ist der Patient zum Zeitpunkt des Eintreffens bereits verstorben, wird nur der Totenschein abgerechnet.

21.6 Tipps zur Dokumentation

- Die Dokumentation ist Teil der vollständigen Leistungserbringung.
- Der Notfallschein muss die Diagnose, den ausführlichen Befund und eine genaue Beschreibung der Therapie beinhalten; das Original wird im Archiv der KV aufbewahrt.
- Leistungen, die nicht dokumentiert sind, dürfen nicht abgerechnet werden.

> Bei Patientenklagen kann ohne gute Dokumentation kein Anwalt helfen!

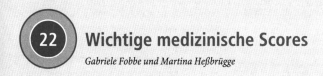

22 Wichtige medizinische Scores

Gabriele Fobbe und Martina Heßbrügge

22 Wichtige medizinische Scores

Die im folgenden Kapitel aufgeführten Scores unterstützen Sie, im Notfall die wahrscheinlichste Diagnose zu stellen und helfen Ihnen bei der Entscheidung zur sicheren Behandlungsstrategie: ▶ Tab. 22.1, ▶ Tab. 22.2, ▶ Tab. 22.3, ▶ Tab. 22.4, ▶ Tab. 22.6, ▶ Tab. 22.7, ▶ Tab. 22.8, ▶ Tab. 22.9, ▶ Tab. 22.10, ▶ Abb. 22.2 und ▶ Abb. 22.1.

Tab. 22.1 Glasgow Coma Scale (GCS)

Augen öffnen		Verbale Reaktion		Motorische Reaktion auf Schmerzreize	
4	Spontan	5	Orientiert	6	Befolgt Aufforderung
3	Öffnen auf Ansprechen	4	Verwirrt, desorientiert	5	Gezielte Schmerzabwehr
2	Öffnen auf Schmerzreiz	3	Unzusammenhängende Worte	4	Massenbewegungen
1	Keine Reaktion	2	Unverständliche Laute	3	Beugesynergien
		1	Keine verbale Reaktion	2	Strecksynergien
				1	Keine Reaktion

Die Summe ergibt den Coma-Score und ermöglicht eine standardisierte Einschätzung des Schweregrads: 14–15 P. = leicht, 9–13 P. = mittel, 3–8 P. = schwer

Tab. 22.2 Beurteilung des Komagrads

Coma-Score	Zustand des Patienten	Grad
6–8	Gezielte Abwehr auf Schmerz, Pupillomotorik intakt, okulozephaler Reflex positiv	I
5–6	Ungerichtete Abwehr auf Schmerz, Massenbewegungen, Bulbi divergent	II
4	Keine Abwehr, Streck- und Beugesynergismen, Muskeltonus erhöht, okulozephaler Reflex negativ, Pupillenreaktion abgeschwächt	III
3	Keine Schmerzreaktion, Muskeltonus schlaff, Ausfall der Hirnstammreflexe in kraniokaudaler Richtung (Lichtreaktion der Pupillen–Kornealreflex–Würgereflex), Pupille weit und reaktionslos	IV

Tab. 22.3 Modifizierter Glasgow Coma Scale für Kleinkinder

Parameter	Reaktion	Punktwert
Augenöffnen	Spontan	4
	Auf Anruf	3
	Auf Schmerzreiz	2
	Kein Augenöffnen auf Schmerzreiz	1
Motorische Antwort	Gezieltes Greifen nach Gegenständen	6
	Auf Schmerzreize: gezielte Abwehr	5
	Normale Beugung	4
	Atypische Beugung	3
	Strecksynergismen	2
	Keine Reaktion	1
Verbale Antwort	Jede Antwort, Lachen, Weinen, Erkennen von Angehörigen, Fixieren, bzw. bei älteren Kindern verständliche Sprache oder volle Orientierung	5
	Unsicheres Erkennen von Angehörigen, keine Fixierung	4
	Zeitweise weckbar	3
	Motorische Unruhe, nicht weckbar	2
	Keine Reaktion auf Schmerzreiz	1
Maximale Punktsumme		15

Tab. 22.4 CHA$_2$DS$_2$-VASc Score: klinische Risikoanalyse für das Auftreten eines Schlaganfalls

	Merkmale	Punkte
C	Herzinsuffizienz (Congestive heart failure)	1
H	Hypertonie	1
A$_2$	Alter ≥75 J.	2
D	Diabetes mellitus	1
S$_2$	Früherer Schlaganfall, TIA oder Thrombembolie	2
V	Vaskuläre Erkrankungen (pAVK oder Herzinfarkt)	1
A	Alter 65–74 J.	1
Sc	Weibliches Geschlecht (Sex category)	1

Schlaganfallrisiko entsprechend der Gesamtpunkte:

0: 0 %
1: 1,3 %
2: 2,2 %
3: 3,2 %
4: 4,0 %
5: 6,7 %
6: 9,8 %
7: 9,6 %
8: 6,7 %
9: 15,2 %

BEurteilung von Schmerzen bei Demenz (BESD)

Name des/der Beobachteten: ....

Beobachten Sie den Patienten/die Patientin zunächst zwei Minuten lang. Dann kreuzen Sie die beobachteten Verhaltensweisen an. Im Zweifelsfall entscheiden Sie sich für das vermeintlich beobachtete Verhalten. Setzen Sie die Kreuze in die vorgesehen Kästchen. Mehrere positive Antworten (außer bei Trost) sind möglich.

☐ Ruhe
☐ Mobilisation und zwar durch folgender Tätigkeit: ....…........

Beobachter/in: ....…..

Atmung (unabhängig von Lautäußerung)	nein	ja	Punktwert
normal	☐	☐	0
gelegentlich angestrengt atmen	☐	☐	1
kurze Phasen von Hyperventilation (schnelle und tiefe Atemzüge)	☐	☐	
lautstark angestrengt atmen	☐	☐	2
lange Phasen von Hyperventilation (schnelle und tiefe Atemzüge)	☐	☐	
Cheyne Stoke Atmung (tiefer werdende und wieder abflachende Atemzüge mit Atempausen)	☐	☐	
Negative Lautäußerung			
keine	☐	☐	0
gelegentlich stöhnen oder ächzen	☐	☐	1
sich leise negativ oder missbilligend äußern	☐	☐	
wiederholt beunruhigt rufen	☐	☐	2
laut stöhnen oder ächzen	☐	☐	
weinen	☐	☐	

Abb. 22.1 **BE**urteilung von **S**chmerzen bei **D**emenz (BESD) [F1030-001]

Name ....

Gesichtsausdruck	nein	ja	Punktwert
lächelnd oder nichts sagend	☐	☐	0
trauriger Gesichtsausdruck	☐	☐	1
ängstlicher Gesichtsausdruck	☐	☐	
sorgenvoller Blick	☐	☐	
grimassieren	☐	☐	2
Körpersprache			
entspannt	☐	☐	0
angespannte Körperhaltung	☐	☐	1
nervös hin und her gehen	☐	☐	
nesteln	☐	☐	
Körpersprache starr	☐	☐	2
geballte Fäuste	☐	☐	
angezogene Knie	☐	☐	
sich entziehen oder wegstoßen	☐	☐	
schlagen	☐	☐	
Trost			
trösten nicht notwendig	☐	☐	0
Stimmt es, dass bei oben genanntem Verhalten ablenken oder beruhigen durch Stimme oder Berührung **möglich ist**?	☐	☐	1
Stimmt es, dass bei oben genanntem Verhalten trösten, ablenken, beruhigen **nicht** möglich ist?	☐	☐	2
TOTAL / von max.			__/10

Andere Auffälligkeiten:
....
....
....
....
....

Abb. 22.1 *(Forts.)*

Tab. 22.5 Centor Score zur Abschätzung der Wahrscheinlichkeit einer Pharyngitis mit Gruppe-A-Streptokokken [106-001]

Kriterium	Punktzahl
Fieber in Anamnese	1
Tonsillenexsudate	1
Geschwollene vordere Hals-LK	1
Fehlen von Husten	1

Wahrscheinlichkeit einer GAS-Pharyngitis im Rachenabstrich
4: ~50–60 % (LR 6,3)
3: ~30–35 % (LR 2,1)
2: ~15 % (LR 0,75)
1: ~6–7 % (LR 0,3)
0: ~2,5 % (LR 0,16)

Tab. 22.6 Marburger Herz-Score

Kriterium	Punktzahl
Geschlecht und Alter (Männer ≥ 55 J., Frauen ≥ 65 J.)	1
Bekannte vaskuläre Vorerkr. (KHK, periphere AVK, Schlaganfall)	1
Beschwerden sind belastungsunabhängig	1
Schmerzen sind durch Palpation nicht reproduzierbar	1
Der Patient vermutet, dass der Schmerz vom Herzen kommt	1

Wahrscheinlichkeit einer KHK entsprechend der Gesamtpunkte:
0–1: < 1 % (gering)
2: 5 % (gering)
3: 25 % (mittel)
4–5: 65 % (hoch)

Tab. 22.7 Wells-Score zur Bestimmung der Wahrscheinlichkeit einer Lungenembolie

Kriterium	Punktzahl (Wells I)	Vereinfachte Punktzahl (Wells II)
Klinische Zeichen für eine tiefe Beinvenenthrombose	3	1
Alternative Diagnosen sind unwahrscheinlich	3	1
Frühere Lungenembolie oder tiefe Beinvenenthrombose	1,5	1
Herzfrequenz > 100/min	1,5	1
Immobilisation > 3 d oder OP vor weniger als 4 Wo.	1,5	1
Hämoptyse	1	1
Neoplasie	1	1

Wells-I-Score:
< 2 Punkte: geringe Wahrscheinlichkeit
2–6 Punkte: mittlere Wahrscheinlichkeit
≥ 7 Punkte: hohe Wahrscheinlichkeit
Wells-II-Score:
0–1 Punkt: Lungenembolie unwahrscheinlich
≥ 2 Punkte: Lungenembolie wahrscheinlich

Tab. 22.8 CRB-65-Score zur Beurteilung des Letalitätsrisikos bei ambulant erworbener Pneumonie

Kriterium	Bewertung (Punkte)
Confusion: Verwirrtheit, Bewusstseinseintrübung	1
Respiratory rate: Atemfrequenz > 30/min	1
Blood pressure: Blutdruck systolisch < 90 mmHg oder diastolisch < 60 mmHg	1
65: Patientenalter ≥ 65 Jahre	1

Gesamtpunkte:
0: mindestens Reevaluation (nach 48–72 h) erforderlich
≥ 1: Indikation zur stationäre Therapie unter Berücksichtigung weiterer klinischer Aspekte (z. B. Komorbidität, Ausnahme: ggf. je nach klinischem Zustand bei CRB-65 = 1 bei Lebensalter ≥ 65 Jahre)
≥ 2: Indikation für intensivmedizinische Betreuung (Intermediate Care) unter Berücksichtigung weiterer klinischer Aspekte

Mortalitätsrisiko (30-Tage-Mortalität) bei Pneumonie bezogen auf CRB-65:
0: 1–2 %
1–2: 13 %
3–4: 31,2 %

Tab. 22.9 COPD Assessment Test

								Punkte
Ich huste nie	0	1	2	3	4	5	Ich huste ständig	
Ich bin überhaupt nicht verschleimt	0	1	2	3	4	5	Ich bin völlig verschleimt	
Ich spüre keinerlei Engegefühl in der Brust	0	1	2	3	4	5	Ich spüre ein sehr starkes Engegefühl in der Brust	
Wenn ich bergauf oder eine Treppe hinaufgehe, komme ich nicht außer Atem	0	1	2	3	4	5	Wenn ich bergauf oder eine Treppe hinaufgehe, komme ich sehr außer Atem	
Ich bin bei meinen häuslichen Aktivitäten nicht eingeschränkt	0	1	2	3	4	5	Ich bin bei meinen häuslichen Aktivitäten sehr stark eingeschränkt	
Ich habe keine Bedenken, trotz meiner Lungenerkrankung das Haus zu verlassen	0	1	2	3	4	5	Ich habe wegen meiner Lungenerkrankung große Bedenken, das Haus zu verlassen	
Ich schlafe tief und fest	0	1	2	3	4	5	Wegen meiner Lungenerkrankung schlafe ich nicht tief und fest	
Ich bin voller Energie	0	1	2	3	4	5	Ich habe überhaupt keine Energie	
Summe:								

Tab. 22.10 Wells-Score zur Bestimmung der Wahrscheinlichkeit einer tiefen Beinvenenthrombose

Kriterium	Punktzahl
Vorliegen einer aktiven malignen Tumorerkrankung (oder in den letzten 6 Monaten behandelt)	1
Umfangsdifferenz des Unterschenkels > 3 cm im Seitenvergleich, 10 cm unterhalb der Tuberositas tibiae gemessen	1
Erweiterte oberflächliche Kollateralvenen auf der betroffenen Seite (keine Varizen)	1
Eindrückbares Ödem auf der betroffenen Seite	1
Schwellung des gesamten Beins	1
Lokalisierte Schmerzen im Bein entlang der Venen	1
Paralyse, Parese oder Immobilisation der unteren Extremitäten	1
Bettruhe für mehr als 3 d, oder größere OP in den letzten 12 Wo.	1
Frühere TVT in der Anamnese	1
Alternative Diagnosen ebenso wahrscheinlich	-2

Beurteilung:
< 1 Punkt: geringe Wahrscheinlichkeit einer TVT
1–2 Punkte: mittlere Wahrscheinlichkeit einer TVT
> 2 Punkte: hohe Wahrscheinlichkeit einer TVT

ACSS-Fragebogen

Erstvorstellung (Diagnose) – Teil A

Uhrzeit: ____ UU:____ MM   Datum der Untersuchung: /   /   (Tag/Monat/Jahr)

Bitte geben Sie an, ob Sie unten genannte Symptome innerhalb der letzten 24 Stunden bemerkt haben, und bewerten Sie bitte deren Intensität *(nur eine Antwort für jedes einzelne Symptom)*

		0	1	2	3
Typische Symptome	1	Häufiges Wasserlassen mit geringen Urinportionen *(wiederholte WC-Besuche)*	☐ Nein *bis 4-mal täglich*	☐ Ja, etwas öfter als sonst *5-6-mal täglich*	☐ Ja, merklich öfter *7-8-mal täglich*	☐ Ja, sehr oft *9-10-mal täglich*
	2	Starker, unwillkürlicher Harndrang	☐ Nein	☐ Ja, wenig	☐ Ja, mäßig	☐ Ja, stark
	3	Schmerzen und Brennen beim Wasserlassen	☐ Nein	☐ Ja, wenig	☐ Ja, mäßig	☐ Ja, stark
	4	Gefühl einer unvollständigen Harnblasenentleerung	☐ Nein	☐ Ja, wenig	☐ Ja, mäßig	☐ Ja, stark
	5	Schmerzen oder Beschwerden *(unangenehmes Druckgefühl)* im Unterbauch oder Beckenbereich	☐ Nein	☐ Ja, wenig	☐ Ja, mäßig	☐ Ja, stark
	6	Sichtbares Blut im Urin	☐ Nein	☐ Ja, wenig	☐ Ja, mäßig	☐ Ja, stark
					Gesamtpunktzahl =	____ Punkte
Differentialdiagnose	7	Schmerzen in der Lendengegend *(Flanke)**	☐ Nein	☐ Ja, wenig	☐ Ja, mäßig	☐ Ja, stark
	8	Neuer oder zunehmender Ausfluss aus der Scheide	☐ Nein	☐ Ja, wenig	☐ Ja, mäßig	☐ Ja, stark
	9	Eitriger Ausfluss aus der Harnröhre *(unabhängig vom Wasserlassen)*	☐ Nein	☐ Ja, wenig	☐ Ja, mäßig	☐ Ja, stark
	10	Erhöhte Körpertemperatur *(über 37,5°C)* / Schüttelfrost	☐ Nein	☐ Ja, wenig	☐ Ja, mäßig	☐ Ja, stark
		Wenn Sie Temperatur gemessen haben, geben Sie diese bitte an	≤37,5 °C	37,6–37,9 °C	38,0–38,9 °C	≥39,0 °C
		* oft einseitig (auf einer Seite)			**Gesamtpunktzahl =**	____ Punkte
Lebensqualität	11	Bitte geben Sie an, wie stark ausgeprägt die durch die oben genannten Symptome hervorgerufenen Beschwerden innerhalb der letzten 24 Stunden waren *(wählen Sie bitte nur eine am ehesten zutreffende Antwort)*: ☐ 0 Keine Beschwerden *(keine Symptome, fühle mich wie immer)* ☐ 1 Geringe Beschwerden *(fühle mich etwas unwohler als sonst)* ☐ 2 Starke Beschwerden *(fühle mich merklich schlechter als sonst)* ☐ 3 Sehr starke Beschwerden *(fühle mich schrecklich)*					
	12	Bitte geben Sie an, wie weit die oben genannten Symptome Ihre alltägliche Aktivität / Leistungsfähigkeit innerhalb der letzten 24 Stunden beeinträchtigt haben *(wählen Sie bitte nur eine am ehesten zutreffende Antwort)*: ☐ 0 Überhaupt nicht beeinträchtigt *(arbeite wie an gewöhnlichen Tagen, ohne Beschwerden)* ☐ 1 Ein wenig beeinträchtigt *(wegen der Symptome arbeite ich etwas weniger)* ☐ 2 Bedeutend beeinträchtigt *(alltägliche Arbeit ist anstrengend geworden)* ☐ 3 Stark beeinträchtigt *(ich kann praktisch nicht arbeiten)*					
	13	Bitte geben Sie an, wie weit die oben genannten Symptome Ihre gesellschaftlichen Aktivitäten (Besuche machen, sich mit Freunden treffen usw.) innerhalb der letzten 24 Stunden beeinträchtigt haben *(wählen Sie bitte nur eine am ehesten zutreffende Antwort)*: ☐ 0 Überhaupt nicht beeinträchtigt *(es hat sich nichts geändert, ich lebe so wie vorher)* ☐ 1 Ein wenig beeinträchtigt *(eine geringe Reduzierung der Aktivität)* ☐ 2 Bedeutend beeinträchtigt *(viel weniger aktiv, bleibe mehr zu Hause)* ☐ 3 Stark beeinträchtigt *(schrecklich, kann das Haus praktisch nicht verlassen)*					
					Gesamtpunktzahl =	____ Punkte
Begleitumstände	14	**Bitte geben Sie an, ob zum Zeitpunkt des Ausfüllens des Fragebogens bei Ihnen folgendes zutrifft:**					
		Menstruation *(Regel)* ?			☐ Nein	☐ Ja
		Prämenstruelle Beschwerden *(Beschwerden in der Zeit vor der Regel)* ?			☐ Nein	☐ Ja
		Klimakterisches Syndrom *(Beschwerden in den Wechseljahren)* ?			☐ Nein	☐ Ja
		Schwangerschaft?			☐ Nein	☐ Ja
		Zuckerkrankheit?			☐ Nein	☐ Ja

Bitte vergessen Sie nicht, den ausgefüllten Fragebogen Ihrem Arzt zurückzugeben.

Wir danken Ihnen für Ihre Mitarbeit!

Acute Cystitis Symptom Score (ACSS) © 2015. http://inter.intercro.com/copyright.depository/work-of-science/1013-1951954939.html

Abb. 22.2a: Acute Cystitis Symptom Score – Erstvorstellung (Diagnose) [F1029-001]

Abb. 22.2b: Acute Cystitis Symptom Score – Kontrollvorstellung (Folgebefund) [F1029-001]

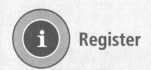

Register

A

Abacavir 37
Abdomen Sonografie 69
Abnabeln 410
Abort
- febriler 398
- septischer 159, 398
Abrasio, Bauchschmerz nach 159
Abrechnung 558
- Fahrdienst 561
- Leichenschau 565
- Reisende 565
- Sitzdienst 560
- Sonderleistungen 563
- Wegegelder 562
- Ziffern 560
- zusätzliche Gebühren 562
Absinthintoxikation 281
Abszess 328
- Eröffnung 93
- Gesichtsbereich 94
- Lid 379
- Mamma 416
- Peritonsillar- 344
- Prostata 387
- Spaltung 93
Abwehrspannung 144
Acetylsalicylsäure 542
- in der Schwangerschaft 417
- Intoxikation 281
Achterligatur 361
Acute Cystitis Symptom Score (ACSS) 576
Addison-Krise 222
Adnexitis 159
Affekt 425
Affektkrämpfe 504
Aggression 434
- bei Alkoholabhängigkeit 445
AIDS 35
Akathisie 230
Akkommodation 367
Akromioklavikulargelenkverletzung 258
akute Konjunktivitis 369
akutes Abdomen
- DD 144
- DD bei Kindern 488
- in der Schwangerschaft 405
- Schmerzbehandlung 148
akutes Glaukom 372
Alkoholabhängigkeit 444
- Aggression bei 445
- Arzneimittel bei 445
- Entzugskrampf bei 446
Alkoholintoxikation 281
Allergie 320
allergische Dermatitis 5
allergisches Kontaktekzem 318
Alten- und Pflegeheime 26
Altersdiabetes 528
Amaurosis fugax 376
Ambubeutel
- bei Erwachsenen 108
- bei Kindern 118

Amnesie
- transiente globale 438
Amöbiasis 137
Amotio retinae 376
Amputationsverletzung 271
- Amputatversorgung 271
anale Blutung 244
Analfissur 95
Analgetika
- Applikationsformen 541
- BtM-pflichtige 545
- enterale Applikationsformen 542
- Externa 545
- in der Schwangerschaft 417
- in der Stillzeit 417
- parenterale Applikationsformen 544
Analprolaps 98
Analvenenthrombose 94
- Inzision 95
Anamnese
- bei Polytrauma 128
- beim Notfall 106
- geburtshilfliche 394
- pädiatrische 463
anaphylaktische Reaktion bei Kindern 502
anaphylaktischer Schock 124, 126
Aneurysma dissecans 200
Anfälle, epileptische 450
Angel Dust 287
Angelhaken, Entfernung 95
Angina pectoris 194
Angina tonsillaris 343
Angiodysplasien 244
Angioödem 321
Angststörung 433
- Maßnahmen 434
Anisokorie 67, 214
Anosmie 228
Antibiotikatherapie
- bei Asthma bronchiale 183
- bei Otitis media 335
- bei Pneumonie 181
- Übersicht 2
Antidepressiva-Intoxikation 281
Antihistaminika, Intoxikation 286
Antikoagulanzien
- Blutung bei 235
- direkte orale (DOAK) 236
- Therapie, Zielwerte 238
Antipyrese
- bei Kindern 472
- medikamentöse 138
- physikalische 138
antiretrovirale Therapie 36
Aorteninsuffizienz 199
Aortenstenose 198
APGAR-Schema 410
Aphasie 217, 449
Aphthen 361

Apoplexie 215
Appendizitis 72
- bei Kindern 149
Appetitlosigkeit, Palliativmedizin 534
Arbeitsunfähigkeitsbescheinigung 59
Arbeitsunfall 558
Argyll-Robertson-Phänomen 368
Armschmerzen, DD 292
Armvorfall 412
arterielle Verschlusskrankheit 304
arterieller Gefäßverschluss 314
Arteriitis temporalis 169
Arthritis 310
- bei Borreliose 140
Arthrose, sekundäre 311
Arzneimittelexanthem 6, 320
Arzneimittelunverträglichkeit 320
Aspiration 187
Asthma bronchiale 181
- bei Kindern 494
Asylbewerber 29
Aszitespunktion 87
Atazanavir 37
Atemnot bei Kindern 491
Atemwege
- Beatmung 107
- Freimachen 107
Atemwegsinfekt bei Kindern 491
Athetose 230
atopisches Ekzem 322
Atropin in der Schwangerschaft 417
Aufklärung ausländischer Patienten 27
Auge
- Dakryoadenitis 380
- Ektropionieren 368
- Inspektion 366
- rotes, DD 369
- Schmerzen 372
- Schwellung, DD 378
- Untersuchung 366
- Verätzungen 380
- Verbrennungen 380
- Verletzungen 382
Augenmuskelfunktion 368
Augenmuskelparese 376
Augenschmerzen 372
- DD 373
Augenspülung 381
ausländische Patienten 26
- Drogenprobleme 28
- Übersetzung 27
Austin-Flint-Geräusch 200
automatische externe Defibrillation 113
- Durchführung 114
autonome Dysfunktion 208
azetonämisches Erbrechen 485

Register

B

Babinski-Reflex 68
bakterielle Konjunktivitis 371
bakterielle Meningitis 453
– antimikrobielle
  Prophylaxe 454
Ballismus 230
Bandscheibenvorfall,
  lumbaler 306
Barbiturate, Intoxikation 284
Basisuntersuchung,
  allgemeinmed. 64
Battered-Child-Syndrom 264
Bauchaortenaneurysma,
  rupturiertes 161
Bauchschmerzen
– Anamnese 147
– DD 144
– DD bei Kindern 488
– in der Schwangerschaft 405
– Leitbefunde 147
– Maßnahmen 148
– nach Abrasio 159
Bauchtrauma 270
Beatmung
– Ambubeutel bei Kindern 118
– bei Erwachsenen 107
– bei Kindern 117
Beckentrauma
– Blasenverletzung 268
– Harnröhrenverletzung 268
Beinschmerzen
– als Begleitsymptome 303
– arthrogene 303
– bei Gefäßerkrankungen 304
– entzündliche 304
– extraartikuläre 312
– nach Trauma 303
– tendomyogene 303
Belastungsdyspnoe, DD 175
Belastungsreaktion, akute 428
Bellocq-Tamponade 355
Benommenheit 66
Benzodiazepine,
  Intoxikation 284
Bereitschaftsdienst
– Befreiung 47
– eigene Praxis 17
– Eigenschutz 44
– Erreichbarkeit 17
– Fahrdienst 16
– Formulare 55
– Fortbildungspflicht 46
– Gewalt 44
– Kontakt 16
– Organisation 16
– Qualifikation 17
– rechtliche Grundlagen 46
– Sitzdienst 16
– Sprechzeiten 18
– Vertretung 17
Bereitschaftstasche
– Grundausstattung 19
– Medikamente 21
Berufskrankheit 559

Beschleunigungstrauma,
  zervikales 293
– Klassifikation 294
Beschneidung 28
Betablocker, Intoxikation 284
Betäubungsmittelrezept 545
– Ausnahmeverschreibung
  546
– Notfallverschreibung 547
Betreuungsverfügung 49
Beurteilung von Schmerzen bei
  Demenz (BESD) 570
Bewegungsstörungen,
  extrapyramidale 230
Bewusstlosigkeit
– Anamnese 213
– bei Kindern 506
– DD 212
– Maßnahmen 215
– Maßnahmen bei
  Kindern 507
– Reflexe bei 214
– Spontanmotorik bei 214
– zeitliche Entwicklung 213
Bewusstseinsstörung, DD bei
  Kindern 506
Bictegravir 37
Bilharziose 142
bipolare affektive Störung 428
Bisswunden 252
– Antibiotikatherapie 3
Bizepssehnenruptur 296
Blähungen 146
Blasenentzündung 386
Blasenkatheter
– suprapubischer 83
– transurethraler 81
Blasensprung, vorzeitiger 412
Blasentamponade 156
Blasenverletzung bei
  Beckentrauma 268
Blausäureintoxikation 284
Blepharospasmus 380
Blinddarmentzündung 149
Blumberg 150
Blumenwasser, Ingestion 288
Blutung
– anale 244
– arterielle aus dem
  Oropharynx 242
– aus Tracheostoma 350
– bei Harnröhrenverletzung
  (Mann) 248
– bei Mittelgesichtsfraktur 242
– bei Ösophagusvarizen 242
– bei Penisstriktur 248
– Frühschwangerschaft 398
– Haut 239
– nach zahnärztlicher
  Behandlung 360
– Nase 240
– Nasenrachenraum 241
– Ohr 344
– postpartale 414
– retroperitoneale 147

– Schleimhaut 239
– Spätschwangerschaft 399
– vaginale 245
Blutungsneigung, spontane
– DD 234
Blutvergiftung 315
Blutzuckermessgeräte 527
Borreliose 139
Bradykardie
– DD 210
Braun-Séquard-Syndrom 226
Bronchitis
– Antibiotikatherapie 3
Bronchitis, akute 180
– bei Kindern 492
Bronchitis, chronische 181
Bronchitis, obstruktive 182
– Antibiotika bei 183
– bei Kindern 494
Brunzel-Zeichen 388
Brustwandsyndrom 298
Bulbus 369
Bulbusverletzungen
– perforierende 382
– stumpfe 382

C

Cannabisintoxikation 284
Cauda-Syndrom 226
CDC-Klassifikation 35
Centor-Score 13, 573
Cerumen obturans
– Ohrspülung bei 339
CHA_2DS_2-VASc-Score 569
Chair-Test 301
Chassaignac-Luxation 259
Chemosis 369
Cheyne-Stokes-Atmung 214
Chipkarte 55
Chloroquin in der
  Schwangerschaft 417
Cholezystitis 154
cholinerge Krise 227
Cholinesterasehemmer,
  Intoxikation 284
Chorea 230
chronische Schmerzen 515
Clonidin 419
Cluster-Kopfschmerz 167,
  168
Coagucheck 237
Cobicistat 37
Codein i. d.
  Schwangerschaft 417
Colitis ulcerosa
– akuter Schub 166
– Blutung 244
– Therapie im akuten
  Schub 167
Contusio dentis 360
COPD Assessment Test 574
Cor pulmonale 183
Coxitis fugax 309
CRB-65-Score 525, 573
Credé-Handgriff 414

D

Dakrozystitis 379
Dammschutz 409
Darmatresien 488
Darmgeräusche, klingende 150
Darunavir 37
D-Arzt 558
Dashboard Injury 268
Dauerschmerz 555
Defibrillation 113
– automatische mit AED 114
– bei Kindern 121
Dehydratation 220, 223
– bei Kindern 468
Delavirdin 37
Delir 436
– Verwirrtheit bei 438
Demenz 442
– Beurteilung von Schmerzen 570
– mangelnde Nahrungs- und Flüssigkeitsaufnahme 444
– psychosomatische Symptomatik 433
– Verhaltensstörungen 443
– Verwirrtheit bei 437
Denecke-Zeichen 314
Dengue-Fieber 137
Denkstörung
– formale 425
– inhaltliche 425
Dentitio difficilis 358
Depersonalisation 426
depressive Störungen 428
– medikamentöse Therapie 429
Derealisation 426
Dermatitis
– allergische 5
– seborrhoische 501
– solaris 324
Dermatome 69
Detergenzienintoxikation 287
Dexketoprofen 544
Diabetes mellitus
– Blutzuckerzielwerte 526
– Komplikationen 528
– Polyneuropathie bei 529
Diaphanoskopie 148
Diarrhö
– Anamnese 165
– Antibiotika-assoziierte Kolitis 165
– bei geriatrischen Patienten 519
– DD 164
– DD bei Kindern 486
– Ernährung bei Kindern 484
– Lebensmittelvergiftung 165
– Leitbefunde 166
– Maßnahmen 166
– Maßnahmen bei Kindern 487
– Reisediarrhö 140

Diazepam 435
– bei Kindern 505
Diclofenac 542
Digitalisglykoside, Intoxikation 285
Dihydralazin 419
Dihydrocodein 542
Dihydroergotamin 419
Diphtherie 476
– passive Immunisierung 138
direkte orale Antikoagulanzien (DOAK) 236
Dish Face 355
Distorsion HWS 293
Distorsionen 256
Divertikulitis 152
Doarvirin 37
Dokumentation 566
Dolutegravir 37
Doppelbilder 376
Drehschwindel 202
Dreimonatskolik 489
Dreitagefieber 480
Drogennotfall 446
Drop Arm Sign 295
Drop-Attacks 209
Druckverbände 97
Durchblutungsstörungen
– Amaurosis fugax 376
– zerebrovaskuläre 169
Durchgangsarzt 558
Durchschlafstörung 441
Dysmenorrhö 395
Dyspnoe 174
– bei Kindern 467
– bei Tracheostoma 349
– DD bei Kindern 491
Dyspnoeattacken, Palliativmedizin 533
Dystonie 230
Dysurie 386

E

EBM 558
Efavirenz 37
Efeu, Ingestion 288
Eibe, Ingestion 288
Eigenschutz im Bereitschaftsdienst 44
Eigensicherung am Unfallort 102
Einflussstauung, obere
– bei Aortenaneurysma 200
– bei Cor pulmonale 183
– bei Herzinfarkt 193
– bei Lungenembolie 183
Einschlafstörung 441
Eisenintoxikation 285
Eklampsie, drohende 403, 404
Ektropionieren 368
Ekzem 320
– kontaktallergisches 323
Elvitegravir 37
Embolie bei Antikoagulanzientherapie 238

Emtricitabin 37
End-of-dose-Akinese 455
Endokarditis
– infektiöse 142
– rheumatische 143
Endometriose 160
Endoprothesenlockerung 308
Enfurtivitide 37
Engpass-Syndrome, subakromiale 299
Entzündungen 386
Enzephalitis 170
– bei Kindern 478
– Herpes-simplex-Virus 171
– Maßnahmen bei Kindern 478
Enzephalopathie, hepatische 218
Epicondylitis humeri 300
– Provokationsmanöver 301
Epididymitis, akute 389
Epiglottitis 496
Epilepsie 504
epileptische Anfälle 450
– fokale Anfälle 451
– generalisierte Anfälle 451
– Maßnahmen 452
– Palliativmedizin 535
Episiotomie 409
Epizoonosen 318
Erbrechen
– Allgemeinmaßnahmen bei Kindern 484
– Anamnese 162
– azetonämisches 485
– DD 161
– DD bei Kindern 482
– Ernährung bei Kindern 484
– induziertes 280
– Leitbefunde 163
– Schwangerschaft 402
Erfrierungen 274
– Erfrierungsstadien 275
Ergotamin in der Schwangerschaft 417
Ernährung, hochkalorische 534
Ernährungssonden 83
– Magensonde 84
– perkutane endoskopische Gastrostomie (PEG) 84
Eröffnungsperiode, Spontanpartus 407
Erregtheit 434
Erreichbarkeit 17
Erysipel 327, 499
– Antibiotikatherapie 3
Esmarch-Handgriff 107, 109
Essigessenz, Ingestion 289
Etilefrin 419
Etoricoxib 542
Exanthem
– bei Dreitagefieber 480
– bei Hand-Fuß-Mund-Krankheit 481

Register 581

- bei Ringelröteln 481
- bei Röteln 482
- bei Scharlach 480
- bei Toxic-Shock-Syndrom 159
- Differenzialdiagnosen 479

Exanthem 480
- infectiosum 481

Exsikkationsekzem 318
Exsikkose 223
- bei geriatrischen Patienten 520

extrapyramidale Bewegungsstörungen 230
Extrauteringravidität 157

F

Fahrdienst 16
Fallhand 229
Fanconi-Lösung 224
Fatigue, Palliativmedizin 534
Faustschlag, präkordialer 111
Fazialisparese 67, 228
- bei Borreliose 139
- periphere 457

Fehlernährung 520
Fensterreflex 367
Fieber 471
- Alarmzeichen beim Kind 472
- Anamnese 137
- DD 135
- Maßnahmen bei Kindern 472
- Sepsis 139

Fieberkrampf
- einfacher 504
- komplizierter 504
- Therapie 473

Fingerluxationen 260
Finger-Nase-Versuch 68
Fissura ani
- Diagnostik 95
- Maßnahmen 95

Flaschenzeichen 229, 302
Fleckenentferner, Ingestion 289
Flöhe 331
Flugzeug, Notfall 130
Flumazenil 284
Flupirtin 544
Flusssäure 276
Follikulitis 93
Fontanellen 469
Formulare 55
Fosamprenavir 37
Fournier-Gangrän 391
Fraktur 261
- hüftgelenknahe 264
- Jochbein/Jochbogen 354
- Kalotten- 254
- LeFort- 355
- Nasenbein- 254
- Schienung 104
- Sprunggelenk 265

- Unterkiefer- 356
- Zahn- 359

Frakturzeichen 261
Fremdbeeinflussung 426
Fremdkörper
- Bindehaut/Hornhaut 375
- Hornhaut 375
- Hypopharynx 348
- kutane 95
- Nase 347
- Ohr 348
- Ösophagus 348

Fremdkörperaspiration 187
- bei Kindern 189
- bei Säuglingen 189
- Heimlich-Handgriff 188
- Koniotomie 188

Friedrich-Wundexzision 91
Fritsche-Lagerung 247
Frühgeburt 396
- drohende 401

Frühsommer-Meningoenzephalitis (FSME) 171
- Impfung nach Exposition 96
- passive Immunisierung 138

Furunkel 93
- Gehörgang 337

G

Gabapentin 554
Gallenkolik 154
Gangrän, Penis 391
Gastritis, akute 163
Gastroenteritis 2
- bei Kindern 485, 488
- Red Flags 4

gastrointestinale Blutung 242
Gebührenordnungen 558
Geburt
- Armvorfall bei 412
- Komplikationen 412
- Nabelschnurvorfall bei 412
- Pressperiode 407
- Spontangeburt 406

Geburtszeit 410
Gefäßverletzung 271, 272
Gefäßverschluss, arterieller 314
Gehörgangsfurunkel 337
Gelbfieber 137
Gelenkerguss 311
geriatrische Patienten
- Besonderheiten 514
- chronische Schmerzen 515
- Diarrhö 519
- Exsikkose 520
- Harnwegsinfekt 523
- Infektionen 523
- Malnutrition 520
- Misshandlungen 529
- Obstipation 518
- Pharmakotherapie 514
- Pneumonie 525
- Schlafstörungen 522
- Schwindel 516

- Stürze 517
- Unruhe 523
- Unterernährung 520

Gerstenkorn 379
Geschirrspülmittel, Ingestion 289
Gesichtsfeldbestimmung 366
Gesichtsfeldprüfung 366
Gesprächsführung 424
Gestose 403
Gewalt
- gegen alte Menschen 529
- gegen Frauen 419
- gegen Kinder 510
- im Bereitschaftsdienst 43

Giftinformationszentren 290
Gingivostomatitis herpetica 498
Gipskontrolle 97
Glasgow Coma Scale 568
- für Kleinkinder 569

Glaskörperabhebung 376
Glaskörperblutung 377
Glaukom, akutes 372
GOÄ 558
Goldregen, Ingestion 288
Gordon-Reflex 68
grippaler Infekt 4, 179
- bei Kindern 491

Grippeotitis 336
Grippetracheitis 176
Guedel-Tubus
- bei Erwachsenen 107
- bei Kindern 118

Gummibauch 157
Gürtelrose 326

H

Haftfähigkeitsbescheinigung 60
Halluzination 425
Halluzinogene, Intoxikation 285
Halsvenen, gestaute 183
Hämangiom, enossales 361
Hämatemesis 162
- bei Gastritis 163

Hämatom 256
- bei Antikoagulanzientherapie 235
- chronisch subdurales 216
- epidurales 216
- Maßnahmen bei Antikoagulanzientherapie 237
- subdurales 216

Hämoptoe 177
Hämoptysen 177
Hämorrhoidenblutung 244
Hand-Fuß-Mund-Krankheit 481
Harnleiterkolik 154
- Schmerzausstrahlung 155

Harnröhrenverletzung bei Beckentrauma 268

Harnverhalt, Harnblasenkatheter bei 156
Harnwegsinfekt 5, 386
– Antibiotikatherapie 3
– bei geriatrischen Patienten 523
– bei Kindern 478
häusliche Gewalt 419
Hautblutung 239
Hautemphysem 136
Hautprobleme 318
Hautveränderungen, nichtinfektiöse beim Kind 500
Heckenkirsche, Ingestion 288
Heimlich-Manöver 188
HELLP-Syndrom 403
Helmabnehmen 104, 105
Hemiballismus 230
Hemiparese 225
heparininduzierte Thrombozytopenie 239
hepatische Enzephalopathie 218
hepatisches Koma
– Einteilung 218
– Leberzerfallskoma 218
Hepatitis, Formen 141
Hernie, inkarzerierte
– bei Kindern 490
– Repositionsversuch 153
Hernienreposition
– inkarzerierte Hernie 153
– Komplikationen 98
– Kontraindikationen 98
Heroinintoxikation 286
Herpangina 343
Herpes simplex recidivans 325
– bei Kindern 498
Herpes zoster 326
– Ohr 337
Herpes-simplex-Enzephalitis 171
Herzdruckmassage 110
– bei Erwachsenen 111
– bei Kindern 120
– beim Säugling 120
Herzinfarkt 192
Herzrhythmusstörungen
– bei Kindern 121
– bradykarde 209
– extrakardiale Ursachen 210
– kardiale Ursachen 210
– tachykarde 209
Herztöne 65
Heuschnupfen 322
Hexenschuss 306
Hiatushernie 483
Himbeerzunge 471
Hippokrates-Handgriff 356
Hirnmetastasen 219, 553
Hirnnervenlähmung 228
– bei Borreliose 139
Hirnstammblutung 216

Hirnstamminfarkt 206
Hirntumor 219
Hitzeausschlag 501
Hitzebelastung 220
Hitzschlag 220
HIV-Infektion
– häufige Symptome 34
– Klassifikation 35
– Postexpositionsprophylaxe 40
Hodenbänkchen 389
Hodenschmerzen, DD 387
Hodentorsion 388
Hoffmann-Tinel-Zeichen 302
Höhenkrankheit 132
Hordeolum 379
Hörminderung, DD 338
Hornhaut
– Fremdkörper 375
– Veränderungen 375
Hörprüfung 334
Hörsturz 340
Horton-Krankheit 377
Hüftkopffraktur 264
Hüftluxation 260
Hüftschnupfen 309
Husten
– DD 176
– DD bei Kindern 491
– extrapulmonale Ursachen 176
HWS-Blockierung 298
HWS-Syndrom 6
Hydrozele 389
Hyperämie
– gemischte 369
– konjunktivale 369
– ziliäre 369
Hyperemesis gravidarum 402
Hyperglykämie 526
– Maßnahmen 527
hyperkalzämische Krise 222
Hyperkapnie, DD 219
Hypermenorrhö 245
Hyperpathie 172
hypersensible Zähne / Zahnhälse 357
hypertensive Krise 7, 195
Hyperthermie 220
hyperthyreote Krise 221
Hyperventilation 214
Hyperventilationssyndrom 186
Hypochondrie 425
Hypoglykämie 526
– Maßnahmen 527
– Verwirrtheit bei 438
Hypokinesie 230
Hypopyon 376
Hypothermie 274
– Stadieneinteilung 275
hypothyreote Krise 212
hypotone Kreislaufstörungen 211

Hypoventilation 214
hypovolämischer Schock 124, 125
Hypoxämie 219

I
Ibuprofen 542
– bei Kindern 472
Ikterus
– bei biliärer Pankreatitis 157
– bei Cholezystitis 154
– bei Hepatitis 141
Ileus 425
– mechanischer 150
– paralytischer 150
Illusion 425
Immunisierung, passive
– Diphtherie 138
– FSME 138
– Röteln 138
– Tollwut 138
– Varizellen 139
Impetigo contagiosa 328, 499
Impingement-Syndrom 299
Indinavir 37
Indometacin 542
induziertes Erbrechen 280
Infektionen bei geriatrischen Patienten 523
Infektionskrankheiten
– mit Exanthem 479
– ohne Exanthem 474
infektiöse Mononukleose 347
Infiltrationsanästhesie 88
infratentorielle Blutung 216
Infusion, Anlegen 77
Infusion, subkutane 520
Ingestionen 280
– Blumenwasser 288
– Efeu 288
– Eibe 288
– Essigessenz 289
– Fleckentferner 289
– Geschirrspülmittel 289
– Goldregen 288
– Heckenkirsche 288
– Knollenblätterpilz 288
– Knopfbatterie 289
– Lampenöl 289
– Liguster 288
– Maiglöckchen 288
– Mistel 288
– Pfaffenhütchen 288
– Seidelbast 288
– Tollkirsche 288
– Vogelbeere 288
– Wolfsmilch 288
– Zigaretten / Nikotin 289
Inhalationstrauma, thermisches 272
Injektion
– intrakutane (i. c.) 74
– intramuskulär (i. m.) 75
– intravenös (i. v.) 76

- Oberschenkelmuskel 76
- subkutan (s. c.) 74
- ventrogluteal nach Sachtleben 76
- ventrogluteal nach von Hochstetter 75
Insektenstich 8, 323, 500
Insertio velamentosa 399
Intoxikationen 280
intraossärer Zugang 80
- Komplikationen 81
- Medikamentengabe 81
Intubation
- endotracheal 109
- Komplikationen 110
- Kontrolle der Tubuslage 110
- Larynxtubus (LT) 108
Invagination 485
Iridozyklitis 374
Ischämieschmerz 553
ischämischer Schlaganfall 448
Ischialgie 304, 553

J
Jochbogenfraktur 354
Jogger's Foot 310
Juckreiz 318

K
Kaktusstacheln, Entfernung 95
Kalottenfraktur 254
Karbunkel 93
kardiogene Synkope 208
kardiogener Schock 124, 126
kardiopulmonale Reanimation (CPR), siehe Reanimation
Karies 357
Karotissinussyndrom 208
Karpaltunnelsyndrom 302
Käseschmiere 410
Kassenrezept 57
Katzenjammer 445
Kennmuskeln 10
Keratitis 375
Keratoconjunctivitis photoelectrica 371
Keratomykose 375
Keuchhusten 475
Kiefergelenkluxation 356
Kieferklemme
- bei Abszess 362
- bei erschwertem Zahndurchbruch 358
- bei Luxation 356
Kinder
- akutes Abdomen 488
- allergische Hautreaktionen 497
- Allgemeinzustand 465
- Altersstufen 461
- anaphylaktische Reaktion 502
- Antipyrese 472
- Appendizitis 149
- Asthma bronchiale 494
- Atemfrequenz 466
- Atemnot 467, 491
- Bauchschmerzen 488
- Bauchuntersuchung 468
- Beatmung 117
- Besonderheiten 460
- Bewusstlosigkeit 506
- Bronchitis, akute 492
- Dehydratation 468
- Durchfall 486
- Entwicklung, Meilensteine 462
- Enzephalitis 478
- Erbrechen 482
- Exsikkose 484
- Fieber 471
- Glasgow Coma Scale für 569
- grippaler Infekt 491
- Hämatome 470
- Harnwegsinfekt 478
- Herzfrequenz 466
- Herzrhythmusstörungen 12
- Herzuntersuchung 468
- Husten 491
- Ibuprofen bei 472
- Kopfschmerzen 508
- Körpergewicht 465
- Krampfanfälle 503, 505
- Krupp-Syndrom 495
- Leistenhernie 490
- Lungenuntersuchung 467
- Maskenbeatmung 118
- Medikamente 460
- Medikamentendosierung bei Reanimation 120
- Meningismusprüfung 469
- Meningitis 477
- Metamizol bei 473
- Misshandlung 510
- Obstipation 488
- Otoskopie 470
- Paracetamol bei 472
- Pneumonie 493
- Polytrauma 128
- Racheninspektion 471
- Reanimation 116
- Schädel-Hirn-Trauma 507
- Sepsis 474
- septischer Schock 126
- Sinusitis 475
- Stuhlgang 470
- Untersuchung 461
- Windeluntersuchung 470
Kindesmisshandlung 510
- Verdachtspunkte 511
Kissing Disease 347, 482
Klaviertastenphänomen 259
Kleinhirninfarkt 206
Knalltrauma 341
Kniekuss 469
Knochenmetastasen 554

Knollenblätterpilz, Ingestion 288
Knopfbatterie, Ingestion 289
Koagulationsnekrose 276
Kohlendioxidintoxikation 285
Kohlenmonoxidintoxikation 285
Kokainintoxikation 286
Koliken 554
Kolitis, Antibiotika-assoziierte 165
Kolliquationsnekrose 276
Koma 66
- urämisches 218
Komagrad, Beurteilung 568
Kompressionsverband 97
Konakion 237
Konjunktivitis
- akute 369
- Antiobiotikatherapie 3
- infektiöse 370
- nichtinfektiöse 9, 371
Kontaktekzem, allergisches 318, 323
Konus-Syndrom 226
Kopfhautvenenpunktion 80
Kopfschmerzen
- Arteriitis temporalis 169
- bei Kindern 508
- chronisch funktionelle 167
- Cluster-Kopfschmerz 167
- DD 167
- Durchblutungsstörungen 169
- Leitbefunde 168
- Migräne 167
- primäre 167
- sekundäre 167
- Spannungskopfschmerz 167
- vernichtende 171
- zervikogene 174
Kopfverletzungen, Leitsymptome 254
Koprostase 146
Korbhenkelaufnahmen 354
Koronarsyndrom, akutes 192
Koterbrechen 150
Kragen, spanischer 390
Krampfanfall
- Affektkrämpfe 504
- Ätiologie 450
- bei Kindern 503
- fokale Anfälle 451
- generalisierte Anfälle 451
- Maßnahmen 452
- Palliativmedizin 535
- prolongierter 504
- provozierter 451
- Schwangerschaft 403
kraniozervikales Beschleunigungstrauma 293
- Klassifikation 294
Krankenhauseinweisung 59
Krätze 329
- bei Kindern 500

Kreislaufstillstand, besondere Umstände 123
Kreislaufstörungen, hypotone 211
Kreuzschmerz 304
– Red Flags 305
Kribbelparästhesien 186
Krise
– cholinerge 227
– hyperkalzämische 222
– hypertensive 195
– hyperthyreote 221
– hypothyreote 212
– myasthenische 227
– Parkinson- 455
Krupp-Syndrom 495
Kulissenphänomen 334
Kußmaul-Atmung 214

L

Laborausrüstung 18
Lagerung
– bei Bewusstlosigkeit 103
– bei Extremitätentrauma 104
– bei Schock 104
– bei Wirbelsäulenverletzungen 104
– Oberkörperhochlagerung 104
– stabile Seitenlagerung 103
Lagerungsschwindel 202
– benigner paroxysmaler 202–204
Lähmung
– bei zerebralen Läsionen 224
– Hirnnerven 228
– periphere Nerven 229
Lähmungen
– generalisierte 227
– Hirnnerven 228
– periphere Nerven 228
– zerebrale 224
Lamivudin 37
Lampenöl, Ingestion 289
Lanz-Punkt 150
Laryngitis 474
Laugenintoxikation 286
Läuse 330
L-Dopa-Psychose 455
Lebensmittelvergiftung 165
LeFort-Fraktur 355
Leichenschau 51
– Abrechnung 565
– Problematik 53
Leistenhernie bei Kindern, Repositionsversuch 490
Leitungsanästhesie nach Oberst 89
Lichtdermatose, polymorphe 325
Lichtreaktion, Auge 368
Lidödem 379
Liftschwindel 202
Liguster, Ingestion 288

Linksappendizitis 152
Liquorrhö 255
Lokalanästhesie 88
Lopinavir 37
Loslassschmerz 150
LSD, Intoxikation 285
Lumbago 9, 304
– Red Flags 305
lumbale Radikulopathie 306
lumbale Wurzelsyndrome 306
lumbaler Bandscheibenvorfall 306
Lumbalgie 304
– Red Flags 305
Lungenembolie 183
– Wells-Score 573
Lungenemphysem 182
Lungenödem 184
– Indikation für Beatmung 185
Luxation 257
– Kiefergelenk 356
LWS-Syndrom, akutes 304
Lyell-Syndrom 320
Lymphadenitis colli 346
Lymphangitis 315
Lymphknotenschwellung, Hals 346

M

Magenschmerz 554
Magensonde 84
Maiglöckchen, Ingestion 288
Malaria 136
malignes neuroleptisches Syndrom 440
Mallory-Weiss-Syndrom 243
Malnutrition 520
Maraviroc 37
Marburger Herz-Score 572
Marfan-Syndrom 200
Marschfraktur 303
Masern 481
– Komplikationen 481
– Otitis 336
Maskenbeatmung
– bei Erwachsenen 108
– bei Kindern 118
Mastdarmausräumung, digitale 99
Mastitis 416
Mastoiditis 346
McBurney-Punkt 150
Mediastinalemphysem 269
Mediastinitis 191
Medikamente, Bereitschaftstasche 21
Medikamentenabhängigkeit 447
Medikamentenintoxikation 124
Menière-Krankheit 205
Meningismus 215
Meningismusprüfung 469

Meningitis
– Analgesie bei 170
– bakterielle 453
– bei Kindern 477
– beim Säugling 469
Mesenterialinfarkt 151
Metamizol 555
– bei Kindern 473
– in der Schwangerschaft 417
Meteorismus 146
Methanolintoxikation 286
Methionin 287
Metoprolol 419
Mexiko-Grippe 175
Migräne 167, 456
– bei Kindern 508
Milchschorf 501
Miosis 214, 367
Miserere 150
Mistel, Ingestion 288
Mitralklappenprolaps 198
Mittelgesichtsfraktur 354
– Blutstillung 355
Monokelhämatom 354
Mononukleose, infektiöse 347, 482
Morbus Addison 222
Morbus Crohn
– akuter Schub 166
– Blutung 244
– Therapie im akuten Schub 166
Morphin
– Dosisäquivalente 550, 552
– in der Schwangerschaft 417
Mouches volantes 376
MRSA 41
Mukoviszidose 491
multiple Sklerose 454
multiresistente Keime 41
– Diagnostik 42
– Risikogruppen 42
– Sanierung 42
Mumps 476
Münchhausen-Syndrom by proxy 512
Mundbodenphlegmone 362
Mundfäule 498
Mundsoor 498
Mund-zu-Mund-Beatmung
– bei Erwachsenen 107
– bei Kindern 118
Mund-zu-Nase-Beatmung
– bei Erwachsenen 107
– bei Kindern 118
Münzzählen 230
Muskelfaserriss 309
Muskelkrämpfe 312
Muskelschmerz 554
Mutismus 425
Mutterpass 396
– Abkürzungen 397
Mydriasis 214, 367

Myokardinfarkt
- stummer 192
- Symptome 192
Myokarditis 143
Myomerweichung 405

N
Nabelschnurvorfall 412
Nachblutung, atonische 414
Nachgeburtsphase
- Oxytocingabe 410
- Plazentalösung 411
- Versorgung des Kindes 411
Nackenschmerzen
- als Begleitsymptome 293
- arthrogene 292
- bei Gefäßerkrankungen 293
- diskogene 292
- neurogene 292
- tendomyogene 292
- vertebragene 292
Nadelstichverletzung,
Vorgehen 42
Naht, chirurgische 90
- Durchführung 91
- Friedrich-Wundexzision 91
- Kontraindikationen 92
- Nahttechniken 91
Nahttechniken 91
Naloxon 286
Naproxen 542
Nasenbeinfraktur 254
Nasenbluten, DD 240
nasopharyngeale Blutung 241
Near-missed SID 509
Nebennierenrindeninsuffizienz 222
nekrotisierende
Enterokolitis 488
Netzhautablösung 376
Neugeborenentransport 411
Neugeborenes
- fehlende
Spontanatmung 414
- Notfälle 414
- wichtige
Krankheitszeichen 466
Neuralgien 554
Neuritis nervi optici 377
Neuritis vestibularis 205
Neurodermitis 318, 322, 501
neurogener Schock 124
Neuroleptika
- Intoxikation 286
- Nebenwirkung 230
neurologische
Zusatzuntersuchung 66
Nevirapin 37
Nierenkolik 154
- Schmerzausstrahlung 155
Nierenlagerklopfschmerz 155
Nierenversagen 218
Nifedipin 419

Norfrenefrin 419
Notfall
- Anamnese 106
- Eigensicherung 102
im Flugzeug 130
- Notfallcheck 105
- Rezept 547
- Untersuchung 105
- Verschreibung 547
Notfallmanagement 102
Notfallrezept 547
Notfallschein (Muster 19) 55
Notfallsonografie 69
Notfalluntersuchung 105
Notruf 106
N-Rezept 547
Nystagmus 368

O
Oberarmfraktur,
proximale 262
Oberarmschaftfraktur 262
obere Einflussstauung,
Palliativmedizin 536
Oberkörperhochlagerung 104
Oberschenkelfraktur 264
Obstipation
- bei geriatrischen
Patienten 518
- bei Kindern 488
Ocular Bobbing 217
Ohrenschmerzen, DD 335
Ohrpfropf 339
Ohrspülung 339
Okulomotorik 67
On-off-Phänomen 455
Opioide 547
- Dosisäquivalente 552
- Intoxikation 286
Oppenheimer-Reflex 68
Optikusneuropathie 377
Orbitabodenfraktur 354
Orbitalphlegmone 378
Organisation des Dienstes
- durch Ärzte 16
- durch Kassenärztliche
Vereinigung 16
ORSA 41
Ösophagitis 190, 343
Ösophagusvarizenblutung 242
Osteoporose 554
Otitis externa 336
Otitis media 335
- Antiobiotikatherapie 3
- bei Kindern 475
Otorrhö 344
Otoskopie 334
- bei Kindern 470
Ovarialtumor,
stielgedrehter 160
Ovarialzyste,
stielgedrehte 160
Oxedrin 419

P
Painful-Arc-Zeichen 299, 300
Palliativmedizin 48
- Appetitlosigkeit 534
- Dyspnoeattacken 533
- epileptischer Anfall 535
- Fatigue 534
- obere Einflussstauung 536
- Rückenmarkkompression 535
- Schmerznotfall 532
- Sterbephase 536
- Übelkeit 533
Panaritium 94, 328
Panikstörung 425, 433
- Maßnahmen 434
Pankreatitis 157
Paracetamol 542
- bei Kindern 472
- in der Schwangerschaft 417
- Intoxikation 286
Parametritis 159
Parapharyngealabszess 362
Paraphimose 389
- Reposition 390
Parasiten
- Flöhe 331
- Läuse 330
- Skabies 329
Parkinson-Krise 455
Parkinson-Syndrom
- End-of-dose-Akinese 455
- L-Dopa-Psychose 455
- On-off-Phänomen 455
- Peak-dose-Dyskinese 455
- Schlafstörungen bei 455
Parodontitis apicalis 358
Paronychie 94
passive Immunisierung 138
Patellaluxation 260
Patienten 514
- agitierte 24
- alte, siehe geriatrische
Patienten
- ausländische 57
- BG-lich versicherte 57
- Bundeswehr 56
- fremder Kulturkreise 26
- sozialversicherte 57
Patientenverfügung 49, 50
Pavor nocturnus 504
Payr-Zeichen 314
Peak-dose-Dyskinese 455
PECH-Schema 257, 309
Pediculosis 500
Pelveoperitonitis 159
Pelvic Inflammatory
Disease 159
Penisfraktur 248
Penisschmerzen, DD 387
Penisverletzung 248
Pentazocin 417
Perikarderguss 196
Perikarditis 196
Perimandibularabszess 362

Register

periphere Fazialisparese 457
Peritonitis 149
Peritonsillarabszess 344
perkutane endoskopische
  Gastrostomie (PEG) 84
Pertussis 475
Petechien 500
Pethidin, in der
  Schwangerschaft 417
Pfaffenhütchen, Ingestion 288
Pfeiffer-Drüsenfieber 347
Pflegedienste 25
Phantomschmerz 554
Phencyclidin-Intoxikation 287
Phenylbutazon 417
Phenytoin 554
Phlegmone, zervikale 362
Phobie 425
Pillendrehen 230
Piroxicam 544
– in der Schwangerschaft 417
Pityriasis rosea 324
Placenta praevia 399
Platzwunden, Maßnahmen 252
Plaut-Vincent-Angina 343
Plazentalösung 411
– vorzeitige 399
Pleurapunktion 85
– bei Pleuraerguss 85
– bei Pneumothorax 86
Pleurareiben 197
Pleuritis 197
Plexussyndrome 227
Plötzlicher Kindstod
– Near-missed SID 509
– Obduktion 510
– Risikofaktoren 509
Pneumocystis jirovecii 181
Pneumonie 11, 180
– Antibiotika 3, 181
– Antibiotika bei Kindern 494
– bei geriatrischen
  Patienten 525
– bei Kindern 493
– CRB-65 Score 573
Pneumothorax
– Einteilung 186
– Pleurapunktion 86
Polizeirezept 58
Pollinosis 322
polymorphe
  Lichtdermatose 325
Polyneuropathie 555
Polytrauma
– bei Kindern 128
– Patientenbeurteilung 128
Polyurie 386
Porphyrie 147
Portioektopie 398
Port-System 78
Postexpositionsprophylaxe 42
– bei Tollwut 253
– HIV 40
postherpetische Neuralgie 458

präkordialer Faustschlag 111
Prellungen 256
Presseperiode 407
Presswehen 409
Priapismus 390
Privatrezept 58
Propranolol 419
Prostatitis 387
Prothesendruckstelle 362
provozierte Krampfanfälle 451
Pseudonasenbluten 240
psychiatrische Notfälle
– Anamnese 424
– Gesprächführung 424
psychopathologische
  Befunderhebung 424
Psychopharmakatherapie 426
Psychose
– arzneimittelbedingte 432
– bei Delir 432
– im Alter 431
– manische Psychose 433
– organische 431
– schizophrene 432
– schizophrene Psychose 433
– Verwirrtheit bei 438
– Wochenbett 415
psychotische Episode 432
Public Access
  Defibrillation 113
Puerperalfieber 415
Pulpitis 357
Pupillenentrundung 367
Pupillenreaktion 367
Pupillenstarre 368
Pupillomotorik 67
Pupillotonie 368
Puppenkopfphänomen 228
Purpura
  Schoenlein-Henoch 234
Pyelonephritis 386
Pylorushypertrophie 486

Q

Quaddelschub 321
Querschnittslähmung,
  Blitz-Untersuchung 267
Querschnittssyndrom 226
Quincke-Ödem 321

R

Racheninspektion 471
Radikulopathie
– lumbale 306
– zervikale 296
Radiusköpfchensubluxation 259
Raltegravir 37
Ramadan 28
Randsinusblutung 399
Rautek-Rettungsgriff
– liegender Patient 103
– sitzender Patient 103

Realimentation bei
  Kindern 484
Reanimation 106
– automatische externe
  Defibrillation 114
– Beatmung 107
– Beatmung bei Kindern 117
– bei Kindern 116
– Maskenbeatmung bei
  Kindern 118
– Medikamentendosierungen
  bei Kindern 120
– präkordialer Faustschlag 111
Reflexdystrophie 555
Reflexprüfung 68
Reflexsynkope 207
Refluxkrankheit 190
Regelanamnese 394
Rehydratation, orale 484
Reinigungsmittelintoxikati-
  on 287
Reisediarrhö 140
Reizgasinhalation 272
Reizgasintoxikation 287
Rektumprolaps, Reposition 98
Rektushämatom 147
Reposition
– Rektumprolaps 95
– Schulterluxation 258
Retinopathia centralis
  sclerosa 376
Retromaxillarabszess 362
Rettungsdienst 21
Rezepte 57
Rhinitis 341
Riesenzellarteriitis 377
Rigor 230
Ringelröteln 481
Rinne-Versuch 335
Riplivirin 37
Riss-Quetsch-Platzwunden,
  Maßnahmen 252
Ritonavir 37
Roemheld-Syndrom 162
Röschenflechte 324
Rotatorenmanschettenruptur 295
Röteln 482
– passive Immunisierung 138
rotes Auge 369
– Ursachen 370
Rovsing-Zeichen 150
Rückenmarkkompression,
  Palliativmedizin 535
Rückenmarksyndrome 225,
  226
Rückenschmerzen
– als Begleitsymptome 303
– arthrogene 303
– bei Gefäßerkrankungen 304
– entzündliche 304
– nach Trauma 303
– tendomyogene 303

Register

Ruhedyspnoe
- extrapulmonale Ursachen 175
- pulmonale Ursachen 174

Rumpel-Leede-Test 235

rupturiertes Bauchaortenaneurysma 161

S

Saquinavir 37
SARS (schweres akutes respiratorisches Syndrom) 175
Säuglingskolik 489
Säureintoxikation 287
Schädel-Hirn-Trauma
- bei Kindern 254, 507
- Diagnostik 255
- Maßnahmen bei Kindern 507
- Schweregradeinteilung bei Kindern 508

Schädelprellung 254, 256
Scharlach 480
- Angina 343
- Otitis 336

Scheidentamponade 246
Scheidenverletzung 247
- Fritsche-Lagerung bei 247

Scheintod 53
Schilddrüse Sonografie 70
Schlafstörungen 441
- bei geriatrischen Patienten 522
- bei Parkinson-Syndrom 455
- medikamentöse Therapie 442

Schlaganfall, ischämischer 448
- CHA2DS2-VASc-Score 569
- neurologische Ausfälle 449
- transiente neurologische Symptomatik 450

Schleimhautblutung 239
Schleudertrauma 293
Schluckbeschwerden, DD 342
Schluckstörung 223
Schmerzen
- Arm 292
- Auge 373
- Bein 303
- Hoden 387
- Kopf 167
- Magen 554
- nach Zahnextraktion 361
- Notfall 532
- Penis 387
- Rücken 303
- Schulter 292
- Thorax 189
- Zosterneuralgie 458

Schmerzen, chronische
- bei geriatrischen Menschen 515
- Beurteilung bei Demenz 570

Schmerztherapie
- bei besonderen Schmerzformen 553
- bei geriatrischen Patienten 516
- bei Ischämieschmerz 553
- bei Ischialgie 553
- bei Knochenmetastasen 554
- bei Koliken 554
- bei Muskelschmerz 554
- bei Neuralgien 554
- bei Osteoporose 554
- bei Phantomschmerz 554
- bei schwersten Schmerzattacken 555
- chronische Schmerzen 555
- Hirnmetastasen 553
- Magenschmerz 554
- Polyneuropathie 555
- Reflexdystrophie 555
- WHO-Stufenschema 540
- Zosterschmerz 555

Schneeballknirschen 301
Schock
- anaphylaktischer 124, 126
- bei Kindern 124
- hypovolämischer 124, 125
- kardiogener 124, 126
- Lagerung 104
- Leitsymptome 124
- neurogener 124
- Notfallmaßnahmen 125
- septischer 124, 126
- Verbrennungs- 124
- Zeichen 125

Schulterluxation, Reposition 258
Schulterschmerzen, DD 292
Schürfwunden, Maßnahmen 252
Schütteltrauma 512
Schwangerschaft
- akutes Abdomen bei 405
- Analgetika bei 417
- Antihypertensiva bei 419
- Antihypotonika bei 419
- Blutung bei 398
- Erbrechen bei 402
- Hypertonie bei 402
- Medikamente bei 417
- Unfall bei 405

Schwangerschaftsdermatosen 318
Schwankschwindel 202
- phobischer 206
Schwerhörigkeit, akute, DD 338
Schwindel
- bei geriatrischen Patienten 516
- DD 201
- Drehschwindel 202
- Lagerungsschwindel 202
- Leitfragen 202
- Liftschwindel 202
- Red Flags 207
- Schwankschwindel 202

Schwurhand 229
Scopolamin, Intoxikation 287
Score
- Acute Cystitis Symptom Score 576
- Beurteilung von Schmerzen bei Demenz (BESD) 570
- Centor Score 572
- CHA2DS2-VASc 569
- COPD Assessment Test 574
- CRB-65 Score 573
- Glasgow Coma Scale 568
- Glasgow Coma Scale für Kleinkinder 569
- Komagrad Beurteilung 568
- Marburger Herz-Score 572
- Wells-Score, Lungenembolie 573
- Wells-Score, Venenthrombose 574

seborrhoische Säuglingsdermatitis 501
Sehnenscheidenentzündung 301
Sehstörungen 376
Seidelbast, Ingestion 288
Sensibilitätsprüfung 69
Sepsis 139
- bei Kindern 478
septischer Schock 124
- bei Kindern 126
sexueller Missbrauch
- Dokumentation 420
- Frauen 419
- Spurensicherungs-Kit 421
- Untersuchung 421

Sialadenitis 343
sinubronchiales Syndrom 176
Sinusitis
- Antibiotikatherapie 3
- bei Kindern 475
- ethmoidalis 342
- frontalis 341
- maxillaris 341

Sinusvenenthrombose, septische 173
Sitzdienst 16
Skabies 329
- bei Kindern 500
Skotom 366
Sonnenallergie 325
Sonnenbrand 324
Sonografie
- Abdomen 69
- Notfall 69
- pathologische Befunde 72
- Schilddrüse 70

Soor 471, 497
Soorangina 343
Spannungskopfschmerz 167
- bei Kindern 508
Spannungspneumothorax 269
- geschlossener 86
- Pleurapunktion 86

Speichelsteine 343
spezialisierte Palliativversorgung 532
Splitter, Entfernung 95
Spondylodiszitis 307
Spontangeburt 406
- Eröffnungsperiode 407
Spontanpneumothorax 186
Sprechzeiten 18
Sprunggelenksfraktur, obere 265
stabile Seitenlage 103
Stammganglienblutung 216
Status epilepticus 451, 504
Status migraenosus 457
Steppergang 229
Sterbehilfe 50
Sterben 44
- Konflikte mit Angehörigen 45
- Krankenhauseinweisung 45
Sterbephase, Palliativmedizin 536
Stichwunden, Maßnahmen 252
stielgedrehte Ovarialzyste 160
stielgedrehter Ovarialtumor 160
Stillzeit
- Analgetika bei 417
- Antihypertensiva bei 419
- Antihypotonika bei 419
- Medikamente bei 417
Stomatitis aphthosa 498
Strecktest 301
Stromunfall 277
Stürze 11, 517
subakromiale Engpass-Syndrome 299
Subarachnoidalblutung 171
subkutane Infusion 520
Subluxation 257
Submandibularabszess 362
Substanzen, atoxische 289
Sucht 444
Sudden Infant Death 509
Suizidalität 43
Sulcus-ulnaris-Syndrom 293
Symptomsymbolik, kulturelle 27
Synkope 67
- autonome Dysfuktion 208
- bei orthostatischer Hypotonie 208
- kardiogene 208
- Karotissinussyndrom 208
- medikamentös induzierte orthostatische Dysregulation 208
- pressorische 208
- Reflex- 207
- vasovagale 207

T
Tachykardie, DD 210
Tarsaltunnelsyndrom 304, 310
Taxis 153
Tbc 135
Teerstuhl 243
Telekanthus 355
Temporalabszess 362
Temporalödem 362
TEN (toxisch epidermale Nekrolyse) 320
Tennisellenbogen 300
Tenofovir 37
Tetanusimpfung
- Durchführung 92
- simultane 93
Theophyllinintoxikation 287
Thoracic-outlet-Syndrom 313
Thoraxschmerzen 189
- Begleitbefunde 192
- psychogene, Ursachen 201
Thoraxtrauma 269
Thrombopathie, sekundäre 234
Thrombophlebitis 312
Thrombose
- bei Antikoagulanzientherapie 238
- unter Heparintherapie 239
thrombozytäre hämorrhagische Diathese 234
Thrombozytopenie, primäre 233
Tilidin plus Naloxon 542
Tinnitus, bei Hörsturz 340
Tipranavir 37
Tod 44
- Konflikte mit Angehörigen 44
- Konflikte mit Pflegepersonal 44
Todeszeichen 53
Tollkirsche, Ingestion 288
Tollwut 138
Tonsillitis 12, 343
- Antibiotikatherapie 3
Torticollis spasticus 230
Totenschein 62
Toxic-Shock-Syndrom 159
- Exanthem 159
toxisch epidermale Nekrolyse (TEN) 320
Tracheostoma
- Blutung bei 350
- Dyspnoe bei 349
- Kanülenarten 349
Tragusdruckschmerz 336
Tramadol 542
transiente globale Amnesie 438
transiente neurologische Sympomatik 450
Transport, agitierter Patient 24
Transportschein 59
Trauerreaktion 428

Trauerrituale, kulturelle 27
Trauma in der Schwangerschaft 405
Tremor 230
Triage 128
Trigeminusneuralgie 172
Trinkstörung 223
Trommelfellperforation 338
Tubarabort 157
Tubarruptur 157
Tubenkatarrh 340
Tuberkulose 185
Tuboovarialabszess 159
Tubus
- bei Kindern 118
- Lagekontrolle 110
Typhus 140

U
Übelkeit, Palliativmedizin 533
Ulkus, perforiertes 153
Ulkusblutung 243
Umgebungsanalyse
- bei Unfällen 106
- in Wohnungen 106
Unfallmeldung 59
Unterarmfraktur, distale 263
Unterarmfraktur, proximale 263
Unterarmschaftfraktur 263
Unterbringung gegen Patientenwillen 47
Unterernährung 520
Unterkieferfraktur 356
Unterkühlung 274
- Stadieneinteilung 275
Unterschenkelfraktur, proximale 265
Unterschenkelschaftfraktur 265
Untersuchung
- Abdomen 65
- Affekt 425
- allgemeind. Basisuntersuchung 64
- Antrieb 425
- Bewusstseinslage 424
- Denkablauf 425
- Eigenreflexe 68
- Extremitäten 66
- Fremdreflexe 68
- Gedächtnis 424
- Gelenke 66
- Hals 64
- Hals-Nasen-Ohren- 334
- Harnwege 66
- Haut 64
- Herz 65
- Ich-Erleben 426
- Kopf 64
- Kreislauf 65
- Lymphknoten 66
- Motorik 67
- neurologische 66

Leitsymptomwegweiser

Leitsymptom	Kapitel	Seite
Angst	16.1.7	433
Auswurf	5.6	174
Bauchschmerz	5.2	144
Bewusstseinsstörung	5.9, 5.10, 16.2.2	207, 212, 450
Bewusstseinsstörung beim Kind	17.8.3	506
Blutungen	6	233
Diarrhö	5.4	164
Erbrechen	5.3	161
Fieber	5.1	135
Fieber beim Kind	17.4.1	471
Genitalschmerz beim Mann	14.2	387
Husten	5.6	174
Juckreiz	10.1	318
Kopfschmerzen	5.5	167
Lähmung	5.11	224
Luftnot	5.6	174
Luftnot beim Kind	17.6	491
Rückenschmerzen	9.2	303
Sehstörung	11.5	342
Schwerhörigkeit	11.3	338
Schwindel	5.8	201
Schwellungen	13.6, 13.7	375, 376
Thoraxschmerz	5.7	189
Vaginale Blutung	15.3	395
Verwirrtheit	16.1.9	437
Zahnschmerzen	12.2	356

Notfallcheck 105
Okulomotorik 67
Orientierung 424
pathologische Reflexe 68
Polytrauma 130
Pupillomotorik 67
Schleimhäute 64
Thorax 65
Windeln 470
Wirbelsäule 66
urämisches Koma 218
Urapidil 419
Ureterstein 155
Urolithiasis 155
Urtikaria 6, 318, 321
– bei Kindern 501
Uterusruptur 399
UV-GOÄ 558

V
vaginale Blutung
– Fritsche-Lagerung bei 247
– Hypermenorrhö 245
– Karzinomblutung 246
– Scheidentamponade bei 246
– Scheidenverletzung 247
Vakuumschiene 104
Varizellen 327
– passive Immunisierung 139
vaskuläre hämorrhagische
  Diathese 234
Vena-cava-Kompressionssyndrom 404
Venenthrombose 313
– bei Antikoagulanzientherapie 238
– Wells-Score 574
Venenverweilkanüle 77
– bei Kindern 79
Ventilpneumothorax 86
Verätzungen
– Auge 380
– Flusssäure 276
– Schweregrade 276
Verbandtechniken 96
Verbrauchskoagulopatie 234
Verbrennungen 272
– Auge 380
– Verbrennungsgrade 273
Verbrennungsschock 124
Vergiftungen
– durch Pflanzen 288
– induziertes Erbrechen 280
– Leitsymptome 283
Verhaltensstörungen,
  demenzassoziierte 443
Verstauchung 256

Vertretung,
  Bereitschaftsdienst 46
Verwirrtheit
– bei Delir 438
– bei Demenz 437
– bei Hypoglykämie 438
– bei Psychose 438
Visusprüfung 366
Visusverlust, DD 376
Vita minima 53
Vitalitätsprobe, Zahn 357
Vitamin-K-Mangel 234
Vogelbeere, Ingestion 288
Volksmedizin 28
Volumenmangelschock 124, 125
Volvulus 490
Vorsorgevollmacht 49
vorzeitige Wehen 401
vorzeitiger Blasensprung 412

W
Wahn, systematisierter 425
Wahnstimmung 425
Wahnwahrnehmung 425
Wahrnehmungsstörungen 425
Waterhouse-Friderichsen-
  Syndrom 223
Weber-Versuch 335
Wehen 405
– Presswehen 409
– vorzeitige 401
Wells-Score
– Lungenembolie 573
– Venenthrombose 574
Wendel-Tubus
– bei Erwachsenen 107
– bei Kindern 118
Windeldermatitis 497
Windeluntersuchung 470
Windpocken 179
Wirbelsäulenverletzungen
– Lagerung des Patienten 267
– Lokalisation 266
Wochenbettpsychose 415
wohnungslose Personen
– Erkrankungen 32
– Krankenversicherungs-
  schutz 33
– Lebenssituation 31
Wolfsmilch, Ingestion 288
Wundreinigung 89
Wundrose 327
Wundverbände
– geschlossene Wunde 96
– Kontrolle 97
– offene Wunde 96
– Ulcus cruris 96

Wundversorgung
– chirurgische Naht 90
– Lokalanästhesie 88
– offene 90
– Wundreinigung 89
Wurmerkrankung,
  Antibiotikatherapie 3
Wurzelreizsyndrome 297
Wurzelsyndrome
– brachiale 297
– zervikale 297
– lumbale 306

Z
Zahn
– Abszesse 362
– erschwerter Durchbruch 358
– Fraktur 359
– hypersensibler 357
– Kontusion 360
– Überbelastung 360
– Vitalitätsprobe 357
Zahnblutung 360
– Achterligatur bei 361
Zahndislokation 359
Zahnfleischentzündung 358
Zahnfleischtasche 358
Zahnfraktur 359
Zahnradphänomen 230
Zahnschmerzen 356
– nach Extraktion 361
Zeckenentfernung 96
Zehengang 272
Zentralarterienverschluss 377
Zentralvenenverschluss 377
zerebrale Blutung 215
– Einteilung 216
zerebrale Ischämie 448
– transiente neurologische
  Symptomatik 450
Zerrung 256
zervikale Radikulopathie 296
Zidovudin 37
Zigaretteningestion 289
Zoster oticus 337
Zosterneuralgie 458
Zosterschmerz 555
Zungengrundabszess 362
Zwang 425
Zwangseinweisung 47
Zyanidintoxikation 284
Zyklothymie 428
Zystitis 386
– Acute Cystitis Symptom
  Score 576

- D...
- D...
- E...
- Fie...
- Fie...
- Ge...
- Ma...
- Hus...
- Juck...
- Kop...
- Lähn...
- Luftr...
- Luftn...
- Rücke...
- Schluc...
- Schwer...
- Schwin...
- Sehstör...
- Thoraxs...
- Vaginale...
- Verwirrt...
- Zahnschr...